LEHRBUCH DER KINDERHEILKUNDE

VON

R. DEGKWITZ · A. ECKSTEIN
E. FREUDENBERG ⟨MIT H. BRÜHL⟩
F. GOEBEL · P. GYÖRGY · E. ROMINGER

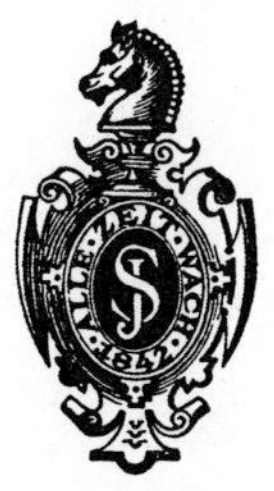

BERLIN
VERLAG VON JULIUS SPRINGER
1933

ISBN-13: 978-3-642-89155-7   e-ISBN-13: 978-3-642-91011-1
DOI: 10.1007/978-3-642-91011-1

Vorwort.

Der Zweck des vorliegenden kurzen Lehrbuchs ist es, den Medizinstudierenden und den praktischen Arzt mit der gegenwärtigen Pädiatrie, insbesondere mit ihren wichtigsten Grundlagen und Fragestellungen, der heutigen Auffassung der Klinik der Kinderkrankheiten und ihrer Behandlung in knapper Form bekannt zu machen. Das Buch macht keinen Anspruch darauf, mit den vorhandenen, zum Teil ausgezeichneten größeren Lehr- und Handbüchern zu wetteifern. Es will denjenigen, die, wie unsere Medizinstudierenden wegen Überbürdung mit anderem Wissensstoff oder wie unsere praktischen Ärzte aus Zeitmangel nicht in der Lage sind, eines der umfangreichen Bücher durchzuarbeiten, das Studium und die erneute Fühlungnahme mit der Kinderheilkunde erleichtern. Um dieses Ziel zu erreichen, wurde bei der Darstellung auf alles das verzichtet, was Gegenstand der Erforschung anderer Spezialgebiete, also z. B. der pathologischen Anatomie, der inneren Medizin, der Bakteriologie usw. ist. In einem der Klinik vorangestellten Abschnitt werden in Kürze die wesentlichen Besonderheiten der Physiologie in den verschiedenen Altersstufen aufgeführt, deren Kenntnis für die folgende Schilderung, wie auch für jede pädiatrische Vorlesung oder wissenschaftliche Erörterung vorausgesetzt werden muß. Die Darstellung der Krankheiten der einzelnen Organsysteme erfolgt unter Berücksichtigung der wichtigsten neueren Ergebnisse der experimentellen Forschung. Alles das, was der Medizinstudierende und der praktische Arzt über die Untersuchung des Kindes, die Gesundheitsfürsorge, die heutige physikalische und medikamentöse Behandlung, die Diätetik und Pädagogik wissen muß, wird bei der Erörterung der einzelnen Krankheiten oder auch in Sonderabschnitten in gedrängter Form geschildert.

Um das Buch so kurz und preiswert wie möglich zu halten, mußte auf alles Bilderwerk und alle ins Einzelne gehenden Literaturangaben verzichtet werden. Am Schluß jedes Hauptabschnittes ist lediglich ein kurzer Hinweis auf die einschlägigen zusammenfassenden Arbeiten und Werke zum Selbststudium angefügt.

Wenn dem Leser da oder dort im Text die Darstellung etwas allzu knapp erscheinen sollte und er es bemängeln sollte, daß z. B. die Beschreibung verschiedener Krankheitsstadien oder mancher Behandlungsmaßnahmen und schließlich mancher Auffassungen fehlt, so ist das nicht dem Autor des Kapitels zur Last zu legen, sondern dem Grundsatz straffer Kürze, der in dem ganzen Buch verfolgt wird.

Inhaltsverzeichnis.

Anatomische und physiologische Besonderheiten des Kindesalters.

Von

A. ECKSTEIN-Düsseldorf und E. ROMINGER-Kiel.

1. Die verschiedenen Altersstufen der Kindheit. Das gesamte Kindesalter wird im allgemeinen in vier Alters- und Entwicklungsperioden eingeteilt.

I. Als *Neugeborenenperiode* im *engeren Sinne* gelten die ersten 10—12 Lebenstage, während denen sich die Vorgänge der Loslösung des Kindes vom mütterlichen Organismus vollenden, äußerlich gekennzeichnet durch die Abstoßung des Nabelstrangrestes, weiterhin durch den anfänglichen Gewichtsverlust und die in den meisten Fällen eintretende Gelbsucht. Gewisse Besonderheiten, z. B. in der chemischen Zusammensetzung des Blutes u. a. m. lassen sich bei den meisten Neugeborenen bis in den Beginn des 2. Lebensmonats hinein feststellen, so daß die Neugeborenenperiode im *weiteren Sinne* die ersten 28—42 Tage umfaßt.

II. *Das Säuglingsalter.* Die Säuglingsperiode, während der das Kind normalerweise von seiner Mutter allein genährt wird, umfaßt die ersten 8—9 Lebensmonate.

III. *Das Kleinkindesalter* beginnt mit der Erlangung der Fähigkeit des freien selbständigen Stehens und Gehens, es reicht etwa vom vollendeten 1. Lebensjahr bis zum 6. Lebensjahr. Vielfach bezeichnet man auch das 2. und 3. Lebensjahr als *Kriechalter,* das 4. und 5. Lebensjahr als das *Spielalter.*

IV. *Das Schulalter* betrifft das Alter vom 6. bis zum vollendeten 14. Lebensjahr.

Die *Pubertät,* die Übergangsperiode von der Kindheit in das Erwachsenenalter, ist gekennzeichnet durch eine bestimmte Änderung der körperlichen Entwicklung, besonders die Steigerung des Längenwachstums und die Ausbildung der sog. sekundären Geschlechtsmerkmale und gleichzeitig die psychische Entwicklung im Sinne des Hervortretens einer geschlechtsspezifischen seelischen Differenzierung und Einstellung. Schon vor Beginn des Einsetzens der Zeichen der eingetretenen Funktionsbereitschaft der Geschlechtsorgane (Menstruation bzw. Pollution) macht sich eine unbestimmte Erregbarkeit des Nervensystems und eine Stimmungslabilität bemerkbar. In dieser Zeit der *Präpubertät* ändern sich die Körperproportionen, in erster Linie infolge des starken Wachstums der Röhrenknochen, dem sich auch das noch länger anhaltende Wachstum des Rumpfes anschließt. Die Entwicklung der übrigen Skeletteile (Schädel, Becken), die Veränderung der Fettverteilung, die Änderung in der Behaarung lassen die charakteristischen Unterschiede im männlichen und weiblichen Körper deutlich werden. Die spezifischen Geschlechtsdrüsen (Ovarium, Hoden) und dementsprechend auch die übrigen Genitalorgane zeigen eine rasche Entwicklung. Da diese auch auf die übrigen Drüsen mit innerer Sekretion übergreift, findet man auch hier charakteristische Veränderungen. Thymusdrüse und Zirbeldrüse zeigen Rückbildungserscheinungen, während die Schilddrüse eine Vergrößerung aufweist (Pubertätsstruma). Infolge des Wachstums des Kehlkopfes tritt bei Knabeu ein Stimmbruch auf, der eine tiefere Klangfarbe bedingt. Die rasche und erhebliche körperliche und seelische Veränderung kann den Ausgangspunkt für bestimmte krankhafte Störungen bilden.

2. Das Längenwachstum. Die durchschnittliche Länge des Neugeborenen beträgt 50 cm, des Säuglings am Ende des 1. Jahres 70 cm. Im Durchschnitt wächst das Kind 4 cm im ersten, 3 cm im zweiten und dritten, 2 cm vierten und von da ab 1 cm jeden Monat bis zum vollendeten 12. Lebensmonat. In den folgenden Lebensjahren beträgt der Längenzuwachs zwischen 4 und 6 cm pro Jahr. 1—2 Jahre vor der Pubertät ist das Längenwachstum verlangsamt (zwischen 4 und 5 cm pro Jahr), um während der Pubertät sich wieder zu beschleunigen. Besonders starkes Längenwachstum, sog. *Perioden der Streckung,* finden sich im 1. Lebensjahr, um das 7. Jahr und bei Mädchen zwischen dem 12. und 14., bei Knaben zwischen dem 14. und 16. Lebensjahr. Bei Mädchen ist das Wachstum im allgemeinen im 16. oder 17., bei Knaben erst im 18. oder 19. Lebensjahr beendet. Das Längenwachstum des Mädchens bleibt somit gegenüber dem der Knaben zurück zwischen dem 1. und 12. Lebensjahr, es überschreitet dieses zwischen dem 12. und 15. Lebensjahr, um dann endgültig vom 15. bis 16. Lebensjahr hinter ihm stehen zu bleiben.

QUETELET gibt folgende Formel an zur Berechnung der Körperlänge in einem beliebigen Lebensalter an:

$$y + \frac{y}{1000\,(L-y)} = ax + \frac{1+x}{1 + \frac{4}{5}\,x}$$

x = Alter; y = Länge in diesem Alter; 1 = Länge bei der Geburt (50 cm); L = Länge im ausgewachsenen Zustand (= 168,4 cm); a = Durchschnittliche jährliche Längenzunahme vom 4. bis zum 15. Jahr (= 5,45 cm). Diese Konstanten sind naturgemäß bei verschiedenen Rassen und in verschiedenem Klima verschieden. Im folgenden Diagramm werden zum Vergleich Messungen der Körperlänge vom Neugeborenenalter bis zum 25. Lebensjahr mit den Berechnungen nach der QUETELETschen Formel angeführt, welche die gute Übereinstimmung und Brauchbarkeit erweisen.

Alter in Jahren	Gemessene Körperlänge (in cm)	Berechnete Körperlänge (in cm)	Unterschiede	Längenzunahme	
				Absolute	Relative
0	50,0	50,0	0	—	—
1	69,8	69,8	0	19,8	0,396
2	79,6	79,1	+ 0,5	9,3	0,133
3	86,7	86,4	+ 0,3	7,3	0,0922
4	93,0	92,8	+ 0,2	6,4	0,0736
5	98,6	98,8	— 0,2	6,0	0,0646
6	104,5	104,7	— 0,2	5,9	0,0597
7	—	110,5	—	5,8	0,0554
8	116,0	116,2	— 0,2	5,7	0,09516
9	122,1	121,9	+ 0,2	5,7	0,0490
10	128,0	127,5	+ 0,5	5,6	0,0459
15	154,9	154,6	+ 0,3	—	—
25	167,5	168,0	—	—	—

Von der Geburt ab ist das Wachstum der einzelnen Körperteile kein gleichmäßiges. Am deutlichsten treten die Änderungen in der Körperproportion dann hervor, wenn man nach dem Vorschlag von STRATZ mit der Einheit der „Kopfhöhe" mißt. STRATZ gibt darüber folgendes Diagramm:

Kopfhöhe.

Alter	Kopfhöhen
Neugeboren . . .	4
1 Jahr	$4^1/_2$
2 Jahre	5
3 ,, ...	$5^1/_4$
4 ,, ...	$5^1/_2$
5 ,, ...	$5^3/_4$
6 ,, ...	6
7—9 Jahre . . .	$6^1/_4$
10 Jahre	$6^1/_2$
11 ,, ...	$6^3/_4$
12 ,, ...	7
13—14 Jahre . .	$7^1/_4$
15 Jahre	$7^1/_2$
16—17 Jahre . .	$7^3/_4$
18 Jahre	8

Vergleich zwischen Schädel- und Brustumfangwachstum.

	Wachstum des Schädelumfanges	Wachstum des Brustumfanges
1. Monat	35,4 cm	34,2 cm
3. ,, ...	40,4 cm	37,2 cm
6. ,, ...	42,7 cm	41,1 cm
9. ,, ...	45,3 cm	44,0 cm
12. ,, ...	45,9 cm	46,0 cm

3. Das Gewichtswachstum. Das mittlere Geburtsgewicht des Neugeborenen beträgt 3000 g (bei Mädchen 2800, bei Knaben 3300). Die Abnahme in den ersten 3—4 Lebenstagen schwankt zwischen 250—400 g, sie gleicht sich beim gesunden Brustkind in etwa 2—3, spätestens 4 Wochen wieder aus. In den ersten Monaten nimmt das Kind wöchentlich im Durchschnitt um 200—250 g maximal zwischen der 4. und 10. Lebenswoche um etwa 300 g pro Woche zu, von da ab wird die wöchentliche Gewichtszunahme immer geringer und beträgt im 9.—12. Monat nur noch etwa 50—70 g pro Woche. Während des gesamten 1. Lebensjahres nimmt der Knabe im Durchschnitt um 6,8 kg das Mädchen um 6,5 kg zu. Von da ab werden die jährlichen Gewichtszunahmen immer kleiner und erreichen etwa am Ende des 5. Lebensjahres einen vorübergehenden Tiefstand von 1,3—1,5 kg pro Jahr. Bis zur beginnenden Entwicklung beträgt die jährliche Gewichtszunahme wieder etwas mehr, etwa 2 bis 2,5 kg, um dann zu dem raschen Gewichtszuwachs von 3—6 kg während der Pubertät anzusteigen. Wiederum wie bei der Längenzunahme zeigen die Mädchen früher als die Knaben, nämlich schon zwischen 12 und 14 Jahren ein stärkeres Massenwachstum, das dann von den Knaben zwischen 14 und 16 Jahren eingeholt und überholt wird. Folgende Regeln sind für die Praxis zur Beurteilung eines regelmäßigen Massenwachstums wichtig: Im allgemeinen verdoppelt das gesunde Kind sein Geburtsgewicht etwa im Laufe des 5. Monats und verdreifacht es bis zum Ende des 1. Lebensjahres. Säuglinge mit besonders niedrigem Geburtsgewicht (Frühgeborene) können ihr Gewicht schon zwischen dem 4. und 6. Monat verdreifachen.

Durchschnittszahlen von Alter, Länge und Gewicht des Kindes.

Gewicht kg	Knaben Alter	Länge cm	Mädchen Alter	Gewicht kg
3,48	Geburt	49	Geburt	3,24
3,7	,,	50	,,	3,5
3,9	,,	51	,,	3,7
4,1	,,	52	,,	3,9
4,4	1. Monat	53	1. Monat	4,1
4,7	1. ,,	54	1. ,,	4,3
5,0	1. ,,	55	1. ,,	4,5
5,3	2. ,,	56	2. ,,	4,8
5,6	2. ,,	57	2. ,,	5,1
5,9	2. ,,	58	2. ,,	5,4
6,2	3. ,,	59	3. ,,	5,7
6,5	3. ,,	60	3. ,,	6,0
6,8	4. ,,	61	4. ,,	6,3
7,0	4. ,,	62	4. ,,	6,6
7,3	5. ,,	63	5. ,,	6,9
7,6	5. ,,	64	5. ,,	7,1
7,9	6. ,,	65	6. ,,	7,4
8,2	6. ,,	66	6. ,,	7,6
8,5	7. ,,	67	7. ,,	7,8
8,7	7. ,,	68	7. ,,	8,0
8,9	8. ,,	69	8. ,,	8,2
9,2	9. ,,	70	9. ,,	8,5
9,5	10. ,,	71	10. ,,	8,8
9,7	10. ,,	72	10. ,,	9,1
9,9	11. ,,	73	11. ,,	9,4
10,2	1 Jahr	74	1 Jahr	9,7

Um annähernd das „Sollgewicht" eines Säuglings zu berechnen, multipliziert man den Lebensmonat im ersten Halbjahr mit 600, später mit 500 und fügt die Summe dem Geburtsgewicht zu (Finkelstein). Anhaltspunkte für Sollgewicht und Sollänge ergibt die auf S. 3 gekürzte Tabelle nach Camerer und v. Pirquet.

Übereinstimmend bei allen Kindern wurde ein jahreszeitlicher Einfluß und zwar eine Steigerung der Schnelligkeit des Gewichts- und Längenwachstums während der Sommermonate festgestellt, ebenso — abgesehen von der Pubertätsperiode — ein Zurückbleiben der Mädchen gegenüber den Knaben.

4. Die Knochenentwicklung. Bei der Beurteilung eines regelrechten Wachstums wurde schon immer der Entwicklung der einzelnen Teile des knöchernen Schädelskelets besondere Bedeutung zugemessen.

Der *Schädelumfang* beträgt beim Neugeborenen etwa 34 cm. Er nimmt während des ersten Lebensjahres am stärksten, nämlich um etwa 12 cm zu, im 2. Jahr noch um 2 cm und im 3. Jahr noch um 1 cm. Bis zum Ende des 9. Lebensjahres wächst der Schädelumfang noch um 2—3 cm, so daß er mit 10 Jahren ungefähr 51—52 cm beträgt. Bis zum Eintritt der Pubertät bleibt der Kopfumfang ungefähr derselbe, bis dann am Ende des Wachstums (im 19.—20. Lebensjahr) sein endgültiges Maß erreicht ist. Knaben haben schon zur Zeit der Geburt einen allerdings nur um einige Millimeter größeren Schädelumfang als Mädchen, ein Unterschied, der sich bis zum Ende des Wachstums auf etwa 3 cm vergrößern kann.

Durchschnittsmaße für den Kopf des reifen neugeborenen Kindes
nach Dietrich.

<pre>
Größte Länge = Diameter fronto-occipitalis   . . . . . . 12 cm
Diameter suboccipito-frontalis . . . . 9¹/₂ cm
Diameter mento-occipitalis . . . . 13¹/₂ cm
Größte Breite = Diameter biparietalis . . . . 9¹/₂ cm
Stirnbreite = Diameter bitemporalis. . . . . 8 cm
Kopfumfang = Circumferentia fronto occipitalis . . . . . 34 cm
       (Mindestmaß 32 cm: Frank)
Circumferentia suboccipito frontalis . . . . 32 cm
Circumferentia mento occipitalis . . . . 35 cm
</pre>

Von den 6 konstanten Fontanellen, die der Anatom unterscheidet, ist für den Kinderarzt nur die sog. *große Fontanelle* oder Stirnfontanelle, die zwischen den Scheitelbeinen und den beiden Hälften der Stirnbeinschuppe am Schnittpunkt der Sagittal- und der Kranznaht liegt, von Bedeutung. Bei Neugeborenen mißt sie etwa 2,5 cm der Länge nach (Flächenmaß durchschnittlich 3,75 qcm) und wird infolge des fortschreitenden knöchernen Verschlusses von Monat zu Monat meßbar kleiner. Unter normalen Verhältnissen ist die Fontanelle gegen Ende des zweiten Lebensjahres, am häufigsten im 18. Monat, völlig geschlossen. In seltenen Fällen tritt in der großen Fontanelle ein Nahtknochen (Fontanellenknochen) auf, das Os bregmaticum oder frontoparietale.

Der *Durchbruch der Milchzähne (erste Dentition)* beginnt im 6.—8. Lebensmonat gewöhnlich mit den mittleren unteren Schneidezähnen. Es folgen innerhalb etwa des nächsten Vierteljahres die vier oberen und die zwei unteren äußeren Schneidezähne, so daß am Ende des 1. Lebensjahres alle 8 Schneidezähne vorhanden sind. Zwischen dem 12. und 15. Monat erscheinen erst die oberen, dann die unteren Prämolaren. Die Eckzähne, erst die oberen, dann die unteren, brechen bis zum Ende des 2. Lebensjahres durch. Während des 3. Lebensjahres erscheinen die hinteren Molaren und das Milchgebiß mit seinen 20 Zähnen ist vollendet.

Das *bleibende Gebiß* von 32 Zähnen entwickelt sich vom 6.—7. Jahr ab *(zweite Dentition)* durch Erscheinen der vorderen Molaren (3 Backzähne). Die Milchzähne fallen ungefähr in der Reihenfolge, in der sie durchgebrochen sind, aus und werden durch die Dauerzähne ersetzt. Zwischen dem 11. und 13. Jahr kommen die Eckzähne und das vierte Molarenpaar durch, während die letzten Backenzahnpaare, die sog. Weisheitszähne, erst jenseits der Pubertät zwischen dem 17. und 20. Lebensjahr, manchmal noch später erscheinen.

Die *Entwicklung der Knochenkerne*, die durch das Röntgenverfahren leicht zu verfolgen ist, hat nicht nur theoretische, sondern hohe klinisch-praktische Bedeutung zur Beurteilung des normalen Wachstums und der Funktion der Wachstumshormone (Thyroxin!) erlangt. Man ermittelt am Röntgenbild der Handwurzel Zahl und Ausbildung der vorhandenen Knochenkerne in den Handwurzelknochen.

Das Auftreten der Knochenkernschatten im Röntgenbild. (Nach KÖHLER.)
    Os capitatum im 4. Lebensmonat.
        Grenzwerte: Ende des 1. bis Mitte des 6. Lebensmonates.
    Os hamatum im 4. Lebensmonat.
        Grenzwerte: Ende des 1. bis Mitte des 6. Lebensmonates.
    Os triquetrum im 3. Lebensjahre.
        Grenzwerte: Beginn des 2. bis Mitte des 4. Lebensjahres.
    Os lunatum am Ende des 4., bzw. Anfang des 5. Lebensjahres.
        Grenzwerte: Mitte des 3. bis Beginn des 6. Lebensjahres.
    Os multangulum majus und minus im 6. Lebensjahr.
        Grenzwerte: Mitte des 6. bis Beginn des 7. Lebensjahres.
    Os naviculare im 6. Lebensjahre.
        Grenzwerte: Beginn des 5. bis Ende des 7. Lebensjahres.
    Os pisiforme im 11. Lebensjahr.
        Grenzwerte: Ende des 9. bis Ende des 12. Lebensjahres.

5. Der Nahrungsbedarf. Die vom jungen wachsenden Organismus täglich in der Nahrung aufgenommene potentielle Energie, die nach Wärmeeinheiten oder Calorien berechnet wird, dient zur Bestreitung des sog. Grundumsatzes (der Erhaltung der Körperwärme, aller Assimilations- und Dissimilationsvorgänge der Zellen in Körperruhe), weiter der Arbeitsleistung (vorwiegend der Muskelarbeit) und dem Anwuchs. Die grobempirische Ermittlung des Energieumsatzes, also etwa die calorische Berechnung der vom gesunden Kind in den verschiedenen Alters- und Entwicklungsstufen aufgenommenen Nahrungsmengen ergibt schon die wichtige Tatsache, daß die pro Kilogramm Körpergewicht täglich benötigte Energiemenge mit steigender Entwicklung sinkt. BERGMANN und RUBNER stellten, ausgehend von der Überlegung, daß kleine Körper mit ihrer verhältnismäßig großen Oberfläche durch Abstrahlung mehr Wärme verlieren als große, das sog. energetische Oberflächengesetz auf: Der Energieumsatz verhält sich proportional der Körperoberfläche, nicht proportional der Körpermasse. Die mit dem RUBNERschen Oberflächengesetz errechneten Energieumsatzwerte stimmen zwar mit den praktisch volumetrisch ermittelten beim Menschen leidlich gut überein, die theoretische Begründung RUBNERs kann aber heute nicht mehr anerkannt werden. Nach der heute gültigen energetischen Flächenregel (HÖSSLIN, v. PFAUNDLER, PIRQUET, STOELTZNER u. a.) ist der Energieumsatz in der Tat eine Flächenfunktion und nicht eine Massenfunktion, insofern beim jungen wachsenden Organismus die Masse schneller zunimmt als irgendwelche von der Körpermasse abgeleitete Fläche. Ganz allgemein besitzen aber die Flächendimensionen des Körpers zum Stoffwechsel dieselbe Beziehung wie die Körperoberfläche. Ihr Verhältnis zum Energiehaushalt ist nur ein Sonderfall. Die Wärmeproduktion wird nicht mehr als wichtigste Aufgabe des Kraftwechsels des Organismus betrachtet, sondern mehr als Nebenprodukt. Die einfachste Flächenfunktion des Körpers ist die $2/3$ Potenz seines Gewichtes. Man kommt so zu der Formel E (Energieleistung) = (Konstante) mal P $2/3$. Auf eine Flächeneinheit bezogen haben große und kleine Individuen schlechthin ein und denselben Calorienbedarf. Beim Säugling, namentlich beim jungen Säugling (Neugeborenes) ist allerdings die Calorienproduktion geringer, als sie der Flächenregel entspricht.

In der Kinderheilkunde hat sich trotz zahlreicher neuerer Untersuchungen und Vorschläge eine Calorienberechnung auf eine Flächeneinheit (z. B. die v. Pirquetsche Ernährungsfläche: das Quadrat der Sitzhöhe) nicht einführen lassen. Nach wie vor wird hier beim Säugling mit dem von Heubner angegebenen Energiequotienten gerechnet, d. i. der auf das Kilogramm Körpergewicht bezogene Calorienverbrauch. Er beträgt beim Säugling im ersten Vierteljahr 100—110 Calorien pro Kilogramm Körpergewicht, im zweiten Vierteljahr 90, im dritten Vierteljahr 80, im vierten Vierteljahr 70.

Die Übereinstimmung mit den mit neuen Methoden ermittelten Grundumsatzwerten (Benedict und Talbot) ist eine genügende. Als sog. Erhaltungsmaß gelten 60—70 Calorien pro Kilogramm. Genauer rechnet man zum Grundumsatz zunächst hinzu einen Energieverbrauch für Muskeltätigkeit (körperliche Unruhe, Schreien!) von 50—100% (und mehr!) des Grundumsatzes und etwa 15% als Wachstumcalorienquote und bringt dann etwa 10% der insgesamt eingenommenen Nahrungscalorien als „Verlustcalorien" durch Exkrete usw. in Anrechnung.

Grundumsatzwerte (gekürzt) nach Benedict und Talbot.

Alter des Kindes	Grundumsatz in Calorien pro Kilogramm (pro Tag)
Neugeborenes (erst. 12 Stunden . . .	38
2 Tag bis 2 Wochen	42
2—4 Monate . . .	57
6—12 Monate . . .	59
1 Jahr	58
2 Jahre	52
3 ,, ...	50
4 ,, ...	47
6 ,, ...	44
10 ,, ...	38
15 ,, ...	30

Es muß bei solchen Calorienberechnungen berücksichtigt werden, daß Flaschenkinder im allgemeinen einen etwas höheren Calorienbedarf haben als Brustkinder (stärkerer Verlust durch Exkrete? Größere Unruhe?). Auch untergewichtige und sehr lebhafte Kinder brauchen mehr als normalgewichtige und ruhige. Alle derartigen Berechnungen können bei den großen individuellen Verschiedenheiten und der Unzulänglichkeit der Methoden, die namentlich bei der Grundumsatzbestimmung junger Säuglinge in Kauf genommen werden müssen, nur ungefähre Anhaltspunkte, nie ganz genaue Werte ergeben.

6. Der Kreislauf. Das kindliche Herz ist verhältnismäßig groß, die Muskelwände sind noch dünn, die Kammern und Ostien der großen Gefäße sind weit. Äußerlich ist das Herz infolge des größeren relativen Breitendurchmessers und des besonders großen Vorhofteils (große Herzohren!) ein gedrungeneres und plumperes Organ als bei ausgewachsenen Individuen.

Infolge des hohen Zwerchfellstandes ist das Herz des jungen Kindes stärker quergestellt, als das des älteren und liegt mit größerer Fläche der vorderen Brustwand an. Der Herzspitzenstoß ist während der ersten beiden Lebensjahre wegen der engen Intercostalräume nicht regelmäßig zu fühlen und wenn, dann im 4. Intercostalraum etwa 1—2 cm außerhalb der Brustwarzenlinie. Vom 3. Lebensjahr an rückt er mit fortschreitender Senkung der Brusteingeweide in den 5. Intercostalraum und mehr und mehr auf die Brustwarzenlinie oder innerhalb dieser.

Am zuverlässigsten wird die *Herzgröße* orthodiagraphisch durch das Röntgenverfahren ermittelt. Durchschnittswerte gibt das folgende Diagramm:

Herzgrößenbestimmungstabelle für Kleinkinder nach Voss.

Alter	Mittlere Körpergröße		M.l.	M. r.	Herzgröße	
	Länge cm	Gewicht kg			M. l. + M. r. = Tr.	L.
2 Tage	48	3,5	3,8	1,3	5,1	5,2
2 Monate . . .	56	5,0	3,9	1,7	5,2—5,5—6,5	5,5—5,8— 6,5
4 ,, . . .	60	6,0	4,2	2,0	5,6—6,0—7,0	5,6—6,4— 7,0
5 ,, . . .	63	6,6	4,2	2,3	5,7—6,5—7,5	5,6—7,0— 7,5
8 ,, . . .	69	8,2	4,6	2,3	6,2—7,0—7,6	6,2—7,3— 8,0
12 ,, . . .	74	9,9	5,0	2,4	6,7—7,2—7,9	7,0—7,5— 8,2
$1^1/_2$ Jahre . . .	78—81	10,8—11,3	5,3	2,4	6,8—7,5—8,3	6,8—7,7— 9,2
$2^1/_4$,, . . .	90—92	13,2—13,5	5,5	2,6	7,5—8,0—8,8	7,5—8,4—10,0
4 ,, . . .	100—103	16—17	5,7	2,8	8,1—8,5—9,3	8,1—9,0—10,5

Das Herz nimmt im Verlauf der Entwicklung an Umfang und Masse unregelmäßig und nicht stetig von Jahr zu Jahr zu. Am raschesten ist die Größenzunahme während des 1. Lebensjahres und dann wieder in der Pubertätszeit zwischen dem 13. und dem 17. Lebensjahr. Im 2. Lebensjahr geht die Zunahme noch schnell, dann bis zum 5. Lebensjahr recht langsam vor sich, um zwischen dem 5. und 9. Jahr wieder merklich beschleunigt zu werden. Der Umfang des Herzens ist — schon bei Neugeborenen — bei Knaben ständig größer als bei Mädchen, mit Ausnahme der Pubertätszeit. Zwischen dem 12. und 15. Jahr überholen die Umfangswerte bei Mädchen die bei den gleichaltrigen Knaben, um dann wieder zurückzubleiben.

Die *Herztöne* sind mit Ausnahme des Säuglingsalters beim Kind lauter und kürzer abgesetzt als beim Erwachsenen. Über den arteriellen Ostien überwiegt an Lautstärke der 1. Ton den 2. während der ersten 3—4 Jahre (geringer Blutdruck!). Der 2. Pulmonalton ist häufig lauter als der 2. Aortenton, auch wenn keine Kreislaufstörung vorliegt.

Der Puls des jungen Kindes ist im Vergleich zum Erwachsenen sehr frequent, leichter unterdrückbar und häufig unregelmäßig.

Das Sphygmogramm des Säuglingspulses unterscheidet sich von dem des älteren Kindes und des Erwachsenen durch die geringe Höhe der Pulskurve, das gerundete, fast bogenförmige Aussehen des systolischen Gipfels, sowie durch das Fehlen der dikroten Welle. Die Pulswellengeschwindigkeit ist beim Säugling wesentlich geringer (etwa 5—6 m pro Sekunde) als beim älteren Kind und dem Erwachsenen (etwa 9—10 m pro Sekunde).

Das *Elektrokardiogramm* ergibt beim Neugeborenen und jungen Säugling eine besonders hohe S-Zacke in der ersten Ableitung, was als Folge des Überwiegens der Tätigkeit des rechten Ventrikels gedeutet wird. Die Vorhofzacke beträgt beim Neugeborenen $7/10$ R, beim älteren Kind und Erwachsenen nur $1/10$ P-R-Intervall, d. h. die Überleitungszeit nimmt vom Säuglingsalter bis zur Pubertät hin zu.

Mittelwerte der Pulszahlen (nach Tigerstedt).

Lebens-jahr	Pulsfrequenz		
	Maximum	Minimum	Mittel
0—1	160	101	134
1—2	136	84	111
2—3	134	84	108
3—4	124	80	108
4—5	133	80	103
5—6	128	70	98
6—7	128	72	93
7—8	112	72	94
8—9	114	72	89
9—10	120	68	91
10—11	106	56	87
11—12	120	60	89
12—13	112	67	88
13—14	114	66	87
14—15	112	60	82
30—35	104	58	70

Eine Verkürzung der Überleitungszeit wurde auch bei neugeborenen und nicht ausgewachsenen Tieren festgestellt. Es wird, da bei den jungen Organismen das A.V.Bündel noch nicht netzartig differenziert ist, angenommen, daß bei ihnen die Reizleitung weniger gehemmt wird. Überleitungszeit nach Hecht: Neugeborenes 0.10 Sekunden, Säugling 0,10 Sekunden (0,09—0,12), Kleinkind 0,13 Sekunden, Schulkind (in der Pubertät) 0,14 Sekunden, Erwachsener 0,12—0.17 Sekunden. Die Systolendauer beträgt nach Hecht, wenn man die Zeit des Ablaufs einer ganzen Herzrevolution gleich 100 setzt: beim Neugeborenen 54,5, beim Säugling 62,2, beim Kleinkind 50,0, beim Schulkind (in der Pubertät) 51,5, beim Erwachsenen 27—46. Die Systolendauer ist beim Säugling verlängert. Im Einklang damit steht die Feststellung mittels graphischer Registrierung von Zentral- und Radialpuls, daß die Austreibungszeit beim Säugling verlängert ist.

Der *Blutdruck* ist während des Kindesalters nach neuen Untersuchungen nur um ein geringeres niedriger als beim Erwachsenen. Er beträgt schon im Säuglingsalter 85—90 mm Hg, im Kleinkindesalter 100—110 mm Hg.

Die Pulsamplitude steigt ebenfalls allmählich von 10—19 mm Hg im Säuglingsalter bis zu 30—40 mm Hg beim Erwachsenen.

8   A. Eckstein u. E. Rominger: Anatomische u. physiol. Besonderheiten d. Kindesalters.

Die Blutumlaufszeit ist beim Kind naturgemäß wesentlich kürzer als beim Erwachsenen. Sie soll unter Zugrundelegen der Annahme, daß 27 Herzschläge bei hoher und niedriger Pulszahl und bei jeder Säugetierart das Blut einmal durch den Körper treiben, betragen: beim Neugeborenen 12 Sek. $\left(\frac{27}{134}\text{mal }60\right)$ beim 3jährigen Kind 15 Sek. $\left(\frac{27}{108}\text{mal }60\right)$, beim 14jährigen 18,6 Sek. $\left(\frac{27}{87}\text{mal }60\right)$ und beim Erwachsenen 22 Sek. $\left(\frac{27}{72}\text{mal }60\right)$.

Nach neueren Messungen wird sie für das Schulkind mit 30 Sek., für den Erwachsenen mit 53 Sek. angegeben.

7. Die Atmung des jungen Kindes ist im Vergleich zum Erwachsenen sehr rasch, ist vorwiegend abdominal und erweist sich als abhängig von der Thoraxeinstellung. Beim Neugeborenen und jungen Säugling ist der Brustkorb weniger pyramiden- als beinahe faßförmig zu bezeichnen. Der sagittale Durchmesser ist beinahe so groß, wie der transversale. Der Brustumfang unterhalb der Mamillae wird beim Neugeborenen mit 32,4 cm, der quere Durchmesser mit 8,9 cm, der gerade Durchmesser mit 8,7 cm im Mittel angegeben. Das Verhältnis beider beträgt somit 8 : 7 gegenüber 5 : 3 beim Erwachsenen. Durch Rippenhebung kann eine Erweiterung des Thorax meist gar nicht mehr erzielt werden, sondern lediglich durch ein Herabsteigen des Zwerchfells. Das junge Kind ist ein „Zwerchfellatmer". Mit der Aufrichtung des Säuglings zum Sitzen und Gehen senken sich die Eingeweide, die Rippenknorpel krümmen sich und es entwickelt sich eine thorakoabdominale Atmung. Der kindliche Thorax wächst in den ersten beiden Lebensjahren am raschesten, erreicht mit $1^{1}/_{2}$—2 Jahren eine Form, die dem des Erwachsenen ähnelt, wächst dann nur noch langsam bis zum 11. oder 12. Lebensjahr, wobei er eine schlanke Walzenform annimmt, um dann mit der Pubertätsentwicklung wieder lebhaft zu wachsen, bis schließlich die Größe und die Pyramidenform des Erwachsenen erreicht ist.

Der *Atemtyp* des Kindes, schon des Säuglings, unterscheidet sich nicht wesentlich von dem des Erwachsenen. Die Annahme, daß das Kind besonders unregelmäßig bald tief, bald oberflächlich atme, ist nicht richtig. Auffällig ist lediglich die große Abhängigkeit der Atmung des jungen Kindes von der Thoraxeinstellung. Für den auf rein abdominale Atmung angewiesenen Säugling und auch noch für das Kleinkind ist eine „optimale" Thoraxeinstellung von größter Bedeutung.

Die durchschnittliche *Atemfrequenz* des Säuglings beträgt 37—49 Atemzüge pro Minute mit Schwankungen zwischen 30—70, ohne daß bei solcher Beschleunigung krankhafte Verhältnisse vorliegen. Im Kleinkindesalter sinkt bis zum 3. Lebensjahr die Atemfrequenz bis auf etwa 30, im 5. Jahr auf etwa 26, um dann im Alter von 10 Jahren im Durchschnitt 18 zu betragen. Untergewichtige Frühgeburten zeigen eine auffallend hohe Frequenz, die mit gewissen rhythmischen Perioden verläuft.

Das *absolute Atemvolumen*, d. h. das Atemvolum pro Minute, zeigt beim jungen Säugling Werte zwischen 600—1000 ccm, am Ende des ersten Lebensjahres 1400—2000, mit 5 Jahren 5000—6000, bei größeren Kindern etwa 7000—9000. Das *relative Atemvolum*, d. h. das Atemvolum pro Minute und Kilogramm schwankt zwischen 100—200 ccm beim normalen Säugling, übertrifft also in jedem Fall das des Erwachsenen (im Mittel etwa 150) beträchtlich.

Die *Vitalkapazität* des Säuglings ist, da das junge Kind nicht zu der entsprechenden Atembewegung gezwungen werden kann, nur aus Untersuchungen beim Schreien auf das 2—5fache des Normalvolumens geschätzt worden. Bei Kindern vom 4. Lebensjahr an wächst die Vitalkapazität bei Knaben von 0,8—4,3 Liter, bei Mädchen von 0,7—3,1 Liter durchaus entsprechend der Zunahme von Körperlänge und Gewicht, als verschieden bei Knaben und Mädchen, am stärksten während der Pubertät.

8. Die Körperwärme des Kindes beträgt im Mittel wie beim Erwachsenen etwa 37⁰ C, zeigt aber eine größere Abhängigkeit von der Außentemperatur, der Bewegung, der Nahrung, kurz von allen die Wärmeregulation beeinflussenden Faktoren, so daß die Temperaturschwankungen während der 24stündigen Tag-Nachtperiode im allgemeinen größer sind als beim Erwachsenen.

Der gewöhnlichen Beurteilung der Körperwärme werden während des ganzen Kindesalters Aftermessungen zugrunde gelegt.

Entsprechend der um einige Zehntelgrade höheren Temperatur des Fetus mißt das Neugeborene unmittelbar nach einer normalen Geburt 37,6—38, 1⁰ C, einige Stunden später 36,5—37,0. Der gesunde Säugling, namentlich das gesunde Brustkind zeigt eine ausgeprägte Monothermie von etwa 37,1⁰ C mit nur geringen Schwankungen zwischen 36,8 und 37,3, die sich normalerweise erst dann verliert, wenn das Kind gegen Ende des 1. Lebensjahres weniger schläft, sich lebhafter bewegt, unregelmäßiger ernährt wird und mehr und mehr den verschiedenen Einflüssen von Wärme, Kälte, Licht und Gemütserregungen ausgesetzt wird. Die bekannten peridioschen Tag-Nachtschwankungen der Körperwärme prägen sich im Kleinkindesalter sehr deutlich aus, und zwar betragen ihre Unterschiede 1—1,5⁰, ja 2⁰, ohne daß eine krankhafte Störung vorliegt.

9. Unterleibsorgane. Der Nabel des Neugeborenen ist als eine physiologische Wunde anzusehen, die unter Umständen zu Komplikationen Anlaß geben kann. Bei normalem Verlauf trocknet der Nabelschnurrest ein, so daß er nach 5—8 Tagen, bei debilen Kindern später, abfällt. (Angeborene Abweichungen s. Abschnitt Neugeborenenkrankheiten.)

Die *Leber* ist im Verhältnis zu den übrigen Organen um so größer, je jünger das Kind ist. Bei der Leber des Neugeborenen ist der Lobus quadrangularis und der SPIEGELsche Lappen besonders groß. Für die Untersuchung der Größe

Durchschnittliche Rectaltemperaturen in den verschiedenen Lebensaltern. (Nach JUNDELL.)

Alter	Temperatur ⁰ C
5—8 Tage . . .	36,82
4—5 Wochen . .	37,13
2 Monate . . .	37,12
6 ,, . . .	37,15
2—5 Jahre . . .	36,92
18—22 ,, . . .	36,85

der Leber ist bei jungen Kindern nur die Palpation bzw. die Röntgendurchleuchtung zu verwerten, da bei der Perkussion infolge der Tympanie der Darmschlingen falsche Werte erhalten werden. Im allgemeinen ist die untere Lebergrenze bei Neugeborenen und Säuglingen 1—2 Querfinger unter dem Rippenbogen, später schneidet sie mit dem Rippenbogen ab. Die Lage der Leber ist aber auch abhängig von der Form des Brustkorbes (z. B. bei Rachitis Tiefstand der Leber), sowie von der Füllung der Darmschlingen. Bei Säuglingen kippt die Leber gelegentlich etwas nach vorne, so daß eine Vergrößerung vorgetäuscht wird.

Die Funktion der Leber beginnt schon während der fetalen Periode. So finden sich bereits in dem Meconium Gallenfarbstoffe und Gallensäuren. Der Glykogengehalt der Leber steigt im Laufe der Schwangerschaft an. Er beträgt etwa im 4. Fetalmonat 0,8%, bei Neugeborenen 2% und bei Erwachsenen 4 bis 8%. Bei verschiedenen Stoffwechselstörungen junger Kinder wird das Glykogen besonders rasch aus der Leber ausgeschüttet.

Der Gehalt des Blutes an Gallenfarbstoffen (Bilirubin) beträgt maximal 0,5 mg-%. Steigt er an, so kommt es zur ikterischen Verfärbung der Haut. Dabei ist zu unterscheiden zwischen dem hepatogenen und hämatogenen Ikterus (Reaktion nach HIJMANNS VAN DEN BERGH). Für die grobe Beurteilung der Leberfunktion ist der Nachweis von Urobilin und Urobilinogen im Harn und Stuhl von Bedeutung.

Die *Milz*. Das Gewicht der Milz beträgt beim Neugeborenen 8—11 g, gegen Ende des 1. Lebensjahres 52 g, mit 10 Jahren 78 g, mit 20 Jahren 135 g. Die

Größe der Milz bei dem Neugeborenen wird mit 5 cm Länge, 3 cm Breite und 1 cm Dicke angegeben. Mit 1 Jahr betragen die Maße: 8 : 4 : 1,2 cm, mit 10 Jahren 9 : 5 : 2,5 cm. Wenngleich diese Werte bei den starken Volumenschwankungen der Milz in vivo nur einen ungefähren Anhaltspunkt geben können, so lassen sie sich doch für die Beurteilung der Vergrößerung bei Infektionskrankheiten (vor allem bei Lues) verwerten. Die Milz ist bei jungen Kindern meistens unterhalb des Rippenbogens zu palpieren, ohne daß daraus auf eine Vergrößerung der Milz geschlossen werden darf. Andererseits kann man, je nach der Füllung der Darmschlingen, gelegentlich auch eine vergrößerte Milz nicht palpatorisch feststellen.

Die Funktion der Milz des Neugeborenen entspricht, soweit die anatomische Untersuchung einen Schluß auf die Funktion zuläßt, allen Anforderungen. Die Milzfollikel finden sich vom 6. Schwangerschaftsmonat ab. Mit zunehmendem Alter vermehren sich die bindegewebigen Elemente.

Die *Nieren* sind beim Neugeborenen verhältnismäßig groß, ihr Gewicht verhält sich, um einen vergleichbaren Anhaltspunkt zu geben, zum Körper wie 1 : 133 (beim Erwachsenen wie 1 : 200).

Bei jungen Kindern (bis gegen Ende des 2. Lebensjahres) zeigen die Nieren eine fetale Lappung, die mit zunehmendem Alter verschwindet. Bei der histologischen Untersuchung findet man bei Neugeborenen und jungen Kindern die Rindensubstanz schmäler als im späteren Alter.

Das *Nierenbecken* zeigt von Kind zu Kind kleine Abweichungen in seiner Form. Die *Harnleiter* sind bei Säuglingen häufig geschlängelt, gelegentlich kann es sogar zu Abknickungen kommen.

Die Lage der Nieren entspricht der beim Erwachsenen, d. h. die rechte Niere steht etwas tiefer als die linke. Der linke Harnleiter ist oft etwas länger als der rechte. Infolge der relativen Größe liegen die unteren Nierenpole tiefer als beim Erwachsenen, so daß sie nicht selten noch im 2. Jahre abgetastet werden können. Der obere Pol liegt zwischen dem 11. und 12. Brustwirbel, der untere etwa in Höhe des 4. Lendenwirbels.

Die *Harnblase* ist birnenförmig gestaltet. Beim Neugeborenen faßt sie etwa 40—50 ccm. Im Gegensatz zum Erwachsenen steigt die Blase des Säuglings und des jungen Kleinkindes bei der Füllung nicht in das kleine Becken hinab, da sie durch die Reste des Urachus und der Nabelarterien nach oben gezogen wird.

Die *Funktion der Nieren* zeigt keine charakteristischen Unterschiede bei Neugeborenen gegenüber dem späteren Lebensalter. Eine etwas vermehrte Durchlässigkeit von Eiweiß, die sich gelegentlich als Albuminurie äußert, darf vielleicht als eine gewisse Undichtigkeit des Nierenfilters bei Neugeborenen betrachtet werden.

Die *Funktion der Blase* unterscheidet sich insofern in den ersten Lebensmonaten (bis etwa gegen Ende des 1. Jahres) von derjenigen älterer Kinder, als infolge mangelnder willkürlicher Innervation physiologischerweise eine Incontinentia urinae besteht.

Die *Harnausscheidung* entspricht der Flüssigkeitsaufnahme, sowie der durch exogene und endogene Faktoren bedingten Flüssigkeitsabgabe (Darm, Respiratio insensibilis). Neugeborene und junge Säuglinge nässen etwa 16—18mal pro die ein.

Die *Geschlechtsorgane.* Das *Membrum* Neugeborener und junger Säuglinge zeigt eine besonders lange Vorhaut, die durch ein Epithelblatt mit der Eichel verklebt ist. Von diesem physiologischen Zustand zu unterscheiden ist die Verengerung der Vorhaut *(Phimose).* Die Verklebung des Praeputiums verschwindet in der weiteren Entwicklung, spätestens bis zum 10. Jahre.

Vom 8. Fetalmonat ab befinden sich die *Hoden* im Scrotum. Es sei hier an die Bedeutung des Processus vaginalis bzw. des Leistenrings für die Entstehung von Hernien erinnert. Das Gewicht der Hoden beträgt bei Neugeborenen etwa 0,2 g, mit 1 Jahr 0,7 g, mit 11 Jahren 1,25 g, mit 15 Jahren 7,8 g. Die übrigen Geschlechtsorgane (Nebenhoden, Samenblase, Prostata) zeigen eine dem Hoden entsprechende Wachstumszunahme.

Bei den Genitalien weiblicher Säuglinge ist zu bemerken, daß bei Frühgeborenen die kleinen *Labien* und die *Klitoris* häufig frei liegen, und daß die Schamspalte klafft. Bei ausgetragenen Neugeborenen und bei Säuglingen sind die großen Schamlippen gut entwickelt, so daß die Schamspalte eng ist. Neugeborene zeigen gelegentlich einen unspezifischen Fluor, der auf einem *Desquamativkatarrh der Scheide* beruht. Manchmal kommt es auch zu *Scheidenblutungen* (bezüglich der Reifung der Genitalorgane s. Pubertät, S. 1).

10. Der Harn. Die Harnsekretion erfolgt schon vor der Geburt. Bei Säuglingen rechnet man 60—70 ccm Urin pro 100 g Nahrung, wobei natürliche Schwankungen (Perspiratio insensibilis, Wasserverlust durch den Darm) berücksichtigt werden müssen. Vom späteren Schulalter ab entsprechen die Harnmengen den normalen Werten bei Erwachsenen.

Das *spezifische Gewicht des Harns* hängt naturgemäß ebenfalls von den erwähnten exogenen und endogenen Faktoren ab. Es werden auch schon bei Säuglingen hohe Konzentrationswerte erreicht. Die Reaktion des Harns ist in den ersten Lebenstagen sauer, später wird sie von der Art der Ernährung bestimmt, ebenso die Ausscheidung von Stickstoff bzw. Harnstoff. Die Ammoniakausscheidung kann bei Ernährungsstörungen ansteigen. Säuglinge und Frühgeborene scheiden verhältnismäßig reichlich Aminosäuren aus. Die Harnsäureausscheidung hängt ebenfalls von der Art der Ernährung ab. Bei normalen Neugeborenen findet häufig am 3. Lebenstage eine stärkere Ausscheidung statt. Während der ersten 14 Tage werden reichlich Kreatinin und Phosphate ausgeschieden. Die Phosphorausscheidung ist bei Frauenmilchernährung geringer als bei Kuhmilchernährung. Bei Neugeborenen besteht nicht selten eine Laktosurie. Acetonkörper finden sich bei einer Reihe von Stoffwechselstörungen. Die Ausscheidung von Kohlenstoff im Urin hängt ebenfalls von der Art der Ernährung ab. Sie ist bei Frauenmilchernährung höher als bei Kuhmilchernährung. Die Chlorausscheidung zeigt, entsprechend der Ernährung, bei Säuglingen nur niedrige Werte. Phenol erscheint nur in geringen Mengen im Harn, entsprechend dem Grad der Fäulnisvorgänge im Darm. Gallenfarbstoffe und Eiweiß (Albuminurie) Ausscheidung siehe oben.

Fermente. Bisher wurden Pepsin, Diastase und Lab im Harn festgestellt.

Diazokörper finden sich bei älteren Kindern, entsprechend wie beim Erwachsenen, bei einer Reihe von Infektionskrankheiten.

Medikamente können zum Teil im Urin nachgewiesen werden (Jod, Brom, Quecksilber, Blei, Arsen, Salvarsan, Salicylsäuresalze, Chloralhydrat, Chinin, Antifebrin, Phenacetin, Tannin, Santonin, Atophan, Veronal, Pyramidon, Urotropin, Phenolphthalein).

11. Stuhl. Das während der ersten 3—4 Tage ausgestoßene schwarz-grüne *Meconium* (im ganzen etwa 70—90 g) geht allmählich in den normalen Bruststuhl über. Es besteht aus Teilen des verschluckten Fruchtwassers (Lanugohaaren, abgestoßenen Epithelien), sowie aus den Sekreten der Verdauungsdrüsen, in erster Linie aus Gallenbestandteilen. Die mikroskopisch sichtbaren Meconiumkörperchen sind geschrumpfte Zellen.

Die Zusammensetzung des Stuhls jenseits der Neugeborenenperiode hängt von der Art der Ernährung und der Ernährungslage ab. So schwankt der Wassergehalt des Stuhles zwischen 70 und 95%. Die Reaktion des Brustmilchstuhles ist sauer (p_H zwischen 4,6 und 7,4), bei unnatürlicher Ernährung ist sie alkalisch, wobei sie ebenfalls weitgehend von der Art der Ernährung abhängt. Auch die Bakterienflora des Darmes, die bei natürlicher und unnatürlicher Ernährung verschieden ist, beeinflußt die Reaktion.

Die *bakteriologische Untersuchung des Stuhles* ergibt im wesentlichen folgende Befunde: bei Frauenmilchstuhl findet man eine sog. Frauenmilchflora, wobei der Bacillus bifidus vorherrscht (grampositives Stuhlbild). Die Kuhmilchstuhlflora besteht aus einem Gemisch von Bakterien, die meist gramnegativ sind und bei der die Coli aerogenes-Gruppe überwiegt.

Brustmilchstühle zeigen eine — innerhalb gewisser Grenzen — physiologische Gärung, bei unnatürlicher Ernährung (reine Milchernährung) findet man eine Fäulnis. Die Konsistenz des Stuhles ist beim Säugling salbenartig bis fest, bei unnatürlicher Ernährung fest bis bröckelig. Man unterscheidet zwischen salbenartigen, breiigen, bröckeligen, festen, zerhackten, schleimigen, wäßrigen und spritzenden Stühlen, unter Umständen auch solchen mit Blutbeimengungen. Die Farbe des Brustmilchstuhles ist goldgelb, doch tritt beim Stehen an der Luft eine Veränderung der Farbe nach grün ein. Dieser Farbumschlag wird verursacht durch Oxydation des Bilirubins bei saurer Reaktion infolge katalytischer Wirkung eines Fermentes, das bei Zerfall von im Stuhl enthaltenen Zellen frei wird. Die grüne Farbe des Brustmilchstuhles kann daher noch als normal betrachtet werden, während sie beim Flaschenkind, besonders bei gleichzeitiger alkalischer Reaktion, auf eine Gärungsdyspepsie in den oberen Darmabschnitten hindeutet. Bei Zufütterung von Gemüsen treten auch beim gesunden Kind diese in — allerdings nur scheinbar — unverdautem Zustande wieder im Stuhle auf.

Neugeborene und gesunde Säuglinge haben etwa 1—2mal täglich Stuhl. Die Stuhlmenge hängt von der Menge der Nahrungsaufnahme, sowie von der Geschwindigkeit der Peristaltik ab.

12. Das Blut. Das Blut des Neugeborenen und Säuglings unterscheidet sich, wie aus Tabelle A und B hervorgeht, nach mancher Richtung in Form und Zusammensetzung von dem älterer Kinder bzw. Erwachsener.

A. Die Blutzusammensetzung in den verschiedenen Lebensaltern.
(Nach Opitz.)

	Neugeborenenperiode	Säuglingsalter	Kindesalter	Erwachsene
Hämoglobin . . .	100—140%	75—85%	80—90%	100%
Erythrocyten . . .	5—8 Mill.	um 5 Mill.	desgl.	desgl.
Leukocyten	12000—20000	8000—12000	6000—10000	6000—8000
Blutplättchen . . .	100000—400000	200000—300000	desgl.	desgl.
Erythrocytengröße .	8,5 μ	7—7,5 μ	desgl.	desgl.
Subst. granulofil.. .	vermehrt	etwas vermehrt	—	1$^0/_{00}$
Neutrophile Leukocyten	60—70%	15—40%	allmählich zunehmend	51—67%
Lymphocyten . . .	20—30%	54—75%	allmählich abnehmend	21—35%
Blutmengen . . .	14,7%	8,4—10,9%	8,5—10,5%	etwa 7,5%
Spez. Gewicht . . .	1,056—1,066 (—1,080)	1,050—1,056	1,052—1,054	1,050—1,062
Trockensubstanz .	22,3%	18—20%	19,38%	19—21%
Serumeiweiß . . .	7,3%	etwa 6%	7,5—9%	7,5—9%
Fibrinogen	0,08%	0,24%	desgl.	desgl.
Senkungsgeschwindigkeit	1—2 m/m	9—12 m/m	etwa 4—9 m/m	♂ 1—3 ♀ 4—7
Volumenprozente der Erythrocyten	49—45%	35,7—38,1%	43,5%	desgl.
Osmotische Resistenz der Erythrocyten	annähernd normal	0,44—0,30	desgl.	desgl.
Gerinnungszeit . .	normal	desgl.	desgl.	5$^1/_2$ (nach Bürker)

B. Blutchemismus.

Mineralien	mg-%	Mittel	Eiweiß	Neugeborenes später	etwa 6% 7,42 bis 9,13%
Cl	320—400	355	Rest-N	19—45 mg-%	
HCO$_3$		160	Harnstoff-N . .	13—30 ,,	
SO$_4$		22	Ammoniak. . .	0,02— 0,03 ,,	
HPO$_4$	3—15	10	Aminosäuren . .	. 6— 7 ,,	
Anorganische P.		5	Kreatin	6,5 ,,	
Na	280—320		Kreatinin . . .	1,5 ,,	
K	16—24		Harnsäure . . .	3,0 ,,	
Ca	6—16		Indican	0,045 ,,	
Mg	1—4				
			Fett	0,025%	
			Cholesterin . . .	0,095%	
			Alkohol. Fraktion	0,15—0,30%	
			Ester	0,07%	
			Phosphatide . .	0,30 ,,	
			Blutzucker . . .	70—110 mg-%	
			Milchsäure . . .	14,6 ,,	

13. Das Nervensystem. Die mangelhafte Entwicklung des Großhirns und einer Reihe von Nervenbahnen bei der Geburt bestimmen das für dieses Lebensalter charakteristische Verhalten des Neugeborenen. Die Bewegungen verlaufen athetotisch und stereotyp. Die Lebensäußerungen sind mehr oder weniger reflexbedingt. Einen Teil der Lebensäußerungen führen wir auf den Instinkt zurück. (z. B. Schreien bei Unbehagen, Hunger, Kälte und Nässe, ferner Augenschluß bei grellem Licht, sowie das Saugen).

Der Gesichtssinn ist auch schon beim Neugeborenen vorhanden; die Pupillen reagieren auf Licht, doch wird noch nicht fixiert. Wahrscheinlich ist auch der Gehörsinn noch unvollständig, doch funktioniert der Vestibularisapparat, wie der rotatorische und calorische Nystagmus beweist. Der Geruch- und Geschmacksinn ist bei vielen Neugeborenen schon vorhanden, ebenso der Berührungssinn für verschiedene Körperzonen.

Einige Bewegungsreaktionen sind bei Neugeborenen bzw. in den ersten Wochen stets vorhanden, verschwinden aber wieder in den ersten Lebensmonaten:

Beim Beklopfen des Facialis tritt das Facialisphänomen auf, auch auf der nicht perkutierten Seite. Ferner wird dabei der Mund vorgestreckt und auf die entgegengesetzte Seite gezogen (ESCHERICH-Mundphänomen). Beim Beklopfen des Musculus orbicularis oberhalb des Mundwinkels wird der Mund rüsselartig vorgestreckt, bei offenem Munde auch die Zunge (THIEMICH-Lippenphänomen). Beim Beklopfen der Austrittsstelle des N. supraorbitalis erfolgt Lidschluß (Lidschlußreflex). Bei starker Beleuchtung der Augen wird der Kopf nach hinten gebogen (PEIPERS-Augenreflex). Bei mechanischer Reizung einer Körperseite biegt sich das Kind nach der anderen Seite (GALANTS-Reflex). Wird ein Kind in Bauchlage auf den Tisch gelegt, so bildet der Körper einen nach oben konkaven Bogen, der wieder verschwindet, wenn man den Kopf nach unten drückt (LANDAUS-Reflex). Wird in Rückenlage der Kopf nach vorne gebeugt, so erfolgt ein positives BRUDZINSKIsches Phänomen (FREUDENBERG). Bei schneller Lageveränderung, wie durch Wärme- und Kältereizung auf der Brust, ferner bei Streckung und Abduktion der Arme und Beine tritt der Umklammerungsreflex auf (MORO). Bei Berührung der Lippen sieht man einen unter Umständen über Stunden anhaltenden, durch gleichmäßige Perioden unterbrochenen Saugreflex, der nur geringe Schwankungen in seiner Intensität zeigt (ECKSTEIN). Ferner sind hier noch zu erwähnen die charakteristischen Beugestellungen der Arme und Beine, die tonisch bedingt sind.

Eine weitere Bedeutung gewinnen die Haut- und Sehnenreflexe. Der Fuß-sohlenreflex zeigt eine positive Babinski-Stellung (Dorsalflexion der großen Zehe und Beugung der übrigen Zehen) bis gegen Ende des 2. Lebensjahres.

Der Zehenreflex von Rossolimo (Plantarflexion der Großzehe, meist auch der übrigen Zehen bei Beklopfen der Zehenpulpen) ist bis zur 4. Woche positiv. Der Patellarreflex ist auch beim Neugeborenen schon vorhanden, dagegen fehlen der Cremasterreflex und der Bauchdeckenreflex in den ersten Lebenswochen häufig, ebenso der Achillessehnenreflex. Der Mendel-Bechterewsche Reflex (Plantarflexion der Zehe, nach Beklopfen des Meta-carpi IV auf dem Fußrücken) kommt ebenfalls bis zur 4. Lebenswoche vor (Eckstein-Voss). Der Cornealreflex ist auch beim Neugeborenen schon vorhanden, ebenso der Schlundreflex, der letztere häufig aber nicht bei Frühgeborenen (Eckstein).

Die Kenntnis dieser Reflexe ist insofern von Bedeutung, als ihr Vorhanden-sein bei älteren Kindern und Erwachsenen auf eine Erkrankung des Zentral-nervensystems hinweist, während sie in der ersten Lebensperiode normalerweise vorhanden sind. In diesem Sinne ist auch das Wiederauftreten des Facialis-phänomens bei älteren Kindern zu beurteilen.

Als Maßnahme für die statische und psychische Entwicklung und damit auch für die Entwicklung der Großhirnfunktion möge folgende Zusammenstellung gelten:

1. Monat. Unkoordinierte Bewegungen und Bewegungsentladungen. Reflexhandlungen (Gähnen, Saugen), Instinktbewegungen.

Gegen Ende des 1. Monats Beziehungen zur Umwelt (Mienenspiel).

2. Monat. Augenbewegungen koordiniert. Umklammern von Gegenständen. Lallen, mimische Ausdrucksbewegungen.

Gegen Ende des Monats Heben des Kopfes von der Unterlage.

3. Monat. Willkürliche Augenbewegungen und Fixation. Bewegungen werden etwas mehr koordiniert. Stärkere Ausdrucksbewegungen (Lächeln). Reaktion auf Gehörsein-drücke (Bewegung des Kopfes nach der Schallrichtung). Beginn der Erinnerung (Reaktion auf bekannte Gesichter, Milchflasche).

4. Monat. Beim Aufsetzen des Körpers wird der Kopf frei gehalten. Greifbewegungen.

5. Monat. Stärkere Aufmerksamkeit für die Umgebung. Feinere Unterschiede im Ausdruck für Lust- und Unlustgefühle. Versuch sich aufzusetzen. Sitzen mit Unterstützung.

6. Monat. Freies Sitzen, wenn in Sitzstellung gebracht. Stärkere Anteilnahme an der Umgebung. Personen und Gegenstände im Zimmer werden beobachtet, dabei verschiedene Reaktion. Anstemmen der Beine, bei dem Versuch das Kind zu stellen. Beginn der Erzieh-barkeit (Entleerung von Urin, gelegentlich auch von Kot, nicht mehr immer unwillkürlich).

3. Vierteljahr. Etwa vom 7. Monat ab kann sich das Kind aus der Rückenlage selbst aufsetzen, vom 8. Monat ab mit Unterstützung stehen, etwas später auch selbständig stehen, wenn es sich selbst halten kann. Lautbildungen differenzierter, spricht die ersten Silben (Papa, Mama).

4. Vierteljahr. Weiterer Fortschritt in der Koordination der Bewegungen. Gegenstände werden sicher gefaßt. Spielen mit Gegenständen. Erweiterung des Sprachschatzes und des Sprachverständnisses. Gegen Ende des 1. Lebensjahres selbständige Bewegungen durch Rutschen, Schritte entlang von Gegenständen, an denen es sich halten kann. Beginn des selbständigen Gehens, das zunächst noch etwas spastisch-ataktisch verläuft.

2. Jahr. In der ersten Hälfte weitere Fortschritte im Gehen und Stehen. Entsprechend der Erziehung werden bestimmte Handlungen ausgeführt bzw. davon Abstand genommen. Erweiterung des Sprachschatzes auf 6—8 Worte. In der 2. Hälfte des Jahres weitere Fort-schritte auf diesen Gebieten. Gegen Ende des 2. Jahres Satzbildung, wobei das Kind von sich in der 3. Person spricht. Keine unwillkürliche Entleerung von Stuhl und Urin mehr.

Alle diese Angaben sind nur Durchschnittswerte mit einer verhältnismäßig weiten Grenze nach oben und unten. Sie geben daher kein absolutes Urteil über die Entwicklung bzw. Entwicklungsmöglichkeit eines Kindes. Für den praktischen Gebrauch des Arztes sind sie aber ein guter Maßstab und nicht zu entbehren. Entsprechende Standardwerte für die Entwicklung des älteren Kindes, die mit derselben Einschränkung gelten, finden wir in den sog. Tests von Binet-Bobertag:

3. Jahr. Wortverständnis. Satz mit 6 Silben nachsprechen. Zwei Zahlen nachsprechen. Familiennamen angeben. Auf Bildern die einzelnen Gegenstände benennen.

4. Jahr. Gegenstände benennen (Messer, Schlüssel, Münzen). Zwei ungleich lange Linien vergleichen. Drei Zahlen nachsprechen. Zwei ungleich schwere Gewichte vergleichen. Das eigene Geschlecht angeben.

5. Jahr. Den Zweck gebräuchlicher Gegenstände angeben (Stuhl, Gabel). Satz mit 10 Silben nachsprechen. Vier Zahlen nachsprechen. Ein Quadrat mit Tinte und Feder abzeichnen. 4 Pfennige abzählen.

6. Jahr. Ein diagonal in zwei Teile zerschnittenes Rechteck richtig zusammensetzen. Satz mit 16 Silben nachsprechen. Auf dem Bilde häßliche und hübsche Gesichter unterscheiden. Drei gleichzeitig gegebene Aufträge ausführen (Schlüssel auf den Stuhl legen, Tür öffnen, Kästchen bringen). Auf Bildern den dargestellten Vorgang beschreiben.

7. Jahr. Lücken in Zeichnungen angeben (Fehlen der Nase, der Augen). Rechts und Links unterscheiden. Fünf Zahlen nachsprechen. Einen Rhombus mit Tinte und Feder abzeichnen. 8 Pfennige bis 1 Mark kennen.

8. Jahr. Aus einer selbstgelesenen kurzen Geschichte wenigstens einen Hauptpunkt angeben. Drei leichte Verstandesfragen lösen (Was muß man machen, wenn man den Zug verpaßt hat? Was, wenn man etwas zerbrochen hat, was einem nicht gehört? Was, wenn man in die Schule geht, und unterwegs merkt, daß es schon später ist als gewöhnlich?). Vergleich aus der Erinnerung (Schmetterling-Fliege, Holz-Glas, Knochen-Fleisch). Vier Grundfarben benennen.

9. Jahr. Zu Sachvorstellungen den Oberbegriff finden (Pferd-Huhn, Stuhl-Tisch, Gabel-Löffel). Vollständiges Datum angeben. 80 Pfennige auf 1 Mark herausgeben. Fünf verschieden schwere Gewichte nach der Schwere ordnen. Auf Befragen bildlich dargestellte Vorgänge richtig erklären.

10. Jahr. Aus einer selbstgelesenen kurzen Geschichte 6 Hauptpunkte angeben. Satz mit 26 Silben nachsprechen. Sechs Zahlen nachsprechen. Drei gegebene Worte in zwei Sätzen unterbringen. Alle Münzen kennen.

11. und *12. Jahr.* Abstrakte Begriffe (Mitleid, Neid, Gerechtigkeit) erklären (an einfachen, selbstgewählten Beispielen). Drei schwere Verstandesfragen lösen (Was muß man machen, wenn man von einem Freunde versehentlich geschlagen worden ist? Was, ehe man etwas wichtiges unternimmt? Was, wenn man über jemand gefragt wird, den man wenig kennt?). Absurditäten in unsinnigen Aussagen auffinden. Drei Worte in einem Satz unterbringen. Bildlich dargestellte Vorgänge spontan richtig erklären. Durcheinandergeworfene Worte eines Satzes richtig ordnen. Fehlende Silben eines sinnvollen Textes ergänzen. Drei Reime finden.

Die *Erregbarkeit des peripheren Nervensystems* für den galvanischen Strom ist unter Umständen (z. B. bei Spasmophilie) herabgesetzt. Die KÖZ tritt beim Säugling am Nervus medianus unter 5 MA auf, die AÖZ tritt früher auf als die ASZ und zeigt Werte unter 3 MA. Die elektrische Untersuchung erfolgt mit der 3 qmm STINTZINGschen Normalelektrode und einer indifferenten Elektrode von 50 qcm Fläche. Die Prüfung der elektrischen Übererregbarkeit ist für wissenschaftliche Untersuchungen weniger geeignet als die Chronaxiemessung, doch ist sie für diagnostische Zwecke durchaus brauchbar.

14. Rückenmarksflüssigkeit. Der normale Lumbaldruck beträgt 10—15 mm Quecksilber bzw. 136—200 mm Wasser. Bei Abwehrbewegungen oder Schreien ist er gesteigert, so daß nur Ruhewerte vergleichbar sind.

Die normale Zellzahl beträgt 6—10/3 Zellen im Kubikmillimeter (Lymphocyten bzw. lymphocytenähnliche Zellen).

Die chemische Zusammensetzung des Liquors ergibt folgende Werte: Spezifisches Gewicht 1007,6; Δ 0,561; Reaktion p_H 7,35—7,40.

Die weitere Zusammensetzung ergibt folgenden Befund in Promille:

Feste Bestandteile	10,650—11,00
Organische Bestandteile	1,750— 2,65
Anorganische Bestandteile	8,500— 9,0
a) Globulin	0,024— 0,048
b) Albumin	0,168— 0,24
Aminosäure	0,016
Harnstoff	0,2
Harnsäure	0,004— 0,01
Kreatin	0,045
Gesamt-N	0,2
Cholin	0,001

Reduzierende Substanzen (Zucker) in Promille . 0,500—0,70
Organische Säuren   0,12
Chlor (NaCl   7,30
Phosphor   0,02
Natrium   3,32
Kalium   0,135
Calcium   0,054
Magnesium . . . .   0,034.

15. Der Schlaf. Die Schlafdauer bzw. das Schlafbedürfnis nimmt mit zunehmendem Alter ab. Frühgeborene schlafen mit geringen Unterbrechungen bis zu 24 Stunden, wobei sogar gelegentlich (z. B. bei Sondenfütterung) die Nahrungsaufnahme im Schlaf erfolgt. Bis zum 6. Lebenmonat schläft der Säugling von 24 Stunden etwa 20, vom 6. Monat bis zum Ende des ersten Lebensjahres etwa 16, und zwar 12 Stunden während der Nacht und etwa 4 im Laufe des Tages. Das Kleinkind braucht noch etwa 12 Stunden Nachtschlaf und 1 bis 2 Stunden Schlaf untertags. Die Schlaftiefe steigt innerhalb der ersten Stunde nach dem Einschlafen, sinkt dann in der 5. und 6. Stunde auf ein Minimum, um noch einmal in den Morgenstunden langsam anzusteigen (9.—10. Stunde) und fällt dann rasch wieder ab. Bei Erwachsenen findet man bekanntlich kein Ansteigen der Schlaffestigkeit gegen Morgen (Czerny).

Krankheitsgefährdung und Lebensbedrohung im Kindesalter.

Von

E. Rominger-Kiel.

Kindersterblichkeit und Allgemeinsterblichkeit. Jede Betrachtung der nach den Lebensaltern geordneten Sterbetafeln lehrt, daß in gesetzmäßiger Weise die Sterblichkeitsziffern für das frühe Säuglingsalter am höchsten sind, daß sie dann während der ersten Lebensjahre steil absinken und kurz vor der Pubertät einen Mindestwert zeigen. Jenseits dieser Altersstufen steigen die Sterbeziffern allmählich an und erreichen dann erst im Greisenalter ähnlich hohe Werte, wie im frühen Säuglingsalter. Die wenigstens zum Teil vermeidbare Lebensbedrohung ist somit am größten im 1. Lebensjahr, im Säuglingsalter. Von jeher hat deshalb die hohe Säuglingssterblichkeit die wissenschaftliche Forschung und praktische Hygiene beschäftigt. Aber auch noch das Kleinkindesalter zeigt eine hohe Lebensgefährdung. Es starben, um ein Beispiel zu nennen, im Jahre 1929 im Deutschen Reiche über 30 000 Kinder in dieser Altersstufe (1—6 Jahre).

Die Kindersterblichkeit gilt als feinster Gradmesser für den Stand von Kultur, Hygiene und Wohlfahrt eines Volkes. Eine hohe Kindersterblichkeit kann da, wo der gesunde Altersaufbau eines Volkes nicht gestört werden soll, nur ausgeglichen werden durch eine hohe Geburtenziffer. Seit der Jahrhundertwende macht sich nun in den meisten Kulturstaaten der Erde eine gleichsinnige Änderung in der Bevölkerungsbewegung geltend: die Zahl der Sterbefälle fällt, die Lebensdauer des einzelnen wird verlängert, die Zahl der Geburten sinkt.

Die Reichsgeburtenzahl betrug im Jahre 1900 noch 35 auf 1000, im Jahre 1930 nur noch 17,5. Die Lebenserwartung des lebenskräftigen Neugeborenen betrug im Jahre 1875 37 Jahre, 1905 47 Jahre, 1925 57 Jahre. Entsprechend der Senkung der allgemeinen Sterblichkeit ist auch die der Kinder abgesunken, allerdings mit einer Ausnahme, nämlich der des Neugeborenenalters. Die Gesamtsterblichkeitsziffer aller Altersklassen betrug 1900 noch 22,1 auf 1000 Lebende, sank 1930 auf 11,7 und 1931 nach den bisherigen Veröffentlichungen des Reichsgesundheitsamtes in den Städten auf 11,3. Die Sterblichkeitszahl betrug bei den Kleinkindern 1913 noch 13,2, 1929 6,5 und soll im Jahre 1931 noch etwa um ein weiteres Drittel gesunken sein. Die Säuglingssterblichkeit ist von 1913 bis 1931 von 15,1 auf 100 Lebendgeborene auf 8, also fast um die Hälfte gesunken.

Diese durch hygienische Aufklärung, bessere ärztliche Versorgung und Beratung und eine ausgedehnte Gesundheitsfürsorge erreichte Herabsetzung der Sterblichkeit im allgemeinen, der Kinder- und Säuglingssterblichkeit im besonderen ist nach Ansicht mancher Autoren nahe an das überhaupt Erreichbare herangekommen. Wenn das zutrifft, dann muß eine weiter in demselben Maße fortschreitende willkürliche Einschränkung der Kinderzeugung in verhältnismäßig kurzer Zeit schon zu einem beträchtlichen Bevölkerungsschwund führen. Schon heute ist der Altersaufbau der Bevölkerung allerdings auch noch als Folge des Kriegsgeburtenausfalls deutlich insofern verändert, als die höheren Altersklassen stärker besetzt sind als die unteren.

Besonders deutlich werden diese Verhältnisse bei einer Gegenüberstellung der folgenden Zahlen. Im Jahre 1910 standen in Deutschland von 100 Einwohnern 34 im Kindesalter (waren also bis zu 15 Jahren alt), heute 26! Damals waren unter 100 Personen 46 zwischen 15 und 45 Jahre alt, heute 49. Auf 1000 Frauen im Alter von 15—45 Jahren kamen im Jahre 1910 noch 128 Geburten, jetzt nur noch 68!

Einen guten Einblick in die heutigen bedenklichen Verhältnisse unserer Bevölkerungsumschichtung gestattet die folgende Tabelle.

Die Eheschließungen, Geborenen und Gestorbenen in den deutschen Großstädten (mit 100 000 und mehr Einwohnern) und in Größenklassen der Gemeinden mit 15 000 bis unter 100 000 Einwohnern.

Jahr	Eheschließungen	Lebendgeborene	Gestorbene ohne Totgeborene	Mehr Geborene als Gestorbene ohne Totgeborene	Jahr	Eheschließungen	Lebendgeborene	Gestorbene ohne Totgeborene	Mehr Geborene als Gestorbene ohne Totgeborene
a) Großstädte					b) Gemeinden mit 15 000 bis unter 100 000 Einwohner				
Auf 1000 Einwohner kamen					Auf 1000 Einwohner kamen				
1926	8,5	14,1	10,3	3,8	1925	23,0	54,1	30,8	23,3
1927	9,4	13,4	10,7	2,7	1926	23,4	51,4	30,1	21,3
1928	10,2	13,6	10,6	3,0	1927	25,9	47,8	30,7	17,1
1929	10,3	13,3	11,5	1,8	1928	27,8	48,4	30,1	18,3
1930	9,8	13,0	10,1	2,9	1929	27,3	46,3	33,3	13,0
					1930	25,6	45,1	29,2	15,9

Säuglingssterblichkeit. Eine nähere Betrachtung der zahlreichen statistischen Unterlagen zeigt, daß die Lebensbedrohung des einzelnen Säuglings eine verschieden große ist. Am meisten bedroht sind die Lebensschwachen, Frühgeborenen oder mit angeborenen Krankheiten zur Welt gekommenen Säuglinge. Nächst diesen sind die Flaschenkinder gefährdet. Es sterben etwa 5mal mehr Flaschenkinder als Brustkinder. Wie schon lange bekannt ist, zeigen weiterhin uneheliche Säuglinge eine besonders hohe Sterblichkeit. Diese ist, offenbar infolge der besonderen Fürsorge in Deutschland wesentlich gegenüber früher abgesunken, ist aber immer noch etwa zweimal so hoch wie die der ehelichen Kinder. Eine größere Sterblichkeit findet man bei den Erstgeborenen gegenüber allen ihren Geschwistern. Nach darüber vorliegenden Untersuchungen soll die Sterblichkeit um etwa 30% höher liegen. Auch die Geschlechtsunterschiede sind für die Säuglingssterblichkeit von Bedeutung. Es werden zwar bekanntlich mehr Knaben als Mädchen geboren (etwa im Verhältnis von 107 zu 100) es sterben aber innerhalb des 1. Lebensjahres auch mehr Knaben als Mädchen. Zweifellos ist die soziale Lage der Eltern zusammen mit dem Grad ihrer allgemein hygienischen Aufklärung und Bildung von wesentlichem Einfluß auf die Säuglingssterblichkeit. Auch die Einwirkungen eines günstigen oder ungünstigen Klimas auf die Höhe der Säuglingssterblichkeit sind einwandfrei erwiesen. In neuerer Zeit wurde nun die Aufmerksamkeit besonders auf das Überwiegen der Sterblichkeitsraten in den ersten Lebenstagen, auf die sog. Frühsterblichkeit, gerichtet. Es läßt sich leicht statistisch nachweisen, daß die Sterblichkeit in den ersten Lebenstagen am höchsten ist und daß sie im Vergleich zu früher offenbar sogar noch angestiegen ist. Bemerkenswert ist hierbei die Tatsache, daß sich die Frühsterblichkeit unbeeinflußt zeigt vom Rückgang der allgemeinen Sterblichkeit und der Säuglingssterblichkeit im besonderen.

Die Ursachen der Säuglingssterblichkeit lassen sich allgemein einteilen in unübersichtliche und übersichtliche. Zu den unübersichtlichen gehören die Einflüsse von Rasse und Erblichkeit und die, welche bei der Übersterblichkeit der Knaben, bei den Kindern besonders junger und alter Mütter und bei den letzten Kindern einer zahlreichen Familie einwirken und die bisher statistisch nicht erfaßbar sind.

Zu den übersichtlichen Ursachen der Säuglingssterblichkeit gehören die häufigsten lebensgefährdenden Krankheiten des Säuglings, zusammen mit selteneren Todesursachen, die man allgemein in 5 Gruppen eingeteilt hat, um von Land zu Land eine vergleichbare Übersicht zu ermöglichen: 1. Lebensschwäche und Bildungsfehler, 2. Verdauungskrankheiten und im weiteren Sinne Ernährungsstörungen, 3. Lungenentzündung und im weiteren Sinne grippale Infekte (Grippe), 4. die spezifischen Infektionskrankheiten einschließlich Sepsis, Lues und Tuberkulose, 5. die „sonstigen selteneren Todesursachen".

Ein großer Teil der in den ersten Lebenstagen zugrunde gehenden Säuglinge stirbt an den Folgen der Geburt (Geburtstrauma). Ein kleinerer Teil erliegt früh erworbenen Infekten und schließlich erweist sich ein anderer Teil dieser Neugeborenen als „lebensschwach". Unter diesen Begriff der Lebensschwäche fallen eine Reihe von Kindern, die, ohne daß das festgestellt wurde, zu früh zur Welt kamen. Es ist deshalb auf die Beziehungen zwischen Frühgeburt und Frühsterblichkeit ein ganz besonderes Gewicht zu legen.

Im Vergleich zu früher haben sich die Verhältnisse auch bezüglich der Säuglingssterblichkeit geändert. Nicht mehr falsche Ernährung, Sommerhitze, mangelnde Fürsorge und Pflege und Syphilis sind die Hauptursachen der Säuglingssterblichkeit, sondern Frühgeburt, Lebensschwäche, Geburtstrauma und die Häufung grippaler Infekte. Die hohe Frühsterblichkeit ist zum Teil darauf zurückzuführen, daß durch die hochentwickelte Kunst des Geburtshelfers heute in vermehrter Zahl debile Kinder zutage gefördert werden, die in den ersten Tagen sterben.

Die Morbidität des Säuglingsalters ist im Gegensatz zu den übrigen Lebensaltersstufen gekennzeichnet durch das Vorherrschen von Ernährungsstörungen, also den Magen-Darmkrankheiten im weiteren Sinne. Die vorzeitige künstliche Ernährung ist als Hauptursache der großen Häufigkeit der Ernährungsstörungen anzusehen. Auch die anderen alltäglichen Krankheiten des Säuglings, wie die Infekte, besonders die grippalen Infekte des Respirationstraktes, die eitrigen Infektionen der Haut, des Urogenitalapparates und die allgemeinen Wachstums- und Entwicklungsstörungen, wie z. B. die Rachitis oder Anämie sind beim Flaschenkind häufig, beim Brustkind selten oder doch harmloser in ihrem Verlauf. Neben einem starken Rückgang der rein alimentären Störungen wird fast allgemein ein Gleichbleiben oder sogar ein Ansteigen der parenteralen Infekte berichtet. Hierbei spielen die sog. grippalen, banalen Infekte die Hauptrolle. In zweiter Linie folgen dann von den Infektionskrankheiten Keuchhusten und Masern. Den anderen im Kleinkindes- und Schulalter häufigen Infektionskrankheiten, wie z. B. der Diphtherie, dem Scharlach und anderen gegenüber erweist sich der Säugling als wenig empfänglich und zeigt bei bestimmten bedrohlichen Infektionen der übrigen Altersstufen, wie z. B. bei der Typhuserkrankung, eine bemerkenswerte Neigung zu leichtem Verlauf. Während bei den jungen Säuglingen eine diaplacentare und bei den Brustkindern auch eine trophogene passive Immunisierung zur Erklärung dieser auffälligen Infektresistenz herangezogen werden kann, sind die letzten Ursachen dieser besonderen Krankheitsneigung und Krankheitsfeiung des Säuglings noch keineswegs klar. Auffällig ist die besondere Empfindlichkeit der Säuglinge gewissen klimatischen Einwirkungen, namentlich der Hitze, gegenüber. Das Hervortreten besonderer Manifestationen von Konstitutionsanomalien, z. B. der Neuropathie, der exsudativen Diathese und anderes mehr ist auf die im Säuglingsalter noch bestehende Prävalenz des vegetativen Nervensystems gegenüber den Großhirnfunktionen zurückzuführen.

Die Sterblichkeit jenseits des Säuglingsalters (Kleinkindersterblichkeit) ist schon vor dem Rückgang der Säuglingssterblichkeit mit dem Abflauen der großen Epidemien, namentlich an Scharlach und Diphtherie, stark abgesunken. Im Kleinkindesalter sterben noch viele Kinder an Masern und Keuchhusten, aber bedeutend weniger als früher an Scharlach und Diphtherie und an allen übrigen Infektionskrankheiten. Die Zahl der Bronchopneumonietodesfälle hat dagegen eher zu-, als abgenommen. Allerdings muß man dabei berücksichtigen, daß sich unter der Todesursache „Bronchopneumonie" ein Teil der sie auslösenden Infektionskrankheiten verbirgt. Es zeigt sich, daß im allgemeinen die Sterblichkeit der Infektionskrankheiten im frühen Kindesalter eine höhere ist, als im späteren Kindesalter, also dem Schulalter. Aus diesem Grunde wäre es ein Gewinn, wenn es gelänge, die Erkrankung von dem frühen in das spätere Kindesalter zu verschieben. Das gilt allerdings nur für die manifeste schwere Erkrankung. Eine Vermeidung jeglicher Durchseuchung mit den Infektionskrankheiten überhaupt erscheint andererseits auch im frühen Kindesalter durchaus nicht vorteilhaft, weil offenbar nur durch öftere Überwindung leichterer Infektionen eine ausreichende aktive Immunität erreicht wird.

Einen guten Überblick über das Absinken der Kleinkindersterblichkeit gewährt das folgende Diagramm nach Rott:

Sterbefälle auf je 10 000 Lebende und 1 Jahr
in Preußen.

Zeitraum	2.	3.	4.—5.	6.—10.	11.—15.
			Lebensjahr		
1879—1883 . . .	682,0	349,9	208,8	92,4	41,6
1894—1898 . . .	547,2	225,1	129,0	54,6	29,8
1909—1913 . . .	343,7	122,7	68,0	34,0	22,3
1927—1928 . . .	150,9	60,7	35,4	19,5	14,2

Das Kleinkindesalter zeigt die relativ höchste Zahl der Todesfälle an Miliartuberkulose bzw. an tuberkulöser Meningitis, wenn auch die Zahl der Tuberkulosetodesfälle innerhalb dieser Altersstufe noch absolut gering ist. Vom Beginn des Schulalters ab steigt die Zahl im Alter von 6—10 Jahren auf 15% und im Alter von 11—15 Jahren auf 22% der Gesamttodesfälle. Ein nicht unerheblicher Anstieg der relativen Todesziffer ist neuerdings bei den Unfällen des Kindesalters, namentlich des Kleinkindes, zu verzeichnen, nämlich auf etwa 12—13%. Zweifellos ist das eine Folge der Gefährdung des Kindes durch Maschinen im Hausstand, in der Landwirtschaft und den Autoverkehr.

Die Morbidität jenseits des Säuglingsalters. Die besondere Häufigkeit der Infektionskrankheiten im Kleinkindes- und Schulalter ist bei einer Reihe von Infektionen einfach auf die hohe allgemeine Infektiosität bestimmter Seuchen zurückzuführen. Es erkranken nur deshalb so wenig Erwachsene an Masern oder Windpocken oder Mumps, weil sie diese Krankheit schon als Kinder durchgemacht und sich dadurch immunisiert haben. Anders ausgedrückt erkranken vorwiegend Kinder an diesen Infektionskrankheiten, weil die Empfänglichkeit eine allgemeine ist und die Kinder noch nicht durchseucht sind. Das gilt nun keineswegs für alle Infektionskrankheiten. So kann man höchstwahrscheinlich eine Reihe von Infekten vermeiden, wenn man ihnen als Kind aus dem Wege geht.

Angenommen wird das z. B. für Scharlach, umstritten für Diphtherie. Bei der erwiesenen Ubiquität der Diphtheriebacillen erscheint es z. B. denkbar, daß diejenigen Kinder, welche nicht erkranken, eine „stumme Feiung" (Vaccination) durchgemacht haben. Andererseits wurde neuerdings eine angebliche Diphtherieresistenz (negativer Schick, erhöhter Antitoxintiter) bei Menschen gefunden (in Grönland), bei denen die Diphtherie gar nicht vorkommt und auch keine Diphtheriebacillenträger. Es würde somit mit steigendem Lebensalter eine sog. „serologische Reifung" auch ohne Infektion erreicht. Es fragt sich allerdings, ob der Test (Schickprobe, Antitoxintiter) mit einer klinischen Immunität identisch ist, ob also die Untersuchten nicht doch bei einer Diphtherieepidemie erkranken würden.

Neben dem „serologischen" Schutz sind zweifellos noch *bestimmte anatomisch-physiologische Verhältnisse* maßgebend. Für die Haftung gewisser Infektionen spielt die Beschaffenheit der Gewebe eine wichtige Rolle.

Als Beispiel diene wiederum die Diphtherie, die beim jungen Säugling vorwiegend als Nasendiphtherie vorkommt, weil der feste tapetenartige Überzug der Tonsillen noch eine Haftung im Halsrachen verhindert. Beim Scharlach sehen wir eine besondere Empfänglichkeit der Lymphatiker oder der Kinder zur Zeit der höchsten Entwicklung der Lymphorgane u. a. m.

Auch die *Eingangspforten* sind für die besondere Neigung gewisser Altersstufen zu Infektionen von Bedeutung. So spielen im Kleinkindesalter *Schmutz- und Schmierinfektionen* eine wichtige Rolle.

Mit Abschluß des Kleinkindesalters tritt die *Neigung zur Erkrankung an besonderen Infektionen* deutlich hervor, so z. B. bei der Polyarthritis rheumatica, Typhus u. a. m. Aber auch gewisse *Organminderwertigkeiten* machen sich zu dieser Zeit erst geltend, so z. B. der Diabetes, degenerative Erkrankungen des Nervensystems, Epilepsie, Bluterkrankheit und anderes mehr.

Schließlich treten im Schulalter eine Reihe von zuvor kaum bekannten *Krankheiten der Entwicklung,* des schnellen Wachstums und der Pubertät auf, wie Skoliosen, Neurosen, innersekretorische Störungen und vieles andere.

Von besonderer Bedeutung ist gegen Ende des Schulalters die Häufung der Lungenphthisen, vorwiegend bei Mädchen, der Herzerkrankungen und psychischer Anomalien.

Man sieht, daß die „*Altersdisposition*" der Krankheiten ein höchst verwickeltes Problem ist, das noch einer eingehenden Erforschung bedarf.

Allgemeine Prophylaxe. Nachdem durch die in der gesamten Kulturwelt angestellten Erhebungen klar erwiesen ist, daß die hohe Kindersterblichkeit früherer Zeiten durch die auf Grund der pädiatrischen Forschung durchgeführten mannigfachen Verbesserungen der allgemeinen Hygiene, der Pflege und Fürsorge für das Kind beinahe um die Hälfte herabgedrückt werden konnte, ist es die Aufgabe der Gegenwart und Zukunft, mit allen zu Gebote stehenden Mitteln die noch mögliche weitere Senkung der Morbiditäts- und Mortalitätszahlen zu erwirken. Eine hohe Säuglingssterblichkeit wirkt nicht, wie früher angenommen wurde, als eine wünschenswerte Auslese der Lebenskräftigen und Tüchtigen, sondern sie ist ein Zeichen ungenügender, unsachlicher Versorgung und Pflege von Mutter und Kind. Sie bedeutet vermeidbaren Verlust an lebensfähigem Nachwuchs und Vergeudung von Frauenkraft. Eine richtig verstandene Eugenik wird sich nur für die Einschränkung der Fortpflanzung krankhaften und minderwertigen Erbgutes einsetzen, sie wird aber niemals die Erhaltung von lebensfähigen Neugeborenen und Säuglingen vernachlässigen.

Im Vordergrund allgemeiner Bekämpfungsmaßnahmen der hohen Säuglingssterblichkeit steht nach wie vor die Stillpropaganda. Die Versorgung der Bevölkerung mit einwandfreier Kuhmilch und die Verhütung von Ernährungsfehlern muß Hand in Hand gehen mit Verbesserung der Hygiene des Wohnens, der Körperpflege und dem Schutz vor Ansteckung. Von besonderer Bedeutung ist die Bekämpfung der grippalen Infekte, des Keuchhustens und der Masern, die noch immer im Volk als harmlose Krankheiten angesehen werden. Ein Hauptaugenmerk ist auf die sachgemäße Versorgung, Pflege und Ernährung des Neugeborenen zu richten. Schon die geringfügigsten Störungen sollten von fachlich ausgebildeten Ärzten behandelt werden. Mehr und mehr hat sich der sog.

pränatale Schutz als unbedingt notwendig erwiesen. Alle Schutz- und Fürsorgemaßnahmen erweisen sich als unwirksam da, wo die sorgfältige Ausbildung und Weiterbildung aller Ärzte, Hebammen und Fürsorgepersonen vernachlässigt wird. Schließlich ist für den Erfolg der weiteren Schutz- und Fürsorgemaßnahmen eine Verbesserung aller statistischen Unterlagen (Sterblichkeits-, Erkrankungs-, Todesursachenziffern) von größter Bedeutung.

Im Kleinkindes- und Schulalter muß noch weit mehr als bisher die Infektionsverhütung durch Aufklärung des Volkes verbreitet werden. Die Gewöhnung an den Aufenthalt im Freien, die richtige Ernährung und Kleidung, die Einrichtung eines gesunden Tageslaufs beim Kinde jeden Alters spielt eine große Rolle als krankheitsverhütende Maßnahme.

An der allgemeinen Prophylaxe im Kindesalter arbeiten heute in den Kulturstaaten Ärzte, Sozialhygieniker und die verschiedenen freien und kommunalen Wohlfahrts- und Schutzbehörden gleichzeitig. Ein ersprießliches Ergebnis ist aber, selbst wenn die planmäßige Zusammenarbeit dieses authentischen Personenkreises gesichert ist, nur dann zu erwarten, wenn im Volke selbst allgemein die hohe Bedeutung eines gesunden Nachwuchses, also der Wert jedes Kindeslebens, ob eigen oder fremd, richtig eingeschätzt wird.

Literatur.

HESS, W.: Kinder- und Jugendrecht. München: Beck 1928. — HUSLER: Handbuch der Kinderheilkunde, 3. Aufl., Bd. 1. Herausgeg. von M. v. PFAUNDLER u. A. SCHLOSSMANN. Leipzig: F. C. W. Vogel 1924.

ROESLE: Arch. soz. Hyg. 3 (1928). — ROTT: Ref. Tagg dtsch. Ver.igg Säuglings- und Kleinkinderschutz München 1925. Mschr. Kinderheilk. 41 (1928); Erg. soz. Hyg. 1 (1928). — RUDDER, DE: Handbuch der Kinderheilkunde, 4. Aufl., Bd. 1, S. 69 f. Herausgeg. von M. v. PFAUNDLER und A. SCHLOSSMANN. Berlin: F. C. W. Vogel 1931.

Statistisches Jahrbuch für das Deutsche Reich 1931.

Gesundheitsfürsorge für das Kindesalter.

Von

E. ROMINGER-Kiel.

Als Vorläufer der heutigen Einrichtungen des sozial-hygienischen Fürsorgewesens für das Kind können die im 17. und 18. Jahrhundert von Klöstern und Orden betriebenen Schutz- und Versorgungsmaßnahmen für verwaiste und kranke Kinder gelten. Aus den romanischen Ländern, namentlich aus Italien, stammt die bekannte Einrichtung der Drehlade und der Ausbau des Findelkindwesens. Gegen die Mitte des 19. Jahrhunderts wurden in allen Kulturstaaten charitative Vereine gegründet, die Rettungshäuser für verwahrloste Kinder errichteten. Aber erst durch die Verbesserung des Zieh- und Haltekinderwesens und die Schaffung einer Generalvormundschaft für alle unehelichen Säuglinge nach den Vorschlägen von TAUBE in Leipzig (1884/86) wurde das allgemeine Interesse für die Säuglingsfürsorge geweckt. Zuerst in Frankreich, dessen Bevölkerungszuwachs gefährdet schien, gründete der Frauenarzt BUDIN im Jahre 1892 in Paris die erste Säuglingsberatungsstelle. In den folgenden Jahren wurden erst in den Großstädten, dann aber auch in den kleineren Städten Säuglingskrippen und Milchküchen eingerichtet. Die Erfolge dieser ersten Säuglingsfürsorgestellen waren unverkennbar, sie zeigten sich in erster Linie darin, daß die Mütter zum Selbststillen und zu einer sachgemäßen Pflege angehalten wurden, während sich die Versorgung mit einwandfreier Kindermilch und fertigen Nährmischungen als von geringerer Bedeutung erwies, als man zuvor erwartet hatte. Im Jahre 1905 wurde in Berlin von TUGENDREICH die erste deutsche *Säuglingsfürsorgestelle* errichtet. Inzwischen begann sich die deutsche wissenschaftliche Kinderheilkunde zu entwickeln und ihre hervorragendsten Vertreter waren zugleich die Vorkämpfer für die heutige Kinderfürsorge (BIEDERT, BAGINSKI, HEUBNER, CZERNY, SCHLOSSMANN, FINKELSTEIN u. a.). Die Ergebnisse wissenschaftlicher Forschung über die zweckmäßige Ernährung und Pflege der Säuglinge und Kleinkinder wurden namentlich in Form einer mit allem Nachdruck betriebenen Stillpropaganda in praktischer Fürsorgearbeit verwertet. Im Jahre 1908 wurde als Zentralorganisationsstelle das Kaiserin-Augusta-Viktoria-Haus zur Bekämpfung der Säuglingssterblichkeit in Charlottenburg eröffnet. Noch vor dem Kriegsausbruch 1914 war durch die Bestimmung über ein Wochengeld eine praktische Hilfe für Wöchnerinnen und Säuglinge geschaffen. Durch die Not des Krieges und der Nachkriegskrisen hat die Fürsorge in Deutschland eine geradezu stürmische Entwicklung erfahren. In planmäßiger Weise wurde *die Gesundheitsaufsicht auf das ganze Kindesalter* ausgedehnt und die Fürsorge zu einer öffentlichen Einrichtung mit gesetzlich festgelegten Zielen und Pflichten erweitert. Nicht mehr alleine um fürsorgebedürftige, sondern um alle Kinder kümmert sich die heutige Kinderfürsorge. Sie hat sich somit einen Aufgabe- und Wirkungskreis geschaffen, den sie mit den von Gemeinde und Staat zur Verfügung stehenden Mitteln kaum mehr erfolgreich bearbeiten kann[1]. Die

---

[1] Diese Ausbreitung des Fürsorgewesens erscheint keineswegs erfreulich, sondern eine Folgeerscheinung der Krisenzeiten. Jedes Übermaß von öffentlicher Fürsorge stumpft erfahrungsgemäß die persönliche Verantwortung ab und es ist zu wünschen, daß mit einer Besserung der Verhältnisse die Fürsorge auch des Kindesalters wieder auf ihr natürliches Arbeitsgebiet, nämlich die Beaufsichtigung und Versorgung der Fürsorge*bedürftigen* beschränkt wird.

Organisation der Gesundheitsaufsicht und Gesundheitsfürsorge für das Kindesalter hat heute einen gewissen Abschluß erreicht. Von ihr werden 90% der
Säuglinge, etwa 30—40% der Kleinkinder und 100% der Schulkinder erfaßt.

Im folgenden sollen nun die wichtigsten gesetzlichen Bestimmungen und die
wesentlichen Einrichtungen der heutigen Gesundheitsfürsorge für das Kindesalter in Kürze angeführt werden.

Das Kind in der Reichsverfassung. Nach der Reichsverfassung ist die Erziehung der
Kinder oberste Pflicht und natürliches Recht der Eltern, über deren Betätigung die staatliche Gemeinschaft wacht. Den unehelichen Kindern sind durch die Gesetzgebung die gleichen Bedingungen für ihre Entwicklung zu schaffen wie den ehelichen.

Das Kind im bürgerlichen Gesetzbuch. *a) Rechtsverhältnisse des ehelichen Kindes*, §§ 1616ff.
Das wichtigste Rechtsverhältnis an den Kindern ist die sog. elterliche Gewalt. Der Vater
und in besonderen Fällen neuerdings die Mutter oder ihr Beistand hat das Recht und die
Pflicht, das Kind zu erziehen, zu beaufsichtigen und seinen Aufenthalt zu bestimmen. Er
darf geeignete Zuchtmittel gegen das Kind anwenden. Er kann die Herausgabe des Kindes
verlangen von jedem, der es ihm widerrechtlich vorenthält.

b) Rechtliche Stellung der unehelichen Kinder. Die Mutter des unehelichen Kindes hat
nicht die eheliche Gewalt über das Kind, sondern das Kind erhält einen Vormund. Die
Mutter kann Vormünderin ihres Kindes werden. Der Vater des unehelichen Kindes muß
für das Kind bis zum vollendeten 16. Lebensjahr in einer der Lebensstellung der Mutter
entsprechenden Weise sorgen, und zwar nicht nur für körperliche, sondern auch für geistige
Pflege, also ebenfalls für Erziehung, Schulunterricht und für einen Beruf.

Das Reichsjugendwohlfahrtsgesetz bestimmt, daß jedes deutsche Kind ein Recht auf Erziehung zur leiblichen, seelischen und gesellschaftlichen Tüchtigkeit hat und daß, wenn
dieser Anspruch von der Familie nicht erfüllt wird, die öffentliche Jugendhilfe eintritt.

Jugendwohlfahrtsbehörden sind das *Jugendamt, das Landesjugendamt* und *das Reichs-
jugendamt.* Als besondere Aufgabe der Jugendämter gilt der *Schutz der Pflegekinder* und die
Mitwirkung bei den verschiedenen Tätigkeiten der Schutzaufsicht und des Vormundschafts-
wesens. *Das Jugendamt ist zuständig für die Einrichtung des Mutterschutzes vor und nach
der Geburt, für die Wohlfahrt der Säuglinge, Kleinkinder und Schulkinder und ist die zuständige
Behörde für alle Minderjährigen.*

Das Jugendwohlfahrtsgesetz enthält ins einzelne gehende Bestimmungen über den
Schutz der Pflegekinder. Nur derjenige darf ein Pflegekind aufnehmen, der dazu die Erlaub-
nis des Jugendamtes erhalten hat. *Alle Pflegekinder unterstehen der Aufsicht des Jugendamtes ebenso wie alle unehelichen Kinder, die sich bei der Mutter befinden.*

c) Im Vormundschaftswesen sind die wichtigsten allgemeinen Bestimmungen die über
die Amtsvormundschaft, die das zuständige Jugendamt mit der Geburt eines unehelichen
Kindes erlangt. Besonders hervorzuheben ist, daß auf Antrag des Jugendamtes (§ 38) oder
einer unverehelichten Mutter auch schon für ihre Leibesfrucht ein Pfleger bestellt werden
kann.

d) Die Schutzaufsicht Minderjähriger wird dann vom Vormundschaftsgericht angeordnet,
wenn eine solche besondere Überwachung zur Verhütung körperlicher, geistiger oder sitt-
licher Verwahrlosung eines minderjährigen Kindes geboten erscheint.

Aus den *Verordnungen über die Fürsorgepflicht* ist von Interesse die Zuständigkeit. Nach
§ 8 dieser Verordnung ist für ein uneheliches, hilfsbedürftiges Kind innerhalb von 6 Monaten
nach der Geburt derjenige Bezirksfürsorgeverband verpflichtet einzutreten, in dessen Bezirk
die Mutter im 10. Monat vor der Geburt zuletzt ihren gewöhnlichen Aufenthalt gehabt
hat. Die Bestimmung, daß bis zur Übernahme der Fürsorge durch den endgültig verpflich-
teten Fürsorgeverband derjenige Bezirksfürsorgeverband die Fürsorge zu leisten hat, in
dessen Bezirk der Hilfsbedürftige sich bei Eintritt der Hilfsbedürftigkeit befindet, wird
durch diese Bestimmung nicht berührt.

Die Fürsorge kann, um drohende Hilfsbedürftigkeit zu verhüten, auch vorbeugend bei
Minderjährigen eingreifen, um Störungen der körperlichen, geistigen oder sittlichen Entwicklung zu verhindern.

Mutter und Kind in der Reichsversicherungsordnung. Zu den Regelleistungen der Kran-
kenkassen gehört auch *Wochenhilfe* und *Familienhilfe.* Wochenhilfe erhalten alle weiblichen
Versicherten, die in den letzten 2 Jahren vor der Niederkunft mindestens 10 Monate, im
letzten Jahr vor der Niederkunft aber 6 Monate hindurch gegen Krankheit versichert
gewesen sind. Die Wochenhilfe besteht erstens in der *Hebammenhilfe,* ferner der *Bereitstellung von Arzneien,* sowie, wenn es erforderlich ist, der *ärztlichen Behandlung,* zweitens
in einem einmaligen Beitrag zu den Kosten der Entbindung, drittens in dem sog. *Wochengeld* in Höhe des Krankengeldes, viertens in *Stillgeld* in Höhe des halben Krankengeldes,
und zwar bis zum Ablauf der 12. Woche nach der Niederkunft.

Besondere Einrichtungen der Gesundheitsfürsorge für das Kindesalter.

Schutzeinrichtungen für das gesunde Kind. Der *Schutz für Mutter und Kind* hat seine Grundlagen in den Bestimmungen über die zulässige Unterbrechung der Arbeit vor und nach der Geburt und der schon genannten Wochenhilfe. Die werdende Mutter kann sich schon frühzeitig und fortlaufend in besonderen Schwangerenberatungsstellen beraten lassen und wird von den Säuglingsfürsorgestellen bei der Beschaffung der für das zu erwartende Kind notwendigen Pflegegegenstände unterstützt. Außerdem werden ihr auf Anordnung dieser beiden Fürsorgestellen Lebensmittel oder Zusatzspeisungen gewährt.

Stillenden Frauen ist auf ihr Verlangen während 6 Monaten nach ihrer Niederkunft die zum Stillen erforderliche Zeit von der Arbeit freizugeben.

Den Mittelpunkt *der Säuglingsfürsorge* bildet *die Säuglings- und Kleinkinderfürsorgestelle.* Ihre Aufgaben und Tätigkeiten sind mannigfacher Art. Von der einfachen ärztlichen Mütterberatung an, die in den regelmäßigen Sprechstunden unter Beihilfe der Säuglingsfürsorgerin erfolgt, bis zur Überweisung des hilfsbedürftigen oder kranken Säuglings an einen Arzt oder Einweisung in entsprechende Anstalten wird durch die Säuglingsfürsorgestelle *alles an Schutz und Hilfe gewährt, was die sachgemäße Aufzucht des Kindes verlangt* (z. B. Milch, Lebensmittel, einfache Heilmittel wie Lebertran, Malzextrakt u. s. w., ein Bettchen, Wäsche u. a. m.). Für das uneheliche Kind wird die *Amtsvormundschaft,* gegebenenfalls die Schutzaufsicht erwirkt, es wird der Mutter eine geeignete Pflegestelle nachgewiesen oder ihr Kind wird in einem Säuglingsheim untergebracht. Die Pflegekinder und die unehelichen Kinder, die sich bei der Mutter befinden, werden häufig von der Fürsorgerin im Hause besucht und zur ärztlichen Überwachung in die Mutterberatungsstunde eingewiesen. Von der Säuglingsfürsorgestelle aus werden die Säuglinge der außerhäuslich erwerbstätigen Frauen während des Tages oder bestimmter Stunden in sog. „Tageskrippen" untergebracht.

Die *Kleinkinderfürsorge* ist naturgemäß nicht mehr so straff durchzuführen, wie die Säuglingsfürsorge. Auch für das hilfsbedürftige Kleinkind werden die schon angeführten Fürsorgemaßnahmen in Anspruch genommen. Bei ihnen kann schon die Fürsorgeerziehung bei drohender Verwahrlosung beantragt werden. Die beiden wichtigsten alltäglichen Aufgaben sind aber einerseits die *Unterbringung der Kleinkinder in Kindergärten, Kleinkinderbewahranstalten, Spielschulen oder Kinderasylen* und andererseits die Einweisung gesundheitsgefährdeter Kinder in Solbäder, Walderholungsstätten u. dgl.

Die *Schulkinderfürsorge* liegt in den Händen des *Schularztes* und der *Schulpflegerin.* In erster Linie sollen vom Schularzt sämtliche Schüler ärztlich überwacht werden. Ein Hauptaugenmerk wird auf die *hygienischen Bedingungen der Schulräume und des Unterrichts* gerichtet und auf die sich im Massenunterricht ergebenden *Schulschäden.* Kranke Schüler werden tunlichst rasch vom Unterricht ausgeschlossen und der ärztlichen Behandlung überwiesen, schwächliche Schüler werden in die Gruppe der sog. Überwachungsschüler (Schulinvalide) eingereiht. Durch Einschaltung von Turnstunden, Sport- und Spielnachmittagen und belehrende Vorträge auf dem Gebiet der Gesundheitspflege wird die Gesunderhaltung der körperlich kräftigen Kinder gefördert, während für die schwächlichen Kinder Maßnahmen der Erholungsfürsorge eingesetzt werden. Hierher gehören Schulspeisungen, orthopädische Turnstunden, örtliche Lichtluftbadekuren, Solbadekuren und Aussendekuren in Ferienheime, Kinderheime und Kinderheilstätten.

Fürsorge für das kranke Kind. Schwerkranke, fürsorgebedürftige Kinder sollen, soweit irgend möglich, in Spezialkinderkrankenhäuser eingewiesen werden. Kranke Kinder gehören nicht in Erwachsenenanstalten, weil sie dort von den erwachsenen Kranken Dinge sehen und lernen, die für sie schädlich sind und weil ihnen dort eine kinderärztliche Behandlung und eine von Kinderkrankenpflegerinnen zu leistende Sonderpflege nicht geboten werden kann.

Von größter praktischer Bedeutung sind auch *Kinderpolikliniken.* An diese angeschlossen finden sich in den größeren Städten Fürsorgestellen mit poliklinischem Betrieb für die durch bestimmte Krankheiten und Leiden gefährdeten Kinder. Als solche sind zu nennen die *Tuberkulose-, Geschlechtskranken-, Psychopathen- und Krüppelfürsorge für Kinder.* Das sog. „Krüppelgesetz" verpflichtet die Landesfürsorgeverbände, für Bewahrung, Kur und Pflege der hilfsbedürftigen Geisteskranken, Idioten, Epileptiker, Taubstummen, Blinden und Krüppel, soweit sie anstaltspflegebedürftig sind, in geeigneten Anstalten zu sorgen.

Aufgaben der Bezirksfürsorgeverbände sind die Maßnahmen zur Verhütung der Verkrüppelung und die Fürsorge für nicht anstaltsbedürftige Krüppel.

Die Meldepflicht bezieht sich auf alle Krüppel unter 18 Jahren; der Arzt, die Hebamme, die Krankenpflegepersonen und die Lehrer, die gelegentlich ihrer Berufsausübung bei Jugendlichen unter 18 Jahren Zeichen drohender Verkrüppelung wahrnehmen, sind verpflichtet, die Betreffenden dem Jugendamt namhaft zu machen. Die Krüppelfürsorgestelle, an die alle beim Jugendamt eingehenden Krüppelmeldungen gelangen, beantragt dann die zur Entkrüppelung notwendig werdenden Maßnahmen bei den zuständigen Stellen (Eltern, Vormund, Fürsorgeverband, Träger der Sozialversicherung, Versorgungsamt usw.).

Für die geschlossene Fürsorge wurden schon zu Beginn des Ausbaues der heutigen planmäßigen Gesundheitsfürsorge Seehospize, Kindererholungsheime in Solbädern, Mineralbädern und klimatischen Kurorten errichtet. Eine große Zahl von kommunalen und privaten Kindererholungsheimen wird von der vorbeugenden Fürsorge unterhalten und belegt. Außerdem dienen Krüppelheilstätten, Erziehungsheime für schwer erziehbare, psychopathische und schwachsinnige Kinder, Tuberkuloseheilstätten, Blinden- und Taubstummenanstalten und schließlich Anstalten für unheilbare idiotische und epileptische Kinder der Unterbringung aller derjenigen kranken Kinder, die in der häuslichen Gemeinschaft oder in den Polikliniken und Kinderkliniken nicht weiter in ihrer Heilung gefördert oder gebessert werden können und welche die Erziehung und richtige Aufzucht der Geschwister und der Altersgefährten nur beeinträchtigen oder gefährden würden.

Es stehen somit heute zur Durchführung der Gesundheitsfürsorge im Kindesalter eine große Reihe von höchst zweckmäßig erdachten Einrichtungen zur Verfügung, die der praktische Arzt, namentlich aber der Kinderarzt kennen und gebrauchen lernen muß.

Literatur.

Behm: Erholungsfürsorge. Leipzig 1926.

Gastpar: Soziale Hygiene und Schulalter. Handuch der sozialen Hygiene und Gesundheitsfürsorge. Bd. 4. Herausgeg. von A. Gottstein, A. Schlossmann u. L. Teleky. Berlin: Julius Springer 1927.

Hoffa: Schulkinderfürsorge. Handbuch der sozialen Hygiene und Gesundheitsfürsorge. Bd. 4. Herausgeg. von A. Gottstein, A. Schlossmann u. L. Teleky. Berlin: Julius Springer 1927.

Nothmann: Gesundheitsfürsorge im Kindesalter. Handbuch der sozialen Hygiene und Gesundheitsfürsorge. Bd. 5. Herausgeg. von A. Gottstein, A. Schlossmann u. L. Teleky. Berlin: Julius Springer 1930.

Rott: Gesundheitsfürsorge für das Kindesalter. Handbuch der Kinderheilkunde, 4. Aufl. Bd. 1. Herausgeg. von M. v. Pfaundler u. A. Schlossmann. Berlin: F. C. W. Vogel 1931.

Tugendreich: Kleinkinderfürsorge. Handbuch der sozialen Hygiene, Bd. 4. Herausgeg. von A. Gottstein, A. Schlossmann u. L. Teleky. Berlin: Julius Springer 1927.

Die Untersuchung des kranken Kindes.

Von

E. Rominger-Kiel.

Die besonderen Schwierigkeiten der ärztlichen Untersuchung des kranken Kindes.

Von jeher gilt die ärztliche Untersuchung kranker Kinder als besonders schwierig. Schon der Säugling jenseits des ersten Lebensvierteljahres gerät, namentlich, wenn er bisher nur von der Mutter gewartet und gepflegt wurde, beim Anblick der ihm fremden Person des Arztes in Angst, schreit und zappelt und ist ohne Unterstützung durch die Mutter oder eine Pflegerin nicht zu untersuchen. Das Kleinkind läßt sich dagegen zwar meist nach einigen freundlichen Worten oder auf Zuspruch der Mutter zunächst das Beklopfen und Betasten des Arztes gefallen, gebärdet sich aber teils aus Furcht vor all dem Neuen und Unbekannten, was mit ihm geschieht, teils aus Angst, von der Mutter getrennt zu werden, so widerspenstig, daß der Unerfahrene mit seiner Untersuchung nicht weiter kommt. Selbst bei Schulkindern ist es nicht immer leicht, die notwendigen Prüfungen und Ermittlungen vorzunehmen. Hier ist weniger Unverstand, als Mißtrauen, unter Umständen auch verletztes Schamgefühl die Ursache eines hartnäckigen Widerstandes. Neben der Widersetzlichkeit erschwert das Unvermögen des jungen Kindes, eigene Beschwerden vorzubringen, die Aufgabe der ärztlichen Untersuchung außerordentlich. Die Kleinkinder, die der Sprache schon mächtig sind, können zwar ihren Klagen oft in sehr treffender Weise Ausdruck verleihen, ihre Angaben erweisen sich aber als unzuverlässig und irreführend, so daß ihnen kein allzugroßer Wert zukommt. Aber nicht nur von seiten des Kindes entstehen Schwierigkeiten bei der ärztlichen Untersuchung, sondern auch von seiten der erwachsenen Umgebung. Bei ernsten Erkrankungen verlieren die Eltern oft den Kopf und bringen die einzelnen Krankheitserscheinungen durcheinander oder sie übertreiben gewisse Vorkommnisse, die sie besonders ängstigen, während sie andere verschweigen. Bei chronischen Erkrankungen ist es oft schwierig, genaue Angaben von den Angehörigen zu bekommen, einmal, weil sie nicht die nötige Sachkenntnis besitzen, dann, weil sie ihrerseits schon eine ganz bestimmte vorgefaßte Meinung über die Natur der Krankheit des Kindes gewissermaßen verteidigen.

Am häufigsten stößt man auf Krankheitsfurcht der Erwachsenen, namentlich der Mutter, die von dieser oder jener Krankheit gehört oder gelesen hat und die Sorge nicht los wird, daß ihr Kind an einer dieser Krankheiten leide. Schwierigkeiten endlich gehen von denjenigen Eltern aus, die in falscher Zärtlichkeit ihr Kind vor allem Unangenehmen des täglichen Lebens bewahren wollen und auf diese Weise ein von Tag zu Tag schlimmer werdendes abnormes psychisches Verhalten bei ihrem Kind hervorrufen, das wie eine Krankheit aussieht, in Wirklichkeit aber das Ergebnis der Fehlerziehung ist. In Anwesenheit solcher Eltern ein krankes oder gesundes Kind zu untersuchen, gehört zu den schwierigsten Aufgaben des Arztes.

Trotz alledem ist es nach einiger Anleitung und Erfahrung möglich, auch ein junges widersetzliches Kind sorgfältig ärztlich zu untersuchen. Erleichtert wird die Aufgabe einmal durch die große Suggestibilität des Kindes, die der Erfahrene in geschickter Weise ausnützen wird. Gegenüber dem Erwachsenen ist die Übersichtlichkeit der Lebensbedingungen und des ganzen bisherigen kurzen Lebens ein großer Vorteil bei der Aufnahme der Vorgeschichte. Der Kinderarzt ist häufig in der Lage, neben den bisher vorgekommenen Krankheiten des Kindes auch die der Eltern und sogar der Großeltern, die mit dem erkrankten Kind zu ihm kommen, von ihnen selbst in Erfahrung zu bringen. Auf diese Weise lernt er viel gründlicher und umfassender, als das beim erwachsenen Kranken möglich ist, die Stammeseigentümlichkeiten, Erblichkeitsverhältnisse und Lebensbedingungen kennen.

Schließlich darf nicht unerwähnt bleiben, daß viele kranke Kinder auch schon allein deshalb, weil bei ihnen übertreibende Klagen und Krankheitsbefürchtungen wegfallen, leichter und rascher zu untersuchen sind, als viele Erwachsene!

Aufnahme der Krankheitsvorgeschichte.

Die Krankheitsvorgeschichte eines Kindes aufzunehmen, setzt eine genaue Kenntnis der anatomischen und physiologischen Besonderheiten der verschiedenen Entwicklungsstufen des Kindesalters voraus. Es wird häufig ein Kind gar nicht zum Arzt gebracht, weil es krank ist, sondern weil die Eltern zu wissen wünschen, ob es sich in normaler Weise entwickelt hat oder weil sie glauben, krankhafte Zeichen wahrgenommen zu haben, die, wie sich dann herausstellt, in der Entwicklung bedingte Abweichungen vom bisherigen Verhalten sind.

Man mache sich zur Regel, die Vorgeschichte nicht in Gegenwart des erkrankten Kindes oder dessen Geschwister aufzunehmen. Der Grund hierzu liegt auf der Hand. Die Kinder hören hierbei nicht nur Dinge, die ihnen besser unbekannt bleiben und den Erfolg der Behandlung in Frage stellen können, sondern es ist auch fast unmöglich, die volle Aufmerksamkeit der Mutter für die vielen Fragen, die an sie gestellt werden müssen, dann rege zu halten, wenn ihr Kind, das sich dabei langweilt, unruhig ist. Zweckmäßigerweise beginnt man mit der Erörterung der jetzigen Erkrankung, weil die Eltern kein Verständnis dafür haben, daß der Arzt sich nicht sofort für das sie augenblicklich am stärksten Bewegende interessiert. Es erleichtert die diagnostische Überlegung, wenn erst die allgemeinen Symptome, also das allgemeine Verhalten, Spielunlust, Mattigkeit, Fieber, Schlafstörung usw. von der Mutter ausführlich geschildert werden und hieran anschließend erst die besonderen Symptome, z. B. von seiten des Zentralnervensystems, der Atmungsorgane, der Verdauungsorgane usw. Im zweiten Teil der Krankheitsvorgeschichte, in dem die früheren Krankheiten des Kindes erörtert werden, kann man sich auf bestimmte Fragen beschränken. Die Erhebungen über die früheren Krankheiten sollten mit dem Neugeborenenalter beginnen, da dies die gefährdetste Zeit des ganzen Lebens ist und aus ihr manche Schäden der anderen Altersstufen stammen. Selbstverständlich müssen sorgfältig die bisher durchgemachten Infektionskrankheiten aufgezeichnet werden, auch dann, wenn sie anscheinend nicht unmittelbar mit dem jetzigen Leiden in Zusammenhang stehen. Außer den früheren Krankheiten muß man sich den Ablauf der Impfung schildern lassen. Hierauf folgen Fragen nach der bisherigen körperlichen und geistigen Entwicklung, also nach dem Zeitpunkt des Kopfhebens, des Durchbruchs der ersten Zähne, des Laufenlernens, des Sprechens der ersten Worte usw. Ausführlich muß bei Säuglingen die Art der Ernährung erörtert werden, wie lange das Kind an der Brust ernährt wurde, wann mit der Zwiemilchernährung begonnen wurde, in welcher Weise die künstliche Ernährung durchgeführt wurde mit einer genauen Angabe von Menge, Zusätzen und einer Schilderung der Art der Zubereitung der Nahrung. Manche Mütter können über die Ernährung des Säuglings auf Gramm genaue Auskunft geben, sind aber nicht in der Lage, bei Kleinkindern oder Schulkindern annähernd anzugeben, was diese Kinder essen. In solchen Fällen wird man am besten in den folgenden Tagen den Tagesspeisezettel aufschreiben lassen.

Neben der Ernährung sind auch Fragen nach pflegerischen Dingen, die oft vergessen werden, von recht großer Bedeutung. Hierher gehört nicht nur eine Schilderung der Unterbringung des Kindes, sondern auch der Kleidung, seines Aufenthaltes an frischer Luft und Sonne und seiner körperlichen Übung und seiner Schlafdauer. Bei der Erhebung der Vorgeschichte wird häufig ein zu großes Gewicht auf die familiäre Belastung gelegt. Wenn es auch selbstverständlich von Bedeutung ist zu erfahren, welche erblichen Krankheiten in der Aszcendenz vorgekommen sind, so führt es doch zu weit, und ängstigt die Eltern unnötig, wenn alle möglichen in der Familie vorgekommenen Krankheiten breit erörtert werden. Auch über die Frage der Konsanguinität machen sich viele Mütter unnötige Sorgen, weil sie ja nur da besondere Gefahren in sich birgt, wo ein erbliches Leiden in der Familie tatsächlich vorliegt. Vernachlässigt werden häufig Fragen nach der näheren Umwelt des Kindes. Manche Krankheitssymptome lassen sich aber bei eingehender Befragung als „Milieuschäden" aufklären. Daß hierbei auch die ökonomischen und sozialen Verhältnisse der Eltern zur Sprache kommen müssen, ist selbstverständlich. Eine vollständige Vorgeschichte verlangt auch Angaben über das psychische Verhalten des Kindes, sein Wesen, sein Temperament, seine Intelligenz, seine Lernfähigkeit usw. Dabei gibt sich Gelegenheit, in Erfahrung zu bringen, ob sich besondere Erziehungsschwierigkeiten gezeigt haben. In besonderen Fällen wird man aus Kindergarten- und Schularbeiten wertvolle Hinweise gewinnen können.

Die Ausführung einer planmäßigen Untersuchung.

Die ärztliche Untersuchung des Kindes selbst weicht wegen der geschilderten Besonderheiten wesentlich von der des erwachsenen Kranken ab. Zunächst gilt es, Scheu und Widerstand des Kindes zu überwinden unter Zuhilfenahme von freundlichem Zuspruch, einem Scherz, Vorzeigen eines Bilderbuches oder eines Spielzeugs. Sehr ängstliche Kinder wird man dabei anfänglich ruhig auf dem Arm oder dem Schoß der Mutter sitzen lassen. In jedem Fall muß man darauf bestehen, daß jüngere Kinder zur Untersuchung am besten von der Mutter oder von der Pflegerin gleich völlig entkleidet werden, da nur so eine gründliche Untersuchung möglich ist, während man sich bei älteren Kindern vorläufig mit einer Entblößung des Oberkörpers begnügen kann. Auch wenn dies geschehen ist, wird man sich zunächst noch auf die Inspektion beschränken und versuchen, die Unterhaltung bzw. das spielende Eingehen auf das Kind fortzusetzen.

Bei einer gründlichen Untersuchung in der Sprechstunde kann durch eine Vorarbeit von Mutter und Pflegerin eine wertvolle, zeitsparende Hilfe geleistet werden. Hierher gehört die Wägung, die Messung der Körperlänge, das Auffangen von Harn und die Temperaturmessung. Allerdings ist schon bei der letzteren Vorsicht am Platze. Kinder, die sich nicht ohne Widerstand messen lassen, soll man nicht vor der eigentlichen Untersuchung mißtrauisch und widersetzlich machen. Ein gleiches gilt für die Entnahme einer Blutprobe und die Röntgenphotographie vor der eigentlichen ärztlichen Untersuchung. Die Mutter, die zum erstenmal mit ihrem Kind zum Arzt kommt, will auch alle derartigen unangenehmen Prüfungen, wenn möglich, ihrem Kind ersparen und läßt sie erst durchführen, wenn der Arzt sie im Laufe seiner Untersuchung für nötig erklärt hat.

Beinahe ebenso wichtig wie die genannten Vorbereitungen zur Untersuchung ist die Bereithaltung aller notwendigen Untersuchungsutensilien, z. B. einer Lupe und eines Glasspatels für die Haut, eines Rachenspatels, Ohrspiegels usw., damit durch das Heranholen dieser Instrumente das Kind nicht jedesmal wieder erneut in Aufregung versetzt wird. Allerdings ist es empfehlenswert, alle dem Kind gefährlich erscheinenden Instrumente verdeckt bereit zu halten und sie erst kurz vor ihrer Anwendung dem Kind zu zeigen unter Erklärung ihrer Harmlosigkeit.

Zur Ausführung der eigentlichen Untersuchung empfiehlt es sich, die Säuglinge auf einen von allen Seiten zugänglichen fahrbaren, gut gepolsterten Untersuchungstisch zu legen; ältere Kinder läßt man auf einen verstellbaren Drehstuhl sitzen. Auf einem solchen Drehbock kann man das Kind rasch und leicht zu allen notwendigen Prüfungen in die beste Lage bringen. Schon während aller dieser Vorbereitungen und Annäherungsversuche wird man durch unauffällige Beobachtung aus dem Gesichtsausdruck, den Bewegungen, dem Benehmen u. a. m. des Kindes, also durch reine Inspektion wichtige Feststellungen machen können. Durch die gleichzeitige Unterhaltung mit dem Kind gewinnt man auch wichtige Anhaltspunkte über den Klang der Stimme, die freie oder erschwerte Atmung, den Husten u. a. m.

Nunmehr beginnt man mit der Palpation, gewöhnlich am Kopf, betastet die Lymphdrüsen und geht dann dazu über, die Lungen und das Herz zu perkutieren und zu auskultieren. Von großer Wichtigkeit für brauchbare Perkussionsergebnisse ist die gute Unterstützung in der Haltung des Kindes durch die Mutter oder Pflegerin. Der Körper soll möglichst symmetrisch gehalten werden. Die Pflegerin faßt die Hände des Kindes und hält sie mit Daumen und ausgespreizten übrigen Fingern an den Kopf, so daß Brust und Rücken von allen Seiten für den perkutierenden Finger oder das Stethoskop zugänglich sind. Kleine Kinder können auch auf dem Arm der Mutter so hingesetzt werden, daß sie den Rücken und nachher die Brust dem Arzt zuwenden. Es muß daran erinnert werden, daß man nur mit leisester Perkussion genügend zuverlässige Schalldifferenzen heraus perkutieren kann. Für die Auskultation nimmt man am besten ein Schlauchstethoskop, welches es erlaubt, rasch vergleichend an den verschiedenen Stellen zu auskultieren. Hat sich das Kind die Untersuchung von Herz und Lunge gefallen lassen, so wird man nunmehr die Inspektion der Hals-Rachenorgane anschließen, vielleicht unter dem Vorwand, daß man die Zähne sehen wolle. Es empfiehlt sich dabei, mit einem kurzen gebogenen Zungenspatel die Zunge in der Mitte herunter zu drücken, um das unangenehme Würgen zu vermeiden. Einen Hals-Rachenabstrich wird man nicht sofort vornehmen, sondern ihn auf den Schluß der Untersuchung verschieben. Durch ein Lob über braves Verhalten bringt man das Kind meist ohne Schwierigkeiten dazu, sich nun auch noch weiteren Untersuchungen zu unterwerfen. Die älteren Kinder werden nun weiter ausgekleidet und auf ein Ruhebett gelegt zur Untersuchung der Abdominalorgane, der Genitalien und der Reflexe. In der Rückenlage werden dann noch etwa notwendig werdende besondere Untersuchungen wie Blutdruckmessung, Augenspiegeln u. a. m. vorgenommen. Im Anschluß an diese Untersuchung im Liegen wird dann zweckmäßigerweise die Entnahme einiger Blutstropfen zur Prüfung des Blutes am Ohr im Sitzen ausgeführt und gewöhnlich die Röntgendurchleuchtung und -aufnahme angeschlossen. Alle komplizierteren unangenehmen oder gar schmerzhafteren Untersuchungen wird man nur dann, wenn sie dringlich sind, bei diesem ersten Sprechstundenbesuch vornehmen; im anderen

Fall wird man sie auf ein andermal verschieben, um die Duldsamkeit des Kindes nicht auf eine zu harte Probe zu stellen.

Erfolgt die ärztliche Untersuchung zuerst am Krankenbett, so wird man naturgemäß im Anschluß an eine annähernde Unterhaltung mit dem Kind das erkrankte Organ zuerst untersuchen. Je ernster krank das Kind ist, desto weniger wird man ihm mehrere Explorationen hintereinander zumuten dürfen. Auch hier wird man alle nicht unbedingt nötigen Untersuchungen auf eine zweite oder dritte Untersuchung verschieben.

Ein Wort noch zur Untersuchung völlig widersetzlicher, neuropathischer und, was oft dasselbe ist, fehlerzogener Kinder. Die Widerspenstigkeit solcher Kinder ist oft mit einem Schlage verschwunden, wenn es gelingt, die Eltern zu überreden, ohne besondere Formalitäten das Untersuchungszimmer zu verlassen. Wenn dann das Kind vergebens versucht hat, die Eltern zurückzurufen und es sich den Fremden, Arzt und Schwester, ausgeliefert sieht, so gibt es meist ohne weiteres seinen Widerstand auf. Überhaupt ist es zweckmäßig, alle kleinen Eingriffe, wie Blutentnahme usw., die schlimmer aussehen, als sie schmerzhaft sind, in Abwesenheit der Mutter auszuführen, weil sonst die Mutter das Kind bemitleidet, dieses wieder sich selbst und weil es dann zu einem vernünftigen Verhalten nicht zu bewegen ist. In keinem Fall darf man, insofern man als Arzt gelten will, der mit Kindern umzugehen versteht, durch rohe Kraftanwendung Anschreien oder gar Schläge das Kind, und wenn es noch so eigensinnig ist, zur ärztlichen Untersuchung zwingen. Handelt es sich um ein ernster krankes oder gar schwerkrankes Kind, dem man einen unangenehmen Eingriff zumuten muß, so soll man sich schon wegen der Schädigung durch eine zu starke Aufregung lieber zu einer harmlosen Kurznarkose entschließen.

Die wichtigsten besonderen Hand- und Kunstgriffe bei der Untersuchung der einzelnen Organe und Organsysteme sollen im folgenden kurz beschrieben werden.

Nervensystem. Die Prüfung der Haut- und Sehnenreflexe, des Bewegungs- und Empfindungsvermögens erfordert beim jungen Kind große Geduld und Geschicklichkeit. Man läßt dem Säugling am besten dabei die Flasche reichen und versucht, die Kleinkinder durch ein vorgehaltenes Spielzeug oder einen glänzenden Gegenstand scharf von der Untersuchung abzulenken. Zur vollständigen Untersuchung der Reflexe gehört beim jungen Säugling die Prüfung des Flucht- und Umklammerungsreflexes, beim Säugling und kleinen Kind des CHVOSTEKschen Facialisphänomens und der Peronäusreflexe. Das BABINSKIsche Zehenphänomen ist über den 6. Lebensmonat hinaus normalerweise vorhanden und besitzt somit keine besondere diagnostische Bedeutung. Um Lähmungen zu erkennen, bedient man sich bei jungen Kindern eines kurzen Schmerzstiches mit einer Nadel und beobachtet die Fluchtbewegung. In unklaren Fällen kann man sich auch dadurch helfen, daß man die frei beweglichen Extremitäten z. B. durch eine Binde an den Körper fixiert, um so das Kind zu zwingen, mit der vermutlich gelähmten Extremität Bewegungen auszuführen. Ein wichtiges besonderes Hilfsmittel im Säuglingsalter ist die Prüfung der Spannung der Fontanelle. Beim Kleinkind kann die Schädelperkussion zur Diagnose erhöhten Druckes und gegebenenfalls zur Seitendiagnose von Hirntumoren herangezogen werden. Von großer Bedeutung ist naturgemäß die Prüfung der Intelligenzentwicklung. Grobe Anhaltspunkte hierfür bietet der Vergleich mit den geistigen Leistungen des sich normal entwickelnden Kindes. Für spezielle Untersuchungen benutzt man die sogenannten BINET-BOBERTAG-Tests. (Siehe S. 14). Zum Zwecke der Feststellung der elektrischen Übererregbarkeit der Nerven, namentlich der Kathodenerregbarkeit, verfährt man am besten folgendermaßen: die indifferente, etwa 30—40 qcm große, gut durchfeuchtete Plattenelektrode setzt man beim Säugling auf Brust und Bauch auf; die differente Reizelektrode von etwa 3 qcm Fläche (STINZINGsche Normalelektrode) wird entweder am Nervus medianus in der Ellbeuge oder am Nerven Peronäus, knapp unterhalb des Fibulaköpfchens angesetzt. Man schleicht sich dann mit ganz langsam verstärktem Strom ein und liest am Galvanometer den Wert ab, bei dem eben die erste Zuckung erfolgt.

Neuerdings verwendet man zu allen genaueren Prüfungen der Erregbarkeit von Nerven und Muskeln die Bestimmung der Chronaxie. Hierbei wird unter Verwendung von Dauerströmen die geringste Stromstärke festgestellt, bei der eben eine Kathodenöffnungszuckung erfolgt. Diese Stromstärke bezeichnet man als Rheobase. Dann untersucht man bei der doppelten Rheobase die Erregbarkeit des Nerven oder Muskels gegenüber ganz kurzdauernden Strömen und bestimmt die Zeit, bei der erstmalig eine Zuckung auftritt. Zur Vornahme dieser chronaximetrischen Messung sind Spezialapparaturen erforderlich. Man findet mit dieser neuen Methode z. B. bei der Tetanie im latenten, besonders aber im manifesten Stadium eine verlängerte Chronaxie, gleichzeitig aber auch niedrigere Rheobasenwerte.

Die Lumbalpunktion ist beim jungen Kind im allgemeinen leichter auszuführen als beim Erwachsenen. Die höchsten Punkte beider Darmbeinkämme werden durch eine gedachte Linie miteinander verbunden, die dann etwa den 4. Lendenwirbel schneidet, wenn das Kind auf der Seite mit stark gekrümmten Rücken und an den Leib angezogenen Beinen daliegt. Man sticht im Lendenwirbelzwischenraum dieser Linie nach vorheriger Desinfektion beim jungen Kind etwa 2—3 cm tief ein und merkt dann am Nachlassen des Gewebswiderstandes leicht, wenn man in den Wirbelkanal eingedrungen ist. Man zieht dann den Mandrin heraus, um ihn, wenn noch kein Liquor abfließt, wieder vorsichtig in die Nadel einzuschieben und nochmals weiter mit der Nadel vorzudringen. Der Unerfahrene sticht gewöhnlich zu tief ein und verletzt dann den Venenplexus an der vorderen Wirbelkanalwand. Der dann blutvermischte Liquor ist zu den meisten Untersuchungen unbrauchbar. Liegt die Nadel richtig, dann tropft der Liquor ab und man entnimmt für die verschiedenen chemischen oder mikroskopischen und serologischen Untersuchungen 10—20 ccm in bereitgehaltenen, sterilen Reagensgläsern. Durch Verbindung der Kanüle mit einem Steigrohr wird am liegenden Kind der Lumbaldruck gemessen.

Für den in der Methode Geübten ist die Cisternenpunktion, der sog. Suboccipitalstich ebenso leicht auszuführen wie die Lumbalpunktion. Man sticht hierbei eine kurz abgeschliffene, etwa 6 cm lange Lumbalpunktionskanüle am oberen Rand des Processus spinosus des Epistropheus durch das Ligamentum nuchae ein, gleitet mit der Nadel ganz langsam am Atlasbogen entlang zum Foramen occipitale magnum und gelangt durch die Membrana atlanto-occipitalis in die Cisterna cerebelli. Der Vorteil dieser Liquorgewinnung zu diagnostischen Zwecken ist einmal der, daß man bei meningitischen Prozessen näher dem entzündlichen Herd Liquor gewinnt und zweitens der, daß die Nachbeschwerden wesentlich geringer sind als bei der Lumbalpunktion oder völlig fehlen. Unter besonderen Verhältnissen kann man beim Säugling auch leicht die Ventrikelpunktion ausführen, besonders bei erweitertem Ventrikelsystem (Hydrocephalus). Man sticht 1—2 cm seitlich von der Mittellinie in die große Fontanelle senkrecht ein und gewinnt entweder schon nach oberflächlichem Eindringen Liquor oder aber nach Vorschieben der Nadel in eine Tiefe von 4—5 cm.

Atmungsorgane. Bekanntlich bringen Kleinkinder, ja auch junge Schulkinder den Auswurf nicht heraus, sondern verschlucken ihn. Man kann deshalb versuchen, durch eine Magenspülung (Eingießen von 50 ccm sterilen Wassers) früh morgens nüchtern verschlucktes Sputum zu gewinnen und zur Untersuchung verarbeiten. Die dabei herausgezüchteten Keime stammen aber natürlich zum Teil aus der Mundhöhle und dem Magen (Speiseverunreinigung!). Einwandfreier ist folgendes Vorgehen: Man drückt mit einem Spatel den Zungengrund herunter, ruft durch Berührung der hinteren Rachenwand einen kurzen Hustenstoß hervor und fängt das dabei herausgeschleuderte Sputumflöckchen mit einem Watteträger auf.

Zu einer Probepunktion der Pleurahöhle läßt man die Pflegerin das Kind mit der gesunden Seite gut gestützt an sich halten, während die kranke Seite dem Arzt zugewandt wird. Der Arm des Kindes wird von der Pflegerin hochgehoben und zugleich mit dem Kopf festgehalten. Man benutzt zur Probepunktion eine 5—10 ccm fassende Rekordspritze mit weiter Kanüle (dickflockiger Eiter!), die man vorher mit etwas physiologischer Kochsalzlösung aufgefüllt hat, um die Entstehung eines kleinen Pneumothorax zu vermeiden. Bei Säuglingen ist diese Vorsichtsmaßnahme dringend empfehlenswert.

Kreislauforgane. Die Messung des Blutdrucks erfolgt mit dem Alter entsprechenden kleinen Gummimanschetten mit den üblichen Apparaten, am besten in liegender Stellung. Die elektrocardiographische Untersuchung kann schon beim Säugling unter Assistenz einer Pflegerin meist mit Erfolg ausgeführt werden, während einwandfreie Syphygmogramme in diesem frühen Lebensalter nur mit dem FRANKschen Spiegelsphygmographen gewonnen werden können.

Häufiger als beim Erwachsenen muß beim jungen Kind auch die Punktion des Herzbeutels vorgenommen werden, die am besten durch Einstich im 5. bis 6. Intercostalraum lateral von der Mamillarlinie im Bereich der absoluten Dämpfung vorgenommen wird. Nicht zu empfehlen ist beim Kind der Einstich dicht am Brustbeinrand oder vom Rücken her durch die Lunge hindurch. Schnelles Einstechen wie bei den anderen Punktionen ist unbedingt zu vermeiden.

Verdauungs- und Unterleibsorgane. Zu diagnostischen Zwecken wird im frühen Kindesalter seltener als beim Erwachsenen eine Magensondierung vorgenommen. Man verwendet hierzu bei ganz jungen Säuglingen NÉLATON-Katheter, Stärke Nr. 10, bei älteren Kindern Stärke Nr. 12—14, die gut angefeuchtet durch die Nase eingeführt werden können. Man merke sich, daß der Abstand vom Alveolarfortsatz bis zum Mageneingang beim Neugeborenen etwa 17 cm, im 1. Lebensjahre etwa 20 cm, im 2. etwa 25 und im 4. Lebensjahr 30 cm beträgt.

Einfach und rasch auszuführen ist beim Kleinkind die rectale bimanuelle Untersuchung die allerdings bei schwierigeren Diagnosen nur nach vorherigem Abführen brauchbare Tastergebnisse liefert.

Die Rectoromanoskopie ist im Kindesalter zur Erkennung höher sitzender Erkrankungen, z. B. der Polyposis oder der Geschwüre mit eigens für das Kindesalter konstruierten Rectoskopen durchführbar. Es empfiehlt sich, die einfache digitale Austastung und die Einstellung des unteren Teiles des Rectums mit einem kleinen Speculum zur Feststellung von Rhagaden, Fissuren, Hämorrhoiden u. a. häufig heranzuziehen.

Die Punktion der Bauchhöhle nimmt man am besten in der RICHTER-MONROEschen Linie links in liegender Stellung vor (Nabel-Darmbeinstachel). Ein Einstich in der Mittellinie ist, da man beim Kind nie sicher sein kann, ob es die Blase genügend entleert hat, nur nach vorheriger Katheterisierung zulässig. Zur Anlegung eines künstlichen Pneumoabdomens führt man Luft, die einen Wattefilter passiert hat, durch eine in der geschilderten Weise wie bei der Probepunktion eingeführte Kanüle mittels eines Doppelgebläses ein, und zwar am besten in Beckenhochlage. Das Aufrichten des Kindes soll ganz allmählich erfolgen. Nach der Röntgenuntersuchung läßt man die Luft durch eine erneut eingeführte Kanüle wieder entweichen.

Harnorgane. Um Harn zu gewinnen, befestigt man bei jungen Kindern zwischen den Beinen dicht vor der Harnröhrenmündung ein ERLENMEYER-Kölbchen aus festem Jenenser Glas entweder durch Einknoten in eine Windel oder durch Festkleben mit Leukoplast. Es empfiehlt sich, den ganzen Unterkörper der Kinder mit Windeln zu fixieren, um zu verhüten, daß das vorgelegte Gläschen durch Strampeln abgeschoben wird.

Das Katheterisieren ist bei Mädchen schon im Säuglingsalter mit Hilfe eines dünnen Metallkatheters außerordentlich leicht und einfach durchzuführen, desgleichen auch die Cystoskopie mit eigens dazu konstruierten kleinen Cystoskopen. Bei Knaben ist dagegen das Katheterisieren wegen der leicht verletzlichen, verhältnismäßig langen und gewundenen Harnröhre, auch mit halbweichen Spezialsonden, recht schwierig. Die Cystoskopie gelingt bei ihnen zuverlässig erst vom 6. Lebensjahr ab. In neuster Zeit hat sich die röntgenologische Darstellung der ableitenden Harnwege auch in der Kinderheilkunde eingeführt. Die Kontrastmittel (Abrodil, Uroselektan B) werden hierzu in die Venen injiziert. Brauchbare Röntgenogramme erhält man nur nach einer vorbereitenden Abführkur und wegen der schnellen Ausscheidung der Mittel durch Uretherenkompression mittels eines auf den Unterbauch aufgebundenen Ballons sofort nach der Einspritzung.

Die Blutentnahme zur Hämoglobinbestimmung und Zellzählung erfolgt wie beim Erwachsenen durch Einstich mit der FRANCKEschen Nadel, bei älteren Kindern in das Ohrläppchen, beim Säugling in die große Zehe nach vorheriger Reinigung der Haut mit Äther oder Alkohol. Für die Blutsenkungsprobe und alle chemischen, serologischen und bakteriologischen Blutuntersuchungen ist eine Venenpunktion erforderlich, die beim Säugling nur selten an der typischen Stelle in der Ellbogenbeuge gelingt, weil das Fettpolster die V. mediana cubiti unsichtbar macht. An deren Stelle können die Temporalvenen, die meistens gut sichtbar sind und nach Abrasieren der Haare deutlich hervortreten, mit einer dünnen Nadel angestochen werden. Auch am Fuße oder Handrücken sind häufig geeignete Venen aufzufinden. Die Punktion setzt eine große Übung und Geschicklichkeit voraus und der Ungeübte wird häufig gezwungen sein, durch einfaches Schröpfen nach zwei kurzen Einschnitten Blut zu gewinnen. Eine Blutentnahme aus der ziemlich leicht erreichbaren V. jugularis externa ist wegen der Gefahr einer Luftembolie zu widerraten und ist jedenfalls nur in Analgesie bei herabhängendem Kopf gefahrlos ausführbar.

Die Blutentnahme aus dem Sinus longitudinalis superior ist im Säuglingsalter bei noch offner Fontanelle nicht besonders schwierig, es muß aber darauf hingewiesen werden, daß diese Methode nicht ganz ungefährlich ist. Tödliche Blutungen sind vorgekommen. Nach Zurseitekämmen der Haare und Abreiben der Kopfhaut mit Alkohol bzw. Äther sticht man eine dünne Kanüle, die auf eine dünne Rekordspritze aufgesetzt ist, in sagittaler Richtung möglichst flach durch die Kopfhaut dicht im hinteren Winkel der großen Fontanelle in den Sinus hinein und zieht langsam das Blut in die Spritze auf. Hierbei muß eine Pflegerin den Kopf des Kindes auf flacher Unterlage mit an die Seite des Kopfes flach angelegten Händen und auf die Stirn aufgesetzten Daumen gut fixieren.

Auge — Ohr — Nase. Die Untersuchung des Augenhintergrundes ist bei unvernünftigen Kindern eine wahre Gedulds- und Geschicklichkeitsprobe. Auch hier sucht man den Säugling durch das Reichen der Flasche ruhig zu halten und von der eigentlichen Untersuchung abzulenken. Bei Kleinkindern umgekehrt versucht man das Interesse für den

Spiegel und das Licht wach zu halten. Die Pupille muß, um ein übersichtliches Bild zu gewinnen, mit einem Tropfen Homatropinlösung erweitert werden. Man verwendet im Kindesalter mit Vorteil einen elektrischen Augenspiegel.

Besondere Übung muß sich der Kinderarzt in der Ohrspiegeluntersuchung erwerben, weil sie eine der häufigsten von den schwierigeren Instrumentaluntersuchungen im Kindesalter darstellt. Einen großen technischen Fortschritt stellen die modernen elektrischen Otoskope mit Lupe dar, mit deren Hilfe es verhältnismäßig leicht gelingt, auch beim jungen Säugling ein gutes Bild des Trommelfells zu bekommen. Säuglinge werden zu dieser Untersuchung am besten in Rückenlage auf einem Tisch von einer Pflegerin festgehalten. Ältere Kinder untersucht man besser aufrecht sitzend auf dem Schoß der Mutter. Die Rhinoskopie wird mit einem kleinen Speculum oder mit ein paar rechtwinkelig gebogenen Haarnadeln beim Säugling ausgeführt. Die Untersuchung des Pharynx gelingt auch schon beim kleinen Kind unter Zuhilfenahme eines kleinen elektrisch beleuchteten Kehlkopfspiegelchens. Sie wird häufig ergänzt durch die Palpation mit dem eingeführten Zeigefinger, der mit einem Gummifingerling geschützt ist (Mundsperrer einlegen!).

Die Untersuchung des Larynx liefert ohne Narkose nur bei solchen Kindern brauchbare diagnostische Kehlkopfspiegelbilder, welche die Untersuchung selbst zu unterstützen vermögen. Wenn der Verdacht vorliegt, daß ein Fremdkörper in den Larynx eingedrungen ist, dann ist die Vornahme der Schwebelaryngoskopie durch einen Spezialisten angezeigt.

Bei der Vornahme der *Röntgenuntersuchung* sind wir durch die modernen hochleistungsfähigen Apparaturen in die Lage versetzt, heute so kurzfristige Momentaufnahmen vorzunehmen, daß es meist auch ohne Zuhilfenahme von Rauschnarkosen gelingt, einwandfreie Röntgenogramme selbst bei unruhigen Kindern zu gewinnen. Bei der Röntgendurchleuchtung und allen Aufnahmen in unangenehmer Lage oder Stellung muß man naturgemäß viel Geduld und Überredungskunst anwenden. Die vielfachen wertvollen Ergebnisse der Röntgenuntersuchung gerade im Kindesalter lohnen aber die aufgewandte Mühe.

Krankheiten des Neugeborenen.

Von

A. ECKSTEIN-Düsseldorf.

Frühsterblichkeit und Totgeburt.

Im Gegensatz zu dem Rückgang der Säuglingssterblichkeit, die in Deutschland in den letzten 30 Jahren auf etwa die Hälfte gesunken ist, zeigt die „*Frühsterblichkeit*" während dieser Zeit einen deutlichen Anstieg. Unter Frühsterblichkeit versteht man die Sterblichkeit in der ersten Lebenswoche. Da ihre Ursachen vielfach die gleichen sind, wie bei der „*Totgeburt*", so sollen sie gemeinsam besprochen werden. Der Begriff der „*Lebensschwäche*", der vielfach in den Statistiken der Todesfälle geführt wird, ist unbrauchbar, da er eine Reihe der verschiedenartigsten Todesursachen enthält. Die gelegentlich geäußerte Anschauung, daß das Ansteigen der Frühsterblichkeit durch die Zunahme der Erstgeburten bedingt sei (ROTT), ließ sich nicht bestätigen. Ebenso findet man unter den Totgeburten keine besondere Gefährdung der Erstgeborenen, auch nicht der unehelichen Kinder. Die Hauptursache der Totgeburten ist die pathologische Geburt (Querlage, Nabelschnurvorfall, Nabelschnurumschlingung, Steißlage bei engem Becken usw.). Bei der Frühsterblichkeit treten neben diesen Ursachen auch noch Erkrankungen von seiten des Kindes hinzu [angeborene Infektionskrankheiten (z. B. Pneumonie), Aspiration, Geburtsblutungen, angeborene Mißbildungen, die in den ersten Tagen zum Tode führen]. Den Hauptanteil an der Frühsterblichkeit tragen die Frühgeborenen (s. dort S. 51).

Die Zunahme der Frühsterblichkeit, namentlich bei Frühgeborenen, beruht möglicherweise zum Teil darauf, daß heute aus äußeren Gründen (höhere Honorierung der Hebammen bei „lebenden" Kindern als bei Aborten) manche Kinder, die nur wenige Atemzüge gezeigt haben, als lebend geboren und nicht mehr als Abort gemeldet werden. Auch Schwangerschaftsunterbrechungen aus „sozialer Indikation", die heute in Großstädten in vermehrtem Umfange getätigt werden [beispielsweise beträgt die Anzahl der unehelich Geborenen (1931) im Regierungsbezirk Düsseldorf 12%, in der Stadt Düsseldorf „nur" 5%] können in vermehrtem Maße zu unreifen Kindern und damit zur Steigerung der Frühsterblichkeit führen. So scheint in der Tat die Annahme berechtigt, daß die Zunahme der Frühsterblichkeit bei Berücksichtigung dieser Faktoren nur eine scheinbare ist.

Erkrankungen der Neugeborenen.

Die Neugeborenenperiode ist charakterisiert durch die Umstellung des intrauterinen Stoffwechsels auf den extrauterinen. Der erste Atemzug, der reflektorisch durch Reizung des Atemzentrums erfolgt, unterbricht die intrauterine Apnoe, die bei Störungen des Geburtsverlaufes auch noch nach Ausstoßung der Frucht anhalten kann. Dieser Atmungsreflex kann durch verschiedene Ursachen ausgelöst werden, so etwa durch thermische und mechanische Hautreize (Bürsten der Haut, Klopfen, heiße Bäder, Abgießungen). Dann aber führen auch Störungen der intrauterinen Blutversorgung (Nabelschnurabklemmung, frühzeitige Lösung der Placenta) zu intrauterinen Atemzügen und damit unter Umständen zu einer Aspiration von Fruchtwasser. Das Atemzentrum des Früh- bzw.

Neugeborenen ist ferner durch Pharmaca beeinflußbar und zwar im lähmenden (z. B. bei der Morphinscopolaminnarkose der Mutter) wie im erregenden Sinne (durch Lobelin und Icoral).

Mit der Abnabelung erfolgt die Umstellung des diaplacentaren in den extrauterinen Kreislauf und damit beginnt an Stelle der parenteralen Ernährung die enterale Nahrungsaufnahme. Eine Voraussetzung dafür ist neben der Intaktheit des Verdauungskanals das Funktionieren des Saug- und Schluckreflexes, der jeweils schon während des intrauterinen Lebens betätigt wird.

Die *Neugeborenenperiode* setzt eine besondere Leistungsfähigkeit des Stoffwechsels voraus. Neben der Inanspruchnahme des Verdauungskanals einschließlich der Verdauungsdrüsen sind es vor allem Vorgänge im intermediären Stoffwechsel, die dieser Lebensperiode ihre Besonderheiten aufprägt. Ein weiterer Ausdruck dieser Leistungen ist die Wärmeregulation, infolge deren das normale Neugeborene in den ersten Lebensstunden unter den üblichen Voraussetzungen einer normalen Umgebungstemperatur (d. h. bei einer Bettwärme von etwa 26^0 und einer Zimmertemperatur von $18—20^0$) seine Körperwärme auf 36^0 einstellt. Schon in den folgenden Tagen wird unter den üblichen Ernährungsbedingungen eine Körpertemperatur um 37^0 erreicht, die mit geringen Schwankungen ($36,9—37,1^0$) während des ganzen Säuglingsalters anhält (Monothermie des Säuglings). Das „innere Milieu" des Säuglings sowie die Steigerung der Flüssigkeits- und Nahrungsaufnahme führt zu einer Reihe von Besonderheiten des Stoffwechsels, die auch in der Gewichtskurve ihren Ausdruck finden. Dasselbe gilt für die Stoffwechselschlacken (Meconium, Harnsäureinfarkt) sowie für bestimmte Lebensvorgänge, die mit Laboratoriumsmethoden erfaßbar sind (morphologische und chemische Eigenarten der Blutzusammensetzung, Besonderheiten des Wasserhaushaltes), desgleichen für die Austrocknung der Haut.

Die Dauer der Neugeborenenperiode kann nach verschiedenen Gesichtspunkten berechnet werden, so z. B. nach dem Zeitpunkt der Abstoßung des Nabels (innerhalb der ersten Woche). Sie wird am häufigsten nach dem Verhalten der Gewichtskurve und der Wiedererreichung des Geburtsgewichtes (10—14 Tage) bestimmt, sehr selten nach der theoretisch am besten begründeten Umstellung der angedeuteten intermediären Stoffwechsellage, an die sich nach etwa 4 Wochen die Stoffwechsellage des Säuglings anschließt. Die Immunitätsverhältnisse der Neugeborenenperiode einschließlich der ersten Lebensmonate zeigen ebenfalls ihre Besonderheiten; dabei besteht infolge des diaplacentaren Übertritts einer Reihe mütterlicher Schutzstoffe (z. B. gegen Masern, Vaccine u. a.) ein erhöhter Schutz, andererseits aber infolge der gesteigerten Verletzbarkeit der Häute und Schleimhäute sowie einer mangelhaften aktiven Schutzstoffbildung eine gesteigerte Anfälligkeit und Gefährdung.

Bei Berücksichtigung aller dieser Umstände ist es verständlich, daß die Neugeborenenperiode neben den Besonderheiten ihrer physiologischen Leistungsfähigkeit auch solche des pathologischen Geschehens zeigt, die sich in einer Reihe bestimmter Krankheitsbilder äußern.

Intrauterin erworbene Erkrankungen der Neugeborenen.

Bei den Erkrankungen der Neugeborenen unterscheiden wir solche, die intrauterin bzw. extrauterin (d. h. während oder nach der Geburt) erworben werden. Die intrauterin sich entwickelnden Erkrankungen sind, abgesehen von Infektionskrankheiten, in erster Linie keimbedingte Mißbildungen.

Nur in vereinzelten Fällen hat es den Anschein, als ob im weiteren Verlaufe einer zunächst normal verlaufenden Keimentwicklung durch exogene Faktoren (z. B. durch Röntgenbestrahlung eines unter der Diagnose Myom behandelten graviden Uterus) eine Mißbildung entsteht.

Neuerdings wird auch behauptet, daß durch den Gebrauch antikonzeptioneller Mittel Mißbildungen entstehen können.

Angeborene Mißbildungen des Schädels und des Nervensystems.

Mißbildungen treten sowohl am Gehirnschädel wie im Gesichtsschädel auf. Unter den ersteren ist zu erwähnen der *angeborene Wasserkopf*, der unter Umständen sogar ein Geburtshindernis sein kann. Er wird bedingt durch eine intrauterin verlaufene Meningitis serosa, die zu Verklebungen und Verschluß der Liquorräume führt, ferner durch angeborene Defekte der Kommunikationslücken der Liquorräume (FORAMINA MONROE, MAGENDI und LUSCHKAE), sowie durch größere Gehirnmißbildungen. Die gewissermaßen entgegengesetzte Mißbildung, der *Mikrocephalus,* der in extremen Fällen auch als *Anencephalus* auftreten kann, beruht stets auf mangelhafter Keimanlage. Nicht selten findet man dabei als Ausdruck der schweren allgemeinen Mißbildung einen Hydrocephalus externus und internus. Eine Behandlung dieser Mißbildung verspricht keinen Erfolg.

Als weitere Mißbildung im Bereich des Schädels bzw. der Wirbelsäule sind die oft mit einer Spaltbildung im Skeletsystem verbundenen Ausstülpungen der Hirnhäute bzw. des Gehirns (*Meningocele, Myelocele, Meningomyelocele,* Encephalocele usw.) zu erwähnen, die stets als eine primäre Mißbildung des Zentralnervensystems aufzufassen sind. Der Erfolg einer operativen Behandlung ist fast immer unbefriedigend.

Endlich sind noch *angeborene Lähmungen* infolge Kernaplasie zu erwähnen.

Unter den Mißbildungen des Gesichtsschädels sind die *Spaltbildungen* zu erwähnen, von denen die seitliche Spaltung der Oberlippe (*Hasenscharte*) und die Spaltung des harten, weichen oder beider Gaumen (*Wolfsrachen*) die häufigsten Mißbildungen sind. Daneben sind noch zu erwähnen die selteneren medianen *Fissuren* der Nase, mediane Fissuren der Oberlippe, die schrägen *Gesichtsspalten,* sowie die quere Gesichtsspalte und die mediane Spalte der Unterlippe. Die Behandlung dieser Gesichtsspalten ist eine operativ plastische. Sie wird erst jenseits der Neugeborenenperiode vorgenommen, wobei man sich zunächst damit begnügt, die Spaltbildungen der Lippen zu beseitigen, um so eine Saugmöglichkeit für das Kind zu ermöglichen. Die ausgiebigeren und eingreifenderen Operationen des Verschlusses des Gaumens werden in die 2. Hälfte des 2. Lebensjahres verlegt.

Im Zusammenhang mit diesen Mißbildungen sind noch die *Lippen- und Halsfisteln* zu erwähnen, die zum Teil mit der Entwicklung der Kiemengänge zusammenhängen. Die operative Behandlung dieser Mißbildungen wird ebenfalls erst später vorgenommen.

Als weitere seltene Mißbildung ist die *mediane Spaltbildung der Zunge* und die angeborene muskuläre Hypertrophie der Zunge anzuführen, ferner Cysten und Dermoide in der Sublingualgegend.

Im Anschluß an die angeborenen Mißbildungen des Schädels ist auch noch der angeborene muskuläre Schiefhals zu erwähnen (*Caput obstipum, Torticollis*), der zum Teil auf entzündlichen Ursachen oder auf einer intrauterinen Zwangshaltung beruhen kann. In einer bestimmten Anzahl der Fälle muß er aber als Geburtstrauma aufgefaßt werden, bei dem es zu einer Zerreißung der Muskulatur des Halsnickers und einem Hämatom kam. Die operative Behandlung des Schiefhalses (Excision der Narben im Muskel sowie Korrektur der Halsstellung durch orthopädische Maßnahmen) ist schon aus dem einen Grunde notwendig, da es sonst im späteren Leben zu einer Gesichts- und Halswirbelsäulenskoliose kommt.

Angeborene Mißbildungen des Brustkorbes und der Brustorgane.

Veränderungen in der normalen Wölbung des Brustraumes (einseitige bzw. doppelseitige Abflachung, die bis zur *Pectus carinatum* (Hühnerbrust) bzw. zur *Trichterbrust* führen kann) sind meist durch eine abnorme intrauterine Haltung der Brust, z. B. bei Olygohydramnie bedingt. Doch können auch Mißbildungen der Rippen sowie der Wirbel (Schaltwirbel) die Form des Brustkorbes weitgehend beeinflussen.

Unter den Mißbildungen der Brustorgane sind die *angeborenen Herzfehler* die häufigsten. Ihre Diagnose stößt in den ersten Lebenstagen nicht selten auf Schwierigkeiten (näheres s. Abschnitt Herzkrankheiten).

Auf dem Gebiete der respiratorischen Organe treten als Mißbildungen Lungencysten auf, die im Zusammenhang mit den Bronchien stehen. Kleinere Cysten werden erst im späteren Lebensalter mehr oder weniger zufällig beobachtet und führen dann nicht selten zu Fehldiagnosen. Dagegen können Zwerchfellbrüche bis zu der Größe eines Lungenlappens auftreten und führen dann infolge der schweren Verdrängungserscheinungen ebenso wie die größeren Lungencysten meist schon in den ersten Lebenstagen zum Tode.

Mißbildungen im Bereiche des Bauches.

Infolge eines ungenügenden Verschlusses der Bruchpforten kommt es, namentlich bei untergewichtigen Kindern, nicht selten zu Brüchen. Die *Leistenbrüche* sind meist leicht reponierbar, ebenso die *Nabelbrüche*. Eine operative Behandlung in den ersten Lebensmonaten ist fast nie nötig. Die Leistenbrüche werden am besten durch einen Wollknüpfverband zurückgehalten, der gegenüber den käuflichen Bruchbändern den Vorteil größerer Reinlichkeit und Schonung der Haut besitzt. Der Nabelbruch kann fast stets durch einen Heftpflasterverband beseitigt werden. Nur bei sehr großen Nabelbrüchen, so etwa bei gleichzeitiger Eventeration, muß operiert werden.

Mißbildungen im Gebiet des Verdauungskanals.

Atresien des Verdauungskanals. Die *Oesophagusatresie,* deren Sitz in Höhe der Bifurkation ist, stellt die häufigste Form des angeborenen Verschlusses dar. Charakteristisch ist, daß die Neugeborenen schon kurz nach der Geburt größere Mengen Schleim erbrechen und daß dieses Erbrechen in dem Maße zunimmt, in dem man versucht, dem Kinde Nahrung beizubringen. Nach wenigem Schlucken hören die Kinder zu trinken auf und verfärben sich bläulich. Da fast stets geringe Mengen aspiriert werden, hält die Atemnot auch noch eine Zeit an, wenn man die Fütterung unterbricht. Der Leib ist oft aufgetrieben und tympanitisch. Versucht man die Speiseröhre zu sondieren, so stößt man in Höhe der Bifurkation auf einen Widerstand. Füllt man die Speiseröhre mit einem Kontrastmittel, so läßt sich der Oesophagusstumpf röntgenologisch darstellen. Findet man bei der Durchleuchtung die Darmschlingen lufthaltig, so spricht dieses für eine Verbindung des unteren Oesophagusteiles mit der Trachea (in Höhe der Bifurkation). Eine operative Behandlung führt in solchen Fällen zu keinem Erfolg. Die Kinder sterben innerhalb der ersten Lebenswoche an Inanition oder Aspirationspneumonie.

Die *Atresie des Dünndarmes* zeigt ebenfalls ein charakteristisches Verhalten. In den ersten Lebenstagen setzt starkes Erbrechen ein, das gallig verfärbt ist. Der Leib ist aufgetrieben, die Kinder bieten schon in den ersten Tagen vielfach das Bild einer Peritonitis. Die Atresien des Dünndarms, die nicht selten bei demselben Kinde an verschiedenen Stellen gleichzeitig auftreten, entstehen im Anschluß an lokale Entzündungen oder infolge Strangbildung des Mesenteriums fast stets im Anschluß an eine fetale Peritonitis. Da diese Erkrankungen erst in der späteren Fetalperiode auftreten, so findet man nicht selten ein normales Meconium. Eine eindeutige Klärung erfolgt auch hier durch die Röntgenuntersuchung, die mit einer gewissen Sicherheit den Sitz der Atresie feststellen läßt. Oberhalb der Atresie sind die Darmschlingen gebläht, man sieht dabei einen Flüssigkeitsspiegel des Kontrastmittels. Eine operative Behandlung erscheint hier nicht ganz aussichtslos, doch ist ein Erfolg bei der Schwere eines derartigen Eingriffes (Resektion und Darmnaht) nicht sehr wahrscheinlich.

Der *Verschluß des Rectum*, der manchmal mit einem Verschluß des Afters verbunden ist (*Atresia recti et ani*) bietet keine diagnostischen Schwierigkeiten. Beim Verschluß des Afters, der auch ohne Verschluß des Rectums allein vorkommt, weist das Fehlen der Afteröffnung auf die Diagnose hin. Bei isoliertem Verschluß des Rectums ist der Bauch stark aufgetrieben, es fehlt der Abgang von Meconium. Bei dem Versuch dieses durch ein Klysma zu entfernen, stößt die Sonde auf den Verschluß. Die operative Behandlung ist hier erfolgreich.

Zu erwähnen ist noch der *angeborene Gallengangsverschluß,* der zu einem chronischen Ikterus und acholischen Stühlen führt und ebenfalls eine ungünstige Prognose bietet. Infolge der Störung des Fettstoffwechsels kommt es dabei im weiteren Verlauf zu schweren und therapeutisch nicht beeinflußbaren Avitaminosen, in erster Linie zu Xerophthalmie und Rachitis.

In enger Beziehung zu den angeborenen Verschlüssen des Verdauungskanals stehen die *Mißbildungen des Urogenitalsystems*. So gibt es bei bestehendem Verschluß des Afters Verbindungen des Rectums zur Vagina, ferner zu der Harnblase und der Urethra. Außerdem bestehen bei Analverschluß Fistelbildungen zum Damm hin, ferner zum Scrotum, zum Membrum und zur Scheide. Die operative Behandlung erstreckt sich zunächst auf die Öffnung des Afters, während die Fistelbildung im späteren Lebensalter operiert wird. Die Prognose ist bei derartigen Patienten infolge der Gefahr der aufsteigenden Infektion der Harnwege nicht immer günstig.

Weitere *Mißbildungen im Urogenitalsystem* erstrecken sich auf die *Nieren- und Harnwege*.

Während die totale *Aplasie* der Nieren nur sehr selten und bei schweren allgemeinen Mißbildungen beobachtet wurde, tritt die einseitige Aplasie gelegentlich auf, wird aber vielfach erst im späteren Alter bei der Darstellung der Harnwege festgestellt. Die Kenntnis dieser Aplasie ebenso die der „Hufeisenniere" ist von Bedeutung für die Frage einer etwaigen späteren Nierenoperation.

Unter den Mißbildungen der Nieren sind weiter zu erwähnen die angeborene *Hydronephrose*, die in der Mehrzahl der Fälle aber erst im späteren Lebensalter Erscheinungen macht, sowie die *Cystenniere*. Diese kann einseitig oder doppelseitig sein und unter Umständen in den ersten Lebensjahren keinerlei Erscheinungen machen, gelegentlich aber, namentlich wenn einseitig, schon in den ersten Lebenstagen als ein großer und harter Tumor im Bauche festgestellt werden.

Mißbildungen der Harnleiter (aberante Ureteren) werden häufiger beobachtet, namentlich bei der röntgenologischen Darstellung der Harnwege. Sie können auch schon im Säuglingsalter für die Entstehung chronischer Pyurien von Bedeutung sein. Dasselbe gilt für Abknickungen und Divertikel der Harnleiter und der Harnblase. Als weitere Mißbildung der Harnblase ist die *Ektopie* der Blase (Blase geschlossen) und *Ekstrophie* (Blase ebenfalls gespalten) zu erwähnen, deren operative Behandlung erst im späteren Lebensalter erfolgen kann. Bei Offenbleiben des Urachus kommt es zur Harnblasenfistel, die sich in dem Nabel entleert.

Unter den *Mißbildungen des Genitalsystems* ist die *Aplasie der Harnröhre* zu erwähnen, die stets mit einer *Aplasie des Penis* verbunden ist. Es gibt auch partielle *Obliterationen, Strikturen, Faltenbildung* und damit *Divertikel der Harnröhre,* doch sind diese Mißbildungen, die operativ zum Teil beeinflußbar sind, verhältnismäßig selten. Häufiger sind *Spaltbildungen* der Harnröhre, und zwar die *Epispadie* (Fissura uretrae superior) und die *Hypospadie,* die sich auf den Damm, den Penis oder die Eichel erstrecken. Endlich sind zu erwähnen die paraurethralen Gänge am Orificium, die für infektiöse Prozesse von Bedeutung werden können.

Die *Phimose,* die von der physiologischen Verklebung zwischen Vorhaut und dem Epithel der Eichel zu unterscheiden ist, äußert sich in der gestörten Urinentleerung, die nicht im Strahle, sondern nur tropfenweise erfolgt.

Unter den *angeborenen Erkrankungen des Hodens* und seiner Hüllen ist zunächst die *Hodenaplasie,* ferner der *Leistenhoden* bzw. der in den Bauch *verlagerten Hoden* zu erwähnen, der als eine Wachstumshemmung aufzufassen ist. Differentialdiagnostisch für angeborene bzw. in den ersten Lebenstagen erworbene Leistenbrüche kommen die „*Wasserbrüche*" (Hydrocele) in Betracht. Die Diagnose ist verhältnismäßig einfach (Transparenz beim Durchleuchtungsversuch, mangelnde Reponierbarkeit). Etwas größere Schwierigkeit macht die Erkennung der Hydrocele des Samenstranges. Eine Behandlung der Hydrocele in diesem Alter ist meist überflüssig, da sie von selbst resorbiert wird. Man kann diesen Vorgang aber durch eine unter Umständen zu wiederholende Punktion und einen Druckverband beschleunigen.

Angeborene *Mißbildungen des weiblichen Genitalsystems* sind partielle und totale *Aplasie der Vulva,* totale und partielle Aplasie der Vagina, des Uterus bzw. der Ovarien, Defekte bzw. Aplasie des Hymens sowie Hypospadie der Clitoris.

Im Zusammenhang mit diesen Mißbildungen muß auch noch auf die *Zwitterbildung* hingewiesen werden. Man unterscheidet einen *Hermaphroditismus verus,* bei dem die bisexuelle embryonale Geschlechtsanlage bestehen bleibt, und zwar einen bilateralen Typus (Hoden und Ovarium auf beiden Seiten), sowie einen unilateralen Typus (Hoden auf der einen, Ovarium auf der anderen Seite). Davon zu trennen ist der *Pseudo-Hermaphroditismus,* bei dem die Geschlechtsdrüsen nach dem einen Typus, das äußere Genitale nach dem anderen Typus gebaut ist. Die Diagnose dieser Mißbildungen ist fast stets erst im späteren Lebensalter zu stellen.

Mißbildungen an den Extremitäten.

Es kann zu Abschnürungen bzw. Amputationen einzelner Teile infolge von Amnionfäden kommen. Vielfach besteht gleichzeitig eine Oligohydramnie. Als weitere Folgen dieser Entwicklungsstörung findet man *angeborene Subluxationen* der Gelenke (vor allem der Kniegelenke), während die eigentliche Gelenksluxation häufiger durch ein Geburtstrauma entsteht. Davon zu trennen sind die angeborenen Subluxationen (vor allem des Hüftgelenkes), die auf einer abnorm flachen Entwicklung der Gelenkpfanne beruhen und erst in den späteren Lebensmonaten zur Beobachtung gelangen.

Unter den angeborenen Mißbildungen der Extremitäten sind weiter zu erwähnen *Defektbildungen einzelner Röhrenknochen,* ferner die *Synostose* und *Syndaktylie* der Finger bzw. Zehen. Von ihnen zu unterscheiden ist die *Klumpfußstellung* der Hände und Füße, die ebenfalls durch eine abnorme Lage im Uterus bedingt ist (meist bei Oligohydramnie).

Je nach Lage des Falles ist hier von einer chirurgischen bzw. orthopädischen Behandlung ein Erfolg zu erwarten.

Ein eigenartiges Krankheitsbild ist die *Osteogenesis imperfecta*. Schon gleich bei der Geburt fallen die verkürzten und verkrümmten Extremitäten auf, deren Röntgenuntersuchung zahlreiche Frakturen und Intraktionen zeigt. Die Corticalis ist dabei dünn, die Spongiosa fehlt weitgehend, doch finden sich auch wieder hypertrophe Callusbildungen. Es handelt sich hier um eine mangelhafte endostale und periostale Ossifikation bei normaler Knorpelentwicklung. Die Krankheit hat nichts mit Rachitis zu tun.

Davon zu unterscheiden ist die echte *Mikromelie,* oder *fetale Chondrodystrophie*. Auch hier fällt die geringe Größe der Extremitäten auf. Es handelt sich dabei um Störungen der enchondralen Ossifikation, infolge deren alle knorpelig präformierten Skeletteile im Längenwachstum zurückbleiben, während das Dickenwachstum normal oder sogar gesteigert verläuft. Der Schädel dieser Kinder zeigt weit offene Fontanellen und Nähte, die Nase ist eingesattelt, so daß nicht selten an Lues gedacht wird. Da der Rumpf eine normale Größe zeigt, so fallen die verkürzten Extremitäten besonders stark auf. Die Mehrzahl der Kinder geht in den ersten Lebensmonaten zugrunde. Die übrigen entwickeln sich zu chrondrodystrophen Zwergen. Eine Behandlung dieser Konstitutionsanomalie hat keine Aussicht auf Erfolg.

Bei allen angeborenen (und erworbenen) Verkrüppelungen ist das *Gesetz betreffend die öffentliche Krüppelfürsorge vom 6. Mai 1920* (LEX SCHLOSSMANN) zu beachten, das allerdings zur Zeit nur in Preußen Geltung hat. Die wichtigsten Paragraphen sind folgende:

§ 2. Die Fürsorge der Krüppel unter 18 Jahren, die nicht der Anstaltspflege bedürfen, und die Maßnahmen zur Verhütung der Verkrüppelung gehören zu den Aufgaben der Land- und Stadtkreise. Die Aufsichtsbehörde ist befugt, diese Kreise nötigenfalls zur Erfüllung der Verpflichtung anzuhalten.

§ 3. Ein Arzt, der in Ausübung seines Berufes bei einer Person unter 18 Jahren eine Verkrüppelung wahrnimmt, ist verpflichtet, hiervon binnen einem Monat unter Bezeichnung des Krüppels und der Verkrüppelung Anzeige zu erstatten. Wer als Arzt oder Hebamme Geburtshilfe leistet, ist verpflichtet, das mit seiner Hilfe geborene Kind auf die Anzeichen von Verkrüppelungen zu untersuchen, und, falls solche sich vorfinden, die gleiche Anzeige zu erstatten.

Eine Anzeigenpflicht besteht nicht, wenn eine nach diesem Gesetze ausreichende Anzeige bereits früher erstattet worden ist.

Verletzungen der Anzeigepflicht werden mit Geldstrafe bis zu einhundertfünfzig Mark oder mit Haft bis zu 4 Wochen bestraft.

§ 5. Ärzte sowie solche Krankenpflegepersonen und sonstige Fürsorgeorgane, welche gelegentlich ihrer Berufsausübung bei jugendlichen Personen unter 18 Jahren die Anzeichen drohender Verkrüppelungen beobachten, sind verpflichtet, diese der in § 6 dieses Gesetzes bezeichneten Stelle namhaft zu machen.

§ 9. Eine Verkrüppelung im Sinne des Gesetzes liegt vor, wenn eine Person (Krüppel) infolge eines angeborenen oder erworbenen Knochen-, Gelenk-, Muskel- oder Nervenleidens oder Fehlens eines wichtigen Gliedes oder von Teilen eines solchen im Gebrauche ihres Rumpfes oder ihrer Gliedmaßen nicht nur vorübergehend derart behindert ist, daß ihre Erwerbsfähigkeit auf dem allgemeinen Arbeitsmarkte voraussichtlich wesentlich beeinträchtigt wird.

Angeborene bzw. intrauterin erworbene Infektionskrankheiten haben die Erkrankung der Mutter zur Voraussetzung. Maßgebend ist ferner der Terminationspunkt der Infektion, da diese in einem frühen Schwangerschaftstermin die Frucht zum Absterben (Abort bzw. Fehlgeburt) bringt. Abgesehen von der Lues congenita gehören intrauterin erworbene Infektionskrankheiten zu den größten Seltenheiten. Sie wurden beobachtet als Einzelfälle von angeborener Pneumonie, Peritonitis, Tuberkulose, Meningitis und Encephalitis, Pocken, Masern, Röteln.

Erkrankungen, die während der Geburt erworben wurden.

Das Trauma der Geburt birgt in jedem Falle eine Reihe von Gefährdungsmomenten in sich, deren Auswirkungen auf das Neugeborene alle Stufen einfacher und rasch wieder abklingender Schädigungen bis zu schweren Störungen, ja bis zum Tode, in sich tragen können. Maßgebend sind hierbei der (rechtzeitige, verfrühte bzw. verspätete) Termin der Entbindung, die Geschwindigkeit der Entbindung bzw. ihre Verzögerung, Art der Einstellung der Frucht für die Austreibung, etwaige Widerstände auf dem Geburtswege, Spontangeburt bzw. Eingriffe in den Verlauf der Geburt, Alter (Größe, Gewicht) der Frucht, sowie äußere (durch soziale und andere Faktoren bedingte) Momente.

Die häufigsten Schädigungen, die sich im Zusammenhang mit der Entbindung entwickeln können, sind folgende:

Die *Apnoe*, die durch die physiologischen Reize im unmittelbaren Anschluß an die Entbindung nicht behoben wird (vergleiche S. 52). Auf die Bedeutung etwaiger Störungen der intrauterinen Blutversorgung bzw. einer durch Pharmaka bedingten Lähmung des Atmungszentrums haben wir schon hingewiesen (s. S. 35). Da bei dem „Scheintod" der Neugeborenen eine akute Lebensgefahr besteht, so ist hier rasche Hilfe nötig. Genügen mechanische und thermische Reize nicht (Massage, Abreibungen, warme Bäder und kalte Übergießungen, künstliche Atmung (cavete Schulzesche Schwingungen!), so hat man bei noch bestehender Herztätigkeit einen Erfolg mit Lobelin (1 mg subcutan) sowie mit Icoral (1 ccm subcutan) zu erwarten.

Auch eine *mechanische Behinderung der Atmung* infolge Aspiration kommt gelegentlich vor. Durch Entfernung der Schleimmassen aus der Trachea und vor allem aus dem Nasenrachenraum kann diese behoben werden, andernfalls besteht die Gefahr der *Aspirationspneumonie*.

Bei mangelhafter Atemtätigkeit kommt es zur ungenügenden Entfaltung der Lungenbläschen (*primäre Atelektase*). Aber auch nach einer anfänglich genügenden Atmung können sich wieder erneut Atelektasen bilden, vor allem paravertebral und in den Lungenspitzen. Auskultatorisch ist die Atmung abgeschwächt, meist hört man Entfaltungsknistern. Auf dem Boden dieser Atelektasen entwickeln sich nicht selten Pneumonien (*asthenische Pneumonie*). Die Behandlung besteht in möglichst häufigem Anregen der Atmung (Bäder mit Übergießungen, Lobelin, Icoral) sowie im Lagewechsel des Kindes, das man von Zeit zu Zeit auf dem Arme herumtragen läßt. Die Freiluftbehandlung leistet auch hier Gutes.

Die im Zusammenhang mit Störungen der Atmung auftretende *Cyanose* muß abgegrenzt werden gegenüber Störungen von seiten des Herzens. Während einerseits auch ausgesprochene, angeborene Herzfehler nur eine geringe oder fast fehlende Cyanose in den ersten Lebenstagen verursachen, so sieht man andererseits auch wieder ausgeprägte cyanotische Verfärbungen, die schon nach Tagen wieder abklingen können. Diese Störungen sind bedingt durch Druckschwankungen im kleinen Kreislauf, infolge deren es bei dem noch nicht völlig geschlossenen Foramen ovale zu einer sog. „*Mischungscyanose*" kommt. Durch unvollständige Unterbrechung des Ductus Botalli können ebenfalls ähnliche Störungen in den ersten Lebenstagen auftreten. Differentialdiagnostisch wichtig ist hier gegenüber den angeborenen Herzfehlern (vgl. S. 452) der Mangel deutlicher Herzgeräusche, die allerdings auch bei solchen nicht selten erst später festgestellt werden können.

Geburtsverletzungen. Infolge der besonderen Durchblutungsverhältnisse des vorliegenden Kindesteiles kommt es häufig zu einer Stauung und ödematösen Schwellung, gelegentlich auch zu Blutungen, die von Punktgröße bis zu Blutergüssen schwanken. Je nach Ausdehnung der Blutung und deren Sitz sind derartige Blutungen mit mehr oder weniger schweren Schädigungen verknüpft. Für die Beurteilung der Entstehung dieser Blutungen, die man früher einseitig als mechanisch bzw. artifiziell bedingt (z. B. bei Zangengeburt) betrachtet hatte, muß die Druckschwankung berücksichtigt werden, die bei dem positiven Überdruck im Uterus und den Geburtswegen und dem Unterdruck der Atmosphäre im Sinne einer Saugwirkung jenseits des Geburtskanals entsteht. Dazu kommt neben der auf diese Weise entstehenden Blutüberfüllung der vorliegenden Teile unter bestimmten Umständen auch eine verminderte Elastizität der Gefäße, die zu Zerreißungen führen kann.

Als Sonderform dieser Geburtsschädigungen ist die *Geburtsgeschwulst* zu erwähnen, die nach wenigen Tagen wieder abklingt. Je nach ihrer Lage wird sie auch als *Kopfgeschwulst (Caput succedaneum)* bezeichnet.

Die Blutungen können zu mehr oder weniger ausgedehnten Stauungsblutungen in Form von Petechien und Ecchymosen führen, die unter Umständen (z. B. auf der Haut) keine weitere Bedeutung haben, andererseits aber in empfindlicheren Organen (z. B. im Gehirn) schwere Ausfallserscheinungen mit sich bringen.

So wurde z. B. bei einem Neugeborenen eine isolierte Schlucklähmung beobachtet, in deren Verlauf das Kind starb. Die Sektion ergab eine stecknadelkopfgroße Blutung im Kerngebiet. Ein Teil der sich im späteren Leben ungünstig auswirkenden Geburtsschädigungen beruht auf derartigen kleinsten Blutungen im Zentralnervensystem, die lange Zeit ohne irgendwelche Erscheinungen bleiben können, namentlich wenn es sich um sog. stumme Zentren handelt.

Kommt es zu größeren Blutergüssen, so sind die Ausfallserscheinungen ebenfalls je nach ihrem Sitze von vornherein deutlicher. Eine derartige, in ihrer Auswirkung aber ungefährliche Blutung ist die *Kopfblutgeschwulst* (Cephalhämatom). die entweder in wenigen Wochen resorbiert wird oder aber durch Punktion des lange Zeit flüssig bleibenden Blutes beseitigt werden kann. Kommt es dabei zu einer Blutung in das Periost, so bleiben später Verdickungen an der betreffenden Stelle bestehen. Wesentlich ungünstiger wirkt sich das *Cephalhaematoma internum* aus, bei dem es zu einem epiduralen Bluterguß kommt, der zu einer intrakraniellen Drucksteigerung bzw. zu einer Pachymeningitis führen kann. In besonderem Maße sind größere Blutungen gefährlich im Bereich des Zentralnervensystems. Sie führen meistens schon nach Stunden bzw. Tagen zum Tode. Dies ist immer der Fall, wenn es infolge von Zerreißung des Tentoriums zu einer Eröffnung des Sinus kommt.

Auch an den sonstigen inneren Organen kann es zu Blutungen kommen, die aber fast stets nur als Zufallsbefund bei der Autopsie festgestellt werden.

Die im Anschluß an die Geburt sich entwickelnden *klinischen Erscheinungen der Geburtsblutungen* sind je nach Sitz und Ausdehnung verschieden. Eine praktische Bedeutung gewinnen sie vor allem bei den Blutungen im Zentralnervensystem, besonders im Gehirn. Sie gleichen dann häufig den Erscheinungen einer Apoplexie, doch wird die Störung des Bewußtseins meist durch eine vermehrte Schlafsucht verborgen, die sich letzten Endes eigentlich nur in der Schwierigkeit der Nahrungsaufnahme äußert. Charakteristischer sind Krampfzustände, die sowohl klonisch wie tonisch auftreten und im letzteren Falle einen Tetanus vortäuschen können (*Pseudotetanus* ESCHERICHs). Infolge des vermehrten Hirndrucks- oder auch durch direkte Schädigung des Atemzentrums kommt es zu Atmungsstörungen. Die Kinder sehen blaß und livide verfärbt aus, die Atmung ist meist oberflächlich und unregelmäßig. Bei größerem Hirndruck ist die Fontanelle vorgewölbt, dagegen wird Erbrechen verhältnismäßig selten beobachtet. Die Lumbalpunktion ergibt meist einen blutig verfärbten Liquor, der auch nach Zentrifugieren blutig bleibt (Hämolyse) bzw. einen gelblichen Farbton aufweist (nicht verwertbar bei Ikterus!). Therapeutisch kommt in erster Linie die Lumbalpunktion in Betracht, durch die es oft gelingt, die bedrohlichen Erscheinungen, wenigstens vorübergehend, zu beseitigen. Bei schweren Krämpfen wirkt Chloralhydrat (0,5 als Klysma) günstig. Bei ausgedehnten Blutungen ist die Prognose quoad vitam et sanationem ungünstig. Nicht selten findet man erst nach Wochen (meist nach der 6. Woche) einen Hinweis auf eine Gehirnblutung. Aus vollem Wohlbefinden und gutem Gedeihen heraus erkranken die Kinder an Krämpfen. Erst die Lumbalpunktion führt zur Klärung der Diagnose. Diese Späterscheinungen etwaiger Geburtsschädigungen hängen möglicherweise damit zusammen, daß erst die weitere Entwicklung des Zentralnervensystems eine bis dahin stumme Region aktiviert und so die klinischen Manifestationen auslöst. Bis zu einem gewissen Grade dürften auch narbige Veränderungen eine Rolle spielen. Auch Blutungen bis zu Walnußgröße können nach unseren Erfahrungen monatelang latent bleiben. Über die Prognose der am Leben bleibenden Kinder mit Gehirnblutungen (besonders der Diplegie und Hemiplegie, s. S. 541).

Schädigungen der peripheren Nerven.

Im Verlaufe der Entbindung kann es auch zu einer direkten Schädigung der Nervenstämme im Zusammenhang mit dem Geburtsmechanismus kommen (Druck durch einen Zangenlöffel, Zerrung bei einer Wendung). Hier ist zu erwähnen die periphere *Facialislähmung,* deren Ausfallserscheinungen unmittelbar nach der Geburt festzustellen sind und die sich häufig nicht wieder zurückbilden. Ferner Lähmungen im Bereiche des Plexus cervicalis und brachialis. Die Letztere, die durch eine Zerrung der einzelnen Plexusanteile im Bereiche der 5. bis 8. Cervicalwurzel entsteht (*obere* bzw. Erb-Duchennesche *Plexuslähmung*) und den Deltoideus, Infraspinatus, Biceps und Supinator longus betrifft sowie die *untere Plexuslähmung* (Cervicalwurzel 8 und Dorsalwurzel 1) bei der die kleinen Handmuskeln und die Beuger der Hand und Finger betroffen sind, werden geradezu „*Entbindungslähmungen*" genannt. Die Behandlung der Plexuslähmungen ist fast stets erfolgreich. Man versuche durch eine rechtzeitige Schienung eine Kontraktur zu vermeiden und kann dann durch Massage und Faradisieren die gestörte Funktion wieder herstellen.

Geburtsverletzungen des Skeletsystems.

Abgesehen von der auch bei spontaner Geburt in seltenen Fällen entstehenden Clavicularfraktur sind die übrigen Verletzungen des Skeletsystems fast stets durch geburtshilfliche Eingriffe bedingt. So führen Zangengeburten unter Umständen zu *Schädeldachfissuren,* die durch ein Cephalhämatom zunächst verborgen bleiben und nur bei Röntgenaufnahmen entdeckt werden. Eine größere Bedeutung haben die *Impressionen des Schädeldaches,* die eine chirurgische Behandlung nötig machen, da sonst mit Druckerscheinungen auf das Gehirn gerechnet werden muß. An den Extremitäten kann es zur *Fraktur des Humerus* sowie des *Femur* kommen, die mit einer Dislokation verbunden sind und in der üblichen Weise (am besten mit Extension) behandelt werden müssen. Ebenso können *Verrenkungen der Gelenke* auftreten (am häufigsten des Schultergelenkes) und endlich auch noch *Epiphysenlösungen.* Die Prognose der letzteren kann insofern ungünstig sein, als sich daraus gelegentlich Wachstumsstörungen für die betreffende Extremität ergeben. Die Diagnose dieser „*falschen Entbindungslähmungen*" und ihrer Abgrenzung gegenüber den Plexuslähmungen ist röntgenologisch leicht zu stellen. Endlich seien noch *Verletzungen der Wirbelsäule* (vor allem der Halswirbel) erwähnt, die aber meistens infolge gleichzeitiger Verletzung des Rückenmarks zum Tode führen.

Verletzungen der Weichteile (durch Blutungen bzw. Zerreißungen) sind selten und kommen nur bei forcierter operativer Geburtshilfe vor. Dasselbe gilt auch für gröbere Verletzungen der Haut sowie der inneren Bauchorgane (Leber- und Milzruptur), die rasch unter den Erscheinungen einer inneren Verblutung zum Tode führen. Beim Einriß des Musculus sternocleidomastoideus kommt es später zu einer narbigen Schrumpfung, dem *Caput obstipum.*

Blutungen in die Marksubstanz der Nebenniere führen ebenfalls unter den Erscheinungen einer inneren Verblutung und des Kollapses fast stets rasch zum Tode. Neben den mechanischen Ursachen, wie sie bei einer gewaltsamen Entbindung vorkommen können, werden auch gelegentlich Blutungen bei spontaner Geburt beobachtet, für deren Ursache man toxische Momente zur Erklärung heranzieht.

Erkrankungen der Neugeborenen in den ersten Lebenstagen.

Das schon seit Beginn einer systematischen Säuglingspflege geltende Leitmotiv: „Die Welt des Kindes ist die Wiege" gilt im besonderen Maße für den Neugeborenen. Bei der Hilfslosigkeit eines Kindes in diesem Lebensabschnitt kann jede unsachgemäße Pflege eine Schädigung auslösen. Dazu kommen noch besondere Momente, wie sie einmal in der Stoffwechsellage der Neugeborenen begründet, außerdem aber auch durch die mangelnde Widerstandsfähigkeit bedingt sein können. So wird eine *Auskühlung* oder eine *Überhitzung* die Wärmeregulation soweit beeinträchtigen, daß die normale Umstellung auf den extrauterinen Stoffwechsel verzögert wird. Ein *ungenügendes Nahrungsangebot* führt zu starker Gewichtsabnahme bzw. langsamem und verspätetem Gewichtsanstiege. Eine noch stärkere Schädigung bedeutet ein unzureichendes Flüssigkeitsangebot, das alle Stadien einer *Exsiccose* auslösen kann. Das in den ersten Lebenstagen auftretende *Durstfieber (transitorisches Fieber, Initialfieber)*, das nach Wasserzufuhr rasch wieder abklingt, ist charakteristisch für dieses Krankheitsbild. In schwereren Fällen nimmt der Verfall rasch zu und es entwickelt sich das Bild einer Intoxikation. Neben der Exsiccation spielen auch das Eiweiß der Nahrung bzw. seine Spaltprodukte eine Rolle (*Eiweißfieber*).

Störungen der Nahrungsaufnahme sind durch den Neugeborenen selbst (Trinkschwäche, Trinkfaulheit, Störungen des Saug- und Schluckreflexes) bedingt, andererseits aber auch durch ungenügende Nahrungszufuhr (später Beginn bzw. ungenügende Laktation). Eine genaue Kontrolle der Nahrungszufuhr und Aufnahme in den ersten Lebenstagen ist daher unbedingt erforderlich. Die früher geltenden Anschauungen, bei mangelhaftem Gewichtsanstieg möglichst lange und ruhig abzuwarten, haben sich nicht bewährt, da sie nicht selten zu Exsiccations- und Inanitionszuständen während der Neugeborenenperiode („*Hunger an der Brust*") geführt haben, aus denen dann Dystrophien sich entwickeln können.

Das Erbrechen der Neugeborenen beruht häufig auf einer *Trinkungeschicklichkeit,*namentlich, wenn das Kind gleichzeitig viel Luft schluckt und diese nach der Nahrung nicht wieder durch Aufstoßen entleert. Um diese Ursache auszuschließen, soll man die Kinder erst nach dem Aufstoßenlassen in das Bett legen. Daß das Erbrechen vielfach das erste Zeichen einer Mißbildung im Verdauungskanal ist (s. S. 38) wurde schon erwähnt. Aber auch funktionelle Störungen (z. B. der Pylorospasmus) können schon in den ersten Lebenstagen zu dem charakteristischen schwallartigen Erbrechen führen. Neben den mit einer echten *Pylorushypertrophie* einhergehenden Fällen gibt es aber gerade in dieser Altersperiode auch *rein spastische Pylorusstenosen,* die zunächst unter den charakteristischen klinischen Erscheinungen der kongenitalen (muskulären) Pylorushypertrophie (s. dort S. 392) verlaufen, aber meist schon nach wenigen Tagen abklingen. In solchen Fällen, die möglicherweise auf einer vorübergehenden Überempfindlichkeit des Brechzentrums beruhen, beseitigt man das Erbrechen mit Adalin (1—2mal täglich 0.1—0.25 g). Von dieser pathologischen Form des

Erbrechens ist das *Erbrechen von größeren Schleimmengen* in den ersten Lebensstunden zu unterscheiden, das normalerweise durch das Verschlucken größerer
Massen von Vaginalsekret während der Geburt bedingt ist. Um die Gefahr der
Aspiration zu verhüten, empfiehlt es sich, den Magen mit einer Spülung zu entleeren und den Kopf bzw. das Kind während der ersten Zeit auf die Seite zu
lagern.

Durchfallserkrankungen nichtinfektiöser Art sind bei Neugeborenen selten
und beruhen dann meist auf einer unsachgemäßen Ernährung (z. B. bei Hunger).

Das Auftreten einer *Albuminurie* bzw. *Erythrocyturie* ist ohne Bedeutung
und darf nicht als eine Nierenschädigung aufgefaßt werden. Es steht wohl,
ebenso wie die *vermehrte Harnsäureausscheidung* (Harnsäureinfarkt in der Niere
Neugeborener) mit der Umstellung auf den extrauterinen Stoffwechsel in Zusammenhang.

Die Melaena neonatorum.

Im Anschluß an die Meconiumperiode kann es zu dunkelrot bis schwarz-
braunen Stühlen kommen, die massig sind und aus mehr oder weniger zer-
setztem Blute bestehen. Derartige Blutungen in den Darm können zu einer
akuten Anämie und sonstigen bedrohlichen Erscheinungen führen. Die Mehrzahl
dieser Fälle zeigen Erosionen bzw. Geschwüre im Verdauungstraktus. Bei
unseren Patienten bestand stets eine Herabsetzung der Thrombocytenzahl,
also eine *hämorrhagische Diathese*. Wir hatten, auch in schweren Fällen, sehr
gute Erfolge mit intramuskulärer Blutinjektion (20 ccm), die unter Umständen
nach Stunden wiederholt werden muß. Bei stärkerem Blutverlust ist eine
intravenöse Bluttransfusion vorzunehmen, die aber auf technische Schwierigkeiten stößt. Die Transfusion in den Sinus longitudinalis erfordert große Erfahrung.

Das Auftreten einer Melaena gegen Ende der Neugeborenenperiode ist meist
der Ausdruck einer *Sepsis* und bedeutet eine ungünstigere Prognose.

Ödeme.

Eine gewisse „Verwässerung" der Haut gehört zu den regelmäßigen Erscheinungen beim Neugeborenen. Im Gesicht, am Mons veneris und Genitale sowie
an den unteren Extremitäten kommt es dabei nicht selten zu ausgeprägteren
Ödemen, die bei der physiologischen Hydrolabilität dieser Kinder wahrscheinlich
durch Stauungen während des Geburtsaktes entstehen und in den ersten Lebenstagen wieder verschwinden. In seltenen Fällen kommt es zu einem *Hydrops
universalis* (Erguß in Brust und Bauchhöhle). Diese wahrscheinlich auf einer
Stoffwechselerkrankung der Mutter beruhende Form des Ödems (z. B. bei
Eklampsie) führt fast stets zum Tode. Vielfach werden die Kinder auch tot
geboren.

Eine besondere Stellung nimmt das *Sklerödem* ein, das sich durch eine
eigenartige Härte und Derbheit auszeichnet. Man fühlt es vielfach bei untergewichtigen Kindern, besonders an der Außenseite des Oberschenkels, doch
kommt es auch bei ausgetragenen Kindern gelegentlich vor. Andererseits findet
man das Sklerödem besonders häufig bei Säuglingen, die einer stärkeren Unterkühlung ausgesetzt waren. Die vielfach geäußerte Anschauung, daß die allerdings häufige gleichzeitige Untertemperatur die Ursache des Sklerödems sei,
konnten wir nicht in allen Fällen bestätigen, zumal dieses auch bei künstlich
auf die Norm regulierter Körpertemperatur nicht selten in den ersten Lebenstagen noch stärker wird.

Unter *Sklerem* versteht man ebenfalls eine eigenartig harte Infiltration des
Unterhautzellgewebes, das aber keinen rein ödematösen Eindruck macht und

sich über den ganzen Körper ausbreiten kann. Es tritt vor allem bei Kindern mit gut entwickeltem Fettpolster und meist erst gegen Ende der Neugeborenenperiode auf. Vom Sklerödem zum Sklerem finden sich fließende Übergänge. Nach unseren Untersuchungen handelt es sich dabei nur um eine scheinbare Fettinfiltration, die durch eine Entwässerung in das subcutane Gewebe vorgetäuscht wird. Je nachdem ist die Entwässerung so stark, daß das Gewebswasser frei im Subcutangewebe liegt. Diese an ein Anasarka erinnernde Wasserstoffwechselstörung ist die Folge einer durch verschiedene Ursachen auslösbaren allgemeinen Stoffwechselstörung.

Erythema toxicum neonatorum.

Während der Neugeborenenperiode, nicht selten schon in den allerersten Lebenstagen, kann es zu flüchtigen Exanthemen kommen, die eine gewisse Ähnlichkeit mit dem Masernexanthem besitzen und nicht selten auch damit verwechselt werden. Es handelt sich bei diesen stets rasch wieder abklingenden Exanthemen, die ohne Temperaturerhöhung und sonstige Nebenerscheinungen auftreten, um eine allergische Reaktion der Übergangsperiode, die keine sicheren Beziehungen zu den allergischen Reaktionen des späteren Lebensalters aufweist.

Die Schwellung der Brustdrüsen.

Sie gehört bei Knaben und Mädchen während der Neugeborenenperiode zu den normalen Besonderheiten des Stoffwechsels und wird als eine „hormonale Schwangerschaftsreaktion" aufgefaßt, die durch diaplacentar übernommene mütterliche Stoffe bedingt ist. Die Schwellung kann einen erheblichen Umfang annehmen. Dabei entleert sich auf Druck etwas Kolostralflüssigkeit aus der Brustdrüse. Nach einigen Tagen, manchmal auch etwas verzögert, geht die Schwellung, die im übrigen keinerlei Behandlung bedarf, wieder zurück. Durch unvorsichtiges Manipulieren kann es zu einer abscedierenden Mastitis kommen, die mit einer radiären Stichinzision behandelt wird.

Ebenfalls auf eine hormonale Reaktion ist die Schwellung der Uterusschleimhaut zurückzuführen, die gelegentlich am 5. bis 6. Lebenstag zu Blutungen aus der Vagina führt.

Der Icterus neonatorum.

Die Gelbsucht des Neugeborenen beruht auf einer physiologischen Hyperbilirubinämie des Neugeborenen. Sie tritt in den ersten Lebenstagen mit wechselnder Intensität auf und erstreckt sich auf die Haut und Schleimhäute. Sie ist um so stärker, je untergewichtiger das Kind ist und fehlt daher z. B. bei Frühgeborenen nie. Bei ausgetragenen Kindern ist er vielfach nur angedeutet oder völlig latent, doch kann er auch hier durch geeignete Maßnahmen (Anämisierung der Haut, Histaminquaddel) nachgewiesen werden. Der Harn ist nur wenig verfärbt, im Sediment finden sich aber durch Bilirubin goldgelb gefärbte Schollen. Das Sekret der Tränendrüse und der Nase kann gelb gefärbt sein, ebenso auch der Liquor cerebrospinalis. Die Kinder sind während dieser Zeit meist schläfrig und trinkfaul, so daß es zu einer stärkeren Gewichtsabnahme kommt. Die Dauer dieses Ikterus kann sich über Tage bis Wochen erstrecken.

Es handelt sich hier um einen anhepathischen Ikterus, der durch den verstärkten Blutzerfall (Blutmauserung) bedingt ist. Unter den zahlreichen Theorien über seine Entstehung scheint die neuere Theorie von GOLDBLOOM und GOTTLIEB sowie ANSELMINO und HOFFMANN eine gewisse Beweiskraft zu besitzen. Infolge der relativen Sauerstoffarmut des kindlichen Blutes im Uterus kommt es zu einer kompensatorischen Vermehrung der Erythrocyten. Bei der Umstellung auf die extrauterine Atmung entsteht eine veränderte Sauerstoffspannung im Blut, die zu dem vermehrten Zerfall der Erythrocyten führt. Dabei wird Bilirubin in größeren Mengen frei, das nun im Blute strömt. Infolge einer noch mangelhaften Leistungsfähigkeit der Leber wird das Bilirubin nicht in hepatisches umgewandelt und bleibt so im Kreislauf. Dazu kommt eine gesteigerte Permeabilität der Hautcapillaren, auf die schon bei der Blutungsbereitschaft hingewiesen wurde.

In vereinzelten Fällen nimmt der Ikterus so stark zu, daß die Kinder beinahe braun aussehen. Dabei ist die Milz stark vergrößert, ebenso die Leber. Im Harn findet man reichlich gelösten Gallenfarbstoff (*Ikterus gravis neonatorum*) Die Prognose ist stets ernst, die Mehrzahl der Patienten kommt ad exitum. Traubenzuckerinfusionen scheinen gelegentlich mit Erfolg verwendet zu werden. Bei der Autopsie derartiger Patienten findet man auch eine intensive Gelbfärbung der grauen Kerne im Hirnstamm, den Hemisphären und der Medulla oblongata (*Kernikterus*). Möglicherweise bestimmen diese Veränderungen den tödlichen Ausgang.

Differentialdiagnostisch kommt in Betracht *Ikterus bei Lues congenita* (viscerale Lues). Charakteristisch ist hier das wochenlange Anhalten des Ikterus sowie das Bestehen anderer luischer Synptome, während der Ausfall der Wa.R. im Blute nur mit Einschränkung zu bewerten ist. Endlich sei noch der *Ikterus bei allgemeiner Sepsis* erwähnt, der aber fast stets nur jenseits der Neugeborenenperiode beginnt. Die Differentialdiagnose gegenüber dem *Ikterus bei angeborener Gallengangsatresie* ist aus dem Verhalten der Stühle ebenfalls ohne Schwierigkeit zu stellen.

Erkrankungen der Haut und Schleimhäute.

In den ersten Stunden nach der Geburt zeigt die Haut nach der Entfernung der Vernix caseosa eine blasse bis blaß-bläuliche Farbe, die namentlich an den Händen und Füßen auffällt. Nach kurzer Zeit kommt es aber zu einer mehr oder weniger stark ausgesprochenen gleichmäßigen Rötung (*Erythema neonatorum*), deren Intensität langsam abnimmt. Gegen Ende der Neugeborenenperiode beginnt eine feine *kleienförmige Schuppung* als Zeichen der Austrocknung der Haut.

Angeborene Mißbildungen (Hämangiome, Naevi pigmentosi, Hautdefekte), sind ebenso wie die sehr seltenen intrauterin entstandenen Narben gleich nach der Geburt festzustellen.

Im Vordergrund stehen die *infektiösen Erkrankungen der Haut,* in erster Linie der Pemphigus, der bei Lues congenita häufig schon angeboren ist oder sich in den ersten Lebenstagen entwickelt und durch seine typische Lokalisation an Handtellerflächen und Fußsohlen ohne Schwierigkeit zu diagnostizieren ist. Der sog. *Pemphigus neonatorum (Schälblasenausschlag),* der aber auch bei älteren Säuglingen auftritt, kommt an allen übrigen Körperpartien vor, auch gelegentlich an Handflächen und Fußsohlen. Er wird hervorgerufen durch Staphylokokken und bildet insofern eine Besonderheit des Säuglingsalters, als dieselben Erreger bei älteren Kindern und Erwachsenen eine andere Hautreaktion, den *Impetigo* auslösen. Über die Behandlung des Pemphigus syphiliticus s. S. 356. Die Behandlung des Pemphigus neonatorum soll eine Trockenbehandlung sein (keine Salbe!). Die Blasen werden eröffnet, abgetragen und der Blasengrund mit Dermatol eingepudert. In schweren Fällen führt der Pemphigus neonatorum durch Allgemeininfektion zum Tode. Nur bei ungenügender Asepsis (z. B. in Säuglingsanstalten usw.) ist mit einer Übertragung auf andere Kinder zu rechnen. Etwaige Erkrankungen sind durch die Hebamme meldepflichtig.

Zu den schweren pemphigoiden Erkrankungen ist noch die *Dermatitis exfoliativa* bzw. die *Epidermolysis acuta neonatorum* zu rechnen. Sie beginnt mit einer umschriebenen Schwellung und Rötung im Gesicht, auf der sich rasch die Hautblasen abheben. Von hier aus kommt es nun zu einer entsprechenden Ausbreitung auf die übrigen Teile des Körpers, bei der die Epidermis zum Teil unter Blasenbildung sich abhebt. Auch auf Druck entstehen sofort Blasen. Große Partien des Körpers sind nun von der Epidermis entblößt, so daß das stark nässende und gerötete Corium offen liegt. Unter hohem Fieber und dem Allgemeinbild einer Intoxikation tritt in den meisten Fällen nach kurzer Zeit der Tod ein. Der Versuch einer Behandlung soll entsprechend der Behandlung des Pemphigus erfolgen.

Bei Neugeborenen kann es im Verlaufe einer Streptokokkeninfektion (namentlich des Nabels) zum *Erysipel* kommen. Es beginnt meist in der Nabelgegend unter den Erscheinungen eines Genitalödems und breitet sich rasch aus. Als Behandlung ist eine intensive Bestrahlung mit Höhensonne zu versuchen, doch ist auch hier die Prognose ungünstig.

Unter den *Erkrankungen der Schleimhäute* treten bei der heute fast überall durchgeführten Säuglingspflege diejenigen des Mundes und Rachens gegenüber den früheren Beobachtungen zurück. Die früher übliche Methode des Mundauswischens, die heute streng verpönt ist, führte nicht selten zu Verletzungen des Mundepithels und zu Geschwüren, von denen die *Gaumeneckengeschwüre* (BEDNARsche *Aphten*) die häufigsten waren. Von ihnen zu unterscheiden sind die normalerweise vorkommenden *Epithelperlen* (BOHNsche *Knötchen*), die ebenfalls am Gaumen, und zwar am Hamulus pterygoideus vorhanden sind.

Bei schlechten Pflegebedingungen kann es auch schon bei Neugeborenen zu einer *Soorinfektion* der Mundschleimhaut kommen, die gegenüber der sehr seltenen *Munddiphtherie* des Neugeborenen durch die mikroskopische Untersuchung ohne Schwierigkeiten abzugrenzen ist.

Auch die *Nasenschleimhaut* kann in der Neugeborenenperiode eine Besiedlung mit pathogenen Keimen zeigen. Etwaige Beläge sind fast stets auf eine *Nasendiphtherie* zurückzuführen, für die auch in dieser Altersperiode der blutigseröse Schnupfen pathognomonisch ist (Behandlung s. Diphtherie).

Als seltene Erkrankungen der Mundhöhle sind noch zu erwähnen die meist einseitigen *Entzündungen der Mundspeicheldrüse,* die ebenfalls durch Infektion entstehen und die Saugfähigkeit des Kindes beeinträchtigen. Sie klingen fast stets nach wenigen Tagen wieder ab und bedürfen keiner besonderen Behandlung. Eine ungünstigere Prognose bietet die *sequestrierende Zahnkeimentzündung,* bei der es zu einer Schwellung bzw. Abscedierung an einer oder verschiedenen Stellen der Kiefer kommt. Nach Eröffnung des Abscesses wird der Zahnkeim ausgestoßen. Es besteht hier die Gefahr des Durchbruchs nach anderen Stellen des Schädels, wobei es nicht selten zu einer Allgemeininfektion kommt.

Unter den weiteren Erkrankungen der Schleimhäute ist die häufigste Form die *Blenorrhöe,* die mit einer dicken Schwellung der Augenlider und eitriger Exsudation verbunden ist. Häufig handelt es sich um eine Gonokokkeninfektion, bei der die Gefahr eines Hornhautgeschwürs und einer Perforation vorhanden ist. In diesem Falle muß für eine gründliche Spülung der Bindehaut (stündlich Tag und Nacht mit einer Lösung von Kalium hypermanganicum (1 : 1000) gesorgt werden. Die Bindehaut wird mit einer 2%igen Argentumnitricumlösung betupft bzw. mit 5%iger Protargol- oder Collargollösung beträufelt. Die Augenlider werden mit Vaseline eingefettet. Empfehlenswert ist eine intramuskuläre Injektion von 2—3 ccm abgekochter Milch (alle 2—3 Tage).

Zur Verhütung der gonorrhoischen Blenorrhöe ist das CREDÉsche Verfahren gesetzlich vorgeschrieben. Unmittelbar nach der Geburt soll in beide Augen ein

Tropfen einer 1%igen Argentum nitricum-Lösung (am besten das in Ampullen gelieferte Argentum „Hellendal" (I. G. Farbenindustrie) eingeträufelt werden. In vereinzelten Fällen kann es dabei zu einer *Reizblenorrhöe* kommen, deren Diagnose durch den negativen bakteriologischen Befund gesichert werden muß. Mit feuchten Umschlägen (Borwasser) geht die Schwellung dann rasch zurück.

Eine Sonderform der Blenorrhöe ist ferner die *Einschlußblenorrhöe,* bei der man im Ausstrich des Conjunctivalsekretes Chlamydozoen im Epithel findet. Die Behandlung entspricht der Reizblenorrhöe.

In seltenen Fällen kommt es auch schon bei Neugeborenen zu einer *Diphtherie der Bindehaut,* deren Diagnose auf keine Schwierigkeiten stoßen wird.

Die *Schleimhaut der Vagina* stößt sich entsprechend der Mauserung der Haut ebenfalls während der Neugeborenenperiode ab und führt unter Umständen zu einem Ausfluß. Dieser *Desquamativkatarrh* bedarf keiner Behandlung.

Erkrankungen des Nabels.

Nach dem in der ersten Lebenswoche abgeschlossenen Eintrocknungsprozeß der Nabelschnur fällt der Nabel ab. In den folgenden Tagen näßt gelegentlich der Nabelgrund. Auf Trockenbehandlung (Pudern mit Dermatol) gehen diese Erscheinungen rasch zurück. Dauert die Sekretion mehrere Tage an und weist außerdem die Rötung des Nabelgrundes auf eine Entzündung hin, so spricht man von einer *Omphalitis catarrhalis,* die entsprechend behandelt wird. Bei einem Teil der Fälle entsteht im weiteren Verlauf ein Geschwür auf dem Nabelgrund (Nabelulcus), das aber fast stets durch eine Infektion bedingt ist. Die Behandlung muß auch hier eine Austrocknung zu erreichen versuchen, was am besten durch nicht luftdicht abgeschlossene Alkoholverbände gelingt.

Im Nabelbett entwickeln sich auch gelegentlich *Granulationen,* in deren Umgebung ebenfalls der Nabel näßt. Diese Granulationen können die verschiedensten Formen annehmen, unter Umständen sogar einen gestielten Tumor bilden *(Nabelgranulom, Nabelfungus).* Je nachdem muß die Stelle mit Argentum nitricum touchiert werden bzw. das Granulom abgebunden oder abgetragen werden.

Eine ernstere Bedeutung hat die Omphalitis, die mit einer eitrigen Sekretion verbunden ist, da sich aus ihr eine *präperitoneale Nabelphlegmone* und sogar eine *Nabelgangrän* entwickeln kann. Bei der Gefahr der Peritonitis ist hier ein größerer chirurgischer Eingriff (unter Umständen Excision des Nabels) vorzunehmen. Die Omphalitis birgt insofern noch besondere Gefahren in sich, als die Infektion sich auf die Nabelgefäße fortsetzen kann und dann zu einer *Periarteriitis* bzw. einer *Thromboarteriitis (Periphlebitis* und *Thrombophlebitis)* führt. Die ersten Erscheinungen einer sich daraus entwickelnden Allgemeininfektion *(Nabelsepsis)* treten gewöhnlich gegen Ende der Neugeborenenperiode auf, nachdem die Omphalitis häufig schon abgeklungen ist. Dadurch wird eine frühzeitige Diagnose vielfach recht schwierig. Die Prognose (s. S. 51 Sepsis) ist außerordentlich schlecht.

Eine Sonderform der Omphalitis ist die verhältnismäßig seltene *Nabeldiphtherie,* die meist mit nur geringer Membranbildung einhergeht. Bei jeder auf die übliche Behandlung der Omphalitis nicht reagierenden Nabelentzündung muß an eine Nabeldiphtherie gedacht werden, die durch Nachweis der Diphtheriebacillen gesichert wird. Nach Serumbehandlung erfolgt rasch die Heilung.

Zu den wenigstens primär in das Gebiet der Nabelerkrankungen einzureihenden Neugeborenenkrankheiten gehört auch der *Tetanus,* dessen Keime sich häufig in dieser physiologischen Wunde ansiedeln. Die ersten klinischen Erscheinungen können noch während der Neugeborenenperiode auftreten, manchmal auch erst später. Sie äußern sich in Trinkschwierigkeiten, die durch den Trismus der

Saugmuskulatur im Zusammenhang mit dem Saugreiz entstehen. Im weiteren Verlauf kommt es zu einem tonischen Krampf der Gesichtsmuskeln, der dem ganzen Gesichte etwas Verkniffenes gibt (Risus sardonicus); er setzt sich dann auf die übrige Körpermuskulatur fort und kann durch die verschiedenartigsten Reize ausgelöst werden. Therapeutisch muß Tetanusserum gegeben werden (täglich 1500—3000 Immun.-Einh.), außerdem soll der Nabel excidiert werden. Die Behandlung der Krämpfe erfolgt am besten mit Magnesiumsulfat (5mal täglich 5 ccm einer 8%igen Lösung subcutan oder mit Chloralhydratklysmen [0,5—1,0], nach Abklingen der Wirkung jeweils zu wiederholen). Die Prognose ist außerordentlich schlecht.

Differentialdiagnostisch kommt der Pseudotetanus in Betracht (s. S. 43).

Allgemeininfektionen (Sepsis) der Neugeborenen.

Die Allgemeininfektion bedeutet eine besonders starke Gefährdung des Neugeborenen, da er nur in geringem Maße eine aktive Immunisierung fertig bringt. Dazu kommt, daß sowohl die Haut wie die Schleimhäute des Neugeborenen eine gesteigerte Permeabilität besitzen, so daß pathogene Keime von jeder Stelle des Körpers aus auch ohne nachweisbare Läsion des Epithels in das Innere dringen können. Bei dieser sog. *kryptogenetischen Sepsis* läßt sich fast nie die Einbruchsstelle feststellen. So kann eine scheinbar banale Infektion der Haut, der Schleimhaut oder des Verdauungskanals zu schweren Allgemeininfektionen führen. Die mangelhafte Widerstandsfähigkeit der Kinder äußert sich ferner darin, daß vielfach stärkere Temperaturreaktionen fehlen und gerade die schwersten Erkrankungen verlaufen fast stets ohne Fieber. Gelegentlich treten Petechien oder septische Exantheme auf, deren Abgrenzung gegen das Erythema toxicum neonatorum sehr schwierig ist und häufig erst durch den weiteren Verlauf möglich wird. Bei einem Teil der Patienten kommt es zu einem Icterus gravis (s. S. 47). Der Verfall der Kinder schreitet rasch vorwärts, es kommt dabei meist zu Durchfällen, im Urin findet man häufig Bakterien (Bakteriurie). Daneben kann es natürlich auch zu einer Fixation der Keime in bestimmten Organen kommen, z. B. zu Osteomyelitis, eitrigen Gelenkerkrankungen, Meningitis. Die Prognose ist stets ernst. Als einigermaßen wirksame Therapie kommt neben einer etwaigen Lokalbehandlung die intramuskuläre Injektion von Erwachsenenblut (10 ccm täglich) in Betracht.

Die häufigste Infektionspforte ist die physiologische Wunde des Nabels, aus der sich eine „Nabelsepsis" (s. S. 50) entwickeln kann. Bei der *enterogenen Sepsis* kann die Infektion bei einem Teil der Fälle durch das Verschlucken des infizierten Lochialsekretes der Mutter entstehen.

Eine Sonderform ist die *Gonokokkensepsis,* die fast stets einen gutartigen Verlauf nimmt und bei der es meist zu einer Mon- bzw. Polyarthritis kommt. In dem bei der Punktion gewonnenen Eiter lassen sich Gonokokken nachweisen. Fast nie gelingt es, die Infektionsstelle festzustellen, weder im Sekret der Conjunctiven noch in der Nase oder der Vulva sind die Gonokokken nachweisbar. Wahrscheinlich erfolgt die Infektion von den Schleimhäuten des hinteren Nasenrachenraums her und ist in der Zwischenzeit dort schon abgeklungen. Die Behandlung der gonorrhoischen Gelenkserkrankungen ist eine chirurgische (Punktion bzw. Incision). Die Erfolge sind auch in bezug auf die Funktionsfähigkeit der Gelenke befriedigend. Als seltene Komplikation findet man gelegentlich Exantheme sowie Meningitiden.

Das Frühgeborene.

Der Begriff der „Frühgeburt" ist ein rein klinischer, da die intrauterine Entwicklung große individuelle Schwankungen aufweist, andererseits der

Zeugungstermin nur sehr selten genau feststellbar ist. Der § 1717 des B.G.B., nach dem die Empfängniszeit vom 181.—302. Tage nach der Geburt berechnet ist, wie der in dem Deutschen Hebammenlehrbuch festgelegte Begriff, nach dem eine Frucht von der 29.—39. Schwangerschaftswoche als Frühgeburt aufzufassen ist, sind revisionsbedürftig. Beispielsweise zeigen ausgetragene Zwillinge nicht selten eine Entwicklung entsprechend einem Frühgeborenen. Für die Aufzucht der Frühgeborenen und damit für die Praxis scheint die bei den Kinderärzten übliche *Bezeichnung Frühgeburt* am ersten berechtigt, *die alle Kinder mit einem Geburtsgewicht unter 2500 g als solche auffaßt*, obwohl die Körperlänge ein exakteres Maß für die Reife und Entwicklung der Frucht darstellt. Die unterste Gewichtsgrenze erfolgreich aufgezogener Frühgeborener beträgt 700—800 g.

Neben dem Verhalten des Gewichtes gelten folgende Erscheinungen als sog. *Frühgeburtszeichen:* Die Fingernägel haben die Fingerkuppen noch nicht erreicht, der Knochenkern in der unteren Femurepiphyse ist noch nicht vorhanden. Es besteht eine deutliche Lanugobehaarung. Die Entwicklung der Ohrmuscheln ist mangelhaft. Der Kopf ist verhältnismäßig groß und zeigt gegenüber der übrigen Körperform eine mehr dem Fetus entsprechende Proportion. Die kleinen Schamlippen sind verhältnismäßig groß, die Schamspalte klafft. Die Hoden haben ihren Descensus noch nicht beendet.

Alle diese „Frühgeborenenzeichen" sind in dem einzelnen Fall durchaus nicht immer vorhanden und daher nicht ohne weiteres verwertbar. Auch aus diesem Grunde ist die auf das Gewicht sich beziehende Formulierung der „Frühgeburt" berechtigt. Nur in einem Punkte finden wir bei allen Frühgeborenen ein charakteristisches Verhalten, nämlich in der geringen Ausbildung des subcutanen Fettpolsters.

Von größerer Bedeutung als die mormophologischen Frühgeburtszeichen sind die *funktionellen*, von deren Leistungsfähigkeit die weitere Entwicklung der Frühgeborenen abhängt. Die vielfach geäußerte Anschauung der „Unreife" ist bei Berücksichtigung der besonderen Stoffwechsellage nicht berechtigt. So wird die verhältnismäßig enge Grenze der Wärmeregulation mit Unrecht auf eine mangelhafte Funktion des Wärmezentrums bezogen, obwohl dieses innerhalb bestimmter Grenzen eine vorzügliche Leistungsfähigkeit besitzt. Beispielsweise erholen sich Frühgeborene, die auf eine Temperatur von 26⁰ unterkühlt sind, erheblich besser als Erwachsene unter diesen Bedingungen. Dabei verhalten sich die Kinder wie Poikilotherme, d. h. der Ablauf des Stoffwechselprozesses, die Tätigkeit des Herzens, der Atmung, ebenso des Gasstoffwechsel passen sich entsprechend dem van' t Hoffschen Gesetz an. Die Gefahr der raschen Unterkühlung der Körpertemperatur beruht nicht auf einem Versagen der Wärmeregulierung, sondern auf einer schlechten Isolierung infolge der geringen Entwicklung des subcutanen Fettpolsters und außerdem auf einer gewissen Bewegungsarmut. Die Überhitzung (z. B. bei unsachgemäßer Pflege) beruht auf einer unzureichenden Schweißreaktion und dadurch mangelhaften Abkühlung. Die Reaktion der Capillargefäße entspricht mit Ausnahme einer etwas trägeren Reaktion der Vasoconstrictoren der des Erwachsenen, dagegen ist die periphere Gefäßversorgung, namentlich der Extremitäten, insofern ungünstiger, als die Gefäßweitung der großen Gefäße bei den Frühgeborenen verhältnismäßig gering ist. Die auf diese Weise entstehende geringe Durchblutungsmöglichkeit der Peripherie wird durch eine verstärkte Herzaktion bis zu einem gewissen Grade kompensiert. Das zentrale Blutreservoir ist infolge der verhältnismäßig großen Leber im Vergleich zum Erwachsenen beträchtlich vergrößert, wodurch ebenfalls eine gewisse Disposition zu einem peripheren Gefäßkollaps bedingt ist.

Die Atmung zeigt insofern eine gewisse Unreife, als sie vielfach periodische Schwankungen aufweist, die sogar den Typus der Cheyne-Stokesschen oder

BIOTschen Atmung annimmt. Auch von seiten der Zwerchfellatmung bestehen periodische Schwankungen. Bei einem Teil dieser Kinder kommt es, manchmal unerwarteter Weise, zu einem plötzlichen Versagen der Atmung. Die Apnoe kann dann, namentlich wenn sie nicht rechtzeitig bemerkt wird, unerwartet rasch zum Tode führen. Nur in einem Teil der Fälle, namentlich bei denen jenseits der ersten Lebenswochen, dürfte es sich um eine primäre Störung der zentralen Atmungsregulierung handeln, da man bei der Autopsie ausgedehntere Atelektasen bzw. bronchopneumonische Herde findet.

Der Stoffwechsel der Frühgeborenen zeigt eine recht erhebliche Leistungs-fähigkeit, wie dies aus dem Verhalten der Gewichtskurve und des Längen-wachstums hervorgeht. Auch bei den kleinsten Frühgeborenen findet man bei geeigneter Ernährung (am besten Frauenmilch) einen außergewöhnlich gleich-mäßigen Anstieg der Gewichtskurve, der sich auch in einer frühen Verdoppelung des Geburtsgewichtes äußert. Dafür spricht ferner der günstige Ausfall einer Eiweißbelastungsprobe, bei der auch schon in diesem Alter bei erhöhter Zufuhr eine entsprechend erhöhte Assimilierung erfolgt. Die relative Länge des Darmes bei Frühgeborenen ermöglicht offenbar eine besonders günstige Resorption der Nahrungsstoffe. Obwohl die Körperoberfläche des Frühgeborenen verhältnis-mäßig groß ist, liegt der respiratorische Quotient tiefer als bei ausgetragenen Säuglingen. Die Funktion des Zentralnervensystems entspricht unter Berück-sichtigung individueller Variationen der altersbedingten Entwicklung. So ist es verständlich, daß bei einzelnen Kindern der Saugreflex, ja gelegentlich auch der Schluckreflex noch nicht vorhanden ist. Diese Unreife zeigt sich auch in einer gewissen Armut an Impulsivbewegungen, die zwischen großen Ruhepausen periodisch verlaufen und dabei einen verlangsamten tonischen Charakter besitzen. Selbst bei der Nahrungsaufnahme erwachen die Frühgeborenen oft nicht aus ihrem Schlafe.

Die Aufzucht der Frühgeborenen muß den besonderen Lebensbedingungen Rechnung tragen. Dies gilt vor allem für das Problem der Infektverhütung. Die *Ernährung* muß in den Fällen, in denen der Saug- und Schluckreflex noch nicht entwickelt sind, mit der Sonde erfolgen, am besten mit der Nasensonde. Da das Volumen des Magens noch verhältnismäßig klein ist, so soll die Mahlzeit zunächst 10—20 g nicht überschreiten, um so mehr, als sonst infolge der Magen-überdehnung mit einem Zwerchfellhochstand zu rechnen ist, der einen asphyk-tischen Anfall auslösen kann. Ist die Sondenfütterung nicht nötig, so füttert man wenigstens die kleineren Frühgeborenen am zweckmäßigsten mit einer Tropfpipette. Größere Frühgeborenen können mit einem gewöhnlichen Sauger und der Flasche gefüttert werden. Die ideale Nahrung für den Frühgeborenen ist die Frauenmilch. Steht diese nicht zur Verfügung, so ist Buttermilch mit 5% Nährzucker zu verabreichen. Die Nahrungsmenge, die man anfänglich in 10—20 Mahlzeiten verabreicht, wobei man im Gegensatz zum reifen Neugebo-renen bewußt auf die Nachtpause verzichtet, richtet sich nach dem Verhalten der Gewichtskurve. Man beginnt mit 50—100 g täglich und steigert diese ent-sprechend dem Gewicht bzw. Gewichtsanstieg. Der Calorienbedarf zeigt große Schwankungen. Bei der Mehrzahl der Frühgeborenen benötigt man etwas über 140 Calorien pro Kilogramm Körpergewicht, doch zeigen auch manche Frühgeborenen schon bei 90—100 Calorien einen guten Gewichtsanstieg. Tritt dieser nicht ein und stößt die Verabreichung größerer Nahrungsmengen auf Schwierigkeiten, so hat man gute Erfolge bei der Anreicherung der Frauen-milch mit 2% Nährzucker bzw. mit Dubo. Nur Frühgeborene an der oberen Ge-wichtsgrenze, und auch diese nur von Fall zu Fall, sollen an die Brust angelegt werden, da die Kinder zu rasch ermüden und damit eine Sättigung vortäuschen. Es ist daher meist zweckmäßiger, abgespritzte Frauenmilch zu verwenden.

Ein weiterer wichtiger Punkt der Pflege ist die *Regulierung der Körpertemperatur*. Dies geschieht am einfachsten mit Wärmeflaschen, von denen 1—3 Stück um das Kind herumgelegt werden. Maßgebend ist dafür die Erhaltung der Körpertemperatur um 37⁰. Die Wäsche und Windeln müssen ebenfalls vorher gewärmt werden, damit die Kinder bei einem Wechsel nicht zuviel Wärme verlieren. Bei kleinen Frühgeborenen bekleidet man den Rumpf bis zum Nabel mit einer Watteweste und den Kopf mit einem Wattehäubchen. In dieser Aufmachung gedeihen die Frühgeborenen jeglichen Gewichts in der üblichen Zimmertemperatur (18—20⁰), wobei man sie sogar im Sommer vorübergehend ins Freie bringen darf. Alle kostspieligen Apparaturen zur Wärmeerhaltung des Frühgeborenen sind überflüssig, manche (z. B. die Couveusen) sogar schädlich.

Eine besondere Beachtung benötigt die Wärmehaltung Frühgeborener beim *Transport in die Klinik*. Am besten eignet sich dazu ein Wäschekorb, der mit einem Federkissen und einer Gummiwärmeflasche versehen ist. Das Kind wird dann mit einem Wollschal umwickelt, wobei während des Transportes der ganze Korb mit einem Laken zugedeckt werden soll. Kommen die Frühgeborenen unterkühlt in die Klinik, so gelingt es durch warme bzw. heiße Bäder meist sehr rasch, die Körpertemperatur wieder auf die Norm zu bringen. Es ist wünschenswert, daß die Kinder bei dem Transport ihre Körpertemperatur nicht unter 34—35⁰ senken, doch konnten wir auch schon Kinder erfolgreich aufziehen, die mit einer Körpertemperatur von 26⁰ eingeliefert wurden.

Bei *apnoischen Anfällen*, auf die das Pflegepersonal stets besonders achten muß, hat man mit warmen Bädern und Übergießungen, künstlicher Atmung, vor allem aber mit Lobelin (1 mg subcutan) und Icoral (1 ccm subcutan) häufig guten Erfolg. Gegebenenfalls muß die Behandlung bei neuen Anfällen wiederholt werden. Bestehen Atelektasen oder bronchopneumonische Herde, so ist ein Senfwickel anzulegen. Auch diese Behandlung muß unter Umständen an demselben Tage bzw. in den folgenden Tagen wiederholt werden. Von der vielfach beliebten Anwendung der Sauerstoffinhalation sieht man in den seltensten Fällen einen Erfolg.

Für die bei Frühgeborenen in ihrer weiteren Entwicklung häufige und meist frühzeitig auftretende Rachitis und Anämie wird vielfach eine mangelhafte Mitgift an Mineralien als Ursache angenommen, obwohl bei einer Kalkzufuhr allein eine Prophylaxe nicht möglich ist. Andererseits kann man durch prophylaktische Gaben von Vitamin-D (2 × 3 Tropfen Vigantol täglich, 3 Wochen lang, dann entsprechend lange Pause und erneute Vigantolgabe nach 3 Wochen) die Rachitis auch ohne besondere Ca-Zufuhr mit Sicherheit verhindern. Es wird dabei offenbar der ungenügende Vitaminvorrat ergänzt, so daß die normalerweise in der Nahrung angebotenen Mineralien assimiliert werden können. Die Behandlung der Frühgeborenenanämie stößt dagegen immer noch auf Schwierigkeiten und kann eigentlich erst in der zweiten Hälfte des ersten Lebensjahres mit größeren Eisengaben (Ferrum reductum 0,6 täglich) erfolgreich durchgeführt werden. In entsprechender Weise besteht bei Frühgeborenen auch eine gewisse Disposition zur Spasmophilie.

Das *Schicksal der Frühgeborenen* hängt meist von den ersten Lebenstagen bzw. -wochen ab. Das für diese Kinder besonders große Trauma der Geburt führt häufiger zu *Blutungen* (s. S. 43), die entweder rasch zum Tode führen oder eine Spätschädigung des Zentralnervensystems verursachen. Als Behandlung kommt die Lumbalpunktion in Betracht; sie kann aber günstigstenfalls nur den Hirndruck herabsetzen.

Der *Icterus neonatorum*, der fast bei keinem Frühgeborenen fehlt, kann besonders schwere Formen annehmen und damit das Schicksal in den ersten Lebenstagen ebenfalls ungünstig beeinflussen. Wir empfehlen während dieser

Zeit eine Reduktion der Nahrung und Traubenzuckerinfusion (60—80 ccm). *Ödeme, Sklerödeme und Sklereme,* letztere besonders bei gleichzeitigem Icterus gravis, sind ebenfalls der Ausdruck einer schweren Stoffwechselstörung. Irgendwelche gesicherten therapeutischen Maßnahmen fehlen hier, doch sieht man auch bei schwerem Sklerödem eine spontane Entwässerung mit Gewichtsabnahme und im Anschluß daran wieder einen normalen Gewichtsanstieg und gutes Gedeihen.

Die Entwicklung der Frühgeborenen hängt in erster Linie von den *Ursachen der Frühgeburt* ab. Handelt es sich um konstitutionell minderwertige Kinder, so z. B. bei habitueller familiärer Frühgeburt oder Erkrankung der Mutter (Eklampsie, Tuberkulose, Herzleiden, Lues [Lues nur 3—4% aller Frühgeborenen!]), so sind die Lebensaussichten ungünstiger als wenn es sich um eine durch äußere Einflüsse bedingte frühzeitige Entbindung handelt (Trauma, gynäkologische Eingriffe usw.). Auch die Pflege der ersten Stunden und Lebenstage ist von größter Bedeutung.

Die *körperliche Entwicklung* bleibt in den ersten Lebensjahren hinter dem normalen Wachstum ausgetragener Kinder zurück, wird aber jenseits des 4. bis 5. Lebensjahres meist die Norm erreichen. Die Gewichtskurve verläuft bei den Frühgeborenen besonders steil und zeigt hier namentlich in den ersten Monaten die gesteigerte Wachstumstendenz des Fetus. Infolgedessen wird das Geburtsgewicht schon nach 2—3 Monaten verdoppelt. Der Kopf der Frühgeborenen bleibt verhältnismäßig groß, besonders der Gehirnschädel (Megacephalus), und wird so leicht fälschlich als Hydrocephalus betrachtet. Das Gesicht bekommt durch das dicke Wangenfettpolster, die große Zunge und eine gewisse Protusio bulbi einen eigenartigen Ausdruck („Puppengesicht"), der sich noch oft bis in das 2. Lebensjahr erhält und so eine gewisse Ähnlichkeit aller Frühgeborenen bedingt (*„Frühgeborenengesicht"*). In vereinzelten Fällen finden sich aber auch hier Abweichungen. Nicht selten läßt sich bei Frühgeborenen eine Weichheit der Schädelkuppen feststellen *(angeborener Weichschädel),* der mit der Kraniotabes infolge Rachitis nicht identisch ist, wenngleich er natürlich auch in eine solche übergehen kann. Der angeborene Weichschädel ist wahrscheinlich ebenfalls durch eine mangelhafte Mineraleinlagerung vor der Geburt bedingt.

Die *geistige Entwicklung* der Frühgeborenen zeigt große individuelle Schwankungen. Sie setzt langsamer ein als bei ausgetragenen Kindern, ebenso wie die der *statischen Funktionen,* kann sich aber später sogar zu einer überdurchschnittlichen Intelligenzstufe entwickeln. Damit ist auch die Berechtigung, die vielfach sehr mühevolle Aufzucht der Frühgeborenen mit allen zur Verfügung stehenden Mitteln zu fördern, gegeben. Dies ist besonders in der gegenwärtigen Zeit des vermehrten Geburtenrückganges der Fall.

Literatur.

REUSS: Pathologie der Neugeburtsperiode. Handbuch der Kinderheilkunde. 4. Aufl. Bd. 1. Herausgeg. von M. PFAUNDLER und A. SCHLOSSMANN. Berlin: F. C. W. Vogel 1931.

YLPPÖ: Pathologie der Frühgeborenen. Handbuch der Kinderheilkunde. 4. Aufl., Bd. 1. Herausgeg. von M. PFAUNDLER und A. SCHLOSSMANN. Berlin: F. C. W. Vogel 1931.

Ernährung und Ernährungsstörungen im Säuglingsalter.

Von

E. Freudenberg-Marburg.

Kriterien ungestörter und gestörter Ernährung.

Körpergewicht. Schwankungen des Körpergewichts beim Säugling dürfen nicht ohne weiteres auf den An- und Abbau von Körpergewebe bezogen werden. Das Körpergewicht wird von zahlreichen Einflüssen beherrscht und ist eine Resultante all dieser Einwirkungen. Es zeigt sich in Abhängigkeit von der Tageszeit insofern, als es eine regelrechte Tagesschwankung durchmacht, deren Ausmaß beim Säugling von 4 Monaten auf 400 g, beim älteren Kind von 10 Jahren auf 700 g angegeben wird. Das Höchstgewicht wird um die Mitte der Nacht, das Mindestgewicht in den Vormittagsstunden gefunden. Auch diese Kurve verläuft wieder mit sekundären Gipfeln und Senkungen. Hieraus ergibt sich, daß die Gewichte an verschiedenen Tagen nur dann vergleichbar sind, wenn sie zu der gleichen Zeit erhoben wurden. Es kann hinzugefügt werden, nur dann, wenn die Ernährungsverhältnisse sich entsprechen, denn die Nährstoffe haben einen großen Einfluß auf das Körpergewicht.

Von Bedeutung ist vor allem das Wasserangebot. Die Wichtigkeit des Wassers für den Säugling geht zunächst aus dem relativ hohen Wassergehalt des jugendlichen Körpers hervor, wie ihn folgende Tabelle zeigt.

	Fetus 4. Monat	Fetus 8. Monat	Frühgeburt 7. Monat	Frühgeburt 9. Monat	Neugeborenes	Erwachsener
Wassergehalt %	91,4	82,9	79,5	75,3	71,8	65—68

Es ist anzunehmen, daß der Wasserwechsel beim Säugling mit größerer Geschwindigkeit als später erfolgt. Dies ergibt sich aus folgenden Tatsachen:

1. Die Wasserresorption aus dem Darm geht etwa dreimal so schnell vor sich wie beim älteren Kinde, was durch Versuche mit Uraninausscheidung im Harn erwiesen wurde.

2. Die Resorption von intracutan mit physiologischer Kochsalzlösung gesetzten Quaddeln, deren Zeitdauer „Quaddelzeit" genannt wird, erfolgt um so schneller, je jünger die Kinder sind.

3. Die Quellungsgeschwindigkeit jugendlicher Muskeln und der Betrag ihrer Quellungsfähigkeit ist größer als der von älteren Muskeln.

Die Bedeutung des Wassers für den Säugling wird durch die Gegenüberstellung des statistisch ermittelten Wasserverbrauchs beim Erwachsenen und beim vierwöchigen Kind ersichtlich. Der Wasserbedarf des Erwachsenen beträgt 2—3 Liter pro Tag, mithin rund 36 g pro Kilogramm. Der des Säuglings von 4 Wochen 140 g pro Kilogramm und Tag, also das Vierfache.

Eine von ungenügendem Wasserangebot veranlaßte Gewichtsabnahme ist die sog. physiologische Gewichtsabnahme des Neugeborenen. Man ist jedoch nicht berechtigt, diese Abnahme ausschließlich auf zu geringes Wasserangebot zu beziehen, denn gleichzeitig liegt namentlich anfangs eine kalorische Unterernährung vor, wie die folgende Tabelle zeigt.

Im allgemeinen muß dem gesunden Säugling eine beträchtliche Anpassungsfähigkeit seines Wasserwechsels zugesprochen werden, denn er vermag eine gewisse Zeit auch mit gegenüber dem gewöhnlichen Angebot beschränkten Wassermengen durch Einsparung von Harnwasser und auch durch Herabsetzung der unmerklichen Wasserabgabe zuzunehmen, z. B. bei Ernährung mit Frauenmilch, die auf $^1/_3$ ihres Volumens konzentriert wurde oder mit Nahrungen von doppeltem Brennwert im Volumen der Milch. Selbstverständlich hat aber diese Anpassungs-

Le-bens-tag	Durch-schnittl. Trink-menge	Ka-lorien-angebot	% des Bedarfs
1	0	0	0
2	90	68,7	20,8
3	190	133	40,3
4	310	217	65,7
5	350	210	63,6
6	390	234	70,9
7	470	282	85,4

fähigkeit ihre Grenzen. Es ist mit Recht bezweifelt worden, daß eine solche Ernährungsweise auf die Dauer vorteilhaft ist, wenn nicht durch ¡Wasserzufuhr außerhalb der Mahlzeiten der Bedarf gedeckt wird. Im allgemeinen wird ein Wasserangebot von wenigstens 100—120 g pro Kilogramm Körpergewicht für nötig gehalten. Bei Frauenmilchernährung jüngerer Kinder ist im allgemeinen ein solches von rund 135 g gewährleistet. Bei beschränktem Angebot bringt sehr leicht irgendeine Störung (Infektion, sonstige erhöhte Wärmebildung, Wasserverluste durch Stühle oder Schweiß) den angespannten Wasserhaushalt aus dem mühsam aufrecht erhaltenen Gleichgewicht, es treten Fieberbewegungen und Gewichtsstürze ein. Grade solche Abnahmen können, wenn ein genügendes Wasserangebot rechtzeitig erfolgt, wieder schnell ausgeglichen werden. Im allgemeinen spielt eine Beschränkung des Wasserangebots praktisch eine geringere Rolle als Wassermangel infolge erhöhten Bedarfs oder infolge erhöhter Abgaben und Verluste.

Neben dem Wasserangebot ist das Salzangebot für die Bewegungen des Körpergewichts bedeutungsvoll. Die Vorstellung, daß beide Nahrungsbestandteile in Aufnahme und Abgabe in und aus dem Körperbestand eng voneinander abhängig wären und nur gleichsinnig erfolgen könnten, hat sich nicht als zutreffend erwiesen. Solche Abhängigkeit im Sinn eines Zwanges zur Wassereinsparung bei Salzzulagen, die nicht ausgeschieden werden können, gilt nur für extreme Bedingungen, für unphysiologisch große Salzbelastung junger Kinder, für geschädigte Säuglinge im Zustand der Dystrophie und für den Hungerzustand. Mäßiges Salzangebot ist keineswegs gesetzmäßig von Wasserspeicherung und einem diese begleitenden Gewichtsanstieg gefolgt. Bei geschädigten Kindern allerdings herrscht in dieser Hinsicht eine große Empfindlichkeit. Auf ein Mehr an Salz folgt ein stürmischer Gewichtsanstieg, welcher bei Entzug dieser Zulage oder schon vorher wieder schwindet. Als Salzangebot soll hierbei keineswegs das Kochsalz allein gelten, sondern die Summe der in der Milch vorhandenen Mineralbestandteile. Die Fähigkeit des gesunden Säuglings, schwankendes Salzangebot nicht mit Schwankungen der Wasserretention und des Gewichts zu beantworten, rührt daher, daß er die verschiedenen Bestandteile der Milchsalze in den Geweben zu speichern („Thesaurierung"), Überschüsse aber auszuscheiden vermag, während der kranke Säugling nur einen sehr lockeren, unzuverlässigen Anbau bewerkstelligt und verzögert ausscheidet. Man muß bei ihm damit rechnen, daß das Gewicht bei einer Minderung der Mineralzufuhr sinkt, so etwa beim Übergang von Kuhmilchgemischen auf

Frauenmilchernährung. Dieser Übergang führt bei Atrophie zu Gewichtsabnahmen, die als die „initiale Verschlimmerung" bezeichnet wurden.

Dem Verhalten der Salze ist dasjenige der Kohlehydrate in der Wirkung auf
die Gewichtskurve in gewisser Hinsicht vergleichbar. Reichliche Zufuhr hat
häufig auch einen Gewichtsanstieg zur Folge, der auf erhöhter Wasserbindung
beruht und verhältnismäßig leicht wieder rückgängig werden kann. Oft werden
eigentümliche Wirkungen auf das Körpergewicht bei schlecht gedeihenden
Säuglingen gesehen, wenn ohne Vermehrung der Gesamtkohlehydrate und des
Brennwerts Kombinationen von Kohlehydraten gegeben werden, etwa statt 6%
Kochzucker 4% hiervon und 2% Weizenmehl oder Malzextrakt. Das Gewicht
kann sprunghaft ansteigen. Hierbei spielen wahrscheinlich „Ergänzungsstoffe"
in einer zuvor nicht vollwertigen Nahrung eine Rolle, etwa Eiweißkörper, welche
vorher fehlten, oder vitaminartige Stoffe.

In ähnlicher Weise vermögen oft geringe Eiweißzulagen zu einer Nahrung,
die in dem besonderen Falle kein genügendes Eiweißangebot sicherte, oft über-
raschende Gewichtsansätze zu ermöglichen, so bei der Wiederherstellung von
Zuständen, die gesteigerten Eiweißzerfall bewirkten (Infektionen), oder bei Frühgeburt mit ihrem erhöhten Wachstumstrieb. Daß solche Eiweißzulagen in
anderen Fällen nicht das geringste bewirken, geht hieraus ohne weiteres hervor.
Ein möglichst hohes Eiweißangebot kann keineswegs als wünschenswert für
den Säugling angesehen werden, namentlich nicht, wenn es sich mit Fettmangel
und Zufuhr von viel Kohlehydraten und Salzen verbindet. Eine solche Nahrung
ist die in üblicher Weise angereicherte Buttermilch, die nur als Heilnahrung für
beschränkte Zeit und Zwecke oder zur Ergänzung einer eiweiß- und salzarmen
Nahrung (etwa Frauenmilch) Daseinsberechtigung hat. Allein und zeitlich
unbeschränkt gegeben, ist sie ein minderwertiges Gemisch, das gerade beim
kranken Kind einen Ansatz vortäuscht, der auf der Anreicherung des Körpers
mit locker gebundenem Wasser beruht. Bei keiner Ernährungsform kann man
solche Zusammenbrüche erleben wie bei dieser.

Es muß nachdrücklich darauf hingewiesen werden, daß ein regelrechtes
Gedeihen des Säuglings nur bei Fettzufuhr möglich ist. Das Fett übt außer
der durch seinen Brennwert ausgedrückten Ernährungsaufgabe biologische
Wirkungen aus, die in erster Linie auf seinem Gehalt an fettlöslichen Vitaminen
beruhen. Daher ist Ernährung mit vollwertigen Fetten für den Säugling zu
fordern, Margarine und andere Pflanzenfette haben auszuscheiden. Wahrscheinlich gibt es noch andere lipoide Stoffgruppen außer den Vitaminen, auf
deren exogene Zufuhr der Säugling angewiesen ist, wenn auch weder das
Cholesterin noch die Phosphatide solche Stoffe sind. Das bei der Ernährung
mit hochwertigen Fetten sich bildenden Unterhautfettpolster ist, wie die klinische
Erfahrung lehrt, funktionell anders beschaffen als das bei Kohlehydrateiweiß-
mast gebildete entsprechende Gewebe. Dieses enthält reichlich locker gebundenes
Wasser und vermag dasselbe nicht sicher festzuhalten. Daher kommt es bei dieser
Ernährungsform zu oft ganz unerwarteten Gewichtsstürzen und Zusammen-
brüchen, was man bei einer Ernährung mit einem reichlichen Gehalt an Fett-
körpern der Milch oder des Eidotters mit weniger Eiweiß nicht erlebt. Man
bezeichnet dies als die stabilisierende Wirkung hochwertiger Fette auf die
Gewichtskurve.

Auch die nicht fettlöslichen Vitamine (Gruppe B und C) haben entschiedenen
Einfluß auf die Gewichtskurve, die bei einem Fehlen oder Unterangebot von
ihnen verflacht und schließlich schwankend wird, wieder, indem die Wasserbindung unsolide wird. Beim Mangel an C-Vitamin spielen hierbei Gefäß-
schäden (abnorme Durchlässigkeit) eine Rolle. Solche Mangelernährung muß
sich allerdings über lange Zeit erstrecken, um klinisch merklich zu werden. Man

hat mit 3—5 Monaten zu rechnen, einer Zeitspanne, welche sich allerdings stark verkürzen kann, wenn Infektionen zu einem erhöhten Vitaminbedarf führen.

Hiermit ist ein den Ernährungszustand nachhaltig beeinflussender Faktor aufgezeigt. Es wäre aber weit übertrieben, wollte man die Auswirkung der Infektionen vorwiegend in diesem erhöhten Vitaminverbrauch sehen. Die Zusammenhänge zwischen Infektion und Körpergewichtsverhalten sind sehr vielgestaltig. Sicher sind die Einwirkungen der Infektionen auf den Verdauungskanal nicht zu vernachlässigen, die über Appetitverlust, Erbrechen, gelegentliche Durchfälle zu einer mehr oder minder ausgeprägten Unterernährung führen. Solche Unterernährung zwingt dann zum Leben auf Kosten der eigenen Körpergewebe und abermals zu einer Disposition zu erhöhter Wassereinlagerung, die bei hierzu geeigneten Ernährungsweisen sichtbar wird. Gemäß der Analyse von Leichenmaterial ist übrigens die Wasseranreicherung bei Dystrophie nur mäßig. Stärkere Ausschläge treten dann auf, wenn sich Ödeme bilden. Wir sehen aber auch ohne Schädigungen der Verdauungsorgane im Verlauf von Infektionen Gewichtsstillstand einsetzen. Sehr deutlich wird dies bei den dauernd oder vorwiegend fieberlosen chronischen Infektionen mit Tuberkulose und Lues. Solange der Infektionsprozeß aktiv ist, erlebt man hier zwar nicht in allen Fällen, aber doch sehr oft, eine Hemmung des Ansatzes von Körpermasse, die sich in flacher oder schwankender Gewichtskurve kundgibt. Was die akuten Infekte angeht, so sind übrigens Gewichtsabnahmen zwar vorherrschend, aber keineswegs der einzige Typ von Beeinflussung der Gewichtskurve. Sehr oft sieht man mit einsetzendem Infekt erhebliche, sprunghafte Gewichtsanstiege, die in der Rekonvalescenz wieder rückgängig werden. Beim Keuchhusten ist dies gesetzmäßig, bei Pneumonie vorherrschend. An solchen Schwankungen ist auch die Konstitution beteiligt insofern, als es Typen gibt, die in ganz besonderem Maße zu scheinbar unmotivierten Gewichtsschwankungen disponiert sind, was man mit „Hydrolabilität“ bezeichnet hat (s. Abschnitt Diathesen). Sehr häufig überschneidet sich diese Veranlagung mit der zum Ekzem. Auch der Alterseinfluß spielt eine gewisse Rolle insofern, als jüngere Säuglinge hydrolabiler als ältere sind, wenn man in beiden Altersklassen pathologische Fälle ausschließt. Hierbei dürfen nur prozentisch gleiche Schwankungen gleichgesetzt werden, nicht absolute. Ist es doch ohne weiteres einleuchtend, daß eine Gewichtsabnahme von 300 g im Alter von 9 Monaten etwas anderes bedeutet als mit 3 Wochen.

Eine gewisse Größe des Gewichtsverlustes wird als bedrohlich für das Leben des Säuglings angesehen und zwar der Verlust von $^1/_3$ des je erreichten Höchstgewichtes (QUESTsche Zahl). Freilich ist diese Angabe mehr als allgemeine Regel denn als bindendes Gesetz zu verstehen.

Körperlänge. Diese hat als ein nur im Verlauf langer Zeiträume sich änderndes Maß naturgemäß geringere klinische Bedeutung als das Gewicht. Der Einwirkung von Unterernährung unterliegt die Längenzunahme nicht in gleicher Weise wie die Massenzunahme. Erst bei längerer Fortdauer erheblicher Nährschäden bleibt auch das Längenwachstum hinter den Anforderungen zurück. Es ist zu beachten, daß die erhebliche Variationsbreite der Körperlänge es nicht ermöglicht, die bei einem Säugling gemessene Länge ohne weiteres zu beurteilen. Bei geringer Geburtslänge kann ein normales Längenwachstum zu einem gegebenen Zeitpunkt hinter der Länge zurückbleiben, welche ein größer geborenes Kind besitzt, obwohl dessen Wachstum durch Dystrophie retardiert ist. Es ist für den Arzt dringend zu empfehlen, daß er die Körperlänge bei jedem Säugling, den er untersucht, mißt, damit Grundlagen für eine Beurteilung des Längenwachstums bei einer späteren Untersuchung gewonnen werden.

Kreislauf. Das Herz selbst ist bei den Ernährungsstörungen wenig beteiligt. Eine Ausnahme machen nur die Zustände von B-Vitaminmangel, die bei uns nicht vorkommen, sondern als Säuglingsberiberi bei Brustkindern latent berberikranker Mütter im fernen Osten beobachtet werden. Kreislaufinsuffizienz infolge Herzschwäche tritt nur bei fortgeschrittener Atrophie als ein Endsymptom ein. Die Herztöne werden sehr leise, schlecht voneinander abgegrenzt, schließlich wird der erste Herzton leiser als der zweite. Die Pulszahl ist schon vorher niedriger als dem Alter entspricht. Noch früher setzen Störungen des peripheren Blutumlaufs ein, die sich bei vielen Fällen von Dystrophie finden. Die Spitzenteile werden bläulich-livid unter Bedingungen, unter denen ein gesunder Säugling dieses Symptom nicht zeigt. Füße und Hände fühlen sich kalt an. Am Fuß- und Handrücken kann sich ein leichtes Ödem finden, dessen Turgescenz mit der Schlaffheit der Gewebe an Schenkeln und Armen kontrastiert. Zählt man die Blutkörperchen an den verfärbten Teilen, so findet man in dem dunklen, schwerflüssigen und rasch gerinnenden Blut erhöhte Zahlen von Blutkörperchen und ebenso einen hohen Hämoglobinwert. Diese Erhöhungen beruhen auf örtlichen Anreicherungen infolge einer Verlangsamung des peripheren Blutumlaufs, welche bei Atrophie auch mit kalorimetrischen Methoden ermittelt wurde. Bei den akuten Brechdurchfällen kommen auch andersartige, sich stürmisch entwickelnde Bilder peripherer Kreislaufstörungen zur Beobachtung die mehr dem Shock entsprechen und unmittelbar gefahrdrohend sind. Sie werden später geschildert.

Zustand der Gewebe. Eine gewisse Beurteilung des Zustandes der Gewebe ermöglicht schon die Inspektion. Eine Abmagerung kommt zuerst am Rumpf zustande (Bauchpolster), dann an den Extremitäten, zuletzt im Gesicht, in dem der Wangenfettpfropf oft bei sonstiger Abmagerung noch lange bestehen bleibt. Auch das Faltenrelief der Haut ist zu beachten. Für ein Kind in gutem Ernährungszustand sind Querfalten an Oberschenkel und Oberarmen charakteristisch, die bei Einschmelzung der Fettpolster in Schräg- zuletzt in Längsfalten übergehen. Die Pulsation der Armschlagader wird am Oberarm sichtbar. Bei hochgradiger Atrophie hat die Haut ein eigenartig gefälteltes Aussehen, das mit zerknittertem Papier verglichen wurde.

Das subcutane Fettpolster soll sich straff und prall bei der Befühlung darbieten. Dieses Verhalten wird als *„Gewebsturgor"* bezeichnet, Weichheit und Schlaffheit als *„Turgorverlust"*.

Gewisse Symptome kennzeichnen den akuten Wasserverlust:

1. Stehenbleibende oder sehr langsam verstreichende Hautfalten, die man am Oberschenkel oder am Unterbauch prüft.

2. Das Einsinken der Fontanelle und das Zurücksinken des Bulbus in der Augenhöhle.

3. Verlängerte Quaddelzeit.

Das letztgenannte Zeichen ist praktisch wenig brauchbar, weil es Zustände von akutem Wasserverlust gibt, bei welchen lokalisierte Ödeme vorhanden sind. Prüft man in einer Region mit Ödemneigung, so findet man eine gegen die Norm verkürzte Quaddelzeit.

Bei schweren akuten Ernährungsstörungen und bei den katastrophalen Wendungen chronischer Ernährungsstörungen wird weiterhin eine Veränderung des Unterhautgewebes gefunden, die in einer gewissen Plastizität und Starrheit, einer Konsistenzvermehrung besteht. Der schwerste Grad dieser Veränderung ist *das Fettsklerem* mit der Entwicklung brettharter Konsistenz des Unterhautgewebes. Die Veränderung beginnt gewöhnlich an der Außenseite der Schenkel. In der Mehrzahl der Fälle ist hohes Fieber vorhanden.

Auch an der Muskulatur werden bei Ernährungsstörungen Veränderungen nachweisbar. Bei Dystrophie findet sich in der Mehrzahl der Fälle eine Steigerung des Muskeltonus, d. h. muskuläre Hypertonie, die sich palpatorisch und durch passive Bewegungen feststellen läßt. Bei den vorerwähnten Toxikosen und Katastrophen findet sich bisweilen eine fast lähmungsartige Schlaffheit der Muskulatur. Endlich hat der *Muskelwulst* klinische Bedeutung. Er zeigt sich bei Perkussion einer geeigneten Muskelstelle mit dem Hammer in Gestalt eines fühlbaren, bisweilen auch sichtbaren Knötchens, das mehrere Sekunden bestehen bleibt. Man prüfe bei leicht abduzierten Schulterblättern am Trapezius. Gesunde Säuglinge zeigen niemals an der Stammuskulatur einen Muskelwulst. Derselbe hat weder mit Muskelhypertonie noch mit Wasserverlusten etwas zu tun, sondern weist wahrscheinlich auf Prozesse hin, die zu einem Einschmelzen und Aufbrauchen von Muskulatur im Stoffwechsel führen. Auffällig ist es, daß man bei unterernährten Frauenmilchkindern den Muskelwulst meistens nicht findet.

Verdauungsorgane. Der Zustand derselben wird klinisch nach Erbrechen, Stuhlverhältnissen sowie nach der Appetenz beurteilt.

Erbrechen ist ein vieldeutiges Symptom. Es kann eine Folge fehlerhafter Ernährungstechnik sein und ist dann durch Umstände wie zu große Trinkmengen, zu kurze Trinkpausen, hastiges Trinken, Unterlassen des Aufstoßenlassens bedingt, oder es ist durch Infektionen infolge einer toxischen Wirkung auf das Brechzentrum veranlaßt, oder ist nervös verursacht wie das nervöse Speien, oder durch cerebrale Erkrankungen ausgelöst oder durch anatomische Ursachen, wie Stenosen im Verdauungskanal beherrscht. Außerdem kann Erbrechen ein Symptom von akuten Ernährungsstörungen sein — daher der Name Brechdurchfall — und beruht in diesem Falle auf einem funktionellen Reizzustand des Magens. Bei den schweren toxischen Brechdurchfällen ist es durch den Zustand der Wasserverarmung (Anhydrämie, Exsikkose) der Zentren hervorgerufen. Von Bedeutung ist schließlich das in der Rekonvalescenz nach Infektionszuständen, gelegentlich auch sonst bei schlaffen Flaschenkindern vorkommende atonische Erbrechen, dem ein großer, erweiterter Magen mit schlecht entwickelter Peristole zugrunde liegt.

Von Wichtigkeit ist auch der Füllungszustand des Bauches. Aufgetriebenen Bauch mit meteoristisch geblähten Därmen findet man sehr häufig bei chronischen Ernährungsstörungen, auch als signum mali ominis während akuter Kollapszustände; etwa bei Pneumonien. Der eingesunkene Bauch kommt als Symptom des Hungers bei Zuständen von Unterernährung und bei schwerem Erbrechen vor.

Die Stuhlentleerungen werden weitgehend von der Ernährungsweise beherrscht.

1. Hungerzustände, Teediät, starke Unterernährung: dunkelbraune bis braungrüne, substanzlose, bisweilen schleimhaltige, fade bis faulig riechende Stühle, oft an Zahl und Menge vermehrt (Pseudodiarrhöe), bisweilen auch nur selten entleert (Pseudoobstipation).

2. Frauenmilchernährung: goldgelbe, pastige, homogene, neutrale bis schwach saure, etwas fade riechende Stühle oder *weit häufiger* grünlich-gelbe, inhomogene, weiße Bröckelchen von Fettsäuren enthaltende, sauer reagierende, aromatisch riechende, schleimhaltige Entleerungen. Liegen diese Stühle an der Luft, so verfärben sie sich langsam grün, was auf katalytischer Oxydation des Bilirubins beruht. Die zuerst beschriebene Form der Stühle wird oft unter einer gewissen Obstipation, die zweite Art in vermehrter Zahl entleert. Pathologische Formen und Verhältnisse sind weiter unten besprochen (s. S. 72).

3. Zwiemilchernährung: Geruch und saure Reaktion des Frauenmilchstuhls verschwinden in dem Maße, in welchem beigefüttert wird, in einigen Tagen. Der Stuhl wird bräunlicher, etwas fester, mitunter geformt und knollig und haftet

dann weniger an der Windel. Pathologische Formen entsprechen den unter 4. geschilderten.

4. Kuhmilchgemische, saure Nahrungen, Vollmilch.

a) Normal: Die Stühle sind bei gesunden Säuglingen an Masse reichlicher als Frauenmilchstühle, dunkelgelb bis lehmbraun gefärbt, riechen meistens faulig und reagieren alkalisch. Täglich werden 1—3 Stühle entleert. Pro 100 g Frauenmilch rechnet man 3 g Stuhl, pro 100 g Kuhmilchmischung 5 g Stuhl, Tagesmenge dort 15—25 g, hier 30—40 g.

b) Pathologisch: Die Stühle können Neigung zeigen, fest und knollig zu werden, so daß sie unter Schwierigkeiten entleert werden. Der Stuhl haftet nicht mehr an der Windel, sein Wassergehalt ist vermindert. Die Farbe nimmt im Lauf der Zeit ab, wird hellbraun, dann grau, schließlich fast weiß, was als „Kalkseifenstuhl" bezeichnet wird. Dieser Vorgang beruht vorwiegend auf bakteriell veranlaßter Reduktion des Bilirubins, teilweise auch auf Überdeckung mit weißen Kalkverbindungen. Die Reaktion ist alkalisch, der Geruch nach Fäulnis. Mitunter besteht hartnäckige Verstopfung.

Bei Durchfällen des Säuglings finden sich verschiedene Stuhltypen, die man nach dem Grade der Wasserbeimengung als voluminös, locker, breiig, schmierig, zerfahren, spritzend bezeichnet. Durch Gehalt an Fettsäurenbröckeln und an Schleimpartikeln werden die Stühle inhomogen und dann als zerhackt bezeichnet. Die Färbungen sind sehr mannigfach. Es gibt sowohl grünliche und grünbraune, dann meist sauer reagierende Stühle bei Durchfall, wie auch braun oder gelb gefärbte, endlich graue, sogar weißliches Faeces. Auch in diesem Falle kann fast stets Gallenfarbstoff mit der Schmidtschen Sublimatprobe oder anderen Oxydationsmitteln nachgewiesen werden. Die Reaktion kann bei Diarrhöe sowohl alkalisch wie sauer sein, indem sowohl ein Vorwiegen von Fäulnis wie von Gärung vorkommen kann. Beides schließt sich keineswegs gegenseitig aus, es gibt saure Stühle mit Fäulnisgeruch und Gärungsstühle, die durch starke Darmsekretion alkalisiert sind. Auch biochemisch ist es möglich, daß Fäulnis (Eiweißzersetzung) unter saurer Reaktion vor sich geht, während andererseits Gärungsvorgänge primär immer saure Reaktion bewirken. Die Masse an Stuhl ist bei Diarrhöe stets vermehrt und kann bis zu mehreren 100 g betragen. Der Gehalt an unresorbierten Nahrungsstoffen ist in durchfälligen Stühlen erhöht. Bei stärkehaltigen Nahrungen wie Mehlsuppen und Breien findet man bei Diarrhöe fast gesetzmäßig positive Jodreaktion im Stuhlausstrich. Zucker erscheint nur bei stürmischen Durchfällen. Der mit Carbolfuchsin gefärbte Ausstrich zeigt Fettsäurenadeln und Fetttropfen. Bei weißen Durchfällen können diese sehr reichlich erscheinen, was als „Fettdiarrhöe" bezeichnet wurde. Auch die chemische Analyse ergibt die verschlechterte Resorption von Fetten und Kohlehydraten, deren Ausmaß der Schwere der Dyspepsie etwa parallel geht. Eiweißverluste durch schlechte Resorption spielen keine Rolle, während ein Stickstoffverlust durch Übergang von viel Sekreteiweiß in den Stuhl und durch Verlust von Abbaustufen in mäßigem Grade möglich ist. Bei allen Durchfällen ist also die Ausnützung der Nahrung mehr minder beeinträchtigt.

5. Stühle bei Malzsuppenextrakt.

Diese sind von brauner Farbe, saurer Reaktion, weicher bis flüssiger Konsistenz und etwas vermehrter Zahl. Entsteht unter Malzsuppenernährung Durchfall, so sind die Stühle sehr sauer, braun, wäßrig, spritzend.

6. Stühle bei Buttermilch.

Homogen, graugrün, bisweilen leicht körnig, meist faulig und alkalisch. Bei Durchfällen verschiedenes Verhalten, Gärungs- oder Fäulnisstühle, zum Teil in Abhängigkeit von Art und Menge der beigegebenen Kohlehydrate (s. oben 4., b).

7. Stühle bei Sojamehlnahrung.

Sehr voluminös, dunkel graugrün, leicht sauer.

8. Gemüsestühle.

Man erkennt die Gemüsereste schon makroskopisch. Meist massive und geballte Entleerungen. Die Ausnützung kann trotzdem befriedigend sein. Die Sichtbarkeit von Gemüsepartikeln ist kein Grund, vom Gemüse in der Ernährung abzugehen.

Der Appetit ist kein zuverlässiger Maßstab zur Beurteilung des Zustandes des Kindes. Sein Verlust kommt häufig beim Einsetzen eines Brechdurchfalls zur Beobachtung und wird auch bei Infektionen häufig bemerkt. Andererseits kommt aber gute Appetenz, ja sogar Heißhunger bei ganz schweren Störungen (Atrophie) vor.

Die Nahrungsverträglichkeit oder „*Toleranz*" hat man die Eigenschaft eines künstlich genährten Säuglings genannt, bei einer Nahrung ohne Störungen besonders von seiten des Verdauungskanals zu gedeihen. Diese Eigenschaft beruht auf sehr komplexen Grundlagen. Ohne Zweifel gibt es eine konstitutionelle Schwäche der Nahrungsassimilation, die zu Schädigungen vorbereitet. Wir können sogar dem Alter bei der Überwindung eines solchen Verhaltens Bedeutung beimessen, denn Frühgeburten, Neugeborene und junge Säuglinge sind empfindlicher gegenüber Belastungen ihrer Verdauungsleistungen, so daß diese eher versagt als bei älteren Säuglingen. Neben der Konstitution spielt die Außenwelt eine wesentliche Rolle. Die Toleranz wird erfahrungsgemäß durch fehlerhafte Ernährung, besonders durch Mängel der Ernährung, unterhöhlt. Verderblich wirken sich lang ausgedehnte Hungerzustände aus, während kurz dauernde Überlastungen bei bisher normal ernährten und gut gedeihenden Säuglingen weit weniger zu fürchten sind. Die Überfütterung spielt heutzutage in der Genese der Nährschäden beim Säugling eine recht untergeordnete Rolle, wie die ständige klinische Erfahrung lehrt. Sehr wesentlich für die Toleranz sind dagegen die Veränderungen, welche Infektionen und früher durchgemachte Störungen, besonders Brechdurchfälle, für geraume Zeit hinterlassen.

Körpertemperatur. Das gut gedeihende jüngere Brustkind hat eine Kurve der Rectaltemperatur, welche die Tagesschwankungen des späteren Alters, die Spanne zwischen Morgen- und Abendtemperatur kaum in Erscheinung treten läßt. Unter den Lebensbedingungen der ersten Lebensmonate ist der normale menschliche Säugling bei Brusternährung „monotherm". Bei künstlicher Ernährung liegen die Verhältnisse nicht so, auch bei konstitutionell abwegigen Kindern nicht, die uns hier aber nicht beschäftigen sollen. Was bei künstlicher Ernährung bisweilen auffällt, ist eine gewisse Labilität, ein gewisses Schwanken der Temperaturkurve. Diese Schwankungen erreichen häufig die Höhe von Fieberbewegungen, wenn ein künstlich genährter Säugling an Brechdurchfall erkrankt. Da solches Fieber durch Nahrungsentzug und Wasserzufuhr beherrscht werden kann, entstand der Gedanke eines nicht bakteriellen, sondern alimentären Fiebers. Daß solches möglich ist, wurde durch Versuche an Tieren und Menschen, besonders an Säuglingen, dargetan. Man fand auf Einspritzung von Kochsalzlösung wie auf Fütterung ziemlich großer Mengen von solcher (100 ccm 3%ig) beim Säugling ein „Salzfieber", analog ein „Zuckerfieber" und ein „Molkenzuckerfieber". Gegen die Heranziehung des Salzfiebers zur Erklärung des alimentären Fiebers der Säuglinge ist einzuwenden, daß es nur unter extremen, unnatürlichen Versuchsbedingungen zustande kommt. Zucker- und Molkenzuckerfieber setzen Durchfälle voraus, welche die Mitwirkung von bakteriellen Produkten wie von Spaltstoffen der Eiweißverdauung nicht ausschließen lassen. Für die Beteiligung von Eiweißspaltprodukten spricht der Umstand, daß die perorale Verabreichung von Lösungen, die solche oder genuines Eiweiß nicht enthalten, kein Fieber hervorzubringen vermag, wenn unphysiologisch hohe Konzentrationen vermieden werden. Eine andere fiebererzeugende Ursache wurde im Wassermangel erkannt und deshalb der Ausdruck „Durstfieber" geprägt. Namentlich bei Angebot von reichlichem Nahrungseiweiß, aber auch von Harnstoff, dem Endprodukt des Eiweißstoffwechsels, tritt Durstfieber auf, das sich prompt durch Trinkenlassen von Wasser, nicht aber durch rectale Zufuhr von Kochsalzlösung beheben läßt. Bei diesem Fieber sind der Grundumsatz und die Perspiration gesteigert. Die Deutung dieser Zustände ist umstritten. Der Meinung, daß es sich um Hyperthermie, erhöhte Wärmebildung bei infolge Wassermangels behinderter Wärmeabgabe handelt, steht die Auffassung gegenüber, daß Eiweißabbauprodukte infolge zentralnervöser Reizwirkungen bei einer durch den Wassermangel bewirkten Erregbarkeitssteigerung Fieber auslösen. Gegen die erste These wurde eingewendet, daß von gehemmter Perspiration als Grundlage einer Überwärmung nichts bemerkt wurde, sondern das Gegenteil, eine Steigerung. Gegen die toxische Genese des alimentären Fiebers brachte man den Einwand vor, daß die vermehrten pyretogenen Eiweißabkömmlinge bisher nicht auffindbar waren.

Die natürliche Ernährung des Säuglings und ihre Störungen.

Physiologie der Laktation. Die Veränderungen, welche die weibliche Brustdrüse für das Stillgeschäft vorbereiten, setzen bereits in der Gravidität ein, gegen deren Ende eine wesentliche Vergrößerung des Gesamtorgans, eine Zunahme des Drüsenkörpers, eine gesteigerte Blutdurchströmung, eine vermehrte Pigmentablagerung im Gebiete des Warzenhofs und eine gelegentliche schwache Sekretabsonderung festzustellen sind. In diesem Zustand ist die Brust zur Lactation bereit. Eine Vorhersage auf deren Ergebnis ist aus dem Befund bei der Betrachtung und Betastung nicht möglich, insbesondere stehen Größe und Ergiebigkeit nicht in einem unmittelbaren Zusammenhang. Bekanntlich führt die Geburt noch nicht ohne weiteres zu einer gesteigerten Milchsekretion. Am ersten Lebenstag des Kindes stehen diesem selbst bei häufigem Anlegen nicht mehr als 10—20 ccm zur Verfügung. Das bei den Saugversuchen herausbeförderte Sekret ist noch nicht reife Milch, sondern Colostrum oder Vormilch, eine gelbliche, trübseröse, bei mikroskopischer Betrachtung mit Leukocyten und Fetttröpfchen durchsetzte Flüssigkeit. Chemisch ist diese Vormilch durch hohen Eiweißgehalt und niedrigen Zuckergehalt, auch relativ hohen Aschegehalt ausgezeichnet. Casein, der spezifische Eiweißkörper der Milch, tritt im Colostrum gegenüber albuminartigen Stoffen ganz zurück. Die Vormilch ist nicht labfähig und wird durch Verdauungsfermente, besonders Proteasen, im Reagensglas schwer und nur geringfügig angegriffen. Die Vormilch geht durch ein mehrtägiges Stadium der Absonderung einer Übergangs- oder Frühmilch in der 2. Woche in die reife Milch über. Die Frühmilch wird meist vom 4., seltener vom 5. oder 6. Lebenstag an unter der Voraussetzung, daß regelmäßig Saugversuche unternommen werden, oder die Brust in anderer Weise entleert wird, in reichlicherer Menge gebildet. Es darf also ruhig bis ans Ende der 1. Lebenswoche zugewartet werden, wenn die Sekretion spät einsetzt. Man füttre nicht voreilig Kuhmilchmischung zu! Die Entleerung muß mindestens 3—4mal täglich erfolgen, wenn die Milchbildung in Gang kommen soll. Das Einsetzen der verstärkten Absonderung von Sekret gibt sich an der Brust durch Schwellung, vermehrte Wärme, Gefäßfüllung und Druckempfindlichkeit zu erkennen. Man spricht von einem „Einschießen" der Milch. Bei Fortdauer der Sekretion gehen diese Erscheinungen in ihrem Ausmaße wieder etwas zurück. Soll die Sekretionsleistung erhalten bleiben, so ist ein ständiges Entleeren der Brust erforderlich, das am vollkommensten durch das saugende Kind erreicht wird. Wenn das gleiche durch Abdrücken mit den Händen oder mittels der Milchpumpe erzielt werden soll, so sind hierzu Übung und Erfahrung nötig.

Die Entleerung der Brust beim Saugakt des Kindes geschieht so, daß dieses den ganzen Warzenhof mit Lippen und Kiefern luftdicht umfaßt, worauf in einer zweiten Phase durch Senkung des Kiefers ein luftleerer Raum entsteht, der nach rückwärts durch den Zungengrund abgedichtet ist. Es folgt das Heben des Kiefers, der den Warzenhof und die Brustwarze zusammenpreßt, wobei die Milch, die sich in der vorhergehenden Phase in den Milchgängen angesammelt hat, in die Mundhöhle fließt, deren Abschluß nach hinten sich unter Senkung des Zungenrückens öffnet, worauf der Schluckakt erfolgt. Die Schluckbewegungen gehen im Beginn eines Schluckaktes in rascher Folge vor sich. Die Nahrungsaufnahme ist in dieser Zeit am schnellsten. In den ersten 5 Minuten wird bei gut trinkenden Kindern und ergiebigen Brüsten die Hälfte bis $^2/_3$ der bei der ganzen Mahlzeit aufgenommenen Milch getrunken. Die nächsten 5 Minuten decken wieder den Hauptteil des Restes, während nach 10 Minuten kaum mehr etwas getrunken wird. Hieraus ist zu ersehen, daß es sinnlos ist, die Stillzeiten übermäßig lange auszudehnen. Eine Dauer über 30, ja bis 45 Minuten züchtet nur üble Trinkangewohnheiten beim Säugling, verleitet diesen zum Spielen mit der Brust, überanstrengt die Mutter und bewirkt leicht Rhagadenbildung.

Es gibt „schwergehende" und „leichtgehende" Brüste. Bei den erstgenannten verzögert der Tonus der Warzenhofmuskulatur das Ausfließen der Milch, was in den schwersten Fällen bis zu einem gewissen schmerzhaften Spasmus gehen kann. Bei leichtgehenden Brüsten fehlt diese Tonussteigerung. Hier kann der Sekretionsdruck ausreichen, um zu einem Ausfließen der Milch aus den Milchgängen zu führen, der Galaktorrhöe. Diese Erscheinungen des leichten oder schweren Gehens der Brust haben nichts mit deren Ergiebigkeit zu tun. Insbesondere ist die weitverbreitete Meinung, Galaktorrhöe bewiese eine große Leistung der Brust, welche sozusagen aus Überfluß überquelle, durchaus falsch. Dieser Milchfluß kann mit sehr kleinen Milchmengen einhergehen.

Zwischen der Leistungsfähigkeit der rechten und linken Seite bestehen oft deutliche Unterschiede. Entzündungen, besonders eitrige Einschmelzungen und Schnitte in den Drüsenkörper schädigen die Leistung meist für dauernd.

Stillfähigkeit überhaupt ist bei jeder Frau, die ein Kind nach ihrer Entbindung anlegt, vorhanden. Der Zustand eines absoluten Milchmangels existiert nicht. Dagegen kommt häufig ein relativer Milchmangel, eine Hypogalaktie, vor. Bei dieser spielen verschiedene Faktoren eine Rolle. Sehr oft fehlt es an einem ausreichenden Stillwillen, dessen Vorhandensein Schwierigkeiten und Störungen beim Stillgeschäft überwindet. Aber selbst, wo er zunächst vorhanden ist, kann er gelähmt werden durch wirtschaftliche Not, den Zwang, zum Broterwerb auf Arbeit zu gehen, frühzeitig die ganze Hauswirtschaft und Kinderpflege wieder zu übernehmen oder gar bei schwerer Feldarbeit mitzuhelfen. Schwere körperliche Arbeit, ungenügende Nachtruhe und mangelhafte Ernährung hemmen die Milchproduktion direkt. Unter solchen Verhältnissen ist ein ausreichendes Stillen meist unerreichbar. In anderen Fällen ist es so, daß mit dem Wegfall des reichsgesetzlichen Wochengeldes und Stillgeldes 12 Wochen nach der Entbindung die Stilltätigkeit allmählich eingestellt wird. So kommt es, daß die wünschenswerte Zeit von 6 Monaten Stilldauer vielfach nicht erreicht wird. Selbstverständlich gibt es aber eine nicht von solchen exogenen Momenten abhängige, sondern konstitutionell bedingte Hypogalaktie, die allerdings seltener ist als die erstgenannte.

Stilltechnik. Die Durchführung des Stillgeschäfts soll so geschehen, daß die sitzende Mutter das Kind quer auf ihrem Schoß liegen hat und den Kopf desselben mit einer Hand leicht unterstützt, während die andere Hand die Brust etwas von der Nasengegend des Kindes zurückdrängt, damit das Kind frei atmen kann. Es empfehlen sich zum Stillen niedrige Hocker oder der Gebrauch eines Fußschemels, damit die Knie der Stillenden höher stehen und sie sich nicht übermäßig vornüber bücken muß, was sehr ermüdet. Frisch entbundene Frauen stillen ihr Kind im Liegen, indem sie es auf die Seite neben sich legen, auf der die Brust gereicht werden soll. Die Dauer des einzelnen Aktes soll 20 Minuten nicht übersteigen. Die Zahl der Stillakte soll mit vierstündigen Pausen tagsüber und mit achtstündiger Nachtpause bei gesunden, normalgewichtigen Kindern fünf nicht übersteigen, so daß also etwa angelegt würde um 6, 10, 14, 18, 22 Uhr. Eine größere Anzahl von Mahlzeiten kann bei untergewichtigen, schwächlichen und frühgeborenen Säuglingen in Frage kommen, die man dann 6—8mal anlegen läßt. Es soll als Regel dienen, daß nur eine Brust gereicht wird. Deckt die hierbei getrunkene Menge nicht den Bedarf des Kindes, so mag auch die zweite Brust gegeben werden. In solchen Fällen ist es wichtig, daß beim nächsten Anlegen mit der vorher an zweiter Stelle gereichten Brust begonnen wird. Denn nur so wird einer ungenügenden Entleerung mit Milchstagnation und Rückgang der Sekretion vorgebeugt.

In den Fällen, in welchen ein Anlegen an die Brust unmöglich ist, soll die Milch abgepumpt werden, wozu besondere Milchpumpen dienen. Zum Handbetrieb sind die Modelle von Ibrahim und Jaschke eingerichtet, das von Scheer ist elektrisch betrieben. Die gesammelte Milch wird mit der Flasche verfüttert. Das Abpumpen muß 5mal täglich geschehen.

Die Gesamtmenge an Milch, die ein Kind täglich an der Mutterbrust aufnimmt, kann von Tag zu Tag nicht unerheblich schwanken. Noch größer sind die Schwankungen, welche von einer Mahlzeit zur anderen eintreten. Besonders am frühen Nachmittag, wenn die Verdauungstätigkeit in vollem Gange ist, ist die Milchabsonderung gering, am Morgen nach der Nachtpause überdurchschnittlich groß. Es ist daher völlig falsch, aus der Größe einer Einzelmahlzeit Schlüsse auf die Tagesmenge ziehen zu wollen. Zum mindesten ist zu verlangen, daß die Trinkmengen eines Tages durch Wägen vor und nach jedem Anlegen ermittelt werden. Die Tagesmenge soll von der 3. bis zur 7. Woche ein Fünftel, dann bis ins 2. Quartal des 1. Lebensjahres ein Sechstel, an dessen Ende ein Siebentel des Körpergewichts des Kindes betragen.

Der Ernährungserfolg wird am Gesamtzustand des Kindes, besonders auch am Gewicht bemessen, das im 1. und 2. Quartal im Mittel um 20—30 g täglich steigen soll. In den ersten 5—6 Monaten kommt es so zu einer Verdopplung des Geburtsgewichts, während das 2. Halbjahr mit stetig abnehmender Wachstumstendenz nur bis zur Verdreifachung führt. Im letzten Quartal des 1. Jahres sind also Wochenzunahmen von 50—70 g ausreichend, im ersten betragen sie bis zu 250 g und darüber.

Alter (Monate)	1	3	5	7	9
Wochenzunahme	250	182	125	88	75

Bekanntlich bringen die 3 ersten Lebenstage die als physiologisch bezeichnete, 8—9% des Geburtsgewichts betragende, rückläufige Körpergewichtsbewegung, die als Norm bis zum 11. oder 14. Tag ausgeglichen sein soll. Wie erwähnt, hängt diese Abnahme mit Inanition und Wassermangel während der ersten Lebenstage vor dem Einsetzen der Brustsekretion zusammen. Mit dieser Wasserverarmung kann auch die Neigung zu Fieberbewegungen am 4. Lebenstage erklärt werden. Sie wird durch den Eiweißreichtum des Colostrums noch begünstigt. Ein Teil der Säuglinge wird auch schlaff und matt. All dies kann durch Trinkenlassen von dünnem Tee in reichlicher Menge beseitigt werden.

Bei manchen Fällen wird das Geburtsgewicht noch später als am 14. Lebenstag wieder erreicht. Solche Abweichungen dürfen keinesfalls ohne weiteres zur Beifütterung von Kuhmilch oder gar zum Abstillen Anlaß geben. Vielmehr ist zunächst zu kontrollieren, ob das Kind ausreichend an der Brust ernährt ist, wozu planmäßige Wägungen vorzunehmen sind. Ergibt sich, daß das Kind knapp ernährt ist, so warte man bei jungen Säuglingen zunächst ab, ob sich die Milchmenge bei exakter Befolgung der Stillregeln nicht noch hebt. Bleibt das Mißverhältnis zwischen Angebot und Bedarf bestehen, so zögere man nicht mehr, *„Zwiemilchernährung"* einzuleiten, d. h. Kuhmilchgemische beizufüttern.

Abstillung. Die Dauer der natürlichen Ernährung des Kindes soll, wenn die Möglichkeit besteht, auf 8—9 Monate ausgedehnt werden, in jedem Falle aber unter rechtzeitiger Ergänzung durch Beinahrung in Gestalt von frischen Fruchtsäften, die man vom 4. Monat ab gibt, einen Monat später durch Beigabe von Gemüse. Die Fruchtsäfte werden roh gegeben und zuerst nur in Mengen von 1—2 Teelöffeln. Im Sommer und Herbst kann einheimisches Obst verwendet werden, ebenso Möhren- oder Tomatensaft eßlöffelweise, während abgelagerte Winteräpfel ziemlich wertlos sind, weil der C-Vitamingehalt des Apfels, an sich niedrig, beim Lagern noch weiter absinkt. Als Quelle des C-Vitamins ist im Winter Orangen- oder Citronensaft zu empfehlen. Gemüse wird anfangs auch nur in Mengen von einigen Teelöffeln gegeben, bis das Kind sich an diese Darreichungsform gewöhnt hat. Neuropathen und Schwachsinnige machen Schwierigkeiten, die durch Geduld und Festigkeit zu überwinden sind. Das Gemüse soll zur Verhütung des Verlustes von wertvollen Bestandteilen in wenig Wasser gedämpft, also nicht mit viel Brühe gargekocht werden. Es wird dann durchpassiert und etwas Butter zugesetzt. Salzzugabe ist überflüssig. Man bevorzugt Möhren, Blumenkohl, Salatblätter. Spinat, auf die vorgeschriebene Art bereitet, ist infolge widerlichen Geschmacks ungenießbar. Er muß 1—2mal mit kochendem Wasser übergossen werden und kann dann, wie angegeben, bereitet werden. Im 6. Monat soll der Säugling soweit sein, daß er mittags eine Mahlzeit von 100—150 g Gemüse verzehrt, womit eine Brustmahlzeit erspart wird.

Die Dauer des Stillgeschäftes im 3. Quartal kann von äußeren Umständen abhängig gemacht werden. Die Aussichten für ein ungestörtes Gedeihen nach der Entwöhnung sind schon bei halbjährigen Kindern sehr gute, wenn nicht gerade heiße Sommermonate herrschen, die eine gewisse Vorsicht ratsam erscheinen lassen. Es wird also auch schon im 3. Quartal meist gut gelingen, Säuglinge abzustillen. Dies soll jedoch nie plötzlich geschehen, sondern soll sich immer über mehrere Wochen hinziehen, indem eine Brustmahlzeit nach der anderen durch Kuhmilch ersetzt wird. Es empfiehlt sich, im 3. Quartal mit einer Breimahlzeit — Vollmilch mit 7% Grieß und 5% Zucker — die Kuhmilchernährung einzuleiten. Da schon vorher eine Gemüsemahlzeit gegeben wurde, so wäre das Kind dann noch täglich dreimal anzulegen. Diese Brustmahlzeiten können nacheinander durch die Flasche ersetzt werden. Zu diesem Zweck kann 150 g Vollmilch mit 5% Zuckerzusatz gegeben werden. Bei diesem Vorgehen werden im ganzen 600 g Kuhmilch zugeführt, die die erlaubte Höchstmenge an Kuhmilch darstellen. Die Verteilung der Mahlzeiten mit $^3/_4$ Jahren wäre die folgende:

6 Uhr: 150 g Vollmilch mit 5% Kohlehydrat (Zucker oder Zucker und Mondamin).
10 Uhr: Ebenso.
14 Uhr: Gemüsemahlzeit von 200 g, 2 Eßlöffel Fruchtsaft, 1 Apfel oder 1 Banane.

18 Uhr: 150 g Vollmilch mit 7% Grieß und 5% Zucker, 2 Eßlöffel Fruchtsaft.
22 Uhr: Wie 6 Uhr vormittags.

In gewissen Fällen wird es zweckmäßig sein, die Kuhmilch zugunsten milchfreier Nahrung einzuschränken, etwa durch Eiersuppe oder Kekspudding (siehe S. 82) oder auch durch eine zweite Gemüsemahlzeit. Wenn eine Nötigung vorliegt, schon vor dem 3. Quartal Kuhmilch beizufüttern, so soll dies so geschehen, daß die vorhandene Sekretionsleistung der Mutterbrust nach Möglichkeit erhalten bleibt. Dies geschieht nicht, wenn man einige Mahlzeiten einfach durch die Flasche ersetzt. Die seltenere Beanspruchung der Brust bringt sie gänzlich zum Versiegen. Die künstliche Ernährung hat nicht als *Ersatz*, sondern als *Zusatz* zu erfolgen. Man läßt die Kinder weiterhin 5mal täglich anlegen und füttert soviel aus der Flasche nach, daß der Gesamtbedarf des Kindes gedeckt ist. Hierzu ist es zweckmäßig, das Kind vor und nach jedem Stillakt zu wiegen und die berechnete Menge altersentsprechender Nahrung nachzufüttern, so daß das Kind ein Fünftel seines Gewichtes an Nahrung erhält. In der Anstalt läßt sich die aufgestellte Forderung jedesmaliger Wägung leicht erfüllen. In der Praxis ist der Arzt genötigt, durch Nehmen von wiederholten Stichproben die Leistung der Brust abzuschätzen und hieraus die zur Ergänzung nötige Menge zu berechnen.

Wenn das Abstillen auf früher Altersstufe und zu rasch vorgenommen wird, so kommt es leicht zu Durchfällen *(Ablactationsdyspepsie)*. Diese Form von Brechdurchfall ist kein seltenes Vorkommnis. Sie kann dazu nötigen, den Versuch künstlicher Ernährung abzubrechen und das Kind wieder ausschließlich an der Brust zu ernähren. Wird die Brusternährung dann noch einige Wochen fortgesetzt, so ist das Kind soweit gekräftigt, daß es einen etwas behutsamer vorgenommenen zweiten Abstillungsversuch gut erträgt und nun auch bei künstlicher Ernährung gut gedeiht. In sehr seltenen Fällen kommt es bei solchem zweiten Versuch zu auffälligen Symptomen, ganz vereinzelt auch schon beim ersten Versuch. Die Kinder bekommen hohes Fieber, Erbrechen, Durchfall, bisweilen sogar Blutstühle, sie sehen verfallen aus, bieten Zeichen des Kreislaufkollaps und entwickeln in einem Teil der Fälle Urticaria, Ödeme, gelegentlich sogar Purpura. Diese Symptome werden als allergische Reaktion auf artfremdes Eiweiß, das den Darm durchdringt, gedeutet. Zum Zustandekommen der geschilderten Symptome ist eine neuropathische Konstitution Voraussetzung. Bei den Fällen mit Reaktion auf erstmalige Berührung mit Kuhmilcheiweiß liegt eine ererbte Idiosynkrasie vor, die auch als allergisches Phänomen zu deuten ist. Wie andere Idiosynkrasien kann sie sich mit der Zeit spontan verlieren oder durch Desensibilisierung zum Verschwinden gebracht werden.

Ammenwesen. Die Vermittlung von Ammen gehörte früher häufig zu dem Aufgabenkreis der Hausärzte. Die sozialen Umgestaltungen haben es mit sich gebracht, daß die Ernährung von Säuglingen durch Ammen fast nur noch in Anstalten vorkommt. Wenn Ammen verwendet werden, sind sie einer genauen und vollständigen Untersuchung, welche Tuberkulose und Geschlechtskrankheiten in Betracht zu ziehen hat, zu unterwerfen. Es ist Blut zur Anstellung der Wassermannreaktion zu entnehmen. Werden die Säuglinge den Ammen an die Brust gelegt, so gelten für sie die gleichen Forderungen. Das Gesetz zur Verhütung von Geschlechtskrankheiten zieht den Arzt bei Ansteckungen, die auf diese Weise erfolgen, zur Verantwortung. In Anstalten wird kaum mehr bei Ammen angelegt, da durch planmäßiges Abdrücken und Abpumpen von sachkundiger Hand sich die Milchleistung der Ammenbrust ebenso steigern läßt wie durch das Anlegen mehrerer Kinder. Die abgepumpte Milch wird in Flaschen gesammelt und sorgfältig gekühlt in rohem Zustande bis zur

Verwendung aufbewahrt. Die Kinder gedeihen auf diese Weise ebenso, wie wenn sie den Ammen unmittelbar angelegt werden. Der Ernährungserfolg ist also gleich gut, andererseits das Vorgehen wesentlich hygienischer, besonders werden Katarrhe nicht übertragen. Eine Reihe betreffs der Ernährung mit Ammenmilch verbreiteter Vorstellungen ist unberechtigt. So ist es gleichgültig, zu welcher Zeit die Amme entbunden hat, ob sie also ein Kind nährt, das jünger oder älter als ihr eigenes ist. Auch der Ernährung der Ammen wie stillender Frauen überhaupt kommt, falls sie nur ausreichend ist, nicht die Bedeutung zu, die ihr von in veralteten Anschauungen befangenen Ratgebern beigemessen wird. Insbesondere ist eine blande Diät, die viel Milch, Breie und Schleimsuppen enthält, durchaus überflüssig und wegen der obstipierenden Wirkung sogar schädlich.

Ärztliches Stillverbot. Stillverbote ergeben sich in manchen Fällen von Tuberkulose. Ist die Tuberkulose eine offene Lungentuberkulose, so ist eine möglichst frühe und vollständige Trennung von Mutter und Kind durchzuführen. Bei geschlossenen Tuberkulosen hat der Arzt seine Stellungnahme vom Zustand der Mutter abhängig zu machen. Nicht nur aktive Prozesse werden ein Stillverbot begründen müssen, sondern auch Gefährdungen durch nicht lange zurückliegende Schübe oder berechtigte Besorgnisse einer Reaktivierung ruhender Prozesse, denn neben der Schwangerschaft bringt gerade das Stillgeschäft diese Gefahr mit sich.

Manifeste Lues der Mutter oder des Kindes ist kein Hinderungsgrund, auch nicht, wenn nur der eine Teil befallen, der andere frei von sichtbaren Zeichen der Lues ist, da es feststeht, daß in solchen Fällen bei diesem stets eine Lues latens vorliegt.

Akute Infektionskrankheiten wie Masern, Mumps, leichter Scharlach bilden im allgemeinen keinen Gegengrund gegen das Stillen. Bei Grippe der Mutter schützt diese durch das Tragen eines dichten, Nase und Mund abwärts bis über das Kinn bedeckenden und aus mehreren Mullagen bestehenden Gesichtsschleiers ihr Kind·beim Stillen vor Ansteckung. Bei lebensgefährdenden Infektionen verbietet sich selbstverständlich das Stillen ebenso wie bei jeder bedrohlichen konsumierenden Erkrankung und bei Geisteskrankheit der Mutter.

Hindernisse und Schwierigkeiten beim Stillen. Man pflegt diese Störungen des Stillgeschäfts in solche, die von der Mutter, und solche, die vom Kind ausgehen, einzuteilen. Jede dieser Gruppen zerfällt wieder in die Untergruppen der durch lokale Störung der Brust bzw. des Saugmechanismus bedingten und der durch allgemein wirksame Schädigungen verursachten Hindernisse. Hiernach ist folgendes Schema aufgestellt:

1. Hindernisse und Schwierigkeiten beim Stillen von seiten der Mutter.
Örtliche: Milchmangel (Hypogalaktie). — Flach- und Hohlwarze. — Rhagaden. — Mastitis.
Allgemeine: Konsumierende chronische Erkrankungen. — Lebensbedrohliche akute Erkrankungen. — Erkrankungen mit schwer vermeidbarer Infektionsübertragung.

2. Hindernisse und Schwierigkeiten von seiten des Kindes.
Örtliche: Mißbildungen der Speise- und Luftwege. — Schnupfen, Pneumonie.
Allgemeine: Neuropathie. — Saugschwäche.

Über das Vorkommen von Milchmangel wurde schon oben gesprochen. Wichtig ist die Unterscheidung zwischen konstitutioneller Hypogalaktie und sekundärem Milchmangel bei ungünstigen äußeren Bedingungen. Während jene unbeeinflußbar ist, kann diese durch die geeigneten Maßnahmen behoben werden. Die Lebensweise der stillenden Frau ist dann zweckmäßig zu gestalten, Schäden sind nach Möglichkeit abzustellen, und der Stillwille unter suggestiver Einwirkung zu stärken. Für den letztgenannten Zweck können sog. „Laktagoga" verwendet werden, die es im pharmakologischen Sinne nicht gibt, etwa Malztropon, Biomalz, Laktagol, Sanatogen, sowie Höhensonnenbestrahlung der Brüste.

Die Flach- und Hohlwarze stellt eine Entwicklungsanomalie der weiblichen Brust dar, bei der die Brustwarze verkümmert ist oder in einer Hautfalte versenkt liegt. Die Anomalie erschwert das Saugen namentlich bei schwächlichen Kindern, während einzelne Säuglinge sich in leichteren Fällen durch Umfassen des gesamten Warzenhofs mit dem Mund zu helfen wissen. Die Schwierigkeiten werden erleichtert durch Aufsetzen von Saughütchen aus Glas mit Gummiansatz oder aus reinem Gummi auf die Brust, wobei der Säugling an der Ersatzmamille saugt. Gelingt dies nicht, so ist abzupumpen, und die Muttermilch mit der Flasche zu verfüttern.

Rhagaden sind Risse oder Schrunden an der Brustwarze, deren Entstehung durch zu langes Anlegen und durch schwergehende Brust befördert wird. Die individuelle Widerstandskraft des Gewebes gegenüber den Reizen, die beim Trinken des Kindes wirken, spielt natürlich auch eine Rolle. Rhagaden machen beim Anlegen heftige Schmerzen. Es ist notwendig, diese zu beseitigen, damit der Stillwille erhalten bleibt. Man gebraucht anästhesierende Lösungen oder Pulver, mit denen 10 Minuten vor dem Anlegen gepinselt oder gepudert wird (5%ige Novocainlösung, 10—20%ige Anästhesinsalbe oder Anästhesinpulver). Unmittelbar vor dem Anlegen wird abgespült oder abgetupft. Das Kind nimmt dann keine schädlichen Stoffe auf. Die Überhäutung wird mit schwarzer Salbe (Argentum nitricum 0,2, Perubalsam 2,0, Vaseline ad 20) oder mit 10%iger Dermatolzinkpaste bewirkt. Auch Argentumätzung kommt in Frage. Zur Prophylaxe wird eine Abhärtung der Haut der Brustwarze durch Frottieren empfohlen, womit schon in der Schwangerschaft begonnen werden soll.

Die Mastitis kann von solchen Rhagaden ihren Ausgangspunkt nehmen, und zwar in der schwereren interstitiellen Form, die im Bindegewebe zwischen den Drüsenläppchen fortkriecht und Neigung zu lymphatischer Ausbreitung zeigt. Die günstigere und häufigere Form ist die Stauungsmastitis, bei der sich schmerzhafte Knoten infolge angestauten und infizierten Sekrets bilden. Das Drüsenparenchym kann lokal eitrig einschmelzen. Man sorge bei beiden Formen für Entleerung der Brust durch Trinkenlassen oder Abpumpen, mache Alkoholumschläge und wende die Bierschen Saugglocken an. Kommt es zur eitrigen Einschmelzung, so wird der Eiterherd mit kleiner radiärer Stichincision aufgesucht und abgesaugt. Bei interstitieller Mastitis wird vielfach empfohlen, auf Anlegen zu verzichten und die Brust hochzubinden.

Über die Erschwerung des Stillgeschäfts durch Allgemeinerkrankung zu sprechen, erübrigt sich, da bereits auseinandergesetzt wurde, unter welchen Bedingungen Stillverbote auszusprechen sind. Im übrigen sind Empfängnis, Geburt und Stillgeschäft durch zehrende Allgemeinkrankheiten in den meisten Fällen von vornherein unmöglich.

Mißbildungen an den Speise- und Luftwegen des Kindes wie Hasenscharte, Wolfsrachen, Ranula erschweren je nach dem Grad ihrer Ausbildung und dem pflegerischen Geschick das Stillgeschäft mehr oder minder schwer. Wo es nicht gelingt, das Kind zu ausreichender Nahrungsaufnahme beim Anlegen zu bringen, ist die Brust regelmäßig abzupumpen, und die so gewonnene Milch durch die Flasche zu verfüttern. Schwere Störungen wie die seltene Oesophago-Trachealfistel machen die Nahrungsaufnahme unmöglich und führen stets rasch zum Tode.

Gewisse Schwierigkeiten entstehen auch durch stärkeren Schnupfen. Sie sind durch vor dem Anlegen vorzunehmendes Einträufeln von einigen Tropfen

Suprareninlösung 1 : 1000 in die Nase zu beheben. Daß eine Lungenentzündung mit der schweren Atemnot, die sie veranlaßt, das Stillen unmöglich macht, ist selbstverständlich. Man achte darauf, daß die Brust nicht versiegt und lasse regelmäßig abpumpen oder lege ein zweites Kind an, das die Milchbildung unterhält.

Saugschwäche als Stillhindernis kommt vor bei Unreife (Frühgeburt) und bei geburtstraumatischer Hirnschädigung. Die Kinder reagieren auf das Einführen der Brust in ihren Mund nicht mit Saugbewegungen, sondern verhalten sich gleichgültig, schläfrig, machen unter Umständen nach langer Latenzzeit wenige schwache, unergiebige Kieferbewegungen und hören bald wieder auf. Man versuche durch Ermuntern und Anreizen des Kindes (Bewegen der Brustwarze) dieses zum Trinken zu veranlassen. Gelingt dies nicht, so ist ein Hungerzustand zu vermeiden, und die abgedrückte Muttermilch mit Flasche oder Löffel zu füttern.

Große Schwierigkeiten können auch gewisse Typen von Neuropathen machen, die vor der Mahlzeit heftig schreien, gierig über die Brust herfallen, beim Saugen aber ungeschickt sind und nach kurzen, hastigen Versuchen die Brust unter Geschrei wieder loslassen. Mit Saugungeschick kombiniert sich häufig Luftschlucken während des Trinkens an der Brust. Es kann zu hochgradigem Meteorismus, zu Speien und im weiteren Gefolge zu schwerer Dystrophie Veranlassung geben. Sehr selten ist die Brustscheu, bei welcher die Kinder nicht zu bewegen sind, die Brust zu nehmen, sondern den Kopf wegdrehen und bei den Stillversuchen erregt zu schreien beginnen.

In allen Fällen, in welchen eine Anamnese auf Saugschwäche, Trinkfaulheit, Ungeschick und neuropathisches Verhalten beim Stillen hinweist, prüfe man sorglich auf Milchmangel bei der Mutter, der natürlich das Kind zu Äußerungen der Ungeduld und des Mißbehagens veranlaßt. Auch Mütter sind vom menschlichen Fehler nicht frei, jede Schuld zuerst beim Nächsten und dann erst bei sich selbst zu suchen. Sie beschuldigen den Säugling neuropathischen Verhaltens und haben selbst mit der Stilleistung versagt.

Störungen des Ernährungsvorgangs des Brustkindes. *Erbrechen.* Erbrechen ist ein häufiges Vorkommnis im Säuglingsalter, ganz besonders bei jungen Brustkindern. Das Ausfließenlassen kleiner Milchmengen (1—2 Teelöffel) ohne sichtbare Würgbewegung wird als „atonisches Erbrechen" dem unter Druck im Strahl erfolgenden Speien, dem „spastischen Erbrechen" gegenübergestellt. Erbrechen bei Brustkindern kann sehr verschiedene Bedeutung haben. Oft ist es eine Folge mangelhafter Ernährungstechnik, indem das Aufstoßenlassen der Säuglinge nach dem Trinken unterlassen wird. Jedes Kind schluckt beim Trinken an der Brust etwas Luft mit. Wird der Magen aber durch reichliche Mengen mitgeschluckter Luft aufgebläht, so erleichtert dies, wenn man die Kinder liegen läßt, sehr das Speien, während das Aufrichten der Kinder die Möglichkeit gibt, daß die Luftblase von der Magenvorderwand in die Kardiagegend als nunmehr höchsten Punkt im Hohlraum des Magens gelangt und entweicht.

Manchmal ist Erbrechen ein Weg, auf dem überschüssige Nahrung entfernt wird. Wenn ein Säugling mit 4 Wochen 200 g in einer Mahlzeit an einer milchreichen Brust trinkt und 80—100 g wieder ausbricht, so ist dies eine Selbsthilfe, die allerdings besser durch eine Beschränkung der Trinkmengen mittels Verkürzung der Trinkzeiten ersetzt würde.

Wenn ein Kind bei richtiger Stilltechnik gewohnheitsmäßig erbricht, so wird von „*habituellem Erbrechen*" gesprochen. Es kann auf Neuropathie beruhen. Man wird fragen oder darauf achten, ob das Kind Zeichen ungewöhnlicher

Erregtheit bietet, ob es besonders schreckhaft ist oder unbegründet schreit. Der bei solchen Kindern gesteigerte Trieb zum Saugen an den Fingern führt dazu, daß die Hände ständig in der Mundhöhle herumwühlen, wobei es zu Auslösungen der Würg- und Brechreflexe kommt. Solchen Kindern lege man Armmanchetten an oder binde die Arme fest. Gleichzeitig gebe man wiederholt Schlafmittel, unter deren Wirkung man die Kinder 2—3 Tage hält, bis der Erregungszustand abgeklungen ist. Es ist nicht nötig, tiefen Schlaf herbeizuführen, ein leichtes Dämmern genügt (1—2mal täglich 0,05 Noktal). Auch ohne über den Umweg neuropathischer Angewohnheiten der geschilderten Art zu gehen, kann Neuropathie zu Erbrechen führen. Es ist die allgemeine Erregbarkeitssteigerung in diesen Fällen, die das Brechzentrum mit ergreift. Man erkennt diese Kinder am Stirnrunzeln, dem bösen Gesicht, auch Glotzaugen, also genau den gleichen Symptomen, welche man auch bei der spastischen Pylorusstenose vorfindet, mit welcher die hier beschriebenen Zustände nichts zu tun haben. Auch dann empfehlen sich Sedativa (Noktal, Bromural, Sedormid) in kleinen Dosen. Bewährt ist auch die Vorfütterung einiger Löffel von ziemlich konsistentem Brei vor der Brustmahlzeit, weil hierdurch die Peristole des Magens angeregt, und die Möglichkeit zu brechen gehemmt wird. Auch in der Rekonvalescenz nach Infektionen kann eine Neigung zu Speien und Brechen als Folge der Labilisierung der Funktionen durch den Infektionszustand für eine gewisse Zeit zurückbleiben. Schweres und hartnäckiges Erbrechen bei jungen Brustkindern ist auf spastische Pylorusstenose verdächtig (s. S. 392). Schließlich muß auch an die hier und da vorkommenden Mißbildungen gedacht werden, wie Duodenalstenose, arterio-mesenterialen Darmverschluß und ähnliches.

Stuhlverhältnisse. Der Wunsch, daß ein Brustkind täglich zwei homogene, pastige, goldgelbe Stühle von sich gibt, wird von diesem meist nicht erfüllt. In der Mehrzahl der Fälle werden bei gutem Gedeihen 3—5 Stühle entleert, die gelbgrün gefärbt sind und beim Liegen an der Luft grün werden. Auch enthalten sie weiße Bröckelchen, die aus Fettsäuren und Fett bestehen, sowie wechselnden Schleimgehalt. Während die letztgenannten Stühle sauer reagieren, ist die Reaktion der zuerst beschriebenen wenig sauer bis neutral. Die Entleerung dieser Art von Stühlen ist oft mit Obstipationszuständen verknüpft. Die Kinder haben 2—4 Tage keinen Stuhl, es wird von den Müttern mit Abführmitteln und Einläufen gearbeitet, bis infolge der Gewöhnung an solche groben Reize eine spontane Stuhlentleerung nie mehr erreicht wird. Der Behandlung solcher Obstipation hat die Prüfung des Gesamtzustandes des Kindes vorherzugehen. Ist dieser gut, so ist die Obstipation dieser Brustkinder anders zu beurteilen als jede andere Form von Verstopfung. Sie ist praktisch bedeutungslos und schwindet, sobald gemischte Kost gegeben wird. Man könnte also außer der strengen Anweisung, Abführmittel und Klysmen wegzulassen, einfach den Rat geben, die Verstopfung nicht zu beachten. In der Tat kommt es dann nach einigen Tagen zur Stuhlentleerung, die allmählich auch regelmäßiger wird. Da aber instinktive Angst und unberufener Rat ein solches Verfahren der Mutter verdächtig machen kann, so helfe man der Stuhlentleerung durch diätetische Mittel nach. Es empfiehlt sich am meisten, täglich einen Eßlöffel Malzsuppenextrakt in Wasser gelöst und mit etwas Zucker gesüßt mit der Flasche oder dem Löffel zu verfüttern. Auch 20—30 g Milchzucker können das gleiche leisten.

Öfter als über zu seltene Stühle wird über zu häufige geklagt. 4—6 Entleerungen von grünlich-schleimiger Art beunruhigen die Pflegepersonen auch dann, wenn das Kind bei solchen Stühlen gedeiht und blühend aussieht. Man trage dieser unbegründeten Besorgnis Rechnung, indem man ein säurebindendes

Adsorptionsmittel gibt, das den Zustand der Stühle verbessert und ihre Frequenz vermindert. Empfehlenswert ist folgendes Rezept:

Calc. tribasic. phosphoric. puriss. — Calc. carbonic. — Bol. alb. sterilisat. āā ad 30,0.)

Hiervon werden 2—3 Messerspitzen täglich in etwas abgespritzter Milch angerührt mit dem Löffel verfüttert.

Vermehrte und schleimhaltige Stühle können auch als Ausdruck einer Darmreizung bei Infektionszuständen beliebiger Art auftreten. Man kann in solchen Fällen mit einer Besserung der Stühle rechnen, sobald das Fieber gefallen ist. Zu einschneidenden Maßnahmen liegt kein Anlaß vor. Insbesondere ist es grundsätzlich falsch, wenn bei solchen Vorkommnissen ein Teetag eingeschaltet wird. Er ist unnötig und schädigt die Leistung der Brust. Ebenso verwerflich ist die Anwendung von Abführmitteln. Richtig dagegen ist eine gewisse Einschränkung der Trinkmenge durch verkürztes Anlegen, eventuell Weglassen einer einzelnen Mahlzeit am Tag und deren Ersatz durch Tee.

Schwere Diarrhöen mit verfallenem Aussehen des Kindes und Fieber beruhen bei Brusternährung niemals auf der Ernährung als solcher, sondern sind der Ausdruck einer Infektion des Darmkanals mit typhus- oder ruhrartigen Erregern. Auch hier halte man nach kurzer Teepause nur die Nahrungsmenge im ganzen knapp. Langdauernde Hungerkuren sind nicht am Platz, sondern schädigen das Kind noch weiter. Man sorge für künstliche Entleerung der Brust während der Krankheit des Kindes, damit diese bei herabgesetzter Trinkleistung nicht versiegt.

Schließlich ist noch auf die Durchfälle hinzuweisen, die bei konstitutionell geschädigten Kindern, insbesondere bei der Leinerschen Erythrodermie vorkommen.

Schlechtes Gedeihen an der Brust. Dieses beruht in der Mehrzahl der Fälle auf Milchmangel der Mutter, einem leider nicht seltenen Vorkommnis. Die regelmäßigen Zunahmen der Kinder hören auf, das Gewicht macht nach einiger Zeit unregelmäßige Schwankungen. Es werden Hungerstühle entleert. Je nach seiner Anlage reagiert das Kind mit Erregung, Unruhe und Geschrei auf den Hungerzustand, erbricht dann auch und hat vermehrte Stühle, oder es wird apathisch und schläft abnorm viel. Dieser Typ entwickelt Pseudoobstipation. Das Fettpolster beginnt dahinzuschwinden. Wird nun nicht eingegriffen, so ist Gefahr im Verzug, indem Gewichtsstürze eintreten können, die das Leben gefährden. In den Anfangsstadien ist die Lage therapeutisch leicht zu beherrschen. Man ergänzt den Fehlbetrag an natürlicher Nahrung durch die Flasche, wobei die Anwendung der Buttermilch besonders zu empfehlen ist, weil diese mit ihrem Eiweiß- und Salzreichtum am besten als Quelle des Aufbaumaterials für eingeschmolzenes Gewebe dienen kann.

Schlechtes Gedeihen an der Brust kann auch Folge abnormer Konstitution sein. Ekzemkinder und erregte, viel schreiende Neuropathen sind die häufigsten Typen, welche unter diese Rubrik fallen. Aber auch mißbildete Typen erweisen sich häufig als schwer ernährbar und sind bei ausreichenden Trinkmengen nicht ins Gedeihen zu bringen. Bisweilen hat man in diesen Fällen mit Zwiemilchernährung einen etwas besseren Erfolg als mit reiner Frauenmilchernährung. Empfohlen wurde der Zusatz relativ kleiner Mengen hochkalorischer Gemische, etwa der Dubonahrung (Vollmilch plus 17% Rohrzucker). Man deckt etwa $^3/_4$ des kalorischen Bedarfs mit Frauenmilch und den Rest mit Dubo. Selbstverständlich kommen auch andere konzentrierte Nahrungen in Frage. Für Ekzemkinder ist dieser Weg leider nicht gangbar, weil das Emportreiben des Gewichtes ungünstige Folgen für die Hauterscheinungen hat. Es bleibt nichts übrig, als bei flach verlaufender Gewichtskurve eine Besserung des Ekzems zunächst abzuwarten.

Künstliche Ernährung.

Künstliche Ernährung des Säuglings mit Kuhmilchgemischen bedeutet eine Ernährung, deren Grundbestandteil sich biochemisch, ernährungs- und verdauungsphysiologisch wesentlich anders verhält als die Frauenmilch. Die chemischen Unterschiede werden in der folgenden Tabelle dargestellt, bei deren Betrachtung man aber der erheblichen Variationsbreite der Einzelwerte eingedenk bleiben muß.

	Eiweiß g-%	Fett g-%	Milchzucker g-%	Asche g-%	Ca mg-%	P mg-%	p_H %
Kuhmilch	3,5	3	4,5	0,75	119	83	6,8
Frauenmilch	1,5	4	7	0,25	32	24	7,2

Während Fett und Milchzucker in der Kuhmilch in geringerer Menge vorhanden sind, übertrifft der Eiweiß und Aschegehalt den der Frauenmilch bedeutend. Dem Gesetz Bunges folgend, daß den Wachstumsgeschwindigkeiten der Tiersäuglinge verschiedener Arten der Eiweiß- und Aschegehalt der mütterlichen Milch angepaßt ist, kann man den erwähnten Unterschied an Eiweiß und Asche so ausdeuten, daß man den höheren Gehalt in der Kuhmilch auf das schnellere Wachstum des Kalbes zurückführt. Die Verdoppelungszeit des Geburtsgewichts beträgt beim Kalb 47, beim menschlichen Säugling 120 bis 150 Tage. Eiweiß und Asche dienen dem Baustoffwechsel, der beim Menschensäugling langsamer verläuft als beim Kalb. Den höheren Anforderungen an den Betriebsstoffwechsel wird der höhere Gehalt an Fett und Milchzucker gerecht.

Außer dem quantitativen Mehrbetrag an Eiweiß in der Kuhmilch gibt es auch qualitative Unterschiede gegenüber der Frauenmilch. Das Kuhmilcheiweiß ist zu $^5/_6$ Casein, zu $^1/_6$ liegen dem Serumeiweiß ähnliche Substanzen vor. Bei der Frauenmilch dagegen ist dieses Verhältnis nahezu 1:1. Daher kann man die Kuhmilch eine „*Caseinmilch*", die Frauenmilch eine „*Albuminmilch*" nennen.

Das Fett beider Milchen ist in der Gesamtmenge nicht sehr verschieden, jedoch liegen in beiden Milchen andersartige Fettsubstanzen vor. An flüchtigen Fettsäuren sind in Frauenmilchfett nur etwa 2% vorhanden, im Kuhmilchfett aber 26%. Sie bestehen aus Butter-, Capron- und Caprinsäure. Von den höheren Fettsäuren überwiegen im Frauenmilchfett die ungesättigten Fettsäuren, im Kuhmilchfett die gesättigten (Palmitinsäure, Stearinsäure). Auch Lipoide (Lecithin, Cholesterin, Ergosterin) enthalten die Milchen. Ihre Zufuhr ist beim Gebrauch von Milchverdünnungen wesentlich niedriger, jedoch ist der Tierkörper zur Synthese der beiden erstgenannten Stoffe befähigt. Dem physikalischen Zustand nach liegt das Fett in der Milch in der Form einer Emulsion vor. Die Fettsubstanzen schwimmen in kleinen Kügelchen von 0,2—22 Mikra im Durchmesser in der Milchflüssigkeit. Die Kügelchen tragen eine Adsorptionshülle von Eiweißstoffen und befinden sich auch bei Temperaturen, welche unter dem Erstarrungspunkt der Fettstoffe liegen, infolge Unterkühlung in flüssigem Zustand.

Ernährungsphysiologisch sind Kuhmilchverdünnungen relativ eiweiß- und salzreiche, aber fett- und lipoidarme Nahrungen. Das hohe Eiweiß- und Mineralangebot erzwingt eine gewisse Speicherung von Eiweiß und Mineralien im Körper des Säuglings. Dieser „Thesaurierung" entspricht aber keineswegs ein beschleunigtes Wachstum, vielmehr handelt es sich um einen Ablagerungsvorgang in Depots, dem vermutlich kein besonderer Vorteil beizumessen ist.

Die Fettarmut wirkt hemmend auf die Ausbildung eines gehörigen Fettpolsters, das im Gegensatz zum Brustkind meist ungenügend entwickelt ist. Der größere Eiweißreichtum veranlaßt im intermediären Stoffwechsel eine erhöhte Bildung von organischen Säuren. Blut- und Urinanalysen zeigen beim Flaschenkind eine mehr acidotische Stoffwechsellage, als sie das Brustkind aufweist.

Auch in verdauungsphysiologischer Hinsicht wirkt sich die Ernährung mit Frauen- und mit Kuhmilch verschieden aus. Nur erstere erhält originäre, zur Spaltung von Nahrungsstoffen befähigte Fermente, nämlich eine Lipase zur Fettspaltung und eine Diastase. Proteolytische Fermente fehlen in beiden Milchen. Die Lipase liegt in der Frauenmilch in inaktivem Zustand als Prolipase vor. Zur Aktivierung sind der Magensaft und die Gallensäuren befähigt. Die kräftig wirksame Frauenmilchlipase bedeutet für das Brustkind eine große Erleichterung der Fettspaltung, die das Flaschenkind entbehrt.

Hinsichtlich der Eiweißverdauung hat die Methode der Sondierung des Jejunums mit dünnen Sonden und Probeentnahmen nach oraler Fütterung gelehrt, daß das Eiweiß der Frauenmilch viel schneller in die Substanzen des Reststickstoffs überführt wird als das der Kuhmilch. Hiermit ist eine wesentliche Beschleunigung der Proteolyse bei Frauenmilchernährung erwiesen. Ob eine vollständige Aufspaltung des Eiweißes bis zu den Aminosäuren erfolgt, ist eine viel umstrittene Frage. Prinzipiell muß sie negiert werden, d. h. auch beim gesunden Kind kommt gelegentlich der Durchtritt von nicht tief abgebautem Eiweiß durch die Darmschleimhaut vor. Welchen quantitativen Umfang dieser Vorgang hat, ist dagegen ungeklärt. Da der Durchgang schon sehr geringer Antigenmengen den biologischen Nachweis ermöglicht, so ist es durchaus denkbar, daß nur sehr geringe Eiweißmengen unabgebaut durch die Darmschleimhaut gehen. Dieser Vorgang hat jedoch sowohl für die Pathologie (Auslösung allergischer Zustände, Ekzem) Bedeutung, als auch für die Immunitätsprozesse. Es ist nachgewiesen, daß mütterliche Immunkörper im Medium der arteigenen Milch die Darmschleimhaut passieren und dem Säugling zugute kommen. Dem Flaschenkind entgeht dieser Vorteil.

Es hat sich weiterhin ergeben, daß der Sekretfluß im Magen und im Dünndarm bei künstlicher Ernährung weit stärker angeregt wird als bei Brusternährung. Hierin ist eine stärkere Anspannung des Wasser- und des Mineralhaushalts bei künstlicher Ernährung zu erblicken.

Die motorischen Funktionen zeigen bei Flaschenkindern einen längeren Aufenthalt des Chymus im Magen und längere Dauer für die Gesamtpassage des Darmkanals (im Mittel um 3 Stunden), wofür hauptsächlich der längere Aufenthalt im Magen und im Dickdarm verantwortlich zu machen ist.

Alles in allem sehen wir bei künstlicher Ernährung auch unter physiologischen Verhältnissen eine gewisse Erschwerung der Verdauungsfunktionen, die sich auf Motorik, Sekretion und Chemismus erstreckt. Daß die Funktionen unter diesem Zustand, der stets Kompensationen erheischt, leichter gestört werden können, ist verständlich.

Schließlich sei noch darauf hingewiesen, daß sich im Dickdarm des Brustkindes Gärungsvorgänge abspielen, die vorwiegend vom Bacillus bifidus bewirkt werden. Im Dickdarm des Flaschenkindes, das mit Milchmischungen ernährt wird, überwiegen Fäulnisprozesse, an denen eine große Anzahl von Bakterien (Coligruppe und sporenbildende Anaerobier) beteiligt ist.

Die erste Frage, die sich ein Arzt vorzulegen hat, der vor die Aufgabe gestellt ist, einen Säugling künstlich zu ernähren, ist die, ob das Kind gesund ist. Kann diese Frage bejaht werden, so sind die Aussichten für die künstliche Ernährung recht gut und das Risiko nicht groß, wenn es sich nicht etwa um ein Kind in den ersten Lebenswochen handelt. Die Bezeichnung „gesund" ist hierbei allerdings in einem viel weiteren Sinne zu gebrauchen, als dies der Arzt gemeinhin tut. Er schließt nicht nur bestehende und vorausgegangene akute und chronische Erkrankungen aus, sondern auch konstitutionelle Abwegigkeit in somatischer und funktioneller Hinsicht. Demgemäß wird die Zahl der Fälle, in denen der Versuch der Flaschenernährung unbedenklich unternommen werden darf, stark eingeschränkt. Nicht nur weit verbreitete Anomalien wie exsudative Diathese und Neuropathie verschlechtern die Prognose, sondern auch Mißbildungen jeder Art, selbst wenn sie nicht lebenswichtige Organe betreffen, weil sie das Anzeichen der dysplastischen Konstitution sind. Nur konstitutionell vollwertige Kinder bieten bei künstlicher Ernährung gute Erfolgsaussichten.

Nachdem sich der Arzt durch Anamnese und genaue Untersuchung ein Urteil über das zu ernährende Kind gebildet hat, ist die Frage der Milchbeschaffung zu erwägen, wobei es sich zunächst darum handelt, welche Tierart zu bevorzugen ist. Praktisch kommt nur Kuhmilch in Frage. Ernährung mit Ziegenmilch ist wegen des relativ häufigen Vorkommens von Anämie und Dystrophie bei dieser Ernährung womöglich zu vermeiden, zum mindesten unter sorgfältige Kontrolle zu stellen. Welche Anforderungen sind an die Kuhmilch zu stellen, die zur Säuglingsernährung gebraucht werden soll?

Das *Reichsmilchgesetz* unterscheidet *Vorzugsmilch, Markenmilch* und *Vollmilch* des Handels. Die Vorzugsmilch ist sehr strengen Kontrollmaßnahmen unterworfen, die der Erfüllung von besonders hochgestellten Forderungen nachgehen, welche die Landesbehörde an die Gewinnung, Behandlung, Verpackung und Beförderung stellt. Preußen schreibt vor, daß der Fettgehalt 3% übersteigen muß, die Keimzahl 150 000 pro Kubikzentimeter nicht überschreiten darf und daß pro Kubikzentimeter nicht mehr als 30 Colibacillen vorhanden sein dürfen. 10 ccm sollen nicht mehr als 1,5 Trommsdorfgrade Zentrifugat absetzen. Bayern verlangt negative Alkoholprobe (keine Gerinnung der Milch auf Zusatz des doppelten Volumens 68%igen Alkohols), Ausbleiben der Methylenblauentfärbung während 5 Stunden und Freiheit von Krankheitserregern. Die vorgeschriebenen Prüfungen verteuern die Milch besonders bei weiterer Entfernung der zugelassenen Kontrollstellen von den landwirtschaftlichen Betrieben und bewirken eine Beschränkung der Erzeugung von Vorzugsmilch auf wenige Stellen. Sie wird roh in Flaschen geliefert. Nur wenige bevorzugte Familien werden in der Lage sein, eine solche Milch zu beschaffen.

Die Markenmilch ist ebenfalls eine gehobene Milch. Das Gesetz bestimmt, daß Markenmilch nicht von Tieren stammen darf, die an Maul- und Klauenseuche erkrankt sind. Bei gewöhnlicher Vollmilch ist dies erlaubt, falls sie einem ausreichenden Erhitzungsverfahren unterworfen wird. Weiter müssen die Markenmilch liefernden Viehbestände dem staatlich anerkannten Tuberkulose-Tilgungsverfahren angeschlossen sein. Der Fettgehalt der Markenmilch muß dem Mindestfettgehalt entsprechen, der bei sorgsamer und zweckmäßiger Behandlung des Milchviehs für den betreffenden Lieferbezirk erreichbar ist. Auch der Keimgehalt hat dem nach den örtlichen Bedingungen betriebswirtschaftlich erreichbaren Mindestgehalt zu entsprechen. Markenmilch muß in fest verschlossenen Gefäßen abgegeben werden, die unter bestimmten Bedingungen vom Erzeuger selbst zu füllen sind. Die Gefäße müssen eine Beschriftung tragen, welche Name und Wohnort des Abfüllers erkennen läßt und mitteilt, ob die Milch roh oder erhitzt ist. An größere Anstalten darf die Abgabe in plombierten Kannen erfolgen. Markenmilch untersteht der Kontrolle von Überwachungsstellen, die unter Zustimmung der Landesbehörden von den Berufsvertretungen gebildet werden. Die Kontrolle erstreckt sich auf die Rinder, die Milch selbst, das Verarbeitungsverfahren und auf etwa angewandte Erhitzungsmethoden.

Diese Überwachungsstellen erlassen Bestimmungen darüber, welche Anforderungen an den Fett- und an den Keimgehalt jeweils zu stellen sind. Die Überwachungsstelle *kann* auch bestimmen, daß Markenmilch der Pasteurisierung unterzogen werden muß. Die Pasteurisierung soll nach ausreichender Reinigung der Milch innerhalb 22 Stunden nach dem Melken erfolgen. An sie hat sich unmittelbar eine Tiefkühlung anzuschließen. Die Erhitzung soll 63—65° betragen und mindestens eine halbe Stunde dauern. Sie setzt behördlich zugelassene Einrichtungen voraus. Erlaubt ist auch Momenterhitzung der Milch in dünner Schicht oder feiner Verteilung auf 85° in Apparaten, die einer behördlichen Zulassung bedürfen, sowie Hocherhitzung durch Wasserdampf auf die Dauer von mindestens 1 Minute. Die preußischen Ausführungsbestimmungen zum Milchgesetz ordnen an, daß rohe Markenmilch aus *einem* Viehbestande stammen muß, andernfalls darf sie nur pasteurisiert an den Verbraucher abgegeben werden.

Bisweilen werden in mehr ländlichen Gegenden an den Arzt auch Fragen gestellt, die sich auf Haltung und Fütterung des Viehs beziehen, von dem die Milch gewonnen wird. Während ein früheres Zeitalter die Forderung der Trockenfütterung, d. h. Stallfütterung mit Heu, Häcksel und Kraftfutter für das Milchvieh stellte, wenn Säuglingsmilch gewonnen werden sollte, wird jetzt gerade auf Weidegang des Milchviehs Wert gelegt, da dieser die Qualität der Milch in mancher Hinsicht verbessert. Es ist beachtlich, daß die preußischen Bestimmungen für Vorzugsmilch hier gewisse Einschränkungen machen. Der Weidegang ist verboten auf sauren Weiden mit Sauergräsern und Giftpflanzen oder auf verschlammten Flächen, ferner, sofern der Übergang von Stallfütterung zum Weidegang nicht allmählich stattfindet, oder sofern die Ernährung der Kühe auf der Weide nicht während der ganzen Weideperiode beabsichtigt ist, sondern nur vorübergehend erfolgen soll.

Diese beschränkenden Bestimmungen sind durchaus berechtigt. Verfasser stellt seit Jahren fest, daß mit dem Einsetzen des Weidegangs im Mai für etwa 2—3 Wochen eine gewisse Disposition der Säuglinge zu dyspeptischen Reaktionen einhergeht und zwar bei hygienisch einwandfreier Milch.

Für Betriebe, die Vorzugsmilch herstellen, verbieten die preußischen Bestimmungen weiterhin eine ganze Reihe von Futterpflanzen oder beschränken deren Tagesmenge. Hierbei werden besonders die Rückstände der Gärungsgewerbe hervorgehoben (Treber, Trester, Schlempe), verdorbene Melassefuttermittel, Rückstände der Ölgewinnung, tierische Futtermittel (Fisch- und Fleischmehle), endlich Gärfutter.

Diese nur für Vorzugsmilch im öffentlichen Verkehr geltenden Vorschriften sollten in solchen Fällen, in denen dem Arzt eine Einwirkung auf die Milchbeschaffung für Säuglinge eingeräumt wird, als Richtlinien dienen.

In den Städten steht für weitere Volkskreise nur die gewöhnliche, in Zentralmolkereien gesammelte und der Pasteurisierung unterworfene Milch zur Verfügung. Ist dies auch keine ideale Lösung der Milchfrage, so ist es doch die beste, die erreichbar ist. Welche Milch für den Säugling in Betracht kommt, das bestimmen eben leider mehr wirtschaftliche Umstände als freie Wahl. Nur in selteneren Fällen wird Markenmilch oder Vorzugsmilch in Frage kommen. Wo gewählt werden kann, sind diese in rohem Zustand gelieferten Milchsorten unbedingt vorzuziehen. Sie gewährleisten ein technisch nicht beeinflußtes Produkt von relativer Reinheit, dem seine natürlichen Eigenschaften nicht genommen sind. Diese Milch ist dann in der unten geschilderten Weise weiter zu verarbeiten, *aber nicht roh zu füttern*. Bei dieser Sachlage wird vielleicht gefragt, warum überhaupt ein Unterschied zwischen der teuren Vorzugs- und

Markenmilch und der pasteurisierten Marktmilch gemacht wird. Die Antwort lautet, daß frische Rohmilch deswegen vorgezogen wird, weil die Pasteurisierung in sich schließt, daß die Milch gealtert ist, und daß sie längere Zeit erhitzt war. Beides sind Nachteile. Sie führen zu einem erheblichen Schwund an C-Vitamin, der bei kurz aufgekochter Rohmilch nicht eintritt. Auch der Fettgehalt dürfte im allgemeinen bei pasteurisierter Milch schlechter sein. Gerade dies spielt in der Säuglingsernährung eine Rolle, weil die Milch häufig verdünnt wird. Es ist ein großer Unterschied für den Ernährungserfolg, ob das Ausgangsprodukt $2^1/_2$ oder 4% Fett enthielt. Die neueren Bestrebungen, die Milch nicht zu verdünnen, sondern anzureichern, sind bis zu einem gewissen Grade Folgen der Technisierung der Milchbewirtschaftung. Milch, die weniger als 3% Fett enthält, sollte nicht für Säuglingsnahrungen verarbeitet werden. Rohmilch soll sogleich nach dem Empfang kurz aufgekocht, dann abgekühlt und weiter kühl aufbewahrt werden. Der Arzt hat zu kontrollieren, daß bei der Verarbeitung der Milch hygienische Bedingungen gewahrt sind. Es ist ein besonderer Milchtopf, der zu keinerlei Zwecken sonst Verwendung findet, zu gebrauchen. Die erste Kühlung nach dem Abkochen erfolgt durch Einstellen in fließendes Wasser, die Aufbewahrung womöglich im Eisschrank, sonst an einem möglichst kühlen Ort, etwa im Keller. Die Sterilisierung der Milch in der Weise vorzunehmen, daß die trinkfertig in Flaschen verteilten Einzelportionen in einem Soxhlet- oder Weckapparat erhitzt werden, ist im allgemeinen überflüssig. Jedes Krankenhaus und jede Klinik, die Säuglinge aufnimmt, hat dagegen die Nahrung nach Abfüllung in Flaschen einer Schlußsterilisierung zu unterwerfen, wobei natürlich die Milch vorher nicht abgekocht wird. Unterlassung der *Schluß*sterilisierung bedeutet eine Gefährdung der Säuglinge durch sekundäre Infektion der zuvor gekochten Milch bei der Bearbeitung durch das Personal der Milchküchen. Es sind bei Unterlassung dieser Vorsichtsmaßnahme schon mehrfach schwere Epidemien von Darminfektionen vorgekommen. Wenn eine Mutter für ihr eigenes Kind die Nahrung kocht, ist, wie gesagt, die Schlußsterilisierung überflüssig. Um so wichtiger ist peinliche Reinhaltung aller für die Säuglingsnahrung verwendeten Gefäße, sofortiges Wegschütten nicht getrunkener Nahrungsreste, Reinigung der Flaschen mit heißer Sodabrühe und Bürste, Nachspülen mit heißem Wasser und Trocknen. Auch der Sauger ist mit pedantischer Sorgfalt sofort nach dem Gebrauch zu reinigen und mit Vorsicht aufzubewahren, am besten in zugedecktem Gefäß. Brauchbar sind nur kurze, weite Gummisauger, deren Öffnungen je nach der Saugkraft des Kindes etwas größer oder kleiner mit erhitzter Nadel gebohrt werden.

Die Verwendung von Trockenmilch zur Bereitung der Säuglingsnahrung ist dann nicht zu beanstanden, wenn eine einwandfreie Frischmilch nicht zu beschaffen ist. Es gibt in allen Kulturländern jetzt gute Präparate mit leichter Löslichkeit. In tropischen Ländern, auf Schiffs- und weiten Landreisen ist der Gebrauch notwendig. Die weitere Verarbeitung der 12%igen Auflösung in Wasser erfolgt ebenso wie diejenige von frischer Milch.

Als Verdünnungsflüssigkeit kann schon im frühesten Säuglingsalter ein 3 bis 4%iger Haferschleim verwendet werden. Bei älteren Säuglingen werden statt dessen vielfach 5%ige Mehlabkochungen gebraucht. Haferschleim wird am bequemsten aus den Haferflocken des Handels durch viertelstündiges Kochen und Durchpassieren durch ein feines Sieb hergestellt. Zur Mehlabkochung ist feines, weißes Weizenmehl, Mondamin oder Reismehl zu gebrauchen. Die 5%igen Abkochungen erstarren durch die Verkleisterung bis zu gewissem Grad in der Kälte, was aber nach Vermischung mit der Milch nicht mehr der Fall ist. Anhaltendes Kochen läßt auch höherprozentige nicht mehr erstarrende Schleime zustande kommen. Als Trockenreisschleim ist ein solches Produkt im Handel. Auch Kufekemehl kleistert nicht mehr und zwar infolge Diastasierung. Ein Zusatz von Kochsalz zum Schleim ist nicht notwendig. Der Caloriengehalt der Mehlabkochungen und Schleime ist gering. 3%iger Haferschleim enthält pro 100 ccm 10 Calorien. 5%ige Mehlabkochung enthält 17 Calorien pro 100. Um für die Minderung an Brennwert, welche die Kuhmilch durch Verdünnung mit solchen Zusätzen erfährt, Ersatz zu schaffen, werden Zuckerzusätze gebraucht. Diese werden also keineswegs, wie vielfach angenommen wird, des Geschmacks wegen gemacht, sondern sollen die Ernährung vollwertig gestalten. Man geht niemals bei Milchverdünnungen unter 5% der Gesamttrinkmenge. An Zuckerarten steht eine große Anzahl zu Gebote, über welche die folgende Tabelle unterrichtet.

Name des Zuckers	Chemische Beurteilung	Darmwirkung	Klinische Anwendung	Pfundpreis im Kleinhandel in RM
Koch- oder Rübenzucker	Rohrzucker, Disacharid	Relativ indifferent	Ernährung gesunder Kinder	0,40
Soxhlets Nährzucker	Gemische von Dextrinen und Maltose, nicht süßend	Völlig indifferent	Bei Dyspepsie und zur Prophylaxe	2,20
Töpfers Nährzucker				2,20
Kinderzucker Stöltzner	Überwiegend Traubenzucker	Relativ indifferent	Ernährung gesunder Kinder. Für leichte Dyspepsie	1,50
Dextropur (Maizenazucker)	Desgl.	Desgl.	Desgl.	2,30
Milchzucker	Schwach süßend Disaccharid	In höherer Konzentration in Kuhmilch abführend	Bei Obstipation	1,90
Malzsuppenextrakt	Gemisch sirupöser Kolloide mit Maltose	Abführend	Desgl.	2,00

Es sei auf einige Gesichtspunkte als Ergänzung zu dieser Übersicht aufmerksam gemacht. Zunächst muß betont werden, daß der Gebrauch von Milchzucker im allgemeinen überflüssig ist, entgegen der bei Praktikern immer noch verbreiteten Vorstellung, der Milchzucker sei das gegebene Kohlehydrat bei der Säuglingsernährung. Auch der Preis spricht gegen eine allgemeine Anwendung. In höheren Dosen (über 7% Zusatz) wirkt er ausgesprochen abführend, jedoch nicht in der milden und darum auch therapeutisch gut verwendbaren Form wie das Malzsuppenextrakt, sondern oft unbeherrschbar und stürmisch. Gelegentlich kann das bei empfindlichen Flaschenkindern sogar bei niederer Dosierung vorkommen. Wo beruhigende Wirkungen auf den Darm erzielt werden sollen, da ist ganz besonders der Nährzucker am Platz, der in leichteren Fällen aber auch durch den Kinderzucker oder den Maizenazucker ersetzt werden kann. Ob diese letzteren Präparate mehr leisten als der einfache und billige Kochzucker, bleibe dahingestellt.

Die wichtigsten Säuglingsnahrungen sind in der Übersichtstabelle S. 82 u. 83 zusammengestellt. Ein großer Teil dieser Nahrungen dient speziellen Zwecken beim kranken Kinde, während man beim gesunden Kinde vielfach mit den gebräuchlichen Milchverdünnungen, der Vollmilch, Fruchtsäften, Gemüse und Brei auskommt. Im folgenden wird das Beispiel eines Ernährungsversuchs für ein gesundes Flaschenkind unter Verwendung der angeführten Standardnahrungen dargestellt:

Alter	Ge-wicht	Nahrung	Nötige Menge für nebenstehenden Energiequotienten	Bei Frauen-milchernährung nötig	Energie-quotient
$^1/_2$ Monat	3500	$^1/_2$ Milch + 5% Zucker	700	550	110
1 ,,	4100	Desgl.	800	640	110
3 Monate	5700	$^2/_3$ Milch + 5%	900	810	100

Es ist ersichtlich, daß sehr große Nahrungsvolumen einem normalgewichtigen gesunden Kinde beigebracht werden müßten, wenn es mit $^1/_2$ Milch mit 5% Zucker oder $^2/_3$ Milch mit 5% Zucker ausreichend ernährt werden sollte. Die Mengen übersteigen die bei Frauenmilchernährung erforderlichen sehr beträchtlich. Solche Flüssigkeitsmengen nehmen viele Kinder gar nicht auf, bei anderen mag es gelingen, aber es treten Erbrechen oder noch andere Störungen ein. Schon aus diesen rein quantitativen Gründen hat die künstliche Ernährung junger Säuglinge mit Milchverdünnungen, die geringe Zuckerzusätze erhalten, im allgemeinen sehr mäßige Erfolge. Bei längerer Darreichung von gering angereicherter $^1/_3$ Milch entsteht regelmäßig schwere Dystrophie. Das Mißverhältnis zwischen Bedarf und Angebot wird ein geringeres, wenn höhere Zuckerprozente gewählt werden. Da dann aber wieder die Gefährdung durch dyspeptische Reaktionen größer wird, empfiehlt es sich, mit der Wahl des Zuckers vorsichtig zu sein und mindestens einen Teil desselben als Dextrinmaltosepräparat zu geben. Nach diesen Gesichtspunkten gelangt man zu folgender Aufstellung, die aber keineswegs als starres Schema gelten darf, insbesondere tragen viele Kinderärzte kein Bedenken, auch in frühen Altersstufen ganz auf Nährzucker zu verzichten.

Er-reichtes Alter	Ge-wicht kg	Nahrung	Milch-mischung nötige Menge	Energie-quotient	Milch-ver-brauch
$^1/_2$ Monat	3,5	$^1/_2$ Milch-Haferschleim+6% Nährzucker	580	110	290
1 ,,	4,1	$^1/_2$ Milch-Haferschleim+3% Nährzucker + 3% Rohrzucker	680	110	340
3 Monate	5,7	$^2/_3$ Milch-Haferschleim+3% Nährzucker +3% Rohrzucker+20 g Fruchtsaft	720	100	480
5 ,,	6,9	$^2/_3$ Milch-Mehlabkochung+6% Zucker, 50 g Gemüse, 40 g Fruchtsaft	800	100	535
7 ,,	7,8	Vollmilch+5% Zucker, 100 g Vollmilchbrei + 7% Grieß + 5% Zucker, 100 g Gemüse, 50 g Fruchtsaft	600	90	700
9 ,,	8,5	Vollmilch + 5% Zucker, 100 g Brei, 200 g Gemüse, 50 g Obst	500	80	600
1 Jahr	9,7	Vollmilch + 5% Zucker, 200 g Brei, 200 g Gemüse, 50 g Obst, 30 g Brot	350	80	550
$1^1/_4$ Jahr	10,3	Vollmilch + 5% Zucker, 200 g Brei, 200 g Gemüse, 50 g Obst, 30 g Brot	300	70	500

Von besonderer Bedeutung ist die Lage in den ersten Lebenstagen, wenn für ein Neugeborenes aus irgendwelchen besonderen Gründen Frauenmilch überhaupt nicht zu Gebote steht. Das Vorgehen ist dann folgendes:

Lebens-tag	Nahrung		
1.	Keine bzw. etwas Tee		
2.	5× 20 g Halbmilch-Haferschleim+5%		Nährzucker
3.	5× 40 g	,, +5%	,,
4.	5× 60 g	,, +5%	,,
5.	5× 70 g	,. +5%	,,
7.	5× 80 g	,, +5%	,,
10.	5×100 g	,, +5%	,,

Hieraus ist ersichtlich, daß in den ersten Lebenstagen eine volle Ernährung noch nicht möglich ist. Der Verdauungskanal des Kindes paßt sich durch Gewöhnung und Übung an die ihm bevorstehenden Aufgaben an. Daß gerade bei Neugeborenen hierbei mitunter Fehlschläge eintreten, ist bei der relativen Unfertigkeit des Verdauungskanals des Neugeborenen in funktioneller Hinsicht verständlich. Es ist dringend zu raten, aus solchen Mißerfolgen möglichst rasch die Konsequenz zu ziehen, daß der Versuch der künstlichen Ernährung abgebrochen, und das Kind nach kurzer Nahrungspause mit Frauenmilch ernährt werden muß.

Manche Kinderärzte ernähren nicht in der oben angegebenen Weise mit normierten Mischungen, sondern variieren diese, indem sie sich an die Regel von BUDIN halten. Nach dieser sollen die Kinder die gleichen Gesamtmengen an Nahrung erhalten wie Brustkinder, anfangs also $^1/_5$—$^1/_6$ ihres Körpergewichts, später $^1/_7$, $^1/_8$ zuletzt $^1/_9$. Die Milchmenge in der Mischung soll $^1/_{10}$ des Körpergewichts betragen. Hierzu gibt man $^1/_{100}$ des Gewichts an Zucker. Ein Säugling von 5400 g würde also 800 g Nahrung erhalten, bestehend aus 540 g Milch und 260 g Schleim, wozu 50 g Zucker zugefügt werden müßten.

Es sei nachdrücklich auf die Bedeutung frühzeitiger Gaben von rohem Fruchtsaft und von frischem Gemüse hingewiesen. Besonders, wenn nicht eine einwandfreie Rohmilch verarbeitet wird, ist anders ein sicherer Schutz vor Skorbutschäden nicht zu erreichen. Endlich ist zu empfehlen, daß jeder beim Beginn des Winters mehr als 3 Monate alte Säugling ein wirksames Antirachiticum erhält.

Die Frage der Verwendung von Eiern für die Säuglingsernährung ist dahin zu beantworten, daß beim Fehlen von Ekzem und anderen allergischen Manifestationen gegen den Gebrauch von täglich einem Eidotter für ältere Säuglinge nichts einzuwenden ist, etwa in Gestalt der S. 82 angegebenen Eiersuppe oder verrührt in Brei oder Gemüse. Das Eiweiß des Hühnereis ist, besonders in roher Form, zu verwerfen, weil es ernährungsphysiologisch viel weniger wertvoll als der Dotter ist, und gerade ihm die Fähigkeit zukommt, allergische Reaktionen auszulösen.

Fleisch kann ebenfalls älteren Säuglingen und Kindern im 2. Lebensjahr ab und zu gegeben werden. Besonders durchpassierte rohe oder kurz gekochte Leber findet häufig Verwendung.

Die Ernährungsstörungen des Flaschenkindes.

Diese Erkrankungen spielten bisher in der Todesstatistik eine besondere Rolle, indem die erhöhte Sterblichkeit des ersten Lebensjahres durch sie erklärt werden konnte. Wenn die Ernährungsstörungen nun auch nicht mehr an erster Stelle stehen, so gehören sie gleichwohl zu den wichtigsten Erkrankungen des Säuglingsalters. Diese Bedeutung beruht auf der innigen Verflechtung der Ernährungsvorgänge mit den übrigen Lebensfunktionen des Säuglings, die es bewirkt, daß jeder pathologische Vorgang sich an den Ernährungsvorgängen auswirken kann, und umgekehrt jede Störung an diesen viel weitere Kreise zieht, als dies beim älteren Kind oder Erwachsenen der Fall ist.

Nahrung	Ei-weiß %	Fett %	Kohle-hydrat %	Ka-lorien (rund)	Bemerkungen betr. Indikationen und Kontraindikationen
1. Frauenmilch	1,5	4	6—7	70	—
2. Kuhmilch	3,3	3	4,5	60 bis 65	Zusatzlose unverdünnte Kuhmilch für Säuglinge ungeeignet
3. Halbmilch mit Haferschleim u. 5% Zucker	1,93	1,59	8,25	55	Im ersten Quartal Sehr niedriger Brennwert!
4. Zweidrittelmilch mit Schleim u. 5% Zucker	2,32	2,06	8,7	63	Im zweiten Quartal für gesunde Säuglinge
5. Vollmilch mit 5% Kohlehydraten	3,3	3	10,0	80	Vom zweiten Quartal an für gesunde Säuglinge
6. Milchsäurevollmilch mit 6% Kohlehydraten	3,3	3	10,5	82	Desgl.
7. Buttermilch ohne Zusatz	3,3	1,2	3,5	40	Nur vorübergehend als Heilnahrung brauchbar
8. Buttermilch mit 7% Kohlehydraten	3,3	1,2	10,5	68	Sehr fettarm: Brauchbar bei Zwiemilchernährung und als Heilnahrung
9. Eiweißmilch mit 5% Zucker	2,7	2,2	6,4	56	Nur vorübergehend als Heilnahrung
10. Malzsuppe	1,56	1,03	12,1	64	Bei Obstipation älterer Säuglinge
11. Buttermehlnahrung aus ⅓ Milch	1,39	3,62	7,63	68	Angezeigt bei Dystrophie, Gegenanzeige bei Dyspepsie
12. Buttermehlnahrung aus ⅖ Milch	1,68	4,56	5,23	69	Desgl.
13. Buttermehlvollmilch (modifiziert)	3,73	7	13,25	131	Desgl.
14. Buttermehlbrei	3,9	7	14,75	138	Desgl.
15. Dubonahrung	3,3	3	21,5	126	In kleinen Mengen bei Zwiemilchernährung
16. Sojamehlnahrung „Laktopriv" + 5% Zucker	5,26	3,12	9,77	88	Bei Ekzemen empfohlen
17. Eiersuppe	3,16	5,11	10,73	102	Als Ergänzung der Nahrung älterer Säuglinge
18. Keksmehlpudding	4,0	1,6	30,3	151,6	1 : 2 mit Tee verrührt füttern!
19. Säuglingsgemüse (Möhren)	1,18	2,69	9,06	65	Vom 5. Monat ab in steigenden Mengen, bis zu 200 g
20. a) Orangensaft	0,82	—	12,64	53,8	Vom 4. Lebensmonat ab regelmäßig geben, 2—5 Teelöffel
b) Tomatensaft	1,29	0,23	3,71	22	
c) Möhrensaft	1,18	0,29	9,06	43	
21. Apfelbrei, gezuckert	0,3	0,1	15,3	64	Für ältere Säuglinge
22. Banane	1,35	0,25	21,76	95	Desgl.

In dieser Hinsicht wird sehr oft auf die infektiösen Erkrankungen beim Säugling hingewiesen, die als hergebrachtes Beispiel dienen mögen, wobei man sich bewußt bleiben muß, daß ähnliches für eine große Zahl der Erkrankungen des Säuglings schlechthin gilt. Für einen angeborenen Herzfehler etwa, einen cerebralen Defekt, eine Anämie lassen sich ganz ähnliche Wechselbeziehungen mit den Störungen der Ernährung aufstellen, wie sie für die Infektionen gelten.

Zubereitung	Charakterisierung
—	—
—	—
1 Teil Milch und 1 Teil 3%iger Haferschleim gemischt, 5% Zucker aufs Ganze zugesetzt	
2 Teile Milch, 1 Teil 3%iger Haferschleim, 5% Zucker aufs Ganze	Gewöhnliche Milchmischungen
Als Kohlehydrate etwa 3% Zucker, 2% Mondamin	—
Als Kohlehydrat 4% Zucker, 2% Mondamin	
Aus Büchsen (holländische Anfangsnahrung) 1:2 verdünnt oder aus Eledonpulver oder Trockenbuttermilch der Edelweißmilchwerke	
Wie oben; als Kohlehydratzusatz 5% Zucker und 2% Mondamin oder Weißmehl	Saure Nahrungen
Durch Verdünnung 1 : 2 aus der Büchsenkonserve des Handels	
In ¹/₃ Liter Milch 50 g Mehl einrühren, in ²/₃ Liter warmem Wasser 100 g Malzsuppenextrakt lösen und zusammen kochen	Milcharm, kohlehydratreich, abführend
Mit ¹/₃ Milch wird gemischt eine Einbrenne, die je 5% Butter, Mehl und Zucker enthält	
Die mit ²/₃ Milch zu vermischende Einbrenne enthält 7% Butter, 7% Mehl und 5% Zucker	
Eine Einbrenne mit 5 g Mehl und 5 g Butter wird mit 100 g Vollmilch mit 5% Zucker abgelöscht	
7% Mehl und 5% Butter werden gekocht in Vollmilch mit 5% Zucker	Konzentrierte Nahrungen
17% Rohrzucker in Vollmilch gelöst und gekocht	
15%ige Auflösung des käuflichen Pulvers unter Rühren gekocht und 5% Zucker beigefügt	
Durch 1 Eidotter werden 100 g eines 7%igen Weizenmehlkleisters bei 40° diastasiert und 5% Zucker beigefügt	
40 g Keksmehl in 200 g Wasser einrühren und 2 Stunden weichen lassen. 40 g Zucker mit 1 Eidotter verrührt zusetzen. Das Ei klar zu Schnee schlagen, nebst 1 g Kochsalz und 1 g Speisesoda zufügen. 30 Minuten im Wasserbad in einer Puddingform kochen	Milchfreie Nahrungen
Auf 100 g weich gedünstete und passierte Möhren 3 g Butter	
—	
Auf 100 g geschälte Äpfel 10 g Zucker. Durchpassieren!	
—	

Die rechte Randgruppierung: "Fett-angereicherte Nahrungen" umfaßt die Gruppen der Fett-angereicherten Nahrungen.

Jeder Kinderarzt weiß, daß Ernährungsstörungen das Haften von Infektionen, den Verlauf derselben und die Genesung in ungünstigem Sinne beeinflussen. Manche Infektionen treten überhaupt nur beim ernährungsgestörten Kinde auf (Soor), bei anderen wird das Haften durch die Ernährungsstörung erleichtert, was als „Verlust der natürlichen Infektionsresistenz" bezeichnet wird, noch andere werden direkt durch die Ernährungsstörung veranlaßt (z. B. Pyurie), wieder andere stellen geradezu den Endausgang einer alimentären Störung dar

(Paravertebralpneumonie), oder der Verlauf der Infektion ist in erster Linie von der begleitenden Ernährungsstörung beherrscht. Im letzten Fall kommt es gar nicht auf die Infektion als solche an, bei einer Grippe, einer Pneumonie oder Masern können die Erscheinungen der Ernährungsstörung in Gestalt von Brechen, Durchfällen, Gewichtsabnahmen und anderen Symptomen völlig im Vordergrund stehen und den Verlauf entscheidend beeinflussen. Dies kann soweit gehen, daß sich *Infektionszustände hinter dem Bild einer Ernährungsstörung förmlich verstecken.* Bei Darminfektionen ist dies leicht verständlich, es kann aber auch bei völlig andersartigen Prozessen (Sepsis, Encephalitis, komplizierte Otitis) vorkommen, was Autoren mit schwach ausgeprägtem logischem Denkvermögen zum Fehlschluß veranlaßte, daß die schweren Ernährungsstörungen nichts anderes seien als verkappte Fälle von Encephalitis bzw. Otitis. Gerade in solchen Überlagerungen liegen die Schwierigkeiten, bei Säuglingen zu einer exakten Diagnose zu gelangen, nicht selten begründet. Der Verdauungsapparat und die Gewebsernährung werden im Säuglingsalter so leicht in Mitleidenschaft gezogen und gestört, daß die hierdurch erzeugten Symptome in den Vordergrund treten und andere Zeichen überdecken. Diese Zusammenhänge sind aber auch therapeutisch sehr wichtig, auf ihnen beruht die Tatsache, daß Säuglingskrankheiten jeder Art in die Hand des in Ernährungsfragen erfahrenen Kinderarztes gehören, während die Vernachlässigung dieser Seite der Behandlung durch die Organspezialisten sich zum schweren Schaden für das Kind auswirken kann.

Es gibt nicht nur eine Beeinflussung von Infektionszuständen durch Ernährungsstörungen, umgekehrt können jene auch auf Entstehung und Verlauf dieser entscheidend einwirken. Namentlich die chronischen Infektionen, besonders Lues und Tuberkulose, aber auch häufig rezidivierende akute Infekte wie grippale Erkrankungen schädigen zunächst den Zustand der Gewebe, haben aber auch vielfach sekundär eine Labilisierung der Verdauungsfunktionen im Gefolge, die hierdurch bei geringen Belastungen der Ernährung pathologische Reaktionen aufweisen. Durch die geschilderte gegenseitige Beeinflussung sind Ernährungsstörungen und Infektionen in manchen Fällen durch einen Circulus vitiosus miteinander verbunden, der die Tatsache zur Grundlage hat, daß natürliche Resistenz gegen Infektionen ebenso wie die Erwerbung aktiver Immunität physiologische Ernährungsverhältnisse zur Voraussetzung hat, und daß die Ernährungsverhältnisse sich nur ungestört durch Infektionen in dieser Lebensstufe normal gestalten können.

Ähnliche Verknüpfungen bestehen zwischen Ernährung und Konstitution. Die Ernährung gehört zu den wesentlichen Faktoren, die den Phänotypus zu gestalten helfen. Ein vollwertiger Typus ist nur bei einwandfreien Ernährungsvorgängen möglich. Abwegiges konstitutionelles Verhalten, sei es in der Erbmasse bedingt oder durch äußere Umstände (Frühgeburt, Infekte, Ernährungsfehler) herbeigeführt, wirkt seinerseits auf die Ernährungsvorgänge zurück, die sich sowohl hinsichtlich der Verdauungsleistung wie der intermediären Vorgänge (Gewebsernährung) nur in einem vollwertigen Organismus in voller Ordnung vollziehen können. Da, wie oben ausgeführt wurde, die künstliche Ernährung als solche eine Belastung bedeutet, so sind die Störungsmöglichkeiten bei künstlicher Ernährung *und* konstitutioneller Abwegigkeit erhöht. Dem entspricht die Tatsache, daß man bei Ekzemneigung, Lymphatismus, Neuropathie oder dysplastischem Habitus auf besondere Schwierigkeiten bei der Flaschenernährung gefaßt sein muß. Der Begriff konstitutioneller Abwegigkeit bedarf bei dieser Betrachtung einer Erweiterung. Es führt im Verständnis weiter, wenn von „konstitutioneller Besonderheit" gesprochen wird, der die Ernährung angepaßt sein muß. Zur Besonderheit gehört zunächst das Alter.

Die Alterskonstitution, worunter die anatomischen und funktionellen Eigentümlichkeiten einer Altersklasse zu verstehen sind, schafft sehr verschiedene Voraussetzungen für die Ernährung. Was im ersten Trimenon richtig ist, das wäre im letzten Trimenon des Säuglingsalters — auch wenn man von dem rein quantitativen Unterschied des Nahrungsbedarfes absieht — völlig falsch und umgekehrt. Nichtbeachtung des Altersunterschiedes würde in gewisser Zeit Störungen auslösen. Im allgemeinen muß man den frühen Stufen eine gewisse Unfertigkeit der Funktionen, die sich unter anderem in geringerer Salzsäureproduktion des Magens und schwächerer Fermentbildung äußern, und eine relative Undifferenziertheit des morphologischen Baues zuschreiben, was größere Störungsmöglichkeiten in sich schließt. Das schnellere Wachstum, die erhöhten Aufgaben des Wachstums und der höhere Umsatz früher Altersstufen wirken im gleichen Sinne. Hierdurch ergibt sich die gesteigerte Empfindlichkeit junger Altersstufen, als deren Exponent die Frühgeburt gelten mag, gegen Nährschäden. Beim älteren Säugling treten andererseits wieder neue Bedürfnisse im Ernährungsprozeß auf, die ihren Grund darin haben, daß die Milchernährung grundsätzlich keine absolut vollwertige Ernährung darstellt. Hierfür gibt es eine ganze Reihe biologischer Belege, die ebensowohl aus der menschlichen Ernährung wie aus der Ernährung von Tieren entnommen werden können. Es sei hingewiesen auf die Tatsache, daß bei Ratten, die rein mit Milch ernährt werden, in der zweiten oder dritten Generation Anämie und eine in ganz bestimmten Vorgängen begründete Unfruchtbarkeit sich zeigen. Weiter weiß man, daß durchweg im Tierreich während der Säugungsperiode eine zwar geringe, aber doch deutliche Abnahme an Hämoglobin und an Eisen auftreten, sowie, daß sich eine „physiologische Osteoporose" bemerkbar macht. Analoges gilt für den menschlichen Säugling. Die nachhaltige Forderung des frühzeitigen Beginns der Beifütterung von Obstsäften, Gemüse und anderer Beikost beruht auf diesen Tatsachen. Werden sie nicht berücksichtigt, so werden sie beim älteren Säugling zur Ursache von Nährschäden.

Zur „Besonderheit" der Konstitution gehört weiter eine individuelle Disposition hinsichtlich der Verdauungsarbeit, die, in der Erbmasse begründet, sowohl als Variante dieser oder jener Einzelfunktion (oft familiär hervortretend) wie in gesteigertem Maß als jene Schwäche der Verdauungsfunktionen sich zeigen kann, die als „*Heterodystrophie*" beschrieben wurde. Hierunter wird Unernährbarkeit mit künstlichen Gemischen verstanden, die zum mindesten für die frühen Abschnitte des Säuglingsalters als individuelle Besonderheit tatsächlich vorkommt. Häufiger begegnet man besonderen Empfindlichkeiten gegen einzelne Nahrungsstoffe, etwa gegen Fett, in sonst gut verträglichen Mengen. Zur individuellen Disposition gehören schließlich Besonderheiten der intermediären Stoffwechselvorgänge, etwa in Gestalt der Neigung zur Wasserablagerung im Gewebe, die sehr verschieden sein kann, die Größe der Perspiration und anderes. Diese individuellen Faktoren sind es, die es unmöglich machen, Säuglinge nach starren Regeln zu ernähren. Im besonderen des Einzelfalles sind die allgemeinsten Gesichtspunkte der Säuglingsernährung begründet und der Möglichkeiten ihrer Störung.

Die Ernährungsstörungen teilen sich nach den beherrschenden klinischen Zeichen in zwei Hauptgruppen: in die akuten Krankheitsbilder der Durchfallstörungen und die chronischen der Ansatzstörungen, unter welchen die Störungen des Körperaufbaus begriffen werden. Jeweils wird eine leichtere und eine schwerere Verlaufsform unterschieden, welche aber nicht grundsätzlich zu trennen sind, sondern durch Übergangstypen miteinander verbunden sind. Nach diesem Einteilungsprinzip ergibt sich das folgende Schema:

A. Akute Ernährungs- oder Durchfalls- störungen:	B. Chronische Ernährungs- oder Ansatz- störungen:
a) Leichtere Form: *Dyspepsie* Synonyme: Brechdurchfall	*Dystrophie* Hypotrophie
b) schwerere Form: *Toxikose* Synonyme: Alimentäre Intoxikation Toxischer Brechdurchfall Enterokatarrh Cholera infantum	*Atrophie* Pädatrophie Dekomposition

Die Ätiologie findet bei dieser Betrachtungsweise keine Berücksichtigung. Wir wissen, daß die Beziehungen zwischen den klinischen Phänomenen und der Ätiologie, ähnlich wie bei manchen Hautkrankheiten, hier recht locker sind. Verschiedenartige Ursache können einheitliche klinische Zustände, einheitliche Ursachen verschiedenartige klinische Bilder hervorbringen. Für den Arzt ist es zweckmäßig, wenn zwischen klinischer Betrachtungsweise und Therapie möglichst enge Beziehungen geschaffen werden. Für letztere ist aber die Scheidung nach den beherrschenden klinischen Symptomen wesentlicher als jedwede ätiologische Betrachtung, der später bei der Pathogenese der einzelnen Formen Genüge getan werden soll.

Jedes Schema, das die Mannigfaltigkeit eines biologischen Geschehens in starre Begriffe pressen will, ist unvollkommen. Die obige Einteilung läßt darum Einwände zu. Jeder Brechdurchfall zieht auch den Körperaufbau, den Ansatz, in Mitleidenschaft, die chronischen Ansatzstörungen verlaufen nicht selten mit Durchfällen. Gleichwohl ist die gewählte Gegenüberstellung berechtigt, weil sie dem Arzt als Richtschnur des Handelns dienen kann.

Durchfallstörungen.

Dyspepsie.

Symptome. Die klinischen Symptome beschränken sich auf die Vermehrung der Zahl der Stühle und die Veränderung ihrer Beschaffenheit, auf Erbrechen, Verlust oder Herabsetzung der Appetenz, mäßige Schwankungen des Temperaturverlaufs und Störungen im Verhalten der Gewichtskurve, die flach, bisweilen auch schwankend wird, bisweilen sich mehr minder nach abwärts neigt. Die Stühle werden massiger, lockerer, zahlreicher, zerfahren und schleimig, schließlich flüssig und spritzend. Sehr häufig reagiert der Stuhl ausgesprochen sauer, ist grünlich oder verfärbt sich grünlich beim Liegen und riecht sauer. In solchen Fällen handelt es sich um Gärungsdiarrhöe. In anderen Fällen ist der Geruch faulig, die Reaktion wechselnd, die Farbe gelb, braun oder grau. Dann spielt zum mindesten in manchen Fällen Fäulnis eine wesentliche Rolle. Die Haut der Anal- und Genitalgegend wird, je jünger das Kind ist, um so schneller intertriginös verändert. Bei schlechter Pflege entstehen schwer heilende Geschwüre, die plâques érosives. Die Kinder werden unruhig und mißgestimmt. Durch Wetzen der Fersen können dort Geschwüre entstehen. Die Gewebe werden Infektionen gegenüber weniger widerstandsfähig. Bei jüngeren Säuglingen siedelt sich der Soor auf der Mundschleimhaut an. Auch eine Entzündung der Schleimhaut der seitlichen vorderen Zungenteile, die Glossitis marginalis, wird oft beobachtet. Der Harn zeigt keine gesetzmäßigen Veränderungen. Der Stuhl enthält mehr Nahrungsreste als in der Norm, die Ausnützung, namentlich des Fettes, auch der Mineralien, ist verschlechtert. Wichtig ist, daß die Wasserbilanz durch Durchfälle und Erbrechen stark belastet werden kann.

Pathogenese. Eine der häufigsten Formen des Brechdurchfalls entwickelt sich bei frühzeitigem Abstillen, besonders wenn der Übergang von der Brust zur Flasche sehr rasch vollzogen wird. Man nennt diese Durchfälle *„Ablactations-dyspepsie"*. Alter, Reifegrad und Gesundheitszustand, Konstitution und äußere Umstände wirken hierbei zusammen. Die Disposition ist höher bei jungen Kindern, Frühgeburten, bei erkrankten Säuglingen, konstitutioneller Abwegigkeit und unter hygienisch ungünstigen äußeren Bedingungen. Da solche Durchfälle meist wenige Tage nach oder gleich beim Abstillen auftreten, so ist der Arzt in der günstigen Lage, durch Rückkehr zur reinen Brusternährung die Störung rasch zu beheben. Ist die Ergiebigkeit der Brust schon gesunken, so ist bis zur Wiederherstellung ihrer Leistung 10%iges Nährzuckerwasser nachzufüttern.

Die Ablactationsdyspepsie ist der Typus eines Durchfalls, der auf alimentärer Grundlage entsteht, indem die Leistungsfähigkeit des Darmkanals gegenüber der zugemuteten Aufgabe versagt, also eines Durchfalls infolge „Toleranzüberschreitung". Solches Versagen kann auch bei völlig einwandfreier Ernährung, die bei der großen Mehrzahl gleichaltriger Kinder keinerlei Störung auslöst, vorkommen. Den hiernach mitbeteiligten individuellen Faktor kann man in der Anpassungsfähigkeit der Verdauungsfunktionen an die Belastung der künstlichen Ernährung erblicken. Dieses Maß wechselt von Fall zu Fall. Es ist nicht auf Grund des klinischen Befundes vorher bestimmbar. Wir wissen nur, daß unter den oben aufgezählten Bedingungen des Alters, der Konstitution usw. die Toleranz niedrig ist. Wir wissen ferner, daß sie es ist bei Säuglingen, die bereits Durchfälle gehabt haben, und solchen, die an chronischen Nährschäden, besonders Unterernährung, leiden.

Die Frage, welcher Bestandteil der künstlichen Nahrung die Schädigungen auslöst, ist nicht zu beantworten. Diese Frage ist falsch gestellt. Dagegen läßt sich auf Grund der Untersuchung der einzelnen Verdauungsleistungen behaupten. daß die Anforderungen, welche die künstlichen Nahrungen stellen, höhere sind. Es ist, wie oben ausgeführt wurde, erwiesen, daß die Verweildauer im Magen länger, die Sekretion von Magensaft größer, die Menge der Darmsekrete und die Absonderungen von Leber und Pankreas reichlicher, der chemische Abbau des Darmchymus langsamer, die Resorption weniger schnell ist. Der Verdauungsapparat arbeitet also unter größerer Belastung. Eine stärker belastete Maschine versagt leichter.

Wenn es Fälle gibt, in denen eine hygienisch einwandfreie Nahrung zu Durchfall führt, so bewirkt in anderen Fällen Unsauberkeit in Herstellung und Behandlung der Nahrung die Durchfälle. Es ist nicht so sehr die Verunreinigung der Milch mit den üblichen Gärungserregern (Milchsäurebacillen und Kokken), die zu befürchten ist, als die Infektion der Milch nach dem Kochen durch unhygienisches Vorgehen, weil hierbei massive Beimpfungen mit Colibacillen, gegebenenfalls auch mit pathogenen Keimen der Ruhr- und Typhusgruppe möglich sind. Es ist sichergestellt, daß es bei Säuglingen Infektionen mit diesen Erregern gibt, welche einfach unter der Erscheinungsform eines heftigen Brechdurchfalls verlaufen. Prinzipiell sind diese infektiösen Enteritiden natürlich von den gewöhnlichen Säuglingsbrechdurchfällen zu trennen, praktisch aber ist es nicht selten einfach unmöglich.

Weitere exogene Schäden, die Durchfall auslösen können, sind in mangelhafter Pflege begründet. Unregelmäßigkeit der Fütterung, zu kurze Pausen zwischen den Mahlzeiten, Mahlzeiten während der Nacht, übergroße Nahrungsvolumina sind oft vorkommende Fehler. Auch Überhitzung infolge unzweckmäßiger Kleidung und schlechter Wohnungsverhältnisse kann eine Rolle spielen. Gerade die Wärmeschäden beeinträchtigen, wie auch experimentell gefunden wurde, die Verdauungsleistung und bereiten so Dyspepsien vor. *„Sommerbrechdurchfälle"* wurden diese Störungen wegen ihrer Häufung im Hochsommer früher genannt. Jetzt hat die verbesserte Pflege- und Ernährungstechnik, welche durch die Fürsorgemaßnahmen weithin verbreitet wurde, diese Häufung verschwinden lassen.

Wichtig sind endlich Infektionen für die Auslösung von Durchfällen. *„Parenterale Dyspepsien"* werden solche etwa von einer grippalen Nasopharyngitis oder einer Pyurie bewirkten Störungen genannt. Sie sind meist an das Bestehen des Infektionsfiebers gebunden, mit dessen Abklingen sie wieder verschwinden. Die große Mehrzahl dieser Durchfälle ist therapeutisch leicht zu beherrschen und prognostisch günstig.

Die schon oben berührte Frage, ob Futterstoffe des Viehs der Milch Eigenschaften verleihen, welche Dyspepsie auslösen, ist bis zu gewissem Umfange zu bejahen. Wird die Milch von Stallvieh, das plötzlich ausschließlich der Weidefütterung überlassen wird, gewonnen, so können unter Umständen Durchfälle entstehen. Gefürchtet wird auch die Fütterung des Viehs mit blühendem Reps, Rübenblättern und Schlempe. Daß auf diese Weise schwere Störungen entstehen können, ist allerdings nicht wahrscheinlich.

Behandlung. Diese zielt zunächst auf eine Entlastung und Beruhigung des Verdauungskanals ab. Zu diesem Zweck wird eine 24stündige Nahrungspause bei reichlicher Wasserversorgung durchgeführt. Man gibt dünnen, saccharingesüßten Tee oder abgekochtes Wasser in solchen Mengen zu trinken, wie sie das Kind nimmt. Von dieser 24stündigen Nahrungspause wird man nur dann abgehen, wenn der Zustand des Kindes die Besorgnis erweckt, daß ein so lange dauernder Hunger schlecht ertragen würde. Man wird also bei sehr jungen, schwächlichen oder frühgeborenen Säuglingen die Teepause auf 12 Stunden beschränken. Nach dieser Zeit geht man auf eine geeignete Heilnahrung über. Wo Frauenmilch zur Verfügung steht, ist diese vorzüglich zur Behandlung der Dyspepsie geeignet. Jedoch ist es nicht erlaubt, sie sorglos zu dosieren. Der hohe Fett- und Zuckergehalt kann sonst die Durchfälle erneut aufflammen lassen. Man beginnt mit 5×60 g Frauenmilch pro Tag und deckt den verbleibenden Flüssigkeitsbedarf während der nächsten Tage mit 5%igem Nährzuckerwasser. Man steigt, ohne sich um den Zustand der Stühle zu kümmern, täglich um 100 g, bis der Erhaltungsbedarf mit 70—80 Calorien per Kilogramm erreicht ist und bleibt einige Tage auf dieser Menge, bis auch das Stuhlbild normal wird. Dann kann der übrigbleibende Nahrungsbedarf entweder auch durch Frauenmilch gedeckt werden, oder man gibt zur Frauenmilch Buttermilch mit 5% Nährzucker hinzu.

Steht Frauenmilch nicht zu Gebote, so benützt man eine Heilnahrung nach der Teepause. Man kann mit Halbmilch arbeiten, welche nach Moll mit 0,4% milchsaurem Kalk gekocht und mit 5% Nährzucker versetzt wird, indem man, wie bei Frauenmilch, mit 300 g beginnend, mit Nährzuckerwasser ergänzend, täglich um 100 g bis zum Erhaltungsbedarf fortschreitet, um bei Eintreten der Besserung nach Bedarf zu ergänzen. Später ist es häufig nötig, daß der Zuckergehalt noch weiter, und zwar bis auf 6 oder 7%, erhöht wird. In analoger Weise kann man mit nährzuckerangereicherter Buttermilch vorgehen oder mit Eiweißmilch.

Während der Hungerpause werden die Stühle substanzlos, dünnflüssig und braungrün. Die Stühle behalten auch bei wiedereinsetzender Ernährung für eine gewisse Zeit das zerfahrene Aussehen. Man halte das nicht für gefährlich! Die Stühle werden bei Verabreichung der Heilnahrung niemals sofort fest und gebunden. Hierzu braucht es einige Tage. Sieht das Kind frisch aus, haben Appetitlosigkeit und Erbrechen aufgehört, steigt die Gewichtskurve, wenn auch langsam, an, so sind lockere Stühle nicht gefährlich. Bei Eiweißmilch treten nach einiger Zeit feste, graue Kalkseifenstühle auf. Man lasse diese Erscheinung nicht zu lange anstehen, sondern erhöhe in diesem Falle den Zuckerzusatz stufenweise bis auf 6—8%.

Mit der Herbeiführung geformter Stühle ist eine Dyspepsie keineswegs geheilt. Die Empfindlichkeit der Ernährungsvorgänge kann noch wochenlang bestehen bleiben. Daher empfiehlt es sich, die Heilnahrung mindestens 4 bis 6 Wochen zu geben. Schon ehe man auf altersgemäße Milchgemische übergeht, ist es zweckmäßig, bei Kindern über 3 Monaten Fruchtsäfte, bei Säuglingen über 4 Monaten Gemüse zu geben, später auch eine Breimahlzeit zu verfüttern. Erst wenn dies alles vertragen wird, soll die Heilnahrung durch das gewöhnliche Gemisch ersetzt werden.

Die Behandlung der parenteralen Dyspepsie erfordert nur bei stürmischem Verlauf ein so radikales Vorgehen, wie bisher geschildert. In der Mehrzahl der Fälle genügt eine gewisse Entlastung der Ernährung, ein Weglassen von Breien und Gemüsen, Herabsetzung der Trinkmenge und Ersatz des gewöhnlichen Zuckers durch Nährzucker, um zum Ziele zu kommen. Niemals vergesse man, dem erhöhten Wasserbedarf des Kindes beim Fieber Rechnung zu tragen.

Toxikosen.

Symptome. Das Kriterium der herannahenden Toxikose ist eine Veränderung des Bewußtseinszustandes. Der Blick ist weniger klar und frisch, er wird leer, der Gesichtsausdruck apathisch. Hat das Kind, das vorher meist schon einige Zeit an Durchfall gelitten hat, bisher viel geschrien, so verstummt es nun in Ermattung und Gleichgültigkeit, um gelegentlich mit gellendem Geschrei wieder aufzufahren. Wird es viel auf dem Arm getragen, in der Sprechstunde vorgezeigt, so kann man diese Vorgänge nicht so gut verfolgen, als wenn das Kind unabgelenkt ist. Dann bemerkt ein aufmerksamer Beobachter eher, daß der Lidschlag seltener wird, der Blick sich ins Leere verliert, die Bewegungen von ihrer ruckartigen Beschaffenheit, wie sie für Säuglinge typisch ist, verlieren, und eigenartig langsam und abgerundet werden. Mehr und mehr versinkt das Kind in den nächsten Stunden in einen Zustand von Somnolenz. Die Arme werden dem Kopf entlang emporgeschlagen gehalten, bisweilen wird ein Arm senkrecht erhoben oder zur Seite gestreckt, was als *„Fechterstellung"* bezeichnet wird und mit den tonischen Gliederreflexen von MAGNUS auf Grund zunehmender Rindenausschaltung identisch sein dürfte. Die Atmung ist in dieser Phase beschleunigt und vertieft, sie beteiligt die thorakale Komponente mehr als es sonst bei Säuglingen der Fall ist. Die geblähte Lunge überlagert die Herzdämpfung wie bei einem Asthmaanfall. Der Puls ist weich, klein und beschleunigt. Die periphere Blutversorgung ist, wie das graulivide Hautkolorit zeigt, schlecht. Die Spitzenteile fühlen sich kühl an, die Nase springt vor, die Augen liegen tief eingesunken in den Höhlen. Es liegt also ein Kollapszustand vor. Die Temperatur ist meist fieberhaft, bei sehr jungen und bei atrophischen oder frühgeborenen Kindern kann aber auch Untertemperatur bestehen. Die Gewebe lassen einen Exsikkationszustand erkennen. Die ganz jähen Gewichtsstürze, die obligat sind, lassen sich nur durch Wasserverluste erklären. Sie erreichen bis 500 g in 24 Stunden. Die Hautfalte bleibt lange stehen, die Fontanelle ist stark eingesunken. Auch Anzeichen der Plastizität des Unterhautgewebes stellen sich ein: teigige Beschaffenheit bei der Palpation, leichte Eindellung bei Druck über der Tibia. Schreitet der Verfall fort, so kann sich ein Fettsklerem entwickeln. Fast stets ist die Probe auf Muskelwulst positiv. Die Prüfung von Blut und Urin zeitigt folgende Ergebnisse:

Die Zahl der roten Blutkörperchen und der Hämoglobingehalt sind über die Norm erhöht, die Refraktometerbestimmung des Serumeiweißes ergibt erhöhte Werte. Dies sind Zeichen der Bluteindickung. Die Leukocytenzahl ist erhöht. Unbeeinflußte Fälle zeigen folgende chemischen Befunde des Blutserums: die Alkalireserve ist erniedrigt, die Kohlensäurebindungskurve verläuft flach, es liegt also eine Azidose vor. Dem verminderten Bicarbonatgehalt steht ein erhöhter Chlorgehalt gegenüber. Der Reststickstoff ist erhöht.

Der spärliche Urin enthält etwas Eiweiß, die Reduktionsproben fallen, wenn nicht das Kind schon gehungert hat, positiv aus. Der ausgeschiedene Zucker ist der der Nahrung (Milch- oder Rohrzucker). Das Sediment zeigt zahlreiche, gelegentlich massenhafte granulierte Zylinder (Azidosefolge), oft auch zahlreiche Leukocyten. Erhöhte Ausscheidung von Aminosäure besonders nach Zufuhr solcher, Ausbleiben der Umwandlung von Benzol in Phenol zeigt eine schwere Störung des intermediären oxydativen Eiweißabbaues an.

Weiterhin können Symptome von seiten des vegetativen Nervensystems ermittelt werden. Die Pupillen sind an sich eng, können aber durch Adrenalin zur Mydriasis gebracht werden (Löwısches Zeichen). Der Blutzucker neigt zu hyperglykämischen Werten. Dem allgemeinen Gefäßkollaps nicht entsprechend ist die Mundschleimhaut und oft auch die Bindehaut injiziert.

Fast stets dauern die Anzeichen des Brechdurchfalls in unverminderter Heftigkeit fort. Namentlich das Erbrechen ist noch weit stärker als bei einfacher Dyspepsie, es kann jede Nahrungsaufnahme unmöglich machen, schließlich zu einem ständigen Würgen führen. Dies ist, wie Tierversuche zeigen, ebenfalls eine Exsikkosefolge.

Die Untersuchung des Darminhalts an Toxikose gestorbener Säuglinge und die Duodenalsondierung am Lebenden haben ergeben, daß bei Toxikosen die Dünndarmschleimhaut von Colibacillen überwuchert ist. In welcher Weise dieses Symptom mit dem Krankheitsbild zusammenhängt, ist nicht geklärt. Der Vergiftungszustand wurde darauf zurückgeführt, daß die Colibacillen aminartige Stoffe erzeugen, welche den Darm infolge gesteigerter Permeabilität durchdringen und zu Allgemeinvergiftung und Kollaps führen. Auch an die Wirkung von Coliendotoxinen hat man gedacht. Die Ausscheidung von Aminen im Harn konnte bewiesen werden.

Eng mit der alimentären Toxikose verwandt ist der *Hitzschlag*. Bei ihm stehen Hyperpyrexie (Fieber bis 42°), schwerster Kollaps und Koma im Vordergrund. Brechdurchfall ist nicht obligat.

Endlich gibt es Zustände bei beliebigen Infektionen, bei denen toxische Wirkungen ein dem hier beschriebenen ähnliches Bild bewirken. Auch hier können gastro-intestinale Zeichen fehlen als Hinweis, daß die Störung primär nicht alimentär ist. Es ist aber wichtig, daß man auch in diesen Fällen mit hochgradiger Toleranzschwäche zu rechnen und therapeutisch wie bei einer Toxikose vorzugehen hat.

Pathologische Anatomie. Diese deckt auffällig wenig Befunde von Belang auf. Am Darmepithel finden sich wohl gelegentlich leichtere entzündliche und degenerative Veränderungen, wenn der Verlauf protrahiert ist. Dagegen ist der Nachweis einer echten fibrinös-eitrigen oder gar ulcerösen Enteritis eine Seltenheit. Solche Fälle sind dann eben keine Ernährungsstörungen, sondern verkannte Darminfektionen.

Recht charakteristisch ist der Nachweis einer Leberverfettung in schweren Fällen typischer Art. In Analogie mit den pathologisch-physiologischen Untersuchungen am Tier ist er als Folge des Glykogenverlustes zu deuten. Degenerative Veränderungen kommen auch am Nierenepithel vor.

Die Lungenblähung rührt von der wahrscheinlich durch die Azidose veranlaßten Hyperpnoe her.

Die relativ häufig vorkommenden Befunde von Bronchopneumonie und purulenter Otitis sind sekundäre Komplikationen, die allerdings zur Todesursache werden können. In zweiter Linie kommen Pyurie und Hautinfektionen als solche Komplikationen in Betracht.

Therapie. Es besteht die strikte Anzeige, jede Nahrungszufuhr einzustellen. Man verlasse sich nicht auf die Versicherungen der Angehörigen des Kindes, daß dieses keine Nahrung mehr erhalten habe. Man führe die Magensonde ein, entferne vorhandene Nahrungsreste und spüle den Magen. Auch der Dickdarm kann gespült werden. Nun kommt es darauf an, dem Kinde Wasser zuzuführen, *nicht,* es zu ernähren. In günstigen Fällen läßt sich mit kleinen Mengen Tee, die häufig angeboten werden, eine Wasserspeisung erreichen. Auf alle Fälle lege man stets eine gewogene Windel vor, damit man bei Erbrechen durch Wägung den Verlust ermitteln und die Flüssigkeitszufuhr berechnen kann. Bei schweren Graden kann es völlig unmöglich werden, dem Körper durch den Mund Wasser zuzuführen. Man hat für diese Fälle die subcutane Einspritzung von warmer Ringerlösung vor geschlagen, in neuerer Zeit auch die Einspritzung warmer Ringerlösung in die Bauchhöhle. Bei der Zubereitung der Lösung ist auf die Vermeidung des „Wasserfehlers" zu achten. Nur frisch redestilliertes Wasser soll zur Lösung gebracht und diese dann sterilisiert werden. Es ist nicht zu bestreiten, daß durch Infusionen manchmal ein günstiger Erfolg gegenüber der Kollapsneigung erzielt wird. Oft aber versagen diese Methoden, indem die Salzlösung als massives Ödem an Ort und Stelle liegen bleibt. Man muß auch bedenken, daß die Zufuhr einer Salzlösung, die neue Mole in den Körper schafft, nur in unvollkommener Weise dem Durstzustand der Gewebe, die Wasser, aber kein Salz benötigen, abhelfen kann. Besser sind deshalb isotonische Traubenzuckerlösungen, weil der Traubenzucker verbrannt werden kann. Am meisten empfiehlt sich eine Mischung von 5% Traubenzucker mit Ringerlösung zu gleichen Teilen. Wenn auch subcutane und intraabdominelle Einspritzungen auf Erbrechen, Koma und Kollaps nicht wirken, so bleibt als letztes die Methode der intravenösen Infusion mit dem Dauertropfeinlauf unter Verwendung 5%iger Zuckerlösung. Der Arm des Kindes wird auf eine Schiene gelegt, die Ellbeugenvene unter Wahrung der Asepsis freipräpariert, es wird peripher abgebunden und zentralwärts nach Abklemmung durchgeschnitten und in das freie Lumen eine mit Citratlösung gefüllte, geknöpfte Nadel mit Schlauchansatz eingeführt, die man festbindet. Man spritzt nun Citrat durch Schlauch und Nadel und vereinigt den Schlauch mit dem Verbindungsstück des bereitstehenden und mit warmer 5%iger Zuckerlösung gefüllten Tropfirrigators. Tropfengeschwindigkeit etwa 10—15 Tropfen pro Minute. Die Vorrichtung kann 2—3 Tage im Gang gehalten werden. Meist längst vorher trinken die Kinder wieder, ohne zu erbrechen. Das Fieber ist gefallen, das Sensorium frei geworden. Manche Kinderärzte dehnen die reine Wasserdiät über mehrere Tage aus. Im allgemeinen ist das nicht nötig. Man kann nach 24stündiger Teediät einen weiteren Tag 5—10%iges Nährzuckerwasser in beliebiger Menge und 100—200 ccm Ringerlösung trinken lassen. Durchfälle werden hierdurch nicht ausgelöst. Auch Reisschleim ist in dieser Phase schon erlaubt.

Nach Beendigung dieses Abschnitts erhebt sich die Frage, wie das Kind ernährt werden soll. Die Meinungen darüber, welche Nahrung nun die beste ist, gehen auseinander. Soviel steht fest und ist einmütige allgemeine Ansicht, daß *eine sorglose Nahrungszufuhr nicht statthaft* ist, ob man sich nun für Frauenmilch oder für Buttermilch entscheidet.

Frauenmilch soll *niemals* in solchen Fällen in genuinem Zustand und durch Anlegen an die Brust gebraucht werden, sondern nur abgedrückt und sorgfältig auf der Zentrifuge von Fett befreit. Auch von dieser fettfreien Nahrung dürfen nicht mehr als 100 g (5×20 g) am 1. Tage gegeben werden. Man steige dann täglich um 100 g und füge, wenn 500 g erreicht sind, langsam wieder Fett zu, indem man 100 g genuine mit 400 g entfetteter Frauenmilch mischt und täglich das Mischungsverhältnis zugunsten des Fettes verändert. Der Wasserbedarf wird in dieser Zeit durch 5—10%iges Nährzuckerwasser gedeckt. Wenn man auf 500 genuiner Frauenmilch angelangt ist, so kann man mit Vorsicht so, wie es oben für die einfache Dyspepsie geschildert wurde, weiter vorgehen.

Wählt man Buttermilch, so wird auch diese Nahrung mit geringem Nährzuckerzusatz am 1. Tage der wieder beginnenden Ernährung in nicht höherer Menge als 5×20 g verfüttert. In den folgenden Tagen werden täglich 100 g zugelegt. Man steigt, bis der Erhaltungsbedarf gedeckt ist, und geht vorsichtig weiter vor, wie oben bei der Dyspepsie besprochen.

Zur Bekämpfung des Kollapszustandes werden Analeptika gebraucht, die peroral bzw. per injectionem beizubringen sind. Man wendet Kardiazol, Coffein, Suprarenin und Pituitrin an. Man darf nicht vergessen, daß die Störung des peripheren Kreislaufs, wie sie bei der Toxikose vorliegt, durch diese Mittel nur in beschränkter Weise behoben werden kann. Eine gerade für diese Form der Kreislaufstörung bestimmte Substanz ist der Aldozid, der zu 6×5—15 Tropfen, die in 10 ccm Reisschleim gemischt werden, dosiert wird. Es handelt sich um ein Acetaldehydpräparat.

Von Wichtigkeit ist auch die gelegentliche Anwendung von Beruhigungsmitteln, welche bei der die Soporzustände durchbrechenden nervösen Agitation nötig werden können. Hierzu eignet sich Noctal (Tabletten à 0,1) in der Dosis von einer halben Tablette oder eine bis zwei Luminaletten.

Bei hyperpyretischen Zuständen wendet man abkühlende Bäder an und gibt reichlich Analeptika.

Man wende der Pflege der Augen größte Sorgfalt zu. Im benommenen Zustand der Exsikkose kann es schnell zur Xerosis und Einschmelzung der Hornhaut kommen. Man lege zur Prophylaxe ständig mit Borwasser getränkte Mullstückchen auf und streiche feinste, weiße Vaseline ins Auge. Bei Geschwürsbildung ist Atropin indiziert.

Auch die Hautpflege ist zu beachten, damit Geschwüre am Kreuz, Hinterkopf und an den Fersen vermieden werden. Man lege das Kind auf ein Wasserkissen, gebrauche Watteringe und schützende Fersenverbände.

Prognose. Diese ist in jedem Falle ausgebildeter Toxikose ernst. Sie richtet sich auch nach dem Zustand, in dem sich das Kind bei Beginn der Erkrankung befand. Werden Kinder mit chronischen Nährschäden betroffen, so ist die Prognose schlecht, ebenso bei sehr jungen und frühgeborenen Säuglingen. Im Durchschnitt rechnet man selbst in Spezialkliniken mit 50% Mortalität. Die Behandlung einer Toxikose ist daher eine Aufgabe, deren sich ein praktischer Arzt nicht unterfangen darf, die er vielmehr dem Facharzt, dem geschultes Pflegepersonal zur Seite steht, überlassen soll.

Ansatzstörungen oder chronische Ernährungsstörungen.

Symptome. Wir haben oben eine leichtere Form als *Dystrophie* der schweren Form oder *Atrophie* gegenübergestellt. Der Übergang von leichten zu schweren Zustandsbildern ist aber auf diesem Gebiete so stetig, die Beurteilung so sehr vom individuellen Standpunkt abhängig, daß eine gesonderte Darstellung der beiden Gruppen vermieden werden soll.

Das führende Zeichen bildet die anfangs ungenügende, dann ausbleibende Gewichtszunahme mit flüchtigen, wieder zurückgehenden Anstiegen und sprunghaften Schwankungen, schließlich im Endzustand ein unaufhaltsames Stürzen des Gewichts bis zum Tode. Die Körperlänge zeigt in den ersten Phasen noch Zunahmen, schließlich tritt ein Stillstand des Längenwachstums ein. Längenzunahmen finden also noch zu einer Zeit statt, in der das Massenwachstum stark beeinträchtigt ist. Dem entspricht die Tatsache, die besonders bei älteren Dystrophikern auffällt, daß das Mißverhältnis von Körperlänge und Weichteilmasse in der Mehrzahl der Fälle ganz offensichtlich ist. Über die Reihenfolge der Abmagerung der Körperregionen und die Veränderungen des Faltenreliefs der Haut wurde schon oben berichtet. Als letztes schwindet der BICHATsche Wangenfettpfropf. Geht er verloren, so kommt das „Greisengesicht" zum Vorschein, ein faltiges Gesicht mit übergroßem Mund, der beim Schreien erstaunlich weit aufklappt. Die Mundschleimhaut ist durch eine Stomatitis nicht selten gerötet, was zu dem blaßgrauen Kolorit kontrastiert. Fortgeschrittene Abmagerung kann durch manifestes oder latentes Ödem verdeckt werden, das dem Unerfahrenen einen zu günstigen Ernährungszustand vortäuscht.

Der Magendarmkanal braucht durch die chronische Erkrankung nicht in Mitleidenschaft gezogen zu sein. Man wird aber in einem größeren klinischen Material von Dystrophie nicht viele Fälle finden, die nicht schon dyspeptische Störungen durchgemacht hätten. Hierin drückt sich die Tatsache der Toleranzschwäche bei schwereren Fällen dieser Art aus. Ein Ausdruck der Toleranzschwäche ist auch die „paradoxe Reaktion" auf Nahrungssteigerung. Ein Mehr an Nahrung führt nicht zu Gewichtszunahme wie beim gesunden Säugling, sondern zum Gewichtssturz, der unter Durchfällen und Fieber erfolgt. Ein Entzug an Nahrung kann, statt wie beim Gesunden Gewichtsstillstand zu bewirken, Abnahme mit Untertemperatur herbeiführen. Auffällig ist bei schwerer Dystrophie die Gier, mit der das Kind nach Nahrung verlangt, und die Kürze des Sättigungsgefühls nach der Mahlzeit, so daß der Säugling ständig schreit, womit große Energieverluste verbunden sind. In einzelnen Fällen begleiten Durchfälle den ganzen Krankheitsverlauf. Man spricht dann von der „chronisch-dyspeptischen Form der Dystrophie".

Der Kreislauf ist nicht wie bei den Toxikosen in einem akuten Shockzustand, jedoch leidet auch bei den Dystrophien der periphere Kreislauf, wie dieNeigung zu Akrocyanose und die allgemeine Blässe zeigen. Ein großer Teil der Fälle ist durch eine mehr oder minder ausgeprägte Anämie kompliziert, deren Vorhandensein ein schweres Hemmnis für die Wiederherstellung bedeutet.

Die Endzustände lassen die oben beschriebene Herzbeteiligung mit dem Leiserwerden der Herztöne erkennen. Die Atmung ist seicht und langsam. Die Temperaturen liegen tief. Es gibt Fälle, in denen die Kinder dann mit einer lähmungsartigen Erschlaffung daliegen. Der Docht des Lebenslichtes ist tief heruntergeschraubt, bis es ganz langsam ausgebrannt ist.

In anderen Fällen pfropft sich dem chronischen Nährschaden ein Brechdurchfall auf, der schnell die Wendung zur Toxikose nimmt und zum Tode führt. Schließlich stirbt ein Teil der Fälle an komplizierenden Infektionen, denen der herabgesetzte Zustand von Abwehrfähigkeit der Gewebe Tür und Tor öffnet.

Pathogenese. Unter den alimentären Bedingungen wiegt die Mangelernährung, welche die quantitative Seite der Nahrungszufuhr (Caloriengehalt) wie einzelne qualitativ wichtige Stoffe betreffen kann, vor. Ein häufiger Anlaß zur Dystrophie ist die Ernährung mit Drittelmilch, deren Nährwert durch die Verdünnung so herabgesetzt ist, daß dies auch durch große Trinkmengen nicht ausgeglichen werden kann. In vielen Fällen wird auch der Zucker sehr niedrig, etwa mit einer Messerspitze pro Flasche, dosiert, was ebenfalls bei Milchverdünnungen zu Dystrophie führt. Werden große Volumina solcher minderwertigen Nahrungen dann angeboten, so kommt es zu Speien und Brechen, gleichfalls Schrittmachern einer Dystrophie aus quantitativen Gründe.

In manchen Gegenden Deutschlands herrscht auch die Sitte, Säuglinge mit unverdünnter oder mit wenig Wasser gemischter Kuhvollmilch zu ernähren. In diesen Fällen kann zunächst das Gedeihen gut sein, vorübergehend sogar zu einer Mästung führen. Störungen stellen sich nach einiger Zeit ein, indem die Stühle stark faulig riechen und farblos werden *(Kalkseifenstühle)*, worauf Obstipation einsetzt. Unter diesen Bedingungen ist es mit dem Gedeihen zu Ende. Die Kinder werden blaß, bekommen Meteorismus des Bauches, neigen zu Intertrigo, werden unruhig und nehmen an Gewicht ab, bis sie dystrophisch sind. Dieser Zustand wird als *„Milchnährschaden"* bezeichnet. Auch hier spielt ein Defekt der Nahrung eine Rolle, ein ungenügender Kohlehydratgehalt, der eben jene Form von Obstipation auslöst. Allerdings ist es nicht ein absoluter Kohlehydratmangel, der so wirkt, sondern der im Verhältnis zum Eiweiß-, Fett- und Kalkgehalt der Kuhmilch für den menschlichen Säugling zu geringe Zucker- gehalt. Der Beweis für diese Anschauung ist dadurch erbracht, daß man Säug- linge mit Vollmilch, der Zucker und Mehl zugesetzt sind, bei richtiger Dosierung erfolgreich ernähren kann.

„Mehlnährschaden" wird eine früher häufigere Form von Dystrophie genannt, bei welcher die Säuglinge nur Mehlabkochungen oder Schleime ohne Milch, manchmal mit geringfügigen Milchzusätzen, erhalten. Es liegt auf der Hand, daß diese Form der Ernährung weder calorisch, noch im Eiweiß- und Mineral- angebot, noch hinsichtlich der Fettsubstanzen, besonders der fettlöslichen Vitamine, ausreichend ist. Die Dystrophie entwickelt sich schnell. Sie ist nicht selten durch eine Gärungsdyspepsie kompliziert. Wird dem Schleim von den Müttern Salz beigefügt, so entstehen Ödeme. Eine Folge des Fehlens von A-Vitamin ist die Entwicklung von Hornhautgeschwüren nach vorhergehender Xerosis der Bindehäute. Dieser Vorgang steht mit der tierexperimentellen Erzeugung der Keratomalacie in vollkommener Parallele. Bei der Entstehung dieser Schäden spielen nicht selten unwissende Ärzte eine traurige Rolle, die eine Dyspepsie mit Schleim behandeln, die infolgedessen entstehenden Hunger- stühle für Diarrhöen ansehen und deshalb an der Schleimernährung festhalten, bis die schwere Dystrophie zutage tritt.

Auch der Mangel an C-Vitamin, der auftritt, wenn Säuglinge längere Zeit mit übermäßig sterilisierter Milch und mit Konservennahrungen ohne Zusatz frischer Fruchtsäfte und Gemüse ernährt werden, führt zum Zustand einer Dystrophie, welche dem Ausbruch des Säuglingsskorbuts wochenlang vorher- gehen kann.

Nicht nur Nährschäden können Dystrophie auslösen, *auch Infektionen bewirken sie.* Einen kongenital luischen, einen früh tuberkulös infizierten Säugling wird man kaum jemals in gutem Ernährungszustand finden, diese Kinder sind fast stets dystrophisch. Ständig rückfällige grippale Infektionen können sich wie eine chronische Infektion auswirken. Die durch die Infektionen gesteigerten Umsetzungen, zwischendurch eintretende parenterale Durchfälle, wahrscheinlich auch toxische Wirkungen, führen hierbei zur Dystrophie.

Endlich sehen wir konstitutionell abnorme Kinder oft dystrophisch werden. Zu dieser Gruppe gehören viele Neuropathen und Ekzematiker. Die seelische Spannung, die ständige Unruhe, weiterhin nervöse Angewohnheiten wie Er- brechen, Verweigerung altersgemäßer Nahrungsänderung durch das Kind, Rumination, nervöse Reizbarkeit des Darms mit Durchfällen, all diese Umstände erhöhen teils den Stoffwechsel, teils bewirken sie Ausfälle in der Ernährung, teils direkt Verluste. In diese Gruppe muß auch die chronisch-dyspeptische

Form gerechnet werden, weil ihr eine besondere Labilität der Verdauungsfunktionen, ein konstitutionelles Stigma, zugrunde liegt. Diese Fälle sind
Übergangsfälle zur HERTER-HEUBNERschen Erkrankung (s. S.388). Sehr junge
Kinder, ganz besonders Frühgeburten, fallen der Dystrophie auffällig schnell
anheim. Frühgeburten werden ohne Fettpolster geboren. Daß ein Nährschaden
sie schwerer als reife Kinder trifft, ist hierdurch verständlich.

Pathologische Anatomie. Die Sektion weist den am Gesamtkörper fest-
zustellenden Gewichtsverlust an den Einzelorganen durch Wägung nach. Als
Zeichen des geschädigten Ernährungszustandes ist die Thymusdrüse atrophisch.

Im Mittelohr wird auffallend häufig etwas schleimiger Eiter gefunden.
Darmschleimhaut, Milz und Leber zeigen Hämosiderosis, was auf Blutzerfall
hinweist. In einzelnen Fällen wurden Duodenalgeschwüre gefunden.

Die pathologische Anatomie deckt also nicht einen Befund auf, aus dem
sich das Krankheitsgeschehen erklären ließe. Dies würde auch der Deutung
dieser Erkrankungen als Nährschäden zuwiderlaufen.

Therapie. Es ist nicht angängig, von einer Behandlung der Dystrophie
schlechthin zu sprechen. Je nach dem Zustande müssen die Nahrungen verschieden gewählt werden. In leichteren Fällen genügt meistens die Richtigstellung dessen, was vorher fehlerhaft gemacht wurde, also etwa die ausreichende
Zugabe von Zucker, eine höhere Konzentration der Milchmischung, die Zufütterung von Fruchtsäften und frischem Gemüse, eine altersgemäße Breimahlzeit, um Gedeihen herbeizuführen. Daß bei Neuropathen eine Bekämpfung
der allgemeinen Unruhe, Beseitigung nervöser Angewohnheiten oft schlagartig
die Besserung des Zustandes herbeiführt, weiß jeder auf dem Ernährungsgebiet
Erfahrene.

Ist aber die Schädigung tiefer gegangen, und die Abmagerung vorgeschritten,
so kommt man mit solchen naheliegenden Maßnahmen nicht aus. Eine bei
altersgleichen Kindern zum Gedeihen führende Ernährungsweise vermag die
Dystrophiker nicht zu fördern. Es hat sich gezeigt, daß hier ein Mittel zum
Ziel führt, dem allerdings ein gewisses Risiko anhaftet, ein stark erhöhtes
calorisches Angebot, wie es die fettangereicherten und ganz besonders die konzentrierten Nahrungen (s. Tabelle S. 82 u. 83) ermöglichen. Die Kinder erhalten
150, ja bis gegen 200 Calorien pro Kilogramm und Tag. Man prüft durch stufen-
weises Steigern, welches Calorienangebot ausreicht. Es ist nicht von grundsätzlicher Bedeutung, was gewählt wird. In leichteren Fällen wird man mit Butter-
mehlnahrung auskommen, in schwereren werden Buttermehlvollmilch und
Buttermehlbrei herangezogen werden müssen. Auch die Eiersuppe ist zur
Ergänzung des Diätzettels brauchbar. Fruchtsäfte und Gemüse werden noch
außer diesen Nahrungen gegeben, falls es sich nicht um sehr junge Kinder
handelt. Man verabreicht bei den konzentrierten Nahrungen zwischen den
Mahlzeiten Tee, um den Flüssigkeitsbedarf zu decken. So gut die Erfolge mit
dieser calorienreichen Ernährung sind, so stehen ihr doch in manchen Fällen
unüberwindliche Hindernisse entgegen. Wenn die Toleranz der Säuglinge schwer
geschädigt ist, lösen diese Nahrungen Durchfälle und Gewichtsstürze, möglicherweise sogar Toxikosen aus. Würde man etwa einem atrophischen Mehlnährschaden mit Gärungsdyspepsie eine solche Nahrung geben, so könnte man
mit Bestimmtheit die Katastrophe voraussagen. Im Hochsommer empfiehlt
es sich überhaupt nicht, mit konzentrierten Gemischen zu arbeiten, weil die
Bereitschaft zu Durchfallstörungen gesteigert ist. Wenn Dyspepsien vorausgegangen sind, oder eine besondere Empfindlichkeit des Darmes befürchtet
werden muß, geht man besser so vor, daß man Heilnahrungen wie bei der
unkomplizierten Dyspepsie benutzt, ohne jedoch mit so niedrigen Mengen wie

dort zu beginnen, und daß man diese soweit mit Kohlehydraten anreichert, als ohne Störung ertragen wird. In manchen Fällen hat es sich bewährt, Eiweiß-milch und Buttermilch nicht in Verdünnung 1:2 aus den Konserven her-zustellen, sondern auf 1:1 konzentriert und stufenweise bis zu 15% Nährzucker hinzuzugeben.

In Fällen schwerer Dystrophie mit Dyspepsie ist die Lage besonders ernst. Dann kann es nötig werden, mit Frauenmilch vorzugehen, die man zudem sorgsam dosiert. Man wartet, wenn der Erhaltungsbedarf gedeckt ist, bis die Diarrhöen sich bessern. Ist das dyspeptische Stadium behoben, so empfiehlt sich Kombination mit Buttermilch, denn für den hohen Eiweiß- und Salzbedarf einer in die Reparationsphase eintretenden Dystrophie ist reine Frauenmilch-ernährung nicht ausreichend.

Eine besondere Aufgabe stellt die bei Vollmilchernährung und Zucker-mangel sich entwickelnde Dystrophie des Milchnährschadens. Es handelt sich um Behebung der mit Obstipation einhergehenden Fäulnisvorgänge. Dies gelingt mit eiweiß- oder fettarmen, kohlehydratreichen Nahrungen, etwa der Malzsuppe oder einer stark mit Kohlehydraten angereicherten Buttermilch. Die Stühle erscheinen wieder gefärbt und weich, das Gewicht steigt an, das Hautkolorit wird rosig.

Eine wesentliche Unterstützung der Behandlung der Dystrophie stellt die *Bluttransfusion* dar. In leichteren Fällen genügt es, etwa wöchentlich 20 bis 30 ccm frisches menschliches Citratblut intramuskulär zu injizieren. Die Erfolge sind namentlich bei den durch Infekte ausgelösten Zuständen bisweilen hervor-ragend. Bei schwerer Atrophie ist die Blutübertragung in die Vene oder in die Bauchhöhle notwendig. Ein geeigneter Spender ist sorgfältig auszuwählen (Blutgruppenbestimmung). Man überträgt pro Kilogramm 15 ccm Blut. Die Transfusion wird nach Bedarf 1—2mal wiederholt.

Literatur.

Abt Pediatrics: Vol. 2, Kap. XXI, XXII, XXIII; Vol. 3, Kap. XLV. Philadelphia u. London 1923.

Brock: Biologische Daten für den Kinderarzt, Bd. 1 5. Kap. Berlin: Julius Springer 1932.

Czerny-Keller: Des Kindes Ernährung, 2. Aufl., 1923—1928.

Finkelstein: Lehrbuch der Säuglingskrankheiten, 3. Aufl. Berlin: Julius Springer 1924.

Freudenberg: Physiologie und Pathologie der Verdauung im Säuglingsalter. Berlin: Julius Springer 1929.

György: Wachstum, Aufbau, Stoffwechsel und Ernährung des gesunden Säuglings. Handbuch der Kinderheilkunde, 4. Aufl. Bd. 1. Herausgeg. von M. v. Pfaundler und A. Schlossmann. Berlin: F. C. W. Vogel 1931.

Rominger: Die Ernährungsstörungen des Säuglings. Handbuch der Kinderheilkunde, 4. Aufl. Bd. 3. Herausgeg. von M. v. Pfaundler u. A. Schlossmann. Berlin: F. C. W. Vogel 1931

Stoffwechsel und Ernährung älterer Kinder.

Von

E. ROMINGER-Kiel.

Die Grundgesetze des Stoffwechsels haben selbstverständlich für alle Altersstufen Geltung. Trotzdem erscheint es gerechtfertigt, Stoffwechsel und Ernährung des Kindes jenseits des Säuglingsalters bis zur Pubertät hier in einem eigenen Kapitel abzuhandeln, weil ihnen eine Sonderstellung zukommt und weil die Grundsätze einer zweckmäßigen Ernährung des gesunden und kranken Kleinkindes und Schulkindes nur aus den Besonderheiten dieser Altersstufen entwickelt werden können.

Der grundlegende Unterschied gegenüber dem Säuglingsalter liegt im Übergang von der Grundnahrung Milch zu einer immer festeren und gemischteren Kost, deren Verdauung mit Assimilation im weiteren Sinne erlernt werden muß und bei welcher eine recht wechselnde Anpassungsfähigkeit, Aufnahmebereitschaft und Eßlust von Kind zu Kind festzustellen ist. Gegenüber dem Erwachsenen tritt in erster Linie der sich noch mit der Entwicklung rasch ändernde Stoffbedarf und der noch um vieles lebhaftere Stoffumsatz als Besonderheit in Erscheinung. Das Kleinkindesalter zeigt eine Muskelaktivität, wie keine andere Altersstufe und das Kleinkind ebenso wie das Schulkind hat außer der Erhaltung seines Stoffbestandes noch sein auch in Schüben vor sich gehendes Wachstum durch Ernährung und Stoffwechsel zu bestreiten.

Während nun der Erwachsene infolge seines durch den Instinkt und den Verstand geleiteten Nahrungsbedürfnisses unter normalen Verhältnissen eine im großen und ganzen qualitativ und quantitativ richtig beschaffene Kost zu sich nimmt und auch der an der Mutterbrust trinkende Säugling unbewußt seine Ernährung regelt, ist das Kleinkind und auch noch das Schulkind in weitem Maße auf die Auswahl der Kost durch seine Pfleger angewiesen. Es befindet sich etwa in der Lage eines zwangs- oder massenernährten Erwachsenen; allerdings ist es wegen des von Stufe zu Stufe wechselnden Nahrungsstoffbedarfes bedeutend schwieriger, ein Kind richtig und zweckmäßig zu ernähren, als einen Erwachsenen. Im allgemeinen verdiente somit die Ernährung des Kindes schon in gesunden Tagen eine größere Überwachung und Sorgfalt, als die des Erwachsenen. Das ist in gar mancher Familie heute wegen der wirtschaftlichen Not nicht durchführbar. Zu beklagen ist andererseits der Mißstand, daß Erwachsene in Unkenntnis und übertreibender Sorge sich Entbehrungen auferlegen, um ihr Kind mit unnötigen und teuren Nahrungsmitteln zu ernähren, ja zu überfüttern. Der Arzt muß deshalb heute über die besonderen Ernährungsverhältnisse des Kindes Bescheid wissen. Es genügt nicht oder nicht mehr, allgemeine Ratschläge zu geben, wie „leichte Kinderkost", „ordentliche Milch", nicht „zuviel Fleisch" u. dgl. Vielmehr muß der Arzt in der Lage sein, für jede Altersstufe einen richtigen und den wirtschaftlichen Verhältnissen der Familie Rechnung tragenden Kostplan für das gesunde und kranke Kind aufzustellen.

Nahrungsbedarf und Stoffumsatz.

Die Nahrung des Erwachsenen besteht bekanntlich aus einer Vielheit von Nahrungsmitteln und Genußmitteln, die von Volk zu Volk, von Gegend zu Gegend und schließlich von Stand zu Stand wechseln. Demgegenüber ist die Nahrung junger Kinder noch wesentlich einfacher und gleichmäßiger zusammengesetzt, bis sie sich im Laufe des Schulalters mehr und mehr derjenigen der Erwachsenen angleicht. Die Grundstoffe sind in allen Altersstufen dieselben, nämlich es sind *Eiweiß, Fette, Kohlehydrate, Salze, Wasser* und die sog. akzessorischen Nährstoffe. Grundsätzlich verschieden jedoch ist der Nährstoffbedarf und die Verteilung der Grundstoffe auf die Gesamtnahrung in den einzelnen Altersstufen, und verschieden ist oder sollte wenigstens sein: Form und Menge der dargereichten Kost, ihre Zubereitung und ihre Ergänzung durch Genußmittel.

Beim Übergang von rein *flüssiger Milchnahrung* auf Breikost und nach genügender Entwicklung der Zähne auf *feste Kost* muß auf das Aufnahmevermögen und den *Grad der Verdaulichkeit* Rücksicht genommen werden. Durch eine zunehmende Vergröberung der Speisen muß das Kleinkind zum Kauen erzogen und sein Magendarmkanal an die Verarbeitung eines schwerer angreifbaren Chymus gewöhnt werden. Einerseits führt eine Überschätzung der Verdauungsleistung zu Ernährungsstörungen, andererseits hat ein zu langes Verharren bei flüssiger und breiiger Kost eine Reihe von Ernährungsschwierigkeiten zur Folge (Kaufaulheit, Anorexie!). Wesentlich ist auch schon im Kleinkindes- und Schulalter die Verabreichung von genügenden Mengen von *Ballaststoffen.* Schließlich ist der Geschmackswert der Kinderkost von Bedeutung, weil jede eintönige oder auch dem kindlichen Bedürfnis nach Wohlgeschmack nicht entsprechende Nahrung zu der bekannten hartnäckigen Eßunlust der sonst gesunden Kinder führt. Von allen diesen Faktoren wird die Sekretion der Verdauungssäfte, die Tätigkeit der Magendarmmuskulatur und damit die Resorption und Bekömmlichkeit der Nahrung mit bestimmt.

Über den *Gesamtumsatz* in den verschiedenen Altersstufen sind wir verhältnismäßig gut unterrichtet. Durch zahlreiche, mühevolle Stoffumsatzuntersuchungen namentlich beim älteren Kind durch Messungen des respiratorischen Gaswechsels besitzen wir brauchbare Mittelwerte für die *Energieberechnung.*

Die Energiezufuhr dient bekanntlich einerseits zur Erzeugung von Wärme und Arbeit, sog. *Betriebsstoffwechsel,* andererseits zur Ermöglichung des Wachstums und der Regeneration im weitesten Sinne des Wortes, sog. *Baustoffwechsel.*

Die aufgenommene Nahrung wird im Organismus bei verhältnismäßig niedriger Temperatur durch fermentative Spaltung und Biooxydation „verbrannt" bis zu den nicht mehr verwertbaren Endprodukten. Das Maß für diese Verbrennungswärme ist die Calorie. Die verschiedenen Nahrungsstoffe liefern nach Rubner bei ihrer Verbrennung folgende Wärmemengen: 1 g Eiweiß = 4,1 Calorien, 1 g Fett = 9,3 Calorien, 1 g Kohlehydrat = 4,1 Calorien. Es sind gleichwertig oder isodynam für die Energieproduktion: 100 g Fett mit 227 g Eiweiß oder Kohlehydraten. Hierbei muß aber berücksichtigt werden, daß die mit der gewöhnlichen Nahrung aufgenommenen Calorien nicht voll ausgenützt werden. Der Verlust der Energie im Kot ist auf 6—8% des Brennwertes der Nahrung zu schätzen und muß jeweils vom zugeführten Nahrungsbrennwert in Abzug gebracht werden. Zur Berechnung des Gesamtumsatzes ermittelt man zunächst den sog. Ruhe-Nüchtern-Umsatz oder *Grundumsatz.* Er gibt den Wert derjenigen Calorienmenge an, die der Organismus bei vollständiger Muskelruhe in nüchternem Zustande innerhalb der physikalischen Wärmeregulationsbreite umsetzt. Die wichtigsten gebräuchlichen Grundumsatzwerte für das hier zu behandelnde Kleinkindes- und Schulalter sind die folgenden nach Magnus-Levy und Falk:

Im Kindesalter ist der Grundumsatz und damit auch der Nahrungsbedarf naturgemäß zwar kleiner, als beim Erwachsenen, aber im Verhältnis zur Körperoberfläche und auch zum Körpergewicht größer.

Schon im 6. Lebensmonat tritt diese Umsatzsteigerung, die rund 40—60% betragen kann, meßbar in Erscheinung und geht während des weiteren Kindesalters

Grundumsatz bei Knaben und Mädchen:

| Alter | Gewicht | Länge | Körper-oberfläche | Grundumsatz | | |
| | | | | Gesamt für 24 Stunden | pro kg für 24 Stunden | pro qm für 1 Stunde |
Jahre	kg	cm	qm	Calorien	Calorien	Calorien
			Knaben			
2¹/₂	11,5	—	—	782	68,0	—
6	14,5	110	—	926	63,9	—
6	18,4	110	—	970	52,7	—
7	19,2	112	—	1067	55,6	—
7	20,8	110	0,79	1153	55,4	60,8
9	21,8	115	0,83	1036	47,5	52,0
10	30,6	131	1,05	1338	43,7	53,1
11	26,5	129	0,98	1151	43,4	48,9
14	36,1	142	1,20	1310	36,3	45,5
14	36,8	142	1,21	1285	34,9	44,3
14	43,0	149	1,34	1525	35,5	47,4
			Mädchen			
6¹/₂	18,2	—	—	936	51,4	—
7	15,3	107	—	866	56,6	—
11	35,0	141	1,17	1313	37,5	46,8
11	42,0	149	1,32	1459	34,7	46,0
12	24,0	129	0,94	962	40,1	45,6
12	25,2	128	0,95	938	37,2	41,1
12	40,2	145	1,27	1362	33,9	44,7
13	31,0	138	1,10	1217	39,3	46,1
14	35,5	143	1,19	1299	36,6	45,5

nur ganz allmählich zurück, bleibt aber auch noch während der Pubertät im Vergleich zum Erwachsenen erhöht. Erst etwa vom 20. Lebensjahr ab bleibt der Grundumsatz im wesentlichen bis ins hohe Alter konstant.

Zu dem Grundumsatz kommt beim Kind ein Energieverbrauch für den Anwuchs hinzu. Dieser sog. *Wachstumsquotient* ist verhältnismäßig klein. Man rechnet mit 1,5—1,87 Calorien pro 1 g Anwuchs. Somit sind 10—15% des Grundumsatzwertes für ihn in Anrechnung zu bringen.

Zur Ermittlung des Gesamtenergiebedarfes muß beim Kleinkind und Schulkind noch ein Betrag für die Muskeltätigkeit eingesetzt werden. Die Stoffwechseluntersuchungen haben gezeigt, daß gesunde lebhafte Kinder einen etwa die Hälfte ihres Grundumsatzes ausmachenden Calorienwert zur Bestreitung ihrer Wärmeproduktion durch *Muskelarbeit* benötigen. Je nach Alter und Temperament wird dieser Zuschlag größer oder kleiner sein müssen. Für lebhaft sich in Spiel und Sport betätigende Kinder muß ein „Arbeitszuschlag" von 100% vorgenommen werden.

Ein wesentlicher Unterschied im Gesamtumsatz zwischen Knaben und Mädchen besteht nicht. Im allgemeinen ist der Calorienbedarf der Kinder während der warmen Jahreszeit geringer, als während der kalten (Einfluß der Temperatur).

Außer der Muskeltätigkeit führt die Nahrung selbst zu einer vermehrten Wärmebildung, es ist das die sog. *spezifisch-dynamische Wirkung der Nahrung*. Die Umsatzsteigerung beträgt 10—12% in 24 Stunden.

Diese Wirkung ist besonders dem Eiweiß eigentümlich, und zwar sowohl dem ganzen Eiweißmolekül, wie seinen Spaltstücken. Das Mehr an Wärmebildung wird auf den Umbau (Auf- und Abbau) der verschiedenen Nahrungsstoffe, in Sonderheit der Eiweiße zurückgeführt.

Von größter Bedeutung für Steigerung des Grundumsatzes ist neben den schon genannten Faktoren des Inkretsystems. Beweise dafür liefert die

Pathologie des Stoffwechsels (s. u.). Höchstwahrscheinlich ist die im Kindesalter bestehende Grundumsatzsteigerung neben anderem auf inkretorische Einflüsse zurückzuführen.

Zur Berechnung des Grundumsatzes benützt man die auf Grund der eingangs genannten (s. S. 6) Grundumsatzbestimmungen aufgestellten Voraussagetafeln nach Harris und Benedict, die für das Kindesalter von Kestner und Knipping ergänzt wurden. In diesen findet man zwei Grundzahlen, eine für das Körpergewicht und eine zweite für Alter und Körperlänge. Die Summe dieser beiden Zahlen gibt unmittelbar den Grundumsatz in Calorien an. Für den praktischen Gebrauch mögen folgende Zahlen als Anhaltspunkte dienen:

Täglicher Calorienbedarf des gesunden Kleinkindes und Schulkindes bei mäßiger Körperbewegung.

2 Jahre	925 Calorien, also etwa 75 pro Kilogramm Körpergewicht
3 Jahre	1050 ,, ,, ,, 75 ,, ,, ,,
4 und 5 Jahre	1300 ,, ,, ,, 75 ,, ,, ,,
6 Jahre	1350 ,, ,, ,, 70 ,, ,, ,,
7 und 8 Jahre	1450 ,, ,, ,, 65 ,, ,, ,,
9 und 10 Jahre	1650 ,, ,, ,, 60 ,, ,, ,,
11 und 12 Jahre	1750 ,, ,, ,, 55 ,, ,, ,,
13 und 14 Jahre	1900 ,, ,, ,, 50 ,, ,, ,,
15 Jahre	2000 ,, ,, ,, 45 ,, ,, ,,

Diese Tabellen versagen naturgemäß da, wo entweder eine abnorme Kleinheit der Kinder oder ein anormales Körpergewicht vorliegt. Überhaupt muß man sich vor Augen halten, daß alle diese Angaben nur approximative Werte enthalten. Untergewichtige und lebhafte Kinder haben einen weit höheren, übergewichtige und ruhige Kinder haben oft einen geringeren Gesamtumsatz. In jedem Fall darf die Aufstellung der Kostordnung für ein Kleinkind oder Schulkind nicht allein nach dem calorischen Wert erfolgen, sondern sie muß die Zusammensetzung der Nahrung berücksichtigen.

Chemische Zusammensetzung und Stoffwechsel der wichtigsten einzelnen Nährstoffe.

Vom energetischen Gesichtspunkt aus erscheint es gleichgültig, mit welchen Nahrungsstoffen die notwendige Energie zugeführt wird. Man war der Meinung, daß, wenn nur das Eiweißminimum in der Nahrung gedeckt wäre, es für das Kind gleichgültig sei, wie die Zusammensetzung im übrigen beschaffen sei. Die neuere Forschung und die Praxis der Diätetik lehrte indessen, daß die einzelnen Nahrungsmittel für die Ernährung des Kindes verschieden wertvoll, ja sogar unentbehrlich sind. Schon seit langem hat man in der Kinderernährung den hohen Wert natürlicher roher und frischer Nahrungsmittel erkannt und die früher übliche vorwiegende Milchbreikost junger Kinder durch eine gemischte Kost ersetzt. Wenn auch heute der Wert bestimmter Ernährungsformen durch die Stoffwechselforschung noch nicht restlos erklärt werden kann, so ist doch andererseits durch die Entdeckung der Wirkung von Salzen, Vitaminen usf. auf Wachstum, Stoffwechsel und Wohlbefinden vieles so klar gestellt worden, daß wir heute mit mehr Recht als früher unsere Forderung nach einer möglichst abwechslungsreichen gemischten, auch Rohstoffe enthaltenden Kost vertreten können. Da die Rolle, welche die einzelnen Ernährungsstoffe im Haushalt spielen, vom Erwachsenen her bekannt ist, können wir uns im folgenden auf eine ganz kurze Erörterung der besonderen Bedeutung dieser Ernährungsstoffe für das Kleinkind und Schulkind beschränken.

Das *Eiweiß* gilt noch immer als ein für den wachsenden Organismus besonders wichtiger Kraftspender. In der Tat muß ja wegen des Wachstums und seiner sehr lebhaften Muskeltätigkeit dem Kind ein gewisser Eiweißansatz gewährleistet werden. Es ist irrig, anzunehmen, daß hierzu eine recht große Eiweißmenge erforderlich sei. Man hat aus zahlreichen Untersuchungen ermittelt, daß das Eiweißminimum pro Kilogramm Körpergewicht zwischen 1,1 und 1,5 g, das Optimum zwischen 2,5 und 3 g schwankt. Für das Kleinkind von 2 bis 6 Jahren berechnet man den Eiweißbedarf von auf 2—2,5 g pro Kilogramm Körpergewicht, also etwas höher, als für das Schulkind von 7—14 Jahren, wo er mit 1,8—2,0 g angesetzt wird. Das ist ein Eiweißangebot von etwa 40—60 g täglich beim Kleinkind und von etwa 60—70 g beim Schulkind. Für die praktische Ernährung gilt folgende Regel: der Brennwert an Eiweiß soll mindestens 10%, höchstens 20% des Brennwertes der Gesamtnahrung bilden.

Die große Bedeutung der *Kohlehydrate* in der Ernährung des Kleinkindes und Schulkindes ist schon durch zwei Tatsachen zu beweisen: die Kohlehydrate gehören zu unseren verbreitetsten Nahrungsstoffen und der Gesamtcalorienbedarf des Kindes wird zu 75%, ja in manchen Industriebezirken bis zu 87% durch Kohlehydrate gedeckt.

Es wäre zwar theoretisch vorstellbar, daß sich die beiden Hauptenergiespender in der Nahrung KH und Fette in beliebigem Verhältnis, also auch vollkommen vertreten könnten. Das ist aber nicht möglich, weil einerseits die Nahrungsfette gewisse Bestandteile (Lipoide, Vitamine) enthalten, die für den wachsenden Organismus unentbehrlich sind, andererseits, weil der völlige Kohlehydrathunger eine unvollständige Verbrennung der Fette und die Entstehung von Ketonkörpern zur Folge hat, welche zur Acidose führen.

Die neuen Forschungsergebnisse über die wichtigsten chemischen Vorgänge bei der Muskeltätigkeit, so z. B. der Verwertung der Kohlehydratphosphorsäureverbindungen, der Resynthese der Milchsäure zu Glykogen und der Kohlehydratbildung aus gewissen Eiweißkörpern lassen uns den hohen Betriebsstoffwechsel des jungen, lebhaft beweglichen Kindes heute besser verstehen. Wir wissen, daß ein verhältnismäßig hoher Glykogengehalt des Organismus für ein normales Wachstum und Gedeihen unerläßlich ist. Das junge Kind nimmt bei richtiger Ernährung etwa 12 g Kohlehydrat pro Kilogramm Körpergewicht auf, der Erwachsene nur etwa 5—7 g. Im Einklang damit steht die hohe Kohlehydrattoleranz des Kindes und die Empfindlichkeit gegen Kohlehydrathunger. Bei letzterem spielen vielleicht Unvollkommenheiten in der nervösen Regulation des Kohlehydratstoffwechsels eine gewisse Rolle.· Durch Infekte, Hunger und andere pathologische Einwirkungen geraten jedenfalls Kinder eher als Erwachsene in eine Acidose.

Die *Fette* werden von jeher als für die Kinderernährung besonders wichtige Nahrungsbestandteile angesehen. Man kann annehmen, daß eine bestimmte Fettmenge in jeder vollwertigen Kindernahrung enthalten sein muß, daß es also auch eine Art „Fettminimum" für die Ernährung des wachsenden Organismus gibt.

Der Körper des jungen Kindes enthält bis zu 12% Fett; die Muttermilch ist verhältnismäßig fettreich, so daß der Säugling durchschnittlich 4 g Fett pro Kilogramm und Tag zu sich nimmt. Auch das Kleinkind und Schulkind zeigt bei gemischter Kost und normalen Verdauungsverhältnissen eine sehr hohe Fettoleranz, ausgezeichnete Fettresorptionsfähigkeit und im allgemeinen ein beträchtliches Verlangen nach fettreicher Kost. Der Fettbedarf des Kleinkindes sinkt bis auf etwa 2 g, der des Schulkindes auf etwa 1,0 g pro Kilogramm Körpergewicht.

Die wichtigsten *Fettträger* der Kindernahrung sind Fettgemische, welchen noch „lipoidartige" Substanzen (neuerdings „Lipoide" genannt) beigemengt sind. Sie enthalten bestimmte Vitamine, das A-, D- und E-Vitamin, die für den Gesamtstoffwechsel, den Körperaufbau und wahrscheinlich die Funktion des Inkretsystems von größter Bedeutung sind. Etwa folgendes kann als gesichert gelten.

Die Phosphatide und das Cholesterin können im Organismus auch schon vom jungen Säugling synthetisch aufgebaut werden. Von den bisher bekannten fettlöslichen Vitaminen müssen das A- und E-Vitamin mit der Nahrung, als exogen, zugeführt werden. Manches spricht dafür, daß noch andere vitaminähnliche Stoffe, die nicht von den Lipoiden getrennt werden können, existieren, die wir noch nicht kennen. Sie spielen wahrscheinlich auch bei der Erzielung und Erhaltung einer normalen Resistenz gegen Injekte eine gewisse Rolle. Hier sind unsere Kenntnisse noch völlig unzureichend.

In einer guten, hochwertigen Kinderkost soll der Fettgehalt 20—25%, höchstens 30% des Gesamtcaloriengehaltes betragen.

Die *Salze*, d. h. die anorganischen Mineralbestandteile, müssen als lebenswichtige Bausteine jeder Zelle, zumal sie dauernd durch Harn, Stuhl und auch im Schweiß abgegeben werden, in jeder vollwertigen Nahrung enthalten sein. Die vielfachen Aufgaben, welche die Mineralien teils als gelöste undissoziierte Moleküle, teils als dissoziierte Ionen bei der Aufrechterhaltung des osmotischen Gleichgewichtes, der Regulierung des Säurebasengleichgewichtes und verschiedenen spezifischen Wirkungen zu erfüllen haben, sind beim Kleinkind und Schulkind im wesentlichen dieselben wie beim Erwachsenen. Auf ein richtiges Mineralangebot in der Kost des Kleinkindes und Schulkindes muß geachtet werden, weil das Kind eine mehr oder weniger willkürlich zusammengesetzte Nahrung erhält.

Die Bedeutung einzelner Salze.

Das *Calcium* dient auch noch beim Kleinkind dem Skeletaufbau (Zähne), dem Aufbau der Gewebe, insonderheit der Zellkerne, der Bereitung der Sekrete und Hormone, namentlich in der Zeit der Pubertät. Man hat den Bedarf an CaO für den Ansatz bei einem 6—8-jährigen Kind zu 0,57—0,68, bei 10—12jährigen zu 0,71—0,92 und bei 13—15jährigen Kindern zu 0,79—1,00 pro Tag berechnet.

Phosphor. Der Phosphorsäurehaushalt ist schon wegen des gemeinsamen Bau- und Depotstoffes, dem Calciumphosphat, auf das innigste mit dem Calciumstoffwechsel verknüpft. Außer dem Knochenbau und dem Zellaufbau (Zellkerne, Nucleoalbumin, Nucleoproteide, Phosphatide, Lecithin) dient der Phosphor hauptsächlich als Pufferungsmaterial und zur Synthese der Hexosediphosphorsäure im Muskelstoffwechsel. Der Bedarf an P_2O_5 beträgt beim 6—8jährigen Kind etwa 1,2—1,7 g pro die und wird durch eine gemischte Kost als anorganische Säure und zum kleineren Teil in organischer Verbindung in weitaus genügender Menge aufgenommen.

Kalium und *Natrium* entstammen hauptsächlich der pflanzlichen Kost. Die wichtigsten Kaliumspender sind Kartoffeln, Brot und Hülsenfrüchte, während die Wurzelgemüse den notwendigen Natriumersatz liefern.

Das Kochsalz ist nur in unzulänglicher Menge in den üblichen Nahrungsmitteln des Kindesalters enthalten und muß als unentbehrlicher Würz- und Ersatzstoff zugeführt werden. Die Menge des täglich genossenen Kochsalzes schwankt auch in der Kinderkost beträchtlich. Zur Deckung des Bedarfs, also zur Aufrechterhaltung eines normalen osmotischen Druckes, zur Gewährleistung einer ausreichenden Salzsäureproduktion des Magens und eines guten Appetits sind nur etwa 2 g Kochsalz nötig.

Das *Magnesium* ist als Magnesiumphosphat im Knochen und in der grauen Substanz des Nervensystems enthalten. Der Tagesbedarf des Klein- und Schulkindes wird auf 0,50 bis 0,75 g MgO geschätzt.

Das *Eisen* ist unentbehrlich für den Aufbau des Hämoglobins und damit für die Blutbildung. Aus den zugrunde gehenden Erythrocyten wird der größte Teil des Eisens von der Leber zurückgehalten und so in einem endogenen enterohepato-hämatogenen Stoffwechsel dem Organismus erhalten. Trotzdem verliert der Körper ständig kleine Eisenmengen, die der kindliche Organismus um so mehr ersetzen muß, als er ja wächst und auch seine Blutmenge vermehrt. Der Gesamteisengehalt des Körpers wird auf 2,4—3,2 g geschätzt, wovon 85% auf das Hämoglobin des strömenden Blutes entfallen. Wegen der großen Eisenarmut der Milch und des knappen Eisenvorrates des Neugeborenen muß durch frühzeitig gereichte Gemüsekost der Säuglinge vor der Eisenmangelanämie geschützt werden. Das Kleinkind scheint nach den allerdings fraglichen Berechnungen seiner Eisenbilanz weniger sparsam mit dem Eisen umzugehen, als der Säugling, besonders dann, wenn es durch einseitige Kost, z. B. Milchbreinahrung, in seiner Ernährung und Blutbildung (?) geschädigt wird. Als wichtige Eisenspender in der Kindernahrung gelten Blut- und Leberwurst, Karotten, Tomaten, Rotkraut und Salate. Obst enthält nur verhältnismäßig wenig Eisen.

Wasser als eines der lebenswichtigsten Stoffe muß das Kind entsprechend dem höheren Wassergehalt seiner Gewebe (etwa 70% gegenüber 60% beim Erwachsenen) und wegen seines schnelleren Stoffwechsels besonders reichlich in der Nahrung aufnehmen. Der Wasserbedarf des jungen Kindes wird gedeckt zu $^2/_3$ bis zur Hälfte durch Aufnahme eigentlicher Flüssigkeit und zu $^1/_3$ bis zur Hälfte durch den Wassergehalt der Gesamtkost. Außerdem steht dem Organismus aus dem intermediären Stoffwechsel noch etwa $^1/_4$ seines gesamten Wasserbedarfs in Form des Oxydationswassers zur Verfügung. Die Wasseraufnahme wird bei älteren Kindern wie beim Erwachsenen durch das Durstgefühl reguliert. Bei jüngeren Kindern ist diese Gefühlsäußerung unzuverlässig. Daraus folgt, daß bei starker körperlicher Tätigkeit, z. B. lebhaftem Spiel, wo durch die Perspiration und die Arbeitsleistung reichlich Wasser abgegeben wird oder bei hoher Außentemperatur und in heißem, feuchtwarmem Klima für genügende Flüssigkeitsaufnahme beim Kinde gesorgt werden muß. Der Wassergehalt des Kindes unterliegt, ebenso wie der des Erwachsenen, hormonalen Einflüssen, und zwar in der Weise, daß die Schilddrüse den Flüssigkeitsaustausch zwischen Blut und Gewebe, der Hinterlappen der Hypophyse den Elektrolytgehalt und die Diurese steuert. Bei einer normalen, reichlich gemischten Kost, die durch Aufgußgetränke ergänzt wird, wird der Wasserbedarf des Kindes im Überschuß gedeckt.

Die hohe biologische Bedeutung der *Vitamine* (Ergänzungs- oder akzessorische Nährstoffe) namentlich für das Wachstum ist heute allgemein anerkannt und hat manche früher unklaren Ernährungsgebräuche bei Kindern dem Verständnis näher gebracht. Die wasserlöslichen Vitamine, das Vitamin B (antineuritischer Faktor) und das Vitamin C (antiskorbutischer Faktor) fehlen in der Kost des Kleinkindes und Schulkindes heutzutage nur unter extremen Ernährungsbedingungen. Dagegen spielt der Mangel an Vitamin A (wachstumsfördernder Faktor), Vitamin D (antirachitischer Faktor) und Vitamin E (Antisterilitätsfaktor?) bei schlecht ernährten Kindern, besonders der Großstadt und der Industriebezirke, praktisch auch heute noch eine wichtige Rolle. Diese wichtigen akzessorischen Nährstoffe fehlen in den Kartoffeln und in pflanzlichen Fetten und Ölen, also z. B. vielen Kunstspeisefetten, so daß Kinder, welche fast ohne Milch, Butter, Eier usw. ernährt werden, Schaden leiden. Hinzu kommt, daß in der zweiten Hälfte des Winters (Auskeimen der Kartoffeln, Vitaminarmut der Milch) die Kost der Stadtkinder vitaminarm wird. Auch der Übergang von Vollkornbrot zu Weißbrot führt oft zu einem gewissen Vitaminmangel. Eine Übertreibung stellt allerdings die Forderung dar, die Kinder zur Hälfte oder ganz mit Rohkost zu ernähren. Es genügt, beim Kleinkind und Schulkind dafür zu sorgen, daß die Nahrung neben Gemüse und Kartoffeln Milch, etwas hochwertiges Fett (Butter, Schmalz, Lebertran) und Salate und Obst enthält.

Die Ernährung des gesunden Kindes (jenseits des Säuglingsalters).

Auf Grund der vorausgeschickten theoretischen Erörterungen ergibt sich für die praktische Durchführung der Ernährung beim Kleinkind und Schulkind die Forderung, die Nahrung zunächst auf ihren Caloriengehalt zu prüfen, dann auf ihre Vollständigkeit hinsichtlich Wasser, Mineralien und Vitaminen und ihrer Hochwertigkeit in bezug auf die einzelnen Nahrungsstoffe. Daraufhin ist dem Alter entsprechend Zubereitung und Darreichungsform zu bestimmen und die Zahl der Mahlzeiten festzusetzen. Schließlich muß das von Fall zu Fall wechselnde Aufnahmevermögen und soweit als möglich die Geschmacksrichtung des Kindes berücksichtigt werden.

Beim *Kleinkind* bildet die Milch anfänglich noch immer einen wesentlichen Bestandteil der gesamten Nahrung. Ihre Menge wird aber im Gegensatz zum Säuglingsalter herabgesetzt. An Stelle der sozusagen konzentrierten hochwertigen, einförmigen Nahrung des Säuglings soll eine gemischte Zufuhr von verschiedenen, weniger hochwertigen einzelnen Nährstoffträgern treten. Das Kind von $1^1/_2$ Jahren z. B., bei dem nur die Milchzähne vorhanden sind, ist nicht nur fähig, größere Speisen zu zerkauen, sondern es zeigt auch schon einen ausgesprochenen Willen zur Nahrungsauswahl und Kostabwechslung. An Stelle der Milch treten Gemüse und Kartoffelkost, Mehlspeisen, Fleisch und Süßspeisen. Die Milch selbst wird zur Nebenkost. Im allgemeinen soll man beim Kleinkind nicht mehr als $^1/_2$ l Milch am Tag als Mahlzeit (Frühstück und Vesper) insgesamt reichen und zu den noch daneben zu verfütternden Speisen an einzelnen Tagen höchstens noch $^1/_4$ l verbrauchen. Von größter Bedeutung ist in diesem Alter noch eine genaue Einhaltung der Eßzeiten, zwischen denen das Kleinkind nichts, also auch keine Süßigkeiten, Schokolade, Keks, auch kein Obst und kein Getränk (Wasser, Limonaden) erhält. Beim Kleinkind soll durch eine vernünftige Anordnung seines Tageslaufes, also seiner Schlafzeiten, seiner Eßzeiten, seiner Bewegung in frischer Luft und seiner geistigen Beschäftigung und Ablenkung im Spiel die natürliche Eßlust hervorgerufen werden. (Siehe die folgenden Kostpläne.)

Das *Schulkind* erhält eine reichlichere und vielgestaltigere Nahrung als das Kleinkind. Der verbreitetste Fehler besteht darin, daß dem Schulkind, dem man eine besonders kräftige Kost zukommen lassen will, ein Übermaß von Milch, Ei und Gebäck gereicht wird. Milch erhält das Schulkind höchstens noch $^1/_2$ l am Tag, und zwar zum Frühstück, zur Vesper und zu Milchspeisen am Abend, nicht aber als Getränk zu den beiden Hauptmahlzeiten. An Stelle der reinen Milchnahrung tritt Milchkaffee, am besten als Malzkaffee, Milchwasserkakao und dünnen Teeaufguß mit Milch oder Sahne. Ein bekannter Übelstand bei Schulkindern ist die Hast bei der Einnahme des ersten Frühstücks infolge zu späten Aufstehens (zu spätes Zubettgehen!) und des weiten Schulweges. Die Eltern versuchen das ungenügende 1. Frühstück häufig dadurch zu ersetzen, daß sie dem Kind eine große Zahl von mit Wurst und Fleisch und Ei belegten Broten mit zur Schule geben und es dort Milch trinken lassen. Eine solche Zwischenmahlzeit, namentlich mit schnellem Hinuntertrinken von Milch ist bei einem zu Hause richtig gepflegten und ernährten Schulkind unnötig, ja sogar falsch. Bei der heute in der Großstadt üblichen durchgehenden Unterrichtsweise muß der Schüler allerdings in einer oder zwei Pausen etwas zu sich nehmen, es soll aber bei 2—3 Butterbroten und Obst bleiben, um den Appetit für die Mittagsmahlzeit nicht zu verderben.

Als Beispiele folgen hier die Kostpläne für ein 2 Jahre altes und ein 3—4 jähriges Kleinkind und der für ein 5—6 und ein 7—14 Jahre altes Kind.

Kostplan für ein 2 Jahre altes Kind. *Kostplan für ein 3—4jähriges Kind.*

a) Sollkost.

1. Frühstück: 150 g Milchsuppe, 25 g Brötchen, 5 g Butter oder Marmelade.	150 g Vollmilch (Schokolade oder Malzkaffee), 30 g Schwarzbrot, 10 g Butter, 10 g Marmelade oder Honig.
2. Frühstück: Obst (je nach der Jahreszeit Äpfel, Birnen, Bananen).	100 g Obst (je nach der Jahreszeit) oder 1—2 Schnitten Schwarzbrot mit 10 g Butter.
Mittags: 200 g Gemüsepüree, 100 g Karttoffelbrei, 20 g Fleisch (gehackt), 10 g Butter, 100 g Kompott oder Süßspeise.	150 g Gemüsepüree, 150 g Kartoffelbrei, 30 g gebratenes Fleisch, 20 g Butter, 100 g Apfelmus oder Süßspeise oder Eiermehlspeise (Nudeln, Makka- roni, Spätzle).
Nachmittags: 150 g Milch (Kakao, Schokolade), 1 Stück Zwieback oder Keks.	150 g Milch (Schokolade), 10 g Zwie- back oder Keks.
Abends: 150 g Grießflammerie mit 100 g Kompott oder 200 g Vollmilchbrei, 20 g Weizenbrot, 5 g Butter, 10 g Quark oder 1 Ei.	200 g Gemüse oder Fruchtgrütze oder 200 g Milchbrei, belegtes Brot (Rahmkäse, Quark, Wurst, Tomaten).

Caloriengehalt: Etwa 1200 Calorien,
Herstellungspreis etwa RM 0,70,
etwa 35 g Eiweiß,   35 g Fett,   170 KH,
144 Cal.   326 Cal.   697 Cal.

Caloriengehalt: Etwa 1300 Calorien,
Herstellungspreis etwa RM 0,70,
etwa 38 g Eiweiß,   54 g Fett,   149 KH,
156 Cal.   502 Cal.   611 Cal.

b) Mindestkost.

1. Frühstück: 150 g Milch, 25 g Brötchen, 5 g Butter oder Kochbutter.	150 g Malzkaffee, 25 g Schwarzbrot, 25 g Brötchen, 10 g Kunstbutter oder Schweine- schmalz, 10 g Marmelade.
2. Frühstück: 20 g Weizenbrot, 10 g Quark, 5 g Kunstbutter oder Schweine- schmalz.	25 g Brot, 10 g Marmelade.
Mittags: 150 g Gemüsepüree, 200 g Kartoffelbrei, 20 g Fleisch (gehackt), 10 g Kunstbutter oder Schweine- schmalz.	150 g Gemüsepüree, 200 g Kartoffelbrei, 15 g Schweineschmalz oder Kunst- butter, 50 g Obst oder eine süße Mehlspeise.
Nachmittags: ⅛ l Milch, 1—2 Stück Zwieback.	150 g Milch (mit etwas Malzkaffee), 1 Stück Brot mit Marmelade.
Abends: 25 g Weizenbrot, 10 g Marmelade 200 g Vollmilchbrei.	150 g Fruchtgrütze, 100 g Milch, 25 g Brot, 5 g Kochbutter oder Schweine- schmalz, 10 g Wurst.

Caloriengehalt: Etwa 980 Calorien,
Herstellungspreis etwa RM 0,50,
etwa 35   Eiweiß,   35 g Fett,   135 KH,
144 Cal.   326 Cal.   554 Cal.

Caloriengehalt: Etwa 1100 Calorien,
Herstellungspreis etwa RM 0,55,
etwa 26 g Eiweiß,   40 g Fett,   154 KH,
107 Cal.   372 Cal.   631 Cal.

Kostplan für ein 5—6 Jahre altes Kind. Kostplan für ein 7—14 Jahre altes Kind.

a) Sollkost.

1. Frühstück: 150 g Malzkaffee oder Milchkaffee,
50 g Brötchen,
15 g Butter,
15 g Marmelade oder Honig.

1 Tasse Malzkaffee,
2 Brötchen,
15 g Butter, 15 g Honig.

2. Frühstück: 100 g Obst oder 1—2 Schnitten Schwarzbrot mit Butter und Tomaten.

Obst und 1—2 belegte Doppelscheiben Schwarzbrot.

Mittags: 150 g Gemüsesuppe oder Fleischbrühe,
150 g Gemüse,
150 g Kartoffeln,
50 g Fleisch,
20 g Butter,
warme oder kalte Puddings oder Flammerie mit Kompott oder Auflauf oder eine andere Süßspeise.

Gemüse-Suppe oder Fleischbrühe,
60—70 g Fleisch,
200 g Gemüse (Blumenkohl, Rosenkohl, Spinat, Schwarzwurzeln, Spargel, grüne Bohnen, Rotkohl, Steckrüben, Wirsingkohl),
200 g Kartoffeln (Salzkartoffeln, Kartoffelbrei, Kartoffelklöse oder Bratkartoffeln),
Obstsalat, warme oder kalte Puddings oder Flammerie mit Kompott oder Obstkuchen (je nach der Jahreszeit) oder Aufläufe.

Nachmittags: 150 g Tee mit Zucker,
20 g Schwarzbrot oder Brötchen oder Keks, 5 g Butter, 5 g Marmelade.

Weizenbrot mit Butter und Marmelade oder Gelee oder Honig.

Abends: 150 g Apfelreis mit 100 g Milch,
40 g Brot,
15 g Butter,
20 g Aufschnitt.

Gemüseauflauf oder Omelette mit Gemüse gefüllt oder Bratkartoffeln mit verschiedenen Salaten (Tomate, Blattsalat, Blumenkohl) oder
Würstchen mit Kartoffelsalat oder Obstgrütze oder belegtes Brot mit Tee.

Caloriengehalt: Etwa 1500 Calorien,
Herstellungspreis etwa RM 1,00,
etwa 38 g Eiweiß, 66 g Fett, 179 g KH
156 Cal.   614 Cal.   734 Cal.

Caloriengehalt: Etwa 1800 Calorien,
Herstellungspreis etwa RM 1,00—1,10,
etwa 60 g Eiweiß, 70 g Fett, 220 KH,
246 Cal.   651 Cal.   902 Cal.

b) Mindestkost.

1. Frühstück: 150 g Buchweizengrütze,
100 g Milch,
30—40 g Brot,
15 g Marmelade.

150 g Malzkaffee mit Milch,
50 g Schwarzbrot,
25 g Brötchen,
15 g Kunstbutter oder Schweineschmalz,
15 g Marmelade.

2. Frühstück: 25 g Schwarzbrot,
10 g Kunstbutter oder Schweineschmalz.

50 g Brot,
10 g Kunstbutter oder Schweineschmalz,
15 g Wurst.

Mittags: 150 g Suppe,
200 g Gemüse,
200 g Kartoffeln,
20 g Kunstbutter oder Schweineschmalz
1 Rührei.

200 g Gemüse,
200 g Kartoffeln,
20 g Kunstbutter oder Schweineschmalz,
40—60 g Fleisch.

Nachmittags: 150 g Milch (mit Malzkaffee),
30 g Brot, 20 g Marmelade.

150 g Malzkaffee mit Milch,
50 g Schwarzbrot,
10 g Kunstbutter oder Schweineschmalz,
10 g Marmelade.

<table>
<tr><td>Abends: 200 g Fruchtgrütze,
　　　　100 g Milch,
　　　　40 g Brot,
　　　　15 g Kunstbutter oder Schweine-
　　　　　　schmalz,
　　　　20 g Aufschnitt.</td><td>200 g Bratkartoffeln,
20—30 g Speck,
40 g Brot,
15 g Kochbutter.</td></tr>
</table>

Caloriengehalt: Etwa 1500 Calorien,	*Caloriengehalt:* Etwa 1900 Calorien,
Herstellungspreis RM 0,70,	Herstellungspreis RM 0,80,
etwa 40 g Eiweiß,　65 g Fett,　175 KH,	etwa 43 g Eiweiß,　81 g Fett,　242 KH,
164 Cal.　　　605 Cal.　718 Cal.	176 Cal.　　　753 Cal.　992 Cal.

Die Ernährung des kranken Kindes
(jenseits des Säuglingsalters).

Bei der Ernährung kranker Kinder kommt es nicht etwa, wie meist der Laie glaubt, darauf an, dem Kind eine möglichst kräftige, aber leichtverdauliche Kost zu bieten, sondern darauf, die Kost so zusammenzusetzen, daß sie, je nachdem Schonung oder Übung eines erkrankten Organs notwendig ist, alle wichtigen, unter Umständen spezifisch heilend wirkenden Nahrungsstoffe enthält und zugleich den Appetit fördert oder erhält. Das Ziel einer guten Diätetik ist es, die Kinderkrankenkost so wenig als möglich von der Ernährung des gleichalterigen gesunden Kindes abweichen zu lassen; sie also nur mit unerläßlichen, tunlichst einfach durchzuführenden Abänderungen der Ernährung in gesunden Tagen anzugleichen. So ist es z. B. verkehrt, ein Kind mit einem leichten fieberhaften Infekt mehrere Tage lang bei Schleimsuppen, Milchbrei und Obstsäften hungern zu lassen oder chronisch Leichtkranken regelmäßig teure Nährpräparate zu verschreiben.

Man soll also auch bei schwerkranken Kindern auf ihre bisherigen, durch familiäre, örtliche, wirtschaftliche und persönliche Umstände bedingten Eßgewohnheiten Rücksicht nehmen und keine unnötigen oder undurchführbaren Diäteinschränkungen oder -verordnungen geben.

Am besten geht man aus von dem Prinzip der notwendigen Diät, also davon, ob sie kohlehydratarm oder -reich, mager oder fett, reichlich an Eiweiß oder sonstwie beschaffen sein soll. Man errechnet dann entsprechend dem Alter und Zustand den Caloriengehalt, bestimmt je nach Eßlust und Aufnahmevermögen Menge und Form der Nahrung und verteilt sie auf mehr oder weniger Mahlzeiten. Hierbei muß auch bei schwerkranken jungen Kindern ein Abstand von mindestens 2 Stunden zwischen den Mahlzeiten eingehalten werden. Man tut gut daran, stets darauf hinzuweisen, daß der Erfolg der Behandlung des Kindes in hohem Grade von der Pünktlichkeit der Zubereitung und Verabreichung abhängt und daß es darauf ankommt, durch die Form und Appetitlichkeit der einzelnen kleinen Nahrungsportion bei dem kranken Kind Eßlust zu wecken. Schließlich gibt man an, wie lange die angeordnete Diät durchgeführt werden muß, um einerseits unnötige Kosten und andererseits Mißverständnisse, die zu Nährschäden führen können, zu vermeiden. Bei allen länger durchzuführenden Diäten ist die Überprüfung des Speisezettels daraufhin, ob er alle wichtigen einzelnen Nahrungsstoffe, wie z. B. genügend Eiweiß, Vitamine, Ballaststoffe usw. enthält, notwendig. Besonderes Augenmerk ist hierbei auch auf die zulässigen Abwechslungen und Ausnahmen (etwa eine Süßspeise zur Belohnung usw.!) zu richten. Nie versäume man es, sich Bekömmlichkeit, den Appetit und alle sich etwa bei der Durchführung der Diät einstellenden Schwierigkeiten berichten zu lassen. Gerade im Kindesalter, wo der kleine Kranke die Notwendigkeit bestimmter Eßverbote nicht einzusehen vermag und die Umgebung oft zu willensschwach ist oder pädagogisch zu unerfahren, kann es sehr schwierig sein, namentlich bei lange Zeit nötigen Diäten die Befolgung der gegebenen Vorschriften durchzusetzen. Da, wo es an den nötigen Kochkenntnissen oder Mitteln fehlt oder wo die ärztlichen Anordnungen aus falscher Sentimentalität dem Kind gegenüber nicht befolgt werden, muß der verantwortungsbewußte Arzt die Verlegung in ein Kinderkrankenhaus in Vorschlag bringen. In Erwachsenenanstalten, wo die Verpflegung in die bekannten Erwachsenenkostformen eingeteilt ist und gewöhnlich niemand etwas von der Kinderkost versteht, ist die diätetische Behandlung der Kinder oft sehr mangelhaft. In den Kinderanstalten selbst ist man allmählich dazu übergegangen, für die Zubereitung der wichtigen Diäten neben den Säuglingsmilchküchen eigene Diätküchen mit ausgebildeten Diätassistentinnen (Diätköchinnen) einzurichten. Die Diät bei den einzelnen Krankheiten wird in diesem Lehrbuch bei der Therapie jeweils kurz gekennzeichnet. Im folgenden Schema wird deshalb hier nur eine für die meisten fieberhaften Krankheiten brauchbare Kostordnung mit Calorienberechnung nebeneinander für ein Kleinkind von (3—4 Jahren) und ein Schulkind (von 7—8 Jahren) angegeben, die leicht für die übrigen Altersstufen zu ändern ist.

Kost bei fieberkranken Kindern.

Grundsatz: KH-reiche, laktovegetabile Kost mit normalem Eiweiß- und Salzgehalt.

Kleinkind (von 3—4 Jahren)	*Schulkind* (von 7—8 Jahren).
1. Frühstück: 120 g Vollmilch, 25—30 g Brot, 10—15 g Butter, 5—10 g Marmelade oder Honig.	125—150 g Vollmilch evtl. mit Getreidekaffee oder Kakao, 50—70 g Brot, 15—20 g Butter, 10—15 g Marmelade oder Honig.
2. Frühstück: Geschältes, rohes Obst oder gutgezuckerten Apfelbrei, 1—2 Keks.	Geschältes rohes Obst oder Kompott, evtl. roh geriebene Äpfel oder Bananen, 2—3 Keks.
Mittagessen: 150 g Gemüsebrei, 150 g Kartoffelmus mit Milch zubereitet oder Reis mit 20—25 g (Rohgewicht) gehacktem oder feingeschnittenem Fleisch (gekocht), 50 g Kompott, gut gezuckert.	200—250 g Gemüsebrei, 200—300 g Kartoffelmus mit Butter und Milch oder 30—40 g Fleisch, 100 g Kompott.
Vesper: 120 g Vollmilch, 1—2 Keks.	150 g Vollmilch mit Getreidekaffee oder Tee, 30 g Röstbrot, 10—15 g Butter.
Abendessen: Milchbrei (Zwieback, Haferflocken, Mondamin, Grieß mit 5—10 g Butter und 15—20 g Zucker, abwechselnd mit 1 Gelbei und Fruchtsauce.	250 g Reis oder Grießpudding mit Kompott oder Eierspeise oder Röstbrot mit Butter und geschabtem Schinken.
Im Laufe der Nacht: 100—200 g Vollmilch oder Fruchtsaft mit Zucker.	Vollmilch mit Tee Fruchtsaft mit Zucker
Calorien: 11—1200.	Calorien: 1600—1800.

Literatur.

BENEDICT, F. G. u. F. G. TALBOT: Arbeiten aus dem Carnegie-Institut, Washington.

KESTNER u. KNIPPING: Die Ernährung des Menschen. 3. Aufl. Berlin: Julius Springer 1928.

MÜLLER, ERICH: Stoffwechsel und Ernährung älterer Kinder (Handbuch der Kinderheilkunde, 4. Aufl. Bd. 1, S. 419f. Herausgeg. von M. v. PFAUNDLER u. A. SCHLOSSMANN. Berlin: F. C. W. Vogel 1931).

ROMINGER-LORENZ: Richtlinien für die Kinderkost. Berlin: Julius Springer 1930.

Krankheiten des Stoffwechsels älterer Kinder.

Von

E. Rominger-Kiel.

Unterernährungszustand, Magerkeit, Magersucht.

Von Unterernährung, Magerkeit und Magersucht spricht man bei Kindern ganz allgemein dann, wenn bei ihnen eine krankhafte Abnahme des Fettbestandes des Körpers gleichzeitig mit einer die Norm beträchtlich unterschreitenden Verminderung des Körpergewichtes besteht. Dieser Krankheitszustand ist gekennzeichnet durch die Herabsetzung der körperlichen und bis zu einem gewissen Grade auch der psychischen Leistungsfähigkeit und führt zu einer Reihe von subjektiven und objektiven Störungen.

Die ausgesprochenen Fälle sind auch schon von dem Laien leicht zu erkennen; dagegen ist es gerade im Kindesalter oft sogar für den Arzt nicht leicht zu entscheiden, ob ein Kind mit nur geringem Fettpolster und einem der Länge nicht entsprechenden Gewicht schon als unterernährt oder magersüchtig bezeichnet werden soll oder nicht. Bekanntlich macht das Kind im Laufe seiner Entwicklung Perioden der Fülle (Vermehrung des Fettpolsters und Verlangsamung des Längenwachstums) und Perioden der Streckung (Beschleunigung des Längenwachstums ohne gleichzeitige entsprechende Vermehrung der Fetteinlagerung), also einen Wachstumsrhythmus durch, den man berücksichtigen muß, um nicht eine krankhafte Erscheinung dahinter zu vermuten. Die Beziehungen zwischen Länge und Gewicht werden aber außerdem noch durch die individuelle, familiäre und rassenmäßige Variation dieser Werte kompliziert. Es geht also nicht an, durch einen einfachen Vergleich mit den Altersdurchschnittszahlen ein Kind mit Untergewicht als unterernährt oder magersüchtig zu betrachten. Das wesentliche ist vielmehr die Feststellung eines krankhaften Fettschwundes mit seinen Folgeerscheinungen.

Ätiologie. Von *exogenen* Faktoren kommt naturgemäß in erster Reihe die quantitative oder qualitative Unterernährung in Frage.

Unter den *endogenen* Ursachen der Magerkeit sind neuroendokrine Abweichungen von der Norm wohl die wichtigsten.

Am eindeutigsten ist der Einfluß der *Schilddrüse* mit einer Steigerung der Verbrennungen. Aber auch bei Erkrankungen der *Hypophyse,* des gesamten *Mesencephalons,* der *Epiphyse,* der *Nebennieren* und der *Sexualdrüsen* treten Abmagerungen auf, die ohne eine Steigerung des Grundumsatzes, ja gelegentlich auch mit einer Umsatzminderung einhergehen, deren Ursache unklar ist (Oxydationshemmung? Assimilationshemmung?).

Am wenigsten geklärt sind von den endogenen Faktoren *die konstitutionellen Einflüsse.* Höchstwahrscheinlich handelt es sich hierbei ebenfalls um neuroendokrine Besonderheiten, die angeboren sind. Es gibt nicht nur in Familien immer wieder magersüchtige Individuen, sondern auch Rassen, bei denen die meisten Menschen von Kind auf mager sind und es bleiben.

In der *Theorie der kindlichen Magersucht* ist somit noch vieles heute unklar. Vom energetischen Gesichtspunkt ist eigentlich nur die thyreogene Magersucht mit ihrem nachweislich gesteigerten Stoffwechsel leicht verständlich, während sämtliche übrigen inkretorisch bedingten Magersuchten nur unter der Annahme einer Hemmung der Fettbildung und des Fettansatzes zu erklären sind. Wir müssen annehmen, daß die Mastfähigkeit ebenso abhängig ist von chemisch hormonalen wie von rein nervösen Einflüssen. Der Fettbestand des Körpers wird von den vegetativen Zentren des Diencephalons (Stoffwechselzentrum unter dem Tuber cinereum) reguliert. Es ist wahrscheinlich, daß auch manche heute noch als rein hormonale Störungen aufgefaßten Abmagerungen durch Erkrankung oder Mitwirkung dieser mesencephalen vegetativen Zentren zustande kommen (z. B. die postencephalitische Magersucht). In zahlreichen Fällen kann man eine einzige Ursache des abnormen Fettbestandes nicht aufdecken, und die Trennung einer „exogenen" von einer „endogenen" Magersucht nicht scharf durchführen.

Als wichtig muß hervorgehoben werden, daß das junge Kind infolge seines schnellen Wachstums viel abhängiger von allen Einflüssen der Ernährung und überhaupt der Umwelt ist, als das ältere Kind und der Erwachsene. Unter schlechten äußeren Umständen sind diese für die Entstehung einer Magersucht beim jungen Kind belangreicher, als beim älteren Kind.

Die *klinischen Erscheinungen der Unterernährung und Magersucht* bestehen außer dem schon genannten mehr oder weniger hochgradigen Fettschwund bis zur Macies, der das Skelet überall hervortreten läßt, in einer allgemeinen Muskelerschlaffung, die allerdings wegen der oft anfänglich noch bestehenden guten Muskelleistung z. B. beim Spiel und Turnen und der großen Agilität nicht gleich in Erscheinung tritt. Die fettarme Haut ist meist trocken und schlaff und von blaßgelbem Kolorit. Bei längerem Bestehen oder Fortschreiten werden die Kinder leistungsunfähig und lassen zum Teil im Unterricht nach. Schließlich stellen sich eine Reihe von Beschwerden ein, von denen die Appetitlosigkeit, undefinierbare Kopf- und Gliederschmerzen und nervöse Übererregbarkeit oder andererseits Müdigkeit und Abstumpfung, Nachtblindheit, hartnäckige pyodermische Infektionen u. a. den krankhaften Zustand mehr und mehr erkennen lassen. Wegen der schlechten Hautfarbe wird Blutarmut angenommen oder, was das häufigste ist, die Kinder geraten in den Verdacht, an Tuberkulose oder Diabetes zu leiden. Ein großer Teil der unterernährten oder magersüchtigen Schulkinder wird als tuberkuloseverdächtig oder -gefährdet in Kinderheime verschickt, von wo die meisten gar nicht oder nur wenig gebessert zurückkommen.

Von ernsteren *Komplikationen* ist die *Hungertetanie*, die Hungerosteopathie und das Hungerödem zu nennen. Die beiden ersteren sahen wir gelegentlich bei sehr schwer erkrankten Kindern von Rohköstlern, die „Ödemkrankheit" nur in Form des Mehlnährschadens bei Säuglingen (s. S. 94).

Einige besondere Formen:

1. Thyreogene Magersucht. Es handelt sich hier um Kinder, die trotz reichlicher Nahrungszufuhr nicht zunehmen und eine deutliche Steigerung ihres Grundumsatzes zeigen. Man findet bei ihnen auch die anderen Zeichen einer erhöhten Schilddrüsentätigkeit: mäßige Struma, MÖBIUSsches und STELLWAGsches Zeichen, Zittern der vorgestreckten Hände, Schweiße, Heißhunger. Im Beginn auffallend sind hier oft die rote Zunge und die roten Lippen, die wie geschminkt aussehen; weiter eine Spannung der Adductoren der Oberschenkel, große Lebhaftigkeit, Unruhe und gelegentlich Sklerodermie.

2. Hypophysäre Magersucht. a) SIMMONDs *hypophysäre Kachexie* ist ein schwerer Unterernährungszustand mit Herabsetzung der Oxydationen, der auf organische, z. B. auch postencephalitische Veränderungen der Hypophyse (Vorderlappen) und der mesencephalen Stoffwechselregulationszentren und schließlich aller übrigen Drüsen mit innerer Sekretion zurückzuführen ist.

b) Magersucht mit hypophysärem Hochwuchs entspricht in wenig ausgeprägten Formen etwa dem STILLERschen Habitus und wird erkannt an den die Magerkeit begleitenden Wachstumsdiskorrelationen: Die Spannweite überragt die Körperlänge, die Unterlänge die Oberlänge. Der Grundumsatz ist nicht verändert. Die Genitalentwicklung ist normal.

c) Magersucht mit hypophysärem Hochwuchs und Genitalhypoplasie. Diese Kinder verhalten sich im großen und ganzen wie die vorigen, lassen aber eine regelrechte Entwicklung ihrer Geschlechtsorgane und der sekundären Geschlechtsmerkmale, wie z. B. die Sexualbehaarung vermissen, ohne wie bei der FRÖHLICHschen Krankheit (siehe diese) fettsüchtig zu werden.

3. Die Lipodystrophia progressiva SIMONs ist dadurch von den anderen Formen der Magersucht gekennzeichnet, daß der Fettschwund fast ausschließlich das Gesicht, die Arme und den Oberkörper befällt, während z. B. die Beckengürtelpartie sogar einen erhöhten Fettansatz aufweisen kann. Es handelt sich um eine umschriebene Trophoneurose unklarer Art. Die von uns selbst beobachteten Fälle wiesen ebenso, wie die anderer Autoren keine Grundumsatzerhöhung auf und waren durch Insulintherapie nicht beeinflußbar.

4. Die neurale Magersucht, als Folge spinaler Erkrankungsprozesse und neuritischer Erkrankungen kommt auch im Kindesalter vor, desgleichen die *Lipatrophia circumscripta* im Bereich peripherer Neurinome.

5. Die adrenale hypergenitelle Magersucht ist wahrscheinlich identisch mit der ADDISON-schen Krankheit und ist gekennzeichnet durch eine sehr auffällige, schon vor der Zeit einsetzende Entwicklung abnorm großer Genitalorgane mit üppigster Behaarung (Hypergenitalismus und Hirsutismus) als Folge einer Überfunktion der Nebennierenrinde. Meist handelt es sich um Adenome der Rinde im Kindesalter.

Behandlung. Die *Diät* hat naturgemäß einen Gewichts- und zwar Fettansatz zum Ziel durch erhöhte Calorienzufuhr bei Appetitsteigerung und Verhütung einer Luxuskonsumtion. Die angebotenen Eiweißmengen sollen wegen der spezifisch-dynamischen Wirkung nicht zu hoch bemessen werden. Die wichtigste Mastzulage besteht in Kohlehydraten und, soweit verträglich, in Fett. Besonders geeignet sind bei jüngeren Kindern gezuckerte Sahnebreie, aus Hafermehl, Kindermehl, Grieß und Reis. Wichtig ist eine ausreichende Vitaminzufuhr. Außerdem muß durch gezuckerte Früchte, Salate und abwechslungsreiche Mehl-, d. h. Süßspeisen der Appetit gleichzeitig gefördert werden. Zweckmäßig sind Pepsin-Salzsäuregaben, während Nährpräparate den Kindern oft rasch den Appetit verderben.

Als wirksamste Unterstützung der Mastkur injiziert man nach dem Vorschlag von FALTA etwa $^1/_2$ Stunde vor den Hauptmahlzeiten Insulin in kleinen, steigenden Dosen (etwa $2 \times$ tgl. 5—10 Einheiten und mehr).

Dabei empfiehlt es sich, auch noch eine Zuckersahnebreimahlzeit während der Nacht zu verabreichen.

Eine *ätiologische Hormontherapie* vermögen wir nur in den seltensten Fällen von kindlicher Magersucht zu treiben. In Betracht kommt eigentlich nur Zirbeldrüsensubstanz (z. B. Epiglandol), die dämpfend auf die oxydationssteigernde Tätigkeit der Schilddrüse wirken soll. Man wird aber auch bei der thyreogenen Magersucht mit Vorsicht erst das Insulin versuchen.

Von *Arzneimitteln* ist im Kindesalter das Arsen immer wieder empfohlen worden, von dem angenommen wird, daß es einen krankhaft erhöhten Grundumsatz zur Norm herabdrückt. Wir selbst wenden es erst nach eingeleiteter Mast- bzw. Insulinmastkur an.

Ruhe- und Liegekuren, namentlich in Verbindung mit einer klimatischen Kur erhöhen in schweren Fällen die Wirkung der Mastkur; allerdings sind leichte Muskelübungen (Gesundheitsturnen) für das Kind oft wichtiger und erfolgreicher, als Liegekuren allein.

Überernährung — Fettsucht.

1. Vorkommen — Ätiologie. Unter Überernährung und Fettsucht versteht man einen Zustand von krankhafter Zunahme des Fettbestandes des Körpers bei erheblicher Überschreitung des der Altersstufe entsprechenden Körpergewichtes, der mit einer Beeinträchtigung der Bewegungsfähigkeit, manchmal auch der geistigen Regsamkeit und mancherlei Beschwerden einhergeht.

Ebenso wie bei der Magersucht, deren Gegenstück in vielfacher Beziehung die Fettsucht darstellt, ist es oft nicht leicht zu beurteilen, ob ein sehr reichliches Fettpolster noch den normalen Zuständen von Fülle entspricht oder nicht (s. Magersucht). Man kann bei manchen fettleibigen Kindern den abnormen Fettansatz leicht auf eine einfache Überernährung zurückführen, während bei anderen Fällen die geschlechtsspezifische Fettverteilung, z. B. der feminine Typ der Fetteinlagerung (Mammae, Mons veneris, Hüften, Gesäß) bei Knaben von vornherein auf eine krankhafte Fettsuchtsform hinweist.

Man kann also ätiologisch wieder wie bei der Magersucht eine *exogene* Mastfettsucht von einer sog. *endogenen* Fettsucht unterscheiden, wobei allerdings gegen diesen Schematismus dieselben Einwendungen gemacht werden können. Auch hier treffen wir familiäre, rassenmäßige und individuelle Verschiedenheiten in der Mastfähigkeit, die man auf neuroendokrine Faktoren zurückführt.

Theorie der Fettsucht. *Stoffwechseluntersuchungen* bei fettleibigen Kindern ergeben bei *Mastfettsucht* einen normalen Grundumsatz und, wie zu erwarten und manchmal schon aus einer genauen Ernährungsanalyse zu berechnen ist, ein Übermaß an Gesamt-, namentlich an Kohlehydratcalorien (Aufnahme von Süßigkeiten zwischen den Hauptmahlzeiten) und vielfach einen übertriebenen Flüssigkeitskonsum. Bei der *endogenen* Fettsucht wird gelegentlich eine Herabsetzung der *spezifisch-dynamischen Wirkung der Nahrung* gefunden und bei den Hypothyreosen eine deutliche Grundumsatzverminderung. Solche die abnorme Fettablagerung verständlich machenden Umsatzverminderungen mit entsprechender erhöhter Nahrungsverwertung fehlen bei den anderen endokrinen Erkrankungen. Beziehungen zur Adipositas haben außer der Schilddrüse noch die Geschlechtsdrüsen (Fettansatz bei verspäteter Pubertas, bei Eunuchen, im Klimakterium) mit typischer geschlechtsspezifischer Fettverteilung, die Hypophyse (Fettsucht bei Hypophysentumoren) und die Glandula pinealis. In den wenigsten Fällen von den letzteren abzugrenzen sind die Einflüsse der subthalamischen Stoffwechselzentren. Nach *Encephalitis* verschiedener Genese kann man im Kindesalter solche Fettsucht entstehen sehen.

Nach Ansicht mancher Autoren gehen unter normalen Verhältnissen temporäre Impulse von den Keimdrüsen und der Hypophyse auf die Schilddrüse aus, die allein durch ihr Inkret die Brennvorgänge steigert und so den Organismus vor Überfettung schützt. Fehlen diese Impulse, so wird zu reichlich Fett abgelagert. Neuerdings wird die Existenz von zwei bestimmten, im Vorderlappen der Hypophyse gebildeten Hormonen angenommen: ein dem Insulin entgegengerichtetes Kohlehydratstoffwechselhormon und ein Fettstoffwechselhormon. Nach anderer Ansicht muß peripher im Fettgewebe selbst eine krankhafte Funktion, eine gesteigerte *lipomatöse Tendenz* (*Lipophilie*) für die Entstehung der Fettsucht verantwortlich gemacht werden. Darüber sind sich alle Autoren einig, daß in einer großen Reihe von Fällen endogene und exogene Faktoren zusammen wirken.

Klinik der kindlichen Fettsucht. Das Übergewicht beträgt meist mehrere Kilogramm und kann in einzelnen Fällen zu einem der Elephantiasis ähnlichen Aspekt führen. Außer dem Fettkragen am Hals, der Fettschürze am Bauch und den Fettwülsten auf der Innenseite der Oberschenkel, treten besonders bei jüngeren Kindern starke Fettpolster an den Oberarmen, auf Hand- und Fußrücken hinzu, die dann um so grotesker wirken, wenn die Hand- und Fußgelenke schlank bleiben. Bei der feminen Fettverteilung bleibt das Gesicht kindlich, die Genitalien klein und die sekundären Geschlechtsmerkmale gelangen nicht zur Ausprägung. Entsprechend der Fettbelastung sind die *Kinder* kurzatmig, leicht *ermüdbar und phlegmatisch*; sie schwitzen leicht, neigen infolgedessen zu Wundwerden der *Haut,* die oft *blaß und schwammig* ist. Eine erhebliche Anämie ist meist nicht nachweisbar; beim jungen Kind hat eine einseitige Mast allerdings gelegentlich eine sekundäre Anämie (JAKSCH-HAYEMscher Typ) zur Folge. Bei fast allen reinen und einem großen Teil der gemischten, vorwiegend auf Überfütterung beruhenden Fettsuchtsformen wird ohne sichtbares Ödem reichlich Wasser und Salz retiniert, das bei entsprechender Therapie in Form einer wahren Harnflut abgegeben wird (sog. Salz-Wasserfettsucht). *Herzbeschwerden,* überhaupt Kreislaufstörungen kommen im Vergleich zum Erwachsenen selten vor. Dagegen macht sich eine gewisse *Widerstandslosigkeit gegen Infekte* geltend. *Hämorrhoiden* und Varicen findet man gelegentlich wie beim Erwachsenen, dagegen nur ausnahmsweise *Obstipation.*

Einige besondere Formen. Von besonderen Formen ist zu nennen die *Pubertätsfettsucht* namentlich bei Mädchen, die sich in der Präpubertas unverkennbar entwickelt, manchmal unter Verzögerung der einzelnen Pubertätszeichen, z. B. Auftreten der Menses, die dann wieder lange Zeit ausbleiben u. a. m. und der keine ernstere Bedeutung zukommt. Sie kann als eine Forme fruste der genital-hypophysären Fettsucht aufgefaßt werden, zumal sie oft bei Knaben mit Andeutung femininer Fettlokalisation einhergeht.

Die *Dystrophia adiposogenitalis* (Typus FRÖHLICH, s. diese Abschnitte: Innere Sekretion) stellt einen besonders charakteristischen endokrinen Fettsuchtstypus dar. Wir sehen ihm ähnliche Bilder sich auch im Gefolge einer Encephalitis, einer Cerebrospinallues und bei Hydrocephalie entwickeln.

Die DERCUMsche *Krankheit* (Lipomatosis dolorosa) mit Auftreten unsymmetrisch liegender Fettknoten und verschiedenen hypophysären Symptomen (Hirndruck, Muskelschwäche, Verblödung) kommt schon bei jungen Kindern, allerdings selten, vor. Man hat diese schmerzhaften Fettgeschwülste auch allmählich wieder völlig verschwinden sehen.

Behandlung. *Die diätetische Behandlung* hat zum Ziel eine Herabsetzung der Gesamtcalorien, namentlich aber *der Fett- und Kohlehydrate-Calorien* unter Schonung des Eiweißbestandes und gegebenenfalls eine Verhütung von Wasser- und Salzretention.

In leichteren Fällen genügt es, die Kinder zu einer geringeren Nahrungsaufnahme, die etwa $^1/_3$ und später $^1/_2$ der bisherigen ausmacht, zu erziehen und ihnen den Genuß von Kuchen, Süßigkeiten, dick bestrichener Butterbrote und das unsinnige Trinken von Milch, Wasser und Limonaden abzugewöhnen. Die Fettration pro Tag auch für das zur Zubereitung der Speisen zu verwendende Fett wird je nach Alter und errechnetem Caloriengehalt ein für allemal festgesetzt z. B. auf 20—30 g. Die Gesamtcalorienzahl wird dabei anfänglich um etwa $^2/_3$, später um $^1/_3$ geringer angesetzt, als dem tatsächlichen Körpergewicht entsprechen würde. Hierbei werden wöchentliche Gewichtsabnahmen von 500 g bis 1 kg erreicht, die für eine allmähliche milde Entfettung ausreichen.

In allen extremen Fällen von Fettsucht müssen die Kinder, schon um zu erlernen, wie sie leben und wieviel und was sie essen dürfen, in ein Kinderkrankenhaus aufgenommen werden. Hier können auch strenge Entfettungskuren mit Gewichtsabnahmen von 1 bis $1^1/_2$ kg in der Woche durchgeführt werden.

Die für den Erwachsenen angegebenen berühmten Entfettungskuren, z. B. die BANTING-Kur, die EBSTEIN-Diät oder die SCHROTHsche Kur haben sich zum Teil wegen ihrer Einseitigkeit und der Schwierigkeit ihrer Durchführung in der Kinderheilkunde nicht eingebürgert. An ihrer Stelle wendet man im modernen Kinderkrankenhaus kombinierte Diäten an, die vor allem einen verhältnismäßig hohen, d. h. den Bedarf volldeckenden Eiweißgehalt bieten und auch dem kindlichen Kohlehydrat- und Fettbedarf Rechnung tragen. Es werden anfänglich Hungertage, z. B. Obsttage bei Kindern, gern und ohne Schwierigkeiten ertragen. Sie führen zu einem besseren Dauererfolg als z. B. die rein vegetarischen Kuren, bei denen die Kinder appetitlos und leistungsunfähig werden.

Physikalische Behandlung. Wo es irgend angängig ist, läßt man die fettsüchtigen Kinder leichte *Gymnastik,* sog. Gesundheitsturnen, aber unter entsprechender Aufsicht und Anleitung, treiben. *Massage* dient höchstens zur Einleitung selbsttätiger *Muskelübung.* Anfänglich müssen die Kinder, die sehr unter dem Gespött ihrer Kameraden leiden, bei allen solchen Übungen allein vorgenommen werden.

Medikamentöse Behandlung. Von Medikamenten kommen in erster Linie *Schilddrüsenpräparate* in Betracht. Da im allgemeinen bei der kindlichen Fettsucht die endogene Komponente überwiegt und andererseits Herz und Kreislauf intakt sind, ist ein Versuch mit Schilddrüsenpräparaten neben der Diät meist gerechtfertigt.

Beginn langsam, vorsichtig, bei nur mäßiger Kostbeschränkung, Weiterbehandlung am besten intermittierend, also z. B. 4—5 Tage Thyreoidin, 2—3 Tage Pause usw. Wir bevorzugen das einfache MERCKsche Pulver, Thyreoidin sicc. in Dosen von 0,1 bis zu 0,3 pro die. Von anderen Hormonpräparaten, *Zirbeldrüsen-, Hypophysen- und Ovarialpräparaten* kommt Epiglandol, Präphyson u. a. in Betracht.

In zweiter Linie wirksam sind *Diuretica,* besonders zu Beginn der Behandlung. Wir brauchen hierzu Novasurol 2mal in der Woche eine Injektion von 0,5—1,0, vorsichtig beginnend, ohne die Dosis zu steigern, wenn die diuretische Wirkung deutlich ist.

Diabetes mellitus.

Vorkommen — Ätiologie. Der Diabetes ist eine im Kindesalter zwar nicht sehr häufige, aber ernste Erkrankung, die sich grundsätzlich zwar nicht von der des Erwachsenen unterscheidet, aber in Entstehung, Verlauf und Behandlung doch eine Reihe von wichtigen Besonderheiten bietet, die im folgenden kurz dargestellt werden sollen.

Schon beim Säugling kommt Zuckerkrankheit vor, ist aber noch außerordentlich selten, um im weiteren Verlauf der Kindheit anzusteigen mit zwei deutlichen Prädilektionsaltern, nämlich einer Häufung im 3. Lebensjahr (Diabetes infantilis) und einer im 13. Lebensjahr (Diabetes puerilis), wobei beide Geschlechter etwa in gleicher Weise beteiligt sind. In der Präpubertät erkranken scheinbar mehr Mädchen als Knaben.

Die *Erblichkeit* ist beim Kinderdiabetes häufig nachgewiesen (z. B. auch bei eineiigen Zwillingen). Der Erbgang kann dominant sein, ist aber offenbar häufiger rezessiv und zeigt eine deutliche Anteposition (Auftreten in immer früherem Alter) und damit meist eine Verschlimmerung der Prognose. Der

Diabetes tritt gelegentlich abwechselnd mit Fettsucht in einzelnen, namentlich in jüdischen Familien auf, ohne daß aber andere endokrine Störungen nachgewiesen werden können.

Von besonderer Bedeutung für die Entstehung des Diabetes bei (erblich belasteten?) Kindern sind die *fieberhaften Infektionskrankheiten* und zwar auch leichte, sog. banale, z. B. grippale Infekte. Der Häufigkeit nach wären sie etwa folgendermaßen zu ordnen: Masern, Grippe, Scharlach, Mumps, Typhus, Diphtherie). Die Syphilis spielt dabei keine Rolle.

Auch nach *Trauma* (Kopftrauma, Bauch- bzw. Lebertrauma) wird Diabetes beobachtet und im Gefolge von Schädigungen des *Zentralnervensystems* (Encephalitis, Meningitis, Tumoren), besonders auch nach großen Anstrengungen und Erschöpfungen. Angeblich soll eine *fehlerhafte Ernährung,* nämlich ein Übermaß von Süßigkeiten für den Ausbruch eines Diabetes verantwortlich zu machen sein (?). Zahlreiche Fälle von kindlichem Diabetes bleiben ätiologisch unklar. Bezüglich der Theorie des Diabetes wird auf die Lehrbücher der Physiologie und inneren Medizin hingewiesen.

Klinik des kindlichen Diabetes. *Der Diabetes* bei Kindern tritt im Gegensatz zum Erwachsenen *meist plötzlich* in Erscheinung, z. B. im Anschluß an einen Infekt mit einem Coma oder mit den charakteristischen Symptomen, die sich offenbar rascher ausprägen als beim Erwachsenen und deshalb bei genauer Beaufsichtigung der Kinder kaum entgehen können. Es sind das die *Polyurie,* die *Polydipsie,* die *Polyphagie* und die *Glykosurie.* Auch den Laien fällt auf, daß das Kind bei bestem Appetit abmagert, müde ist, verstimmt und gereizt, und daß es manchmal in seinen Leistungen in der Schule beträchtlich nachläßt. Schon aus dem Aspekt der Kinder läßt sich ein Diabetes vermuten. Der Ernährungszustand ist oft bis zur Macies reduziert, die *Haut* und die Schleimhäute sind trocken; gelegentlich fällt eine Pfirsichröte des Gesichts *(Rubeosis diabetica)* und bei länger behandelter Krankheit eine *Xanthosis* (Carotinämie!) der Haut des Körpers auf. Prurigo, *Furunkulose* und Paradentose sind beim Kind selten. Häufiger werden *Bauchschmerzen, neuralgische Schmerzen* und *Kopfschmerzen* geklagt, und von den verständigen Kindern wird selbst angegeben, daß sie körperlich und geistig nicht mehr leistungsfähig seien. Bei näherer Untersuchung fällt dann der obstartige Geruch der Atemluft *(Acetongeruch)* auf und gelegentlich als Vorbote eines Comas ein maculöses Exanthem. Die Untersuchung des Harnes ergibt ein erhöhtes spezifisches Gewicht (1030—1040) und Zucker, manchmal auch schon Ketonkörper, spärlich Eiweiß und Zylinder.

Die Menge des in 24 Stunden zu Verlust geratenden Zuckers ist beträchtlich und beträgt 200, 400, 1000 g und darüber. Der wichtigste Nachweis ist der einer Erhöhung des Nüchternblutzuckerwertes, nämlich von über 120 mg-% und eines Anstiegs der alimentären Blutzuckerkurve über etwa 220 mg-%. In allen vorgeschrittenen Fällen, namentlich im Coma und Präcoma steigt der Blutzucker rasch auf das Doppelte und noch höher an. Blutzucker und Harnzucker stehen auch beim diabetischen Kind in keinem konstanten Verhältnis und auch aus diesem Grunde ist eine genaue Blutzuckerbestimmung im Nüchternzustand für die Diagnose ausschlaggebend.

Den wichtigsten Symptomenkomplex, gewissermaßen die Perturbatio critica der diabetischen Erkrankung stellt das *Coma diabeticum* dar, dessen Vorläufer die *Acidosis* und das *Präcoma* ist. Als Vorboten des Comas treten beim Kind außer dem schon genannten, allerdings seltenen maculösen Exanthem Erbrechen, *Magenschmerzen, Stuhlverstopfung, trockener Zungenbelag* und zunehmende Erschöpfung auf. Manchmal wird eine beginnende Bewußtseinstrübung mit starker Müdigkeit verwechselt. In diesem Präcoma kann der Grad der Säuerung der Gewebe und des Gesamtorganismus ermittelt werden aus der quantitativen Bestimmung der Ketonkörperausscheidung, der Verminderung der Alkalireserve des Blutes und der Herabsetzung des Kohlensäurebindungsvermögens des Blutes.

Das voll entwickelte Coma ist gekennzeichnet durch den Schwund des Bewußtseins, die Kussmaulsche pausenlose Atmung, den raschen Verfall und die Kreislaufschwäche (äußerste Pulsbeschleunigung 160—200; kühle Extremitäten). Die Austrocknungserscheinungen gehen mit einem beträchtlichen Gewichtssturz einher. Der Blutzuckerspiegel erreicht im Coma die höchsten Werte (400—700 mg-%). Das Koma kann in jedem Stadium des kindlichen Diabetes auftreten! Unbehandelt, d. h. heutzutage ohne Insulin, geht das Kind im Coma zugrunde.

Verschiedene Formen und Verlauf. Im Gegensatz zum Erwachsenen kennen wir im Kindesalter eigentlich nur *mittelschwere* und *schwere Diabetesfälle*. Mittelschwer nennt man diejenigen, die sich durch Diät und Insulin verhältnismäßig rasch aus einem Koma und einer Acidose herausbringen lassen und die, so eingestellt, zwar gelegentlich Zucker ausscheiden, aber voll leistungsfähig sind und blühend aussehen. Die schweren Formen stellen im Sinne der Theorie einen totalen Diabetes dar, was besagen würde, daß ihre Insulinproduktion völlig insuffizient ist oder fortschreitend insuffizient wird, so daß sie nur mit dem ihnen künstlich zugeführten Insulin leben können. Klinisch sind sie nur sehr schwer ganz zuckerfrei und acetonkörperfrei zu bekommen und haben meist schon wiederholt präcomatöse oder echt komatöse Zustände durchgemacht.

Diagnose und Differentialdiagnose. *Das Coma diabeticum* der Kinder kann da, wo Harn nicht zu gewinnen ist oder eine Blutuntersuchung nicht sofort durchführbar ist, verwechselt werden mit dem *Coma uraemicum,* einer beginnenden *Meningitis* oder *Encephalitis,* einer *Synkope,* einer *Vergiftung mit acetonämischem Erbrechen,* wegen der Leibschmerzen mit *Appendicitis* und *Peritonitis* und schließlich mit einem *hypoglykämischen Zustand.* Die Entscheidung bringt in jedem Fall schließlich der Nachweis eines erhöhten Blutzuckergehaltes. Praktisch wichtiger ist die Differentialdiagnose beim

Diabetes ohne Koma im Kindesalter. Es kommen beim jungen Kind häufig nichtdiabetische Glykosurien vor. Hierher gehören die *alimentäre Glykosurie,* z. B. die Laktosurie beim Säugling und die transitorische Glykosurie nach alimentärer Überlastung (Kindergesellschaften!) und besonders bei fieberhaften Infektionskrankheiten, bei *Asphyxie, Krämpfen* und anderen toxischen Einwirkungen. Eine Glykosuria innocens, d. h. eine renale Glykosurie finden wir auch schon bei Kindern. Dabei ist die Zuckerausscheidung in 24 Stunden gering, sie ist von der Kohlehydratzufuhr weitgehend unabhängig und der Blutzuckergehalt ist normal oder sogar erniedrigt. Es handelt sich um eine familiär vererbbare individuelle Eigentümlichkeit, die meist mit dem echten Diabetes nichts zu tun hat. Hier muß darauf hingewiesen werden, daß es einen sog. Diabetes innocens beim Kind nicht gibt. Die Differentialdiagnose zwischen all den genannten Glykosurien und dem echten Diabetes des Kindes bedarf bei der großen Verantwortung, die der Erkennung des kindlichen Diabetes zukommt, der sorgfältigsten Erwägung und Überprüfung mit den modernen klinischen Untersuchungsmethoden.

Die Behandlung des kindlichen Diabetes ist aus folgenden Gründen schwieriger und noch verantwortungsvoller als beim Erwachsenen. Der Kinderdiabetes ist, wie betont, eine meist schwere, fortschreitende Stoffwechselerkrankung, die einen wachsenden Organismus betrifft mit einem etwa 2—3mal so lebhaften Stoffwechsel als der Erwachsene, der außerdem große Aufbauarbeit zu leisten hat. Das Kind hat nicht, wie der Erwachsene, Einsicht in seine schwere Krankheit und setzt den notwendigen Eingriffen und unangenehmen therapeutischen Maßnahmen oft große Schwierigkeiten entgegen, zumal es nicht um seine Selbsterhaltung bestrebt ist. Hinzu kommt, daß das Kind häufiger als der Erwachsene Infektionskrankheiten erleidet, durch die sein diabetisches Leiden besonders verschlechtert wird. Schließlich erweist sich der junge wachsende Organismus als Insulin-empfindlicher, mehr zu Acidose geneigt und disponiert zur diabetischen Nephropathie, durch die auch bei manchen jahrelang gut beeinflußten Fällen der Exitus herbeigeführt wird.

Diätetische Behandlung. Die *Gesamtcalorienmenge* soll *knapp* bemessen sein, Hunger ist aber wegen des notwendigen Körperaufbaus nur gelegentlich, so z. B. bei Einleitung der Diät, zulässig. Der Energiequotient soll bei Kindern unter 4 Jahren 60—70 Calorien, zwischen 4—8 Jahren zwischen 50—60 Calorien, über 8 Jahren 30—40 Calorien pro Kilogramm Körpergewicht betragen. Außer der knappen Bemessung der Gesamtcalorien ist selbstverständlich die *Einschränkung der Kohlehydratcalorien* die wichtigste diätetische Aufgabe. Von den neueren in der Insulinära eingeführten einseitigen Diätschemen ist im Kindesalter nicht viel zu erwarten. So ist z. B. die eiweißarme Fettgemüsekost nach Petrén wegen ihres hohen Fettgehaltes und ihrer einseitigen Zusammensetzung für Kinder nicht geeignet. Die fettarme kohlehydratreiche und eiweißreiche Kost nach PORGES und ADLERSBERG bewährt sich bei Kindern ebenfalls nicht gut, weil die kindlichen Diabetiker sehr eiweißempfindlich zu sein pflegen, und weil meist sehr hohe Insulindosen erforderlich sind, so daß man immer wieder hypoglykämische Zustände gewärtigen muß. Es wurde neuerdings darauf hingewiesen, daß es garnicht erforderlich sei, die Kinder harnzuckerfrei und blutzuckernormal zu halten. Das gilt aber nur für schwere kindliche Diabetiker. Bei den beginnenden und mittelschweren Fällen muß man berücksichtigen, daß nach wie vor die Schonung der Funktion der Kohlehydratverwertung die einzig zuverlässige Methode ist, eine Steigerung der Funktion zu erzielen. Aus diesem Grunde halten wir daran fest, solche Kinder zuckerfrei zu halten. Am meisten zu empfehlen ist eine möglichst der normalen, altersentsprechenden Kost angenäherte, kohlehydratarme, aber abwechslungsreiche Kost, die sich unter Vermeidung jeglicher Einseitigkeit der individuellen Neigung zu Acidose anpaßt. Im allgemeinen geben wir selbst unseren jüngsten Diabetikern nicht weniger als 60 g Kohlehydrat pro Tag, Schulkindern sogar 80—100 g. Bei dem großen Bedürfnis des Kindes nach Zucker und zuckerhaltigen Speisen kommt man häufig nicht ohne Zuhilfenahme von Süßstoff und sog. Ersatzkohlehydraten aus. In Betracht kommen zur Herstellung von „Süßspeisen“ Salabrose und Sionon. Auch von den übrigen Diabetikernahrungsmitteln: Luftbrot, Diabetikerschokolade, Kompott usw. wird man in einzelnen Fällen Gebrauch machen müssen.

Den *Eiweißbedarf* berechnen wir, wie in der Norm, mit 10%, höchstens 15% der Gesamtcalorien. Der Rest des Calorienbedarfes wird durch Fett gedeckt. Die Einstellung eines diabetischen Kindes beginnen wir mit einem Obsttag (500—1000 g Obst verteilt auf 5 Mahlzeiten) und gleichzeitig kleine Insulinmengen etwa 2mal täglich 8—10 Einheiten. Schon am 2. Tag beginnen wir mit der oben geschilderten Kost, deren Caloriengehalt etwa dem Grundumsatz entspricht. Richtig eingestellt ist das diabetische Kind dann, wenn es bei völligem Wohlbefinden an Gewicht und Länge zunimmt, keinen Zucker ausscheidet und sein Harn frei von Aceton und Acetessigsäure ist. In den Fällen, in denen die Ketonkörper aus dem Harn nicht verschwinden, muß man entweder die Fettmenge herabsetzen oder gleichzeitig die Kohlehydrate und die Insulindosen steigern. Das Insulin wird morgens und abends etwa $^1/_2$ Stunde vor den Hauptmahlzeiten gespritzt. Nur in schweren Fällen muß man zu häufigeren Injektionen übergehen. Die Einstellung geschieht am zweckmäßigsten in einem Kinderkrankenhaus und dauert meist 2—3 Monate. Die Eltern erlernen dann, die Injektionen vorzunehmen; älteren Kindern kann man das auch selbst überlassen.

Bei Infekten schränkt man sofort die Nahrung ein, um den Stoffwechsel zu entlasten. Hier bewährt sich auch die Einschaltung eines Hungertages (Obsttag). Manchmal genügt die Herabsetzung der zugestandenen Fettration, während die Erhöhung der Insulindosis nur unter Kontrolle erfolgen kann.

Diät für ein 3—4 Jahre altes diabetisches Kind.

Körpergewicht ungefähr 15 kg. Energiequotient etwa 65 Calorien. Calorienbedarf etwa 1000 Calorien.

1. Frühstück: 25 g Brötchen, 15 g Butter, 20 g Quark.
2. Frühstück: 25 g Brötchen, 10 g Butter, 50 g Äpfel.

Mittagessen: Bouillon (etwa 150 g), 40 g Fleisch, 250 g Spinat, 25 g Butter.

Abendbrot: 25 g Brötchen, 15 g Butter, 50 g Bananen, 1 Ei.

	g	Eiweiß	Fett	KH	Calorien
Brötchen . .	75	5,10	0,38	43,35	203
Butter . . .	65	0,45	54,40	0,52	510
Fleisch . . .	40	8,00	3,20	0	63
Quark . . .	20	3,44	0,24	0,80	20
Spinat . . .	250	5,75	0,75	4,50	50
Äpfel. . . .	50	0,20	—	6,65	30
Bananen . .	50	0,65	—	11,40	50
1 Ei	—	5,6	5,3	0,3	74
		29,19	64,27	67,52	1000

Insulinbehandlung. Im Koma sind angezeigt: *sofortige Insulingaben* unter Blutzuckerkontrolle, *reichliche Flüssigkeitszufuhr* und *Exzitantien* und Hunger! Man beginnt zweckmäßigerweise mit 30—40 Insulineinheiten, namentlich vor dem Transport in die Krankenanstalt, in der allein unter fortlaufender Blutzuckerkontrolle Aussicht besteht, das Kind einigermaßen sicher aus dem schweren Zustand herauszubringen. Eine intravenöse Flüssigkeitszufuhr ist zur Ausscheidung der gefährlichen Stoffwechselschlacken (Ketonkörper!) bei den bewußtlosen Kindern oft schon wegen der Exsikkose zweckmäßig, eine Zuckerzufuhr aber zumeist nicht erforderlich. Im Verlauf der Comabehandlung kann sich besonders bei jungen Kindern schlagartig ein *hypoglykämischer Shockzustand* entwickeln, der auf einem raschen Sinken des Blutzuckergehaltes beruht, wobei die Zuckerausscheidung im Harn hoch sein kann! Dieser Zustand beginnt mit Schwitzen, starrem Blick, Zittern, Schwächegefühl und Schläfrigkeit, um dann in einen Zustand der Bewußtlosigkeit überzugehen, den der Nichterfahrene für ein neues diabetisches Coma hält. Vor diesem Irrtum schützt manchmal die Beobachtung von klonisch-tonischen Krämpfen, einer gewissen Muskelrigidität, die normale oder wenig veränderte Atmung, das Fehlen von Erbrechen und der beim Coma typischen Pulsverkleinerung. Sicher erkannt wird aber die hypoglykämische Reaktion nur an der Senkung des Blutzuckergehaltes. Die Gefahr eines akuten Herztodes im Coma ist beim Kind geringer als beim Erwachsenen, dagegen ist die Austrocknung gewöhnlich stärker und macht rectale, subcutane oder intravenöse Flüssigkeitszufuhr notwendig. Während des Comas erhält das Kind keine Nahrung und auch nach Überwindung des Comas fügt man zweckmäßigerweise einen Obsttag ein, um dann erst die Diät mit verhältnismäßig viel Kohlehydraten und wenig Eiweiß und Fett aufzubauen. Dabei soll die Calorienzufuhr allmählich so gesteigert werden, daß schon nach wenigen Tagen mindestens der Grundumsatz erreicht wird.

Der hypoglykämische Zustand läßt sich durch Verabreichung geringer Mengen Zucker (10—20 g) meist in sehr kurzer Zeit beheben. Nur in schweren Fällen mit völliger Bewußtlosigkeit ist eine Traubenzuckerinfusion intravenös (etwa 15 ccm einer 20—30%igen Lösung) oder subcutan einer 5%igen Traubenzuckerlösung) notwendig.

Von *Insulinersatzpräparaten* hat nur das Synthalin B in der Kinderheilkunde eine gewisse Bedeutung erlangt. Wegen seiner schlechten Verträglichkeit (Magen- und Darmbeschwerden) ist es nur bei wenig Kindern anwendbar, und zwar am besten mit Pausen oder abwechselnd mit Insulinbehandlung. Das Kind wird zuerst diätetisch mit Insulin eingestellt und dann mit Synthalin B allein zuckerfrei gehalten. Es sind dazu Gaben von täglich 3mal 5—10 bis 15 mg erforderlich. Man gibt das Synthalin nur 3 Tage hintereinander und setzt am 4. Tage aus.

Die Prognose des kindlichen Diabetes ist seit der Entdeckung des Insulins eine wesentlich günstigere. Trotzdem ist auch heute noch der kindliche Diabetes eine sehr ernste, bei jungen Kindern oft tödlich endende Erkrankung, besonders auch wegen der nach Infekten so gut wie stets eintretenden Progression. Bei älteren Kindern wird unter ständiger Insulin- und Diätbehandlung die volle Schulfähigkeit jahrelang erhalten und es sind auch einige Fälle beschrieben, die ohne Verschlimmerung das Erwachsenenalter erreicht haben und einen Beruf ergreifen konnten.

Der Tod tritt am häufigsten, nämlich in etwa 60—70% der Fälle während eines Comas ein, in anderen Fällen erfolgt er unter den Erscheinungen der Niereninsuffizienz (diabetische Nephropathie) oder im Kollaps. Im allgemeinen kann man sagen, daß die Prognose um so günstiger ist, je älter das Kind bei Beginn der diabetischen Erkrankung ist.

Periodisches Erbrechen mit Acetonämie.

(Synonyma: Cyclisches oder recurrierendes oder peristierendes Erbrechen mit Acetonämie.)

Man versteht hierunter ein zwischen dem 2. und 8. Lebensjahr am häufigsten beobachtetes Krankheitsbild von *periodischem, anfallsweise in Erscheinung tretenden,* schwer stillbaren *Erbrechen, bei dem Aceton im Blut, im Harn und in der Ausatmungsluft auftritt* und ein schwerer Intoxikations-, Exsiccations- und Prostrationszustand folgen kann.

Klinik. Der Brechanfall wird ausgelöst durch einen *Diätfehler* (fette Kost), einen akuten fieberhaften Infekt, ein drastisch wirkendes Arzneimittel (Abführmittel, Wurmmittel u. a.) oder aber, und das scheint besonders wichtig, durch rein nervöse Einflüsse (Verstimmung, Erregung, Schreck u. ä.). Nur selten gehen dem Erbrechen Kopfschmerzen, allgemeine Müdigkeit, Abspannung, Erregung oder Leibschmerzen und ein oder zwei acholische Stühle voraus.

Das *Erbrechen* erfolgt gußweise, und zwar nach Art des nervösen Erbrechens ohne Mühe, ohne weitere Veranlassung und offensichtlich ohne Nausea. Meist wird jedes neue Erbrechen von den Kindern angesagt und oft selbst registriert! Zwischen den einzelnen Ergüssen, die in 24 Stunden 20, 30, ja 50mal erfolgen können, liegen oft nur einige Minuten, aber auch mehrere Stunden; alles bei dem Erbrechen ist völlig unregelmäßig und unabsehbar. Nahrung, ja auch schon ein paar Schlucke Tee oder Wasser werden sofort wieder ausgebrochen. Das Erbrochene selbst besteht aus anfänglich saurem Mageninhalt, dann aus gallig gefärbtem Wasser und Schleim. Kennzeichnend für das Krankheitsbild. ist der rasche Verfall, die Zeichen schwersten Flüssigkeitsverlustes (Gewichtsabnahme, Turgorverlust, Zurücksinken der Bulbi, Trockenwerden der Schleimhäute), das Einsetzen der KUSSMAULschen Atmung und die allgemeine Prostration mit Somnolenz und schließlich Sopor. Der Puls wird sehr schlecht, verschwindet schließlich und die Kinder können in der Azidose zugrunde gehen. Meist ist das glücklicherweise nicht der Fall. Fast ebenso schnell, wie sich der schwere Zustand entwickelt hat, bessert er sich, in anderen Fällen dauert es mehrere Tage.

Begleitet wird dieses an- und abschwellende Erbrechen von der schon genannten Acetonbildung und Ausscheidung, die meist in der Atmungsluft so stark ist, daß das ganze Zimmer den obstartigen, etwas säuerlichen Geruch annimmt. In besonderen Fällen werden alle 3 Ketonkörper (Aceton, Acetessigsäure und β-Oxybuttersäure) im Harn nachgewiesen.

Pathologisch-anatomische Untersuchungen liegen erst von wenigen Fällen vor: sie ergaben als einzigen Befund fettige Degeneration der Leber und der Nieren oder ließen überhaupt nichts Krankhaftes erkennen.

Theorie. Nach Ansicht der einen Autoren handelt es sich um eine Kohlehydratstoffwechselstörung bei besonderer Empfindlichkeit gegen Kohlehydratkarenz oder Funktionsschwäche der Leber. Andere Autoren sind der Meinung, daß das allgemeine Erbrechen eine reine „Neurose" darstellt oder geradezu als monosymptomatische Hysterie aufzufassen sei. Vermutlich wird die Brechattacke durch die verschiedensten zentral nervös an den Stoffwechselzentren angreifenden Noxen — Fieber, psychische Erregung, Gifte — über einen erhöhten Adrenaltonus ausgelöst. Es kommt zu einer plötzlichen überstürzten Glykogenausschüttung des Leberglykogens und einem erhöhten Zuckerverbrauch und -bedarf, der infolge der Unmöglichkeit, dem Kind per os genügend Nahrung beizubringen, eine Hypoglykämie und schlimmsten Falles eine Acidose mit Schädigung der Leber und Niere durch die Ketonkörper zur Folge hat.

Die Diagnose und Differentialdiagnose des allgemeinen Erbrechens ist von größter Bedeutung! Dabei ist die starke Acetonausscheidung schon im Beginn (Atmungsluft!) und die Vorgeschichte wegleitend. Verwechselt werden kann der meist sehr bedrohlich aussehende Zustand mit Appendicitis, Peritonitis und Meningitis, in besonders liegenden Fällen auch einmal mit einem Coma diabeticum oder einer Hypoglykämie bei einem Diabetiker.

Behandlung. *Im Anfall* ist *unbedingte* körperliche und psychische *Ruhigstellung* unter Umständen unter Zuhilfenahme eines Narkoticums (per. inj. oder rectal) angezeigt. Empfohlen wurden Luminal (0,1—0,15 subcutan pro dosi) und als besonders das Brechzentrum beruhigende Mittel *Nautisan* ($^1/_2$ bis 1 Suppos.), *Papaverin* (0,02—0,03 2—3mal in 24 Stunden bei älteren Kindern). Jede perorale Nahrungszufuhr ist zwecklos. Am wichtigsten ist, nach den obigen theoretischen Erörterungen eine *reiche Zufuhr von Zucker* zu erzwingen. Also z. B. Dauertropfeinlauf oder intravenöse Infusion von 5%igen Traubenzuckerlösungen, und zwar bei ersterem von 1—$1^1/_2$ l, bei letzterem von 200—500 ccm, um die Exsiccose zu bekämpfen. Nach Abklingen des Erbrechens beginnt man mit eisgekühlten Zucker- oder Zucker-Obstsaftlösungen (z. B. 10—20% Dextropurlösung) in kleinen Schlucken und geht dann zu Milch, Breinahrung und fester Kost über.

Außerhalb des Anfalls sind die gegen die Neuropathie gerichteten erzieherischen Maßnahmen das wichtigste.

Steinbildung, Lithiasis.

Durch Niederschlagsbildung der im Harn normalerweise in Lösung befindlichen Salze kommt es auch schon im *Kleinkinder- und Schulalter* zur Konkrementbildung und entsprechenden Steinleiden. Steinbildend sind die Harnsäure, der phosphorsaure Kalk, der oxalsaure Kalk und in seltensten Fällen das Cystin. Daneben gibt es auch eine vermehrte Salzausscheidung ohne Konkrementbildung. Es handelt sich bei diesen Zuständen weniger um eine lokale Erkrankung als um eine Diathese, die dem Zeichenkreis des „Arthritismus" zugeteilt wird und erblich ist. In manchen Fällen kann man aus der Vorgeschichte eine Überernährung namentlich mit Fleisch, Räucherwaren, Gewürzen u. dgl. erheben und erzielt Heilung oder Besserung durch diätetische Behandlung. Aus diesem Grunde werden die folgenden Zustände bei den Stoffwechselstörungen des älteren Kindes erörtert.

Phosphaturie (besser Kalkariurie). Man versteht hierunter die Ausscheidung eines milchig trüben Harns (Milchpisser), dessen Trübung durch Beimengung von reichlich phosphorsaurem Kalk und kohlensauren Kalksalzen und Magnesia verursacht ist, ohne daß eine entsprechende vegetarische Kost oder Alkalien gereicht werden. Die Kinder selbst klagen offenbar nur dann, wenn die Umgebung sie durch den auffälligen Befund erschrocken nach ihren Beschwerden fragt über Harndrang, Leibschmerzen, Müdigkeit und Kopfschmerzen. Es handelt sich wohl durchweg um Neuropathen. Der Zustand, der als Folge einer Sekretionsneurose der Niere gilt, ist ohne ernstere Bedeutung; eine Bereitschaft zur Steinbildung und vielleicht zu Infektionen der Harnwege wird angenommen.

Die *Behandlung* besteht in erster Linie in Maßnahmen zur Behebung der bestehenden nervösen Übererregbarkeit, die man durch Bromgaben unterstützen kann. Im übrigen gibt man eine verhältnismäßig fleischreiche Kost, nach welcher die neuropathischen Kinder besonders verlangen und sorgt für reichlich Bewegung in frischer Luft (Gesundheitsturnen!).

Oxalurie. Für eine Steinbildung ist die vermehrte Ausscheidung von Oxalsäure, die an sich keine Krankheitszeichen zu machen pflegt, wichtiger als die Phosphaturie, mit der zusammen sie einhergehen kann. Die Bildung von Oxalsäuresteinen hängt nun keineswegs allein von einer bestehenden Oxalurie ab, wird aber durch sie gefördert. Bei unklaren Leibschmerzen, Colonspasmen, Colica mucosa und Verdacht einer Nieren- oder Ureterendruckempfindlichkeit verdient die Ausscheidung von Oxalsäurekrystallen bei Kindern Beachtung. Nur in solchen Fällen ist eine vorbeugende Behandlung durch Beschränkung der Oxalsäurezufuhr in der Nahrung angezeigt, um wenigstens auf die exogene Quelle der Oxalurie einzuwirken.

Cystinurie. Der Harn enthält Cystin (bis zu 1,8 g täglich) und einige andere Diamine wie Cadaverin, Tyrosin, Leuzin und Tryptophan als Zeichen einer besonderen konstitutionellen Insuffizienz des intermediären Aminosäurestoffwechsels.

Die Cystinsteine sind bei Kindern sehr selten. Man gibt bei Cystinurie eine eiweißarme Kost und sucht die Löslichkeit des Cystins durch eine Alkalisierung des Harns (z. B. durch Natrum bicarbonicum-Gaben) zu erreichen.

Die *Steinbildung* bleibt auch bei Kindern oft lange Zeit unbemerkt, bis entweder eine der genannten Salzausschwemmungen mit Hämaturie oder schon „Sand" oder „Gries" oder schließlich die mehr oder weniger charakteristischen Steinbeschwerden nachgewiesen werden. Als solche sind anzusehen: häufiges Wasserlassen, oft von Schmerzen begleitet, dumpfes Leibweh, Unfähigkeit länger zu gehen, zu fahren oder mit den anderen Kindern zu spielen und turnen.

Die Diagnose wird gestellt aus den geschilderten Harnbestandteilen und erhärtet durch die bimanuelle, rectale Untersuchung, den Uretherenkatheterismus und die Röntgenuntersuchung.

Literatur.

FALTA, W.: Die Erkrankungen der Blutdrüsen, 2. Aufl. Wien: Julius Springer 1928. — FREISE u. JAHR: Diabetes im Kindesalter. Berlin: S. Karger 1932.

NOBEL-PIRQUET-WAGNER: Ernährung gesunder und kranker Kinder, 2. Aufl. Wien: Julius Springer 1928. — NOORDEN, v.: Handbuch der Pathologie des Stoffwechsels von 1911.

PRIESEL u. WAGNER: Die Zuckerkrankheit und ihre Behandlung im Kindesalter. Leipzig 1932.

THANNHAUSER: Lehrbuch der Stoffwechsel und Stoffwechskrankheiten. Berlin: J. F. Bergmann 1929 (hier Literaturzusammenstellung). — THOMAS, E.: Innersekretorische Drüsenerkrankungen bei Kindern. Handbuch der inneren Sekretion. Bd. 2. Leipzig. 1929.

Mangelkrankheiten.

Von

P. GYÖRGY-Heidelberg.

Die Mangelkrankheiten, allgemein auch Avitaminosen genannt, sind klar umschriebene, pathologisch-anatomisch und stoffwechselchemisch jedoch voneinander völlig verschiedene Symptomenkomplexe, die ihre verwandtschaftlichen Beziehungen zueinander ausschließlich ihrer genetischen Eigenart verdanken: Im Mechanismus ihrer Erzeugung, ebenso wie auch ihrer Bekämpfung spielt das Fehlen bzw. die Zufuhr gewisser bereits in sehr geringen Mengen wirksamer, organischer Nahrungsbestandteile, eben der Vitamine, eine ursächliche, entscheidende Rolle. Im Rahmen der ganzen Vitaminlehre bildet die Klinik der Mangelkrankheiten gleichsam den speziellen Teil.

Das Vitaminproblem stellt in seinen Anfängen die notwendige Reaktion auf die Überspannung der früheren rein energetischen und somit fast völlig nur von quantitativen Gesichtspunkten geleiteten Betrachtungsweise in der Ernährungslehre dar. Wohl hat man auch schon vor der Vitaminära die Salze und das Wasser, diese 2 für den Wärmehaushalt des Organismus nicht direkt verwertbaren Nahrungsstoffe, als für den Aufbau des Körpers nicht nur während der Wachstumsperiode, sondern auch später nach vollendetem Wachstum wichtigen und unentbehrlichen Nahrungsbestandteile nach ihrer qualitativen Bedeutung zu würdigen gewußt. Die 3 organischen Grundnährstoffe, die Eiweißkörper, die Fette und die Kohlehydrate, wurden hingegen mehr nach quantitativen Gesichtspunkten, nach ihrem Caloriengehalt und nicht oder kaum nach ihrer spezifischen Wirkung im intermediären Stoffwechsel oder nach ihrem chemischen Charakter betrachtet. Insbesondere wurde angenommen, daß der menschliche und ganz allgemein der Säugetierorganismus die für den normalen Ablauf der Lebensvorgänge erforderlichen organischen Körperbestandteile ausnahmslos synthetisch aufzubauen in der Lage ist. Da der C-, H- und O-Bedarf in der Nahrung (und Atmungsluft) stets reichlich gedeckt zu sein pflegt, war nach dieser Anschauung praktisch nur für eine ausreichende N- (Stickstoffminimum) und Mineralzufuhr Sorge zu tragen. Die chemische Natur der zugeführten Nahrungsbestandteile wurde völlig vernachlässigt. Fehlschläge mit synthetischen, quantitativ ausreichenden Nahrungsgemischen bei der Aufzucht junger Tiere deckten dann doch allmählich die Blößen dieser Lehre auf. Aus entsprechenden Versuchen gewann man bald die Sicherheit, daß die *synthetische Fähigkeit* des tierischen Organismus, auch des Menschen *keineswegs unbeschränkt ist.* So ließ sich zeigen, daß eine Reihe von Aminosäuren — genannt seien das Tryptophan, Cystin, Histidin, Lysin — für den Warmblüterorganismus, besonders in der Wachstumsperiode unerläßliche Nahrungsbestandteile sind. Für den Erhaltungs- und Wachstumsstoffwechsel erweisen sich dementsprechend eine Reihe von pflanzlichen, weniger von tierischen·Eiweißkörpern — z. B. das Maiseiweiß, das Zein, infolge seiner Tryptophan- und Lysinarmut — nicht als vollwertig. Außer Wachstums- und Ansatzstörungen zeigten sich allerdings auch bei ausschließlicher Zufuhr von bezüglich ihres Aminosäuregehaltes inkompletten Eiweißkörpern meist keine *spezifischen* Krankheitssymptome.

Mit Hilfe gewisser einseitiger Kostformen gelingt es jedoch auch *spezifische* Krankheiten — und nur für diese gilt die Bezeichnung „Avitaminosen" — zu erzielen, die dann durch Zufuhr bestimmter — vitaminhaltiger — Nahrungsstoffe geheilt werden können. Für diese Versuche eignen sich am besten Tiere in der Wachstumsperiode; die Krankheit äußert sich neben ihren spezifischen Merkmalen meist auch in einer Entwicklungshemmung und in einer Resistenzschwächung. Im Hinblick auf die erkannte mangelhafte synthetische Fähigkeit des Warmblutorganismus in bezug auf gewisse Aminosäuren lag es nahe auch die Avitaminosen als echte Mangelkrankheiten aufzufassen. Die Vitamine wären demnach definitionsgemäß *organische Nahrungsbestandteile, die bereits in geringen Mengen eine spezifische biologische Wirkung ausüben können, und deren Mangel sich äußert: 1. in besonderen Krankheitserscheinungen (Avitaminosen), 2. in uncharakteristischen allgemeinen Wachstumshemmungen und in vermindertem Widerstand Krankheitserregern gegenüber.* Bei dieser Formulierung wird besonderer Wert auf die spezifisch-biologische Wirkung der einzelnen Vitamine gelegt, d. h. auf die Tatsache, daß Mangel an ihnen zu spezifischen Krankheitsbildern führen kann. Der Charakter einer Minimalsubstanz organischer Zusammensetzung, sowie das gemeinsame Band der spezifischen Wirksamkeit dürften eine zusammenfassende Betrachtung trotz vorhandener chemischer Unterschiede fast zwangsmäßig erfordern.

Die Zahl der Vitamine ist noch im Steigen. Die bekanntesten sind das A-Vitamin, das antixerophthalmische oder keratomalacie-verhütende Vitamin, das B- (B_1) Vitamin, das antineuritische Vitamin, das C-Vitamin, der Skorbutschutzstoff, das D-Vitamin, der Rachitisschutzstoff, das E-Vitamin, das Antisterilitäts- oder Fortpflanzungsvitamin und das G- (auch B_2 genannt) Vitamin, der Pellagraschutzstoff. Unter den weiteren noch weniger bekannten ist das H-Vitamin zu nennen, das als „alimentärer Hautfaktor" bei Tieren experimentell erzeugte seborrhoische Hautveränderungen, Haarausfall, eitrige Hautinfektionen, kurz den unter dem Namen Status seborrhoicus bezeichneten Gesamtkomplex heilt. Sinngemäß muß auch das Antiperniciosaprinzip der Leber an dieser Stelle erwähnt werden. Nichtsdestoweniger wäre es verfrüht, die entsprechenden „Avitaminosen", d. h. für das H-Vitamin den menschlichen Status seborrhoicus und für den „Leberstoff" die perniziöse Anämie, in die Reihe der Avitaminosen aufzunehmen, fehlt doch für den *menschlichen* Status seborrhoicus noch der strikte Beweis der therapeutischen Beeinflußbarkeit durch das H-Vitamin und für die perniziöse Anämie ihre experimentelle Auslösbarkeit. So werden wir uns auf die Besprechung der für das Kindesalter in Deutschland und Europa wohl wichtigsten Avitaminosen, auf die *Rachitis* (samt dem als eine Teilerscheinung der Rachitis aufzufassenden *tetanischen Symptomenkomplex*), den *Skorbut* und die *Xerophthalmie* beschränken, die möglichen Beziehungen des H-Vitamins zu Hautveränderungen und des Leberstoffes zu den kindlichen Anämien dagegen in den einschlägigen Abschnitten diskutieren.

Sehr beliebt ist der Vergleich der Vitamine mit den Hormonen. Vielfach wird sogar von Vitaminen als von *exogenen Hormonen* gesprochen, deren Fehlen ebenso Störungen in der Regulation der Stoffwechselvorgänge verursacht wie etwa die Unterproduktion eines bestimmten Inkrets. Es wird dabei übersehen, daß diese Folgerung gegen wichtige neuere Forschungsergebnisse der Vitaminlehre, teilweise übrigens auch schon gegen ältere Befunde verstößt. So dürfte heute als erwiesen gelten, daß Unterangebot an Vitaminen, im Gegensatz zu einem Mangel an Hormonen, *nicht zwangsläufig* zu einem krankhaften Ablauf der Lebensvorgänge führen *muß*. Es bedarf z. B. bei Tieren zur Erzeugung der Rachitis nicht nur des Vitamin-D-Mangels, sondern auch einer besonders gearteten Mineralzusammensetzung der Versuchskost. Bei einem bestimmten Verhältnis der in der Kost enthaltenen Ca- und P-Mengen zueinander entsteht bei Ratten trotz völlig eingestellter Vitamin-D-Zufuhr *keine* Rachitis. Ebenso soll die Zufuhr des antineuritischen Vitamins (B_1) nicht erforderlich sein, wenn die vitamin-B_1-freie Versuchsdiät gleichzeitig kohlehydratfrei ist. Mit dieser neu gewonnenen Erkenntnis verliert nicht nur die Analogisierung mit den Hormonen ihre Berechtigung, sondern die von uns im Einklang mit den bisher herrschenden Anschauungen gegebene Definition der Vitamine muß eine gewisse Einengung erfahren: Mangel an Vitaminen äußert sich nur *unter bestimmten Bedingungen* und nicht obligat in besonderen Krankheitserscheinungen.

Aus weiteren Feststellungen der letzten Zeit gewinnt man sogar den Eindruck, daß die Mangeltheorie der Avitaminosen selbst mit dieser zugestandenen Einschränkung den tatsächlichen Verhältnissen nicht immer genügend Rechnung trägt. Einige Beispiele (Tierexperimente) mögen diesen neuen Entwicklungsgang der Vitaminlehre beleuchten: Bei vitamin-A-freier Kost führen Cerealien zu schweren degenerativen Veränderungen (Strangdegenerationen) im Rückenmark, die durch das A-Vitamin verhindert werden können. Eine rachitogene, mehlhaltige Diät büßt völlig oder weitgehend ihre rachitiserregende Wirkung ein nicht nur durch Vitamin-D-Angebot, sondern auch ohne D-Vitamin dann, wenn das verwendete Mehl durch Kochen mit verdünnter HCl vollständig hydrolysiert der Kost zugesetzt wird. Natives oder getrocknetes Eiklar erzeugt bei gleichzeitigem H-Vitaminmangel einen Status seborrhoicus, der auch ohne Vitamin-H-Medikation durch längeres Erhitzen des Eiklars verhütet, bzw. geheilt werden kann. Schwere Intoxikationen im Anschluß an hohe Cystingaben, ebenso auch der nach Überdosierung des D-Vitamins entstandene toxische Symptomenkomplex kann durch den Vitamin-B-Komplex günstig beeinflußt werden. Aus diesen und ähnlichen Befunden müssen wir die zwingende Folgerung ziehen, daß *einerseits die Avitaminosen nicht oder zumindest nicht durchgehend echte Mangelkrankheiten* (rein trophopenischen Charakters), *sondern der Ausdruck von ernährungsbedingten toxischen* (trophotoxischen) *Einwirkungen sind und andererseits die Vitamine nicht nur als Ergänzungsstoffe,* etwa in der Art endogen nicht synthetisierbarer Zellbestandteile wie z. B. mancher Aminosäuren, *sondern in vielen Fällen als entgiftende Substanzen aufzufassen sind.* Trophotoxische und trophopenische Genese brauchen aber dann auch nicht mehr als unüberbrückbare Gegensätze angesehen zu werden. Freilich wird erst die zukünftige Forschung zeigen, wie weit der Geltungsbereich dieser einstweilen nur noch für einige tierexperimentelle Beispiele erwiesenen Synthese zwischen trophotoxischer und trophopenischer Theorie reicht. Man darf aber wohl doch damit rechnen, daß wenigstens für einen großen Teil der Avitaminosen auch weiterhin der reine Mangelcharakter unangreifbar bleiben wird. Der Berechtigung für eine zusammenfassende Betrachtung der Avitaminosen können jedoch genetische Unterschiede keinen Abbruch tun, ja selbst unsere eben gegebene Definition der Vitamine und Avitaminosen wird dadurch nicht beeinträchtigt. Die nähere Kenntnis der trophotoxischen Faktoren (auch Toxamine genannt) wird uns allerdings in der Zukunft bei der Bekämpfung der entsprechenden Krankheiten wertvolle Dienste leisten können. Von diesem Gesichtspunkte aus besitzt die neu eingeschlagene Richtung der Vitaminlehre auch ein erhebliches praktisches Interesse.

Ausgeprägten Krankheitsbildern einer Avitaminose gehen oft, vornehmlich bei nicht völlig fehlendem, aber auch nicht ausreichendem Vitaminangebot die unspezifischen Symptome einer Wachstumshemmung und Resistenzschwäche voraus. Wohl können die gleichen Erscheinungen bei jeder Ernährungsstörung auftreten, sie sind aber, und zwar in erster Linie die Verminderung der Abwehrkräfte, bei einem Vitaminmangel schon frühzeitig besonders deutlich ausgeprägt. Die Resistenzschwäche äußert sich nicht nur in einer Herabsetzung der natürlichen Immunität, sondern auch — und dies schon in mehr oder weniger spezifischer Weise — in der „regelwidrigen" Beantwortung infektiöser Reize, so beim Skorbut in Form von Blutungen; man spricht von einer „*Dysergie*". Zwischen Dysergie und Vitaminverarmung des Organismus besteht ein weitgehender Circulus vitiosus. Zunächst führt der Vitaminmangel zu einer leichten Herabsetzung der natürlichen Immunität; die danach gehäuft auftretenden fieberhaften Erkrankungen verursachen ihrerseits wiederum einen verstärkten Verbrauch an Vitaminen und vermehren somit den Vitaminbedarf, sowie bei ungenügender Zufuhr auch das Vitamindefizit. Ein neuerlich erhöhtes Vitaminangebot bewirkt dann erfahrungsgemäß eine deutliche Hebung der Abwehrkräfte und stellt in weiterer Folge den „normergischen" d. h. normalen Zustand wieder her. Die Dysergie tritt bei den verschiedenen Avitaminosen nicht gleichmäßig in Erscheinung. Am auffälligsten ist sie bei Mangel an den Vitaminen A, C und H ausgeprägt. Bei unklaren dysergischen und dystrophischen Zuständen wird man für eine ausreichende Vitaminzufuhr Sorge tragen müssen. (Vgl. auch das Kapitel über Ernährung S. 58.)

Rachitis und Tetanie.

Begriffsbestimmung.

Die **Rachitis** ist eine allgemeine Stoffwechselstörung mit besonderem Hervortreten pathologischer Knochenveränderungen. Die Ossifikationsstörung führt letzten Endes zu einer Kalkverarmung des Skelets (in seiner Gesamtheit oder auch nur in seinen einzelnen Teilen), die sich dann in Erweichungsprozessen (Malacie), Deformitäten, Infraktionen, Frakturen, oft auch in kompensatorischen Wucherungen äußert. Diese Knochensymptome beherrschen völlig das Krankheitsbild; die übrigen pathologischen Erscheinungen, die auf eine *allgemeine* Stoffwechselstörung hindeuten, treten demgegenüber mehr oder weniger in den Hintergrund.

Die **Tetanie** entsteht im *Kindesalter* mit nur ganz seltenen Ausnahmen auf dem Boden der Rachitis. Sie stellt gewissermaßen eine besondere Phase der übergeordneten rachitischen Stoffwechselstörung dar. Dieser genetische Zusammenhang rechtfertigt auch ihre Besprechung in Verbindung mit der rachitischen Erkrankung. Klinisch entspricht der Tetanie ein wohl charakterisierter funktionell-pathologischer Zustand des Gesamtnervensystems, im einzelnen eine mechanische und elektrische Übererregbarkeit der peripherischen Nerven, sowie eine allgemeine Krampfbereitschaft, die sich bei gegebenen auslösenden

Ursachen im Bereiche der motorischen, wie auch der sensiblen und der vegetativen Innervationssphäre manifestieren kann. Solche Krampfäußerungen gehören aber keineswegs zu den obligaten Symptomen der Tetanie; man begegnet des öfteren Fällen, die solche Krampfsymptome stets vermissen lassen, und bei denen die Krampfbereitschaft — auch Spasmophilie oder fälschlich, weil Tautologie, „spasmophile Diathese" genannt — allein durch die latenten Merkmale der mechanischen und elektrischen Erregbarkeit der Nerven erkennbar wird: *latente Tetanie.* Durch das Auftreten vom Krampfsymptomen geht dann dieser latent-tetanische Zustand in das manifeste Stadium (*manifeste Tetanie*) über.

Zur Definition der kindlichen rachitogenen Tetanie gehört auch noch der spezifisch veränderte Blutchemismus: die Hypocalcämie, während sich die unkomplizierte, tetaniefreie Rachitis durch normale oder nur kaum gesenkte Serumkalkzahlen, dafür aber durch eine Hypophosphatämie auszeichnet.

Die rachitisch-tetanische Stoffwechselstörung ist in erster Linie eine Erkrankung des wachsenden Organismus; man könnte sie sogar beinahe eine *Wachstumskrankheit* nennen, wenn sie — allerdings selten — nicht in Gestalt der Osteomalacie auch bei Erwachsenen vorkommen würde. Meist tritt sie im Säuglingsalter auf und heilt dann in den ersten Jahren aus (infantile Form). Ausnahmsweise kann sie noch später, im Pubertätsalter wieder aufflammen oder auch neu entstehen (Spätrachitis, Rachitis tarda). Kommt es bei der infantilen Form in den ersten 2—3 Lebensjahren nicht zur Heilung, und dauert der Krankheitsprozeß über diese Jahre hinaus, vielleicht sogar in die Pubertät weiter an, so spricht man von einer *Rachitis inveterata.*

Klinik der Rachitis.

Beim jungen Säugling überwiegen die Skeletsymptome von seiten des Schädels, später auch des Rumpfes (Brustkorb), beim Kleinkind und in der zweiten Kindheit (bei der Spätrachitis) treten dagegen die Veränderungen an den Extremitäten in den Vordergrund.

Das zeitlich meist erste Symptom ist die *Schädelerweichung (Kraniotabes).* Beim normal entwickelten Säugling ist der Schädel bei der Geburt gleichmäßig verknöchert, mit Ausnahme der physiologisch offenen Nähte und Fontanellen. Auch die Nahtränder fühlen sich hart, unnachgiebig an. Der junge rachitische Säugling weist dagegen sehr häufig weiche, eindrückbare, nicht verknöcherte Stellen am Hinterhaupt, meist in der Umgebung der Lambdanaht oder der kleinen Fontanelle auf. Auch die Nahtränder werden weich und oft gleichzeitig leicht verdickt. Die Ausdehnung dieser weichen, kraniomalacischen Stellen kann einen jeweils verschiedenen Grad annehmen; von leichten Spuren über unzusammenhängende, verschieden große weiche Stellen bis zur völligen Erweichung zuerst des ganzen Hinterhauptes, später auch fast des gesamten Schädels (Pergamentschädel). Bei der Untersuchung auf Kraniotabes geht man am besten in der Weise vor, daß der Schädel mit den Daumenballen an den Schläfen fixiert wird und die Finger dann die Lambdanaht mit sanftem Druck abtasten. Die Kraniotabes tritt meist im 3.—4. Lebensmonat, nur selten, besonders bei Frühgeburten und Zwillingskindern, früher auf.

Die besondere Topographie der malacischen Stellen steht mit der ruhig gestellten, passiven, horizontalen Lage des jungen Säuglings in Beziehung. Der Druck des Gehirnes einerseits, der der Kopfunterlage andererseits führen dann mit Unterstützung der krankhaften intermediären Stoffwechselvorgänge zu einer Usurierung der Hinterhauptknochenteile. Der mechanische Druck äußert sich nicht nur in der Erweichung, sondern auch in einer sagittalen, bevorzugt der Säugling eine Seitenlage, so auch in einer seitlichen, unsymmetrischen Abplattung des Hinterhauptes.

In seltenen Fällen trifft man schon bei Neugeborenen an Stelle des normalen, völlig konsolidierten Schädels kleinere oder größere Knochenlücken, meist im Bereich der Parietalknochen in der Nähe der Sagittalnaht an, die bindegewebig überbrückt und leicht eindrückbar sind und mithin klinisch als eine Kraniotabes imponieren. Dieser *angeborene Weichschädel,* wegen seiner Verteilung auch Kuppenweichheit, Kuppendefekt genannt, ist jedoch *nicht* rachitischen Ursprunges, sondern beruht nur auf einer Inkongruenz zwischen intrauterinem Schädel- und Gehirnwachstum. Die Verknöcherung des Schädels kann in diesen seltenen Fällen vielleicht wegen nicht ausreichender Kalkreserven des Fetus mit dem Gehirnwachstum nicht Schritt halten. Der größte Innendruck lastet an der Stelle der stärksten Wölbung, an der Parietalgegend. Aber auch der mechanische Druck, den bei der häufigen Schädellage der knöcherne Beckeneingang ausübt, begünstigt die typische Lokalisation des angeborenen Weichschädels, der übrigens auch pathologisch-anatomisch nicht die Kennzeichen einer rachitischen Ossifikationsstörung aufweist. Tatsächlich fehlt bei den Kindern mit Kuppendefekt jedes weitere rachitische Symptom. *Eine angeborene Rachitis gibt es auch sonst nicht.* Nur in einem *einzigen* Falle, beim neugeborenen Kinde einer schwer osteomalacischen Frau sind bisher rachitische Knochenveränderungen, und zwar nicht nur am Schädel, exakt festgestellt worden. Gegen die rachitische Natur des angeborenen Weichschädels sprechen auch noch weitere Momente. 1. Es fehlt bei ihm die für die Rachitis charakteristische Störung der Serum-Ca- und P-Verteilung. 2. Der Weichschädel bildet sich bald nach der Geburt meist in kurzer Zeit und restlos zurück.

Die Ansicht vom nichtrachitischen Charakter des angeborenen Weichschädels hat sich allgemein durchgesetzt. Von mancher Seite wird sogar — allerdings nicht unwidersprochen — auch für einen Teil der postnatal entstandenen Kraniomalacien die rachitische Genese in Zweifel gezogen. Insbesondere wird die bei Frühgeburten oft sehr früh auftretende Kraniotabes, bei der ebenso wie beim angeborenen Kuppendefekt spezifische blutchemische und sonstige rachitische Veränderungen zu fehlen pflegen, mit dem nicht rachitischen angeborenen Weichschädel gleichgestellt. So wird besonders hervorgehoben, daß diese Kraniomalacien bei Frühgeburten durch eine spezifische antirachitische Prophylaxe nicht verhütet werden können und sie andererseits zur Spontanheilung neigen sollen. Da aber diese vermeintlich nichtrachitischen, postnatal entstandenen Schädelerweichungen in ihrer klinischen Erscheinungsform auch in ihrer Lokalisation von den echt rachitischen nicht zu unterscheiden sind, so wird es wohl für die Praxis ratsam sein, jede postnatal entstandene Kraniotabes als echt rachitisch anzusehen.

Mit der Kraniotabes ist das Symptomenbild der Schädelrachitis noch durchaus nicht erschöpft. Durch verstärkte Osteophytenbildung kommt es zu periostalen, zunächst vornehmlich bindegewebigen, erst bei der Heilung verkalkenden Auflagerungen im Bereiche der Tubera parietalia und frontalia. Ist bei stärkerer Vortreibung der Tubera frontalia gleichzeitig der Hinterkopf abgeplattet (Brachycephalie), so ergibt sich eine annähernde Würfelform des Schädels: *Caput quadratum.* Ein Vorspringen der gesamten Stirngegend führt zur *olympischen Stirne.*

Bei Rachitis sind entweder (und meist) die Stirn- oder nur die Parietalhöcker, bei der kongenitalen Lues dagegen oft beide stark ausgeprägt. So entsteht bei der Rachitis die erwähnte Quadratform, bei der Lues infolge einer starken Rinnenbildung zwischen dem rechts- und linksseitigen Parietalhöcker eine Gesäßform, *Caput natiforme.* Ein sicheres differentialdiagnostisches Kriterium ist jedoch in der Schädelform infolge häufiger fließender Übergänge nicht gegeben.

Auch die Gesichtsknochen erleiden eine Wachstumshemmung mit besonderen Deformitäten, die allerdings oft erst als Residualzustände nach vollendeter Heilung in Erscheinung treten. In gut ausgeprägten Fällen findet man an den *Oberkiefern* eine Einknickung entsprechend der Insertion des Jochbogens. Die Längsachse beider Oberkiefer ist verlängert; der Zahnbogen bildet keine Ellipse, sondern eine geschwungene Linie (Lyraform). Im Unterkiefer weist der Zahnbogen statt einer Parabel eine polygonale Form auf (Trapezform). Die starke Prognathie des Oberkiefers führt zu einer kompensatorischen Verkürzung des Querdurchmessers und zu einer hohen *Wölbung* des *harten* Gaumens.

Eine *verzögerte Zahnentwicklung* wird im Laufe der Rachitis oft beobachtet. Sie ist jedoch kein Postulat, denn einerseits sieht man häufig bei rachitischen Säuglingen ein normal zeitliches Auftreten der Zähne, andererseits kann der Zahndruchbruch auch bei sicher nicht rachitischen Kindern hinausgeschoben sein. Das verspätete Erscheinen der ersten Zähne sollte nur als Verdachtsmoment aufgefaßt werden, das an Rachitis denken läßt. Charakteristischer für die Floridität der rachitischen Stoffwechselstörung dürfte das Eintreten einer Zahnungspause zwischen dem einen und dem anderen Zahne eines normalerweise in kurzen Zwischenräumen durchbrechenden Paares.

Ein weiteres rachitisches Merkmal erblickt man in den sog. *Schmelzdefekten, Hypoplasien* der bleibenden Zähne. Die Verkalkung der Schmelzprismen im

zweiten Gebiß fällt zeitlich mit dem Auftreten der floriden Rachitis im Säuglings-
alter zusammen. Wie auch im ganzen Skeletsystem, so dürfte auch an den
Zähnen die Kalkeinlagerung ausbleiben, was sich nach dem späteren Durchbruch
dieser Zähne in Form der Schmelzhypoplasien äußert. Der häufigste Sitz der
Hypoplasie ist an den Kauflächen oder in deren Nähe, meist in gürtelförmiger
Anordnung (zirkuläre Caries).

Die Annahme einer ausschließlich rachitischen Genese dieser Schmelzdefekte wird nicht
mehr allgemein geteilt. Man begegnet häufig Schmelzdefekten in verschiedenster Ausbildung
bei Kindern, die weder Rachitis noch Tetanie durchgemacht haben. Jede auch nur vorübergehende Stoffwechselstörung, wie z. B. Infektionskrankheiten, können Anlaß zu einer
rasch ausgeglichenen Ossifikationsstörung geben, die dann bei den Zähnen in Form der
Schmelzhypoplasien in Erscheinung tritt.

Ist die Kraniotabes in der Regel das früheste Symptom einer schon in den
ersten Lebensmonaten einsetzenden Rachitis, so gesellt sich als 2. Symptom
dazu eine kurz darauf folgende Schwellung sämtlicher Rippenknorpelknochenenden, die man in ihrer Gesamtheit als den rachitischen *Rosenkranz* bezeichnet.
Bei mageren, aber gesunden Säuglingen können die Rippenknorpelknochenenden
in Form einer geringen kantigen Erhebung hervortreten, die sich aber leicht vom
rachitischen knopfartigen, oft weit sichtbaren Rosenkranz unterscheiden läßt.

Die mangelhafte Kalkinkrustation der Rippen bedingt eine leichte Nach-
giebigkeit gegenüber mechanisch-dynamischen Einflüssen, die dann in der Folge
bei gleichzeitig beschleunigter, aber oberflächlicher Atmung zu Deformitäten
führen können. Bei stärkeren Deformitätsgraden ist die Rückfläche des Brustkorbes abnorm abgeplattet. Der Thoraxquerschnitt nimmt so eine Dreiecksform
an, die noch durch eine *seitliche Abplattung* der oberen Rippen (4—7) besonders
scharf in Erscheinung tritt. Die dadurch entstandene Raumbeengung hat dann
gelegentlich eine Vorlagerung des gesamten Sternums oder seiner einzelnen Teile
zur Folge (Hühnerbrust, Pectus carinatum, Kielbrust). An dieser schweren
Thoraxdeformität sind, außer der rachitischen Rippenweichheit, noch mehrere
mechanische und dynamische Bedingungen beteiligt: a) Der Druck von seiten
der Unterlage beim ständigen Liegen, b) der Druck der oberen Extremitäten
auf die Seitenfläche, c) die Atmung. Die Einwirkung der Atmung äußert sich
entsprechend den Insertionsstellen des Zwerchfelles in starken *inspiratorischen
Einziehungen,* Einknickungen der unteren Rippen, die sich in der sog. Harrison-
schen Furche kundgeben (Flankeneinziehung). Gleichzeitig werden die extra-
pleural, d. h. unterhalb des costalen Zwerchfellansatzes gelegenen Rippen und
Rippenteile durch den Zwerchfelldruck sowie durch die inerten abdominalen
Organe bei herabgesetzter Bauchdeckenspannung nach außen gekrämpt.

Es ist auffallend, daß trotz Brustdeformitäten solche der Wirbelsäule bei
der Frührachitis nur selten zur Beobachtung kommen. Die im Sitzen stark
ausgeprägte Kyphose der unteren Dorsal- und Lendenwirbel beruht weniger auf
Knochendeformitäten, als auf der Schwäche der Rückenmuskulatur.

Wenn sie auch klinisch nicht in Erscheinung treten und sich in vivo nur durch Palpation feststellen lassen, so ist es für die Entstehung der engen Becken von entscheidender
Bedeutung, daß *Beckenveränderungen* (plattes Becken, Kartenherzform usw.) schon im
Säuglingsalter als rachitisches Symptom keinen ungewöhnlichen Befund darstellen. Freilich
zum Teil entstehen sie erst im Laufe einer Rachitis tarda im Pubertätsalter.

Außer der Kraniotabes und dem Rosenkranz stützt sich die rein klinische
Diagnose der Rachitis hauptsächlich noch auf die Symptome der Extremitätenknochen. Wir sehen zunächst die charakteristischen *Epiphysenanschwellungen,*
insbesondere am distalen Ende beider Unterarme. Diese sind ihrem Wesen
nach mit dem Rosenkranz gleichzustellen und hauptsächlich auf Quellung der
enchondralen Knorpelwucherungszone zu beziehen. Leichtere Grade solcher
Epiphysenverdickungen sind klinisch oft nur schwer mit Sicherheit in die Gruppe

der rachitischen Symptome einzureihen. Bei stärkeren Anschwellungen ist die Diagnose naturgemäß viel leichter; hier besteht nur eine gewisse Schwierigkeit allein in der Beurteilung der Floridität des Prozesses. Solche Epiphysenverdickungen bilden sich nämlich oft erst längere Zeit nach völliger Abheilung der rachitischen Stoffwechselstörung zurück, so daß es unerlaubt ist, aus diesen mit Sicherheit auf eine aktive Rachitis zu schließen. Dieselbe Einschränkung gilt auch für die rachitischen Extremitäten-*Deformitäten,* wie wir sie bei schweren Fällen oft beobachten können. Die letzte Ursache dieser Arm- und Beinverkrümmungen beruht ebenso wie bei den Brustkorb- und Schädeldeformitäten auf der rachitischen Ossifikationsstörung und der damit verbundenen mangelhaften Knochenverkalkung.

Die *Deformitäten der oberen Extremitäten* sind meist nur leichten Grades. Der Humerus zeigt eine mäßige konvexe Krümmung nach vorn außen, ebenso auch die Vorderarmknochen, diese noch etwas deutlicher. Die Phalangen der Hand sind meist klein und plump, mit einer leichten Verdickung der Diaphysen und einer entsprechenden Verjüngung der beiden Epiphysen. So entstehen die bekannten *Perlschnurfinger.*

Die Deformitäten der unteren Extremitäten treten meist bedeutend stärker in den Vordergrund als die der oberen Extremitäten, so daß sie oft, hauptsächlich bei etwas älteren Kindern, völlig das klinische Bild beherrschen. Charakteristischer als die Verkrümmungen ist für die Rachitis der unteren Extremitäten die pathologische Richtungsänderung im Verlauf der Knochenachsen zueinander. Schon unter normalen Verhältnissen sind beim älteren Säugling und Kleinkind leichte Knickbeine physiologisch, die aber nie stärkere Grade annehmen und sich im Laufe der ersten 2 Jahre langsam zurückbilden. Bei schwerer Rachitis kommen auch stark ausgebildete X-Beine — Genua valga — vor. Auch O-Beine — Genua vara — mit einer nach innen offenen Winkelstellung der Ober- und Unterschenkel sind bei der Rachitis sehr häufig. Eine geringgradige Verkrümmung der Tibia nach außen und vorn ist jedoch bei jungen Säuglingen wiederum als physiologisch zu bezeichnen, die sich nur langsam im Laufe der weiteren normalen Entwicklung verliert. Erst bei intensiver Ausbildung nicht nur dieser Krümmung selbst, sondern auch anderweitiger rachitischer Symptome (Epiphysenverdickung usw.) ist eine „klinische" Rachitisdiagnose zulässig. Weder die X- noch die O-Beine lassen aber die Frage nach der Floridität des rachitischen Prozesses eindeutig beantworten. Sie können auch nach Abklingen des akuten Stadiums noch lange, oft durch das ganze Leben bestehen bleiben. Hier bedarf es anderer Hilfsmittel um die Floriditätsfrage zu entscheiden.

Starke Krümmung der Röhrenknochen kann infolge Dehnung der den konkaven Bogenteil bildenden Corticalis zu Infraktionen, seltener zu Frakturen führen.

Während die Neigung des Oberschenkelhalses zur Diaphyse im Säuglings- und Kleinkindesalter in einem Winkel von nur wenig unter 180⁰ erfolgt, kommt es bei rachitischen Kindern infolge der Rumpfbelastung und der Knochenerweichung des öfteren zu einem Tieferrücken des Femurkopfes, das sich dann in der Verminderung des Neigungswinkels (bis auf 90⁰ und noch weniger) und in sekundärer Hochstellung der Trochanteren kundgibt (Coxa vara). Der Gang wird watschelnd, manchmal schräg seitlich vorwärts schiebend.

Da die rachitische Verkalkungsstörung in erster Linie die enchondrale Ossifikation in Mitleidenschaft zieht, und andererseits Wachstum der Röhrenknochen eben durch die unbehinderte enchondrale Knochenapposition an den beiden Epimetaphysenenden gewährleistet wird, so muß die Rachitis letzten Endes zu einer mehr oder minder ausgeprägten *Wachstumshemmung* dieser Röhrenknochen führen. Bei schweren Formen der Rachitis mit einem mehrjährigen Verlauf kann es im Gesamtergebnis zu einem regelrechten „*rachitischen Zwergwuchs*" kommen. Während die meist geringen Wachstumsverzögerungen mit Heilung der Rachitis leicht und oft in kurzer Zeit ausgeglichen werden können, bleibt der rachitische Zwergwuchs ohne Restitution dauernd bestehen.

Für die Diagnose, so in erster Linie für die Beantwortung der Frage nach der Floridität eines rachitischen Prozesses leistet die *Röntgenoskopie*

wertvolle, oft sogar (gemeinsam mit den blutchemischen Daten) entscheidende
Dienste.

Die röntgenoskopischen Skeletbilder bringen sowohl die makro- als auch die mikroskopischen Knochenveränderungen zur Darstellung. Sie verdanken ihre Entstehung der
Undurchlässigkeit der Kalksalze und somit auch der verkalkten Knochenteile für Röntgenstrahlen. Die stärksten und charakteristischen Veränderungen weisen bei Rachitis die
Röntgenbilder an den Epi-Dia- (richtiger gesagt Meta-) physenenden auf. Histologisch
beginnt die rachitische Störung mit dem Ausbleiben der provisorischen Verkalkung. Die
Knorpelzellen setzen ihre Teilung in diesen kalkfreien Lücken weiter fort. Überdies kommt
es zu einer verstärkten Osteoidbildung und zwar nicht nur in der Zone der enchondralen,
sondern auch in der der periostalen Ossifikation. Erst später, sekundär treten gewisse
pathologische Abweichungen im Knochenmarksbild auf, wie lymphoide Ansammlungen,
verstärkte Erythroblastose, Markwucherung, fibröse Umwandlungen (Fasermark). Unter
normalen Verhältnissen ist das Röntgenphotogramm der Epimetaphysenenden durch eine
haarscharf abschließende, homogene, kalkdichte Linie abgegrenzt, die im histologischen
Präparat der sog. provisorischen Verkalkungszone entspricht. Diaphysenwärts folgt eine
hellere ganz schmale Querzone (der primordiale Markraum) mit einer undeutlichen Struktu-
rierung, aus der das feingegitterte Balkenwerk der fertigen Spongiosa hervorgeht. Die
Diaphysen sind gleichmäßig kalkhaltig, ihre Corticalis schließt gegen die Weichteile mit
einer scharfen Kontur ab. Die rachitische Osteopathie beginnt im Röntgenbild zunächst
mit einer Verminderung des Kalkgehaltes in den Knochen. Auch die scharfe Abschlußlinie
der provisorischen Verkalkungszone erfährt größere und kleinere Defekte. Sie erscheint
im Röntgenbild unscharf, oft wie durchsiebt, kann sogar im späteren Stadium völlig verschwinden. Infolge Osteoidwucherung nimmt die Entfernung zwischen der Gelenkspalte
(dem Epiphysenende) und dem freien, unscharf begrenzten Metaphysenende stetig zu.
Im weiteren Verlauf tritt dann die Vergröberung und die Kalkverarmung der Spongiosa
und der Corticalis immer stärker in Erscheinung. Zum Bilde der schweren Rachitis gehört
auch ein freier, mehr oder weniger breiter Schattensaum auf der Corticalis einzelner Diaphysen, besonders an den Konkavseiten verkrümmter Röhrenknochen. Diese Osteophyt-
auflagerungen werden aber in der Regel erst bei beginnender Heilung, infolge frischer Einlagerung von Kalksalzen sichtbar. Die provisorische Verkalkungslinie oder das freie Metaphysenende können auch bei schwerster Rachitis ihre ursprüngliche Form behalten. In
einer weiteren großen Anzahl der Fälle und zwar bei körperlich und geistig regen Rachitikern
kommt es im Verlaufe des fortschreitenden rachitischen Prozesses zu starken Ausfransungen
der Verkalkungslinie (des Metaphysenendes) in ihren *zentralen* Partien und gleichzeitig
zu einer Kalkapposition in den peripherischen Teilen. So entsteht dann die bekannte *Becherform* der Epimetaphysengrenze, besonders deutlich und frühzeitig an den distalen Ulnaenden als ein sekundäres Knochensymptom. Dies ist das Bild der floriden Rachitis im
Röntgenogramm. Auch Verkrümmungen, Infraktionen und Frakturen gelangen dabei in
gegebenen Fällen zur Darstellung.

Bei der Heilung der Rachitis tritt zunächst eine neue präparatorische Verkalkungszone in der gewucherten kalkarmen Epiphyse, und zwar in einem gewissen Abstand vom
Diaphysenende auf. Zwischen dieser neuen Verkalkungslinie und der verkalkt gebliebenen
Diaphyse liegt ein kalkfreier osteoider Saum, der um so breiter ist, je stärker und älter der
rachitische Prozeß war. Die fortschreitende Verkalkung führt dann bald zu einer Verschmelzung der neuen Verkalkungslinie mit der Spongiosa der Diaphysen. Die frühere Becherform
verschwindet, die neue Verkalkungszone ist jetzt gegen die Epiphyse zu wiederum haarscharf abgegrenzt. Die osteophytären Säume werden jetzt ganz allgemein sichtbar. Mit
der Restitution der Epidiaphysengrenze geht eine verstärkte Kalkeinlagerung auch in die
Diaphysen, in die Corticalis parallel. Die Metaphysen zeigen aber zunächst eine viel dichtere
kompakte Struktur, sind viel kalkreicher als normale Knochen oder die übrigen Diaphysen
(Manschettenform). Eine abgelaufene Rachitis ist aus diesem Symptom im Röntgenbild
bisweilen über Jahre hinaus noch zu erkennen.

Die besprochenen Knochensymptome gehören zu den konstantesten und
zu den allein spezifischen *klinischen* Merkmalen der rachitischen Stoffwechselstörung. Eine klinische Rachitisdiagnose ist ohne solche Knochenveränderungen,
wobei freilich oft nur *ein* Symptom aus der ganzen großen Gruppe vorhanden
zu sein braucht, nicht zulässig. Als allgemeine Stoffwechselstörung pflegt aber
die Rachitis nicht nur das Knochensystem, sondern den gesamten Körper mit
allen seinen Organen und Geweben in Mitleidenschaft zu ziehen.

Die sog. *rachitische Myopathie* ist weder ein pathognomonisches noch ein
spezifisch-rachitisches Merkmal. Denn sie äußert sich nur in einer inkonstanten,
mehr oder minder ausgeprägten Schlaffheit, in einer *Hypotonie*. Recht häufig

begegnet man einer starken Herabsetzung der Bauchdeckenspannung, dem sog. rachitischen Froschbauch, mit begleitendem Meteorismus. An der Überbeweglichkeit der Extremitäten sind außer der Myopathie auch eine gewisse Schlaffheit der Gelenke und Innervationsstörungen beteiligt. Die pathologische Innervation beruht auf einem veränderten Synergismus von Muskelgruppen. Sie geht letzten Endes auf eine *Entwicklungshemmung des Zentralnervensystems* zurück. Auch die verzögerte Statik und Motorik rachitischer Kinder hängt weniger mit den reinen Knochensymptomen (die aber immer vorhanden sein müssen) als vielmehr mit den gestörten Innervationsverhältnissen, d. h. letzten Endes mit den cerebralen Komponenten des rachitischen Grundleidens zusammen.

Nicht allein die Muskelinnervation, sondern auch die der Drüsen kann bei der Rachitis Abweichungen von der Norm aufweisen. So gehört eine verstärkte Schweißsekretion, insbesondere am Kopf, zu den Frühsymptomen der Rachitis. Sie geht mit einem oft starken Juckreiz einher, der sich dann bei den jungen rachitischen Säuglingen im Wetzen des Hinterhauptes äußert. Infolge dieses ständigen „Scheuerns" fallen oft die Haare am Hinterhaupt aus. Die Gegenwart dieser kahlen Stellen rückt den Verdacht auf beginnende Rachitis nahe. Meist werden sich gleichzeitig kraniotabische Lücken in der Nähe der Lambdanaht nachweisen lassen.

Der früher zur Rachitis gerechnete *Spasmus nutans* wird heute eher als ein selbständiges Krankheitsbild aufgefaßt. Wir verstehen darunter das sog. „Dunkelzittern": horizontaler, seltener rotatorischer Nystagmus, gepaart mit Dreh-, Schüttel- und Nickbewegungen des Kopfes. Die Krankheit tritt nur in den Winter- und Frühjahrsmonaten bei in dunklen Zimmern gehaltenen Säuglingen nach dem 4. Lebensmonate auf. Ausnahmen von dieser Regel sind nur selten. Als ätiologische Grundbedingung gilt der ständige Aufenthalt in dunklen Zimmern.

Neben den rein nervösen Störungen treffen wir bei Rachitikern auch auf pathologische Abweichungen in der psychischen Sphäre. Die *gesamte psychische Entwicklung, so auch das Sinnesleben sind gehemmt.* Das „Symptom der Katalepsie", stumpfsinniges Festhalten an einer passiv herbeigeführten Körperstellung gehören ebenfalls hierher. Die reizbare Stimmung, das abweisende Benehmen mürrischer, schlecht gelaunter Rachitiker, sowie — allerdings seltener — die Euphorie der zweiten, „freundlichen" Gruppe, weiterhin auch die häufige Schlafstörung weisen ebenfalls auf eine besondere, wenn auch durchaus nicht spezifische, psychische Konstitution hin. Nach Heilung der Rachitis wird die psychische, durch den rachitischen Prozeß bedingte Entwicklungshemmung in kürzerer oder längerer Zeit wieder ausgeglichen.

Ein Überwiegen des Schädelumfanges über den des Thorax findet sich oft bei Rachitis. In der Regel ist es nur die Folge eines *normalen*, nicht eines überstürzten Schädel- und eines verlangsamten, weil durch Gesetze der enchondralen Ossifikation regulierten Brustkorbwachstums. Die Frage, wie weit außerdem in besonderen Fällen ein leichter Hydrocephalus oder aber eine Hypertrophie des Gehirns, insbesondere seines Stützgewebes, an der Entstehung des übermäßig großen Schädels bei Rachitis mitbeteiligt sein, kann mangels exakter, direkter Grundlagen noch nicht beantwortet werden.

Symptome der gestörten Hämatopoëse lassen sich zuweilen in Kombination mit der Rachitis erheben. Sie sind aber weder konstant, noch in irgendwelcher Weise spezifisch. So finden wir bei Rachitis recht häufig erniedrigte Hämoglobin- und Erythrocytenwerte, aber auch normale Zahlen. Neben echter Anämie wird Scheinanämie, d. h. Blässe der Haut bei normalem Blutbefund, bei stärkerer Rachitis außerordentlich oft angetroffen. Die Zahl der weißen Blutzellen ist nicht selten erhöht. Fast ohne Ausnahme besteht eine relative Lymphocytose, die übrigens für das Säuglingsalter physiologisch ist. Bei der Rachitis bleibt sie nur länger bestehen oder nimmt stärkere Grade an als in der Norm. Milz-, Lebertumor gehören nicht zum Bilde der unkomplizierten Rachitis.

Der allgemeine Ernährungszustand braucht bei Rachitis nicht geschädigt zu sein. Starkes beschleunigtes Wachstum, so bei Frühgeburten, Zwillingskindern oder in der Rekonvaleszenz nach Krankheiten begünstigt sogar die

Ausbildung der rachitischen Stoffwechselstörung. Es gibt Fälle von Rachitis, die einen verhältnismäßig raschen, beschleunigt fortschreitenden, und wiederum andere, die einen mehr chronischen, durch Stillstand und Rezidive unterbrochenen Verlauf aufweisen.

Bei der *Spätform der Rachitis* (Rachitis tarda) stehen neben den objektiv feststellbaren Knochensymptomen zweifellos die Schmerzäußerungen, wie Beschwerden beim Gehen und Stehen, rasche Ermüdung, im Vordergrund. Die Schmerzen werden zumeist in den Unterschenkeln, Knien, bisweilen in den Knöcheln oder im ganzen Bein lokalisiert. Sie können oft schon lange vorhanden sein, ehe die Knochensymptome klinisch nachweisbar werden. Entsprechend dem Sitz der spätrachitischen Schmerzen weisen die unteren Extremitäten auch die stärksten Knochenveränderungen auf. Diese äußern sich in Epiphysenverdickungen und noch mehr in Deformitäten. Die Spätrachitis kann aber auch andere Körperteile befallen, so auch den Brustkorb (Rosenkranz, Verkrümmungen der Rippen, der Wirbelsäule, des Schlüsselbeins). Nur der Schädel bleibt in der Regel frei von Symptomen. Auch *Infraktionen* und *Frakturen* sind häufige Komplikationen, ebenso auch die nur röntgenoskopisch feststellbaren sog. Looserschen *Umbauzonen*. Bei diesen handelt es sich um eine pathologische Callusbildung an mechanisch beanspruchten Stellen der Meta- und der Diaphysen. Im Röntgenbild treten die Umbauzonen entweder als eine schmale lokale Aufhellung auf oder aber als schmale durchsichtige, oft zackig begrenzte Fissuren, die ohne Kontinuitätstrennung quer den ganzen Röhrenknochen durchsetzen. Zu den konstanten Merkmalen der Spätrachitis gehören im Röntgenogramm die Kalkverarmung, die Atrophie und die Rarefizierung der Knochen. Da die enchondrale Ossifikation gegen den Abschluß des Wachstums hin zurücktritt, so sind die Veränderungen an der Epidiaphysengrenze bei der Spätrachitis viel weniger stark ausgebildet als bei der frühinfantilen Form.

Bei der Spätrachitis ist auch die Pubertätsentwicklung meist verzögert: Infantiler Habitus und Gesichtsausdruck, Hemmung oder Sistierung der sexuellen Entwicklung. Auch die geistige Entwicklung befriedigt nicht immer. Die Muskulatur bleibt oft kräftig, manchmal ist sie wiederum ausgesprochen schlaff. Bei fortschreitender Erkrankung kann die Bewegungsfähigkeit stark eingeschränkt werden.

Im Gegensatz zu den im Säuglings- und Kleinkindesalter bei uns außerordentlich stark verbreiteten rachitischen Erkrankungen wird die Spätrachitis nur sehr selten angetroffen. Häufig, man könnte sagen beinahe epidemisch, trat sie in den Kriegs- und ersten Nachkriegsjahren auf. Seither hat die Frequenz aber erneut sehr stark abgenommen. Wenn sich heute bei einem Kinde im Alter von 3—5 Jahren aufwärts, so auch im eigentlichen Alter der Spätrachitis, in den Pubertätsjahren florid-rachitische Veränderungen einstellen, so wird man gerade im Hinblick auf die Seltenheit einer echten Rachitis in dieser Altersperiode auch an die Möglichkeit gewisser Sonderformen denken müssen.

Hier ist in erster Linie die *renale Rachitis* zu nennen. Sie ist eine relativ seltene, schleichend einsetzende Erkrankung, bei der langsames Zurückbleiben im Wachstum, Polyurie, Polydipsie, Blässe und mehr oder minder starke rachitische Deformitäten die führenden Symptome sind. Der Harn wird meist reichlich entleert, zeigt ein niedriges spezifisches Gewicht, enthält Eiweiß und meist auch Zylinder. Hyposthenurie, erhöhte Reststickstoffzahlen und sonstige Zeichen einer schweren Nierenfunktionsstörung im Sinne einer chronischen Schrumpfniere — freilich meist ohne begleitende Blutdrucksteigerung — ergänzen das klinische Bild. In den ersten Jahren der Erkrankung steht die Wachstumshemmung im Vordergrund — daher auch die für dieses Stadium gebräuchliche Bezeichnung „renaler Zwergwuchs" — und erst nach vollendetem 7. Lebensjahr pflegen sich auch rachitische Deformitäten und röntgenoskopisch feststellbare Zeichen einer schweren Ossifikationsstörung hinzuzugesellen. Die Prognose ist infaust. Die Kranken sterben an Urämie. Nicht selten entdeckt man erst auf dem Umwege über die Rachitis die schwere Nierenstörung, die sich sonst oft jahrelang völlig latent verhält. Man ist jedenfalls verpflichtet bei jedem Falle von Spätrachitis auch der Nierenfunktion ein Augenmerk zuzuwenden.

Eine weitere Sonderform der Spätrachitis ist die bei der *Coeliakie* (infantile Sprue) auftretende Rachitis. Ebenso wie bei der renalen Rachitis äußert sich auch die mit der Coeliakie gepaarte Rachitis in den ersten Lebensjahren meist nur durch eine allgemeine Wachstumshemmung und Osteoporose des Skelets während die rachitischen Deformitäten wiederum erst nach vollendetem 7. Lebensmonat in Erscheinung treten. Die charakteristischen Symptome der Coeliakie (chronische Fettdiarrhöen, Dystrophie, Pseudoascites usw.) gestatten ohne Schwierigkeiten die Diagnose.

Eine bisher nur in einigen Fällen beschriebene, mit Azidose und atypischem Diabetes mellitus einhergehende, perennierende Rachitis, die sich den üblichen spezifischen antirachitischen Mitteln gegenüber refraktär verhält, dürfte eine weitere, in ihrer Genese und Natur unklare Sonderform abgeben. Sie kommt auch schon im Säuglingsalter vor. Möglicherweise hängt mit dieser Gruppe die neuerdings beschriebene sog. *hepatische Rachitis* (GERSTENBERGER) zusammen. Hier handelt es sich um eine ebenfalls unheilbare Form der Rachitis, die mit Leberschädigung und zwar mit Cirrhose (biliär bei angeborenem Gallengangverschluß oder idiopathisch) kombiniert ist und sich außerdem durch auffallend niedrige Serumphosphatzahlen auszeichnet.

Die *Rachitis* in ihrer Früh- und Spätform *ist eine typische Saisonkrankheit.* Sie tritt spontan im Spätherbst und Winter auf, nimmt an Intensität bis zum Frühjahr zu und zeigt dann oft ohne besondere therapeutische Maßnahmen Tendenz zur Spontanheilung.

Klinik der Tetanie.

Latentes Stadium. Als das konstanteste und früheste Symptom des latent tetanischen Zustandes gilt die *elektrische Übererregbarkeit* der peripherischen Nerven. Dieses sog. ERBsche Symptom gibt sich in einer mehr oder minder starken Senkung der Reizschwelle für sämtliche Werte kund, d. h. sowohl für die Kathoden-, wie die Anodenschließungs- und Öffnungszuckungswerte. Die kausale Beziehung dieser Erregbarkeitssteigerung zur Tetanie geht schon aus der Tatsache hervor, daß bei Heilung die „Zuckungsformel" sich rasch wieder der Norm nähert. Für diagnostisch klinische Zwecke eignet sich die Bestimmung der Kathodenöffnungszuckung am besten. Werte, die unter 5 mA liegen, zeigen eindeutig die tetanische Krampfbereitschaft an. Bei der weiten Entfernung, die die Kathodenöffnungszuckungswerte für Norm und Krankheit trennt, ist die Entscheidung, ob im gegebenen Falle eine wahre Erregbarkeitssteigerung anzunehmen sei, viel leichter zu treffen, als bei den anderen Zuckungswerten, die eine Trennung zwischen Norm und Krankheit nicht mit der erforderlichen Eindeutigkeit erkennen lassen.

Exakter, freilich in der Praxis noch schwerer durchführbar, als die Prüfung der elektrischen Nervenerregbarkeit ist die Bestimmung der *Chronaxie.* (Vgl. Abschnitt über „Untersuchung des kranken Kindes" S. 31.) Die zu tetanischen Krämpfen neigenden Nerven und Muskeln weisen im *latenten* (stärker im manifesten) Stadium einen erhöhten Zeitbedarf, eine *verlängerte* Chronaxie auf. Man könnte auch sagen, sie sind imstande, von dem ihnen dargebotenen Reiz mehr auszunützen. Die letztere Ausdrucksweise charakterisiert die biologische Eigentümlichkeit im Falle der Tetanie besonders treffend und macht die Krampfkontraktion als Affekt übermäßiger Nutzung eines Reizes verständlicher. Gleichzeitig findet man verminderte Intensitätsschwellen (niedrige Rheobasen). Bei Heilung der Tetanie erreichen die Chronaxie und die Rheobase wieder normale Werte.

Das zweite wichtige Symptom der latenten Tetanie ist die *mechanische* Übererregbarkeit der peripherischen Nerven. Ihr Nachweis wird durch Beklopfen oberflächlich liegender, motorischer Nerven geführt. Dieser geringe mechanische Reiz genügt, um im latent tetanischen Stadium das zugehörige Muskelgebiet in Kontraktion zu bringen.

Das *Facialisphänomen* (CHVOSTEKsche Zeichen): Beklopft man das Geflecht des Nervus facialis unterhalb des Jochbogens, etwa in der Mitte zwischen Mundwinkel und Tragus, so erfolgt eine Zuckung in den vom Facialis innervierten Gesichtsmuskeln: eine leichte Hebung der Oberlippe, der Mundwinkel wird nach der beklopften Seite gezogen (unterer Ast), Zuckungen in den Muskeln des Nasenrückens, des inneren Augenwinkels, der Lider und auch der Stirne (oberer Ast).

Peroneusphänomen: Beim Beklopfen des Nervus peroneus dicht hinter dem Fibularköpfchen kommt es zu einer blitzartigen Kontraktion im zugehörigen Muskelgebiet, die sich in einer leichten Abduktion des lateralen Fußrandes und in einer Hebung der Fußspitze kund gibt. Die nötige Entspannung der Muskeln vor der Reizung des Nerven besorgt am besten die linke Hand des Untersuchers, die das Bein im unteren Drittel des Unterschenkels umfaßt und den Fuß gleichzeitig durch Hinunterdrücken in eine leichte Spitzfußstellung bringt.

Das *Radialis-* und *Ulnarisphänomen* wird durch Beklopfen des Nervus radialis (im Sulcus radialis, etwas unterhalb der Mitte des Oberarms) bzw. des Nervus ulnaris (im Sulcus ulnaris) ausgelöst.

Alle diese Reflexe sind nur in den zwei ersten Lebensjahren für die Tetanie pathognomonisch; im späteren Lebensalter verlieren sie ihre diagnostische Bedeutung und zeigen — so auch das besonders aufdringliche Facialisphänomen — eine abwegige Konstellation im Gesamtnervensystem an, die mit der Tetanie nichts gemein zu haben braucht.

Bei stark erhöhter Erregbarkeit der Nerven (und der Muskeln), so meist schon in Verbindung mit manifesten Erscheinungen oder gewissermaßen zu ihrer Einleitung können durch mechanische Dauerreize auch Dauerkontraktionen ausgelöst werden. Beim sog. Trousseauschen *Phänomen* erfolgt durch Umschnürung des Oberarmes nach einer kürzeren oder längeren Latenzzeit eine an Intensität allmählich zunehmende Dauerkontraktion der Hand- und Unterarmmuskeln. Am Spasmus sind vornehmlich die Flexoren beteiligt; so werden zunächst die Finger im metakarpo-palangealen Gelenk, ebenso die Hand und auch noch der Unterarm gebeugt, der Oberarm meist adduziert, an die Brust gepreßt. Die Phalangealgelenke können sowohl gestreckt, als auch gebeugt gehalten werden, der Daumen stets in starker Adduktion. Bei gestreckten Fingern bildet sich die *Geburtshelferhand* oder Schreibstellung aus.

Auf einem ähnlichen Prinzip wie das Trousseausche Phänomen beruht auch das Schlesinger-Poolsche Beinphänomen. Beugt man den Oberschenkel eines Tetanikers bei gestrecktem Knie stark im Hüftgelenk, so tritt infolge Zerrung des N. ischiadicus ein Krampf der Beinmuskulatur auf.

Manifeste Tetanie. Bezeugen die *latent*-tetanischen Merkmale nur eine Krampfbereitschaft, so wird der *manifest*-tetanische Zustand — außer den latenten Symptomen, die auch in diesem Stadium bestehen bleiben — schon durch *spontane* Krampfäußerungen charakterisiert.

Im Bereiche der *motorischen* Innervationssphäre kommt es zu *krisenhaften*, rasch vorübergehenden, *tonisch-klonischen* Krämpfen oder aber auch zu *Dauerkontrakturen.*

An den akuten, nur kurz während Krämpfen nimmt bei der infantilen Tetanie die *Respirationsmuskulatur* einen überragenden Anteil. Die häufigste Erscheinungsform der manifesten Tetanie ist der *Stimmritzenkrampf, der Laryngospasmus.* Bei besonderen Anlässen (so beim Schreien, bei psychischer Erregung, beim Druck auf den Kehlkopf usw.) erfolgt eine *akute inspiratorische Verengung des Kehlkopfeinganges.* Bei nicht völlig geschlossenen Stimmbändern wird die nächstfolgende, meist angestrengte Einatmung durch ein charakteristisches, hochtönendes, *krähendes* Geräusch begleitet. Bleiben die Stimmbänder länger geschlossen, so kann es zu einer Apnoë mit schwerer Cyanose („Wegbleiben") kommen. Bei sehr starker Asphyxie können sich der Apnoë auch noch allgemeine Konvulsionen anschließen. In seltenen Fällen solcher laryngospastisch-apnoischen Anfälle ist die Atmungstätigkeit trotz angestrengter Wiederbelebungsversuche nicht wieder in Gang zu bringen; der Tod erfolgt infolge Erstickung.

Die tetanische Übererregbarkeit der Respirationsmuskeln kann sich außer in diesen inspiratorischen Krämpfen auch in solchen der exspiratorischen Phase (rasch nacheinanderfolgende stoßweise Exspirationen mit Stillstand in der Exspirationsstellung) oder auch als Hyperventilation manifestieren.

Die zweite Gruppe der rasch vorübergehenden, in Gestalt von Krisen auftretenden Krämpfe quergestreifter Muskeln umfaßt die *allgemeinen epileptiformen Konvulsionen*, die sowohl primär als auch sekundär — in diesem Falle im Rahmen der Respirationskrämpfe — während des manifest-tetanischen Stadiums auftreten können.

Die latent-tetanischen Symptome verschwinden häufig im Anschluß an eklamptische Konvulsionen und erscheinen dann erst nach einem kürzeren oder längeren Intervall wieder. Die Nichtauslösbarkeit der elektrischen und mechanischen Übererregbarkeit kurz nach solchen Konvulsionen spricht somit nicht unbedingt gegen die tetanische Natur der Konvulsionen.

Die eklamptische Form der manifesten Tetanie teilt mit den Atmungskrämpfen den *intermittierenden* Verlauf. Die Konvulsionen können sich ebenso wie die laryngospastischen Anfälle auch am gleichen Tage oft wiederholen.

Die *persistente* Form der manifesten Tetanie äußert sich in *spontanen Dauerspasmen* der Karpopedalmuskulatur (Karpopedalspasmen): Die Oberarme sind adduziert, das Ellbogen- und Handgelenk stehen in Beugestellung, die Finger sind in den Metatarsophalangealgelenken ebenfalls flektiert, in den Phalangealgelenken meist gestreckt (Geburtshelferhand, wie beim TROUSSEAUschen Phänomen) oder aber auch zur Faust geballt. Die Gesamtheit der an der oberen Extremität zu beobachtenden Spasmen erinnert häufig an eine „*Pfötchenstellung*". Auch an der unteren Extremität überwiegen die Beugekontrakturen; Knie, Fußgelenk, sowie Zehen stehen meist in Flexionsstellung. An den Füßen kommt es zu Varus-, Equinovarus- und Hohlfußkontrakturen.

Die Dauer der spontanen Karpopedalspasmen kann Minuten, meist aber Stunden, sogar Tage betragen. An den von den Kontrakturen besonders befallenen distalen Teilen der oberen sowie der unteren Extremitäten entwickeln sich oft derbe, pralle, *ödematöse* Schwellungen.

Den Kontrakturen der Extremitätenmuskeln verwandt sind Dauerkrämpfe, die sich gelegentlich auch an anderen Muskelgruppen zeigen. So verdankt das „verschlagene, knifflige" sog. *Tetaniegesicht* seinen Ursprung den Spasmen der mimischen Gesichtsmuskulatur. Auch die quergestreiften Blasen- und Mastdarmausgangsmuskeln, sowie die glatte Muskulatur des gesamten Magen-Darmtraktes können bei Tetanie spastische Kontrakturen aufweisen. Verhältnismäßig häufig beschränken sich bei Säuglingen diese Spasmen allein auf die Harnblase (Blasentetanie).

Krampfanfälle im Bereich der lebenswichtigen *vegetativen Zentren* und der dazu gehörigen *Erfolgsorgane* (Herz, die glatte Bronchialmuskulatur) bedeuten prognostisch außerordentlich ernste, lebensbedrohliche Komplikationen. Sämtliche das Herz versorgende Nerven können bei Tetanie befallen sein. Schwerste Krämpfe führen einen plötzlichen Herztod, meist in Diastolestellung herbei („*Herztetanie*"). Bei längerer Dauer des tetanischen Übererregbarkeitszustandes entwickelt sich eine Herzvergrößerung, hauptsächlich nur eine Dilatation, die bei Röntgendurchleuchtung in Form eines stark erweiterten Herzschattens erscheint (Tetanieherz).

Eine schwere, ebenfalls lebensbedrohliche, allerdings seltene Komplikation stellen Dauerspasmen der glatten Bronchialmuskulatur dar (*Bronchotetanie*). Diese äußern sich in meist plötzlich auftretenden, an Intensität allmählich noch zunehmenden, dyspnoischen Anfällen. Blässe, Cyanose, allgemeine Unruhe, oft Hyperpyrexie gesellen sich noch zur Dyspnoë und helfen das Krankheitsbild eindrucksvoller zu gestalten. Bei der Auskultation läßt verschärftes bronchiales Atmen an eine Pneumonie denken. Im Röntgenbild erscheinen unscharf begrenzte, verschleierte, atelektatische Bezirke. Die Prognose ist stets als sehr ernst zu stellen, der letale Ausgang läßt sich nur schwer und dann allein mit Hilfe energisch antitetanisch wirkender Mittel aufhalten. Außer dieser schwersten Form der Bronchotetanie kennen wir auch eine spastische, *asthmatische Bronchitis* auf *tetanischer* Grundlage.

Die tetanische Übererregbarkeit äußert sich auch in der *sensiblen Innervationssphäre*. Beim Säugling und Kleinkind läßt sich dies nur schwer nachweisen. Ältere Kinder geben häufig typische Parästhesien an.

Die verschiedenen tetanischen Manifestationen zeigen in ihrer Erscheinungsform eine auffallende, wenn auch nicht zwingende Abhängigkeit vom *Ernährungszustand* und vom Alter der Kinder. Bei *gut ernährten,* meist sogar überfütterten jungen Säuglingen tritt die Tetanie aus scheinbar völliger Gesundheit plötzlich in der Gestalt intermittierender eklamptischer oder laryngospastischer Anfälle in Erscheinung. Den zweiten Gegenpol bilden abgemagerte in der Entwicklung zurückgebliebene, an hartnäckigen Verdauungsstörungen, so auch häufig an Coeliakie leidende, meist schon ältere, scheinbar rachitisfreie Kinder, bei denen die tetanische Übererregbarkeit eher in Form der persistenten Karpopedalspasmen zur Entwicklung gelangt. Freilich bestehen zwischen beiden Extremen fließende Übergänge.

Da die kindliche Tetanie definitionsgemäß nur eine Phase der übergeordneten rachitischen Stoffwechselstörung ist, so gehören zu ihrem klinischen Bilde die gleichen Besonderheiten, die auch das der Rachitis auszeichnen. Dies gilt im besonderen auch für die *Alters-* und *Saisonbedingtheit* der Erkrankung. Nur selten werden tetanische Manifestationen bei älteren Kindern beobachtet (puerile Tetanie). Gerade diese Fälle sind oft die einzigen Ausnahmen, die nicht-rachitischen, sondern wahrscheinlich rein endokrinen (Epithelkörperchen!, s. S. 170) Ursprunges sind. Es sei jedoch andererseits ausdrücklich betont, daß rachitische Symptome gelegentlich auch bei Fällen von Tetanie fehlen können, die man trotzdem sowohl stoffwechselchemisch als auch in ihrer therapeutischen Beeinflußbarkeit als rachitogen auffassen muß, so hauptsächlich bei ganz jungen oder bei stark dystrophischen Säuglingen, oft auch bei Coeliakie. Wahrscheinlich handelt es sich in diesen Fällen um die erste, einleitende Phase der Rachitis oder aber um eine Rachitis, bei der die Knochensymptome infolge des darniederliegenden Knochenwachstums gar nicht zur Ausbildung gelangen können („Rachitis sine rachitide"). Von großer klinischer Bedeutung ist die Häufung der Fälle von *manifester* Tetanie in den ersten Frühjahrsmonaten. Dieser *Frühlingsgipfel* der tetanischen Manifestationen liegt meist im März, kann aber in den verschiedenen Jahren bis in den Januar vorverlagert bzw. bis in den Mai verschoben werden. Diese Schwankungen in der jahreszeitlichen Frequenz der manifesten Tetanie sind hauptsächlich durch klimatische Faktoren verursacht („Tetaniewetter"). Der Übergang der Tetanie aus dem latenten in das manifeste Stadium wird oft auch durch interkurrente fierberhafte Erkrankungen (wie Grippe, Masern usw.) begünstigt.

Diagnose der Rachitis und Tetanie.

Die Diagnose der floriden Rachitis erfolgt aus den besprochenen klinischen Symptomen. Hält man an der These: „ohne Knochensymptome keine Rachitis" fest, so kann eine Reihe von Fehldiagnosen, z. B. bei schlecht ausgebildeter Statik-Motorik cerebral gestörter Säuglinge, vermieden werden. Die weiteren, mehr unspezifischen Begleitmerkmale der Rachitis wie starke Kopfschweiße zu Beginn der Erkrankung, der „Froschbauch", die merkwürdige Blässe der Haut, die Schlafstörung usw. gewinnen ebenfalls nur in Verbindung mit den Knochenveränderungen eine diagnostische Bedeutung. Auch differentialdiagnostisch, so z. B. bei der Abtrennung einer Rachitis gegen Osteopsathyrose, Skorbut und Lues kommt den Knochensymptomen, eventuell unter Heranziehung der Röntgenoskopie die Entscheidung zu. Bei der Chondrodystrophie, die früher oft mit Rachitis verwechselt wurde, erleichtert schon das äußere klinische Bild die richtige Diagnose.

In Anbetracht der zahlreichen, mehr oder minder für die Tetanie „spezifischen" klinischen Merkmale stößt die klinische Diagnose der Tetanie noch

weniger als die der Rachitis auf Schwierigkeiten. So genügt zur Diagnose der
latenten, aber auch der manifesten Tetanie im allgemeinen schon die Feststellung der nur sehr selten fehlenden elektrischen und (oder) mechanischen
Übererregbarkeit der peripherischen Nerven. Bei manifester Tetanie müssen
freilich auch Krampfäußerungen beobachtet werden. Ebenso können aber zuverlässige anamnestische Daten zur Sicherung der Diagnose herangezogen
werden. Die Prüfung der elektrischen Erregbarkeit und des TROUSSEAUschen
Phänomens ist im manifesten Stadium wegen der damit verbundenen Gefahr
von Auslösung oft lebensbedrohlicher Krampfattacken am besten zu unterlassen.

In gewissen Fällen von Rachitis und von Tetanie — wir brauchen diesbezüg-
lich nur an die nicht-rachitische Kraniotabes, an den lange nach der Heilung
der Rachitis noch nachweisbaren Rosenkranz oder an die bleibenden rachitischen
Knochendeformitäten und weiterhin an die eklamptischen Krämpfe junger
scheinbar rachitisfreier, sonst von tetanischen Symptomen völlig freier Säuglinge zu erinnern — lassen uns die klinischen Merkmale oft im Stich. Hier müssen
zur Klärung der Diagnose, bei Rachitis hauptsächlich zum Nachweis der Floridität auch die röntgenoskopischen und die blutchemischen Untersuchungsmethoden zugezogen werden. Freilich sind bei beginnender Rachitis auch die
röntgenoskopisch feststellbaren Knochenveränderungen oft nur sehr undeutlich
ausgeprägt. Die blutchemischen Daten leisten aber dann immer noch gute,
oft unentbehrliche Dienste.

Die für die rachitisch-tetanische Erkrankung charakteristische Störung des
Blutchemismus besteht in einer *pathologisch veränderten Serumkalk- und Phosphatverteilung*. Die unkomplizierte tetaniefreie Rachitis zeichnet sich durch
deutlich verminderte Serum-Phosphatzahlen, durch eine Hypophosphatämie
(unter 4 mg-% anorganischer Phosphor, gegen 5 mg in der Norm), während
sich die Serumkalkzahlen entweder innerhalb der normalen Grenzen (9—11 mg-%
Ca) oder knapp darunter bewegen. Bei latenter und noch deutlicher bei manifester Tetanie begegnet man meist der reziproken Veränderung: normalen oder
nur leicht gesenkten Serumphosphatzahlen und deutlich verminderten Serumkalkzahlen (Hypocalcämie). Ist die Tetanie mit *schwerer* Rachitis kombiniert,
so können auch die Serumphosphatzahlen stärker gesenkt sein; entsteht die
Tetanie gleichsam als erste Phase der rachitischen Stoffwechselstörung, so gelegentlich bei jungen Säuglingen, so werden oft auch erhöhte Serumphosphat-
werte (Hyperphosphatämie) gefunden. Stets geht aber die kindliche Tetanie
mit einer Hypocalcämie, mit einer Senkung des Gesamtserumkalkgehaltes einher.
Bei Heilung der rachitisch-tetanischen Stoffwechselstörung kehren die pathologisch veränderten Serumkalk- und Phosphatzahlen zur Norm zurück. So läßt
sich der Heilungsverlauf im Besitze der fortlaufend bestimmten blutchemischen
Daten viel objektiver und sicherer verfolgen als bloß durch die klinische Betrachtung.

Ätiologie und Pathogenese.

Zwei scheinbar heterogene Momente beherrschen die Ätiologie der Rachitis
und somit letzten Endes auch die der rachitogenen Tetanie: *klimatische* und
Ernährungsfaktoren.

Für die besondere Bedeutung *klimatischer* Einflüsse bei der Entstehung der Rachitis
spricht nicht nur die bereits erwähnte *Saisonbedingtheit* der Rachitis als einer ausgesprochenen Winterkrankheit, sondern auch ihre *geographische* Verteilung. Die stärkste Rachitismorbidität finden wir in den Erdteilen, die in die gemäßigte klimatische Zone fallen. In
tropischen Gebieten kommt Rachitis entweder überhaupt nicht oder aber nur selten und
in milder Form vor. Da die Rachitishäufigkeit auch mit steigender Meereshöhe stark sinkt,
liegt es am nächsten in der Sonnenbestrahlung den spezifischen Klimafaktor zu erblicken.
Für diese Annahme spricht auch eine Reihe weiterer Einzelbeobachtungen, nach denen tatsächlich Sonnenmangel nicht nur bei Kindern, sondern — bei längerer Karenz, so z. B.

bei mohammedanischen Frauen unter der Einwirkung des religiösen Haremsystems — auch bei Erwachsenen zur Rachitis bzw. Osteomalacie führt. Den endgültigen Beweis zugunsten dieser Lichttheorie brachten aber erst therapeutische Versuche mit Bestrahlung durch starke künstliche Lichtquellen, wie durch die Quarzquecksilberlampe, diese sog. „künstliche Höhensonne". Auch natürliche Sonnenstrahlung erwies sich therapeutisch eindeutig wirksam. Bei der weiteren Analyse konnte dann gezeigt werden, daß dieser antirachitische Strahleneffekt nur einem ganz schmalen Abschnitt im Spektrum der *ultravioletten* Strahlen eigen ist. Dieser Abschnitt umfaßt die Wellenlängen 297—313 mμ, während die Strahlen mit höherer Wellenlänge völlig oder fast völlig unwirksam sind. Im Winterspektrum der Sonne sind diese kurzwelligen ultravioletten Strahlen nicht enthalten, während dann im Sommer auch dieser Abschnitt reichlich vertreten ist. Dementsprechend dürfte aber auch der starke Wintergipfel der Rachitismorbidität nur auf diesem qualitativen Moment, auf der jahreszeitlich bedingten Verarmung des Sonnenspektrums an ultravioletten Strahlen beruhen.

Mit dem Strahlenfaktor ist die Ätiologie der Rachitis noch keineswegs restlos erschöpft. Zugunsten kausaler Beziehungen zwischen Rachitis und *Ernährung* können folgende Beobachtungen, gleichzeitig auch als Einwände gegen die Lichttheorie herangezogen werden: 1. Das endemische Auftreten von rachitisch-malacischen Knochenerkrankungen in den letzten Kriegs- und ersten Nachkriegsjahren, in den sog. Hungerjahren in Deutschland und in Österreich. 2. Nicht nur in den tropischen, sondern auch in den arktischen Gebieten ist die Rachitis eine seltene Krankheit. Die geringe Rachitismorbidität der arktischen Völker läßt sich mit einer prophylaktischen Strahlenwirkung nicht erklären. Wohl ist die arktische Sonne an ultravioletten Strahlen besonders reich; die lange dunkle Winterperiode bedeutet aber doch eine erhebliche Unterbrechung. Für die trotzdem niedrig bleibende Rachitisfrequenz liegt es wohl am nächsten, an besondere Ernährungsfaktoren zu denken. Als solche kämen in erster Linie die verschiedenen Fischspeisen, meist aus Dorscharten, in Betracht. 3. Diese Annahme gewinnt schon aus dem Grunde an Wahrscheinlichkeit, weil der Lebertran (gewonnen aus der Leber verschiedener Gadusarten) eine schon seit langem beliebte Volksmedizin und heute sogar auch vom Standpunkt der wissenschaftlichen Pharmakologie und der Klinik als ein Spezifikum gegen die rachitische Stoffwechselstörung gilt. Auch bei der experimentellen Tierrachitis, die sich für die Analyse solcher therapeutisch-prophylaktischen Effekte — so übrigens auch des Lichteffektes — ausgezeichnet eignet, erwies sich der Lebertran schon in sehr geringen Dosen von spezifischer Wirksamkeit. Seine antirachitische Eigenschaft verdankt der Lebertran dem Gehalt an D-Vitamin, von dem man zunächst nur soviel feststellen konnte, daß es sich in der unverseifbaren Fraktion des Lebertrans befindet. Außer in dem Lebertran kommt das D-Vitamin noch im Eigelb, sowie in geringen und in wechselnden Mengen in der Milch und im Milchfett vor. Pflanzliche Produkte sind meist völlig frei von D-Vitamin oder enthalten es höchstens in Spuren. Für eine therapeutische Wirkung reicht der Vitamin-D-Gehalt nur im Lebertran, und höchstens noch im Eigelb aus, das aber schon in relativ hohen Dosen verabreicht werden müßte.

Die *Vitamintheorie* der Rachitis stand vorerst in einem scheinbar unüberbrückbaren Gegensatz zu der ebenfalls durch Tatsachen belegten *Lichttheorie*, bis es dann systematischer Forschung in wahrhaft unerwarteter Weise gelungen ist, zwischen beiden eine direkte Verbindung herzustellen. Der Ausgangspunkt für diese Synthese bildete die Feststellung, daß *antirachitisch-inaktive Nährgemische durch Ultraviolettbestrahlung antirachitogene Eigenschaften gewinnen können.* Die Strahlenwirkung läßt sich also nicht nur dem lebenden Organismus, sondern auch inerten Körpern induzieren.

Als Grundbedingung für diese photochemische Reaktion wurden bald erkannt: 1. Die Qualität der verwendeten Ultraviolettstrahlen. Ebenso wie bei der Bestrahlung in vivo sind auch bei diesem Aktivierungsphänomen nur Ultraviolettstrahlen bestimmter Wellenlänge ($<$ 300 mμ) wirksam, 2. der Gehalt der bestrahlten Körper an Cholesterin bzw. an *Ergosterin,* das dem Cholesterin in Mengen von $^1/_{20}$—$^1/_{50}$% fest anhaftet, mit ihm Mischkrystalle bildet und dementsprechend überall gemeinsam mit dem Cholesterin (auch Phytosterin) angetroffen wird. Aus der Hefe, dem Mutterkorn und anderen Pilzarten kann das Ergosterin in großen Mengen in reinem Zustand gewonnen werden. Bestrahltes Ergosterin ist noch in unwahrscheinlich geringen Dosen, so bei der experimentellen Rattenrachitis in täglichen Dosen von 0,00005 mg (!), bei der spontanen menschlichen Rachitis in solchen von etwa 0,5—1,0 mg wirksam.

Bei der experimentellen Tierrachitis und zum Teil auch bei der spontanen menschlichen Rachitis zeigten solche bestrahlten Nahrungsprodukte wie Milch, Hefe, Olivenöl, Gemüse usw., aber auch in vitro bestrahlte Hautstücke einen hohen antirachitischen Titer. Gerade im Hinblick auf den zuletzt erwähnten Versuch lag auch der weitere Schluß nahe, daß bei der Bestrahlung des lebenden Körpers in der Haut die gleiche chemische Veränderung stattfinden muß wie bei der Bestrahlung in vitro. Licht und Vitamin D ergänzen sich also gegenseitig, der spezifische Rachitisschutzstoff kann als induzierte Strahlenenergie aufgefaßt werden. Von einem mehr chemischen Standpunkte aus geht die Lichttheorie letzten Endes in der umfassenderen Vitaminlehre auf. Daß dem wirklich so ist, hat uns erst die Verfolgung der mit der Bestrahlung des Erogsterins verbundenen chemischen Reaktionen gezeigt. So erwies sich zunächst das bestrahlte Ergosterin als ein Gemisch von verschiedenen Umwandlungsprodukten, aus denen dann als einzige antirachitisch wirksame Verbindung das *reine* D-Vitamin krystallinisch dargestellt werden konnte. Von diesem reinen D-Vitamin genügen bereits täglich 0,02 γ ($\gamma = {}^1/_{1000}$ mg), um die experimentelle Rattenrachitis zur Heilung zu bringen. Bei der spontanen menschlichen Rachitis werden für die Therapie täglich etwa 0,1—0,5 mg (vielleicht sogar darunter) völlig ausreichen. Die genaue chemische Struktur des D-Vitamins konnte bisher noch nicht ermittelt werden. Vermutlich handelt es sich um eine isomere Form des Ergosterins. Ob der bei der direkten Bestrahlung des lebenden Körpers in der Haut entstandene, und ob der im Lebertran (Eigelb suw.) enthaltene Rachitisschutzstoff mit dem D-Vitamin chemisch identisch seien, ist noch nicht exakt sichergestellt.

Die Wirkung des D-Vitamins beschränkt sich nicht auf die Therapie der rachitischen Stoffwechselstörung. In niedrigen Dosen vermag es bei Normalen auch schon den Ausbruch der Rachitis zu verhindern, in hohen Dosen, bei vielfacher (1000facher) Überdosierung übt es aber einen deletären, toxischen Effekt aus. Der Symptomenkomplex dieser *D-Hypervitaminose* ist klinisch zunächst nicht sehr charakteristisch: Blässe, Appetitlosigkeit, Erbrechen, Durchfall, Gewichtsabnahme und Störung der Nierenfunktion mit pathologischem Urinbefund (Eiweiß, Zylinder), gelegentlich auch mit allgemeinen Ödemen, beherrschen das Bild. In weiterem Verlaufe treten dann auch spezifische Merkmale hinzu, so Sklerosen der Arterien und der meisten inneren Organe wie des Herzens, der Leber, der Nieren, der Lungen, weiter eine deutliche Osteoporose der Knochen als Zeichen von Kalkausschwemmung aus dem Skelet, die sich zu Beginn in umschriebenen Aufhellungszonen der subepiphysären Bezirke äußert. Bei Kindern sind solche vorgerückten Stadien der Vergiftung bisher nur ausnahmsweise beobachtet worden, bei Tieren lassen sie sich experimentell mit Regelmäßigkeit erzielen. Für die Klinik bedeutet allein schon die Möglichkeit ihres Zustandekommens eine wichtige Mahnung zur Einhaltung der Dosierung.

Mit dem Nachweis und der Isolierung des D-Vitamins hat die Vitamintheorie der Rachitis eine entscheidende Stütze erhalten. Hiermit ist jedoch noch keineswegs gesagt, daß außer dem D-Vitamin, das wir wohl als einen übergeordneten ätiologischen Faktor ansehen müssen, nicht auch noch andere ätiologische Momente bei der Entstehung und Begünstigung der rachitischen Stoffwechselstörung im Spiele sein könnten. Ebenso müssen wir auch im Sinne der von uns gegebenen Vitamindefinition als eine durchaus diskutierbare Möglichkeit hinstellen, daß Vitamin-D-Mangel *nicht zwangsläufig* zur Rachitis führen muß, sondern nur dann, wenn gleichzeitig noch weitere besondere Bedingungen gegeben sind. Tatsächlich bedarf es bei Tieren, so bei Ratten, zur Erzeugung der Rachitis außer dem Vitamin-D-Mangel auch noch eines *relativen* Kalk- oder Phosphatunterangebotes in der Nahrung, d. h. eines entweder besonders hohen oder entsprechend niedrigen Quotienten Ca/P in der Nahrung. Bei einem mittleren Quotientwert entsteht auch bei vollkommener Vitamin-D-Karenz keine Rachitis; Nivellierung eines pathologisch veränderten Quotienten Ca/P durch Ca- bzw. Phosphatzusatz heilt eine bestehende Rattenrachitis in gleicher Weise, wie das D-Vitamin bei gleichbleibendem Quotientwert. Überdies konnte noch gezeigt werden, daß Cerealien und auch Mehle als Bestandteile einer Versuchsdiät bei Tieren spezifisch rachitogen wirken. (Vgl. auch S. 120.)

Wenn auch im Gegensatz zur experimentellen Tierrachitis bei der spontanen menschlichen Rachitis die erwähnte besondere ätiologische Rolle des Quotienten $\frac{\mathrm{Ca}}{\mathrm{P}}$ in der Nahrung nicht zutrifft — gelingt es doch nicht die menschliche Rachitis durch Kalk- oder Phosphatgaben günstig zu beeinflussen —, so ist es aber andererseits unbestreitbar, daß das Kalk- und Phosphatangebot mit der Nahrung auch bei der Entstehung der menschlichen Rachitis und Tetanie eine gewisse unterstützende Rolle spielen können. So wissen wir, daß längere kalkarme Ernährung, wie es z. B. auch in den Blockadejahren bei den Hungerosteopathien verifiziert war, die rachitische Ossifikationsstörung begünstigt. Auch die *tetanigene* Wirkung der relativ phosphatreichen Kuhmilch gehört in diesem Zusammenhang erwähnt zu werden. Ebenso erscheint es wahrscheinlich, daß die in Tierexperimenten nachgewiesene rachitogene Wirkung von Cerealien auch auf die menschlichen Verhältnisse übertragen werden darf. In beiden Fällen, sowohl was den Salz- als auch den Cerealieneffekt anlangt, vermag das D-Vitamin kompensatorisch einzugreifen und erweist sich somit tatsächlich als die *übergeordnete* ätiologische Bedingung.

Die auffallende Neigung der Flaschenkinder zu schweren Formen der Rachitis und Tetanie hängt wahrscheinlich in erster Linie mit ihrem höheren Bedarf an D-Vitamin wie auch an fast allen anderen Vitaminen zusammen. Die regelmäßige Mehl-Schleimfütterung bei der künstlichen Ernährung und bezüglich der Tetanie der bereits hervorgehobene relative Phosphatüberschuß in der Kuhmilch sind weitere unterstützende Momente.

Sollen ätiologisch wirkende Reize auf den Organismus einwirken, so muß die Reizschwelle überschritten werden. Von diesem für alle Krankheiten vollgültigen Gesetz macht auch die rachitisch-tetanische Stoffwechselstörung keine Ausnahme. Die Reizschwelle ist jedoch bei verschiedenen Individuen durchaus nicht gleich, sie ist „konstitutionsbedingt". Dementsprechend müssen wir bei der Entstehung der Rachitis und Tetanie auch die Gesamtkonstitution berücksichtigen.

Mit dem konstitutionellen Faktor gelangen wir bereits in den Bereich der *pathogenetischen* intermediären Stoffwechselvorgänge, deren genaue Kenntnis uns erst das Rätsel der Rachitis und Tetanie erschöpfend lösen würde. Einstweilen verfügen wir nur über vereinzelte Einblicke, die uns wohl Querschnitte über bestimmte Stadien der Erkrankung, aber kein lückenloses Nacheinander sämtlicher Teilreaktionen vermitteln.

Die floride unkomplizierte Rachitis zeichnet sich durch eine Abnahme der Gesamtkalk- und Phosphatretention, durch Verarmung der Knochen an Kalkphosphaten und durch eine veränderte Serumkalk- und Phosphatverteilung, im einzelnen hier durch eine Hypophosphatämie bei gleichzeitig normalen oder nur leicht gesenkten Kalkzahlen aus. Die verschlechterte Kalk- und Phosphatbilanz kommt vornehmlich durch hohe Kalk- und Phosphatverluste mit den Faeces zustande, während sich die Urin-Kalk- und Phosphatzahlen innerhalb der normalen Grenzen bewegen. In der 1. Phase der Erkrankung ist nur die Phosphatretention vermindert, der Kalkstoffwechsel wird allem Anschein nach erst sekundär in Mitleidenschaft gezogen. Gegen die von verschiedener Seite geäußerte Ansicht, nach der die Hypophosphatämie und die Phosphatverluste letzten Endes durch eine verschlechterte Phosphatresorption bedingt seien, lassen sich gewichtige, experimentell und theoretisch gestützte Einwände erheben. So liegt es wohl doch am nächsten, in den Mittelpunkt der rachitischen Stoffwechselstörung die Hypophosphatämie, oder allgemeiner ausgedrückt, intermediäre Vorgänge zu rücken, die in erster Folgerung zur Hypophosphatämie führen. Sinngemäß wird man aber dann die hohen Faeces-P-Verluste auf eine verstärkte enterogene P-Ausscheidung und die Ossifikationsstörung in erster Linie auf das mangelhafte Angebot von Phosphationen beziehen müssen. Fehlt es an Phosphaten, so ist auch der Kalk für die Knochen nicht mehr verwendbar und muß gleichsam zwangsläufig mit dem Phosphat durch den Darm ausgeschieden werden. Auch für die Neigung des Säurebasengleichgewichtes zu (die Phosphatverluste verstärkender) Acidose und für die Trägheit des Gesamtstoffwechsels bei Rachitis trägt die Verarmung des Serums an Phosphaten die Hauptschuld. Freilich auf die Frage, welche intermediären Mechanismen die Hypophosphatämie bedingen, und wie das D-Vitamin mit der Hypophosphatämie zusammenhängt, steht die Antwort noch aus. Wir müssen uns mit der Registrierung der tatsächlichen Befunde begnügen. Zufuhr von D-Vitamin bewirkt eine Normalisierung des gestörten Blutchemismus und parallel hierzu all der anderen untergeordneten pathologisch veränderten Teilreaktionen.

Mit dem Einsetzen der rachitischen Hypophosphatämie ist auch eine *Labilisierung* des Serumkalkspiegels verbunden. Man darf sogar der Vermutung Ausdruck geben, daß die Wirkung des D-Vitamins — zumindest in therapeutischen Dosen — hauptsächlich in einer Fixierung der physiologischen Serumkalk- und Phosphatverteilung besteht. Mit dieser Annahme ist dann auch der pathogenetische Weg zur Tetanie klar umrissen. Schon bei der unkomplizierten Rachitis wird oft neben der konstanten Hypophosphatämie auch eine leichte Hypocalcämie gefunden. Die Verminderung des Serumkalkgehaltes kann dann in weiterer Folge unter dem Einfluß besonderer Faktoren noch weitere Fortschritte machen. Gleichzeitig hebt sich reziprok der Serumphosphatspiegel, der dann auch normale Werte erreichen kann.

An dieser tetanischen Umkehr der für die unkomplizierte Rachitis charakteristischen blutchemischen Störung sind verschiedene Faktoren beteiligt. In erster Linie sind hier wohl klimatische Einflüsse, im besonderen das Zusammenwirken jener Komponenten zu nennen, die dem Vorfrühling und den ersten warmen Frühlingstagen ihre wohlbekannte klimatische Eigenart verleihen. Auf vegetativen oder endokrinen Bahnen erfolgt eine mehr oder minder krisenhafte Umstimmung des Stoffwechsels *(„hormonale Frühjahrskrise")*, die sich vornehmlich in einer Phosphatstauung, d. h. in einer Hebung des Serumphosphatspiegels und bei den labilisierten Verhältnissen der Rachitis gleichzeitig, und zwar noch bei unternormalen Serumphosphatzahlen, in einer Senkung des Serumkalkgehaltes kundgibt. Oft kann auch bei einer plötzlich einsetzenden Heilung oder im Laufe einer unvollkommenen, abgebrochenen Behandlung die gleiche blutchemische Veränderung eintreten. Eine relativ phosphatreiche

Ernährung (Kuhmilch) begünstigt gleichfalls die Entstehung der Hypocalcämie und der Serumphosphaterhöhung. Bleibt die tetanische Hypocalcämie länger bestehen, so kann die Ossifikation wegen Kalkmangels ebensowenig stattfinden wie bei der rachitischen Hypophosphatämie. Der gleichen blutchemischen Konstellation begegnen wir auch bei der renalen Rachitis mit dem Unterschied, daß hier die primäre Phosphatstauung rein renalen Ursprunges ist. Die Hypocalcämie ist nur die Folge der Phosphatstauung, wie auch schon bei Normalen Phosphatzufuhr und Erhöhung des Serumphosphatgehaltes *über* die Norm hinaus den Serumkalkspiegel erniedrigt.

Die Abnahme des Serumkalkgehaltes und die Erhöhung des Serumphosphatspiegels liefern auch für den tetanischen *Übererregbarkeitszustand* die entscheidende patho-chemische Grundlage. Auf eine kurze Formel gebracht setzt die physiologische Erregbarkeit der Nerven und Muskeln einen normalen Gehalt der sie umspülenden Blut- (und Gewebs-) Flüssigkeit an freien Ca-Ionen voraus. Der analytisch bestimmte Gesamtserumkalkgehalt ist nur zum Teil ionisiert. Wenn auch bei einer Hypocalcämie schon von vornherein damit zu rechnen ist, daß sich dabei auch die Zahl der Ca-Ionen vermindert, so ist dies keineswegs unter allen Umständen der Fall. Die Höhe des ionisierten Ca-Anteils im Serum wird vielmehr — vom Gesamtserumkalkgehalt abgesehen — maßgebend durch bestimmte, in der Serumflüssigkeit enthaltene, besonders kalkavide, d. h. kalkentionisierende Anionen, wie das Bicarbonat- sowie das Phosphation und im entgegengesetzten Sinne durch das stark kalklösende H-Ion beeinflußt. Mit

$$Ca = f \frac{H}{H\,CO_3,\ H\,PO_4}$$

der qualitativen Formel müssen demnach nicht nur die Bedingungen der Ca-Ionisation, sondern auch die der tetanischen Manifestationen eindeutig genug erfaßt sein: *Jeder alkalotisch wirkende Reiz, ebenso auch die Erhöhung des Serumphosphatgehaltes müssen tetanigen wirken, und umgekehrt muß jede acidotische Umstimmung des Stoffwechsels und selbstverständlich auch eine Erhöhung des Serumkalkspiegels das Zustandekommen der Tetanie erschweren.* Diese Folgerungen werden auch durch die Klinik der Erkrankung und durch die bei der Tetanie üblichen bewährten therapeutischen Maßnahmen lückenlos verifiziert.

So wissen wir, daß die besprochenen klimatischen Einflüsse serumphosphatsteigernd und alkalotisch wirken. Die die krisenhaften tetanischen Manifestationen auslösenden Bedingungen wie Erbrechen, Fieberanstieg, Schreiweinen oder Nahrungsaufnahme (Verdauungsalkalose) stellen ebenfalls „alkalotische" Reize dar. Mechanischer Druck auf Nerven (z. B. beim TROUSSEAUschen Phänomen), Zufuhr eines phosphatreichen Nahrungsgemisches erhöhen dagegen lokal bzw. allgemein den Phosphatgehalt der die Nervenendigungen umspülenden Flüssigkeit. Eine alkalotische Stoffwechselrichtung wird bei Tetanie allein schon durch die erhöhte Erregbarkeit des Atemzentrums und die dadurch bedingte Hyperventilation (infolge CO_2-Verluste) unterhalten. Die auch schon bei Normalen alkalotisch wirkenden Reize wie Verdauung, Schreiweinen usw. werden dann durch Summation noch verstärkt. Die Seltenheit der tetanischen Dauerkrämpfe und das mehr krisenhafte Auftreten von tetanischen Manifestationen wird uns bei Berücksichtigung dieser nur vorübergehend tetanigen wirkenden Bedingungen auch leichter verständlich. Der *Gesamt*serumkalk zeigt nicht die gleichen Schwankungen, ja er kann selbst bei einem völligen Rückgang tetanischer Symptome erniedrigt bleiben, wenn nur gleichzeitig die Zahl der freien Ca-Ionen, etwa durch Vermehrung der H-Ionen (Acidose), entsprechend zunimmt. Das Fehlen tetanischer Symptome bei der renalen Rachitis erklärt sich ebenfalls durch die begleitende Acidose, die die tetanigene Wirkung der Phosphatstauung und der Hypocalcämie zu kompensieren vermag.

Eine *endgültige* Heilung der Tetanie setzt die Bekämpfung der übergeordneten rachitischen Stoffwechselstörung, d. h. eine Normalisierung der gestörten Serumkalk- und Phosphatverteilung voraus.

Prognose der Rachitis und Tetanie.

Im Gegensatz zur Rachitis, bei der die Prognose quoad vitam nur durch die hinzutretenden Komplikationen (außer der Tetanie hauptsächlich Bronchopneumonie) getrübt wird, ist bei der unbehandelten Tetanie die prognostische

Voraussage infolge der stets drohenden Gefahr eines plötzlichen Herztodes (Herztetanie), Atemstillstandes (Apnoë), auch langsames Ersticken (Bronchotetanie) stets nur vorsichtig zu stellen. Die früher und in Laienkreisen auch heute noch als „Dentitionstod" bezeichneten plötzlichen Todesfälle gehören meist wohl ebenfalls hierher.

Die bleibenden Deformitäten bei schwerer Rachitis dürfen bei der prognostischen Beurteilung dieser Fälle nicht außer acht gelassen werden.

Die Verhütung und Behandlung.

Die Verhütung und Behandlung der Rachitis und der auf dem Boden der Rachitis entstandenen Tetanie ist gleichbedeutend mit der praktischen Seite des D-Vitaminproblems. Man bedient sich zu diesem Zwecke der *direkten* oder der *indirekten Bestrahlung*, d. h. in letzterem Falle des durch Bestrahlung aktivierten Ergosterins bzw. des reinen D-Vitamins, aber auch anderer bestrahlter Nahrungsbestandteile (Milch, Hefe usw.) und des ältesten therapeutischen Verfahrens, der *Lebertranzufuhr*.

An Apparaturen zur Ultraviolettbestrahlung stehen verschiedene Lampen zur Verfügung. An aktiven Ultraviolettstrahlen besonders reich und im Betrieb schon aus diesem Grunde sehr ökonomisch sind die in Deutschland gebräuchlichsten Quarzquecksilberlampen wie die Bach- oder die Jesioneklampe (Hanauer Werke). Die Bestrahlung wird in der Regel aus einer Entfernung von etwa 80—90 cm und zur Vermeidung von plötzlicher, stärkerer Erythembildung mit jeweils steigender Expositionsdauer (2—5—10—30 Minuten) wöchentlich dreimal vorgenommen. Wöchentlich 1—2mal wiederholte Bestrahlungen sollen ebenfalls noch genügen. Da eine volle Wirkung auch bei Bestrahlung kleiner umschriebener Hautbezirke erzielt werden kann, ist es nicht nötig, immer den Gesamtkörper den Strahlen auszusetzen. Meist werden die Kinder in der ersten Hälfte der Bestrahlungszeit in Bauchlage, in der zweiten Hälfte in Rückenlage gehalten. Die Heilungsdauer in Monaten entspricht im allgemeinen der Zahl der Lebensjahre des behandelten Kindes. Bei der Tetanie deckt sich die Heilungsdauer mit der der Rachitis bei der gleichen Therapie.

Für die Rachitisprophylaxe soll nach Möglichkeit auch die *natürliche Sonnenenergie* ausgenützt werden. Dies gelingt aber in unseren geographischen Breiten fast nur in den Sommermonaten. Wollte man sich auch im Winter des direkten Bestrahlungsverfahrens bedienen, so kämen hierfür ausschließlich künstliche Lichtquellen, in erster Linie wiederum die Quarz-Quecksilberlampe in Betracht. Die Bestrahlung muß dann über mehrere Monate oder noch zweckmäßiger mit Unterbrechung den ganzen Winter durchgeführt werden. Für eine *großzügige allgemeine* Prophylaxe eignet sich indessen das direkte Bestrahlungsverfahren nicht. Es erfordert zu viel Mühe, Einsicht von seiten des Publikums, leicht erreichbare Bestrahlungsstellen und letzten Endes relativ viel Kostenaufwand.

Die *indirekten Bestrahlungsmethoden,* insonderheit die Behandlung mit den gut dosierbaren bestrahlten Ergosterinpräparaten besitzen diese Nachteile nicht. Sie haben dann auch in den letzten Jahren die direkte Bestrahlung immer mehr in den Hintergrund gedrängt und scheinen jetzt das Feld zu beherrschen.

Das bestrahlte Ergosterin ist in Deutschland unter dem Namen Vigantol im Handel. Die ölige Lösung des Vigantols enthält in 1 ccm 50 sog. klinische Einheiten, die das 100fache der biologischen, in Rattenversuchen festgestellten antirachitischen Schutzeinheit (Ratteneinheit) darstellen. Im Säuglings- und Kleinkindesalter wird man bei leichter, aber auch bei mittelschwerer Rachitis 1—2mal täglich 5 Tropfen, d. h. 10—20 klinische Einheiten in der Milch verabreichen. Die Dosis von 15 Tropfen pro die sollte auch bei schwerster Rachitis und auch bei älteren Kindern besser nicht oder höchstens nur vorübergehend für kurze Zeit überschritten werden. Vigantol kommt auch in Dragées in den Handel, die pro Stück 10 Einheiten enthalten. (Die therapeutische Höchstdosis würde man also pro die mit 2 Dragées ansetzen). Im Hinblick auf die Möglichkeit von Schädigungen muß auf die Einhaltung der angegebenen Dosierung streng geachtet werden. Auch in bezug auf die Behandlungsdauer ist Vorsicht am Platze, sie sollte 6—8 Wochen — vielleicht mit Ausnahmen der Rachitis gravis oder der Rachitis bei älteren Kindern — nicht überschreiten.

Noch gefährlicher ist die monatelange Zufuhr des bestrahlten Ergosterins, so des Vigantols bei der Rachitisprophylaxe, neigt doch der rachitisfreie Organismus besonders leicht zu Schädigungen. Hier müssen naturgemäß auch die Dosen niedriger gehalten werden. So genügen für prophylaktische Zwecke — täglich 1 bis höchstens 3 Tropfen des Vigantolöls (2—5 klinische Einheiten), die am zweckmäßigsten in 4wöchigen Perioden — mit zwischengeschalteten *behandlungsfreien* Perioden — von ebenfalls 4 Wochen — über den ganzen Winter hindurch gegeben werden. Einer Dauerdarreichung ist wegen Kumulationsgefahr zu widerraten. Eine Kombination von Höhensonne und Vigantol ist unter allen Umständen unerlaubt.

Zur Erzielung einer „unmerklichen", arztlosen, „stummen" allgemeinen Prophylaxe kann das bestrahlte Ergosterin an Stelle der üblichen mehr als Medizin gewerteten Präparate auch der Milch, und zwar schon in den Vertriebsstellen, d. h. in den Molkereien, Milchküchen zugesetzt werden. Als ein mit der Milch sehr gut mischbares und gut haltbares, demzufolge auch leicht dosierbares bestrahltes Ergosterinpräparat erwies sich ein mit bestimmten Mengen von bestrahltem Ergosterin versetztes Milchpulver, das unter dem Namen „Vipro" im Handel erhältlich ist. Zusatz von 1 g solchen mit bestrahltem Ergosterin angereicherten Milchpulvers vermag bereits 1 Liter Milch im antirachitischem Sinne zu aktivieren.

Neben den gut dosierbaren bestrahlten Ergosterinpräparaten haben die durch Bestrahlung antirachitisch aktivierten, vor der Einführung des bestrahlten Ergosterins in die Rachitistherapie noch vielfach verwendeten Nahrungsmittel, wie bestrahlte Milch, bestrahlte Hefe, bestrahlte Mehle usw. keine praktische Bedeutung mehr. Auch für eine „stumme" Prophylaxe, für die von verschiedener Seite besonders die Milchbestrahlungsmethode nachdrücklich empfohlen wurde, können wir sie entbehren, nachdem wir jetzt die Milch schon in frischem und natürlichem Zustande durch Zusatz von bestrahltem Ergosterin zuverlässig antirachitisch aufzuladen gelernt haben. Bei der Milchbestrahlung besteht nicht nur die Gefahr der Denaturierung, sondern auch die der längeren Lagerung, abgesehen von der Kostspieligkeit der Apparaturanschaffung und ihrer regelmäßigen Kontrolle. Eine Anreicherung der Milch an Rachitisschutzstoff auf dem Umwege über den mütterlichen Organismus, d. h. eine erzwungene Mehrausscheidung des D-Vitamins mit der Milch liegt ebenfalls im Bereiche der Möglichkeiten. Eine praktische Bedeutung hat jedoch dieses Verfahren nicht erlangt.

Eine zuverlässige antirachitische Wirkung kann der *Lebertran* nur bei entsprechend hohem Gehalt an D-Vitamin ausüben. Wir müssen demnach generell für die Rachitisprophylaxe und -therapie hochwertige standardisierte Lebertranpräparate fordern, deren Dosierung nach klinischen Einheiten etwa nach dem gleichen Schema erfolgen muß, wie die des bestrahlten Ergosterins. Im allgemeinen werden 5—10—15 ccm täglich für die Therapie und 2—3 ccm täglich für die Prophylaxe genügen. Von einem weniger aktiven Lebertranpräparat müßten entsprechend mehr verabreicht werden.

Die therapeutische Wirkung all der direkt auf die rachitische Stoffwechselstörung gerichteten Maßnahmen tritt erst nach Ablauf von mehreren Tagen, meist Wochen, jedenfalls aber nicht sofort in den ersten Behandlungstagen in Erscheinung. Bei vollentwickelter *Tetanie* mit schweren Krampfäußerungen können und dürfen wir uns demnach mit der Einleitung der antirachitischen Therapie nicht begnügen. Hier müssen zumindest in den ersten Tagen zur Abwendung der Lebensgefahr auch *symptomatisch* wirkende Mittel, die die Ca-Entionisierung zu bekämpfen helfen, zur Anwendung gelangen.

Die bekannte anfänglich tetanieverschlimmernde Wirkung der direkten Bestrahlung, die sich vermutlich infolge Verstärkung der Alkalose und somit auch der Ca-Ionenverarmung nicht nur bei manifest, sondern auch bei latent-tetanischen Kindern in schweren, oft lebensbedrohlichen Manifestationen äußern kann, ist dabei ebenfalls zu berücksichtigen. Auch hier müssen wir auf die Hebung der Ca-Ionisation bedacht bleiben.

Die symptomatische Behandlung der Tetanie kann durch *Medikamente* oder aber auch — freilich eher zur Unterstützung der ersteren — mit Hilfe einer besonderen Ernährungsregelung erfolgen.

Unter den Arzneien sei an erster Stelle der *Kalk* genannt. Besonders bewährt haben sich und trotz ihres schlechten Geschmackes zu bevorzugen sind die Halogenverbindungen des Kalkes, in erster Linie das Calciumchlorid. Ein sicherer Erfolg tritt aber nur bei Anwendung hoher Dosen ein. Wir geben bei manifester Tetanie täglich 5—6 g Calcium chloratum siccum — verteilt auf die einzelnen Mahlzeiten (mit Milch vermischt!) — entweder in einer 10%igen Lösung oder aber in der folgenden Form:

<pre>
Calcium chloratum siccum 30,0/250,0
Liqu. ammon. anis.   3,0,
Gummi arab.   2,0,
Syrup ad. 300,0,
        M. D. S. 5—8mal tgl. ein Kinderlöffel.
</pre>

In gleich hohen Dosen ist auch das Calciumbromid wirksam.

Durch die weniger wirksamen, allerdings besser schmeckenden *organischen* Kalkverbindungen (Calcium lacticum, aceticum oder das gluconsaure Calcium „Sandoz") können Erfolge nur bei Verwendung sehr großer Salzmengen, 15—30 g pro die erzielt werden.

Bei peroraler Applikation tritt der gewünschte Kalkeffekt erst nach Stunden, meist sogar nur nach den ersten 24 Stunden ein. In dringenden Fällen kann auch der parenterale Weg beschritten werden. Hierbei ist jedoch zu beachten, daß mit Ausnahme des gluconsauren Kalkes die übrigen anorganischen und organischen Kalksalze bei intramuskulärer oder subcutaner Zufuhr schwere Nekrosen verursachen und somit nur für den intravenösen Weg verfügbar sind. Intramuskulär kann das Calcium Sandoz in Dosen von 5 ccm der 10%igen Lösung injiziert werden.

Auf indirektem Wege, allein durch Erzeugung einer Azidose, läßt sich bei der Tetanie ebenfalls leicht eine symptomatische Heilung erzielen. So wirkt per os verabreichtes *Salmiak* (NH_4Cl) in Dosen von 4—6 g pro die (in einer 10%igen Lösung) prompt und zuverlässig antitetanigen. Der gleiche indirekte Effekt wie durch das Ammoniumchlorid wird auch durch eine mit *Salzsäure* versetzte Milch erreicht. Zu diesem Zwecke werden 600 ccm Vollmilch mit 400 ccm $\frac{n}{10}$ oder 40 ccm $\frac{n}{1}$ Salzsäure verrührt und dann in der üblichen Weise mit Zucker gesüßt. Zur Vermeidung starker Gerinnsel muß die Säure der vorher schon aufgekochten und abgekühlten Milch tropfenweise unter ständigem Rühren beigefügt werden.

Zur Beseitung schwerer manifester Erscheinungen eignet sich auch das sedativ wirkende Magnesiumion. Man injiziert subcutan oder intramuskulär etwa 0,2 g Magnesium sulfuricum pro Kilogramm Körpergewicht aus einer 8—25%igen Lösung. Die Wirkung tritt danach rasch ein, klingt aber nach einigen Stunden wieder ab.

Bei akuter Lebensgefahr oder bei besonders schweren Krampfäußerungen können auch echte *Narkotica* verwendet werden. Eine tiefe Äther- oder Chloroformnarkose, deren man sich in früheren Zeiten mit Vorliebe bedient hatte, kann freilich in jedem Falle entbehrt werden. Schon Chloralhydrat (0,25 g pro die per os; 0,5 g als Verweilklysma) 0,5—1,0 g Urethan (per os oder in Klysma), auch Luminal (0,1 g per os oder subcutan als lösliches Luminalnatrium in 10—20%iger Lösung) leisten bei der symptomatischen Bekämpfung der Tetanie zur Unterstützung der gleichzeitig eingeleiteten Kalk- oder Salmiaktherapie vortreffliche Dienste.

Die Ernährungstherapie besteht in einer zweckentsprechenden Regelung der Ernährung, mit dem Ziele, tetanigen wirkende Komponenten aus der Nahrung tunlichst fernzuhalten. Dies läßt sich am sichersten durch den Übergang von der künstlichen zur natürlichen Ernährung oder durch Einschaltung von Hungerpausen (12—24 Stunden) oder durch Mehlnahrung (Mehlsuppe) erreichen. *Überfütterung mit der stark tetanigenen phosphatreichen Kuhmilch ist stets zu vermeiden.*

Angesichts der großen Reihe außerordentlich prompt und sicher wirkender Arzneien hat die Ernährungsregelung in der Tetanietherapie neuerdings viel von ihrer früheren Bedeutung eingebüßt. Dies um so mehr, als wir mit Hilfe der frühzeitig eingeleiteten kausaltherapeutischen Verfahren in der Lage sind, die rachitisch-tetanische Stoffwechselstörung, im Gegensatz zu früher, in einigen Wochen restlos zu heilen.

Der Skorbut.
Begriffsbestimmung.

Unter Skorbut der Säuglinge und der Kinder verstehen wir — in völliger Analogie zur gleichen Erkrankung der Erwachsenen — einen besonderen „Fehlnährschaden", der bei *mangelhafter Zufuhr* oder bei *erhöhtem* inneren Verbrauch des spezifischen Skorbutschutzstoffes (Vitamin C) entsteht und sich hauptsächlich in Form einer mehr oder minder eigenartigen hämorrhagischen Diathese und in charakteristischen Knochenveränderungen äußert.

Die früher und vielfach immer noch für den Säuglingsskorbut gebräuchliche Bezeichnung Möller-Barlowsche Krankheit, die sich von den ersten Beschreibern der Krankheit herleitet, ist entbehrlich und sogar mißverständlich, da sie den Anschein erweckt, als ob es sich dabei um eine selbstständige, vom Skorbut der älteren Kinder und der Erwachsenen unabhängige Krankheit handeln würde.

Klinik.

Säuglingsskorbut. Die Klinik der Skorbuts zeichnet sich durch einen in der Regel chronischen Verlauf aus. Gewisse einleitende, meist sogar wenig spezifische Symptome, die dem aufmerksamen Beobachter den Beginn einer besonders gearteten Störung im Ernährungszustand und in der allgemeinen Entwicklung anzuzeigen imstande sind, gehören zu den fast konstanten Begleiterscheinungen des infantilen Skorbuts. Dementsprechend können wir beim Skorbut ein *latentes* und ein *manifestes* Stadium voneinander trennen.

Manifestes Stadium. Zu den charakteristischen Kennzeichen des manifesten Säuglingsskorbuts gehören die *Knochenveränderungen* und nur in geringerem Grade — da nicht so konstant — die Zahnfleischblutungen oder sonstige Hämorrhagien (mit anderer Lokalisation).

Die Knochen des gesamten Skelets, besonders aber die langen Röhrenknochen sind äußerst *schmerzempfindlich*. Die Kinder liegen wie gelähmt, stets in der gleichen Lage, bewegungslos in ihren Betten. Der Grad der Schmerzempfindlichkeit der Knochen geht mit der Schwere der Erkrankung parallel. In weniger ausgeprägten Fällen wird die Schmerzhaftigkeit der Knochen erst bei der darauf gerichteten Untersuchung deutlich. So erfolgt bei stärkerem Druck auf die Femurepiphyse eine durch den Schmerz ausgelöste plötzliche Bewegung, die an den „Hampelmann" erinnert: eine blitzartig schnelle Auseinanderspreizung der Arme, Hebung der Schultern und ruckartige Hochziehung der Beine.

Die sichtbaren Knochenveränderungen, die zunächst auch fehlen können, äußern sich in Form von lokalisierten, sehr schmerzhaften *Schwellungen,* meist in der Umgebung der unteren Femurepiphyse, einseitig oder auch doppelseitig. Der Oberschenkel ist spindelförmig aufgetrieben, das Maximum der Schwellung liegt in der Höhe der Epiphyse, sie nimmt proximal allmählich, distal plötzlich ab. Das Gelenk ist selbst frei, die Gelenkhöhle enthält meist kein Exsudat. Würde man allein schon aus der charakteristischen Lokalisation — mit der nötigen Ergänzung all der weiteren begleitenden Symptome — nicht die skorbutische Natur dieser Symptome erkennen, so könnte uns eine Punktion oder Incision über die wahre Natur dieser Schwellungen leicht aufklären. Ihr liegt ein *subperiostales Hämatom* zugrunde; die Punktion oder Incision würde dementsprechend nur reines Blut zutage fördern. Das subperiostale Hämatom ist nur der Folgezustand einer besonderen, schon in vivo röntgenoskopisch darstellbaren Knochenveränderung.

Solche subperiostalen Blutungen — klinisch Schwellungen — können selbständig oder in Kombination miteinander, auch an anderen Knochen, nicht nur an der distalen Femurepiphyse vorkommen. Besonders hervorzuheben sind Blutungen in der Orbita, die zu einer Protrusio bulbi, zu einer Schwellung der Augenlider führen. Blutungen an der Außenfläche der Schädelknochen erinnern an die Kephalhämatome der Neugeborenen. Indes bewahrt uns schon die Berücksichtigung des Alters vor Fehldiagnosen: der Skorbut tritt frühestens am Ende des 2. Lebensmonates, in der Regel kaum vor der „Halbjahreswende" auf.

Zu den weiteren klinisch sichtbaren Veränderungen von seiten des Skeletsystems gehören spezifisch-skorbutische Auftreibungen der Knorpelknochengrenze an den Rippen. Dieser *Rosenkranz* ist bei schweren Skorbutfällen dadurch gekennzeichnet, daß er gegen den Knorpel zu steil, in Form einer *bajonettartigen Knickung* abfällt.

Die skorbutische Ossifikationsstörung läßt sich am sichersten mit Hilfe des Röntgenverfahrens erkennen und so auch gegen Osteomyelitis, Rachitis (mit Infraktionen) und Lues oder einfache Lähmungen (Poliomyelitis) abtrennen. Zur röntgendiagnostischen Untersuchung sind die schnell wachsenden Metaphysen der Extremitätenknochen, so in erster Linie das untere Femurende und die proximalen Tibia- und Ulnametaphysen besonders geeignet. Das Wesen der Knochenveränderungen beruht auf einer besonderen Form der fortschreitenden Osteoporose, bedingt durch verminderte Osteoblastentätigkeit und verbunden mit Markalterationen (Bildung von sog. Faser- oder Gerüstmark). Die ersten röntgenologischen Symptome treten in Form einer mehr oder minder weniger stark entwickelten Atrophie, Osteoporose, Verdünnung der Corticalis in Erscheinung. Die Kalkpfeiler der provisorischen Verkalkungszone, die diaphysenwärts allmählich ohne Verbindung stehen, können schon der normalen mechanischen Beanspruchung der Knochen nicht standhalten. So kommt es dann zu einem Zusammenbruch dieser morschen und wenig widerstandsfähigen Knochenbälkchen, zu der Ausbildung einer im Röntgenbild mehr oder weniger breit erscheinenden, unregelmäßig begrenzten subepiphysären kalkdichten Zone, der sog. *Trümmerfeldzone.* Diaphysenwärts von diesem, die Metaphyse abschließenden Querbande befindet sich eine an Breite wechselnde, auch nicht völlig konstante *Aufhellungszone* mit fehlender Struktur, die anatomisch dem hier bindegewebig veränderten Knochenmark, dem Gerüst- oder Fasermark entspricht. In der metaphysär besonders stark rarefizierten Corticalis erfolgen oft Einbrüche, Infraktionen, gelegentlich sogar Querbrüche, die bei der röntgendiagnostischen Untersuchung schon frühzeitig erkennt werden. Vollkommene Kontinuitätstrennungen, nicht selten mit erheblicher Dislokation der Bruchenden täuschen eine Epiphysenlösung vor; die Frakturstellen entsprechen jedoch der Grenzlinie zwischen der Trümmerfeldzone und der stark rarefizierten Spongiosa und nicht der Epiphysenlinie. Die Verletzungen der verdünnten Corticalis sind auch die Ursache für die subperiostalen Hämatome und somit für die entsprechenden schmerzhaften Weichteilschwellungen. Trümmerfeldzonen lassen sich bei Skorbut auch an den Epiphysenkernen und an den Rippenknorpelknochenenden röntgenologisch darstellen. Im Gegensatz zu den kalkarmen Rippen des rachitischen Thorax mit ihren zerfranzten sternalen Enden sind die Rippen beim Skorbut viel markanter im Röntgenbild gezeichnet und schließen am verbreiterten sternalen Ende mit dickwolkigen queren Schatten ab. An den hellen, porotischen Knochenkernen der langen Röhrenknochen (seltener auch an den Hand- und Fußwurzelknochen) treten die Trümmerfeldzonen als ein zirkulärer Schattensaum deutlich hervor.

Die subperiostalen Hämatome sind im frischen Zustande röntgenologisch nicht sichtbar. Ihr allererstes Zeichen ist später eine eben erkennbare feine, gegen die Weichteile kaum abgegrenzte Schattentrübung, die ihren Ursprung schon einer beginnenden Organisation des Blutkuchens verdankt. In weiterem Verlaufe kommt es dann zu einer oft vielfach geschichteten Kalkschalenbildung, die allmählich durch Umbau in die Diaphyse einbezogen wird.

Zahnfleischblutungen, die für den Skorbut der Erwachsenen und der älteren Kinder wohl das führende Symptom bedeuten, sind bei der skorbutischen Erkrankung der Säuglinge nur selten anzutreffen. Dies kann uns auch nicht wundernehmen, sind doch Zahnfleischveränderungen beim Skorbut an die Gegenwart von Zähnen gebunden. Eine beginnende Zahnfleischblutung äußert sich durch livide Schwellung der alveolären Schleimhaut. Das Zahnfleisch des oberen Alveolarfortsatzes, besonders in der Umgebung der mittleren Incisivi, ist weitaus häufiger befallen als das des Unterkiefers. Geschwüriger Zerfall der entzündeten Alveolarschleimhaut gehört im Säuglingsalter zu den großen Seltenheiten.

Unter den Äußerungen der hämorrhagischen Diathese müssen beim Säuglingsskorbut noch die **Haut- und Schleimhautblutungen** als die konstantesten Begleitsymptome des manifest-skorbutischen Zustandes erwähnt werden. Sie treten, soweit sichtbar, an der äußeren Haut, an der Mundschleimhaut, in Form von Petechien, kleinen, meist stecknadelkopfgroßen, flohstichartigen Hämorrhagien auf. Auch blutige, ruhrartige Durchfälle und blutiger Schnupfen werden beim Skorbut beobachtet. Besonders wichtig und für die richtige Beurteilung des Gesamtzustandes zuweilen von entscheidender Bedeutung ist der Nachweis einer *Erythrocyturie*. Die Hämaturie kann so starke Grade annehmen, daß sie sich schon makroskopisch z. B. aus den blutig gefärbten Urinflecken der Windeln oder aber aus dem mit bloßem Auge erkennbaren blutigen Satz einer zentrifugierten Urinprobe nachweisen läßt. In der Regel bekräftigt allerdings erst eine mikroskopische Untersuchung des Urinsediments die Anwesenheit von roten Blutkörperchen (Erythrocyturia minima).

Als allgemeine Stoffwechselstörung, „Nährschaden", wird der Skorbut die Gesamtheit der Lebensvorgänge, beim Säugling hauptsächlich den allgemeinen Ernährungszustand wie auch die Wachstumsvorgänge beeinträchtigen müssen. Tatsächlich verursacht der Skorbut fast regelmäßig einen *Wachstumsstillstand,* vielleicht auch nur eine *Wachstumshemmung*. Parallel mit der Wachstumsstörung geht auch eine *Verlangsamung* des *Gewichtsansatzes,* eine Verflachung, oft sogar eine Senkung der Gewichtskurve einher, die bis zur Dystrophie führen kann. Das Herz zeigt bei Skorbut eine deutliche Vergrößerung hauptsächlich nach rechts (sog. Barlow-Herz). Puls und Respiration sind stark beschleunigt.

Unter den übrigen allgemeinen Begleitsymptomen der skorbutischen Ernährungsstörung sind die frühzeitig, schon zu Beginn der Krankheit entstehende *Appetitlosigkeit* und die das Krankheitsbild oft vollkommen beherrschende allgemeine *Resistenzverminderung* gegenüber Infekten zu nennen („Dysergie").

Zum klinischen Bilde des Säuglingsskorbuts gehört auch eine jeweils verschieden stark ausgeprägte *Anämie*. Der Grad der Blutarmut braucht weder mit der Ausdehnung der skorbutischen Hämorrhagien noch mit der Intensität der allgemeinen Stoffwechselstörung parallel zu gehen. So können oftmals schwere skorbutartige Erkrankungen bei fehlender oder geringer Anämie bestehen.

Latenter Skorbut. Dem manifesten Stadium mit den verschiedenen sichtbaren Haut- und Schleimhautblutungen, mit den subperiostalen Hämatomen und den zumindest röntgenologisch nachweisbaren Knochenveränderungen geht eine mehr oder weniger lange Latenzperiode voraus. Diese umfaßt in der Regel 1—3 Monate und zeichnet sich durch die uncharakteristischen Symptome der Appetitlosigkeit, der fortschreitenden Dystrophie, Wachstumshemmung, Resistenzschwäche und durch das spezifische Merkmal der „Angiodystrophie", d. h. die Lädierbarkeit der Capillaren aus. Die erhöhte Durchlässigkeit und Zerreißlichkeit der Capillaren läßt sich schon frühzeitig durch das positive „Endothelsymptom" (RUMPEL-LEEDE), durch Blutaustritt aus leicht gestauten Capillaren demonstrieren. Die Erythrocyturia minima, ebenso aber auch vereinzelte Petechien dürfen noch, schon wegen ihrer schweren Nachweisbarkeit, zu den latenten Skorbutsymptomen gerechnet werden. Die weitere Entwicklung der Erkrankung gestaltet sich meist so, daß wiederholte fieberhafte Infekte den Zustand immer weiter verschlimmern, bis dann — in der Regel im Anschluß an eine neue fieberhafte Attacke — der Skorbut plötzlich in Erscheinung tritt.

Das *Skorbutfieber,* das naturgemäß auch im manifesten Stadium des öfteren beobachtet wird, zeigt meist starke Schwankungen, bei denen nicht nur die Höhe der Anstiege und die Tiefe der Senkungen, sondern in erster Linie auch die Dauer der einzelnen Attacken verschieden ausfallen. An seiner Ausbildung sind nicht nur Infekte, sondern in erheblichem Maße auch eine alimentäre Komponente beteiligt: Einschränkung der Nahrungszufuhr führt zu Fieberabfall, gesteigertes Nahrungsangebot zu erneutem Fieberanstieg. Der Skorbutschutzstoff vermag in kurzer Zeit auch dieses Symptom zu beheben.

Der Skorbut ist eine Erkrankung des *künstlich* ernährten Säuglings, das Prädilektionsalter stellt etwa das 3. Vierteljahr dar. *Einen angeborenen Skorbut gibt es nicht.*

Der Skorbut im Kindesalter. Das klinische Bild des Skorbuts im Kindesalter weicht nur in einigen unwesentlichen Zügen von denen des Säuglingsskorbutes ab. Im Prinzip ist die Übereinstimmung zunächst eine vollkommene. Die Unterschiede sind ausschließlich altersbedingt. So nehmen die Knochenveränderungen, wenn auch stets nachweisbar, beim Skorbut des älteren Kindes wohl infolge der geringeren Wachstumsgeschwindigkeit des Skelets an Intensität ab. Dagegen ist die Beteiligung des Zahnfleisches am Symptomenkomplex meist viel deutlicher. Auch im Charakter der Weichteilblutungen erfolgt ein gewisser Wandel. An Stelle der petechialen Haut- und Schleimhautblutungen herrschen mehr *subcutane* und als neues Merkmal — wohl durch das mechanische Moment der Belastung bedingt — *intramuskuläre* flächenhafte Blutungen vor.

Ätiologie und Pathogenese.

Die bestimmende ätiologische Bedingung der Skorbuterkrankung ist der Mangel an Vitamin-C. Stärkeres Unterangebot am Skorbutschutzstoff, insbesondere wenn es mit einem erhöhten inneren Bedarf gepaart ist, führt *gesetzmäßig* zum Skorbut. Allem Anschein nach stehen wir hier einer echten Mangelkrankheit gegenüber.

Bei der im allgemeinen abwechslungsvollen, gemischten, vitamin-C-reichen Ernährung des älteren Kindes ist eine stärkere Vitamin-C-Verarmung des Organismus nicht zu befürchten. Nur wenn die Ernährung aus irgendwelchen Gründen (z. B. während der Hungersnot der Blockadejahre in Wien) einseitig gehalten werden muß und auf ausreichende Vitamin-C-Zulagen nicht geachtet werden kann, ist die Gefahr der Skorbuterkrankung gegeben. Bei Säuglingen mit der meist einseitigen Milchernährung ist dieses Gefahrenmoment stets in drohender Nähe. Wohl genügt im allgemeinen der Vitamin-C-Gehalt der *Frisch*milch in den üblichen Mengen zur Deckung des Vitamin-C-Bedarfs. Da aber der Skorbutschutzstoff, insonderheit auch in der Milch, chemisch-physikalischen Einflüssen gegenüber sehr empfindlich ist, so kann in denaturierten Milchproben der Vitamin-C-Gehalt leicht auch unter die Bedarfsschwelle sinken. So bewirken allein schon längeres Lagern, Erhitzen, Kochen, Pasteurisieren bei Luftzutritt, ebenso auch Zusatz von H_2O_2 oder von anderen oxydierenden Mitteln (etwa Spuren Cu aus der Behälterwandung) besonders bei alkalischer Reaktion (cave Zusatz von Soda!) eine weitgehende oxydative Zerstörung des Skorbutschutzstoffes. Demgemäß wird aber auch jede „gekünstelte" Nahrung, in erster Linie Konserven, aber auch schon die durch einfaches Pasteurisieren leicht denaturierbare Milch die Möglichkeit eines Vitamin-C-Unterangebotes herauf beschwören. Besonders stark wird das C-Vitamin durch *wiederholtes* Pasteurisieren oder Kochen geschädigt.

Bei der Frauenmilch, die in nativem und meist frischem Zustande den Säuglingen verabreicht wird, kommt es zu keiner Minderung des Vitamin-C-Gehaltes.

Unter den endogenen Bedingungen des Skorbuts ist in erster Linie der erhöhte Bedarf an Vitamin C bei Überernährung und bei jeder fieberhaften Attacke hervorzuheben. Da der Skorbut schon im ersten latenten Stadium die allgemeine Resistenz erheblich schwächt, so sorgen allein schon die wiederholten Infekte als Ausdruck der spezifischen skorbutischen Dysergie (ebenso aber auch als absichtlich gesetzter Infekt die Schutzpockenimpfung) — gleichsam in einem Circulus vitiosus — für ein Fortschreiten des Krankheitsprozesses, dessen Genese im einzelnen noch in völligem Dunkel liegt.

Der Vitamin-C-Gehalt tierischer Milcharten, so auch der der Kuhmilch im frischen nativen Zustande, hängt von der Fütterung der laktierenden Tiere ab. So ist die Wintermilch oder die trocken gefütterter Tiere stets ärmer an C-Vitamin als die der Weidekühe oder auch sonst vitaminreich ernährter Tiere. Das oft beobachtete Auftreten von Skorbutepidemien in den Winter- und Frühjahrsmonaten hängt wohl auch mit diesem ätiologischen Faktor zusammen.

Verhütung und Behandlung.

Der Skorbut gehört zu den sicher verhütbaren Krankheiten. Säuglinge, Kinder und Erwachsene, die in ihrer Nahrung genügende Mengen an C-Vita·min, dem Skorbutschutzstoff, zugeführt bekommen, bleiben vom Skorbut verschont. Diese Forderung wird seit einigen Jahren so weitgehend erfüllt, daß der kindliche Skorbut, früher eine gar nicht seltene Krankheit, heute fast völlig verschwunden ist. Die gebräuchlichsten Vitamin-C-Spender sind gewisse

Gemüse- und Obstarten, so die Tomate, Spinat und Karotten. Dann Apfelsinen, Citronen und in größeren Mengen Äpfel sowie Kartoffeln. Bei älteren Kindern und Erwachsenen dürfte in normalen Zeiten die übliche gemischte Kost den Vitamin-C-Bedarf vollauf decken. Bei Säuglingen bedarf es der frühzeitigen Zulage von vitamin-C-haltigen Nahrungsmitteln. Man soll mit einer vitamin-C-reichen Beikost etwa in Form von Orangen-, Citronen- oder Tomatensaft (täglich 1—3 Kaffeelöffel) im 3.—4. Lebensmonat beginnen. Später vom 4.—5. Lebensmonat an wird die C-Vitamin-Zufuhr durch Gemüsemahlzeiten (Spinat, Rüben, Kartoffeln) weiter verstärkt. Der erhöhte Vitaminbedarf des Körpers im Laufe von fieberhaften Infektionen wird am zweckmäßigsten mit einer weiteren Erhöhung der C-Vitaminrate in der Nahrung beantwortet.

Im latent-skorbutischen Stadium erfüllen prophylaktische Maßnahmen gleichzeitig schon einen therapeutischen Zweck. Bei unklaren dystrophischen, dysergischen Zuständen der Säuglinge besteht oft die Möglichkeit einer skorbutischen Ätiologie; in solchen Fällen soll man dann auch frühzeitig mit der Vitamintherapie und Prophylaxe beginnen. Durch möglichste Fernhaltung von fieberhaften Infektionen, auch durch Verschiebung des Impftermins läßt sich bei solchen skorbutgefährdeten bzw. schon latent skorbutischen Säuglingen in prophylaktischer Hinsicht oft noch vieles erreichen.

Obgleich der Vitamin-C-Gehalt der Rohmilch im allgemeinen sicher höher ist als der irgendwie vorbehandelter Milchproben, so wäre es trotzdem unverantwortlich — wie es vielfach empfohlen wird — für den generellen Genuß einer Rohmilch zu plädieren und auf die unbestreitbaren hygienischen Vorzüge des Sterilisierens zu verzichten.

Beim *manifesten* Skorbut bewirkt eine quantitativ und qualitativ ausreichende Zufuhr von C-vitaminhaltigen Nährstoffen in kurzer Zeit einen raschen Rückgang sämtlicher skorbutischen Symptome. Als solche vitamin-C-reichen Nahrungsmittel kommen hauptsächlich die Obstsäfte, wie Citronen-, Orangen- und Tomatensaft in Betracht. Einen sicheren Heileffekt können wir selbst von diesen Obstsäften nur dann erwarten, wenn sie in großen Mengen dargeboten werden, so z. B. schon bei Säuglingen 50—100—200 g pro die.

Xerophthalmie und Keratomalacie.

Unter den seltenen Avitaminosen ist nur noch die *Xerophthalmie* zu erwähnen; die Beri-Beri spielt in unseren geographischen Breiten keine praktische Rolle.

Unter *Xerophthalmie* und *Keratomalacie* versteht man *spezifische* Augenveränderungen, die sich an der Conjunctiva bzw. in der Hornhaut befinden, und die nicht nur als Zeichen einer lokalen Erkrankung sondern als die äußeren klinischen Merkmale einer tiefer liegenden *Stoffwechselstörung* aufgefaßt werden müssen. Diese allgemeine Erkrankung beruht in der Regel auf einem spezifischen Nährschaden, auf einer länger durchgeführten einseitigen, vitamin-A-armen Ernährungsweise. Die Xerophthalmie und die Keratomalacie stellen dann nur die verschiedenen Stufen einer ätiologisch einheitlichen Stoffwechselstörung dar. Mit einem weiteren dritten, ebenfalls das Auge, richtiger gesagt den Gesichtssinn betreffenden Symptom, mit der Nachtblindheit (Hemeralopie), die naturgemäß nur bei älteren Kindern und bei Erwachsenen geprüft und nachgewiesen werden kann, bilden sie eine besondere Trias, die allerdings beim gleichen Individuum nicht immer gleichzeitig, sondern meist in einer bestimmten zeitlichen Reihenfolge: Hemeralopie-Xerophthalmie-Keratomalacie angetroffen wird.

Nimmt die Keratomalacie stärkere Grade an, so können die Folgen (Perforation mit späterer narbiger Heilung) überaus verhängnisvoll werden und zum Verlust der Augen führen.

Die allgemeine Stoffwechselstörung, die auch den Augensymptomen zugrunde liegt, äußert sich meist noch in weiteren, freilich völlig unspezifischen klinischen Merkmalen, so in der fast allen Avitaminosen eigenen Entwicklungshemmung, in fortschreitender Dystrophie und Resistenzschwäche. Die verminderten Abwehrkräfte begünstigen nicht nur im Laufe der schon manifesten Erkrankung, d. h. gleichzeitig mit den vollentwickelten Augensymptomen, sondern oft auch lange früher — in einem gewissermaßen noch latenten Stadium — die Entstehung parenteraler und enteraler Infektionen, die dann ihrerseits die Manifestierung der Augenveränderungen beschleunigen. Die Prognose der Xerophthalmie und Keratomalacie hängt quoad vitam von der Möglichkeit der Fernhaltung solcher sekundären Infektionen ab. Außer den Infektionen können auch andere Erkrankungen der Entstehung der Xerophthalmie und der Keratomalacie weitgehend Vorschub leisten. Hierher gehören in erster Linie eine Leberschädigung wie Ikterus, Gallenverschluß, dann auch die mehr alimentär, weniger infektiös bedingten Durchfälle usw. Hierbei ist jedoch vor der Verwechslung der echten Keratomalacie mit einer Keratitis e lagophthalmo, die bei schwer darniederliegenden Säuglingen, etwa bei der alimentären Intoxikation nicht selten beobachtet wird, zu warnen.

Da das pathologisch-anatomische, man könnte auch sagen das stoffwechselchemische Korrelat der A-Avitaminosen die Neigung der Schleimhautepithelien und auch des Hornhautepithels zur Keratinisation ist, so befallen die begleitenden Infektionen außer der Hornhaut meist noch die Atmungswege (Bronchitis, Bronchopneumonien) und die ableitenden Harnwege (Pyurie). Zufuhr von A-Vitamin behebt die Grundstörung und führt dann in weiterer Folge auch die Heilung der Infektion herbei. Die Erreger können nicht mehr an der gesund gewordenen Schleimhaut haften bleiben.

Das A-Vitamin ist ein fettlösliches Vitamin, das hauptsächlich im Lebertran, in der Milch (Milchfett), Eigelb und in gewissen Gemüsearten (Spinat, Tomate) vorkommt. Der Organismus vermag das A-Vitamin aus einer Vorstufe, dem Carotin, diesem ebenfalls fettlöslichen Pflanzenfarbstoff, zu bilden. So können außer den erwähnten Nahrungsmitteln auch alle grünen Blattgemüse als Vitamin-A-Spender Verwendung finden. Mangel an A-Vitamin ist dementsprechend meist gleichbedeutend mit einer an Fett und frischem Gemüse armen Ernährung. Bei Säuglingen ist eine einseitige Ernährung mit Mehlprodukten oder mit entrahmter Milch die häufigste Ursache der Xerophthalmie. Jede Störung der Fettresorption, so — wie bereits erwähnt — schwere Durchfälle oder Ikterus, stellen ein begünstigendes Moment dar.

Die Ernährungsprophylaxe und Therapie der xerophthalmischen Stoffwechselstörung besteht in der genügenden Zufuhr von A-vitaminhaltigen Nährstoffen, bei Säuglingen in erster Linie von fettreicher Milch und von frühzeitiger Gemüsebeikost. Im manifesten Stadium muß das Angebot besonders reichlich bemessen werden. Hierfür kommen dann hauptsächlich der Lebertran, dieses an A-Vitamin reichste Naturprodukt, und Vitamin-A-Konzentrate, wie sie neuerdings im Handel (unter der Bezeichnung ,,Vogan") erhältlich sind, in Betracht. In Fällen mit gestörter Darmfunktion können der Lebertran oder die Vitamin-A-Präparate auch parenteral verabreicht werden.

Literatur.

Freudenberg, E. u. W. Freund: Handbuch der Kinderheilkunde, 4. Aufl., Bd. 1. Herausgeg. von M. v. Pfaundler und A. Schlossmann. Berlin: F. C. W. Vogel 1931.

György, P.: (a) In W. Stepp-P. György, Avitaminosen usw. Berlin 1927. (b) Die Behandlung und Verhütung der Rachitis und Tetanie. Berlin 1929. (c) In Engel-Schall, Handbuch der Röntgendiagnostik und Therapie im Kindesalter. Leipzig 1932.

Hess, A. F.: (a) Scurvy, past and present. Philadelphia 1920. (b) Rickets, ostemalacia and tetany. Philadelphia 1929.

Diathesen.

Von

E. FREUDENBERG-Marburg.

Unter Diathesen werden Konstitutionsanomalien verstanden, die sich in funktionellen Eigentümlichkeiten der Gewebe äußern. Mit dieser Begriffsbestimmung sind sie in Gegensatz gestellt zu den morphologisch charakterisierten Konstitutionsanomalien, die durch abnormen Habitus, abnorme Körperformen sinnfällig werden (s. S. 483). Die scharfe begriffliche Scheidung von funktionell und morphologisch wird der Tatsache nicht gerecht, daß es ebensowohl Diathesen mit morphologischen Begleiterscheinungen wie Abartungen des Habitus mit auffälligen funktionellen Störungen gibt. Als Beispiel für den ersten Fall sei die Bevorzugung des pyknischen Habitus durch den Arthritismus im engeren Sinne, für den zweiten Fall das Auftreten von vasomotorischen und Kreislaufsymptomen bei Asthenie angeführt. Gleichwohl hat das Einteilungsprinzip seine Berechtigung, indem es auf *das* den Nachdruck legt, was ärztlich jeweils in den Vordergrund des Interesses rückt.

Funktionelle Anomalien bedeuten nicht Krankheitssymptome, wohl aber solche Abweichungen, die die Möglichkeit zu erkranken näher rücken. Daß sie in der Konstitution, der durch Vererbung und frühere Umwelteinwirkung bestimmten Körperverfassung, dem Phänotypus, verankert sind, weist darauf hin, daß es sich nicht um flüchtige, rasch vorübergehende, sondern um chronische Zustände handelt. Dies besagt jedoch nicht, daß sie in den Auswirkungen dem Träger über sein ganzes Leben anhaften. Zu den Bedingungen, unter denen die abnorme funktionelle Anlage zu pathologischer Reaktion führt, gehört auch das innere Milieu, das sich mit dem Alter ändert. Hierdurch erklärt sich die Altersabhängigkeit der durch Diathesen bedingten Störungen. Es sei hingewiesen als Beispiel auf die Häufung des Ekzems im Säuglingsalter, des Pseudocroups im Kleinkindesalter und des Auftretens der Gicht im Erwachsenenalter. Der Einsicht in diese Zusammenhänge liegt die Lehre vom Arthritismus zugrunde, welche Gicht und Fettsucht des Erwachsenenalters auf die gleichen Grundlagen zurückführen will, auf denen Ekzem und Asthma in der Kindheit beruhen (s. unten).

Von grundsätzlicher Bedeutung ist die Frage, wie der Zusammenhang zwischen abnormer funktioneller Anlage und dem klinischen Zeichenkreis der Diathesen zu denken ist. Man hat sich diese Beziehung so vorgestellt, daß sich die Anlage gegenüber physiologischen Reizen wie ein Verstärker verhalten soll, der die Reizgröße in die krankmachende, schädigende Sphäre erhebt, wofür auch der Ausdruck der „illegalen Reaktionen" geprägt wurde.

Mit dieser Auffassung ist ein quantitativer Gesichtspunkt aufgestellt, der die Rolle der *Konstitution* als pathogenetischen Faktor scharf beleuchtet. Schwere Schädigungen werden bei allen Individuen, wenn sie nicht das Leben vernichten, die Gesundheit bedrohen, also Krankheit hervorrufen. Allerleichteste Reize werden dies in keinem Falle tun. In der Mitte liegt das Gebiet, in dem die Konstitution über Krankheit oder Gesundheit, zum mindesten jedoch über Schwere und Verlauf der Erkrankung, entscheidet. Als Beispiel diene eine Arzneivergiftung, etwa mit einem Alkaloid. Grobe Überschreitungen der altersentsprechenden Höchstdosen werden in jedem Falle ausgesprochene Vergiftung hervorrufen. In der Nähe der Maximaldose werden sich die Menschen aber sehr verschieden verhalten, je nach den Besonderheiten des Stoffwechsels (Entgiftungsmöglichkeit) und der Ansprechbarkeit der Erfolgsorgane, also gemäß ihrer Konstitution. Es wird Menschen geben, an denen nur eine Arzneiwirkung zu bemerken ist, wie solche, die ausgesprochen geschädigt sind, und zwischen diesen Extremen wird es zahlreiche Übergangsstufen geben. Endlich wird es möglich sein, die Dosierung so zu erniedrigen, daß in keinem Fall irgendeine objektiv festzustellende Wirkung eintritt. In diesem Fall spielt die Konstitution, ebenso wie bei übermäßig hoher Dosierung, keine Rolle mehr.

Diathesen wirken sich so aus, daß Reize, die bei anderen Menschen noch nicht schädigen, dies bei den mit der Diathese Behafteten tun. Eine nähere Bestimmung der Art dieses Zusammenhangs kann zur Zeit noch nicht gegeben werden. So haftet dem Begriff der Diathese unbedingt etwas Vorläufiges, Ergänzungsbedürftiges an. Er ist aber schwer entbehrlich. Eine Medizin, die sich auf die Aneinanderreihung von Symptomenkomplexen beschränkt, die nicht nach den hinter den Symptomen und klinischen Morphen stehenden Abweichungen fragt, ist oberflächlich. Freilich droht dem Diathesenbegriff ebensosehr die Gefahr, verwaschen, unbestimmt und korrekturbedürftig zu erscheinen, solange das Problem, wie Anlage, Reiz und Krankheitssymptom voneinander abhängen, nicht für jede Diathese im einzelnen geklärt ist.

Eines geht aus dieser Darstellung ohne weiteres hervor. Eine Diathese ist nicht die Summe der aus ihr möglicherweise sich ableitenden Symptome und ist als solche überhaupt kein pathologischer Zustand, sondern die Anwartschaft hierauf. Die Ausdrucksweise, daß ein Kind an „exsudativer Diathese am Kopf" leide und ähnliches, ist rüder sprachlicher Mißbrauch.

Der ärztliche Sprachgebrauch hat das Wort Diathese übrigens zu verschiedenen Zeiten in verschiedenem Sinne benutzt. Er kam überall da zur Anwendung, wo bei einer chronischen Krankheit Zeiten völliger Latenz mit solchen manifester Symptome abwechselten, etwa bei der Tuberkulose und der Lues. Man weiß heutzutage, daß in diesen Fällen das Fortbestehen der Krankheit nicht auf einer besonderen Neigung des Körpers, die spezifischen Symptome hervorzubringen, beruht, sondern auf der Anwesenheit lebender Erreger. Ein anderer Wortsinn liegt auch nach heutigem Sprachgebrauch vor, wenn von hämorrhagischer Diathese gesprochen wird. Es bestehen dann bekannte Schäden und Abweichungen an den Blutgefäßen oder an morphologischen oder chemischen Blutbestandteilen, welche die Blutungsbereitschaft unterhalten. Die Diathese schwindet mit dem Rückgang dieser Schädigungen und Abweichungen, von denen einige ganz vorwiegend auf Umwelteinwirkung beruhen, während bei anderen wieder konstitutionelle Abweichungen eine Rolle spielen. Trotzdem sprechen wir in beiden Fällen von hämorrhagischer Diathese. Der Begriff vertritt hier in ganz nichtssagender Weise das Wort „Blutungsneigung". Die Diathesen, von denen in diesem Kapitel die Rede ist, sind dagegen durchweg essentielle, konstitutionell verankerte Zustände.

Es ist sicher, daß die ätiologische und pathogenetische Forschung die Anwendung des Begriffs der Diathese noch weiter einengen wird, hat sie ihn doch schon in den letzten 20 Jahren erheblich eingeschränkt. Heute wird nicht mehr von rachitischer und spasmophiler Diathese gesprochen und geschrieben wie in den Vorkriegsjahren. Der Gesichtspunkt, daß Zeiten der Latenz mit aktiven, floriden oder manifesten Erscheinungen, Schüben, Anfällen abwechseln können, und die Tatsache, daß vielleicht ein konstitutioneller Faktor in der Pathogenese mitwirkt, genügen eben nicht, um von Diathese zu sprechen. Seit man etwas mehr von der Ätiologie und Pathogenese von Rachitis und Tetanie weiß, ist die Annahme einer besonderen konstitutionellen Bereitschaft, namentlich bei der Rachitis, überflüssig geworden. Das Naturexperiment spielt sich in diesem Falle fast immer in *der* Zone ab, in der der Reiz stets schädigt, und die Anpassungsfähigkeit auch des normalen Individuums nicht mehr ausreicht. Will man gar das, was man die vegetativen Zeichen der Rachitis genannt hat, in erster Linie Anämie und Milztumor, der rachitischen Diathese zurechnen, so weiß man jetzt, daß ihr Vorkommen bei Rachitis auf einem zufälligen Zusammentreffen der beiden so ungemein häufigen Störungen beruht und nicht auf wesenhafter Verknüpfung. In der Versenkung verschwunden als selbständiger Zustand ist auch die „eosinophile Diathese", die ihre Existenz auf das alleinige Symptom des Erscheinens eosinophiler Zellen im Blut und in Sekreten aufbaute. Wir werden dieses Symptom weiter unten noch zu würdigen haben. Ein einzelnes Symptom reicht nicht aus, um eine Diathese zu begründen. Aus eben demselben Grunde verwerfen wir die Abgrenzung einer „hydrolabilen Diathese", mit welcher die Neigung zu abnormen, unmotivierten Wasserschwankungen bezeichnet werden soll. Die vorerwähnte „spasmophile Diathese" ist als Begriffsbildung deswegen verfehlt, weil bei ihr wie bei der hämorrhagischen Diathese bereits ein pathologischer Zustand besteht, der durch besondere Untersuchungsmethoden aufgedeckt werden kann, auch wenn manifeste Symptome fehlen. Diese aber sind von dem so nachzuweisenden Zustand in ihrem Auftreten abhängig.

Endlich hat sich der Begriff der *„dystrophischen Diathese"* als Ausdruck besonderer konstitutioneller Bereitschaft zu chronischen Nährschäden des Säuglingsalters nicht eingebürgert. So unbestreitbar solche Bereitschaft durch die klinische Erfahrung sich erweist, so gilt auch hier der Gesichtspunkt, daß es keinen Wert hat, auf eine einzelne Erfahrungstatsache eine besondere Diathesenart zu begründen. Solche Begriffsbildung bietet nur dann Vorteile, wenn sie einen größeren Zeichenkreis deckt. Das Wort besagt dann, daß Verschiedenartiges auf gemeinsame Anlage zurückgeht. Nur zur Betonung des Anlagefaktors das Wort Diathese zu gebrauchen, ist überflüssig. Wir müssen sonst außer den bereits genannten und wenig bewährten Diathesen noch zahlreiche andere aufstellen.

Exsudative Diathese und Lymphatismus. Im kinderärztlichen Sprachgebrauch fest verankert und zur Verständigung vorläufig unentbehrlich bleibt die „exsudative Diathese" CZERNYs und der mit dieser eng verwandte „Lymphatismus" von ESCHERICH-PALTAUF.

Die Manifestationen der exsudativen Diathese werden im folgenden Schema in Anlehnung an PFAUNDLER dargestellt:

Ort der Manifestation	Primäre Manifestationen	Sekundäre Manifestationen	Begleiterscheinungen der sekundären Manifestationen
Äußere Haut	Gneis [1], Milchschorf [1], Intertrigo, Prurigo [2]	Ekzem, Impetigo, Abscesse	Juckreiz, Unruhe, Schreckhaftigkeit. Schlafstörungen. Neigung zu Schweißausbrüchen

[1] Wegen der Bezeichnungen s. S. 558 f.
[2] Hiermit meint CZERNY den Strophulus infantum, die Urticaria papulosa.

Ort der Manifestation	Primäre Manifestationen	Sekundäre Manifestationen	Begleiterscheinungen der sekundären Manifestationen
Schleimhäute	Lingua geographica [1], desquamative und Schwellungszustände verschiedener Gebiete	Angina palatina et pharyngea. Pharyngitis. Coryza. Laryngitis, Bronchitis, Bronchiolitis, Conjunctivitis, Blepharitis, Balanitis, Vulvitis	Hohes Fieber, Husten, Erbrechen. Nahrungsverweigerung. Pseudocroup, Bronchialasthma, Enterospasmen, Koliken, Colica mucosa. Blepharospasmus. Dysurie
Lymphatische Organe	Hyperplasie der Gaumen- und der Rachenmandeln, sowie der Lymphdrüsen	—	Thymus- und Milzvergrößerung besonders auf Mästung
Subcutanes Fettgewebe	a) Unterentwicklung, namentlich im frühen Säuglingsalter, sogar bei Brusternährung. Dystrophischer Habitus b) Adipositas mit schwammig-lockerem Fettgewebe. Pastöser Habitus		Rapide Gewichtsstürze bei Infektionen und Ernährungsstörungen. Hydrolabilität. Vorkommen des Thymustodes besonders beim pastösen Typus und beim Ekzem

Es ist nicht obligat für einen Träger der exsudativen Diathese, daß er alle Symptome der einzelnen Kategorien, noch weniger, daß er die Zeichen mehrerer Kategorien gleichzeitig oder nacheinander aufweist. In einer größeren Untersuchungsreihe erwiesen sich z. B. 28% der Ekzemkinder, 15% der Kinder mit Respirationskatarrhen und 3% derer mit Schwellung der lymphatischen Organe als frei von anderen Manifestationen der exsudativen Diathese. Gerade die Veränderungen der lymphatischen Organe und des Fettgewebes wurden von Czerny von vornherein in einen mehr lockeren Zusammenhang mit den übrigen Zeichenkreisen gebracht, weil chronische oder subchronische Drüsenschwellungen und der pastöse Habitus bloß gelegentlich mit den anderen Symptomen vereinigt gefunden werden. Es liegen also Teilbereitschaften vor, die sich auf entsprechende Reize hin kombinieren und überschneiden können, aber nicht müssen. Die oben angeführten Prozentzahlen zeigen, daß solche Überschneidungen viel häufiger sind als isoliertes Auftreten von Einzelsymptomen.

Die als Manifestationen an den lymphatischen Organen und im Fettgewebe aufgezählten Veränderungen decken sich vollkommen mit den Äußerungen des Lymphatismus. Auch der sog. Thymustod, mit welchem unerwartete Sterbefälle gemeint sind, bei denen der Obduzent stark entwickelte lymphatische Organe einschließlich des Thymus findet, bietet keine Besonderheit dieser Gruppe, denn ihm entspricht der Ekzemtod der ersten Gruppe, der einen ganz analogen Befund aufdecken kann. Die anatomischen Feststellungen besagen in beiden Fällen nichts anderes, als daß Individuen in gutem Ernährungszustande sterben, zur Erklärung des Todes tragen sie nichts bei. In manchen Fällen enthüllt hier erst der Tod die abnorme Anlage.

Es ist nicht mehr als eine Frage der Zweckmäßigkeit, ob man den Lymphatismus als eigene Diathese gelten lassen will, oder ob man ihn der exsudativen Diathese als Untergruppe zuordnet. Das Wesentliche hierbei bleibt, daß man sich dann bewußt ist, daß die besondere Ausprägung einer Teilbereitschaft vorliegt.

Die Aufstellung der Gruppe der Begleiterscheinungen nervöser Natur zeigt nun, daß auch die nervös-psychisch abnormen Anlagen hier interferieren können.

---

[1] Die Zugehörigkeit der Landkartenzunge zur exsudativen Diathese wird von zahlreichen Autoren bestritten. Man findet sie ungemein häufig ganz isoliert ohne irgendein sonstiges Anzeichen von exsudativer Diathese. Es wäre verfehlt, in solchen Fällen von exsudativer Diathese zu sprechen.

So ist ein weiteres Zentrum aufgezeigt, dessen Ausstrahlungen die komplexen, vielgestaltigen Erscheinungsformen der exsudativen Diathese beeinflussen. Wie ersichtlich ist, sind es vorwiegend vegetative Abwegigkeiten auf den Gebieten der Verdauung, der Atmung, des Schlafs, der Schweißbildung und Temperaturregulation neben sensorischen Störungen (Juckreiz) und seelischen Abweichungen, wie Erregbarkeit und Schreckhaftigkeit, die hier eine Rolle spielen. Als weitere Komponenten dürfen wohl gesteigerte vasomotorische Erregbarkeit und Neigung zur Hyperthermie, womit nicht auf Infektionen beruhende Temperatursteigerungen gemeint sind, hier genannt werden. Diese Gruppe deckt sich mit derjenigen, die auch mit den Worten der „vegetativ Labilen" oder der „vegetativ Stigmatisierten" (v. BERGMANN) bezeichnet worden ist.

Schwere nervöse Belastung kann sich mit allen möglichen konstitutionellen Abwegigkeiten verbinden, so auch mit exsudativer Diathese. Da man in der Aszendenz der Kinder mit exsudativer Diathese oft Neuropathie und Psychopathie findet, so ist das häufige Zusammentreffen der Äußerungen der verschiedenen Anlagen nichts Erstaunliches. Hierbei gibt es selbstverständlich gegenseitige Beeinflussungen zwischen den Manifestationen selbst, etwa indem nervöse Reizbarkeit und Vasomotorismus ein Ekzem verstärken, Neigung zu spastischen Zuständen Bronchitiden und Darmkatarrhen einen asthmatischen bzw. Kolikcharakter verleiht usw.

Da es vorkommen kann, daß eine ausgesprochene Veranlagung zu Schleimhautkatarrhen besteht, ohne daß sich je Hautveränderungen zeigen und umgekehrt, so scheint es erlaubt, die Frage aufzuwerfen, ob hier grundsätzlich zu trennende verschiedene Anlagen vorliegen, oder ob man die beiden Symptomgruppen auf die gemeinsame Basis nur einer Anlage zurückführen darf. Der Versuch, in Besonderheiten des Stoffwechsels eine Grundlage für sämtliche Untergruppen der exsudativen Diathese zu finden, ist nicht geglückt. Anfänglich sollte es der Fettstoffwechsel sein. Aber bald wurde es mit dieser Behauptung still. Dann mißlang der Versuch, Eigenheiten des Purinstoffwechsels bei exsudativer Diathese festzustellen. Sichere und eindeutige Angaben über Abweichungen des Säurebasengleichgewichts existieren nicht. Im Mineralstoffwechsel wurde gelegentlich Neigung zur Retention von Chloriden, bei fehlender Zufuhr eine beschleunigte Abgabe von solchen als Anzeichen einer Labilität im Cl-Stoffwechsel gefunden. Dieser Befund reicht nicht aus, um den Stoffwechsel bei exsudativer Diathese hinreichend zu kennzeichnen und beschreibt mehr ein Symptom, als daß er eine wesentliche Erklärung bietet. Ebensowenig besagt der gelegentliche Befund von Steigerungen des calorischen Umsatzes. Daß gerade dies kein obligates Merkmal sein kann, ergibt sich daraus, daß es Typen mit besonderer Mastfähigkeit, also Neigung zur Fettsucht, bei exsudativer Diathese gibt. Da außer den chemischen auch andere Verknüpfungen, etwa hormonaler oder nervöser Art, zwischen der Ekzem- und der katarrhalischen Disposition nicht definiert werden konnten, entstand die Annahme der Zuordnung der Teilbereitschaften durch besondere Erbfaktoren (PFAUNDLER). Diese hätten die frei mendelnden Einzelanlagen miteinander zu verbinden, weshalb sie auch als „Sammelgene" bezeichnet worden sind. Als Beispiel der Wirkung solcher Gene wurde auf die zwar einzeln für sich vererbbaren Anlagen zur Färbung von Haut, Haarkleid und Iris verwiesen, die aber in einer rassengemischten Bevölkerung doch meist in *einem* Sinne geordnet vererbt werden, wie das gehäufte gemeinsame Auftreten blauer Augen, blonder Haare, heller Haut zeigt.

Zulässig ist aber auch eine andere Vorstellung. *Die wesentlichen Phänomene sowohl im Bereich der Haut wie im Gebiet der Schleimhäute, welche bei exsudativer Diathese beschrieben werden, sind vorwiegend solche allergischer Natur, sofern sie nicht den Lymphatismus betreffen oder nervös bedingt sind.*

Für das Säuglingsekzem wurde neuerdings gezeigt, daß es auf einer Allergie gegenüber bestimmten Nahrungsallergenen beruht, die sich in Frauenmilch und in Kuhmilch vorfinden (s. S. 564). Daß die Prurigo Czernys, womit der Strophulus infantum oder die Urticaria papulosa gemeint ist, troph-allergischen Ursprungs ist, lehrt die tägliche klinische Erfahrung. Alle Zustände, die die Durchlässigkeit des Darmes erhöhen (Darmkatarrhe, Infektionen), lösen dieses Phänomen aus. Als Antigene fungieren Eier, Seefische, Mehle und Früchte, vielleicht noch weitere Nahrungsstoffe. Es ist mithin berechtigt, den Strophulus als allergische Krankheit aufzufassen, entspricht er doch auch klinisch vollkommen der Urticaria des Erwachsenen, die meistens analog bedingt ist.

Die intertriginös-seborrhoiden Veränderungen der Haut beruhen nach den modernen Forschungen auf ganz anderer Grundlage als die Ekzeme, nämlich auf Nährschäden, die durch den Mangel bestimmter, spezifischer Substanzen von Vitamincharakter herbeigeführt werden (s. S. 561). Zu den Ekzemen stehen sie ihrerseits nur insofern in Beziehung, als die seborrhoide Hautveränderung zur Ekzematisierung prädisponiert. Diese Gruppe von Veränderungen ist also nicht anlagemäßig bestimmt und ist demgemäß aus dem Zeichenkreis der exsudativen Diathese auszuscheiden.

Eines der „Schleimhautsymptome" der exsudativen Diathese ist eine klassische allergische Krankheit, das Bronchialasthma. Die im Kindesalter häufigere chronische, diffuse, asthmatische Bronchitis ist dem Bronchialasthma in der Pathogenese schlechtweg gleichzusetzen. Es darf weiterhin vermutet werden, daß zur Coryza außer den infektiös bedingten Formen solche gehören, welche, wie der Heuschnupfen, durch Allergene ausgelöst werden. Gewisse Enteritiden exsudativer Kinder, wie die Colica mucosa und die „eosinophilen Darmkrisen", gehören ohne Zweifel zu den allergischen Krankheiten. Mit einer gewissen Wahrscheinlichkeit darf man dies auch vom Pseudocroup mit seinem krisenhaft-anfallsartigen Charakter und seiner neurogenen Komponente vermuten. Sogar bei den Anginen ist das Hereinspielen des allergischen Momentes angenommen worden, insofern, als die leichten katarrhalischen Anginen des Säuglingsalters später mehr und mehr infolge allergischer Gewebsumstimmung den schweren pseudomembranösen Formen Platz machen. Hiernach würde dieser Vorgang sich auf die Gewebe des Rachenrings beschränkt, lokalisiert abspielen, ohne zu allgemeiner Sensibilisierung zu führen.

Ein bei vielen der genannten Störungen immer wieder zu findendes Symptom ist die Eosinophilie. Sie wurde bei Eczema verum, ekzematisierten Dermatiden, flächenhaften Ekzemen und Neurodermitis in der neuesten statistischen Bearbeitung zusammen in mehr als 80% der Fälle gefunden, während sie bei seborrhoischer Dermatitis seltener ist. Auch bei den urticariellen Erkrankungen (Strophulus, Prurigo) wird häufig Eosinophilie nachgewiesen. Es ist bemerkenswert, daß die Eosinophilie auch nach Abheilung des Ekzems für längere Zeit bestehen bleibt. Auch wurde bei sehr jungen Säuglingen festgestellt, daß sie den Hautmanifestationen vorhergehen kann. Analoges gilt für das Asthma. Daß man bei akuten Ekzemschüben und während eines asthmatischen Anfalls die Eosinophilie gerade vermißt, ist kein Einwand gegen ihre Bedeutung als allergisches Symptom. Gerade im akuten allergischen und idiosynkrasischen Anfall tritt Eosinopenie ein, der die Hypereosinophilie zeitlich nachfolgt, meist mit einem Intervall von 6—8 Tagen. Bei Kindern mit exsudativer Diathese besteht zudem eine besondere Labilität des Bestandes an Eosinophilen, sie schwinden bei leichten Infekten und steigen dann wieder jäh an. Am regelmäßigsten wird Eosinophilie bei Ekzem, Asthma und Urticaria gefunden, denjenigen Erkrankungen, die das Zentralgebiet der exsudativen Diathese darstellen. Es ist sehr verständlich, daß die Diagnose der exsudativen Diathese unsicher wird, wenn sie sich *nur* auf das Vorkommen von Schleimhautkatarrhen stützt. Die *Häufung* solcher Katarrhe soll für exsudative Diathese charakteristisch sein, aber was ein Arzt als Häufung ansieht, ist weitgehend von der individuellen Beurteilung abhängig. Nahezu jedes Kleinkind macht in der kalten Jahreszeit 2—3 Katarrhe durch. Wer die Grenzen recht weit zieht, der kommt unter Umständen zu so absonderlichen Ergebnissen, daß er folgert, 75% aller Kleinkinder seien mit exsudativer Diathese behaftet. Ganz das gleiche gilt für die Bewertung der Drüsenschwellungen, bei der ebenfalls der Willkür Tür und Tor geöffnet ist. So ist es begreiflich, daß bei einer weiten Begrenzung der exsudativen Diathese viel seltener Eosinophilie gefunden wird als bei Beschränkung auf die oben genannten, sicher abzugrenzenden Zustände. Es ist andererseits verfehlt, in der Eosinophilie ein Latenzzeichen der exsudativen Diathese sehen zu wollen, weil sie bei anderen Zuständen vorkommt, die mit dieser nichts zu tun haben, wie den Infektionen mit Darmparasiten, bei Migräne usw. Man findet sie sogar nicht ganz selten, ohne daß pathologische Vorgänge irgendwelcher Art nachgewiesen oder überhaupt irgendeine Erklärung für ihr Auftreten gegeben werden kann.

Allergische Diathese. Die Erkenntnis der allergischen Natur wesentlicher Bestandteile der exsudativen Diathese bietet ein einigendes Band für die Symptome, die sich an der Haut und für einige derer, die sich an den Schleimhäuten abspielen. Es wäre nun völlig verfehlt, wenn man den Begriff der exsudativen Diathese durch denjenigen einer allergischen Umstimmung ersetzen wollte, denn damit wären die gleichen Einwendungen zulässig, wie sie gegen das Wort „Diathese" bei den Bezeichnungen hämorrhagische und spasmophile Diathese erhoben wurden. Es wäre damit das konstitutionelle Moment ausgeschaltet. Wenn als ein leitender Gesichtspunkt für die Vielgestaltigkeit der Manifestationen der exsudativen Diathese die Allergie bezeichnet wird, so kann dies nur in dem Sinne geschehen, daß bei der exsudativen Diathese eine besondere Bereitschaft zur allergischen Reaktion auf hereditärer Grundlage angenommen wird. Eine solche Allergiebereitschaft wurde von KÄMMERER unter dem Namen *„allergische Diathese"* für die allergischen Krankheiten gefordert. *Wir verstehen unter ihr also die idiotypisch bedingte Anomalie der gesteigerten Fähigkeit zur Sensibilisierung schlechthin.* Bekanntlich ist diese konstitutionelle Eigentümlichkeit erblich, kommt nur in einem niedrigen Prozentsatz der Bevölkerung vor und kann sich familiär häufen. Die Erbanlagen bestehen meist in genereller Disposition zur Sensibilisierung, in Ausnahmefällen aber auch als spezielle Bereitschaft zur Überempfindlichkeit gegenüber einem ganz bestimmten Allergen. Ebenso kann der Reaktionstypus in der Familie der gleiche sein, oder er ist different, betrifft die Bronchien oder Nase bei einem der Eltern, Haut oder Darmkanal beim Kind. Die Reaktionsfähigkeit entwickelt sich meist erst durch wiederholte Kontakte mit dem Allergen, worauf eben die Sensibilisierung beruht, sie kann sich aber auch ohne solche schon beim ersten Kontakt zeigen. Hereditäre Belastung kann durch die Anamnese nicht in jedem Falle erhoben werden. Sie fehlt bei allergischen Zuständen nach DOERR in etwa 41% der Fälle, was gegen einen dominanten Erbfaktor spricht. Daß bei diesem Individuum die Haut, bei jenem die Bronchialschleimhaut oder der Darm reagiert, hängt nicht nur davon ab, an welcher Stelle das Allergen mit dem Körper in Kontakt tritt, sondern vor allem wieder von konstitutionellen Organ- und Gewebsdispositionen, die unter den Begriff angeborener Organschwäche oder Organminderwertigkeit fallen.

Keine dieser Tatsachen steht mit dem, was man über Erbgang und Art des Auftretens der exsudativen Diathese weiß, in Widerspruch. Die Forderung, die man vor der Identifizierung der Bereitschaft zur Allergie mit der exsudativen

Diathese stellen muß, ist die, daß für die Manifestationen derselben das Mitwirken von Allergenen als auslösender Faktor erwiesen wird. Für die Hautsymptome wie für die Urticaria- und die Asthmagruppe kann man die Forderung als erfüllt ansehen. Schwierigkeiten machen die Anginen, Pharyngitiden und ein Teil der Rhinitiden, bei welchen infektiöse Momente im Spiel sind. Hier wäre die Entwicklung infektiöser und lokalisierter Allergien anzunehmen in dem Sinne, wie dies oben für die Anginen geschah. Die Darmerscheinungen wieder dürften sich zwanglos auf die Einwirkung entsprechender Stoffe auf die Darmwand zurückführen lassen, analog der Enteritis anaphylactica.

Auch für die allergische Diathese sind Überschneidungen mit anderen diathetischen Komplexen möglich. Auf Einschlag nervöser Anlage deuten so bekannte Ausdrücke wie Asthma nervosum, Neurodermitis und Darmkrisen. Auf die Überschneidung lymphatischer und allergischer Zustände weist die Neigung exsudativer Kinder zu lokalen, flüchtigen Wasserbindungen hin, deren häufigstes Vorkommnis das geschwollene Gesicht bei akuten Infektionszuständen der oberen Luftwege ist. Es entspricht dieser Vorgang der Neigung zur gesteigerten Wasserablagerung im Gewebe bei allergischen Zuständen, wie wir sie von der Serumkrankheit und dem Quinckeschen Ödem her kennen.

Daß der Lymphatismus wieder gleichzeitig mit der Neuropathie bei gewissen Individuen auftreten kann, soll der Ausdruck „Neurolymphatismus" bezeichnen. Die schwerste Belastung besteht dann, wenn allergische, neuropathische und lymphatische Teildiathesen zugleich bestehen.

Der Aufbau der exsudativen Diathese aus den Unterbereitschaften der allergischen, der neuropathischen und der lymphatischen Konstitutionsanomalie bewirkt, daß die Grenzen des Begriffs nicht scharf sind. Da auch die Teilbereitschaften nicht einheitlich aufgebaut sind, die neuropathische Konstitution sich etwa mehr in der psychischen oder in der vegetativen Sphäre zeigt, die allergische Diathese mono- oder polyreaktiv erscheint, der Lymphatismus verschiedenartig ausgeprägt sein kann, kommt jene Variabilität zustande, die so charakteristisch für die exsudative Diathese ist. Sie wird durch die sekundären Infektionen noch gesteigert.

Schließlich bliebe die Frage zu beantworten, ob man sich nicht damit begnügen kann, von den Teilbereitschaften allein zu sprechen, den Versuch zu einer Synthese in eine Gemeinschaftsdiathese ganz fallen zu lassen und damit den Begriff der exsudativen Diathese aufzugeben. Demgegenüber ist darauf hinzuweisen, daß dann, wenn die Erfahrung markante Typen liefert, die klinischen Begriffsbildungen entsprechen, diese gegen bloß theoretisch begründete Einwendungen gefeit sind. Zur Verständigung ist der Begriff der exsudativen Diathese in der Pädiatrie zudem vorläufig unentbehrlich. Es darf auch nicht vergessen werden, daß die Neubelebung des Diathesenbegriffs durch die Aufstellung der exsudativen Diathese in eine Zeit fiel, in der die Medizin in einer rein anatomisch orientierten Organpathologie zu erstarren drohte. Es war der erste Schritt zur Erkenntnis, daß Krankheiten nicht ausschließlich durch Symptome und Organveränderungen bestimmt sind, sondern nur unter Berücksichtigung der Gesamtpersönlichkeit beurteilt werden können. So war die Konzeption der exsudativen Diathese eine Tat von historischer Bedeutung, unter deren Auswirkungen das medizinische Denken noch heute steht.

Arthritismus. Im französischen medizinischen Schrifttum spielt der „Arthritismus" eine große Rolle. Ein analoger Begriff der älteren anglo-amerikanischen Literatur ist die „Lithämie". Hiermit wird der Erscheinungskreis der exsudativen Diathese umfaßt, jedoch unter Erweiterungen gegenüber dieser. Sie bestehen in folgendem:

1. Es wird behauptet, daß die oben geschilderten kindlichen Störungen in essentieller Beziehung zu Stoffwechselkrankheiten des Erwachsenenalters stehen, nämlich zu Diabetes, Fettsucht und Gicht.

2. Der Kreis der Manifestationen des Arthritismus umfaßt neuro-vegetative Syndrome, wie das acetonämische Erbrechen, die Migräne, periodisches Fieber, ferner Rheumatoide, Tortikollis, Myalgien und Neuralgien.

Die erste dieser beiden Thesen ist durch Beobachtungen gestützt, die das Auftreten von Fettsucht, Gicht, Steinleiden und Diabetes bei den Erwachsenen, von Ekzemen, Schleimhautkatarrhen, Asthma usw. bei den Kindern *einer* Familie oder aber alternierendes Vorkommen beim gleichen Individuum schildern. So eindrucksvoll solche Erfahrungen bisweilen sein mögen, stellen sie doch kein ausreichendes Beweismaterial für den angenommenen Zusammenhang dar. Ein solches wäre nur mittels breiter Statistik und Bearbeitung der Erhebungen mit der Wahrscheinlichkeitsrechnung und dem Ziele der Feststellung einer Korrelation zwischen elterlicher Stoffwechselstörung und kindlicher Diathese zu erbringen. Dieser Beweis aber steht aus. In recht ausgedehnten katamnestischen Erhebungen an Ekzemkindern fand man keine Grundlagen für den angenommenen Zusammenhang. Im übrigen hat sich die innere Medizin in Deutschland gegen die Zusammenfassung von Fettsucht, Gicht und Diabetes mit anderen Störungen auf der Grundlage des Arthritismus höchst zurückhaltend eingestellt. Die moderne Stoffwechselforschung verzichtet vollkommen auf diesen Begriff. Es muß darüber hinaus als unwissenschaftlich bezeichnet werden, wenn ohne Unterscheidung des hormonalen Typus und der Mästungsfettsucht von Fettsucht schlechthin gesprochen wird. Da weiterhin die Überernährung in der Pathogenese von Gicht, Diabetes und Fettsucht eine Rolle spielt, so wirkt mindestens in einem Teil der Fälle ein analoger exogener Faktor, der eine gemeinsame endogene Grundlage vortäuscht. Die anfänglich gehegte Vermutung, daß das einigende Band aller arthritischen Anomalien in einem abwegigen Purinstoffwechsel zu finden sei, hat sich als unrichtig erwiesen. Hieran ändert die Tatsache nichts, daß es vereinzelte Allergiker gibt, die während der akut-allergischen Zustände erhöhte Blutharnsäurewerte aufweisen.

Die Ausdehnung in das Feld der vegetativen Störungen kann nicht als Vorzug des Arthritismus gegenüber der exsudativen Diathese gelten. Mußte schon bei dieser die Forderung einer gewissen Einengung erhoben werden, so besteht kein Zweifel daran, daß der Arthritismus recht heterogene Dinge umfaßt.

Therapie. Eine Behandlung der exsudativen Diathese als einer Konstitutionsanomalie ist nur in beschränktem Sinne möglich. Die arzneiliche und physikalische Bekämpfung der Lokalsymptome ist in den die einzelnen Organe betreffenden Kapiteln nachzuschlagen. Hier soll nur auf diejenigen Maßnahmen eingegangen werden, mit denen eine Beeinflussung des Allgemeinzustandes, eine Umstimmung, angestrebt wird. Hierzu werden Abhärtungsmaßnahmen, klimatische, Bade- und Trinkkuren sowie Diät gebraucht.

Die Abhärtungsprozeduren zielen auf Beseitigung der katarrhalischen Disposition hin. Wenig bewährt haben sich als solche hydropathische Prozeduren. Besonders bei mageren und sensiblen Kindern kommt es zu nervösen Erregungen, ungünstigen vasomotorischen Reaktionen und schlechtem Aussehen bei geringen Erfolgen. Nur in der milden Form von Wechselbädern für die Unterschenkel, die abends genommen werden, können sie für ältere Kinder empfohlen werden. Die beste Abhärtung ist das Luftbad, das beim Kleinkind beim Spiel, beim älteren Kinde unter leichten gymnastischen Übungen genommen wird und unter vernünftiger Anpassung an Wind, Wärmeverhältnisse und Besonnung zu leiten ist. Als Klimakuren kommen Aufenthalte an der See und im Gebirge in Betracht. Hierbei muß der Seeaufenthalt für den besonderen Zweck der Bekämpfung der Katarrhneigung gegenüber den Gebirgskuren als überlegen angesehen werden. Für jüngere und sehr zarte Kinder zieht man die Bäder der Ostseeküste vor, für etwas ältere die hinsichtlich der klimatischen Reizwirkung nachhaltigere Nordsee. Die Kuren sollten womöglich 6 Wochen dauern. Aufenthalte in den deutschen Mittelgebirgen und in den Alpen leisten für allgemeine Kräftigung und Erholung auch Gutes, wenn täglich ein möglichst langer Aufenthalt in staubreiner Luft gewährleistet ist. Bewährt haben sich besonders Winterkuren mit sportlicher Betätigung. Manche Ärzte empfehlen auch Badekuren in Solbädern. Sie bedingen einen starken Hautreiz und erhöhen den Eiweißumsatz, weshalb sie für magere, reizbare Kinder nicht zu empfehlen sind, ebensowenig für Ekzematiker. Bei Katarrhneigung sollen sie sich gelegentlich gut bewähren. Zu Trinkkuren benutzt man schwefelhaltige Wässer, besonders bei Neigung zu Katarrhen des Nasenrachenraums (Weilbacher Schwefelbrunnen), Arsenwässer bei Ekzemen. Betreffs Diätetik der exsudativen Diathese siehe S. 567 und S. 106. Zu warnen ist vor Mästung. Andererseits ist Unterernährung für magere, erethische Typen durchaus nachteilig. Spezielle Ernährungsmethoden (Salzsäuremilch, Rohkost), die bei exsudativer Diathese empfohlen wurden, werden sehr verschieden beurteilt.

Literatur.

Czerny: Mschr. Kinderheilk. **1903**, 2; **1907**, 6; **1908**, 7.

Husler, S.: Handbuch der Kinderheilkunde. 4. Aufl., Bd. 1, Herausgegeben von M. v. Pfaundler und A. Schlossmnan. Berlin: F. C. W. Vogel 1931.

Kämmerer, H.: Allergische Diathese und Allergieerkrankungen. München: J. F. Bergmann 1926.

Pfaundler: Kongr. f. inn. Med. **1911**; Klin. Wschr. **1922**, Nr 14.

Tachau: Kinderheilk. **1926**; Klin. Wschr. **1926**, 5. Jahrg.

Krankheiten der Drüsen mit innerer Sekretion.

Von

P. GYÖRGY-Heidelberg.

Im wachsenden Organismus liegt den Drüsen mit innerer Sekretion außer der regulatorischen Beeinflussung des Zell- und Gewebsstoffwechsels auch noch die Steuerung des Gesamtwachstums und der Organdifferenzierung ob. Von den verschiedenen Inkretdrüsen gehen qualitativ und quantitativ keineswegs gleichgeartete Wachstumsimpulse aus. Wir kennen Drüsen, deren Wirkung in dieser Hinsicht kaum oder überhaupt nicht in Erscheinung tritt (Pankreas, auch Epithelkörperchen) und wiederum andere, die — sogar in erster Linie — als Wachstumsorgane gelten dürfen, wie etwa der Vorderlappen der Hypophyse, die Schilddrüse und naturgemäß auch die Geschlechtsdrüsen, die aber eigentlich erst zu Ausgang des Kindesalters, in den Pubertätsjahren in Funktion treten. *Eine übergeordnete* Wachstumsdrüse kennen wir nicht. Insbesondere müssen die Beziehungen der in diesem Zusammenhang oft genannten Thymusdrüse zu den Wachstumsvorgängen mangels genauer klinischer und experimenteller pathologisch-physiologischer Grundlagen immer noch als unaufgeklärt, ja gerade vom Standpunkt der Hormonlehre als zweifelhaft angesehen werden. Eher könnte man noch dem Vorderlappen der Hypophyse eine gewisse bevorzugte Stellung in der Reihe der die Wachstumsvorgänge regulierenden Drüsen einräumen, kennt man doch nicht nur sein spezifisches wachstumsbeschleunigendes, experimentell sogar riesenwachstumserzeugendes Hormon (EVANS-Hormon), sondern auch die von ihm geübte synergistische Funktion auf andere Drüsen mit wachstumsfördernden Eigenschaften, wie die Schilddrüse, Nebennierenrinde, Geschlechtsdrüsen. Da jedoch all diese Drüsen auch selbständig erkranken und dann Anlaß zu spezifischen pathologischen Abweichungen in den Wachstums- und Differenzierungsvorgängen geben können, so ist es doch nicht erlaubt, dem Hypophysenvorderlappen als Wachstumsorgan eine wirklich zentrale Bedeutung zuordnen zu wollen. Auch die Seltenheit der Hypophysenerkrankungen und die relative Häufigkeit thyreogener Wachstumsstörungen spricht zugunsten einer klaren Trennung der verschiedenen „Wachstumsdrüsen" voneinander.

Von den Störungen des Gesamt- und Organwachstums abgesehen, ergeben sich bei den Erkrankungen der Drüsen mit innerer Sekretion im Kindesalter keine starken und charakteristischen Abweichungen von den uns aus der Erwachsenenpathologie bekannten einschlägigen klinischen Bildern.

Krankheiten der Schilddrüse.

Die lebenswichtige Schilddrüse ist das Zentralorgan des endogenen Jodstoffwechsels und die Produktionsstätte der auch synthetisch darstellbaren jodhaltigen organischen Verbindung mit hormonartigem Charakter: des Thyroxins.

Das Thyroxin, das in der Schilddrüse wahrscheinlich nicht in freiem Zustande, sondern in einem eiweißartigen, noch potenziert wirksamen Komplex vorkommt, aktiviert den

Gesamtstoffwechsel. Sein Angriffspunkt ist letzten Endes die Zelle selbst, allerdings vermutlich nicht direkt, sondern vielleicht auf dem Umwege über nervöse Bahnen. Von besonderem Interesse ist auch die metamorphisierende Wirkung des Thyroxins auf Kaulquappen, auf Salamander, Axolotl: Vorzeitige Differenzierung bei gleichzeitigem Wachstumsstillstand. Außer dem Thyroxin kennen wir keinen aktiven Bestandteil der Schilddrüse. Schon beim Neugeborenen ist die Schilddrüse sicher funktionsfähig. Eine verstärkte Tätigkeit der Schilddrüse entspricht in den Hauptzügen dem experimentell beim Tier und auch beim Menschen erzeugten Bild nach Überdosierung mit dem spezifischen Schilddrüsenstoff, dem Thyroxin. In der Regel geht diese Funktionssteigerung auch mit einer *sichtbaren* Vergrößerung des Organs, mit einem Kropf (Struma) einher. Andererseits hat aber nicht jeder Kropf einen hyperthyreotischen Zustand zur Folge. Oft führen allein schon parenchymatöse, auch rein bindegewebige Entartung, und noch häufiger, hier dann gleichsam zur Kompensierung, stärkere an die Schilddrüse gestellte Anforderungen zu einer Struma. In diesen Fällen beschränkt sich die Erkrankung der Schilddrüse auf die lokale Hyperplasie und gegebenenfalls noch auf die begleitenden Drucksymptome; eine allgemeine Funktionsstörung, die sich im Bereiche des Stoffwechsels, der Körperdifferenzierung und der Wachstumsvorgänge offenbaren würde, läßt sich dagegen nicht nachweisen. Bei den Krankheiten der Schilddrüse werden wir somit zweckmäßigerweise rein *lokale* und mit einer *allgemeinen* Störung der Schilddrüsenfunktion verbundene Prozesse streng voneinander scheiden.

Kropf. (Struma). Die Schilddrüse zeigt schon unter physiologischen Verhältnissen *periodische* Anschwellungen, und zwar gleichzeitig mit entsprechenden Steigerungen des allgemeinen Körperwachstums, so in der Neugeborenen-, und noch deutlicher in der Pubertäts-, auch schon in der Präpubertätszeit (im Alter von 11—13 Jahren). Diese *physiologische* Neugeborenen- und Pubertätsstruma nimmt nie stärkere Grade an, und bildet sich allmählich meist ohne jegliche Behandlung zurück. Ihre Beziehungen zum verstärkten Körperwachstum sind wahrscheinlich nicht direkt kausaler Natur; d. h. nicht das verstärkte Wachstum löst die Struma aus und auch umgekehrt nicht die Schilddrüsenschwellung die Wachstumsbeschleunigung. Wir vermuten vielmehr, daß beide Vorgänge nur nebeneinandergestellte und höchstens zum Teil gegenseitig verbundene Folgen der Überfunktion des Hypophysenvorderlappens sind. Die Wachstumssteigerung ginge dann auf das Evans-Hormon und die Schilddrüsenanschwellung auf das sog. thyreotrope Hormon des Hypophysenvorderlappens zurück.

Diese endogen bedingte periodische Vergrößerung der Schilddrüse bleibt — wie bereits betont — stets innerhalb enger Grenzen. Erst durch Hinzutreten besonderer *exogener* Noxen erreicht sie ein stärkeres, pathologisches Ausmaß. Die hervorstechendste Eigenart dieses pathologischen Kropfes ist ihre geographische Bedingtheit. Im ganzen Gebiet der europäischen Alpen und ihrer Ausläufer, aber auch anderweitiger niedrigerer Gebirgsstöcke, kommt der Kropf *endemisch* vor, während er außerhalb dieser Kropfgegenden, so auf dem Flachland, insbesondere an der Meeresküste entweder überhaupt nicht oder selten, *sporadisch* und nur ausnahmsweise in Form vorübergehender, meist kurz währender „Epidemien" angetroffen wird.

Der *endemische Kropf* tritt meist sehr frühzeitig auf, kann aber auch schon angeboren sein. In den Kropfgebieten ist oft $^3/_4$ der Schulkinder bereits in der 1. Klasse vom Kropf befallen. Die stärkste Häufung zeigt der Kropf auch in seiner *sporadischen* Form während der Pubertät und Präpubertät, und zwar hauptsächlich bei Mädchen. Die angeborene Struma ist meist diffus, parenchymatös, während sich die Schwellung bei postnataler Entstehung oft auf einzelne Schilddrüsenteile beschränkt und sich auch in Gestalt von bindegewebig oder cystisch entarteten Knoten als sog. nodose Struma äußern kann.

Bei Neugeborenen kann besonders nach lange dauernder, mit Asphyxie einhergehender Geburt eine vorübergehende *Kongestion* der Schilddrüse zu Verwechslung mit einer angeborenen Struma Anlaß geben. Diese Kongestion bildet sich auf Kälteapplikation (Eiskragen), oft auch spontan in einigen Tagen völlig zurück.

Die pathologische Bedeutung des endemischen und auch des sporadischen Kropfes liegt hauptsächlich in mechanischen Folgeerscheinungen. Abweichungen in der Schilddrüsenfunktion und somit hyper- oder hypothyreotische Symptome sind mit ihm in der Regel nicht verbunden. Ob der sog. endemische Kretinismus

(s. u.) und der Kropf direkt zusammenhängen oder — was wohl wahrscheinlicher sein dürfte — mehr parallel gestaltete Äußerungen besonderer endogener Noxen und degenerativer Erbfaktoren darstellen, ist eine noch offene Frage.

Eine Schilddrüsenvergrößerung verrät sich meist allein durch eine Vergrößerung des Halsumfanges und durch die Lage der Anschwellung. Verbirgt sich die Struma hinter dem Sternum, so kann dieses sichtbare Symptom völlig fehlen. In diesem, wie auch in jedem anderen Falle kann die Mitbewegung der Schilddrüse beim Schlingakt zur Diagnose und auch zur Unterscheidung gegenüber anderen Halsgeschwülsten oft mit Erfolg herangezogen werden. Eine substernale Struma kann auch durch Rückwärtsbeugen des Kopfes der Palpation zugänglich gemacht werden. Erheblicher Druck äußert sich in Schluck- oder Atembeschwerden, zu denen sich beim Neugeborenen und beim Säugling oft auch noch anfallsweise (so beim Schreien) auftretende Cyanose, inspiratorischer Stridor, verschlechterte Nahrungsaufnahme und gelegentlich auch Herzvergrößerung hinzugesellen können. Zur Erleichterung der Atmung, zur Druckentlastung wird der Kopf meist schon spontan in einer mehr oder minder stark rückwärts geneigten Stellung gehalten. Bei älteren Kindern kann durch eine große Struma infolge behinderter Atmung auch jede Körperbewegung und sogar das Sprechen stark beeinträchtigt sein.

Die **Ätiologie** des Kropfes spitzt sich auf die Frage nach dem Wesen der strumigenen Noxen zu, die zumindest im endemischen Kropfgebiet generell und gesetzmäßig zur Auswirkung gelangen. Zur Beantwortung stehen verschiedene Ansichten und Theorien zur Verfügung, die aber nur teilweise experimentell oder klinisch gestützt werden. So ist etwa die *infektiöse* Natur des endemischen Kropfes durchaus unbewiesen. Auch für die in verschiedenen Theorien niedergelegte Anschauung, nach der das *Trinkwasser* der Träger und Vermittler einer besonderen belebten oder unbelebten Kropfnoxe, vielleicht sogar einer strumigenen Gesteinemanation sein soll, fehlen sichere Unterlagen. Mit den vorliegenden klinischen und experimentellen Tatsachen unzweifelhaft im besten Einklang steht die *Jodmangeltheorie,* die den Kropf als Anpassung der Schilddrüse an das Jodunterangebot mit der Nahrung ansehen will. Für die jodarme Ernährung der Bevölkerung in den Kropfgegenden besitzen wir einwandfreie chemisch-analytische Daten. Überdies gelingt es beim Tier durch jodarme Fütterung sowohl Kropf zu erzeugen, als auch durch Zufuhr von Jod den Kropf zu verhüten oder therapeutisch zu bekämpfen. Die Übertragung dieser tierexperimentellen Befunde auf die menschlichen Verhältnisse ist um so eher gestattet als auf Grund klinischer Erfahrungen feststeht, daß auch beim Menschen der endemische (und ebenso der sporadische) Kropf durch Jodgaben prophylaktisch und therapeutisch günstig beeinflußt werden kann. Freilich nicht jede jodarme Ernährung *muß* zu Kropf führen, weder beim Menschen noch beim Tier. Als weitere kropfbegünstigende Bedingungen, *die aber durch Jod neutralisiert werden,* konnten in Tierexperimenten übermäßige Kalkzufuhr, weiterhin ein unbekannter, vermutlich organischer Stoff (wahrscheinlich aus der Gruppe der Cyanide) in grünen Gemüsen, hauptsächlich in frischen Salatblättern (und vielleicht auch Unterangebot an A-Vitamin) erkannt werden. Der Kalkreichtum des Trinkwassers in den Kropfgegenden gewinnt in diesem Zusammenhang eine erhöhte ätiologische Bedeutung. Gleichwohl bleibt der Jodmangel, dessen strumigene Wirkung durch den Kalküberschuß nur unterstützt wird, zumindest bei unserm heutigen Wissen der zentrale ätiologische Faktor in der Kropfgenese.

Für die **Behandlung** des endemischen und des sporadischen, ohne Störung des Stoffwechsels, d. h. ohne Allgemeinsymptome, sondern höchstens mit lokalen Druckerscheinungen einhergehenden Kropfes kommt im Sinne der Jodmangeltheorie die Zufuhr von Jod in Betracht. Sehr beliebt ist die Einreibung mit Jodkalisalbe (auch mit 10%igem Jodvasogen oder mit Jodex) 3—4 Wochen lang tgl. ein erbsengroßes Stück am Hals oder auch an einer anderen Körpergegend. Innerlich kann das Jod in Form von Natrium und Kalium jodatum (beim älteren Kind 0,01—0,05 g tgl.) oder auch von den teueren Jodpräparaten der pharmazeutischen Industrie (Jodtropon, Jodostarin usw.) verabreicht werden. Höhere Joddosen sind zu vermeiden, da sie bei einer parenchymatösen, in ihrer jodverarbeitenden Funktion nicht gehemmten Struma nicht selten zu einer Überproduktion des spezifischen Schilddrüsenhormons und somit auch zu allgemeinen hyperthyreotischen Erscheinungen führen können. Insbesondere ist Vorsicht beim Neugeborenenkropf geboten. Der Neugeborene reagiert oft schon auf außerordentlich niedrige Joddosen, so etwa auf Gaben von 1 mg Jod, einige Tage hintereinander per os verabreicht, mit schweren, gelegentlich sogar tödlichen toxischen Symptomen (Durchfall, Gewichtssturz). Hier soll man sich auf 1—2mal wiederholte Einreibungen mit Jodkalisalbe oder bei innerer Medikation auf Natrium jodatum in Dosen von nur 0,1—1,0 mg tgl. und nicht öfter als insgesamt 1—3mal beschränken. Eine stärkere Kumulierung von Jod ist auch bei älteren Kindern unerwünscht, bei denen man aus diesem Grunde am zweckmäßigsten die Behandlung intermittierend durchführt. Bei einer leichten Präpubertätsstruma, die die entsprechende physiologische periodische Anschwellung kaum überschreitet, genügen Joddosen von 1 mg Jod wöchentlich (Jodkali, oder die Handelspräparate wie Dijodylkügelchen, Schokolade-Jodostarintabletten usw.). Große mit deutlichen Kompressionserscheinungen einhergehende Strumen älterer Kinder, besonders die nodösen, bindegewebig entarteten, die auf Jod entweder gar nicht oder nur unvollkommen reagieren, können einen operativen Eingriff erforderlich machen. Bei Neugeborenen werden auch die bedrohlichsten Drucksymptome durch die innere Behandlung (nicht selten auch ohne solche) fast ausnahmslos behoben..

In den Kropfgebieten (z. B. Schweiz und Österreich) bedient man sich des Jods neuerdings mit Erfolg auch zu einer großzügigen allgemeinen Kropfprophylaxe. Mit dem jodierten Kochsalz (1 g KJ gleich 0,6 g Jod auf 100 kg NaCl), das an Stelle des gewöhnlichen Kochsalzes als sog. „Vollsalz" zur Ausgabe gelangt, wird die gesamte Bevölkerung in die Prophylaxe einbezogen. Eine mehr individuelle Prophylaxe besteht in der Verabreichung von wöchentlich 3—5 mg Jod (in Jodostarin) an die Schulkinder. Angesichts der Kürze der seit der Einführung der allgemeinen Kampagne verflossenen Zeit kann ein endgültiges Urteil über die erzielten Ergebnisse noch nicht gefällt werden. Die günstig lautenden Berichte sind in der Mehrzahl. Zweifel besteht jetzt nur noch darüber, ob vielleicht die Jodmengen im Vollsalz nicht zu hoch gegriffen seien, zumal sich Fälle von Hyperthyreose (Pulsbeschleunigung, Herzbeschwerden) in diesen Gegenden in der letzten Zeit zu häufen scheinen. Gegen eine *vorsichtige* Jodprophylaxe ist jedenfalls nichts einzuwenden.

Entzündliche Anschwellungen der Schilddrüse (Thyreoiditis, oder wenn die Entzündung eine Struma befällt, Strumitis), meist im Anschluß an verschiedene Infektionskrankheiten gehören im Kindesalter zu den Seltenheiten. Da sie nur ausnahmsweise abszedieren, verlaufen sie oft latent und unerkannt (Fieber, Spannungsgefühl am Hals, Schluckbeschwerden). Eine gewisse praktische Bedeutung kommt ihnen nur deswegen zu, weil im Anschluß an sie relativ oft hyper-, seltener hypothyreotische Allgemeinerscheinungen auftreten können. Für die Behandlung einer akuten Thyreoiditis oder Strumitis genügt lokale Kälteapplikation.

Maligne Geschwülste der Schilddrüse sind bei Kindern Raritäten.

Auch die mit *hyperthyreotischen* Symptomen einhergehende Struma, als Grundlage eines

Morbus Basedow ist bei Kindern eine seltene Erkrankung. Ihre klinischen Zeichen decken sich völlig mit der gleichen Erkrankung der Erwachsenen. So finden wir in ausgesprochenen Fällen von M. Basedow auch bei Kindern die bekannte Trias: *Struma, Exophthalmus und Tachykardie*. Der Exophthalmus kann auch fehlen. Unter den weiteren, für den Morbus Basedow mehr oder minder charakteristischen Symptomen erwähnen wir noch folgende: Tremor, Muskelschwäche (besonders im Quadriceps femoris), Herzdilatation und Hypertrophie, Diarrhöen, abnorme Schweißbildung, Abmagerung, Steigerung des Grundumsatzes, Neigung zu alimentärer Glykosurie, Kopfschmerzen, Reizbarkeit, leichter Stimmungswechsel, seltener Lidschlag, Zurückbleiben des oberen Lids bei Blicksenkung, Konvergenzschwäche, im Blute oft Leukopenie mit relativer Lymphocytose. Die einzelnen Symptome sind jeweils ungleich ausgebildet.

Häufiger als in klassischer Ausprägung begegnet man im Kindesalter — und zwar ebenso wie im Falle des echten Morbus Basedow mehr bei Mädchen als bei Knaben — nicht völlig ausgeprägten Krankheitsbildern, sog. „fruste" Formen[1]. Eine leichte Pubertätsstruma, Tachykardie, gelegentlich mit Herzdilatation (Kropfherz), sowie reizbare Stimmung und sonstige „vegetativen" Symptome bilden den äußeren Rahmen für solche leichten, prognostisch günstigen, meist spontan vorübergehenden Zustände.

Der Morbus Basedow, auch in seinen fruste Formen geht *pathogenetisch* auf eine Überfunktion der Schilddrüse, auf die verstärkte Produktion und Ausschwemmung des Schilddrüsenhormons zurück. Diese Annahme wird nicht nur durch histologische Bilder des Basedowkropfes mit seinen Epithelwucherungen und Kolloidarmut gestützt, sondern noch eindeutiger durch die Möglichkeit der experimentellen Erzeugung von hyperthyreotischen, mit dem Morbus Basedow prinzipiell gleichen Zuständen durch Überdosierung von Thyroxin als dem aktiven Schilddrüsenhormon oder auch von getrockneter Schilddrüse beim Menschen und auch beim Tier. Da *hypo*thyreotische Zustände, wie wir es noch sehen werden, gleichsam das Negativ des Morbus Basedow darstellen, so bedeutet diese Tatsache ein weiteres wichtiges Glied in der Kette der Beweise zugunsten der hyperthyreotischen Genese des Morbus Basedow. Freilich hier erhebt sich dann die Frage nach den näheren Ursachen der Hyperthyreose selbst. In dieser Hinsicht kennen wir bisher nur 2 reproduzierbare Bedingungen: die erhöhte Jodzufuhr und die Wirkung des thyreotropen Hypophysenvorderlappens. Während das Jod nur ausnahmsweise die Entstehung der Basedowstruma veranlaßt, ist die Wirkung des thyreotropen Hypophysenvorderlappens eine konstante und gesetzmäßige. So ist es aber durchaus möglich, wenn auch noch nicht genügend experimentell und klinisch gestützt, daß der Morbus Basedow letzten Endes eine Hypophysenerkrankung sei.

Bei der **Behandlung des Morbus Basedow** und auch der leichten hyperthyreotischen Zustände im Kindesalter geht man zunächst *konservativ* vor: Körperliche und geistige Ruhe, in schweren Fällen auch Bettruhe, calorienreiche Ernährung. Innerlich Arsen, Natrium phosphoricum (wochenlang 3—4 g pro die) und evtl. Brom. Auch Gynergen kann versucht werden. Bei Fehlschlagen der inneren Behandlung, so bei fortschreitender Abmagerung, starker Tachykardie usw. ist die Operation indiziert, die entweder in einer Unterbindung der Gefäße, oder — was vorzuziehen ist — in einer partiellen Strumektomie besteht. Durch eine besondere Vorbehandlung konnten in der letzten Zeit die Gefahren der Operation so weit vermindert werden, daß sie auch schon frühzeitig empfohlen werden kann. Diese Vorbehandlung besteht außer Bettruhe und reichlicher, vorwiegend vegetabiler Ernährung, in Jodzufuhr (täglich 3mal 5—10 Tropfen LUGOLscher Lösung). Während größere Joddosen oder eine länger durchgeführte Jodtherapie, wie bereits erwähnt, die Entstehung hyperthyreotischer Zustände begünstigen und etwa bereits bestehende oft verschlechtern, vermag eine kurz während und vorsichtige Jodmedikation das voll ausgeprägte Krankheitsbild des Morbus Basedow, insbesondere die Grundumsatzsteigerung und die verstärkte Herzaktion (Tachykardie, Herzklopfen) in den meisten Fällen, und zwar schon in einigen Tagen bis Wochen außerordentlich vorteilhaft zu beeinflussen und trägt auf diese Weise zur besseren Prognose des operativen Eingriffes in entscheidender Weise bei. Zu beachten ist, daß es im Kindesalter nach Strumektomie leicht zur Keloidbildung kommt.

Eine Röntgenbehandlung der Basedowschilddrüse wird wegen der Gefahr von Verwachsungen, die einen etwa später notwendig werdenden chirurgischen Eingriff sehr erschweren, von chirurgischer Seite mit Recht abgelehnt, zumal auch die erzielten Erfolge nicht sehr befriedigend sind.

Hypo- und Athyreosen. Unterfunktion der Schilddrüse ist anatomisch gleichbedeutend mit einer Verkleinerung oder einem völligen Fehlen des sezernierenden Parenchyms. Im Kindesalter ist sie meist *angeboren* und ist dann teratologisch oder entzündlich degenerativ bedingt. Die *erworbene* Form einer Hypo- oder Athyreose, etwa wiederum im Anschluß an eine Thyreoiditis und Strumitis, oder nach Strumektomie (Kachexia strumipriva), aber auch als Spätfolgen von Bildungsfehlern, so von der sog. dystopischen Hypoplasie, d. h. bei Verlagerung, kommt bei Kindern nur sehr selten vor. Hier darf uns auch der Umstand nicht täuschen, daß selbst eine völlige Athyreose unmittelbar nach der Geburt noch

---

[1] Wegen thyreogener Magersucht vgl. S. 109.

keine klinischen Symptome zu machen pflegt und erst allmählich, nach Ablauf von Tagen und Wochen erkennbar wird. Diese Latenzzeit erklärt sich ungezwungen durch das vikariierende Eintreten der mütterlichen Schilddrüse bei athyreotischen Feten. Erst nach Abklingen dieser Wirkung kann sich die Athyreose klinisch manifestieren: eine Tatsache, die mutatis mutandis auch für andere angeborene Erkrankungen der endokrinen Drüsen gilt.

Eine leichte Funktionsabschwächung der Schilddrüse bewirkt nur mäßige, oft schwer erkennbare, wenig aufdringliche Ausfallserscheinungen. Von hier, d. h. von einer Hypothyreose bis zum klinischen Bild der kompletten Athyreose liegt eine breite Skala von mannigfachen zum Teil überaus spezifischen Merkmalen. Lückenlos und klassisch ausgeprägt begegnet man ihnen nur bei einem völligen und frühzeitigen d. h. möglichst angeborenen Versiegen der Schilddrüsentätigkeit.

Die angeborene, von hereditären Faktoren anscheinend unabhängige Athyreose ist trotz ihrer relativen Seltenheit immer noch die häufigste endokrine Erkrankung des Kindesalters. In Kropfgegenden gewinnt die Symptomatologie der Hypothyreose durch die Kombination der kropfig entarteten und in ihrer Funktion gleichzeitig stark beeinträchtigten Schilddrüse mit anderen allgemeinen degenerativen Kennzeichen ein eigenartiges Gepräge. Diesem sog. *endemischen Kretinismus* entsprechende Bilder werden ausnahmsweise auch außerhalb der Kropfgebiete beobachtet *(sporadischer Kretinismus)*. Letzten Endes liefert aber auch für den Kretinismus die Hypofunktion der Schilddrüse die wesentlichste genetische Grundlage.

Der Mangel an Schilddrüsenhormon gibt sich bei der Hypo- und Athyreose, ebenso wie bei der experimentellen Kachexia strumipriva, durch eine Reihe *somatischer* und *psychischer* Symptome zu erkennen.

Die normale enchondrale und periostale Ossifikation ist stark verzögert und auch die Knorpelzellbildung verlangsamt. Demzufolge bleibt das Gesamtskelet in seinem Wachstum zurück (thyreopriver Zwergwuchs). Die Epiphysenfugen, die Synchondrosen und auch die große Fontanelle schließen sich nur stark verspätet. Die ausbleibende Synostose am Os tribasilare trägt an der Ausbildung des für die Hypothyreotiker charakteristischen breiten Nasenrückens und der leichten Einziehung der Nasenwurzel bei. Auch die Knochenkerne entwickeln sich später, bei angeborener Athyreose überhaupt nicht. Das Röntgenbild der Handwurzelknochen gibt einen guten Aufschluß nicht nur über den Beginn und das Ausmaß der hypothyreotischen Störung, sondern nach Einleitung der spezifischen Therapie auch über den erzielten Erfolg.

Unter normalen Verhältnissen treten das Os hamatum und capitatum im 1. bis 2., der Epiphysenkern des Radius im 2. bis 4. Halbjahr, das Os triquetum im 3. Jahr auf.

An den Röhrenknochen zeigt sich im Röntgenbild an der Epidiaphysengrenze oft eine kalkdichte, mehr oder minder breite Zone, die einerseits mit dem verlangsamten Knochenwachstum, andererseits mit der bei der Schilddrüsenunterfunktion stets verstärkten Kalkeinlagerung in die Knochen zusammenhängt. Der Wachstumsstillstand ist wohl auch der Grund für die Rachitisfreiheit athyreotischer Kinder. Wird durch eine spezifische Behandlung das Skeletwachstum erneut in Gang gebracht, so tritt gleichzeitig gar nicht selten die rachitische Ossifikationsstörung in Erscheinung.

Mit der Skeletentwicklung ist auch die der Zähne verzögert. Hypoplasien der Zähne mit sekundärer Caries gehören bei Hypothyreose beinahe zur Regel.

Der *Stoffwechsel* ist bei Hypo- und noch deutlicher bei Athyreose stark *herabgesetzt*. Die Verminderung des Grundumsatzes beträgt 30—60%. Die Temperatur ist unternormal. Die Assimilationsgrenze für Traubenzucker ist erhöht, d. h. eine alimentäre Glykosurie ist selbst durch sehr hohe Zuckergaben kaum zu erzwingen. Mit der allgemeinen Trägheit der Stoffwechselvorgänge stehen vermutlich auch das Fehlen der Schweißsekretion, die Darmatonie und die hochgradige Verstopfung, ebenso aber auch die verzögerte Blutneubildung, die sich meist in einer hypochromen Anämie äußert, in Zusammenhang. Die Muskulatur ist meist hypotonisch, der Leib ist stark aufgetrieben. Nabelhernie ist ein überaus häufiger Befund. In anderen Fällen ist die Muskulatur dagegen hypertonisch, nicht selten sogar fast athletisch ausgebildet. Alle Athyreotiker haben eine kühle, trockene, oft leicht braun pigmentierte Haut, die nicht so konstant, aber doch noch — zumal beim Säugling — recht häufig eine eigentümliche, an bestimmten Körpergegenden (Hals, unterhalb der Schlüsselbeine) besonders deutlich hervortretende ödematöse (richtiger pseudo-ödematöse) Schwellung aufweist. Dieses sog. *Myxödem,* dem die Krankheit ihre gebräuchslichste Bezeichnung verdankt (man spricht von einem *kongeni-talen* oder *erworbenen Myxödem*) besteht wahrscheinlich in einer Quellung und Durchtränkung des Unterhautzellgewebes mit einer eiweißreichen Gewebsflüssigkeit. Die oft recht hochgradigen Atembeschwerden (schnarchende Atmung), die rauhe krächzende tiefe Stimme und die *Makroglossie* (bei meist offenem Munde sichtbar) — lauter charakteristische Merkmale der Athyreose — dürften zum größten Teil die Folgen solcher ödematöser Veränderungen in den Schleimhäuten der Mund-, Nasen- und Rachenhöhle sein.

Im psychisch-neurologischen Bezirk sind die auffallendsten Veränderungen: Apathie, Schläfrigkeit, außerordentlich verzögerte geistige Entwicklung mit Verminderung des Intellekts, des Gedächtnisses bis zur völligen Idiotie. Das Sprechvermögen fehlt oder beschränkt sich auf einige unartikulierte Laute. Auch bei den Hypothyreosen ist die Sprache meist dauernd beeinträchtigt und der Sprachschatz gering. Ebenso ist auch die Motorik in ihrer Ausbildung deutlich gehemmt, der Gang oft ausgesprochen spastisch.

Eine in ihrer Funktion nur partiell geschädigte Schilddrüse gibt sich klinisch nur durch stark abgeschwächte und vereinzelte Ausfallserscheinungen kund. Oft deutet nur eine leichte Wachstumshemmung oder das verspätete Auftreten der Knochenkerne (Röntgenbild!) evtl. noch Neigung zur Obstipation und verzögerte geistige Entwicklung auf eine Hypothyreose hin.

Das klinische Bild des endemischen und sporadischen Kretinismus deckt sich in großen Zügen mit dem der Hypothyreose, wobei allerdings nur einzelne Kennzeichen der mangelhaften Schilddrüsenfunktion vorzuherrschen und sich mit anderen degenerativen, nicht rein thyreopriven Symptomen zu kombinieren pflegen. Charakteristische Manifestationen einer Athyreose können auch völlig fehlen; so z. B. Myxödem, Obstipation, Hypothermie, ja oft auch die verspätete Entwicklung der Knochenkerne. Dafür stehen Intelligenzdefekte, sowie Zwergwuchs und Kleinheit, Gedrungenheit und affenähnliche Haltung des Körpers, weiterhin spastischer Gang, stumpfe Nase, breiter Mund, Hypogenitalismus (später fehlende sekundäre Geschlechtsmerkmale), tölpelhaftes Benehmen und „kretinoider" Gesichtsausdruck im Vordergrund. Die Mehrzahl dieser Veränderungen lassen sich durch spezifische Therapie günstig beeinflussen. Unter den nicht thyreopriven Begleiterscheinungen des endemischen (und auch des sporadischen) Kretinismus ist in erster Linie die bei Kretinen recht häufige angeborene *Taubstummheit* zu erwähnen. Abnorme Krümmungen von Ulna und Radius und der Mittelphalangen, mit Unfähigkeit zur Streckung im Ellbogengelenk und in den Fingergelenken, sowie ein Tiefstand des Humeruskopfes (Humerus varus) sind wahrscheinlich ebenfalls von der Schilddrüsenunterfunktion unabhängige, allerdings auch nicht konstante Kennzeichen des Kretinismus. Sowohl diese als auch die Taubstummheit und andere durch die aktive Schilddrüsensubstanz unbeeinflußbare Begleiterscheinungen des Kretinismus sind nach heute allgemein herrschender Ansicht degenerativ-hereditär bedingte Manifestationen von im einzelnen unklarer Genese. Struma gehört nicht zu den obligaten Symptomen des Kretinismus, kann aber vorkommen.

Zur **Behandlung** hypo- und athreotischer Zustände bedarf es nur der Zufuhr des spezifischen Schilddrüseninkrets. Dies gelingt wohl am besten mit Hilfe von getrockneter Schilddrüse, in Form von Schilddrüsentabletten (Thyreoidintabletten Merck oder Burroughs Welcome bei Säuglingen 0,1, bei älteren Kindern 0,3 g als Tagesdosis; vom Thyreoiddispert 2mal 5 oder 10 Einheiten pro die), weniger sicher durch das reine Hormon, das Thyroxin (1 mg 2mal tägl.). Unbedingt notwendig ist die *lebenslängliche Medikation,* die möglichst frühzeitig begonnen, und im allgemeinen kontinuierlich, zumindest ohne längere Unterbrechungen durchgeführt werden soll. Die thyreopriven Symptome zeigen schon in den ersten Tagen der Behandlung eine deutliche Besserung. Die Zunge wird kleiner, der Gesichtsausdruck lebhafter und „intelligenter", die Verstopfung, die Hypothermie bessern sich, Knochenkerne treten auf, die Nabelhernie bildet sich allmählich zurück, die Kinder werden geistig regsamer usw. Eine völlige Heilung ist indessen bei schwerer Schädigung der Schilddrüse nicht zu erwarten. Die Erfolge sind aber meist außerordentlich zufriedenstellend. Machen sich während der Therapie hyperthyreotische Symptome als Zeichen von Überdosierung bemerkbar, so ist entweder die Höhe der Dosen zu verkleinern oder aber eine kurze Behandlungspause einzuschalten.

Krankheiten der Hypophyse.

Kennen wir in der Schilddrüse nur ein wirksames Prinzip, so gehen von der Hypophyse mit ihren beiden Lappen (dem Vorder- und dem Hinterlappen) vielfache, voneinander sicher auch qualitativ verschiedene hormonale Einflüsse aus. Die Reihe der in die Hypophyse als Produktionsstätte verlegten Hormone scheint sogar noch nicht einmal abgeschlossen zu sein. Als einwandfrei erwiesen gelten im Vorderlappen (der Adenohypophyse): 1. Das Evans-Wachstumshormon aus den acidophilen Zellen. 2. Die Geschlechtshormone, und zwar das Follikelreifungs- und das Luteinisierungshormon, die in den basophilen Zellen gebildet werden sollen. 3. Das thyreotrope Hormon, das die Tätigkeit der Schilddrüse anfacht. Das früher als einheitlich angesehene Hormon des Hinterlappens (der sog. Neurohypophyse) — im Handel unter verschiedenen Namen (Hypophysin, Pituitrin usw.) erhältlich — besteht ebenfalls aus zumindest 2 verschiedenen Komponenten: 1. Aus einem uteruswirksamen, kontraktionssteigernden (sog. oxytocischen), sowie 2. aus einem vasopressorischen, d. h. blutdrucksteigernden und gleichzeitig diuresehemmenden Prinzip.

Außer diesen sichergestellten Hormonen werden neuerdings im Vorderlappen der Hypophyse auch noch weitere besondere Stoffwechselregulatoren vermutet, deren Wirkungen sich auf besondere Teilvorgänge des intermediären Stoffwechsels beziehen sollen: a) Ein Fettstoffwechselhormon, das die Ketonkörperbildung erhöhen soll, und b) ein dem Insulin entgegengerichtetes Kohlehydratstoffwechselhormon. Würden sich in der Zukunft die einstweilen noch lückenhaften Beweise für die Existenz dieser Stoffwechselhormone als genügend stichhaltig herausstellen, so müßten sie folgerichtig auch für gewisse pathologische Stoffwechselvorgänge in Betracht gezogen werden. In dieser Hinsicht könnte einerseits der Zusammenhang zwischen dem acetonämischen Erbrechen und der Überproduktion, andererseits der zwischen manchen Formen der Fettsucht (s. u.) und der Unterproduktion des vermeintlichen Fettstoffwechselhormons eine klinische Bedeutung, im speziellen auch für das Kindesalter gewinnen. Hier muß jedoch noch weiteres experimentelles Material gesammelt werden.

Abgesehen vom Evans-Hormon treten die übrigen Hormone der Hypophyse, wenigstens unter physiologischen Verhältnissen, wahrscheinlich nicht in das Blut über, sondern gelangen durch den Hinterlappen und durch den Hypophysenstiel in die nervösen Zentren. Dementsprechend können Ausfallserscheinungen nicht nur durch Schädigung der Hypophyse sondern auch durch Verletzung und Zerstörung des Infundibulums und der umgebenden Hirnteile in der Regio subthalamica zustandekommen. In der Tat ist es oft gar nicht zu entscheiden, ob eine Läsion in der Hypophyse oder im Hypothalamus liegt; die Hypophyse und die benachbarten Zentralstellen des vegetativen Systems bilden eine funktionelle Einheit.

Vergrößerungen der Hypophyse, verursacht durch Hyperplasie oder Geschwulstbildung, geben sich außer den spezifischen Symptomen einer veränderten Hypophysenfunktion auch durch Druck auf das Hirn und im besonderen auf das Chiasma (bitemporale Hemianopsie, symmetrische, oder häufiger mehr unilaterale Opticusatrophie) zu erkennen. Die Konfiguration der Sella turcica im Röntgenbild kann gelegentlich ebenfalls mit Gewinn zur Diagnose hypophysärer Erkrankungen herangezogen werden. Freilich beweisend sind nur völlig eindeutige Veränderungen (eine starke Ausweitung des Cavum, oder verstrichene, abgebogene Processus clinoidei usw.) und auch diese nur im Rahmen des klinischen Gesamtkomplexes.

Riesenwuchs und Akromegalie. Überproduktion und verstärkte Ausschwemmung des EVANS-Wachstumshormons — so infolge Hyperplasie oder Adenombildung der acidophilen Vorderlappenzellen — bewirkt bei jugendlichen, wachsenden Organismen proportionierten *Riesenwuchs,* bei Erwachsenen mit ihren geschlossenen Epiphysenfugen mehr ein Wachstum in die Breite, das vornehmlich die Akren (Hände, Füße, Nase, Unterkiefer, Jochbögen) und die Eingeweide betrifft. Daß dieser *Akromegalie* genannte Symptomenkomplex bei Erwachsenen nur die altersbedingte Form des hypophysären Riesenwuchses ist, konnte am einwandfreiesten durch Tierexperimente belegt werden: Das EVANS-Hormon erzeugt nach subcutaner, längere Zeit fortgesetzter Zufuhr bei jungen Hunden Riesenwuchs, bei erwachsenen Tieren dagegen das typische Bild der Akromegalie.

Der hypophysäre Riesenwuchs bietet als Wachstumsstörung außer dem beschleunigten und verstärkten Längenwachstum oft keine andere klinische Besonderheit. Gelegentlich, so hauptsächlich vor und in der Pubertät, können aber auch schon im Kindesalter zum proportionierten vermehrten Längenwachstum akromegalische Züge, d. h. Zeichen eines unproportionierten, distal erhöhten Wachstums hinzutreten. Große, tatzenartige Hände, große plumpe Füße, Vergrößerung der Nase und des Unterkiefers; zugleich erfahren auch die Eingeweide und somit der Leib eine gewaltige Massenzunahme (Splanchnomegalie).

In der Pubertät ist die Funktion der acidophilen Vorderlappenzellen schon unter physiologischen Verhältnissen gesteigert. In manchen Fällen kann sich sogar diese temporär erhöhte Hypophysentätigkeit auch im vorauseilendem Längenwachstum mit vorübergehenden akromegaloiden Merkmalen (z. B. große plumpe Hände und Füße) äußern. Vor einer Verwechslung mit einer *pathologisch* vermehrten Wachstumshormonproduktion schützt uns nicht nur der vorübergehende und „fruste" Charakter der Symptome, sondern auch das Fehlen von lokalen Kompressionserscheinungen.

Beim echten hypophysären Riesenwuchs (mit und ohne Akromegalie) gehören begleitende Kompressionserscheinungen zur Regel. Diese brauchen sich nicht nur auf die — freilich inkonstante — Verbreiterung der Sella turcica oder auf den erhöhten Hirndruck (Kopfschmerzen, Sehstörungen und Rückgang der geistigen Konzentrationsfähigkeit) zu beschränken, ein viel größeres Interesse dürfte für sich die Beeinträchtigung der weiteren vom Hypophysenvorderlappen aus regulierten Funktionen beanspruchen. So scheint mit der Überproduktion des Wachstumshormons auch eine solche des thyreotropen Hypophysenhormons und gelegentlich — allerdings dann meist nur in der ersten Phase der Erkrankung — auch der Geschlechtshormone einherzugehen. Auf diese Weise kommt es dann zu einer *Vergrößerung der Schilddrüse,* seltener verbunden mit hyperthyreotischen Allgemeinerscheinungen, bzw. zu einer verstärkten *Genitalentwicklung* und zu einer erhöhten Ausscheidung der Genitalhormone mit dem Urin (nachweisbar mit Hilfe der ZONDEK-ASCHHEIMschen Schwangerschaftsreaktion). Auf den ersten Reizzustand in der Funktion der die Geschlechtshormone produzierenden basophilen Vorderlappenzellen folgt bei weiter zunehmender Wucherung der acidophilen und der dadurch verursachten Kompression der basophilen Zellen gewöhnlich das sekundäre Lähmungsstadium mit der konsekutiven *genitalen Dystrophie.* Tritt diese noch vor dem vollendetem Abschluß der Epiphysenverknöcherung, die bei einem rein hypophysären Riesenwuchs terminmäßig normal erfolgt, in Erscheinung, so bleiben die Epiphysenfugen offen und der Körper erfährt eine eunuchoide Dimensionierung *(eunuchoider Hochwuchs),* naturgemäß aber erst außerhalb des eigentlichen Kindesalters.

Für die **Behandlung** des hypophysären Riesenwuchses und der Akromegalie kommt angesichts der Schwere und Gefährlichkeit des chirurgischen Eingriffes nur die Röntgentherapie in Betracht.

Hypophysärer Zwergwuchs und hypophysäre Kachexie. Der hypophysäre Zwergwuchs und die hypophysäre Kachexie sind in ihrem Wesen identische, nur quantitativ verschiedene Ausdrucksformen für eine Unterfunktion der Adenohypophyse. Ihre Ursachen sind anatomischer Natur: Entwicklungsstörung, teratologische Bildungsfehler, wie etwa ein Hypophysengangstumor, weiterhin Tuberkulose, embolische Prozesse, Hydrocephalus, Lues usw. Klinisch stellen sie nur in bezug auf die Wachstumshemmung das Negativ des Riesenwuchses dar. Ein wichtiger Unterschied zwischen ihnen besteht darin, daß sich beim Riesenwuchs die Funktionsstörung primär ausschließlich auf die acidophilen Zellen erstreckt, während beim Zwergwuchs und bei der Kachexie der Zerstörungsprozeß gleichzeitig sämtliche qualitativ verschiedenen Elemente des Vorderlappens umfaßt. *Bei der hypophysären Kachexie ist der gesamte Vorderlappen, beim hypophysären Zwergwuchs sind dagegen nur Teile desselben zerstört.*

Infolge des vikariierenden Eintretens des mütterlichen Vorderlappenhormons ist eine angeborene Unterfunktion der Adenohypophyse bei Neugeborenen noch nicht wahrnehmbar: Im Gegensatz zum primordialen Zwergwuchs kommen die Kinder mit normalen Längen- und Gewichtsmaßen auf die Welt. Die Funktionsstörung macht sich aber dann doch bald, schon in den ersten Lebenswochen durch Abflachen der Wachstumskurve bemerkbar. Erfolgt die partielle oder totale Zerstörung des Vorderlappens erst im extrauterinen Leben, so werden auch die Ausfallserscheinungen erst in diesem späteren Stadium der Entwicklung manifest.

Beim hypophysären Zwergwuchs ist die Wachstumshemmung eine völlig proportionierte. Sie beruht auf einer Verzögerung der epiphysären Knorpelwucherung und der präparatorischen Verkalkung. Das Skelet ist aber nicht plump und dick, wie beim Myxödem, sondern grazil mit verdünnter Corticalis und sogar mit Osteoporose, gelegentlich auch mit Spontanfrakturen. Differentialdiagnostisch gegenüber dem Myxödem ist von besonderer Wichtigkeit, daß die Intelligenz beim hypophysären Zwergwuchs ungestört bleibt. Leichte myxödematöse Züge, die gelegentlich das klinische Bild des hypophysären Zwergwuchses erweitern, sind nur die Folge des von den acidophilen Zellen auch auf die das thyreotrope Hormon produzierenden Zellen überspringenden Zerstörungsprozesses. Die den Zwergwuchs konstant begleitende Genitaldystrophie ist der Ausdruck für die Unterfunktion der basophilen, geschlechtshormonspendenden Vorderlappenzellen. Die Genitaldystrophie äußert sich im Ausbleiben der sexuellen Reifung und der sekundären Geschlechtsmerkmale. *Proportionierter Zwergwuchs, sexueller Infantilismus bei ungestörter Intelligenz* sind somit die führenden Merkmale des hypophysären Zwergwuchses. Übergreifen des lokalen Prozesses auf den Hinterlappen und den Hypothalamus kann zu weiteren hypophysären Komplikationen führen; so zu Diabetes insipidus oder zur Fettsucht.

Die *hypophysäre Kachexie* (auch Simmondsche *Krankheit* genannt) ist im Kindesalter außerordentlich selten. Beim wachsenden Organismus äußert sich auch eine totale Zerstörung des Vorderlappens zunächst in Wachstumshemmung. Nur allmählich entwickelt sich das klinische Bild der hypophysären Kachexie: Neben Wachstumsstillstand und Genitaldystrophie hochgradige Anorexie, starke Abmagerung, Adynamie, völliger Fettschwund, Apathie, überalterte Gesichtszüge, Blässe und Runzelung der Haut (Geroderma), Anämie, Splanchnomikrie, Ausfall der Haare, der Zähne, Herabsetzung des Grundumsatzes, Hypoglykämie, Tod unter komatösen Erscheinungen.

Die Prognose der hypophysären Kachexie, die übrigens bei Erwachsenen häufiger angetroffen wird als bei Kindern, und die bei erwachsenen Tieren durch Exstirpation des Hypophysenvorderlappens auch experimentell erzeugt werden kann, ist absolut infaust.

Demgegenüber ist die reine Form des hypophysären Zwergwuchses prognostisch quoad vitam günstig zu beurteilen und zeichnet sich sogar durch vorübergehende spontane Wachstumsschübe, d. h. Remissionen aus, die freilich nie einen vollen Ausgleich schaffen.

Sinngemäß müßte die **Behandlung** des hypophysären Zwergwuchses und der hypophysären Kachexie in der Zufuhr des Wachstumshormons bzw. sämtlicher Vorderlappenhormone bestehen. Bedauerlicherweise verfügen wir jedoch bisher über kein einschlägiges Hormonpräparat, daß beim *Menschen* die Unterfunktion des Hypophysenvorderlappens, auch nicht bei parenteraler Zufuhr, zu kompensieren vermöchte. Die im Handel erhältlichen Präparate haben sich im großen ganzen nicht bewährt. Die wenigen günstig lautenden Urteile können nicht als einwandfrei bezeichnet werden. Demzufolge ist es auch bisher nicht gelungen, den hypophysären Zwergwuchs und noch weniger die gesetzmäßig tödlich endende hypophysäre Kachexie therapeutisch günstig zu beeinflussen. Trotzdem wird man wohl gegebenenfalls Hypophysenvorderlappenpräparate (etwa Präphyson, Prolan tgl. 1 Ampule oder 2—3mal tgl. 1 Tablette) und zur Anfachung des Skeletwachstums auch Thyreoidin (0,1—0,2 g pro die) verschreiben, ein Erfolg ist indessen kaum zu erwarten.

Dystrophia adiposo-genitalis. Unter der *Dystrophia adiposo-genitalis,* der Fröhlichschen *Krankheit,* fassen wir besondere Formen der Fettsucht zusammen, die sich durch eine eigenartige Fettverteilung und durch die Unterentwicklung der Genitalien auszeichnen. Ihre Genese ist im einzelnen noch nicht enträtselt. Fest steht nur soviel, daß Adenome aus den chromophoben Zellen des Hypophysenvorderlappens — wie sie freilich im Kindesalter bisher nicht beobachtet wurden —, ebenso auch pathologische Prozesse in bestimmten vegetativ nervösen Zentren des Hypothalmus, z. B. im Anschluß an Encephalitis (oft nach Encephalitis lethargica!), auch an Hydrocephalus, Meningitis, Lues, Kopftrauma usw. — in Tierexperimenten allein schon Durchtrennung des Hypophysenstieles — bei der Entstehung der Krankheit die auslösende Ursache abgeben können.

Der hypophysär-cerebrale Ursprung der Impulse erklärt auch das Zusammentreffen der Fettsucht mit hypophysären Drucksymptomen (Kopfschmerz, Sehstörung usw.) und mit der Beeinträchtigung weiterer Hypophysenfunktionen, so etwa mit der konstanten Genitaldystrophie, gelegentlich aber auch z. B. mit einem Diabetes insipidus oder mit Wachstumsstörungen, schließlich auch mit zentral-nervösen Prozessen zur Genüge. Auf einen zerebralen Defekt deutet oft nur die Anamnese (Encephalitis, Trauma usw.) hin; rezidivierende und andere zentral-nervöse Begleitsymptome gehören zu den Seltenheiten.

Die Fettanhäufung ist bei der hypophysären Fettsucht hauptsächlich an den Hüften, den Nates, am Schamhügel und an den Brüsten lokalisiert. Die Fesseln und die Handgelenke sind dagegen eher schmal, wie auch überhaupt die Extremitäten kein stärkeres Fettpolster zu tragen pflegen. Die Haut wird als alabasterartig zart und weiß bezeichnet. Die Kindlichkeit der Formen, das unmodellierte Puppengesicht und die Unterentwicklung der Genitalien, so bei Kindern der außerordentlich kleine Penis und die kleinen Hoden (Kryptorchismus ist häufig), das Fehlen der sekundären Geschlechtsmerkmale verleiht älteren Kindern mit Dystrophia adiposo-genitalis ein eigenartiges Aussehen. Die Intelligenz ist meistens völlig ungestört. Der Grundumsatz ist in der Regel nicht vermindert.

Die Diagnose der Dystrophia adiposo-genitalis ist im Kindesalter vornehmlich durch 2 Umstände erschwert: 1. Die Genitalentwicklung verläuft individuell durchaus verschieden; sie bietet dementsprechend selbst bei deutlicher Verzögerung kein sicheres Kriterium für eine erhebliche, die Grenzen der normalen Schwankung überschreitende Funktionsstörung der cerebral-hypophysären Zentren. 2. Jede Art von Fettsucht, auch die gewöhnliche alimentäre scheint die Sexualreifung, insbesondere auch das Wachstum der Genitalorgane beeinträchtigen zu können. Hier handelt es sich aber nur um einen *vorübergehenden* Zustand, im Gegensatz zur fortschreitenden hypophysär-cerebralen Genitaldystrophie. Zur Vermeidung von Fehldiagnosen wird man den Verdacht auf eine echte Dystrophia adiposo-genitalis nur nach dem Nachweis cerebral-organischer (Anamnese!) und (oder) sicherer hypophysärer Veränderungen als bestätigt ansehen. Die Zahl der heute allzu freimütig diagnostizierten Fälle von echter Dystrophia adiposo-genitalis würde sich bei Berücksichtigung dieser Forderung sicher erheblich senken lassen.

Der Laurence-Biedlsche Typus von wahrscheinlich rein cerebral bedingter Fettsucht unterscheidet sich von der Fröhlichschen Form durch die Kombination mit besonderen hereditär-degenerativen Anlagefehlern: *Hexadaktylie, Opticusatrophie und Retinitis pigmentosa* (s. S. 485).

Die Behandlung der Dystrophia adiposo-genitalis besteht wie bei jeder Art der Fettsucht in Ernährungsregelung und in vorsichtiger Thyreodinmedikation (s. im entsprechenden Abschnitt S. 111). Das erreichbare Resultat ist indessen trotz streng eingehaltener Maßnahmen meist ein nur recht bescheidenes. Daran ändert auch eine *zusätzlich* gegen die hypophysären Komponenten der Krankheit, so im besonderen gegen die Genitaldystrophie gerichtete Medikation mit Hilfe von im Handel erhältlichen Hypophysenvorderlappenpräparaten ebensowenig wie beim hypophysären Zwerg (s. S. 166).

Diabetes insipidus. Das klinische Bild des Diabetes insipidus deckt sich im Kindesalter mit dem bei Erwachsenen. Polyurie, Durst und Polydipsie bilden die charakteristische Trias der Erkrankung, die genetisch auf einer mangelhaften (eventuell auch fehlenden) Produktion oder aber auf dem gestörten Abfluß des diuresehemmenden Hinterlappenhormons beruht. Die Abflußwege gehen durch das Infundibulum zur Regio subthalamica. Im Hinterlappen oder in den Abflußgebieten des Hormons lokalisierte Läsionen — etwa der gleichen Art wie bei der Dystrophia adiposa-genitalis (Encephalitis, Trauma, Tumor, Lues, Hydrocephalus u. dgl.) — vermögen in gleicher Weise das charakteristische Syndrom des Diabetes insipidus auszulösen.

Das spezifische Hinterlappenhormon des Wasserstoffwechsels greift in erster Linie, wenn nicht ausschließlich peripher an den Nieren an. Es bewirkt die Wasserrückresorption in den proximalen Tubuliabschnitten und auf diese Weise die dem Wasser- und dem Trockensubstanzangebot angepaßte Konzentrierung des Urins. Die erste Folge eines Hormonmangels muß demnach eine Harnflut, Polyurie sein. Im besonderen ist die Ausscheidung des Chlors, noch weit mehr als die der übrigen Harnbestandteile in hoher Konzentration erschwert und nur in niedriger Konzentration, d. h. nur nach Bereitstellung gegenüber der Norm unverhältnismäßig großer Wassermengen möglich. Auf diesem Befund fußt auch die zuverlässigste Funktionsprüfung des Diabetes insipidus: Zulage von 3—5 g NaCl bei eingeschränkter Flüssigkeitszufuhr vermag die Chlorkonzentration im Urin nicht über die des Blutchlorspiegels zu steigern. Die zwangsläufig vermehrte Wasserausscheidung erzeugt eine starke Eindickung des Blutes mit erhöhtem Durstgefühl und in weiterer Konsequenz auch die, die Klinik der Krankheit scheinbar beherrschende Polydipsie. Oft trinken die Kinder, die ihren Durst auf jede nur mögliche Weise zu stillen versuchen, innerhalb von 24 Stunden (auch nachts!) mehr als ihr gesamtes Körpergewicht, so z. B. 10 bis 20 Liter und noch mehr. Bei eingeschränkter Wasserzufuhr geht die Polyurie fast ungehemmt weiter, der Körper verliert Wasser und der unbezwingbare Durst äußert sich allmählich in einer schweren Störung des Allgemeinbefindens. Demgegenüber sind beim gewohnheitsmäßigen Vieltrinker, bei der primären Polydipsie, die im Kindesalter kaum seltener als der echte Diapedes insipidus vorkommt, im Durstversuch die subjektiven und objektiven Krankheitsäußerungen viel weniger deutlich ausgeprägt, die Urinkonzentration erfährt sogar eine normale Erhöhung. Auch hyposthenurische, nephrogen bedingte

Zustände z. B. Hydronephrose oder Schrumpfniere können Anlaß zu Verwechslungen mit dem echten Diabetes insipidus geben, zumal bei ihnen klinisch ebenfalls Polydipsie und mangelhafte Konzentrationsfähigkeit im Vordergrund stehen. Eine genaue Nierenfunktionsprüfung schützt vor diagnostischen Irrtümern.

Der Blutchemismus des Diabetes insipidus zeichnet sich außer der Eindickung auch durch eine Störung der Chlorverteilung, und zwar in der Regel durch *erhöhte* und seltener durch verminderte Chlorwerte aus. Die früher geforderte scharfe Trennung dieser auch genetisch als verschieden angesehenen hyper- bzw. hypochlorämischen Typen voneinander wird heute nicht mehr als begründet oder als zwingend erachtet, da sich einerseits die Unterscheidungsmerkmale nicht als stichhaltig erwiesen haben und andererseits sichere Übergänge von der einen in die andere Form beobachtet wurden.

Das diuresehemmende Hormon löst den ganzen Komplex von Symptomen: Die Zwangspolyurie schwindet und mit ihr auch die Polydipsie, der Durst und die sekundären blutchemischen Veränderungen. Freilich nach Abklingen der Wirkung tritt die Störung von neuem in unveränderter Stärke in Erscheinung. Die *Behandlung* des Diabetes insipidus setzt dementsprechend die dauernde Zufuhr wirksamer Hinterlappenpräparate voraus. Sie kann entweder durch intramuskuläre Injektionen (Pituitrin, Tonephin tgl. 2—3mal) oder — was einen sehr großen praktischen Fortschritt bedeutet — in Form von Schnupfpulver intranasal (Tonephinpulver, ebenfalls 2—4mal tgl.) erfolgen. Diese spezifische Therapie kann wirkungsvoll durch eine kochsalz- und eiweißarme Diät unterstützt werden.

Krankheiten der Nebennieren.

Die von den Nebennieren ausgehenden Regulationsstörungen sind nur oder zumindest in weitaus überwiegendem Maße dem *Rinden*anteil zuzuordnen. Wir kennen kein endokrin bedingtes Syndrom, das auf das Nebennierenmark bezogen werden müßte. Selbst bei den übrigens sehr malignen, leicht metastasierenden *Geschwülsten* aus Markelementen (aus Sympathicusbildungszellen, ebenso auch bei den weniger bösartigen Ganglioneuromen) fehlen allgemeine Symptome. Demgegenüber liefert *Unter-* oder *Überfunktion der Nebennierenrinde* charakteristische Krankheitsbilder. Allerdings bei einer ganz plötzlich einsetzenden Insuffizienz kann der Verlauf ein so stürmischer sein, daß sich die einzelnen für die Unterfunktion der Nebennierenrinde eigentümlichen Veränderungen nicht ausbilden können.

Solche *akuten Insuffizienten* beruhen auf *Blutungen,* so bei Neugeborenen in Gemeinschaft mit anderweitigen Geburtsblutungen und auch bei älteren Kindern, hier im Gefolge von akuten Infektionskrankheiten (besonders oft bei Diphtherie). Die Hämorrhagien können so starke Grade annehmen, daß die vergrößerten Nebennieren mit den gespannten Kapseln als Tumoren, gleichsam als Blutcysten zu palpieren sind. Fortschreitende Anämie, fäkulentes Erbrechen, Durchfälle ergänzen das Bild. Bei Säuglingen und Kleinkindern ist die Diagnose einer Nebennierenblutung dadurch außerordentlich erschwert, daß die Funktionshemmung meist nur eine partielle ist, die klinisch fast latent, zumindest ohne verwertbare charakteristische Äußerungen verläuft. Nur außerordentlich selten, unter den völlig unklaren Bedingungen eines wahrscheinlich infektiösen Prozesses kommt es in diesem Alter zu einem totalen, dann stets schon innerhalb von 6—24 Stunden tödlich endenden Ausfall der Rindenfunktion. Plötzlicher Beginn, Erbrechen, Durchfälle, Blässe abwechselnd mit Cyanose, ängstlicher Gesichtsausdruck, Purpuraefflorescenzen, die von kleinen Petechien allmählich zu handflächengroßen Suffusionen konfluieren, sind die Merkmale dieses sog. WATHERHOUSE*schen Syndroms.*

Die *chronische Insuffizienz* der Nebennierenrinde und ihr klinisches Korrelat, die ADDISONsche Krankheit wird im Kindesalter nur ganz ausnahmsweise beobachtet. Ihr liegt fast durchweg die Tuberkulose der Nebennieren und im besonderen die Zerstörung der Rindensubstanz zugrunde. Das klassische Bild des

Morbus Addisoni umfaßt folgende Kennzeichen: Blässe, Anämie, Mattigkeit, Blutdrucksenkung, Magen-Darmstörungen, Adynamie, Abmagerung, allgemeine übermäßige Pigmentierung, an welcher auch die Schleimhäute der Lippen und des Mundes teilnehmen, Grundumsatzsenkung, im Blut Rest-N-Erhöhung und schließlich tödliche Kachexie. In letzter Zeit gelang es mit Hilfe von Nebennierenrindenhormonpräparaten (Cortin) bei parenteraler Applikation den Gesamtsymptomenkomplex des Morbus Addisoni außerordentlich günstig zu beeinflussen und auf diese Weise die früher infauste Prognose der Erkrankung erheblich zu bessern. Leider sind die entsprechenden Präparate im Handel noch nicht erhältlich.

Die *Steigerung der Nebennierenrindentätigkeit,* wie sie durch einfache Hyperplasie oder durch Geschwulstbildung (oft malignes Hypernephrom des Rindengewebes) ausgelöst wird, offenbart sich durch allgemein beschleunigtes Wachstum, durch die frühzeitige Entwicklung der sekundären Geschlechtsmerkmale, im einzelnen durch Makrogenitosomia, Ausbildung der Pubes, jedoch ohne die eigentliche Genitalfunktion, d. h. durch eine *Pubertas* oder vielleicht richtiger gesagt *Pseudopubertas praecox,* ferner durch Hypertrichose, Fettsucht und auch durch geistige Frühreife. Beim weiblichen Geschlecht besteht oft Virilismus, der sich durch das Fehlen der Mammae, durch tiefe Stimme, durch die männliche Muskulatur, die entsprechende Haarverteilung und Begrenzung, sowie oft durch einen Pseudohermaphroditismus (penisartig verlängerte Clitoris) offenbart: Die Gesamtheit all dieser Symptome bezeichnet man als *Interrenalismus* oder *interrenale Frühreife.* Die Behandlung erfolgt mit Hilfe von Röntgenstrahlen und nur bei einem sicher festgestellten Tumor auf operativem Wege.

Krankheiten der übrigen endokrinen Drüsen.

Der gleiche Symptomenkomplex der Pubertas praecox mit Fettsucht und geistiger Frühreife, der die Überfunktion der Nebennierenrinde auszeichnet, kann auch durch Erkrankungen der *Zirbeldrüse* ausgelöst werden. Diese *pineale Frühreife* geht meist auf Zirbeldrüsentumoren zurück, bei denen außer den allgemeinen Symptomen auch lokale Kompressionserscheinungen zu bestehen pflegen. Die Differentialdiagnose gegenüber der interrenalen Frühreife ist sogar nur nach dem Nachweis solcher Hirndrucksymptome — in ihrer Lokalisation etwa einem Vierhügeltumor entsprechend — gestattet. Die Genese dieser pineal bedingten Pubertas praecox ist noch völlig unklar. Es ist durchaus möglich, daß die trophischen Wirkungen der Zirbeldrüse über das Nebennierenrindensystem gehen, wobei allerdings auch noch die weitere Frage offensteht, ob es sich dabei um eine *Über-* oder *Unter*funktion der Zirbeldrüse handelt.

Der interrenalen und der pinealen Frühreife an die Seite zu stellen ist die *hypergenitale Frühreife,* im Gefolge von Geschwülsten meist maligner Art, so z. B. bei einem Ovarialcarcinom, das schon sehr frühzeitig, gelegentlich sogar vor der Geburt oder in den ersten Lebensjahren auftreten kann. Auch hier kommt es zu einer rapiden Körperentwicklung und zum Auftreten der sekundären Geschlechtsmerkmale (bei Mädchen auch Menstruation). Ovarialtumoren können mit Ascites einhergehen: Die Probepunktion fördert eine blutig tingierte Flüssigkeit zutage (Tuberkulinreaktion negativ). Operativer Eingriff bewirkt raschen Rückgang der Symptome und Heilung.

Den *Epithelkörperchen* liegt die Regulierung des Kalkhaushaltes ob. *Überfunktion* wie Adenombildung bewirkt eine Erhöhung des Serumkalkspiegels, eine verstärkte Kalkausscheidung, hauptsächlich mit dem Urin, und eine Entkalkung der Knochen, die sich bei Kindern klinisch oft auch in pseudo-rachitischen Verkrümmungen, Gehstörungen, Gelenk und Muskelschmerzen äußert. Die Kalkarmut der Knochen erscheint im Röntgenbild in Form einer allgemeinen Osteoporose und in umschriebenen cystisch aussehenden Aufhellungszonen: *Ostitis fibrosa cystica generalisata.* Operative Entfernung des Epithelkörperchentumors führt prompt zu Besserung, oft sogar zu Heilung.

Verminderte Hormonproduktion, so nach Strumektomien infolge Entfernung oder Schädigung der Epithelkörperchen, erzeugt das klassische Syndrom der *Tetanie,* mit den gleichen klinischen Erscheinungen, die wir von der rachitogenen Tetanie her kennen (s. S. 132). Stoffwechselchemisch geht die Hypofunktion der Epithelkörperchen mit Hypocalcämie und mit erhöhten Serumphosphatzahlen einher. Zufuhr des spezifischen Epithelkörperchenhormons (des sog. COLLIP-Hormons, im Handel als „Parathormone" Lilly erhältlich) behebt in entsprechenden Dosen (bei Kindern 10—20 Einheiten) vorübergehend sowohl die Störung des Kalkstoffwechsels als auch des tetanischen Zustandes. Eine symptomatische Heilung kann aber auch durch die gleichen unspezifischen Mittel (Kalksalze, Salmiak, HCl, Magnesiumsalze, Narkotica) erzielt werden, die sich auch bei der Bekämpfung der rachitogenen infantilen Tetanie bewähren. Für die früher fast allgemein herrschende Ansicht, daß die rachitogene Tetanie letzten Endes auf der verminderten Tätigkeit der Epithelkörperchen beruhen sollte, fehlen immer noch sichere Beweise. So mangelt es allein schon an verwertbaren anatomischen Befunden. Die in dieser Hinsicht früher vielfach beschuldigten, noch auf das Geburtstrauma bezogenen Epithelkörperchenblutungen ließen sich nicht regelmäßig nachweisen. Überdies würden sie die lange Latenzzeit von der Geburt bis zum Erscheinen selbst der ersten latent-tetanischen Zeichen nur schwer erklären. Bei den wenigen bisher beschriebenen Fällen von angeborener Tetanie oder von tetanischen Manifestationen in den ersten Lebenstagen wurde die für die Epithelkörperchentetanie obligate Hypocalcämie vermißt. Auch die Tatsache, daß durch das D-Vitamin nicht nur die rachitogene sondern auch die parathyreoprive Tetanie günstig beeinflußt wird, darf noch nicht zugunsten einer genetischen Verwandtschaft beider Tetaniearten ausgewertet werden. Bei der rachitogenen Tetanie wirkt das antirachitische, bei der parathyreopriven Tetanie wahrscheinlich das toxische Prinzip des D-Vitamins. Freilich die Akten über diese Streitfrage sind noch nicht geschlossen. Als erwiesen dürfte dagegen die parathyreogene Natur der sog. *puerilen Tetanie* gelten, zu der man Fälle von chronisch-rezidivierender Tetanie bei älteren rachitisfreien Kindern rechnet. In bezug auf die eigentlichen tetanischen (klinischen und stoffwechselchemischen) Symptome besteht völlige Übereinstimmung mit der Tetanie rachitischer Säuglinge und Kleinkinder. Der chronische intermittierende Charakter der Krankheit bringt es mit sich, daß zu den eigentlichen tetanischen Äußerungen auch noch gewisse trophische Störungen, die uns von der ebenfalls chronischen parathyreopriven Tetanie der Erwachsenen und auch der Tiere her bekannt sind, hinzutreten: Haarausfall, trophische Nagelstörungen und Schichtstar. Die Grundlage der Erkrankung dürften meist Bildungsfehler oder atrophische Veränderungen der Epithelkörperchen sein. Die Behandlung erfolgt qualitativ in gleicher, quantitativ in intensiverer Weise als bei der rachitogenen Tetanie (s. dort S. 138).

Anhang. *Pluriglanduläre Insuffizienz.* Diese Bezeichnung, richtiger Blutdrüsensklerose, kann nur auf Fälle angewendet werden, bei denen ein Krankheitsprozeß das ganze oder wenigstens einen großen Teil des Blutdrüsensystems nahezu gleichzeitig erfaßt hat. In dem klinischen Bild dieser sehr seltenen, im Kindesalter bisher nur vereinzelt beobachteten Erkrankung mischen sich die Symptome von hypophysärer Kachexie, Morbus Addisoni, Myxödem und evtl. auch von Tetanie mehr oder weniger gleichstark miteinander. Durch kombinierte Verwendung wirksamer Hormonpräparate aus der Nebennierenrinde, Schilddrüse und den Epithelkörperchen können sich die einschlägigen Symptome wohl bessern, aber auch dann schreitet mangels wirksamer Mittel zumindest die hypophysäre Kachexie bis zum Tode unaufhaltsam weiter. Die nähere Ursache der Blutdrüsensklerose ist unbekannt.

Literatur.

Die Beiträge von WIELAND, THOMAS, BEUMER im Handbuch der Kinderheilkunde, 4. Aufl., Bd. 1. Herausgegeben von M. v. PFAUNDLER und A. SCHLOSSMANN. Berlin: F. C. W. Vogel 1931.

Beitrag FALTA im Handbuch der inneren Medizin, 2. Aufl., Bd. 4. Herausgegeben von G. v. BERGMANN und R. STAEHELIN. Berlin: Julius Springer 1927.

Krankheiten des Blutes.

Von

P. GYÖRGY-Heidelberg.

Der blutbildende Apparat zeichnet sich im Kindesalter durch eine besondere Labilität aus. Reize, die bei Erwachsenen noch vollauf kompensiert werden und somit in ihren Reaktionen die Schwelle der Wahrnehmbarkeit nicht zu überschreiten brauchen, können bei Kindern krankhafte Störungen in der Bildung, Reifung, Ausschwemmung, Zerstörung usw. der Blutzellen nach sich ziehen. Dieses eigentümliche Verhalten des kindlichen hämopoetischen Systems wird durch verschiedene Faktoren mitbestimmt. Man geht mit der Annahme wohl kaum fehl, wenn man unter diesen dem Wachstumsvorgang als solchem eine überragende Bedeutung zuordnet. Die fortschreitende Entwicklung und Differenzierung des kindlichen Organismus muß sich doch auch im Blut und in den blutbildenden Organen wiederspiegeln. Die verstärkte Bereitstellung von Blutzellen und die erhöhte Tätigkeit der blutbildenden Organe ist nur die natürliche Folge der allgemeinen Massenzunahme. Die altersbedingten Schwankungen in der morphologischen Blutzusammensetzung, so auch in der relativen Verteilung der weißen Blutzellen (vgl. die tabellarische Zusammenstellung auf S. 12) ebenso aber auch die Neigung zu lymphatischen Reaktionen, die leichte Rückkehr zur embryonalen Erythropoëse, das häufige Auftreten von extramedullären Blutbildungsherden u. dgl. betreffen wiederum mehr die *qualitative* Seite des Problems.

Die Vulnerabilität des kindlichen blutbildenden Apparates umfaßt mehr oder minder gleichmäßig alle 3 Teilsysteme: das rote, myeloische und lymphatische System. Nur selten begegnen uns im Kindesalter auf die Erythro- oder Leuko- (Myelo-, Lympho-)Poëse beschränkte Erkrankungen. Kombinationen gehören vielmehr fast zur Regel. Gleichwohl wird man auch in diesen Fällen durch genaue klinische Untersuchungen und durch entsprechende Einordnung der führenden Symptome das *primär* erkrankte Teilsystem erkennen können. So wird sich aber auch für die kindlichen Verhältnisse empfehlen, in herkömmlicher Weise — ungeachtet der gelegentlich verwaschenen Grenzen — zumindest die Krankheiten der Erythropoëse und die des weißen Systems getrennt voneinander zur Darstellung zu bringen.

Der krankhafte Reiz, der die blutbildenden Organe trifft, kann entweder zu einer verstärkten Bildung von Zellen oder aber zur Lähmung mit verzögerter Zellausschwemmung führen. Im Bereiche *des erythropoëtischen Systems* überwiegen die Vertreter der zweiten Gruppe, die

Anämien.

Unter der Bezeichnung *Anämie*-Blutarmut fassen wir eine Reihe von pathologischen Blutveränderungen mit dem *gemeinsamen, führenden* Symptom einer *Hämoglobinverarmung* zusammen. Die Anämie ist demnach nur ein *klinischer,* rein symptomatologischer Begriff. Sie zeigt wohl eine Erkrankung im Bereiche des hämopoëtischen Orangsystems an, ohne über die innere Natur dieser Störung Wesentliches aussagen zu können.

In früheren Zeiten glaubte man durch genaue Erhebung des blutmorphologischen Status, im besonderen durch Berücksichtigung des qualitativen und quantitativen Blutbildes tiefer in das Wesen anämischer Zustände eindringen zu können. Indes die Klinik verlangt nicht nur die Kenntnis morphologischer Einzelheiten, sondern auch die Feststellung ätiologisch-kausaler Zusammenhänge. Die morphologische Analyse der verschiedenen Anämieformen im Kindesalter wird dieser klinischen Forderung nicht genügend gerecht. Wir treffen auf völlig identische morphologische Bilder bei verschiedener Ätiologie und auf die gleiche „Ursache" bei durchaus verschieden gearteten Blutveränderungen, sofern wir vom stets einigenden Band der Hämoglobinverarmung absehen. Hierzu kommt noch der weitere erschwerende Umstand, daß die „morphologischen Einheiten" der verschiedenen anämischen Erkrankungen selbst nicht völlig fixiert sind, sondern des öfteren Übergangsformen aufzuweisen pflegen, die eine genaue morphologische Rubrizierung in die vorhandenen Gruppen kaum mehr gestatten. Aber auch abgesehen von diesen und ähnlichen Unzulänglichkeiten würde eine auf das morphologische Prinzip aufgebaute Systematik der klinisch-funktionellen Betrachtungsweise weniger entsprechen, als eine von kausal-ätiologischen und pathogenetischen Gesichtspunkten geleitete Einteilung. Freilich auch hier stößt man noch auf zahlreiche Schwierigkeiten, unter denen in erster Linie die oft zu beklagende Lückenhaftigkeit der erforderlichen anamnestischen Angaben und noch mehr die gerade bei anämischen Zuständen so überaus häufige Kombination verschiedener ätiologisch-pathogenetischer Momente genannt werden sollen. Nichtsdestoweniger möchten wir doch einer solchen ätiologisch-pathogenetischen Einteilung den Vorzug geben.

Wir unterscheiden *exogen* und *endogen* bedingte Anämien. Ein unklarer endogener, durch die Konstitution des Kindes bestimmter Faktor muß wohl auch bei den meist auf mehr exogener Grundlage entstandenen anämischen Erkrankungen mitberücksichtigt werden: Der gleiche exogene anämisierende Faktor wirkt sich bei verschiedenen Kindern unter sonst scheinbar gleichen Bedingungen in individuell erheblich wechselndem Maße aus. Wir möchten es aber trotzdem als einen Fehler erachten, würde man die Anerkennung dieser konstitutionellen Komponente zu stark betonen und in weiterer Folge — wie es vielfach geschieht — den Kreis der „konstitutionellen Anämien" allzu weit ziehen. Die Bezeichnung „konstitutionell bedingt" führt leicht zu einer Scheinbefriedigung, ohne dabei der Lücken gewahr zu werden, die sich hinter ihr auftuen und deren Kenntnis und Analyse erst unser therapeutisches Handeln mit Aussicht auf Erfolg lenken könnte.

Die früher gebräuchliche Einteilung in *primäre* und *sekundäre* Anämien ist grundsätzlich zu verwerfen. Wirklich primäre Anämien gibt es wahrscheinlich überhaupt nicht, hat sich doch in der letzten Zeit auch für den klassischen Vertreter dieser Gruppe, die perniciöse Anämie, der sekundäre Charakter einwandfrei nachweisen lassen.

Zu den vornehmlich *exogen* bedingten Anämien rechnen wir

a) die *alimentäre* Anämie

b) die *postinfektiöse, toxische, vermigene* Anämie

c) die *posthämorrhagische* Anämie.

Für die mehr oder ausschließlich *endogen* bedingten Anämien könnten 2 größere Untergruppen gebildet werden.

1. Mit *unklaren* „*konstitutionellen*" Ursachen

a) *Frühgeburtenanämie,*

b) *Hämolytische* Anämie (samt Erythroblasten- und Sichelzellenanämie),

c) *Aplastische* Anämie.

2. Mit *definierbaren* Ursachen:

a) Auf dem Boden *endokriner* Störungen (Anämie bei Myxödem, bei Addison, vielleicht auch die Chlorose),

b) *Essentielle perniziöse Anämie,*

c) *Achylische Chloranämie.*

Selbst die eingehendste klinisch-symptomatologische Analyse gestattet uns in der Mehrzahl der Fälle nicht, sichere Schlüsse auf die Ätiologie und Pathogenese der Blutveränderungen zu ziehen. Trotzdem wird man auf die genaue Erhebung des gesamtklinischen

Status in keinem einschlägigen Fall verzichten dürfen. Denn gewisse spezifische anämische Zustände, so z. B. die hämolytische Anämie, die Begleitanämie bei Leukämien lassen sich allein schon auf Grund des Blutbefundes eindeutig differenzieren.

Das erste, bei der Inspektion wohl auffälligste Kennzeichen der anämischen Blutveränderungen liefert die wenig durchblutete *blasse Haut*. Zwischen *echter* Anämie und vasomotorischer Hautblässe (*Scheinanämie*) muß streng unterschieden werden. Hierzu bedarf es, besonders in leichteren Fällen, die noch keine deutliche Blutverarmung erkennen lassen, einer genauen Blutuntersuchung, oder zumindest einer *Hämoglobinbestimmung*. Bei schwerer Anämie werden uns die *blassen*, blutarmen, sichtbaren Schleimhäute, wie die Bindehaut oder Mundschleimhaut und die auffallende *Blutleere der Ohrmuscheln,* sowie die Blässe der Handteller vor diagnostischen Irrtümern leicht bewahren, denn diese Symptome zeigen wohl mit Sicherheit eine echte Bluthämoglobinverarmung an. Die Forderung nach einer Trennung zwischen echt- und scheinanämischen Zuständen dürfte für das Kindesalter umso mehr Berücksichtigung finden, als beim jungen wachsenden Organismus eine Scheinanämie keineswegs zu den Seltenheiten gehört. So werden die akuten Ernährungsstörungen der Säuglinge meist durch eine solche vasomotorisch bedingte Blässe eingeleitet, sie bleibt in der Regel auch bei chronischen Nährschäden bestehen. Solche mehr anfallsweise oder vorübergehend auftretenden Scheinanämien trifft man auch bei älteren Kindern als einen wichtigen Bestandteil der neuropathischen Veranlagung, dann bei Infektionskrankheiten und in der Rekonvaleszenz nach akuten Erkrankungen, sowie auch unter dem Einfluß des Schulbesuches an. Länger dauernde scheinanämische Zustände sind bei älteren Kindern als ein Zeichen für die Insuffizienz bzw. für die relativ verzögerte Entwicklung des Gefäßsystems bei stark vorausschreitendem allgemeinem Körperwachstum aufzufassen. Die scheinanämische, vasomotorische Blässe beruht letzten Endes stets auf einer ungleichmäßigen Blutverteilung. Ihre Behandlung richtet sich nach den auslösenden Ursachen, erübrigt sich aber in den meisten Fällen. Die „Wachstumsblässe" verschwindet allmählich mit fortschreitender Entwicklung. Auch die sog. Stuben-, Proletarieranämie gehört mehr in die Gruppe der Pseudoanämien.

Die pathogenetisch übersichtlichste Gruppe der anämischen Erkrankungen im Kindesalter ist die der alimentären Anämien.

Alimentäre Anämien.

Hier führt allein schon eine einseitige, längere Zeit durchgeführte Milchernährung zu mehr oder minder stark ausgeprägten Störungen innerhalb des hämopoetischen Organsystems. Solche Bedingungen sind naturgemäß besonders oft bei Säuglingen und Kleinkindern und nur ausnahmsweise bei den in der Regel gemischt und nicht vorwiegend mit Milch ernährten älteren Kindern gegeben. Die alimentäre Anämie ist somit hauptsächlich an das Säuglings- und Kleinkindesalter gebunden. Die stärkste „anämisierende" Wirkung übt die Ziegenmilch aus, bei Kuhmilchernährung erreicht die Anämie, wenn auch sehr weit verbreitet, ohne das Hineinspielen weiterer komplizierender ätiologisch-pathogenetischer Momente meist keine erheblichen Grade. Bei Brustkindern gehört eine Hämoglobinverarmung auf rein alimentärer Grundlage zu den Seltenheiten, so daß wir diese Möglichkeit für die Klinik kaum zu berücksichtigen brauchen. Überdies ist die unkomplizierte alimentäre Anämie der Brustkinder genetisch mit der bei Kuhmilchernährung entstandenen Anämie als nahe verwandt anzusehen. Gegenüber dieser gemeinsamen Untergruppe (Kuhmilchanämie) zeichnet sich die bei einseitiger Ziegenmilchernährung auftretende Anämie (Ziegenmilchanämie) durch Eigentümlichkeiten aus, die ihr eine Sonderstellung verleihen.

Im ersten Stadium der Störung tritt die *Kuhmilchanämie* durch eine Hämoglobinverarmung bei unverminderter Erythrocytenzahl und bei qualitativ unverändertem Bilde, d. h. durch eine sog. Oligochromämie (Oligosidéremie) — auch *Pseudochlorosis* oder *chlorotischer* Typ genannt — in Erscheinung. Schreitet die Anämie weiter fort, so bleibt es nicht nur bei einer Abnahme des Hämoglobingehaltes, auch die Erythrocytenzahl vermindert sich allmählich. Allein ihren *hypochromen* Charakter behält die Anämie auch noch in diesen Fällen, der Färbeindex ist < 1. Mit dem Abfall der Erythrocytenzahl stellen sich auch im *qualitativen* Blutbild Abweichungen von der Norm ein, die wir am ehesten als Ausdruck für eine kompensatorisch verstärkte Erythropoëse auffassen dürften: Anisocytose, Poikilocytose, Polychromasie und Auftreten von Normoblasten. Verstärkte Tätigkeit macht sich oft, allerdings meist erst in späteren Stadien der Erkrankung auch im Bereiche des weißen Systems bemerkbar: Ausschwemmung unreifer weißer Blutzellen, wie Myelocyten, seltener auch Myeloblasten, weiterhin relative Lymphocytose. An der Ausbildung dieser und weiterer ähnlicher Veränderungen sind neben der übergeordneten alimentären Komponente auch noch weitere exogene und auch endogene Faktoren beteiligt. *Für die unkomplizierte Kuhmilchanämie im engeren Sinne bleibt die Oligochromämie mit oder ohne Oligocytose das pathognomische Merkmal.*

Eine Abnahme des bei Neugeborenen stark erhöhten Hämoglobingehaltes [bei der Geburt Hb > 100% Sahli (korr.)] in den ersten Lebensmonaten auf Werte von 65—75% — bei Säuglingen mit niedrigem Geburtsgewicht (unter 2500 g), so in erster Linie bei Frühgeburten, Zwillingen auch noch darunter — ist ein regelmäßig wiederkehrender, von der Ernährung und sonstigen exogenen Faktoren unabhängiger Befund. Die dieser gleichsam physiologischen Anämie (vgl. auch weiter unten den Unterabschnitt über die „Frühgeburtenanämie") im 3. bis 4. Lebensmonat ebenfalls spontan, endogen bedingt folgende leichte Wiedererhebung des Hämoglobinspiegels erreicht im 5. bis 6. Lebensmonat ihr Maximum, das etwa zwischen 70—80% Hb zu liegen pflegt. Die Grenze von 80% Hb wird dann auch später im Säuglings- und Kleinkindesalter nicht überschritten und darf wohl als die Norm bezeichnet werden (100% Hb Sahli korr. = 13,8 g Hb; 80% Hb Sahli korr. = 11,0 g Hb). Bei einseitiger Kuhmilchernährung wird dieser normale Wert um die Halbjahrswende herum entweder gar nicht erreicht, oder aber es erfolgt erst später im 2. Lebenshalbjahr, vielleicht auch *nur* im 2. Lebenshalbjahr eine allmählich fortschreitende Verarmung des Blutes an Hämoglobin: Wir stehen dann dem ersten Stadium der Kuhmilchanämie gegenüber, in dem die Oligochromämie meist das einzige spezifische klinische Merkmal der Erkrankung darstellt.

Der Ernährungszustand der Kinder ist in dieser Phase der Störung durch die Hämoglobinverarmung des Blutes meist noch nicht beeinträchtigt. Überraschend frühzeitig manifestiert sich jedoch eine deutliche allgemeine Immunitätssenkung mit gehäuften Infektionen milderen oder ernsteren Charakters. Die Beziehungen dieser fieberhaften Komplikationen zu den Anämien sind doppelter Natur: Der Weg führt nicht allein in der Richtung Anämie → Infekt, sondern auch umgekehrt Infekt → Anämie.

Am Fortschreiten der Kuhmilchanämie sind neben dem alimentären Faktor solche sekundären Infekte oft maßgebend beteiligt. Ganz *rein* alimentäre Fälle sind sicher nicht übermäßig häufig und man könnte viel öfter von kombiniert *alimentär-infektiösen* Anämien sprechen, wodurch freilich die Grenze zwischen alimentären und postinfektiösen (s. weiter unten) Anämien in gegebenen Fällen nicht immer leicht zu ziehen ist. Im allgemeinen dürfte es zweckmäßig sein, bei allen auf dem Boden eines fehlerhaften Ernährungsregimes, so auch einer einseitigen Kuhmilchernährung entstandenen anämischen Erkrankungen die alimentäre Komponente als das *primär*-ätiologische und die begleitenden Infektionen mehr als ein nur unterstützendes Moment anzusehen. Auf diese Weise erweitert sich der Kreis der Kuhmilchanämie wie auch überhaupt der alimentären Anämien und verengt sich der der reinen infektiösen (postinfektiösen) Anämien.

Mit verstärkter Anämisierung stellen sich bei Kindern, und zwar bei allen Formen der Blutarmut, nicht nur bei der Kuhmilchanämie eine Abflachung der Gewichtskurve, Gewichtsstillstand, gelegentlich auch starke Gewichtsabnahme ein. Auch im Längenwachstum erfolgt meist eine deutliche Verzögerung. Als weitere Kennzeichen der fortschreitenden Dystrophie verdienen erwähnt zu werden: Eine mehr oder weniger stark ausgeprägte *Hypotonie* der gesamten Muskulatur, gelegentlich *Ödeme*, sichtbar besonders an den Augenlidern, an den Fußrücken und über der freien Fläche der Tibia, später — aber durchaus inkonstant — auch Zeichen einer *Angiodystrophie* mit meist *punktförmigen* oder kaum größeren petechialen

Blutungen am Rumpfe, an den Extremitäten und auch im Gesicht. Der Bewegungsdrang, das Interesse an der Umgebung, wie überhaupt sämtliche Lebensäußerungen nehmen progredient ab. Freilich in anderen Fällen zeichnen sich auch starke Grade von Kuhmilchanämie durch auffallend große Lebhaftigkeit und gute Laune der Kinder aus.

Bei Kuhmilchanämie weist das Skelet oft Zeichen einer floriden oder abgelaufenen rachitischen Erkrankung auf: Eine Tatsache, die bei einer einseitigen Kuhmilchernähung, oft sogar Überfütterung — ohne prophylaktische antirachitische Maßnahmen —, nicht wundernehmen kann und nur als eine nebengeordnete, nicht aber als mit der Anämie kausal verbundene Begleiterscheinung zu werten ist. Dementsprechend gehen auch anämische und rachitische Veränderungen keineswegs miteinander parallel: Wir sehen schwerste Rachitis ohne Anämie und umgekehrt schwere Grade von Kuhmilchanämie (wie überhaupt von Anämie) ohne besondere klinische Zeichen einer floriden Rachitis. Bei schweren anämischen Zuständen werden an den platten Schädelknochen, hauptsächlich über den Frontalhöckern (seltener über den Parietalhöckern) oft *symmetrische, osteophytäre Auflagerungen* angetroffen. Solche Knochenwucherungen, die eine sog. Sattelstirne oder ein Caput natiforme erzeugen, treten auch bei Kindern auf, die klinisch keine weiteren rachitischen Symptome zeigen. Sie verdanken ihre Entstehung in erster Linie der bei schweren anämischen Zuständen im Kindesalter, so auch bei der Kuhmilchanämie, meist kompensatorisch verstärkten Erythropoëse und der damit verbundenen Knochenmarkhyperplasie in allen Knochen, im besonderen auch in den platten Schädelknochen.

Von den inneren Organen zeigen im Rahmen der Kuhmilchanämie, und ganz allgemein bei den alimentär-infektiösen Erkrankungen allein die Milz — weniger die Leber — klinisch wahrnehmbare Veränderungen. So begegnet man des öfteren, schon bei leichten, allerdings vorzugsweise bei schweren Anämieformen einem mehr oder minder starken *Milztumor*. Die Milz ragt dann 1—4 cm, oft auch weiter, manchmal sogar bis zur Nabelgegend über den Rippenbogen hinaus, zeigt eine derbe, harte Konsistenz, glatte Oberfläche und gut fühlbaren Rand mit den ebenfalls palpablen Incisuren. *Die Größe des Milztumors ist vom Grade der Anämie unabhängig*, d. h. eine starke Anämie braucht nicht unbedingt mit einem entsprechend starken Milztumor vergesellschaftet sein; der Milztumor kann sogar völlig fehlen.

Starke Lymphdrüsenschwellungen in regionärer oder allgemeiner Verbreitung werden bei rein anämischen Zuständen auch dann vermißt, wenn die Milzvergrößerung exzessive Grade annimmt. Dieses bemerkenswerterweise indifferente Verhalten der Lymphdrüsen bei Anämie kann gegebenenfalls auch als ein klinisches Unterscheidungsmerkmal gegenüber lymphatischen Systemerkrankungen (Leukämie, Lymphogranulomatose) in Rechnung gezogen werden.

Milztumor bei den alimentär-infektiösen Anämien, so auch bei den Kuhmilchanämien geht oft mit eigentümlichen Veränderungen im qualitativen Blutbild einher. Wir finden dann in einschlägigen voll ausgeprägten Fällen außer der Splenomegalie und der obligaten Hämoglobinverarmung noch stark gesenkte Erythrocytenzahlen, weiterhin das Auftreten von kernhaltigen roten Blutkörperchen (Normo- und auch Megaloblasten) oft in sehr großer Zahl, und schließlich Vermehrung der weißen Blutkörperchen (bis zu 20—30 000 und darüber) meist mit relativer Lymphocytose und mit Ausschwemmung von jugendlichen myeloiden Zellen (Myelocyten, Myeloblasten). Der Färbeindex liegt meist unter 1, gelegentlich auch darüber. Das Syndrom der *chronischen Anämie* mit *Splenomegalie*, mit *Erythroblastose* und mit *Vermehrung der weißen Blutzellen* wird nach seinen ersten Beschreibern Jaksch-Hayemsche Anämie, oder nach der von v. Jaksch vorgeschlagenen Bezeichnung auch *Anämia pseudoleucaemica infantum* genannt. Der zugehörige Symptomenkreis ist nicht immer lückenlos vorhanden: oft fehlt ein charakteristischer Bestandteil, so z. B. der Milztumor oder die Leukocytose usw.

Die Jaksch-Hayemsche Krankheit stellt eine besondere Reaktionsform des jugendlichen Organismus auf anämisierende Reize dar und ist von den echten Leukämien streng zu trennen. Ebenso verfehlt wäre aber sie etwa als die Gipfelform der Kuhmilchanämie aufzufassen. Denn an ihrer Genese sind außer den alimentären Faktoren, die für die Ausbildung der hypochromen Kuhmilchanämie in Betracht zu ziehen sind, auch noch andere alimentäre und infektiöse, sowie bestimmte endogene Komponenten beteiligt. Die JAKSCH-HAYEMsche Anämie ist somit als eine komplexe Erkrankung des hämopoëtischen Systems zu werten: Sie entsteht jedoch oft auf dem Boden einer rein alimentären Anämie, so auch bei einseitiger Kuhmilchanämie. Auffallenderweise ist das JAKSCH-HAYEMsche Syndrom im letzten Dezennium, ungeachtet der im großen ganzen unverändert gebliebenen Morbiditätskurve der alimentär-infektiösen Anämien, viel seltener geworden.

Die Erörterung über die *Pathogenese* der Kuhmilchanämie nimmt am zweckmäßigsten von den einschlägigen tierexperimentellen Untersuchungen ihren Ausgang. Einseitige Kuhmilchernährung bewirkt bei *wachsenden* Tieren — und zwar nur bei solchen — eine fortschreitende Anämie von dem gleichen hypochromen, pseudochlorotischen Typus, wie wir ihn unter denselben Bedingungen auch bei Säuglingen und Kleinkindern beobachten. In ausgedehnten Versuchsreihen konnte dann an Tieren gezeigt werden, daß für die Erzeugung dieser Anämie nicht irgendeine toxische Komponente, sondern nur die Eisenarmut der Milch verantwortlich gemacht werden kann. Der Eisengehalt der Milch reicht nicht aus um den Eisenbedarf des *wachsenden* Organismus auf längere Dauer vollauf zu decken. Die Kuhmilchanämie wäre demnach in ihrer unkomplizierten Form eine *ferriprive Anämie.* Für die früher geäußerte Ansicht, nach der dem Kuhmilchfett oder anderen Milchbestandteilen ein toxisch-anämisierender Effekt eigen sein sollte, konnten weder in Tierexperimenten noch am Krankenbett stichhaltige Beweise erbracht werden. Die Eisenmangeltheorie der Kuhmilchanämie erwies sich dagegen in Tierexperimenten als durchaus überzeugend: Eisensalze, und zwar auch das anorganische Eisen vermögen das pathologischveränderte Blutbild in kurzer Zeit restlos zu normalisieren. Das Eisen läßt sich durch *kein anderes Metall* und auch nicht durch irgendeine andere Substanz ersetzen, wobei allerdings einschränkend betont werden muß, daß es seine Wirkung nur in Gegenwart von Kupfer als Katalysator ausüben kann. Die hierzu erforderlichen außerordentlichen geringen Kupfermengen sind in Kuhmilchproben, die nicht unter besonders strengen Kautelen gewonnen wurden, meist genügend enthalten, so daß bei ausreichender Milchzufuhr ein Kupfermangel kaum zu befürchten ist. Überdies dürfen wir annehmen, daß der Säugling mit *relativ* größeren Kupferdepots als mit Eisendepots geboren wird und demnach ein späteres Unterangebot mit der Nahrung rascher und stärker beim Eisen in Erscheinung treten muß. Mit diesen auf exakten tierexperimentellen Befunden fußenden Überlegungen in bestem Einklang stehen die bei der prophylaktischen und therapeutischen Bekämpfung der unkomplizierten Kuhmilchanämie gesammelten Erfahrungen der Klinik. *Hier übt das Eisen eine sichere und spezifische Wirkung aus.* Wenn es im allgemeinen in größeren Mengen als in den Tierversuchen verabreicht werden muß, so spricht dieser Umstand noch keineswegs gegen die Mangeltheorie der Kuhmilchanämie, oder sogar — wie es vielfach behauptet wird — zugunsten einer unspezifischen Reizwirkung des Eisens. Denn abgesehen davon, daß das Eisen durch keine andere Substanz ersetzt werden kann, erklärt sich die Notwendigkeit hoher Dosen ungezwungen durch die im Säuglings- und Kleinkindesalter gerade bei einseitiger Kuhmilchernährung stark verschlechterte Eisenresorption. Der zur Lösung des Eisens erforderliche Säuregrad wird im Magen nicht oder nur unvollkommen erreicht. Diese ungünstigen Reaktionsverhältnisse können bis zu einer gewissen Grenze nur durch ein entsprechend gesteigertes Eisenangebot wettgemacht werden. Dies um so mehr als bei dystrophischen Zuständen und auch bei fortgeschrittener Anämie die Salzsäuresekretion im Magen stark eingeschränkt zu sein pflegt. Diese endogene Komponente verstärkt nur den exogenen Eisenmangel. Wir stehen dann hier der Kombination einer exogen (reine Kuhmilchanämie) und endogen (achylische Chloranämie; vgl. weiter unten) bedingten Anämie gegenüber. Der weitere Einwand, daß auch bei parenteraler Zufuhr das Eisen viel höher dosiert werden muß, als man es nach den bilanzmäßigen Verlusten erwarten würde, verschlägt nicht, sind doch enterale und parenterale Resorption keineswegs unbedingt gleichmäßige Vorgänge (z. B. in bezug auf den Transportweg, auf die Zustandsform des Eisens usw.). Mit der ferripriven Natur der Kuhmilchanämie steht auch das bevorzugte Befallensein untergewichtig geborener Säuglinge, wie Frühgeburten und Zwillingskinder mit ihrer extrauterin besonders starken Wachstumstendenz in gutem Einklang. Bei Frühgeburten kommen auch die bei der Geburt noch nicht völlig aufgefüllten Eisendepots, die hauptsächlich erst in den 2 letzten Schwangerschaftsmonaten angelegt werden, als ein weiteres unterstützendes Moment in Betracht.

Im Hinblick auf den im Verhältnis zur Kuhmilch höheren Eisengehalt der Frauenmilch, sowie auf die für die Eisenresorption günstigeren Bedingungen im Magendarmtrakt bei natürlicher Ernährung wird uns die Seltenheit *alimentär* bedingter Anämien bei Brustkindern verständlich. Diese ebenfalls ferriprive Anämie besteht meist nur in einer leichten Hämoglobinverarmung des Blutes bei normalen oder nur mäßig gesenkten Erythrocytenzahlen; stärkere Grade kommen nur ganz ausnahmsweise vor.

Der Übergang der Kuhmilchanämie vom einfachen pseudochlorotischen Typus in die komplizierten Formen mit Störungen des qualitativen Blutbildes und evtl. mit Splenomegalie ist nicht allein durch den Eisenmangel verursacht. Für die Genese dieser Zustände müssen vielmehr auch noch andere Komponenten in Betracht gezogen werden. Die bei der Dysergie der anämischen Kinder beinahe unvermeidlichen wiederholten *Infekte* belasten sowohl den Kreislauf der Erythrocyten, ihre Bildung und ihre Mauserung, als auch das weiße System! Daher dann auch die entsprechenden Änderungen im qualitativen und quantitativen Blutbild. Man darf wohl mit großer Bestimmtheit aussagen, daß die infektiöse Komponente auch an der Entstehung des JAKSCH-HAYEMschen Syndroms maßgeblich beteiligt ist. Freilich bei diesem Komplex dürften auch noch andere endogene und exogene Faktoren eine weitere unterstützende Rolle spielen. So werden der Milztumor, die relative Lymphocytose und die Mikropolyadenie als Zeichen des *Lymphatismus* gedeutet, der die *konstitutionelle* Grundlage für die JAKSCH-HAYEMsche Anämie liefern soll. Die exogenen Faktoren, die außer den Infekten und dem in den Mittelpunkt unserer Betrachtung gestellten Eisenmangel bei der Erzeugung der vom gewöhnlichen pseudochlorotischen Typus abweichenden komplizierten anämischen Krankheitsbilder im Laufe einer einseitigen Kuhmilchernährung ätiologisch-genetisch in Frage kommen, sind wiederum alimentären Ursprunges. Wenn sie auch bisher nicht genauer definiert werden konnten, liegt es wohl nahe, sie in bestimmten, für die Erythropoëse erforderlichen organischen Verbindungen zu suchen, deren Bedarf mit der Kuhmilch wenigstens auf die Dauer nicht gedeckt wird. Es ist anzunehmen, daß auch schon am Zustandekommen des Lymphatismus und somit mittelbar des JAKSCH-HAYEMschen Komplexes diese oder ähnliche alimentäre Komponenten mitbeteiligt sind. Unterangebot von C-Vitamin, so bei länger durchgeführter einseitiger Ernährung mit denaturierter Milch kann die alimentäre Anämie ebenfalls verstärken, oder aber — so, freilich nicht gesetzmäßig, beim infantilen Skorbut — auch selbständig zu einer einfachen hypochromen Anämie führen. Diesem Moment kommt indessen für die Ätiologie der gewöhnlichen Kuhmilchanämie keine nennenswerte Bedeutung zu.

In Anbetracht all dieser ätiologisch-pathogenetischen Möglichkeiten werden uns auch die individuell vielfach wechselnden Reaktionen im Bereiche des hämopoëtischen Systems auf die komplexe „anämisierende Noxe", die Kuhmilch, durchaus verständlich. *Das übergeordnete Moment bleibt der Eisenmangel, der in erster Folge eine hypochrome Anämie auslöst. Der Beweis ex iuvantibus kann als geglückt angesehen werden: Eisenzufuhr heilt und verhütet die Kuhmilchanämie.*

Ziegenmilchanämie. Bei einseitiger Ziegenmilchernährung entsteht in unkomplizierten Fällen meist keine Hypo- sondern eine *hyperchrome* Anämie. Auch in anderer Hinsicht zeichnet sich die Ziegenmilchanämie durch Eigentümlichkeiten aus, die sie von der Kuhmilchanämie unterscheiden. Für die *quantitativ* stärker anämisierende Wirkung der Ziegenmilch spricht einerseits die Tatsache, daß bei einseitiger Ziegenmilchernährung relativ mehr Kinder an Anämie erkranken als bei Kuhmilchernährung, andererseits das raschere Auftreten dieser Anämie, d. h. die kürzere Latenzzeit. Im Gegensatz zu den mit Kuhmilch ernährten Kindern sind die „Ziegenmilchkinder" meist schon in der voranämischen Periode dystrophisch: gut ernährte Säuglinge mit gutem Turgor und Tonus gehören bei Ziegenmilchanämie zu den Seltenheiten. Mit fortschreitender Anämie nimmt die Dystrophie progressiv zu, gleichzeitig tritt auch die stark verminderte allgemeine Resistenz, die Dysergie, immer deutlicher in Erscheinung. Häufige Begleiterscheinungen sind Anorexie, die sich zunächst in erster Linie auf die Beikost z. B. auf Gemüse bezieht und somit eine gemischte Gestaltung der Diät verhindert, weiterhin wiederholtes Erbrechen und gelegentlich auch Darmstörungen (Durchfälle, seltener Verstopfung), die die Gewichtsabnahme nur noch weiter verstärken. Der Blutstatus verschlechtert sich viel rapider als bei der unkomplizierten Kuhmilchanämie. Die Gesichtshaut nimmt eine wachsgelbe Farbe an. Ödeme, Petechien sind in diesem Stadium häufige Komplikationen. Entzündliche, oft nur periodisch auftretende Veränderungen an der Zungenspitze, an den Zungenrändern und am Gaumen, wie sie in manchen Fällen von Ziegenmilchanämie beobachtet werden können, erinnern an die einschlägigen Symptome bei der perniziösen Anämie der

Erwachsenen. Noch deutlicher wird diese Verwandtschaft und mithin auch der *qualitative* Unterschied zur Kuhmilchanämie durch die Analyse der Blutveränderungen. Schon zu Beginn der Erkrankung finden wir bei der Ziegenmilchanämie meist ein hyperchromes Blutbild. Die Abnahme der Erythrocytenzahl eilt der des Hämoglobins deutlich voraus, der Färbeindex liegt über 1. Poikilocytose, Anisocytose, Mikro-, Makro-, Megalocyten mit Erhöhung des mittleren Durchmessers, Normo- und Megaloblasten, Polychromasie vervollständigen die Analogie mit der BIERMERschen Anämie. Die Anämie kann im weiteren Verlauf der Erkrankung außerordentlich starke Grade annehmen (unter 20% Sahli). Das weiße Blutbild zeigt bei der Ziegenmilch kein gleichmäßiges Verhalten. Wohl kommt in Übereinstimmung mit der perniziösen Anämie gelegentlich auch echte Leukopenie vor, Abweichungen hiervon sind jedoch häufig. Man trifft dann sowohl normale als auch erhöhte Zahlen an, meist mit relativer Lymphocytose, bei Infektionen auch mit Neutrophilie. Komplizierende exogene und endogene Einflüsse können übrigens auch sonst, so in bezug auf das rote Blutbild und das weitere klinische Verhalten der Kinder den perniciosaähnlichen Grundtypus weitgehend abändern und verwischen. Die Ausbildung des JAKSCH-HAYEMschen Syndroms oder die einer einfacheren hypochromen Anämie sind dann die Folgen.

Erblickt man in einem erniedrigten Färbeindex das Zeichen einer relativen Hämoglobin- und mittelbar einer Eisenverarmung, so kann uns pathogenetisch das Auftreten gerade dieser Komplikation bei einer einseitigen Ziegenmilchernährung kaum überraschen, stellt doch auch die Ziegenmilch eine äußerst eisenarme Nahrung dar, mit der der Eisenbedarf des wachsenden Organismus ebensowenig gedeckt wird wie bei einer einseitigen Kuhmilchernährung. Auch die Entstehung des JAKSCH-HAYEMschen Syndroms erinnert an die Verhältnisse bei der Kuhmilchernährung, zumal die hierzu erforderlichen Bedingungen endogener und exogener Art auch bei den Ziegenmilchkindern erfüllt sein dürften. Die entscheidende Frage ist die nach der Genese des die Ziegenmilch charakterisierenden Grundtypus und somit nach der Verwandtschaft mit der perniziösen Anämie. Nach der heute herrschenden Ansicht steht im Mittelpunkt der Genese für die kryptogenetische perniziöse Anämie die Achylia gastrica, die der Anämie stets, oft mehrere Jahre lang vorausgeht. Infolge der Achylie unterbleibt im Magen die Sekretion einer bestimmten, genauer noch nicht bekannten fermentähnlichen Substanz (endogener Faktor), deren Zusammenwirken mit gewissen, weit verbreiteten Nahrungsbestandteilen (exogener Faktor) die Bildung eines die Erythropoëse steuernden Stoffes veranlaßt. Mit dem Mangel am letzteren ist dann auch der Weg von der Achylie zur perniziösen Anämie klar umschrieben. Zufuhr von Leber und Leberextrakten ersetzt dank ihrem Gehalt am präformierten blutbildenden Stoff diese normal im Magen stattfindende Reaktion und führt eine symptomatische Heilung herbei. Für die ätiologisch-pathogenetische Bedeutung hämolysierend wirkender Gifte, die früher vielfach für die Entstehung der perniziösen Anämie verantwortlich gemacht wurden, fehlt jeder sichere Anhaltspunkt. Diese gastrogene Theorie der perniziösen Anämie können wir indessen auf die Verhältnisse bei der Ziegenmilchanämie nicht übertragen. Wohl läßt sich bei der Ziegenmilchanämie gar nicht selten eine Achylie nachweisen; jedoch weder gesetzmäßig, noch als prämonitorisches, gleichsam vorbereitendes Symptom. So liegt es wohl am nächsten, den Mangel in einem Unterangebot an den sog. exogenen Faktoren zu suchen, die zur Bildung des die Perniciosa verhütenden Stoffes ebenso erforderlich sind, wie die von der Magenschleimhaut sezernierte fermentähnliche Substanz und die aller Wahrscheinlichkeit nach in die Gruppe des Vitamins B_2 (G) gehören. Mit dieser Auffassung stimmen die Tatsachen, daß Ziegenmilchanämien bei wirklich gemischter Kost, ja auch schon bei Zwiemilchernährung nicht zur Beobachtung gelangen, und daß sie gelegentlich auch schon durch *erhöhte* Zufuhr von Ziegenmilch günstig beeinflußt werden können, gut überein, während sie sich mit der Annahme hämolysierender Gifte in der Ziegenmilch, d. h. mit der rein toxogenen Theorie der Ziegenmilchanämie kaum vereinbaren lassen. Mit dem Beweis ex iuvantibus schließt sich der Kreis: Die unkomplizierte hyperchrome Ziegenmilchanämie wird weder durch Eisen noch durch Eisen + Kupfer, sondern — *wohlgemerkt bei fortgesetzter einseitiger Ziegenmilchernährung* — nur durch Leber und durch Vitamin-B_2-Konzentrate, wie z. B. durch Hefeextrakt sicher und rasch beseitigt. Für die Prophylaxe genügt — wie bereits erwähnt — jede genügend gemischt gestaltete Diät. Die therapeutische Wirkung der Leber erstreckt sich nicht nur auf die Anämie, sondern auch auf die weiteren begleitenden perniciosaähnlichen allgemeinen Symptome wie die Dystrophie, Anorexie und die Dysergie. In Fällen, in denen neben der perniziösen Komponente auch die Eisenarmut der Ziegenmilch hineinspielt, wird die Lebermedikation zweckmäßig noch durch Eisengaben ergänzt, ebenso wie sich umgekehrt auch bei der primär hypochromen Kuhmilchanämie in weiterem Verlaufe Störungen in der Bildung der Erythrocytenleiber (Stroma) bemerkbar machen können, die dann erst auf Leberzufuhr reagieren. Die grundsätzliche Verschiedenheit in der Pathogenese dieser beiden alimentären Anämieformen bleibt durch solche scheinbaren Übergänge unbeeinflußt.

Eine infektiöse Komponente nimmt wohl fast regelmäßig an der Verstärkung jeder alimentären Anämie teil, insonderheit bei Säuglingen und Kleinkindern mit ihrer infolge der einseitigen Milchernährung stark erhöhten Anfälligkeit. In diesen Fällen bleibt jedoch stets der Nährschaden der übergeordnete Faktor. Anämische Erkrankungen können aber auch primär durch Infektionen ausgelöst werden. Nur für diese Vorkommnisse gilt die Bezeichnung postinfektiöse Anämie.

Postinfektiöse Anämie.

Sehen wir von den in unseren geographischen Breiten seltenen parasitären Erkrankungen wie Malaria, Leishmaniosis ab, bei denen die anämisierende Noxe direkt an den Erythrocyten angreift, so geht die von den Infekten ausgehende Schädigung des hämopoetischen Systems vornehmlich auf eine toxische Beeinflussung der Knochenmarkfunktion zurück. Es gibt bestimmte Infektionskrankheiten (Lues, seltener Tuberkulose — diese besonders bei abdomineller Lokalisation — sowie mit mehr akutem Verlauf Pyelocystitis und septische Erkrankungen), bei welchen ein beträchtlicher Prozentsatz der erkrankten Kinder anämisch wird.

Das klinische Bild der postinfektiösen Anämie ist je nach Grad und Qualität des ihr zugrunde liegenden Infektes ein überaus mannigfaltiges. In der Regel ist zuerst die Hämoglobinbildung gehemmt; es kommt zu einer einfachen hypochromen Anämie. Stärkere Einschränkung der Erythropoëse äußert sich in einer fortschreitenden Abnahme der Erythrocytenzahl. Der Färbeindex kann dann $\leqq 1$ sein. Oft wird durch die Auswirkung des Infektes auch das weiße System mitbetroffen, weit häufiger im Sinne einer verstärkten als einer gehemmten Tätigkeit. Im ersteren Falle begegnet man einer Leukocytose, und zwar entweder einer gewöhnlichen postinfektiösen Neutrophilie mit zahlreichen jugendlichen Elementen (Linksverschiebung) oder auch lymphatischen Reaktionen. Eine verminderte Leukopoese gibt sich in einer Leukopenie und bei besonders schweren Infekten gelegentlich auch in einer diskoordinierten Abnahme der Granulocyten, in einer *Agranulocytose* kund (vgl. weiter unten). Die Markschädigung, deren gemeinsames Symptom in diesen Fällen die Anämie und die Agranulocytose darstellt, kann in weiterer Folge auch auf den Plättchenapparat übergreifen. Das klinische Korrelat dieser Thrombocytopenie sind hämorrhagische Manifestationen in der Art des Morbus maculosus Werlhof. Im Blutbild entspricht dieser stark beeinträchtigten, oft sogar völlig aufgehobenen Regenerationstätigkeit des Knochenmarkes, dieser sog. *Panmyelophthise*, außer der Abnahme der roten und weißen Blutzellen, sowie der Blutplättchen auch das völlige Fehlen von Regenerationszeichen (keine Polychromasie, keine Reticulocyten, keine kernhaltigen roten Blutkörperchen, keine jugendlichen weißen Zellen). Diese schwerste Form aller anämischen Erkrankungen, gleichsam das Kennzeichen für die völlige Erschöpfung sämtlicher Knochenmarksfunktionen wird als symptomatische *aplastische Anämie* oder auch *Aleucia haemorrhagica* genannt. Sie tritt sekundär unter dem Einfluß septisch-toxischer Reize (septische Infektionen, aber auch nach Giften z. B. nach Salvarsan, Nirvanol usw.) auf.

Als *Typ* Lederer der infektiösen Anämien wird ein außerordentlich akut einsetzender starker Sturz von Hämoglobin und Erythrocyten mit *perniciosaartigem* rotem Blutbild, Leukocytose und mit bedrohlichen Allgemeinerscheinungen (Blässe, Mattigkeit, Erbrechen, Fieber, leichter Ikterus, gelegentlich auch Milz- evtl. Leberschwellung) bezeichnet. Trotz ihres besorgniserregenden Charakters zeigt diese wahrscheinlich ebenfalls septisch bedingte Ledderersche Anämie im Gegensatz zur Aleukia haemorrhagica eine gute Heiltendenz.

Die anämisierende Wirkung von *Eingeweideparasiten* wird im allgemeinen stark überschätzt. Mit Sicherheit läßt sich eine solche nur für den Bothriocephalus behaupten, der die Ursache einer perniciosaähnlichen Anämie sein kann. Ganz ausnahmsweise können auch Tänien zu ähnlichen Zustandsbildern führen. Von den Askariden und Oxyuren geht kein anämisierender Effekt aus. Leichtere Grade einer hypochromen Anämie, die gelegentlich bei einer massiven Trichocephalusinfektion des Darmes zur Beobachtung gelangen, sind weniger toxischen als hämorrhagischen Ursprunges.

Posthämorrhagische Anämie.

Neben der alimentären und infektiösen Anämie ist diese ein im Kindesalter verhältnismäßig seltenes Vorkommnis. Ihre Genese liegt klar zutage; in ihrer Erscheinungsform ist sie von der Stärke und der Art der ihr zugrunde liegenden Blutungen abhängig (Trauma, hämorrhagische Diathese, Hämoptoë, septische Blutungen, sowie blutende Ulcera, Polypen und Varizen, diese, z. B. bei der sog. Pfortaderstenose oft im Bereiche des Magendarmkanals). Im Anschluß an große Blutverluste kann die Anämie akut hohe Grade annehmen, ebenso auch — jedoch in mehr chronischem Verlaufe — nach rezidivierenden kleineren Blutungen. Das Blutbild ist zuerst isochrom (Färbeindex = 1,0), zeigt dann aber schon recht bald, infolge Einwanderung nicht genügend tingierter Erythrocyten in die Blutbahn aus dem regenerativ verstärkt tätigen Knochenmark, einen mehr hypochromen Charakter. Fehlen Rezidive und wirken nicht auch noch andere anämisierende Faktoren mit, so ist die Heiltendenz der posthämorrhagischen Anämie eine meist sehr gute, besonders in Fällen, in denen das Blut bei der Hämorrhagie den Körper nicht verläßt.

Endogen bedingte Anämien.

Wohl übt eine unklare konstitutionelle Komponente auch auf die Entstehung oder auf die Entwicklung der bisher besprochenen Anämieformen einen nicht zu vernachlässigenden Einfluß aus, die übergeordnete Bedingung ist jedoch stets äußeren Ursprunges. Indes kennen wir auch anämische Störungen mit einem ausschließlich oder zumindest überwiegend inneren Entwicklungsgang. In die erste Untergruppe der einschlägigen Anämien gehören solche mit einstweilen unbekannten inneren „konstitutionellen" Ursachen, hier auch die sog. *Frühgeburtenanämie,* die allein schon wegen ihrer Altersbedingtheit von besonderem pädiatrischen Interesse ist.

Unter die Bezeichnung **Frühgeburtenanämie** fällt die bei untergewichtig (< 2500 g) und somit meist frühzeitig geborenen Säuglingen im ersten Halbjahr, meist schon im 2.—3. Lebensmonat fast regelmäßig, gleichsam physiologisch auftretende hypochrome Anämie. Im ersten Trimenon nehmen — wie bereits erwähnt — wohl allgemein die bei der Geburt erhöhten Hämoglobinwerte allmählich ab, um dann im 3.—4. Lebensmonat spontan wieder anzusteigen. Bei den untergewichtig geborenen Kindern erreicht diese Verminderung des Bluthämoglobins anämische Werte bis 50% Hämoglobin und darunter. Gleichzeitig kann sich auch eine Oligocytose einstellen, wobei aber der hypochrome Charakter der Anämie bewahrt bleibt. Im qualitativen Blutbild, auch in bezug auf das weiße System lassen sich keine Eigentümlichkeiten nachweisen. Im 3.—4. Lebensmonat macht sich auch bei den Frühgeburten, ebenso wie bei den reif geborenen Säuglingen eine deutliche Tendenz zur Spontanheilung bemerkbar; der auf diese Weise erhöhte Hämoglobinspiegel bewegt sich jedoch auch dann noch unterhalb der Norm, d. h. im „anämischen" Bezirk. Bei einseitiger Milchernährung oder unter dem Einfluß von Infekten kann sich aus der physiologischen Frühgeburtenanämie allmählich — freilich meist wiederum erst um die Halbjahreswende herum (bei Lues auch schon früher) — eine echte alimentär-infektiöse Anämie entwickeln.

Die konstitutionelle Grundlage der Frühgeburtenanämie wurde zuerst von verschiedener Seite in den bei der Geburt noch mangelhaft ausgebildeten Eisendepots erblickt. Man wies darauf hin, daß die Hauptmenge des dem Fetus vom mütterlichen Organismus mitgegebenen Eisens erst in den 2 letzten Schwangerschaftsmonaten zur Einlagerung gelangt. Zugunsten

der ferripriven Natur der Frühgeburtenanämie konnte überdies auch der erniedrigte Färbeindex als Zeichen einer verminderten Hämoglobinbildung ins Feld geführt werden. Indes
der Beweis ex iuvantibus konnte in diesem Falle nicht erbracht werden. Durch Eisengaben gelingt es nicht, die Frühgeburtenanämie prophylaktisch oder therapeutisch zu
bekämpfen. Die Eisenwirkung beschränkt sich vielmehr auf die spätere alimentäre Komponente. Der negative Ausfall dieser therapeutisch-prophylaktischen Versuche führte zwangsmäßig zu einer Modifikation der ursprünglichen Eisenmangeltheorie: Man postuliert heute
bei untergewichtig geborenen, sog. debilen Kindern, so auch bei Frühgeburten eine gewisse
Torpidität in der Hämatopoëse, im besonderen in der Hämoglobinbildung und bringt die
Frühgeburtenanämie mit dieser vorübergehenden Funktionshemmung, die überdies, wenn
auch in quantitativ viel schwächerem Maße, auch sonst bei Trimenonkindern nachweisbar
ist, in Beziehung. Ihre nähere endogene Ursache ist unbekannt.

Eine völlige Unterbindung jeder Knochenmarksfunktion aus inneren, un-
aufgeklärten konstitutionellen Gründen kennzeichnet die **Anaemia aplastica,** die
in ihrem klinischen Bilde völlig dem der toxisch-infektiös bedingten Aleukia
haemorrhagica — auch symptomatische Anaemia aplastica genannt — gleicht
und sich davon nur durch den etwas schleichenden Verlauf unterscheidet. Die
klinische Diagnose dieser seltenen, meist unaufhaltsam ohne jede Remission
zum Tode führenden anämischen Störung stützt sich auf die Trias von starker
Erythrocytenabnahme ohne jedes Regenerationszeichen, Aleukie und Blut-
plättchenschwund mit begleitenden Hämorrhagien. Der Färbeindex ist meist
gleich 1, gelegentlich aber auch darüber. Am Sektionstisch ist der Nachweis
der Panmyelophthise zu fordern.

Eine aplastische Anämie kann auch durch Verdrängung des erythropoetischen Mark-
gewebes, so bei Neoplasmen oder bei der Osteosklerose (Marmorkrankheit) zustandekommen,
freilich in diesen außerordentlich seltenen Fällen viel langsamer als bei einer infektiös oder
einer „konstitutionell" bedingten Myelophthise.

Die Abtrennung der konstitutionellen Anaemia aplastica von der septisch-toxischen
Aleukia haemorrhagica, gar nicht so selten aber auch von einer subakut verlaufenden primären Agranulocytose und auch von einer akuten und sogar chronischen Leukämie (im
aleukämischen Stadium) kann mit Schwierigkeiten verbunden sein, zumal es erwiesen ist,
daß Übergänge, mindestens von der Aleukie in akute Leukämie vorkommen können. Man
ist sogar wahrscheinlich berechtigt, ganz allgemein von einem System zu sprechen, das in
kontinuierlicher Reihe von der konstitutionell-aplastischen Anämie über die Verminderung
und Vermehrung einzelner und mehrerer Blutelemente bis zu den chronischen Leukämien
reicht.

Hämolytische Anämie

Zwar nicht in ihrem Wesen, so wenigstens in ihrem Mechanismus besser
enträtselt ist ein weiteres Glied in der Reihe der rein konstitutionellen Anämien,
die hämolytische Anämie, auch unter der Bezeichnung hämolytischer Ikterus
bekannt. Sie ist in der Regel vererbt und kongenital mit klarer familiärer
Anamnese. Die erworbene Form gehört zu den Seltenheiten. Beim familiär-
kongenitalen Typus handelt es sich um eine primäre Minderwertigkeit der Erythrocyten, die vorzeitig, wahrscheinlich bei aktiver Beteiligung der Milz zugrunde
gehen. Das einzige Symptom der verstärkten Erythrocytenmauserung ist neben
der in dieser Hinsicht nicht beweisenden Anämie der Begleitikterus, der meist
nur schwach ausgeprägt ist, nicht selten aber auch völlig fehlen kann. Die Anämie
nimmt meist ebenfalls keine starken Grade an. Sie wird intensiver unter dem
Einfluß von Infekten, psychischen Erregungen, Kälte, körperlichen Anstrengungen und zwar dann oft in Form von Krisen, die außer dem Ikterus auch mit
Leibschmerzen, sogar mit förmlichen Koliken einhergehen können. Diese
hämolytischen Krisen werden rasch überwunden, wie auch überhaupt der Allgemeinzustand der Kranken in der Regel auf die Dauer weder durch die Anämie
noch durch den Ikterus in stärkerem Maße beeinträchtigt zu sein pflegt.

Der hämolytische Charakter des Ikterus ergibt sich neben dem Fehlen ent-
färbter Stühle aus der Bilirubinämie und der indirekten oder verzögerten
Diazokupplungsreaktion nach VAN DEN BERGH. Der Urin entält Urobilin bzw.

Urobilinogen, jedoch kein Bilirubin. Der stets nachweisbare, oft sogar recht erhebliche harte *Milztumor* ist als sog. spodogener Milztumor nur das äußere Zeichen der vermehrten Blutkörperchenzerstörung. Die überaus hohe Anzahl von Retikulocyten, die das rote Blutbild beim hämolytischen Ikterus oft fast zu beherrschen pflegen, zeugt in diesem Zusammenhang für eine regenerativ verstärkte Erythropoëse und ist in erster Linie wohl als Kompensationserscheinung zu deuten. Ebenso auch der gelegentlich erniedrigte Färbeindex, der durch das Ausschwemmen von ungenügend mit Hämoglobin beladenen unreifen Erythrocyten zustande kommt. Das Hauptcharakteristikum der hämolytischen Anämie liegt indessen weniger in der Anämie als solcher, sondern in der konstitutionellen Minderwertigkeit der Erythrocyten, die sie auch schon den physiologischen hämolysierenden Einflüssen gegenüber weniger widerstandsfähig macht und ihren Untergang gleichsam in zwangsläufiger Folge beschleunigt. Ihre Merkmale sind die *Mikrocytose* bei unverändertem Volumen und die *verminderte osmotische Resistenz.* Insbesondere ist die Minimumresistenz, die in der Norm bei einer Kochsalzkonzentration von 0,42—0,46% liegt, herabgesetzt (bis 0,7—0,8%). Im Gegensatz zur Anämie, zum leichten Ikterus und zur Splenomegalie sind nur die Mikrocytose und die verminderte osmotische Resistenz die wirklich pathognomischen Symptome der hämolytischen Anämie, die somit für die Diagnosestellung unerläßlich sind.

Bei der seltenen *erworbenen* Form der hämolytischen Anämie ist die Milzerkrankung — meist aus unbekannten Ursachen oder in Begleitung anderer Krankheiten — das Primäre. Es kommt zu einer chronischen Anämie mit Bilirubinämie, Milztumor und verminderter Resistenz der Blutkörperchen, jedoch ohne Mikrocytose. Die verminderte Resistenz wird in diesen Fällen auf die Milzerkrankung bezogen, im Gegensatz zum angeborenen Typus, bei dem die Mikrocytose und — zumindest teilweise — die herabgesetzte osmotische Resistenz als angeboren, als Ausdruck eines Bildungsfehlers aufgefaßt werden.

Splenektomie behebt sowohl bei der angeborenen als auch bei der erworbenen hämolytischen Anämie die Anämie, bei der erworbenen Form auch die Resistenzherabsetzung. Beim angeborenen Typus bleiben die letztere, ebenso die Mikrocytose auch weiterhin bestehen.

Die hämolytische Anämie geht bei älteren Kindern und auch bei Erwachsenen oft mit einem Turmschädel einher, der von den meisten Autoren als ein allgemeines Degenerationszeichen gedeutet wird. Sicher spielt aber bei der Ausbildung dieser Schädeldeformität auch die Markhyperplasie in den platten Schädelknochen mit, etwa in der gleichen Weise wie bei der Sattelstirn usw. chronisch-anämischer Säuglinge und Kleinkinder.

Rassegebundene, in ihrem Charakter ebenfalls mehr hämolytische und gleichzeitig wiederum konstitutionell bedingte Anämien sind die sog. *erythroblastische Anämie* (COOLEY) und die *Sichelzellenanämie.* Die *erythroblastische Anämie* tritt nur bei den Angehörigen der Mittelmeervölker (Italiener, Griechen) auf — auch bei ihren Nachkommen, z. B. in Amerika — und zeichnet sich durch den gleichen Symptomenkomplex aus, den wir bereits als die JAKSCH-HAYEMsche Anämie kennen gelernt haben (Anämie, Milztumor, Erythroblastose, Leukocytose). Die Erythroblastose ist meist besonders stark ausgeprägt. Der leicht mongoloide Charakter der Gesichtszüge, die schwere Osteoporose des Skelets mit Verdickung der ebenfalls porotischen Schädelknochen und die schlechte Prognose können noch als weitere Besonderheiten dieses konstitutionellen Anämietypus angeführt werden. Die Splenektomie führt keine Besserung herbei; sie verstärkt nur die Erythroblastose. Die *Sichelzellenanämie* befällt nur Neger und Mulatten. Ihre Merkmale sind: Anämie, Sichelform der Erythrocyten im Ausstrich, Ikterus, Urobilinurie, Schmerzen im Abdomen, Fieber. Keine Resistenzherabsetzung und kein Milztumor. Der Verlauf ist meist ein chronischer, die Prognose auch quoad vitam eine sehr ungünstige.

Endogen bedingte Anämien mit bekannter Ursache. Unter diesen seien an erster Stelle die *Begleitanämien endokriner* Störungen genannt. Bei der zentralen Stellung der endokrinen Drüsen im Gesamtstoffwechsel kann es uns nicht wundernehmen, daß sie auf die Blutbildung einen regulierenden Einfluß auszuüben vermögen. Bekannt ist in dieser Beziehung aus tierexperimentellen Studien die Rolle der Schilddrüse und auch der Nebennieren. Tatsächlich finden wir bei der Unterfunktion dieser Drüsen, so beim *Myxödem* oder bei der ADDISONschen *Krankheit* mehr oder minder starke Anämien von meist hypochromem Charakter, die auf Inkretzufuhr behoben werden können.

Auf eine innersekretorische Basis, insonderheit auf eine Störung der Ovarienfunktion wird heute auch die *Chlorose* gestellt. Die echte Chlorose kommt ausschließlich beim weiblichen Geschlecht und zwar nur zur Zeit der Pubertät oder kurz danach vor. Außer der Hämoglobinabnahme bei meist unveränderter Erythrocytenzahl ist die Chlorose auch durch Allgemeinsymptome charakterisiert: Müdigkeit, Kopfschmerzen, Appetitlosigkeit, Dysmenorrhöe, Obstipation usw. Auf große Eisengaben erfolgt prompte Heilung. Die Chlorose ist in den letzten Jahrzehnten nicht nur im Kindesalter vor der Pubertät, sondern auch später bei Jugendlichen außerordentlich selten geworden.

Die zweite größere Gruppe der Anämien mit besser erforschten inneren Ursachen umfaßt solche, die ihre Entstehung vornehmlich *Erkrankungen im Magen-Darmtrakt* verdanken. Ihr wichtigster Vertreter im Erwachsenenalter ist die *essentielle perniciöse Anämie,* bei der — wie bereits im Zusammenhang mit der Ziegenmilch erörtert — im Mittelpunkt der Genese die Achylie, im einzelnen die mangelhafte Sekretion einer fermentähnlichen Substanz, des sog. endogenen Faktors steht, dessen Zusammenwirken mit bestimmten Nahrungsbestandteilen (exogener Faktor) zur Entstehung des für die Hämatopoëse unentbehrlichen „Perniciosaschutzstoffes" führt. Die chronische Achylie, die der perniciösen Anämie meist lange Jahre vorausgeht, ist eine Alterserscheinung und kommt im Kindesalter, besonders als *Dauerbefund* nur ganz ausnahmsweise vor. Dies erklärt auch die außerordentliche Seltenheit der essentiellen perniciösen Anämie im Kindesalter. Einige sicher verbürgte Fälle beweisen aber die Möglichkeit ihres Auftretens auch schon in dieser frühen Altersperiode. Freilich die meisten einschlägigen Beobachtungen betrafen entweder symptomatische perniciöse Anämien wie etwa die Ziegenmilchanämie oder aber schwere septisch-toxische Anämien mit pseudo-perniciösem Charakter. Die Symptomatologie der essentiellen perniciösen Anämie der Kinder deckt sich völlig mit der bei Erwachsenen. Strangdegeneration, die die perniciöse Anämie der Erwachsenen so häufig kompliziert, ist bei Kindern entweder wegen altersbedingter konstitutioneller Unterschiede oder wegen des viel rascheren Verlaufes der Erkrankung bisher nicht beobachtet worden.

Vorübergehender Stillstand der Salzsäuresekretion im Magen ist bei dystrophischen oder fiebernden Kindern kein seltenes Vorkommnis. Bei einer ungenügend sauren Reaktion des Mageninhaltes ist die Abspaltung und die Löslichkeit des mit der Nahrung oder mit Medikamenten zugeführten Eisens weitgehend erschwert; ein in seiner Höhe wechselnder, oft aber recht erheblicher Anteil des Eisens entgeht dann der Resorption. Die Eisenverluste erhöhen sich außerdem durch den im intermediären Stoffwechsel bei der periodischen Blutmauserung anfallenden Eisenmengen, die durch den Dickdarm ausgeschieden werden und sich hier zum unresorbierten Nahrungseisen addieren. Nimmt man mit der Eisenzufuhr auf diese allmählich immer stärker werdende Eisenverarmung keine Rücksicht, so kann nach einer mehr oder minder kurzen Latenzzeit die gleiche ferriprive Anämie von rein chlorotischem Typus entstehen wie bei einer schon primär eisenarmen Diät, z. B. bei einseitiger Milchernährung. In reiner Form kommt diese *achylische Chloranämie* in erster Linie bei Frauen im mittleren Lebensalter (nach dem 40. Lebensjahr) vor. Bei Kindern dürfte diese achylische Komponente eher nur zur Verstärkung einer gewöhnlichen alimentären und infektiösen Anämie dienen und kaum völlig selbständig in Erscheinung treten. In dieser Kombination kommt ihr aber doch eine nicht zu vernachlässigende Bedeutung zu, um so mehr da einseitige Milchernährung schon für sich die Salzsäureproduktion hemmt und das hohe Pufferungsvermögen der Kuhmilch eine Verschiebung der Reaktion gegen die saure Reaktion verhindert. Mit der verminderten Eisenresorption bei Milchernährung hängt wohl auch die Notwendigkeit hoher Eisendosen bei der Bekämpfung dieser Milchanämie zusammen. Auch in der Therapie der achylischen Chloranämie sind überaus hohe Eisendosen erforderlich, aus denen, ungeachtet der ungünstigen Reaktionsverhältnisse im Magen, immer noch genügend Eisen in Lösung gehen und dann für die Resorption bereitgestellt werden kann. Äußere Säurezufuhr (etwa verdünnte HCl) kann — da die Säure besonders auch von Kindern meist schlecht vertragen wird (Erbrechen!) — nur in sehr beschränktem Maße zur Unterstützung der Behandlung herangezogen werden.

Eine *Resorptionsstörung,* und zwar nicht allein für das Eisen, sondern auch für den Perniciosaschutzstoff und möglicher Weise noch für andere erythropoëtisch wirksame Stoffe kann auch durch pathologische Vorgänge im Darm, so durch enteritische Prozesse, im Kindesalter besonders oft bei *Coeliakie* (infantiler Sprue), bedingt sein. Das Blutbild ist bei überwiegender Eisenverarmung hypochrom, bei Mangel an Perniciosaschutzstoff hyperchrom und perniciosaähnlich. Gerade bei der infantilen Sprue (übrigens auch bei der Sprue der Erwachsenen) kommen beide Möglichkeiten vor. Das weiße System wird meist überhaupt nicht oder in gleicher Weise wie auch sonst bei der exogenen ferripriven bzw. der essentiellen perniziösen Anämie in Mitleidenschaft gezogen.

Die *kausale Therapie* der anämischen Erkrankungen, ebenso auch ihre Prophy-laxe wird durch die Kenntnis ihrer Ätiologie und Genese weitgehend erleichtert. Daneben darf jedoch auch die *symptomatische* Behandlung nicht vernachlässigt werden, zumal es oft nur auf diese Weise gelingt, eine rasche Besserung hervorzurufen. Überdies ist eine wirklich kausale Therapie nicht durchgehend möglich und auch nicht immer erforderlich. So gelingt es z. B. bei der postinfektiösen Anämie die Infektion nicht immer erfolgreich anzugehen und selbst bei der posthämorrhagischen Anämie versagen oft die auf die Blutungen als Ursache gerichteten Eingriffe. Andererseits wäre es unverantwortlich, bei jedem Fall von hämolytischer Anämie die nach dem kausalen Gesichtspunkte folgerichtige Splenektomie ausführen zu lassen. Diese kommt nur bei schwerer Beeinträchtigung des Allgemeinzustandes, so bei einer deutlichen Progredienz der symptomatisch nicht oder nur ungenügend beeinflußbaren Anämie oder bei den seltenen wiederholten, subjektiv als beinahe unerträglich empfundenen Koliken in Frage. Am ehesten kommt man mit der kausalen Therapie bei den alimentären Anämien zum gewünschten Ziel. Die Behandlung besteht zunächst in einer Regelung der Ernährung, bei der man nur den übergeordneten ätiologischen Faktor, d. h. die Einseitigkeit ausmerzen muß. Die Einschränkung der Milchzufuhr unter die sonst erlaubten Mengen ist *überflüssig*. Bei der Ziegenmilchanämie ist es allerdings zweckmäßig, die Ziegenmilch durch Kuhmilch zu ersetzen. Die entscheidende Verordnung neben der mehr vorbereitenden Ernährungsregelung betrifft bei der hypochromen Kuhmilchanämie die Verabreichung von hohen Eisendosen, bei der hyperchromen Ziegenmilchanämie die von Leber, Leberextrakten und sonstiger Beikost.

Diese für die alimentären Anämien kausal-therapeutischen Maßnahmen sind gleichzeitig auch die wichtigsten symptomatischen Mittel bei der Bekämpfung sämtlicher Anämiegruppen. Ganz allgemein gilt das Schema: *Hypochrome Anämien reagieren günstig auf hohe Eisendosen, während hyperchrome Anämien die Domäne der Lebertherapie sind.* Dementsprechend verordnet man bei hypochromen Anämien Eisen in Form von Ferrum reductum, bei Säuglingen und Kleinkindern in Dosen von 0,1—0,5 g, bei älteren Kindern 0,5—1,0 g pro die. Für die Prophylaxe der alimentären Anämien, so hauptsächlich bei den in dieser Hinsicht besonders gefährdeten Frühgeburten und Zwillingskindern genügen 0,1—0,2 g Ferum reductum pro die. Zur Vermeidung dyspeptischer Störungen, insbesondere von Durchfällen, die sich bei Säuglingen im Anschluß an Eisengaben gelegentlich einstellen, dürfte es zweckmäßig sein, die Eisenmedikation mit niedrigen Dosen — verteilt auf mehrere Mahlzeiten — zu beginnen. Die Eisenwirkung stellt sich — wenn überhaupt — meist prompt, spätestens nach Ablauf einiger Wochen ein. Bei den nicht rein chlorotischen Typen hypochromer Anämien darf auch eine geringe Hemmung in der Stromabildung der Erythrocyten angenommen werden, die durch Leber und Leberextrakte, gleichsam zur Unterstützung des übergeordneten Eiseneffektes, günstig beeinflußt wird. In der Regel genügt aber allein schon die Eisenzufuhr. Für eine kombinierte Eisen-Kupfermedikation haben sich in der Klinik bisher keine strikten Indikationsgebiete ergeben.

Bei den hyperchromen Anämien versagt die Eisenmedikation. Zufuhr von Leber in Mengen von etwa 10—20 g pro Kilogramm Körpergewicht, bei älteren Kindern 200—250 g pro die ist in solchen Fällen die Therapie der Wahl. An Stelle von vorher durchpassierter oder gekochter Leber können in entsprechender Dosierung auch die käuflichen Leberextrakte verwendet werden.

Freilich bei ganz schwerer Anämie (Hämoglobin < 25%) wird man oft weder mit der Leber noch mit dem Eisen die gewünschte *rasche* Wendung zum Besseren erzielen können. Bei drohender Lebensgefahr wird man dann eine *intravasale Bluttransfusion* ausführen müssen.

Die Blutübertragung darf nur nach vorausgegangener Blutgruppenbestimmung beim Empfänger und Spender oder nur mit dem Blut eines Generalspenders (Gruppe 0) mit

Hilfe der indirekten Methode, d. h. mit aus Spritzen injiziertem Citratblut (je 10 ccm 2,5%iger Na citricum-Lösung auf 100 ccm Blut) erfolgen. Die transfundierte Blutmenge schwankt je nach Bedarf bei Säuglingen zwischen 10—20 ccm pro Kilogramm Körpergewicht, bei älteren Kindern insgesamt zwischen 150—250 ccm.

Bei allen fortschreitenden Anämien, so vornehmlich bei den postinfektiösen Anämien und auch bei der prognostisch überaus ernsten aplastischen Anämien sowie den verwandten symptomatischen Anämien (bei Leukämie, Agranulocytose usw.) bleibt die Bluttransfusion die letzte mögliche therapeutische Hilfsmaßnahme. Wiederholte intramuskuläre Blutinjektionen (10—20 ccm) werden vielfach auch bei leichteren Graden einer postinfektiösen Anämie mehr zur Hebung der Resistenz und zur Anfachung der Erythropoese empfohlen.

Das früher stark verbreitete Arsen ist mit der Entwicklung der Eisen-Lebermedikation bei der Behandlung der anämischen Störungen im Kindesalter überflüssig geworden. Wir werden es in keinem Fall vermissen.

Im Vergleich zu den im Kindesalter recht häufigen anämischen Erkrankungen sind die **Polycythämien** — auch Erythrämien oder Polyglobulien genannt —, d. h. Vermehrung von Hämoglobin und Erythrocyten über die Norm hinaus, außerordentlich selten. *Temporäre* Polyglobulien werden bei Neugeborenen, bei Aufenthalt in größeren Höhen, und auch bei Bluteindickung nach Wasserverlusten usw. beobachtet. Eine *dauernde* Erhöhung der Blutkörperchenzahl und des Hämoglobins trifft man entweder *sekundär,* symptomatisch bei Herzfehlern, so besonders ausgesprochen bei der Pulmonalstenose, oder aber als eine *primäre* Erkrankung bei hereditär-familiär disponierten Kindern an. Bei dieser idiopathischen Form der Polycythämie stehen oft subjektive Beschwerden im Vordergrund (Kopfschmerzen, Schwindelanfälle, Ohrensausen, Kurzatmigkeit, Ermüdbarkeit). Die hochrote oder auch cyanotische Hautfarbe, die vermehrte Erythrocyten- sowie Hämoglobinzahl (bei erniedrigtem Färbeindex) und die Neig ungzu Nasen-Zahnfleischblutungen gestatten die richtige Diagnose meist ohne Schwierigkeiten, wobei aber auch das Fehlen von Milztumor, von Blutdruckerhöhung und von qualitativen Veränderungen im roten und weißen Blutbild mitberücksichtigt werden muß. Die Prognose ist quoad vitam gut. Die Therapie beschränkt sich auf einige vorübergehend symptomatisch wirkende Mittel und Verfahren, wie Aderlässe, Röntgenbestrahlung der Knochen, Milzpräparate.

Erkrankungen des weißen Systems.

Bei diesen herrschen im Gegensatz zu denen des erythropoetischen Apparates Zustände von *Überfunktion* vor. Diese äußern sich entweder in einer Vermehrung der weißen Blutzellen im Blutbild oder aber in einer allgemeinen bzw. lokalisierten Proliferation der die weißen Blutzellen bildenden Gewebe (Knochenmark, Lymphdrüsen, Milz).

Vorübergehende, meist auch nicht sehr erhebliche Leukocytosen gehören zu den Begleiterscheinungen nicht nur von zahlreichen Infektionskrankheiten, sondern auch von anderen Reaktionsvorgängen im Stoffwechsel. Bei der Diagnose von Infektionen spielen sie gelegentlich eine wichtige, oft sogar entscheidende Rolle. Wir möchten in dieser Hinsicht nur an die Lymphocytose bei Keuchhusten und an die nicht selten exzessive Mononucleose beim sog. Drüsenfieber (s. dort) erinnern.

Dauernde Vermehrung der weißen Blutzellen, insonderheit das relative Überwiegen der Zellen eines Systems und das Auftreten von unreifen Zellelementen zeichnet die Gruppe der Leukämien aus.

Leukämien.

Wir unterscheiden, wie bei den Erwachsenen, *lymphatische* und *myeloische* (Lymphadenosen und Myelosen), sowie — weniger nach ihrer absoluten Dauer als nach ihrem Beginn und Verlauf — *akute* und *chronische* Leukämien. Stets überwiegen im Kindesalter die Lymphadenosen. Eine Trennung der lymphatischen und der myeloischen Formen voneinander ist klinisch nicht möglich und kann nur aus dem Blutbild erschlossen werden.

Der Beginn der *akuten* Leukämie erfolgt nur in seltenen Fällen stürmisch, er erstreckt sich vielmehr in der Regel über einige Wochen. Zu den wichtigsten, an Intensität allmählich immer mehr zunehmenden klinischen Kennzeichen der

Erkrankung gehören Apathie, Kopfschmerzen, Mattigkeit, Appetitlosigkeit, Blässe, Fieber, Haut- und Schleimhautblutungen (punktförmig oder auch mehr flächenhaft), Knochen- und Gelenkschmerzen, mitunter entzündliche oder auch ulceröse Prozesse in der Mundhöhle mit oft sehr ausgeprägtem Foetor ex ore. Das Fieber zeigt meist deutliche Remissionen und bewegt sich zwischen 38 und 40°. Fieberfreie Perioden können zuweilen den Verlauf vorübergehend unterbrechen. Dauernd normale Temperaturen sind sehr selten. Die Lymphdrüsen, auch die Milz schwellen an. Die Vergrößerung der Lymphknoten bewegt sich gewöhnlich in mäßigen Grenzen; die der Milz kann sogar überhaupt ausbleiben oder tritt erst in den späteren Stadien der Erkrankung in Erscheinung. Mediastinale leukämische Lymphdrüsenschwellungen sind röntgenologisch und oft auch durch die bekannten klinischen Zeichen eines raumbeengenden intrathorakalen Prozesses (stridoröse Atmung, Reizhusten, perkutorischer Befund, Venenstauung) erkennbar.

Monosymptomatische leukämische Infiltrationen der Tränen- und Speicheldrüsen charakterisieren den sog. MIKULICZschen Symptomenkomplex. Multiple, meist parostale Geschwulstbildungen beherrschen das Bild des *Chloroms,* einer besonderen Form der akuten Leukämie. Diese lymphatischen, häufiger aber myeloischen, oft — jedoch nicht obligat — grünlich gefärbten Wucherungen bilden sich meist am Schädel und in der Orbita (Protrusio bulbi), können aber auch sonst in den allerverschiedensten Organen mit Ausnahme der langen Röhrenknochen vorkommen. Spezifische leukämische Infiltrate kommen in der Haut bei jeder Form der Leukämien vor. Sie manifestieren sich in Gestalt von stecknadelkopf- bis haselnußgroßen, derben, in der Subcutis gelegenen Tumoren von bläulicher oder bräunlicher Farbe. Weitere maculöse oder maculös-papulöse Hautefflorescenzen, die bei Leukämie zuweilen beobachtet werden können, sind unspezifischer Natur.

Das quantitative Blutbild zeigt außer einer fortschreitenden Anämie (Färbeindex $<$ 1,0) in der Mehrzahl der Fälle zunächst keine besondere Abweichung von der Norm, insonderheit auch keine Leukocytose. Man spricht dann von einem *aleukämischen* oder subleukämischen Stadium. Für die Diagnose bringt erst das Differentialblutbild die nötige Aufklärung. Bei den häufigeren Lymphadenosen finden wir im Blutausstrichpräparat fast ausschließlich Lymphocyten (über 90%), viele kleine Lymphocyten und auch Jugendformen. Bei den Myelosen herrschen die myelogenen Zellen und zwar die charakteristischen unreifen Myeloblasten und Promyelocyten vor. Ihre Zugehörigkeit zu der myeloischen Reihe erhellt oft erst der positive Ausfall der Oxydasereaktion (auch bei den mit den kleinen Lymphocyten zur Verwechslung ähnlichen Mikromyeloblasten). In späteren Stadien der Erkrankung kann sich auch eine absolute Vermehrung der weißen Blutzellen (30 000 und darüber) einstellen. Gleichzeitig besteht meist schwere Anämie und Thrombopenie.

Sämtliche Formen der Leukämie führen nach kürzerer oder längerer (auch mehrere Monate langer) Dauer — gelegentlich durch Stillstand oder Remission unterbrochen — unaufhaltsam zum Tode. Die Therapie ist machtlos. Neben Arsen üben wiederholte Bluttransfusionen noch die beste Wirkung aus. Röntgenbestrahlungen sind, besonders in aleukämischen Stadien kontraindiziert.

Im Gegensatz zu den akuten Formen entwickelt sich die *chronische Leukämie,* die im Kindesalter praktisch nur als myeloischer Typus auftritt, meist ganz allmählich und schleichend. Im Vordergrund des klinischen Bildes steht der meist enorme, sehr harte Milztumor. Die Lymphknotenschwellungen fehlen. Die Begleitanämie ist trotz erheblicher Blässe in der Regel nicht sehr hochgradig; auch die Allgemeinerscheinungen sind nicht so stark ausgeprägt wie bei der akuten Leukämie. Freilich die Grenzen sind nicht immer so deutlich zu ziehen. Übergänge kommen vor. Das Blutbild der chronischen myeloischen Leukämie zeichnet sich durch sehr hohe Leukocytenzahlen und qualitativ durch die Gegenwart jugendlicher myelogener Elemente aus. Die Prognose der Erkrankung ist — allerdings bei längerem Verlauf — ebenso infaust wie bei den akuten Formen. Therapeutisch kann Röntgenbestrahlung der Milz versucht werden.

Genetisch stellen die leukämischen Reaktionen ungelöste Rätsel dar. Die akuten Formen werden einerseits mit septischen Infektionen in Beziehung gebracht, andererseits aber — ebenso wie die chronischen — als eine echte Geschwulstbildung aufgefaßt.

Agranulocytose. Ein dem aleukämischen Stadium einer lymphatischen Leukämie auf den ersten flüchtigen Blick sehr ähnliches Blutbild kann auch durch eine toxisch-infektiös bedingte Lähmung der granulocytopoëtischen Markfunktion zustande kommen. In den reinen Fällen dieser Agranulocytose genannten Erkrankung ist die Differentialdiagnose trotzdem nicht schwer zu fällen. Die Unterschiede bestehen bei der Agranulocytose klinisch in dem wirklich stürmischen Beginn und dem außerordentlich raschen Verlauf, im frühzeitigen Auftreten von ulcerierenden und gangräneszierenden Prozessen in der Mund- und Rachenhöhle (ulceröse Angina!), ebenso auch an allen anderen Schleimhäuten, in der häufigen Komplikation mit Ikterus, *hämatologisch* im Fehlen von Anämie und von jugendlichen weißen Blutzellen.

Verwischt werden die Grenzen nicht nur gegen das aleukämische Stadium einer lymphatischen Leukämie, sondern auch gegen die Aleukia haemorrhagica bei den seltenen subacut verlaufenden Formen der Agranulocytose. Hier können sich zu der Agranulocytose auch eine fortschreitende Anämie aplastischen Charakters, Zeichen einer hämorrhagischen Diathese und manchmal auch — allerdings ohne unreife Elemente — lymphatische Reaktionen hinzugesellen. Gerade diese Übergangsmöglichkeiten beweisen erneut die Richtigkeit der bereits erwähnten These, nach der von der aplastischen Anämie über die Agranulocytose bis zu den Leukämien eine kontinuierliche Reihe besteht. Am leichtesten reagiert das myeloische System, das aber dann auch am frühesten zum Erlahmen gebracht werden kann. Erst dann wird die Erythropoëse und zuletzt das lymphatische System in Mitleidenschaft gezogen.

Die Prognose der Agranulocytose ist außerordentlich ernst. Heilungen kommen aber vor, was gegenüber den Leukämien besonders hervorzuheben ist. Die Behandlung stützt sich vornehmlich auf wiederholte Bluttransfusionen und nach neueren amerikanischen Erfahrungen auf die Injektion von Nucleotidlösungen (in Deutschland noch nicht erhältlich, in Amerika unter dem Namen Pentanucleotid im Handel). Röntgenbestrahlungen sind unwirksam.

Im Gegensatz zu den bisher besprochenen stets generalisierenden Erkrankungen des weißen Systems kennen wir auch solche des lymphatischen Gewebes, die in einem umschriebenen Bezirk beginnen und entweder überhaupt keine oder eine nur im vorgeschrittenem Stadium der Erkrankung zutage tretende Tendenz zur Generalisierung aufweisen.

Rein lokale Lymphdrüsenschwellungen sind die *entzündlichen Granulome,* so das eitrige Lymphoma colli nach Angina, oder die regionären Lymphadenitiden bei Eiterungen, auch das *tuberkulöse* und das seltene *syphilitische* Granulom. Beim häufigen pyogenen Lymphoma colli sind gegenüber dem tuberkulösen Granulom (s. a. S. 320) der plötzliche, fieberhafte Beginn, die Schmerzhaftigkeit, die rasche Einschmelzung oder Rückbildung, das Fehlen von Verwachsungen mit der Haut und die negative Tuberkulinreaktion die wichtigsten differential-diagnostisch verwertbaren Merkmale. Die Behandlung besteht in der Applikation von Wärme in Form von Antiphlogistine, Leinsamenmehl, Kataplasmen. Empfohlen wird auch die Röntgenreizbestrahlung. Bei Abscedierung ist die Incision nicht zu vermeiden.

Lymphogranulomatose. Das maligne Granulom — bekannter unter der Bezeichnung Lymphogranulomatose oder Hodgkinsche Krankheit — ist ungeachtet seiner anfänglichen Lokalisation auf eine umschriebene Lymphdrüsengruppe eine Systemerkrankung, die sich allmählich fast auf das gesamte lymphatische Gewebe erstrecken kann. Das seltene Leiden beginnt schleichend ohne stärkere Beeinträchtigung des Allgemeinbefindens meist in den Drüsen einer Halsseite — vorwiegend links —, gelegentlich aber auch in anderen Drüsengruppen (thorakal, abdominal, inguinal), die stark anschwellen. Die Lymphdrüsenpakete am Hals fühlen sich zunächst ziemlich weich, später derb an und sind untereinander oder auch mit der Unterlage, jedoch nicht mit der Haut verwachsen. Die Mediastinal-, Abdominaltumoren führen zu entsprechenden, oft hochgradigen Drucksymptomen (Atembeschwerden, Cyanose bzw. Ascites usw.). In weiterem Verlaufe bildet sich fast regelmäßig ein mehr oder minder starker harter Milztumor aus. Mit fortschreitender Generalisierung kommt es zu allgemeinen Lymphdrüsenschwellungen, zu intermittierendem Fieber und zu progredienter, schwerer Anämie. In diesem Stadium der Erkrankung kann sie ohne genaue hämatologische Untersuchung leicht mit einer Leukämie verwechselt werden. Das Blutbild ist für die Diagnose beweisend. Bei der Lymphogranulomatose zeigen die weißen Blutzellen keine quantitative und — außer einer leichten Neutrophilie (inkonstant Eosinophilie) — auch keine qualitative Abweichung von der Norm. Bei vorgeschrittener Erkrankung kann auch die positive Diazoreaktion und die Urobilinurie zur Diagnose herangezogen werden. Eine entscheidende Beweiskraft kommt nur dem histologischen Befund in excidierten Drüsenschnitten zu (Sternbergsche Riesenzellen).

Die Ätiologie der Erkrankung ist bisher völlig ungeklärt. Gegen die vielfach angenommene tuberkulöse Genese sprechen die häufig negativen Tuberkulinreaktionen. Die Prognose ist fast ausnahmslos infaust. Der letale Ausgang läßt sich trotz gelegentlich vorkommender Remissionen durch keine therapeutischen Maßnahmen — Arsen, Röntgenbestrahlung können versucht werden — aufhalten.

Lymphosarkomatose. Durch maligne, *infiltrative* Wucherungen zeichnet sich die Lymphosarkomatose (KUNDRAT) aus. Ebenso wie die Lymphogranulomatose nimmt sie von einer Lymphdrüsengruppe, vornehmlich von abdominalen oder thorakalen Lymphknoten ihren Ausgang. Der Prozeß kann dann etappenweise auch auf andere Lymphknoten übergreifen, aber ohne eigentliche Generalisierung, sondern mehr an Metastasierung erinnernd. Die Milz und Leber bleiben unbeteiligt. Die Drüsenpakete sind groß, hart, unempfindlich und können je nach ihrer Lokalisation zu den verschiedensten Kompressionserscheinungen führen. Das Blutbild zeigt keinen charakteristischen pathologischen Befund.

Für die nosologische Stellung der Lymphosarkomatose ist es von Wichtigkeit, daß sie — besonders terminal oder nach Röntgenbestrahlung — in echte Leukämie mit entsprechenden Blutveränderungen — übergehen kann. Aber auch ohne diese Komplikation endigt sie im Verlauf von 1—2 Jahren unter zunehmender Kachexie stets letal. Röntgenbestrahlung zeitigt oft eine auffallend starke, allerdings nur vorübergehende Einschmelzung der Drüsenpakete. Auch Arsenmedikation (FOWLERsche Lösung, Arsacetin) bleibt ohne Dauerwirkung.

Blutungsübel.

Blutungsbereitschaft — hämorrhagische Diathese —, unter die gleichsam als ihre Manifestationen die Blutungsübel einzuordnen sind, ist nicht immer das Merkmal einer Störung innerhalb des hämatopoëtischen Systems. Sie umfaßt vielmehr genetisch durchaus heterogene Zustände, die nur durch die ähnliche äußere Erscheinungsform eine zusammenfassende Betrachtung erheischen. Ganz allgemein unterscheidet man zwei große Gruppen: Blutungen *a) auf Grundlage eines gestörten Gerinnungsmechanismus, b) bei primär-vasculärer Dysfunktion.* Übergangsformen kommen vor. Insbesondere bei einer in ihrer übergeordneten Bedingung „hämatogenen" Blutungsbereitschaft spielt in der Regel auch eine mehr oder minder deutlich ausgeprägte vasogene Komponente mit hinein. Gleichwohl dürfte es zweckmäßig sein, die Systematik der Blutungsübel schematisch auf diese beiden genetisch verschiedenen Faktoren aufzubauen.

A. Blutungsübel mit vorwiegend hämatogener Genese.
    1. Hämorrhagische Erkrankungen der Neugeborenen (Melaena, vgl. Abschnitt II, S. 46).
    2. Hämophilie.
    3. Thrombocytopenische Purpura (Morbus maculosus WERLHOF).
      a) Essentiell.
        α) Hereditär.
        β) Erworben.
      b) Symptomatisch.
        α) Bei Schädigung des Knochenmarkes.
        β) Bei Milzerkrankungen.
        γ) Bei Infektionskrankheiten.
        δ) Bei Vergiftungen.
    4. Hereditäre thrombasthenische Purpura.
    5. Kongenitale Fibropenie.
    6. Blutungen bei Erkrankungen der Leber.
    7. Atypische hämorrhagische Erkrankungen.

B. Blutungsübel mit vasogener Genese.
    1. Auf alimentärer Grundlage.
      a) Skorbut.
      b) Bei schweren dystrophischen Zuständen.
    2. Auf allergischer Grundlage.
      a) Purpura simplex.
      b) Purpura rheumatica (SCHÖNLEIN).
      c) Purpura abdominalis (HENOCH).
      d) Purpura fulminans.
      e) Bei Erythema multiforme.
      f) Bei akuten Infektionskrankheiten.

3. Auf infektiöser Grundlage.
   a) Subakute Endokarditis.
   b) Akute Infektionskrankheiten.
   c) Sepsis.
   d) Tuberkulose.
   e) Lues.
4. Auf toxischer Grundlage (nach Medikamenten, Giften).
5. Atypische hämorrhagische Erkrankungen.

Die *Hämophilie* ist eine meist familiäre und dann stets recessiv geschlechtsgebunden vererbte Blutungsbereitschaft, die sich *nur* beim männlichen Geschlecht manifestiert und durch weibliche Individuen, die sog. Konduktoren, die selbst *nicht* erkranken, nach dem MENDELschen Vererbungsgesetz auf die männlichen Nachkommen übertragen wird. Die überaus seltenen sporadischen Fälle von Hämophilie beruhen vermutlich auf einer entsprechenden Mutation des Keimplasmas. Außer dem eigenartigen Erbgang zeichnet sich die Hämophilie durch folgende Kriterien aus: 1. Die Blutungsbereitschaft persistiert das ganze Leben hindurch. 2. Blutungsreiche und blutungsfreie Perioden wechseln oft miteinander ab. 3. Blutungen auf hämophiler Grundlage können schon bei oder kurz nach der Geburt in Erscheinung treten. Häufiger begegnet man ihnen aber — oft sogar nach einer symptomenfreien Säuglingsperiode — im Kleinkindesalter und weiterhin in zunehmendem Maße bis nach der Pubertät, meist anläßlich leichter Schleimhautwunden (z. B. Zungenbiß, Zahnextraktion, Excorationen in der Nasenschleimhaut) oder nach (auch nach sehr leichten) Traumen, schließlich nicht selten ohne jede nachweisbare Ursache. Bei Erwachsenen nimmt die Blutungsbereitschaft an Intensität deutlich ab. 4. Bei normaler Blutungszeit (bestimmt in der üblichen Weise nach Stich in die Fingerbeere oder ins Ohrläppchen) ist die Blutgerinnung (das hierzu in vitro untersuchte Blut soll zur Vermeidung von Verunreinigung mit Gewebssaft möglichst durch Venenpunktion, und nicht etwa durch Fersenstich gewonnen werden), stark verzögert. Die verlängerte Blutgerinnung geht in erster Linie auf die *verstärkte Resistenz* der in normaler oder sogar erhöhter Zahl vorhandenen Blutplättchen zurück.

Die Blutgerinnung als kolloidaler Vorgang gliedert sich in mehrere Teilphasen, etwa nach folgendem bekannten Schema:

$$\left.\begin{array}{ccc} \text{Prothrombin} & \text{Ca}++ & \text{Thrombin} \\ + & \xleftarrow{\hspace{2cm}} & + \\ \text{Thrombokinase} & \text{Antithrombin} & \text{Fibrinogen} \\ \text{(Cephalin)} & & \end{array}\right\} \text{Fibrin}$$

Während unter normalen Verhältnissen bei einer Blutung die zur Aktivierung des Prothrombins erforderliche Thrombokinasemenge durch den raschen Zerfall der Blutplättchen fast augenblicklich geliefert wird, verhindert bei Hämophilie die erhöhte Resistenz der Blutplättchen die Abgabe der Thrombokinase. Bei Verletzungen der äußeren Haut, so auch bei der Bestimmung der Blutungszeit wird der Mangel an Thrombokinase im Blut durch den thrombokinasehaltigen Gewebssaft ersetzt. Der geringe Gehalt der Schleimhäute an Thrombokinase macht es uns verständlich, warum profuse Blutungen hauptsächlich aus den Schleimhäuten erfolgen. Außer der erhöhten Resistenz der Blutplättchen tragen noch — allerdings mehr in zweiter Linie — der niedrige Prothrombin- und der hohe Antithrombintiter zum Zustandekommen der Gerinnungsverzögerung bei.

Für die Symptomatologie der Hämophilie besitzen die profusen, oft sogar lebensgefährlich werdenden Schleimhautblutungen den größten diagnostischen Wert. Eine besondere pathognomische Bedeutung kommt bei Hämophilie auch den Gelenkblutungen (Hämarthros) zu, die schon bei geringen traumatischen Einwirkungen aber auch ohne jeden nachweisbaren Anlaß oft rezidivierend auftreten und nicht selten zu destruktiven, an Arthritis deformans erinnernden Gelenkveränderungen, oft mit starker Motilitätseinschränkung führen können (vorzugsweise im Kniegelenk). Blutungen können aber auch in die Haut, hier

als kleinere oder größere flächenhafte Sugillationen (nie Petechien!) und unter
den inneren Organen im Harntrakt (Hämaturie), auch im Zentralnervensystem
(mit entsprechenden nervösen Druck- und Ausfallserscheinungen), seltener im
Magendarmtrakt erfolgen. Erhebliche Blutverluste bedingen schwere anämische
Veränderungen.

Während unter normalen Verhältnissen auch in den Geweben männlicher Individuen
das weibliche Sexualhormon stets nachgewiesen werden kann, fehlt es in den Organen
Hämophiliekranker. Es liegt nahe, diesen auffallenden Befund mit der Geschlechtsgebunden-
heit der Hämophilie und demnach auch mit der Genese der Krankheit in Beziehung zu
bringen. Die häufige Latenz in der ersten Säuglingszeit würde dann folgerichtig ihre Erklärung in der kurzfristigen Anleihe an weiblichem Sexualhormon finden, die das Kind
intrauterin beim mütterlichen Organismus macht, und die einige Monate anhält. Tatsächlich scheint nach neueren Angaben die Zufuhr von Ovarialhormonpräparaten — freilich
nur bei dauernder Applikation — einen recht günstigen Einfluß auf die Blutungsbereitschaft
bei Hämophilie und im besonderen auch auf die Gerinnungsverzögerung auszuüben.

Bei bestehender Blutung kann die Behandlung nur eine symptomatische sein. *Lokal:*
Kompression, Tamponade, Kauterisation, Umstechen, Unterbindung und Auflegen von
gerinnungsfördernden Mitteln wie Koagulen, Clauden, Adrenalin, auch von frischem Muskel-
saft oder von frischem Serum. *Allgemein:* Bluttransfusion, bei starken Blutverlusten das
einzig sicher wirkende Verfahren. Außerdem können auch Injektionen von 10%iger Kochsalzlösung (intravenös) und von Gelatine oder Calciumgelatine (10—30 ccm) sowie von
Calciumgluconat Sandoz (5—10 ccm der 10%igen Lösung) — diese auch subcutan —
versucht werden. Auch CO_2-Inhalationen werden gelobt.

Für die Prophylaxe kommt an erster Stelle nach dem Gesagten die Zufuhr von Ovarialpräparaten in Betracht. Von verschiedener Seite wird auch das spanische Geheimmittel
Nateina (Tagesdosis 16—36 Tabletten; sehr teuer!) empfohlen. Durch möglichste Vermeidung von Traumen und auch durch gewissenhafte Zahnhygiene entfallen wichtige auslösende Faktoren.

Die zweite große Gruppe der „hämatogen" bedingten Blutungsübel, gleichzeitig eine Unterabteilung der unter dem Sammelnamen Purpura zusammengefaßten Erkrankungen: die *thrombocytopenische Purpura* oder *Morbus maculosus
Werlhof* unterscheidet sich von der Hämophilie schon durch die äußere Erscheinungsform. Im Gegensatz zur Hämophilie tritt die WERLHOFsche Krankheit meist erst im späteren Kindesalter und zwar auch — sogar vorzugsweise —
bei Mädchen auf. Sie ist vornehmlich durch flächenhafte (bohnen-, markstück-,
handtellergroße) Hautblutungen und daneben durch Petechien (!) charakterisiert. Schleimhautblutungen (Nasen-, Zahnfleisch-, Vaginalblutungen, Hämaturie, seltener Blutungen aus dem Magendarmtrakt) kommen vor, stehen aber
nicht so im Vordergrund wie in der Symptomatologie der Hämophilie und nehmen
auch kein so lebensbedrohliches Ausmaß an. Die Gelenke bleiben, von vereinzelten Ausnahmen abgesehen, von Blutungen völlig verschont.

Noch deutlicher als aus dem klinischen Bild geht die Sonderstellung der
thrombocytopenischen Purpura aus den hämatologischen Untersuchungsdaten,
im besonderen — daher auch die Bezeichnung „thrombocytopenisch" — aus
der starken *Abnahme der Plättchenzahl* (bei manifesten Blutungen bis unter
30000 im cmm) und der damit zusammenhängenden verminderten Retraktibilität
des Blutkuchens in geronnenen Blutproben hervor. *Die Blutungszeit ist verlängert,* wahrscheinlich schon infolge der verzögerten Retraktion des Blutkuchens
und der mangelhaften Abdichtung der Capillarwandung. Die Gerinnungszeit
ist gegenüber der Norm *nicht* herabgesetzt. Auf eine unterstützende vasogene
Komponente deutet das bei der WERLHOFschen Krankheit häufig positive
RUMPEL-LEEDEsche Endothelsymptom hin. (Punktförmige Blutaustritte in der
Haut der Ellbogenbeuge nach Umschnürung des Oberarmes.) Es ist sogar
anzunehmen, daß die Permeabilitätserhöhung der Capillarwände bei der Entstehung der WERLHOFblutungen eine genetisch wichtigere Rolle spielt als die
in ihrem Grad mit der Schwere der hämorrhagischen Manifestationen keineswegs
parallel gehende Begleitthrombocytopenie.

Bei der *essentiellen,* nicht selten vererbten, familiären thrombocytopenischen Purpura ist die Abnahme der Plättchenzahl dauernd nachweisbar. Die Blutungen rezidivieren nach mehr oder minder längeren symptomenfreien Latenzperioden. Bei der *symptomatischen* Form der Werlhofschen Krankheit senkt sich die bisher *normale* Zahl der Blutplättchen unter dem Einfluß besonderer wohl definierter pathologischer Reize ganz unvermittelt auf subnormale Werte. Freilich eine gewisse konstitutionelle Grundlage muß auch für diese Fälle vorausgesetzt werden.

Solcher symptomatischen thrombocytopenischen Purpura begegnet man a) bei Knochenmarkserkrankungen wie bei der Agranulocytose, der aplastischen Anämie, der Aleukia haemorrhagica, den Leukämien usw.; b) bei Milzerkrankungen wie beim hämolytischen Ikterus, bei der Gaucherschen Krankheit (s. u.); c) bei Infektionskrankheiten wie bei Endokarditis, Sepsis, bei hämorrhagischen Masern, Varicellen, bei hämorrhagischem Scharlach, bei Syphilis und bei Tuberkulose; d) nach Vergiftungen, so nach Salvarsan, überhaupt nach Arsen, auch nach Quecksilber-, Wismutverbindungen, nach Benzol usw.

Die Thrombocytopenie kommt letzten Endes entweder infolge verminderter Thrombocytopoëse im Knochenmark oder aber infolge vermehrter Zerstörung von Plättchen durch die Milz zustande. Bei der Genese der essentiellen Form der Erkrankung dürfte die Milztätigkeit eine wichtige Rolle spielen. Hierauf deutet nicht nur der häufige Milztumor, sondern noch mehr die günstige Wirkung der Milzexstirpation auf die Thrombocytenzahl und somit auf die hämorrhagischen Manifestationen hin.

Bei der seltenen hereditären *thrombasthenischen Purpura* ist die Plättchenzahl im Gegensatz zur thrombocytopenischen Purpura meist nicht oder nicht erheblich vermindert. Dagegen weisen die Plättchen in bezug auf Größe, Färbbarkeit, Agglutinierbarkeit und sonstiges Verhalten starke Abweichungen von der Norm auf. Die Retraktibilität des Blutkuchens und die Blutungszeit sind ebenso verzögert wie bei einer echten Thrombocytopenie. Auch klinisch besteht kein Unterschied. Die Milzexstirpation bringt jedoch keine Besserung.

Die hämorrhagischen Manifestationen bei der Werlhofschen Krankheit werden meist mit den gleichen symptomatisch wirkenden Mitteln *therapeutisch* bekämpft, die wir auch schon für die Hämophilie empfohlen haben. Besonders zuverlässig wirken einmalige intravenöse Injektionen (10—20 ccm) einer 1%igen sterilen wäßrigen Kongorot-(Grübler-)Lösung. Zur Abkürzung der Blutungsperioden werden auch Röntgenbestrahlung der Milz und Arsenmedikation empfohlen. Auf die Milzexstirpation kann im Kindesalter bei der meist wenig bedenklichen Natur der Erkrankung verzichtet werden.

Eine an Fett, Eiweiß, sauren Valenzen reiche, an Vegetabilien und Kohlehydraten arme Diät soll gerinnungsfördernd wirken und kann — ebenso wie bei allen Blutungsübeln — auch bei der Werlhofschen Krankheit zur Unterstützung der übrigen prophylaktischen und therapeutischen Verfahren herangezogen werden.

Die hämorrhagischen Begleiterscheinungen bei *Lebererkrankungen* beruhen meist auf einer in ihren Einzelheiten noch nicht genügend studierten und analysierten Störung innerhalb des Gerinnungsmechnismus. Bei den bisher nur in einigen Fällen beobachteten hereditären *angeborenen Fibropenie* gibt der essentielle Fibrinogenmangel die Ursache für die Blutungen ab, die in ihrer klinischen Erscheinungsform an die bei der Werlhofschen Krankheit erinnern.

Die *vasogen* bedingten Hämorrhagien gehören nicht zu den Blutkrankheiten sensu strictiori, sie sind vielmehr nur das äußere Zeichen für die erhöhte Durchlässigkeit der Capillaren. *Nutritive* Schädigung der Capillarwandung dürfte die auslösende Bedingung für die Blutungen beim infantilen Skorbut (Vitamin-C-Mangel) mit allen ihren spezifischen Äußerungen (vgl. S. 140), ebenso auch für die meist petechialen Blutaustritte in die Haut bei schweren atrophischen Zuständen, besonders augenfällig bei der infantilen Sprue (Coeliakie), bilden. Besserung des Ernährungszustandes — beim Skorbut nach Zufuhr von C-Vitamin und bei Atrophien im Anschluß an die diätetisch gehobene Nahrungsassimilation — behebt rasch und sicher auch die sekundäre Blutungsbereitschaft.

Bei allen übrigen Erscheinungsformen der mit Hämorrhagien verbundenen vasculären Dysfunktion fällt *Capillargiften* die Rolle der auslösenden Bedingung zu. Die Gifte können verschiedenen Ursprunges sein. Bei der Untergruppe der *allergischen* (anaphylaktoiden) *Purpura* postuliert man als Grundlage eine

Sensibilisierung gegen gewisse bakterielle oder sonstige Antigene, auf die (bzw. auf ihre Reaktion mit den zugehörigen Antikörpern) man dann auch die hämorrhagischen Manifestationen bezieht. Zur Begründung dieser Ansicht wird an Stelle fehlender direkter Beweise vornehmlich auf gewisse klinische Begleitsymptome abgehoben, für die die allergische Natur entweder ohne jeden Zweifel ist oder zumindest als sehr wahrscheinlich zu gelten hat. Als solche seien erwähnt die bei diesen hämorrhagischen Erkrankungen recht häufigen urtikariellen Ausschläge, die flüchtigen Ödeme sowie nicht zuletzt die oft im Mittelpunkt der Symptomatologie stehenden rheumatischen Beschwerden (Muskel-, Gelenkschmerzen, Gelenkschwellungen), rückt doch neuerdings gerade auch für die rheumatischen Erkrankungen der allergische Ursprung immer stärker in den Mittelpunkt der Diskussion.

Die allergische Purpura tritt meist im späteren Kindesalter, oft erst vor der Pubertät auf. Die Blutungen manifestieren sich meist in Schüben, in der Regel ohne besondere Prodromalsymptome, aus voller Gesundheit. Bei der *Purpura simplex* werden nur kleine stecknadelkopf- bis linsengroße, hellrot oder leicht braun gefärbte, oberflächlich gelegene Hautblutungen, meist an den unteren Extremitäten, gelegentlich aber zerstreut auch an anderen Körperteilen beobachtet. Nicht selten beginnt eine Attacke mit einer klein- oder grobfleckigen papulösen Eruption, vorzugsweise in der Nähe der Gelenke. Die Papeln nehmen erst später einen hämorrhagischen Charakter an. Man kann in solchen Fällen von einem hämorrhagischen Erythema exsudativum multiforme sprechen. Treten jetzt noch zu den Hauthämorrhagien schmerzhafte Gelenkschwellungen hinzu, so bezeichnen wir den Gesamtkomplex als *Purpura rheumatica* (SCHÖN-LEIN). Plötzliche kolikartige Leibschmerzen, die mit Erbrechen und mit blutigen Entleerungen, oft sogar mit reinen Blutstühlen einhergehen und wohl durch Darmspasmen hervorgerufen werden, charakterisieren neben anderen Kennzeichen einer allergischen Purpura das HENOCHsche *Syndrom*, die sog. *Purpura abdominalis*. Bei dieser Form der Purpura kommt oft auch Hämaturie und zwar als Zeichen einer echten hämorrhagischen Nephritis mit entsprechendem Sedimentbefund vor. Schleimhaut- und besonders Gelenkblutungen treten bei der anaphylaktischen Purpura in den Hintergrund.

Stürmisch verlaufende, fast ausnahmslos tödlich verlaufende flächenhafte (oft mit blasiger Abhebung der Haut) Ekchymosen von bläulicher bis schwarzer Farbe sind die eindrucksvollen Merkmale der *Purpura fulminans*. Schleimhautblutungen fehlen. Die Genese des Leidens ist noch völlig ungeklärt. Vielleicht ist es nur die Gipfelform innerhalb der allergischen Purpuragruppe. Möglicherweise sind aber an seiner Ausbildung auch noch andere Faktoren, so z. B. echte infektiös-toxische Einflüsse und auch hämatogene Komponenten mitbeteiligt. In der Tat begegnet man der Purpura fulminans oft im Anschluß an Infektionskrankheiten (Scharlach, Diphtherie, Varicellen usw.) und dann oft auch mit nachweisbaren Blutveränderungen.

Die *Behandlung* der symptomatischen Purpura richtet sich mehr gegen die Grundkrankheit als gegen die hämorrhagischen Manifestationen. Auch bei der rheumatischen, anaphylaktischen Purpura wird man in erster Linie die rheumatischen Begleiterscheinungen zu bekämpfen trachten (Salicylpräparate, Pyramidon). Die Verdichtung der Gefäßwandung kann durch Kalk (Calc. lacticum, Calc. gluconat. per os 10—20 g, Calciumgluconat „Sandoz" in 10%iger Lösung 5—10 ccm pro injectione) Gelatine versucht werden. Gegen die Leibkoliken ist Atropin angezeigt (3mal tgl. 5—10 Tropfen einer $1^0/_{00}$igen Lösung). Bei der Purpura fulminans ist nur von Bluttransfusionen günstiges zu erwarten.

Nicht auf sämtliche hämorrhagische Erkrankungen paßt die Zwangsjacke einer Systematik. Es gibt in der Praxis Fälle, die in mancher Hinsicht aus dem Rahmen fallen. Man wird diese Ausnahmen zweckmäßigerweise sowohl bei den hämatogenen als auch bei den vasogenen bedingten Erkrankungen als eine jeweils besondere Gruppe *atypischer Blutungsübel* zusammenfassen. Ihre Behandlung erfolgt nach den gleichen Gesichtspunkten wie auch bei den übrigen Formen einer Blutungsbereitschaft.

Anhang.

Hepato-lienale Erkrankungen.

In noch loserem Zusammenhang mit der Blutbildung als die hämorrhagischen Krankheiten stehen bestimmte hepato-lienale Erkrankungen, die in herkömmlicher Weise an dieser Stelle besprochen werden sollen. Ihr hervorstechendes klinisches Merkmal ist die monosymptomatische Spleno- oder die kombinierte Splenohepatomegalie. Milztumoren (mit und ohne Lebervergrößerung) werden auch bei manchen Störungen der Erythropoëse beobachtet — so bei der JAKSCH-HAYEMschen Anämie, bei der hämolytischen Anämie, bei der perniziösen Anämie, bei Leukämie, bei der Lymphogranulomatose, ebenso bei gewissen Infektionskrankheiten (Sepsis, Lues, Typhus, Malaria) und bei Kreislaufstörungen (Perikarditis, Lebercirrhose) —, im Mittelpunkt des klinischen Bildes stehen sie aber nur bei der *Milzvenenstenose* und bei den sog. *Lipoidosen,* weiterhin auch bei der sog. BANTIschen *Krankheit* (Splenomegalie mit Anämie und Lebercirrhose), die aber in Nord- und Mitteleuropa *nicht* vorkommt und auf deren Besprechung somit verzichtet werden kann.

Für die *Milzvenenstenose* ist außer dem Milztumor, der oft enorme Grade annimmt, das plötzliche wiederholte Auftreten von profusen Blutungen aus dem Magendarmtrakt (Bluterbrechen und Blutstühle) charakteristisch. Differentialdiagnostisch bedeutungsvoll ist die wechselseitige Beziehung von Blutungen und Milzgröße: In den blutungsfreien Perioden ist der Milztumor viel stärker als zu Zeiten der hämorrhagischen Anfälle, die sogar beinahe schlagartig zu einer — vorübergehenden — Verkleinerung der Milz führen. Erhebliche Blutverluste können eine schwere, ja oft sogar lebensbedrohende Anämie zur Folge haben.

Die Blutungen bei der Milzvenenstenose entstammen den geplatzten varikösen Kollateralvenen des Oesophagus, Magens und Darmes. Diese Venektasien gehen wiederum auf eine Stauung im Abflußgebiet der Milzgefäße zurück und können auf Thrombosen, auf Druck, oft aber nur auf einer übermäßig großen Flutkammerbildung der Milz als bekannten Blutreservoirs beruhen. Diese Flutkammerstauung muß für den Abfluß letzten Endes das gleiche mechanische Hindernis bedeuten wie eine in die Milzvene gerückte echte Stenose. Ihr erster Folgezustand ist die Splenomegalie. Durch die weiter fortgeleitete Stauungswelle kommt es dann zu einer Erweiterung der Kollateralvenen des Oesophagus, Magens und Darmes. Diese genetischen Zusammenhänge erklären uns zur Genüge, warum die Blutungen im Verlauf einer Milzvenenstenose gleichsam zwangsläufig zu einer temporären Verkleinerung der Milz führen. In der Ätiologie des Leidens spielen rezidivierende Infekte die wichtigste Rolle.

Greift eine echte Milzvenenstenose, z. B. eine Thrombose, auch auf die Pfortader über, so kompliziert sich das klinische Bild in bekannter Weise noch durch die Erweiterung der Bauchdeckenvenen und durch Ascites.

Im Anfall kann nur eine symptomatische Behandlung am Platze sein: Hämostyptika (s. bei Hämophilie S. 190), Eisblase, Nahrungskarenz, Transfusion (hier vorsichtig; bei starker Blutdruckerhöhung besteht die Gefahr vom Platzen neuer varicös veränderter Venen im Magendarmtrakt). Die *kausale* Therapie des Leidens gipfelt in der *Splenektomie,* die nach wiederholten stärkeren Hämorrhagien durchaus zu befürworten, dann aber nur in einem anfallsfreien Stadium auszuführen ist. Ein Erfolg (und sogar Dauererfolg) bleibt — von operativen Zwischenfällen abgesehen — nur dann aus, wenn außer der Milz und Milzvene auch schon die Pfortader von der Krankheit befallen war.

Unter der Sammelbezeichnung *Lipoidosen* fassen wir klinisch und anatomisch verschiedene Äußerungen einer vermutlich primären Störung des intermediären Lipoidstoffwechsels zusammen:

    a) Typus GAUCHER-SCHLAGENHAUFER,

    b) Typus NIEMANN-PICK,

beide mit ihrem besonderen Kennzeichen einer groß-lipoid-zelligen Splenohepatomegalie, und

    c) Typus HAND-SCHÜLLER-CHRISTIAN, auch Lipoidgranulomatose oder allgemeine granulomatöse *Xanthomatose* genannt.

Die Stoffwechselanomalie, im besonderen die Abweichung des Lipoidstoffwechsels von der Norm besteht bei den Lipoidosen in einer kongenital, oft familiär bedingten Stauung von Lipoidsubstanzen verschiedener chemischer Natur und zwar beim Typus GAUCHER-SCHLAGENHAUFER von Kerasin (zu den Cerebrosiden gehörig), beim Typus NIEMANN-PICK von Phosphatiden, beim Typus HAND-SCHÜLLER-CHRISTIAN von Cholesterin. Die gestauten lipoiden Stoffkomplexe werden von den Geweben, in erster Linie von Histiocyten gespeichert: Ein Mechanismus, dem die hierher gehörigen Erkrankungen letzten Endes ihre klinische und anatomische Eigenart verdanken.

Die Klinik des Typus GAUCHER-SCHLAGENHAUFER und NIEMANN-PICK wird — wie bereits erwähnt — durch die *Splenohepatomegalie* beherrscht, die oft schon recht frühzeitig, auch im Säuglingsalter auftreten und dann allmählich, beim NIEMANN-PICK rascher, sehr starke Grade erreichen kann. Bei beiden Typen werden das weibliche Geschlecht, beim Typus NIEMANN-PICK außerdem Ostjuden bevorzugt. Beim Typus GAUCHER-SCHLAGEN-HAUFER beschränkt sich die Lipoidspeicherung auf das Retikuloendothel in der Milz, Leber, im Knochenmark und in den Lymphknoten. Die Milz- oder Knochenmarkpunktion, die in unklaren Fällen zur Diagnose herangezogen werden kann, fördert die sog. Gaucherzellen (große, helle, runde, lipoidhaltige Zellen mit ein oder mehreren Kernen) zutage, die bei der Sektion dann auch noch in der Leber und in den Lymphdrüsen nachgewiesen werden können. Beim Typus NIEMANN-PICK reichen die gesamten in den Körperorganen verbreiteten Histiocyten nicht aus, um die gestauten Phosphatide speichern zu können, die Krankheit ergreift vielmehr allmählich auch die spezifischen Parenchyme (Leber, Niere, Herzmuskelfasern, Nebennieren usw.) Überdies unterscheiden sich die NIEMANN-PICK-Zellen auch schon histologisch von den GAUCHER-Zellen: eine differential-diagnostisch sehr wertvolle, in vivo entscheidende Tatsache. Zu den Kennzeichen der lipoidzelligen Splenohepatomegalien gehören auch eine braune Verfärbung der Haut — als Ausdruck einer allgemeinen Hämochromatose —, eine starke Cholesterinämie, eine Abnahme der weißen Blutzellen, sowie eine allgemeine Entwicklungshemmung. In den späteren Stadien machen sich infolge Verdrängung des hämopoetischen Gewebes im Knochenmark auch eine progrediente Anämie und eine oft sehr symptomreiche hämorrhagische Diathese bemerkbar.

Beim Typus GAUCHER gibt es — im Gegensatz zur NIEMANN-PICKschen Form — auch eine (oft familiäre) *ossale Form*, die auf diffusen oder knotigen Einlagerungen von GAUCHER-Zellen in die Knochen beruht und sich durch Auftreibungen (bei glatter Oberfläche), durch Spontanfrakturen und an der Wirbelsäule durch Gibbusbildung mit Erhaltensein der Bandscheiben beim Schwund der Wirbelkörper bemerkbar machen kann.

Die Knochenerscheinungen leiten vom Typus GAUCHER-SCHLAGENHAUFER direkt zur HAND-SCHÜLLER-CHRISTIANschen *Krankheit* über, bei der die Beteiligung des Skelets sogar im Vordergrund des klinischen Bildes steht und die Splenohepatomegalie oft völlig fehlen kann oder, wenn vorhanden, sich nur innerhalb mäßiger Grenzen bewegt. Entsprechend dem Charakter des Leidens als einer *allgemeinen granulomatosen Xanthomatose* gehen die Knochenveränderungen auf die Wucherung xanthomatösen Gewebes (mit den spezifischen, großen wabigen sog. Schaumzellen) und auf die dadurch bewirkte Resorption von Knochensubstanz zurück. Besonders charakteristisch sind die in den Schädelknochen auftretenden, im Röntgenbild deutlich sichtbaren Defekte (*Lücken- oder Landkartenschädel*). Ähnliche Aufhellungen lassen sich mitunter auch an anderen Knochen, vorzugsweise an den Beckenschaufeln, an den Oberkieferknochen röntgenoskopisch nachweisen. Sehr häufig und frühzeitig gibt sich die xanthomatöse Umwucherung und Kompression der Hypophyse durch entsprechende spezifische Symptome kund: Diabetes insipidus, Fettsucht, Wachstumsstörung, Störungen der Genitalsphäre, selten Akromegalie und Hemmungen der geistigen Entwicklung. Zu den ebenfalls recht oft wiederkehrenden Symptomen gehören noch Exophthalmus [Eindringen des lipoidhaltigen Gewebes in die Orbitalhöhle), Stomatitis, Gingivitis, Zahnausfall, Schwerhörigkeit (ebenfalls unter dem Einfluß xanthomatöser Wucherungen)]. All diese Symptome gepaart mit den uns schon von den lipoidzellhaltigen Splenohepatomegalien bekannten Merkmalen können in verschiedenen Kombinationen auftreten und verleihen der Krankheit gerade in ihrer bunten Mannigfaltigkeit ein eigenartiges Gepräge.

Die Krankheiten GAUCHER-SCHLAGENHAUFER und HAND-SCHÜLLER-CHRISTIAN zeichnen sich durch einen chronischen— die letztere gar nicht so selten durch weitgehende Spontan-Remissionen unterbrochen—der Typus NIEMANN-PICK durch einen mehr akuten Verlauf aus. Die Prognose ist bei der NIEMANN-PICKschen Form infaust, auch bei den zwei anderen Typen recht ernst, aber nicht ohne Hoffnung. Bei der GAUCHER-SCHLAGENHAUFERschen Erkrankung ist die Milzexstirpation oft von nachhaltig günstiger Wirkung, während sie beim Typus NIEMANN-PICK versagt und bei der allgemeinen Xanthomatose mit ihrer genetischen Sonderstellung gar nicht in Betracht gezogen werden kann. Weitere Behandlungsmethoden (außer den symptomatisch auf Anämie und die hämorrhagische Diathese wirkenden Mitteln) stehen uns nicht zur Verfügung.

Literatur.

BAAR-STRANSKY: Die klinische Hämatologie des Kindesalters. Leipzig-Wien 1928. — BOROS, v.: Erg. inn. Med. **23**, 1 (1932). MACKAY, M.: Nutritional anaemia in infancy. London 1931. — MORAWITZ, P.: In Handbuch der inneren Medizin, 2. Aufl., Bd. 4. Herausgeg. von G. v. BERGMANN und R. STAEHELIN. Berlin: Julius Springer 1926. OPITZ:In Handbuch der Kinderheilkunde, 4. Aufl., Bd. 1. Herausgeg. von M. v. PFAUNDLER und A. SCHLOSSMANN. Berlin F. C. W. Vogel 1931.

Akute Infektionskrankheiten des Kindesalters.

Von

R. Degkwitz-Hamburg.

Infektionskrankheiten, die wegen besonderer Eigenschaften ihrer Erreger oder einer spezifischen Altersdisposition des Menschen nur im Kindesalter auftreten, gibt es nicht. Ob der mittlere Erkrankungstermin für eine Infektionskrankheit in einem bestimmten Beobachtungsgebiet in das Kindes- oder Erwachsenenalter fällt, hängt im wesentlichen von dem Charakter der Umwelt ab.

Charakterisiert man die Umwelt nach der Höhe ihres „Zivilisationsgrades", d. h. der Wohnungsdichte, der allgemeinen Beschaffenheit der Wohnräume, der Zahl und Vollkommenheit der Verkehrsmittel, also der Größe des individuellen Lebensraumes, der körperlichen Sauberkeit der Bevölkerung, ihrer Gebrauchsgegenstände und Wohnräume, den hygienischen Anforderungen für die Beschaffenheit von Trinkwasser und Lebensmitteln und der Sorgfalt, mit der Abfälle (menschliche Dejekte, Nahrungsmittelreste) aus dem allgemeinen Lebensraum entfernt werden, so erkennt man, daß *die Häufigkeit der verschiedenen Infektionskrankheiten* und *ihr mittlerer Erkrankungstermin je* nach der *Zivilisationshöhe* in altersgemäß gleichartig zusammengesetzten Bevölkerungsgruppen *ganz verschieden* sind.

Ist eine bestimmte Art von Krankheitserregern dauernd in einem Beobachtungsgebiet vorhanden, so muß sich ein Einzelindividuum um so sicherer mit ihnen infizieren, je länger es lebt. Für den Durchschnitt der Bevölkerung ergibt sich ein mittleres Erkrankungsalter, das der in dem betreffenden Gebiet durchschnittlich vorhandenen Keimmenge, ihrem Infektionsvermögen und der Beschaffenheit der Umwelt entspricht. Ist die Keimmenge groß und ihre Kontagiosität hoch und fördert der Charakter der Umwelt den Kontakt zwischen Mensch und Keim, so wird die Krankheit endemisch und der mittlere Ersterkrankungstermin fällt in das Kindesalter. Hinterläßt die erste Infektion eine Immunität, so muß der Anteil der Immunen innerhalb der verschiedenen Altersklassen mit steigendem Alter wachsen und die endemische Krankheit ausschließlich oder vorwiegend zur Kinderkrankheit werden.

Welche Krankheiten nun in einem bestimmten Beobachtungsgebiet *endemisch* werden, *hängt* neben gewissen klimatischen Faktoren im wesentlichen *von* seiner *Zivilisationshöhe ab.* Geht man von der Tatsache aus, daß eine gewisse Wohnungsdichte nur von einem bestimmten Zivilisationsgrade ab möglich ist und ein unerläßliches Minimum von Verkehrsmitteln verlangt und diese wiederum trotz des engen Zusammenlebens den Lebensraum des einzelnen erweitern und eine starke Durchmischung der Bevölkerung herbeiführen, daß dagegen die Wohnungsdichte im unzivilisierten Milieu gering, der Lebensraum des einzelnen klein und sein Zusammentreffen mit anderen Menschen auf wenige Individuen beschränkt ist, so kann a priori gesagt werden, daß sich in einer unzivilisierten Umwelt keine Krankheitserreger halten können, die obligatorisch Parasiten des Menschen sind.

Kann sich ein Krankheitserreger außerhalb des menschlichen Organismus nicht längere Zeit auf unbelebten Substraten oder lebenden Zwischenwirten lebens- und infektionstüchtig erhalten und ist infolgedessen für die Übertragung der Krankheit ein Kontakt zwischen Mensch und Mensch notwendig, so muß er bald aussterben, wenn er in eine unzivilisierte Umwelt gerät und seine Erstreaktion mit Empfänglichen eine Immunität hinterläßt. Die Wahrscheinlichkeit, daß in einem solchen Milieu immer wieder rechtzeitig empfängliche und infektiöse Menschen zusammentreffen oder nach einer eventuellen Durchseuchung aller Empfänglichen die von dem Geburtennachschub gelieferten Kinder immer wieder infiziert werden, bevor der Krankheitserreger auf den immun gewordenen Rekonvaleszenten abstirbt, ist so gering, daß solche Keime im unzivilisierten Milieu nicht endemisch werden und nicht ausschließlich oder vorwiegend als Erreger von Kinderkrankheiten auftreten können. Das gilt für *Masern, Röteln, Pocken, Windpocken, Keuchhusten, Scharlach, Diphtherie, Poliomyelitis acuta* u. a. Werden Krankheiten dieser Art zufällig *in ein unzivilisiertes Milieu verschleppt,* unter dessen Bevölkerung sich keine oder nur wenige Immune befinden, so treten sie *epidemisch* auf, befallen Menschen jeden Lebensalters und erlöschen nach längerer oder kürzerer Zeit wieder.

Kann sich dagegen ein Krankheitserreger außerhalb des menschlichen Organismus auf toten Substraten oder lebenden Zwischenwirten vermehren oder zum mindesten längere Zeit infektionstüchtig erhalten, so daß die *Krankheitsübertragung* nicht von Mensch zu Mensch geschehen muß, sondern schon *durch den Kontakt mit der Umwelt* eintreten kann, so sind die Voraussetzungen ohne weiteres gegeben, daß er in einem unzivilisierten Milieu endemisch wird (Malaria, Gelbfieber, Flecktyphus, Pest, Cholera, Typhus, Ruhr). An sich ist es durchaus denkbar, daß ein einzelner in einem solchen Milieu lebt und trotz seiner Empfänglichkeit nicht erkrankt. Ihm ist ja bekannt, aus welcher Richtung Gefahr droht, welche Zwischenwirte (bei Malaria, Gelbfieber, Flecktyphus, Pest) und welche toten Substrate (Wasser, Lebensmittel bei Cholera, Typhus, Ruhr) infektiös sind oder sein können. Gegen diese bekannten Gefahren kann sich der einzelne schützen, wenn auch die individuelle Prophylaxe häufig und eine kollektive unter den in solchen Verhältnissen lebenden primitiven Menschen in der Regel so gründlich versagt, daß die genannten Krankheiten zu Kinderkrankheiten werden. Neben den genannten drohen dem einzelnen aber auch Gefahren durch menschliche Infektionsquellen. Nicht so sehr von Erkrankten als von *unerkennbaren Keimstreuern,* die als Dauerausscheider nach einer überstandenen Krankheit, aber auch ohne klinisch krank gewesen zu sein, virulente Keime streuen. Zwischen zivilisierten Menschen selbst, die in einem solchen Milieu leben, ist diese Gefahr gering. Wenn es bei Krankheiten dieser Art zum Keimträgertum kommt, so sind die *Krankheitserreger* in der Regel *im Urin oder Stuhl* enthalten und eine Infektion ist nur möglich, wenn diese Dejekte auf andere Menschen übertragen werden. Ein Krankheitsempfänglicher kann daher ohne Gefahr mit einem Cholera-, Typhus- oder Ruhrkranken sprechen, ja ihn sogar pflegen und Dauerausscheider in seiner Umgebung haben, wenn in der richtigen Weise mit Stuhl und Kot umgegangen und eine entsprechende körperliche Hygiene gebraucht wird. Ist dies der Fall, so kann eine Krankheitsübertragung nur durch engen körperlichen Kontakt erfolgen.

In zivilisierten Ländern und ihren Zivilisationszentren, den Städten, ist die Umwelt vom Menschen so gestaltet worden, daß sich Keime der oben genannten Art (Malaria-, Gelbfieber, Flecktyphus-, Pest-, Cholera-, Typhus-, Ruhrerreger) in ihr nicht mehr dauernd halten können. Durch die Vernichtung der Zwischenwirt-Brutstätten, die Gestaltung der Wohnräume und die kollektive Standardisierung der Trinkwasser-, Lebensmittel- und Abfälleversorgung sind die Existenzbedingungen dieser Krankheitserreger so verschlechtert und der Kontakt zwischen ihnen und den Menschen so erschwert worden, daß sie nicht mehr endemisch werden können. Werden sie in ein zivilisiertes Milieu verschleppt, so hemmt der Charakter der Umwelt, die persönliche Sauberkeit, die Hygiene der Wohnungen und Gebrauchsgegenstände, die Ableitung keimhaltiger Dejekte aus dem allgemeinen Lebensraum, die Lebensmittelkontrolle, die staatliche Trinkwasserversorgung, die vom Staate verlangten Absperrungsmaßnahmen um den Erkrankten herum und die Kompliziertheit des Infektionsmodus ihre Verbreitung. Sie können *nur noch kleine Epidemien,* aber *nie mehr Endemien hervorrufen.*

Während nun der einzelne und die Gesamtheit *mit steigender Zivilisation vor den Krankheiten immer sicherer* werden, *die* im *unzivilisierten Milieu ende-misch* sind, wächst im gleichen Maße die Wahrscheinlichkeit, andere Infektionskrankheiten zu erwerben. *Masern, Röteln, Pocken, Windpocken,* der *Keuchhusten,* die *Diphtherie,* der *Scharlach,* die *Poliomyelitis* u. a., die in wenig zivilisiertem Milieu nur gelegentlich epidemisch auftreten, sind in zivilisierten Ländern *endemisch* und zu *unvermeidbaren Attributen* der Zivilisation, zu Zivilisationsseuchen geworden. Die vor allem in den Städten besonders starke Durchmischung der Menschen bietet diesen, nur auf Menschen vermehrungsfähigen Keimen die Möglichkeit, immer wieder rechtzeitig einen Empfänglichen zu infizieren, bevor sie auf rekonvaleszenten und immunen Menschen absterben. Dieser Umstand würde aber an sich nicht genügen, die genannten Krankheiten zu unvermeidlichen Zivilisationsseuchen zu machen, wie das am Beispiel der Lues gezeigt werden kann, die keine beträchtliche Durchseuchung einer zivilisierten Bevölkerung herbeizuführen vermag. *Zu der Eignung der Umwelt* kommt hinzu, daß der *Infektionsmodus* bei den Zivilisationsseuchen ein außerordentlich einfacher ist. Zur Übertragung von Mensch zu Mensch ist kein enger körperlicher Kontakt notwendig. Die Erreger sind im Naso-Pharynx enthalten und werden beim Husten, Sprechen und Niesen meterweit vom Infektiösen verstreut. Während ein Krankheitsempfänglicher bei entsprechender Vorsicht ohne Gefahr mit einem Ruhr-, Typhus- oder Cholerakranken sprechen, ja ihn pflegen kann, ist das bei den Zivilisationsseuchen unmöglich. Eine Begegnung kann zur Infektion genügen. Zu der Eignung der Umwelt und dem einfachen Infektionsmodus kommt noch ein drittes wesentliches Moment hinzu. Während bei der in unzivilisierten Ländern endemischen Krankheitsgruppe die Infektionsquellen (Zwischenwirt, Wasser, Lebensmittel, Abfälle) bekannt sind, die Gefahr der Infektion von Mensch zu Mensch wegen des komplizierten Infektionsmodus gering und die Zahl der Keimträger niedrig ist, wird *bei den Zivilisationsseuchen jeder Kranke eine Zeitlang,* entweder vor der Erkrankung, wenn er noch nicht als krank erkennbar ist (Masern, Keuchhusten, Pocken, Windpocken) oder nach ihr (Diphtherie, Scharlach u. a.), zum Keimträger. Bei manchen Zivilisationsseuchen kommt es in einem relativ hohen Prozentsatz zum Keimträgertum ohne vorhergegangene, klinisch erkennbare Erkrankung. Daß die Infektionserfolge solcher Keimstreuer um so größer sein müssen, je höher die Wohnungsdichte und je besser die Durchmischung der Bevölkerung sind, und daß der mittlere Erkrankungstermin der Empfänglichen der Wohnungsdichte parallel gehen muß, liegt auf der Hand. Infolgedessen ist das durchschnittliche Erkrankungsalter in der Stadt niedriger als auf dem flachen Lande und in den Städten innerhalb der Proletarierviertel am niedrigsten. Verständlich ist auch, warum jeder Versuch, die Verbreitung der Zivilisationsseuchen durch Isolierung der Erkrankten und durch Desinfektionsmaßnahmen in ihrer nächsten Umgebung zu verhindern, nutzlos bleiben muß. Während die Infektionsquellen bei den aus den zivilisierten Ländern verschwundenen Krankheiten im allgemeinen bekannt und Keimträger relativ selten sind und die von ihnen bedingte Gefahr infolge des komplizierten Infektionsmodus zwischen zivilisierten Menschen nicht allzu groß ist, sind die Hauptinfektionsquellen der Zivilisationsseuchen die gesunden Keimträger, die vor oder nach ihrer Krankheit innerhalb der Bevölkerung mit dem denkbar einfachsten Infektionsmodus Keime verstreuen, für den Laien, häufig aber auch für den Arzt unerkennbar und damit unangreifbar. *Wer sich in zivilisierten Ländern unter Menschen begibt, wird zwangsläufig mit den Keimen der Zivilisationsseuchen infiziert und das um so früher, je höher die Wohnungsdichte und je besser die Verkehrsmittel in seiner unmittelbaren Umgebung sind und je häufiger er infolgedessen mit anderen Menschen zusammentrifft.*

Dem scheint zu widersprechen, daß wohl alle Stadtbewohner an bestimmten, als unvermeidbar bezeichneten Infektionskrankheiten erkranken (Masern, Keuchhusten, Windpocken), von anderen aber nur ein Bruchteil der Bevölkerung (Tuberkulose, Diphtherie, Scharlach, Poliomyelitis anterior). *Zwischen den beiden Krankheitsgruppen* besteht in der Tat insofern ein *Unterschied,* als die Erreger der ersten praktisch absolut pathogene Keime sind, bei denen auf die Erstinfektion in der Regel eine Erkrankung folgt, während das aus noch unbekannten Gründen bei der zweiten nur ausnahmsweise der Fall ist. *Gemeinsam* ist aber den *beiden Krankheitsgruppen,* daß eine Infektion, gleichgültig, ob ihr eine Erkrankung folgt oder nicht, zur Immunität führt. Die Erreger der Scharlach-, Diphtherie- usw. Gruppe können entsprechend ihrer Natur als fakultativ pathogene Keime schwere Erkrankungen oder leichteste, klinisch gerade noch faßbare und unter diesen Umständen meist völlig unspezifisch aussehende, aber auch absolut unterschwellig verlaufende Reaktionen hervorrufen. Den klinischen Krankheitsbildern, den Abortivfällen und den unterschwelligen Reaktionen ist aber gemeinsam, daß sie den Organismus immunisieren. Ob für eine praktisch ausreichende Immunität allerdings ein einziger „stummer Infekt" ausreicht oder ob dazu mehrere notwendig sind, ist unbekannt. Daß aber die Durchseuchung und Immunisierung gleichartig zusammengesetzter Populationen unter gleichen Umweltsbedingungen durch die beiden Gruppen von Zivilisationsseuchen die gleichen sind, *daß praktisch jeder zivilisierte Mensch nicht nur von den Erregern der Masern-, Keuchhusten-, Windpockengruppe, sondern auch von Scharlach-, Diphtherie- und ähnlichen Erregern infiziert und immunisiert wird* und daß nur der äußere Ablauf dieser Reaktionen innerhalb der beiden Krankheitsgruppen differiert und bei der einen obligat und bei der anderen fakultativ oberschwellig verläuft, *zeigt sich daran, daß* nicht nur in beiden Gruppen *die Altersverteilung der* klinisch greifbaren und als spezifisch erkennbaren *Erkrankungen die gleiche ist* und von den gleichen Faktoren abhängt, sondern daß *dies auch für* die *Altersverteilung der Immunen der Fall ist.*

Das Blut von Menschen, die gegen die genannten Zivilisationsseuchen immun sind, enthält meist Immunstoffe, deren Existenz, Konzentration und Altersverteilung durch die Übertragung und den Schutzversuch an empfänglichen Menschen (Masern-, Scharlach-, Keuchhusten-, Poliomyelitisprophylaxe mit Rekonvaleszenten- oder Erwachsenenserum) oder durch andere immunbiologische Reaktionen (Pirquet-, Dick-, Schicktest) nachweisbar sind. Zu den klassischen Zivilisationsseuchen gehört auch die Tuberkulose, deren fakultativ pathogene Erreger durch Tröpfcheninfektion von Keimstreuern verbreitet werden, die für den Laien meist unerkennbar sind. Infektion, Umstimmung und die in diesem Falle nur relative Immunität sind an der Tuberkulinüberempfindlichkeit des betreffenden Menschen nachweisbar. Am bequemsten geschieht das bei Kindern mit der Pirquetschen Reaktion, die eine Abwandlung der ursprünglichen, Kochschen Methode darstellt. Gleichgültig ob es sich nun um eine akut oder chronisch verlaufende Zivilisationsseuche handelt, ob Durchseuchung und Immunisierung einer Bevölkerungsgruppe klinisch, durch die Erfassung der als spezifisch erkennbaren Krankheiten oder immunbiologisch, durch den Nachweis von Blutantikörpern oder mit Immuntesten festgestellt werden, unter gleichen Umweltsbedingungen, z. B. in der gleichen Großstadt, verläuft die Alterskurve der Masern-, Keuchhusten-, Windpocken-, Scharlach-, Diphtherie- und der initialen Tuberkuloseerkrankungen und die Kurve der Altersverteilung der gegen diese Krankheiten immunen Menschen im Prinzip völlig gleich. Mit dem Beginn der Nestflucht, gegen Ende des ersten Lebensjahres, macht sich die Durchseuchung bemerkbar, um je nach der Wohnungsdichte schon im Kleinkindes- oder im frühen oder späteren Schulalter vollendet zu werden. Mit dem Abschluß des Kindesalters sind städtische Bevölkerungen, von wenigen Ausnahmen abgesehen, mit den genannten Zivilisationsseuchen durchseucht. Der Anteil der Blutantikörper Führenden oder positive Immunitätsreste Darbietenden und die Zahl der Erkrankenden verhalten sich in den verschiedenen Altersgruppen vom Ende des ersten Lebensjahres ab umgekehrt proportional. Die Tatsache, daß an diesem Zeitpunkt weder gegen die Erreger der Masern-, Keuchhusten-, Windpocken-, noch gegen die der Diphtherie- und Scharlachgruppe Antikörper aufzufinden sind, daß dies aber in der Stadt am Ende der Kindheit bei beiden Gruppen der Fall ist und die Scharlach- und Diphtherieantikörper bei geringerer Wohnungsdichte ebenso seltener werden wie die gegen Masern, Keuchhusten und Windpocken, gilt als Hauptbeweis dafür, daß die Durchseuchung und Immunisierung gegen Diphtherie und Scharlach ebenso wie gegen Masern, Keuchhusten, Windpocken eine allgemeine ist, obwohl an den ersteren nur ein Bruchteil der Menschen erkrankt. Da beim Menschen ebenso wie bei anderen Säugetieren die Blutantikörper der Mutter diaplazentar und mit der Milch auf ihr Kind übertragen werden können, ist der menschliche Säugling in den ersten 3—4 Lebensmonaten vor den Zivilisationsseuchen geschützt, deren Immunität auf Blutantikörpern beruht und gegen die seine Mutter immun ist.

Da kein Stadtbewohner der Infektion mit den Keimen der Zivilisationsseuchen entgeht, bleibt nichts anderes übrig, als dem unvermeidbaren Ereignis seine Gefahren zu nehmen. In idealster Weise kann diese Frage so gelöst werden, daß man zu einem wählbaren Zeitpunkt durch eine Schutzimpfung eine aktive Immunität in Gang bringt, die vor der genuinen Erkrankung schützt, wie das mit der Pockenschutzimpfung geschehen ist und durch die aktive Diphtherieschutzimpfung geschehen soll. Für die anderen Erkrankungen bestehen zur Zeit solche Möglichkeiten nicht. Für sie geben uns aber die gleichen Faktoren, von denen sie zu unvermeidlichen Zivilisationsseuchen gemacht werden, ein Mittel in die Hand, ihre Gefahren zu verringern oder ganz auszuschalten. An den akuten Infektionskrankheiten sterben vorwiegend Kinder der ersten 3 Lebensjahre, die Letalität ist beim Ausgang des Kleinkindesalters und im Schulalter sehr gering. Es würde daher zunächst genügen, für die Mehrzahl oder zum mindesten für besonders bedrohte Kinder den *Krankheitstermin ins Schulalter zu verschieben.* Da die Immunität gegen die klassischen Infektionskrankheiten des Kindesalters zum Teil durch humorale Antikörper bedingt ist, *können infektionsbedrohte Kinder mit dem Blutserum von Rekonvaleszenten vor der Infektion und Infizierte vor deren Folgen geschützt* und auf diesem Wege versucht werden, das genannte Ziel zu erreichen. Eine weitere Möglichkeit dafür ergibt sich aus dem Umstand, daß die Erreger der Zivilisationsseuchen praktisch ubiquitär sind und von ihnen nicht nur Empfängliche, sondern auch Immune infiziert werden. Infolgedessen enthält *das Blut der städtischen Erwachsenen*bevölkerung, vor allem das von Frauen und von solchen Personen, die viel mit Kindern zusammenkommen, *wegen der immer wieder erfolgenden Superinfektionen* so große Mengen von *Immunkörpern,* daß sie für den Schutz infektionsbedrohter Säuglinge innerhalb der Familie oder zum mindesten zu einer Abschwächung des Krankheitsverlaufes gebraucht werden können. Die gleichen Faktoren, von denen die genannten Krankheiten zu unvermeidbaren Zivilisationsseuchen gemacht werden, geben uns also ein Mittel in die Hand, ihren Gefahren zu begegnen. Der beträchtliche und für eine Prophylaxe oder Abschwächung der drohenden Erkrankung meist ausreichende Antikörpergehalt des Erwachsenenblutes ist nicht allein auf die evtl. vor Jahrzehnten überstandene spezifische Erkrankung, sondern auf die „Ubiquität" der Erreger und die daraus folgende immer wiederkehrenden Superinfektionen zurückzuführen. Ohne diese würde der Blutantikörpertiter des erwachsenen Menschen aller Voraussicht nach so lange Zeit nach der Erkrankung ebenso niedrig sein, wie das bei anderen Säugetieren der Fall ist, die vor ähnlich langer Zeit immunisiert wurden.

Außer durch spezifische Maßnahmen kann die Gefährlichkeit der akuten kindlichen Infektionskrankheiten, zum mindesten der zu Pneumonieerkrankungen disponierenden Masern, Keuchhusten und Grippe auch durch „unspezifische" verringert werden. Da diese Krankheiten die Kinder der Armenbevölkerung meist schon im Säuglings- und Kleinkindesalter, also während der Rachitiszeit befallen, die Rachitis unter solchen Kindern besonders häufig ist und schwer verläuft und eine *Kombination* der genannten Krankheiten mit der *Rachitis* in hohem Maße zu *Pneumonie* und *Pneumonietod disponiert,* können durch eine planmäßige Rachitisprophylaxe viele Kinder am Leben erhalten werden.

Masern (Morbilli).

Unter Masern wird eine akute Infektionskrankheit verstanden, an der in zivilisierten Ländern jeder Mensch erkrankt, die durch einen spezifischen Erreger nicht bakterieller oder bacillärer Natur hervorgerufen wird und bei der an außerordentlich regelmäßigen Zeitabständen nach der Ansteckung Fieber, katarrhalische Erscheinungen und ein nach Gestalt und Verteilung charakteristischer, großfleckiger Ausschlag auf Haut und Schleimhäuten auftreten.

Die Masern sind erst im 17. Jahrhundert durch SYDENHAM von den anderen exanthematischen Erkrankungen als Krankheit sui generis abgesondert worden. Zweifelsohne waren sie aber im vorderasiatischen und europäischen Kulturkreis schon lange vor dieser Zeit verbreitet.

Vom Beginn bis zum Ende seiner Infektiosität beherbergt der Masernkranke **Masernerreger** in den Sekreten seiner oberen Schleimhäute. Im Blut sind sie 24 Stunden vor bis 48 Stunden nach Exanthembeginn enthalten. Ob sie mit Urin und Kot ausgeschieden werden, ist ungewiß. Da Blut-, Nasen-, Rachen- und Bronchialsekrete ihr Ansteckungsvermögen bewahren, wenn sie bakteriendichte Filter passiert haben und die Filtrate mit den üblichen bakteriologischen Methoden geprüft steril bleiben, muß der *Masernerreger* zu der *Klasse der* sog. *Vira* gerechnet werden. Vira sind dadurch gekennzeichnet, daß sie wegen ihrer Kleinheit oder hohen Plastizität Filter passieren, von denen Bakterien und Bacillen zurückgehalten werden, auf gewöhnlichen toten Nährböden nicht zur Vermehrung gebracht werden können und im Hell- und Dunkelfeld unsichtbar bleiben (Pocken-, Varicellen-, Wut-, Gelbfieber-, Maul- und Klauenseuche-Erreger).

Außerhalb des menschlichen Körpers ist das *Masernvirus sehr wenig widerstandsfähig.* Infolgedessen kommen Krankheitsübertragungen durch Gebrauchsgegenstände nicht vor und die *Ansteckung* geschieht praktisch stets von *Mensch zu Mensch.* Masernzimmer brauchen am Ende der Erkrankung nicht desinfiziert zu werden. Die Krankheit kann durch den besuchenden Arzt auch nicht von einer Krankenstation auf die andere und noch viel weniger von einem Haus ins andere gebracht werden, während diese Möglichkeiten bei den Pocken und dem Scharlach durchaus gegeben sind. Gesunde Keimträger, die wie bei der Diphtherie, dem Typhus, Paratyphus oder der Ruhr nach der Krankheit oder ohne subjektiv krank gewesen zu sein, virulente Erreger beherbergen und verstreuen, gibt es bei Masern nicht. Wenn infolgedessen ein Mensch an Masern erkrankt, so muß er an einem Zeitpunkt, der sich bei der großen Regelmäßigkeit, mit der die klinischen Symptome nach der Infektion auftreten, mit sehr hoher Wahrscheinlichkeit errechnen läßt, mit einem ansteckenden Masernkranken zusammengetroffen sein. Die *Ansteckung* geschieht wegen des Gehaltes der oberen Schleimhautsekrete an Masernerregern fast ausschließlich auf dem Wege der *Tröpfcheninfektion.*

Da praktisch jeder ungemaserte Mensch vom 6. bis 8. Lebensmonat ab bei der ersten Infektionsgelegenheit an Masern erkrankt und vom Masernerreger Entfernungen überbrückt werden, die sicheren Schutz vor Bacillen und Bakterien gewähren, deren Verbreitung ebenfalls durch Tröpfcheninfektion geschieht ($1^1/_2$ m), wird für das Masernvirus ebenso wie für andere Vira eine höhere Schwebefähigkeit in der Luft postuliert und diese Eigenschaft auf ihre Kleinheit zurückgeführt. Es sind Fälle von Krankheitsübertragungen durch Ventilschächte und durch offene Türen zwischen Krankheitszimmern, ohne daß Verkehr stattfand, beschrieben worden. Die hohe Kontagiosität des Masernvirus und anderer Vira kann darauf, aber auch auf eine höhere Empfänglichkeit (Disposition) des Menschen für pathogene Vira als für bakterielle und bacilläre Krankheitserreger oder auf beide Momente zurückgeführt werden, so daß schon die wenigen, zufällig über die äußerste Reichweite von größeren Hustentropfen hinausgelangenden Keime eine spezifische Erkrankung verursachen können. Die **Empfänglichkeit** *des ungemaserten Menschen* für das Masernvirus ist vom 6. bis 8. Lebensmonat ab *eine absolute* und *vom Alter unabhängige.*

Von den gebräuchlichen Laboratoriumstieren erkranken nach massiven Infekten mit Sicherheit nur Affen. Ihre Empfänglichkeit für das Virus ist aber nicht annähernd so allgemein wie beim Menschen und die Zahl der Resistenten groß. Die Krankheitsbilder sind meist uncharakteristisch.

Inkubation. Der Maserninfektion folgt eine 9—10—11 Tage lange symptomlose Inkubation, während der jedes Krankheitsgefühl fehlt und an deren Ende als einziges objektiv faßbares, pathologisches Symptom eine leichte Leukopenie mit einer relativen und absoluten Lymphopenie eintritt. Der Masernkandidat ist während dieser Zeit nicht infektiös.

Symptome. Am 10.—11. Tage nach der Ansteckung tritt eine Nasopharyngitis auf, die von subfebrilen oder leicht fieberhaften Temperaturen begleitet ist. Nach 12—24 Stunden folgen Conjunctivitiden und Bronchitiden wechselnder Schwere mit Temperaturen zwischen 38 und 39°, die mit leichten Remissionen 3—4 Tage lang in dieser Höhe bestehen bleiben. Diese fieberhafte katarrhalische Periode wird als Prodromi oder *Prodromalstadium* bezeichnet. Beim klassischen Fall entsteht durch die laufende Nase, den verschwollenen Naseneingang, die allgemeine Gedunsenheit, die Rötung und Schwellung der Conjunctiven, das Tränen der Augen, die eingetrockneten Conjunctivalsekrete an den Wimpern und die ausgesprochene Lichtscheu das typische *Maserngesicht,* an dem der Charakter der Krankheit schon vor dem Erscheinen des Ausschlags deutlich erkennbar ist. Zu diesem typischen Bild kommen dann noch andere charakteristische Erscheinungen: das häufige Husten und Niesen der Masernkranken und ihre weinerliche Verstimmung.

Der *Husten* ist zu Beginn trocken, kurz und rauh. Auskultatorisch sind nur trockene Rasselgeräusche hörbar. Die *Bronchialsekrete* sind spärlich und zäh. Reichlicher ist das *Sekret der Nasenschleimhäute,* das anfangs serös ist und in der

Exanthemzeit eitrig wird. Die *Entzündung der Conjunctiven* betrifft vor allem die Conjunctiva palpebrarum, während die des Bulbus weniger befallen ist. Die Mundschleimhaut ist häufig diffus gerötet und die Zunge belegt. Die beim *Säugling* im Prodromalstadium nicht seltenen *Durchfälle* und *Cystitiden* lassen an eine entzündliche primäre und spezifische Beteiligung der unteren Schleimhäute denken, obwohl es sich natürlich auch um sekundäre, unspezifische Erscheinungen handeln kann, wie sie auch bei anderen parenteralen Infekten beobachtet werden. Das *subjektive Krankheitsgefühl* geht in der Regel der Schwere der Schleimhautentzündungen parallel.

Die katarrhalischen Erscheinungen des Prodromalstadiums sind oft nicht so ausgesprochen, daß sie bei der Häufigkeit von Nasopharyngitiden und Bronchitiden im Kindesalter ohne weiteres den Verdacht auf eine spezifische Infektion aufkommen lassen. Ihre Spezifität ist vor dem Erscheinen des Exanthems nur bei den Fällen mit aller Sicherheit zu erkennen, die KOPLIKsche *Flecken* aufweisen. Etwa bei 60—80% aller Masernkranken erscheinen vom 1. oder 2. Tage der Prodromi ab auf der Wangenschleimhaut, vor allem gegenüber den Backenzähnen, bald spärlich, bald in größerer Zahl bläulich-weiße, wie Kalkspritzer aussehende, meist nicht ganz Stecknadelkopfgröße erreichende Flecke, die *für Masern pathognomonisch* sind und bei keiner anderen Krankheit beobachtet werden. Solche KOPLIKschen Flecke, die aus verfetteten Epithelien und Zelldetritus bestehen, sind nicht nur auf der Wangen-, sondern gelegentlich auch auf der Conjunctiva-, Vulva-, Vagina- und Rectalschleimhaut beobachtet worden. Gegen Verwechslung mit Speiseresten, Soor oder anderen Dingen schützt ihre Unabwischbarkeit. Von stomatitischen Veränderungen (Aphthen) unterscheiden sie sich durch ihre geringere Größe und ihrem ausschließlichen Sitz an der Wangenschleimhaut.

Mit dem Beginn der prodromalen Nasopharyngitis, auch wenn die Temperaturen noch nicht deutlich fieberhaft sind, *wird der Kranke ansteckend.* Subjektiv und objektiv liegt der Gipfelpunkt des Ansteckungsvermögens an dem Übergang zwischen Inkubation und Prodromalstadium. Nicht nur, weil da in der Regel noch jedes Krankheitsgefühl fehlt, die katarrhalischen Erscheinungen nicht als spezifisch und gefährlich erkennbar sind und die Infektionserfolge eines solchen sich frei bewegenden Keimstreuers wesentlich größer sein müssen als zu dem Zeitpunkt, wo ihn sein Krankheitsgefühl bettlägerig macht und das sichtbare Exanthem sein Ansteckungsvermögen plakatiert — ceteris paribus ist ein Kind an diesem Zeitpunkt im Krankensaal auf größere Entfernung hin infektiös und die Verbreitung der Krankheit viel schwerer zu verhindern als nach dem Erscheinen des Exanthems.

Mit großer Regelmäßigkeit erscheint am 14. oder 15. Tage nach der Infektion, also am 4.—5. Fiebertag, meist nach einer besonders deutlichen Remission, unter einem erneuten, die früheren Temperaturen übertreffenden Fieberanstieg (bis zu 40° und mehr) der *Masernausschlag* auf Haut und Schleimhäuten. Masernflecke auf den Schleimhäuten werden *Enantheme* genannt. Sie gehen dem Exanthem um 12—20 Stunden voraus.

Bei einem Teil der Fälle werden ebenso wie bei anderen exanthematischen Erkrankungen Tage oder Stunden vor dem spezifischen Ausschlag flüchtige, in ihrer Gestalt wechselnde *Vorexantheme* beobachtet.

Unter einer deutlichen Steigerung des Krankheitsgefühls schießen mit dem erneuten Temperaturanstieg zunächst hinter dem Ohr, am Hals und an den Wangen stecknadelkopfgroße, blaßrote, um Follikelmündungen gelegene runde Efflorescenzen auf, die sich zunächst nicht über die Haut erheben, aber in den folgenden Stunden wachsen und zusammenfließen und dadurch die für den

Masernausschlag charakteristischen, großen, zackigen und unregelmäßig gebildeten, dunkelroten, im Gegensatz zum Scharlachausschlag ins Violette
spielenden Flecken bilden. Solche voll ausgebildete Masernflecke erheben sich
dann über das Niveau der gesunden Haut und lassen bei tangentialer Betrachtung
in ihrer Mitte 1—2 Knötchen (Follikel- oder Talgdrüsen) erkennen. Zwischen
den einzelnen Masernflecken liegen stets größere oder kleinere Bezirke normaler
blasser Haut, so daß ein *ausgesprochen geflecktes Aussehen des Kranken* zustande kommt.

In den ersten 24 Stunden verdichtet sich der Ausschlag vor allem im Gesicht,
am Hals, den Wangen und den Schultern, wobei sowohl die ersten Flecke größer
werden und zusammenfließen als neue aufschießen. *An den Stellen, an denen der
Ausschlag zuerst erscheint, erreicht er auch seine höchste Intensität.* Am 2. Exanthemtage breiten sich die Flecken auf Brust, Bauch und Extremitäten aus, wobei
sie am Rumpf dichter als an den Extremitäten und an den Unterschenkeln
und Unterarmen am dünnsten stehen. Diese *Verteilung des Exanthems* ist für
Masern *ebenso charakteristisch wie Farbe, Gestalt und Größe der Einzelflecken.*
Zwischen dem 2. und 3. Tage ist das Exanthem in voller Blüte. Dann beginnt
es in der gleichen Reihenfolge wie es kam, abzublassen, indem die frischroten
Flecken, die anfänglich auf Druck völlig verschwinden, einen Stich ins Bräunliche bekommen, in der gedrückten Haut erkennbar bleiben und nach dem
Verschwinden der natürlichen Röte bräunliche Pigmentierungen hinterlassen,
die gelegentlich wochenlang bestehen bleiben. *Erscheinen, Blüte und Verschwinden
des Masernexanthems dauern im Durchschnitt 4—5 Tage.* Danach setzt eine
kleienförmige *Abschuppung* der Haut vor allem an Kopf und Rumpf ein, die
nach Tagen oder Wochen vollendet ist. Handteller und Fußsohlen zeigen dabei
im Gegensatz zum Scharlach keine Schuppung.

12—20 Stunden vor Exanthembeginn treten auf der Schleimhaut der Wangen,
des weichen Gaumens, der Uvula und der Tonsillen zackige, unregelmäßig
gestaltete, das normale Schleimhautniveau überragende Flecke der gleichen Art
auf wie an der Haut. Dieses *Masernenanthem* ist eine *ebenso* regelmäßige und
obligatorische Erscheinung wie das Exanthem. Die KOPLIKschen Flecke können
bei normalen Masern fehlen, das Enanthem niemals.

Von dem geschilderten klassischen *Masernexanthem* gibt es eine Reine von
Abweichungen. Am Kopf und Rumpf, häufiger als an den Extremitäten kommt
es gelegentlich zum Zusammenfließen einer größeren Anzahl von Masernflecken
und zu flächenhaften Rötungen, die als Inseln auf der gefleckten Haut liegen
(konfluierende Masern). Durch den Masernerreger und seine Gifte wird die
Durchlässigkeit der Hautgefäße erhöht, wie das schon aus der Pigmentation
der Masernflecke und der Neigung Masernkranker zu Hautblutungen bei leichter
venöser Stauung hervorgeht. In manchen Fällen wird diese Durchlässigkeit
so groß, daß es schon in der Blütezeit des Exanthems zu starken Blutaustritten
und zur Bildung „*hämorrhagischer Masern*" kommt. Diese Blutungsneigung
ist nicht wie bei anderen Infektionskrankheiten (den Pocken z. B.) als „signum
mali ominis" zu betrachten. Dichte und Intensität des Exanthems sind lokal
beeinflußbar. Beide werden durch alle Faktoren erhöht, von denen die Durchblutung der Haut gesteigert wird (heiße Bäder, spezifische und unspezifische
Entzündungen, Traumen). Liegt die Zirkulation aus irgend einem Grunde
darnieder, so entstehen blasse und spärliche Exantheme. Da die Kombination
von Masern und Kreislaufstörung eine höhere Letalität hat als Masern bei
ungeschädigten Kindern, wird vom Laienpublikum wie in vielen anderen Fällen
Ursache und Wirkung verwechselt und der unter diesen Umständen häufig ungünstige Ausgang auf „*nach innen geschlagene Masern*" zurückgeführt.

Dem Abblassen des Exanthems geht die *Entfieberung* parallel, die meist lytisch verläuft. Zu den 3—4 Tagen Prodromalfieber kommen bei unkomplizierten Masern ebenso viele Fiebertage der Exanthemzeit, so daß *normale Masernkinder 7—8 Tage lang fiebern.*

Das *Krankheitsgefühl,* das sich mit dem Erscheinen des Exanthems stark steigert und bei jüngeren Kindern garnicht so selten zu apathischen, an der Grenze des Bewußtseins liegenden Zuständen führt, verschwindet, sobald sich das Exanthem zurückzubilden beginnt und die Entfieberung einsetzt. Bei unkomplizierten Erkrankungen tritt dieser Umschwung „über Nacht" ein. Sein Ausbleiben ist häufig ein zuverlässigeres Anzeichen für eine kommende Komplikation als die Temperaturkurve.

Die *katarrhalischen Erscheinungen* der Prodromi steigern sich mit dem Erscheinen und der Ausbreitung des Exanthems. Der trockene Husten wird heftiger, die Nachtruhe empfindlich gestört, der bronchitische Befund ausgesprochener. Bei Säuglingen und jungen Kleinkindern führt die Bronchitis häufig zu einer ganz beträchtlichen Dyspnoe.

Im *Urin* besteht häufig eine Albuminurie, in der Blütezeit des Exanthems regelmäßig eine positive Diazoreaktion und bei rückläufigem Exanthem eine Urobilinurie, die in ihrer Stärke der Pigmentierung parallel geht. Am *Kreislaufsystem* sind Sondererscheinungen nicht feststellbar. Die *Stühle* sind bei Säuglingen und jungen Kleinkindern ebenso wie bei anderen spezifischen und unspezifischen Allgemeininfektionen häufig durchfällig. Die *Drüsen* um die obere Körperapertur herum, in deren Quellgebieten sich die katarrhalischen Erscheinungen abspielen, schwellen erwartungsgemäß häufig an, aber nicht in annähernd dem gleichen Maße, wie das von Scharlach-, Rubeolen- oder tuberkulösen Drüsen zu beobachten ist. Die *Milz* ist in der Regel nicht vergrößert. Die schon Ende der Inkubation beginnende, in den Prodromis verstärkte und auf dem Höhepunkt des Exanthems ihren Gipfel erreichende *Leukopenie* mit der relativen und absoluten Lymphopenie, geht mit der Entfieberung zurück und ist von einer Hyperleukocytose gefolgt. Regelmäßig wird auch bei unkomplizierten Masernfällen das *Nervensystem* in Mitleidenschaft gezogen. Die während der Prodromi zu beobachtende weinerliche Verstimmung und die bei jungen Kindern während des Erscheinens des Exanthems auftretenden, an der Grenze des Bewußtseins gelegenen apathischen Zustände, sind charakteristische Begleiterscheinungen klassischer Masern.

Das *Ansteckungsvermögen* des Masernkranken ist auf der Höhe des Exanthems, wenn man es mit bacillären und bakteriellen Erkrankungen vergleicht, die ebenfalls mit Tröpfcheninfektion verbreitet werden, noch groß, aber schon deutlich geringer als zu Beginn der Erkrankung. Am 3. und 4. Exanthemtage fällt die Infektiosität stark ab und ist am 5. und 6. Tage nach Exanthembeginn erloschen. *Der Masernkranke ist also im Durchschnitt 8—10 Tage lang ansteckend.*

Unkomplizierte Masern bei normal konstitutionierten Kindern verlaufen außerordentlich gleichartig. Nicht nur, daß der Beginn der Prodromi und das Erscheinen des Exanthems mit sehr geringen Streuungen auf die gleichen Termine nach der Infektion fallen, auch die Schwere der Erkrankung, das Maß des subjektiven Krankheitsgefühls, der objektive Befund an den Schleimhäuten, Fieberverlauf und -höhe sind einander außerordentlich ähnlich und der gesamte Symptomenkomplex viel eintöniger als bei irgend einer anderen Kinderkrankheit. *Abnorm leichte* und auch im Symptomenbild von dem klassischen Krankheitsbild abweichende Masern sieht man dagegen relativ häufig bei Säuglingen zwischen dem 3.—6. Lebensmonat. Dieser Einfluß des Alters kann zunächst, nichts voraus nehmend, folgendermaßen erklärt werden: Erfahrungsgemäß erkranken Säuglinge in den ersten 3 Monaten überhaupt nicht an Masern, wenn ihre Mütter die Krankheit überstanden haben und immun sind. Die mütterliche Immunität geht diaplazentar und mit der Milch auf den Säugling über, wird aber nach dem 3. Lebensmonat unsicher und es treten dann während der Zeit ihres allmählichen Verschwindens abgeschwächte und abgewandelte Masern auf: Masern ohne Prodromi, mit Exanthem und Enanthem am 1. Fiebertage, Masern ohne katarrhalische Erkrankungen der Schleimhäute und Masern mit abortiven Exanthemen. Wahrscheinlich ist das Gros der angeblich nicht Durchmaserten in Städten während dieser Lebensmonate an atypischen Masern erkrankt. *Veränderungen des klassischen unkomplizierten Krankheitsverlaufes nach der malignen Seite* kommen bei normal Konstituierten zweifelsohne zur Beobachtung, obwohl es im Einzelfall sehr schwer zu entscheiden ist, ob tatsächlich lediglich die Reaktion Masernvirus-Mensch das maligne Krankheitsbild produziert oder ob nicht doch eine Komplikation, ein dritter Faktor, den Sonderverlauf bestimmt. Masern können schon im Prodromalstadium toxisch sein, am häufigsten wird das aber in der Exanthemzeit beobachtet. Charakteristische Symptome sind abnorm hohe Temperaturen (41° und mehr), Schädigungen des Kreislaufs, Lähmung der Vasomotoren, Vergiftung des Zentralnervensystems (Delirien, Bewußtlosigkeit) und abnorm blasse und livide Exantheme. Gelegentlich tritt eine Neigung zu Haut- und Schleimhautblutungen in Erscheinung und in anderen Fällen diffuse Durchfälle. Ob die gelegentlich schon in der Prodromalperiode auftretende Toxität, die in der Regel von einer Capillarbronchitis begleitet ist, eine reine Masernwirkung oder von vornherein komplizierte Masern darstellt, ist solange nicht mit Sicherheit zu entscheiden, als der Erreger nicht einwandfrei kultiviert werden kann und ein brauchbares Versuchstier aufgefunden ist.

Immunität. Die Masern hinterlassen ebenso wie die Pocken und andere Reaktionskrankheiten (s. Erklärung dieses Begriffes S. 207) mit ganz seltenen Ausnahmen eine lebenslange Immunität. Diese Beziehung zwischen Mensch und Masernerreger ist ebenso regelmäßig wie die generelle Empfänglichkeit für das Virus und die zwangsläufige Erkrankung in zivilisierten Ländern. Anamnestische Angaben über mehrfache Masernerkrankungen sind zunächst als äußerst seltene Ausnahmen mit dem gleichen Mißtrauen aufzunehmen wie die Ableugnung einer Durchmaserung von Erwachsenen oder Halberwachsenen, die in Städten aufgewachsen sind.

Bei den Versuchen, die Reaktionen zwischen Mensch und Masernerreger zu analysieren, die zu dem oben beschriebenen Symptomenkomplex führen, d. h. beim Studium der *Masernpathogenese* und *-immunbiologie* ist verständlicherweise vor allem nach der Bedeutung der langen Inkubation und den Entstehungsmechanismen des Exanthems gefragt worden.

Einer natürlichen Maserninfektion folgt eine 10—11tägige symptomlose Inkubation, während der das infizierte Individuum nicht ansteckend ist. Nach einer künstlichen Infektion mit unnatürlich großen Erregermengen (infektiöse Bronchial-, Nasen- und Rachensekrete oder Blut) ändert sich daran nichts, wenn die *oberen Schleimhäute* als Eintrittspforten verwandt werden, die offensichtlich als die *viae naturales bei Spontaninfekten* anzusehen sind. Solchen massivsten Infekten folgen in der Regel normale Masern und nicht etwa besonders schwere. Werden aber die oberen Schleimhäute umgangen und große Mengen infektiösen Materials in oder unter die Haut oder intramuskulär injiziert, so treten selbst bei massivsten Dosen kurz nach der Injektion weder lokale noch allgemeine Reaktionen auf und auch beim Erscheinen des Exanthems sind an der Injektionsstelle Lokalreaktionen nicht erkennbar. In diesen letzten Eigenschaften unterscheiden sich die Masern von den Pocken- und Windpockenerregern, die an den Impfstellen spezifische Lokalreaktionen (Pusteln) hervorrufen.

Zur Erklärung für die primäre Ungiftigkeit von Masernerregern, selbst wenn man sie parenteral in großen Mengen injiziert, und das Auftreten des Exanthems nach der langen symptomfreien Inkubation, ist von PIRQUET auf die Mechanismen hingewiesen worden, die durch parenterale Injektionen *primär ungiftigen, artfremden Serums* in Gang gebracht werden. Bestimmte artfremde Eiweißarten — und als artfremdes Eiweiß können auch ganz allgemein Krankheitserreger betrachtet werden — sind aus chemischen oder physikalischen Gründen außer stande, mit dem Organismus zu reagieren und daher ungiftig. Da aber jedes unter Umgehung der Darmwand in den Organismus gelangende Eiweiß, das nicht individual-, blut- oder zelleigen ist, zum mindesten als Fremdkörper wirken muß, weil der Organismus durch vielfache Sicherung gegen das Eindringen art- oder individualfremden Eiweißes in seinem inneren Verband geschützt ist, setzt er spezifische Abwehrmaßnahmen zur Entfernung des injizierten toten Eiweiß- oder der eingedrungenen Krankheitserreger in Gang. Er beginnt Stoffe (Antikörper) zu bilden, die in spezifischer Weise mit dem artfremden Eiweiß reagieren, es chemisch oder physikalisch verändern und, wie man es auch nennen könnte, abbauen oder verdauen. Zu dieser Antikörperbildung braucht er eine gewisse Zeit (Inkubationszeit). Die Produkte der nun einsetzenden Antigen-Antikörperreaktion sind giftig. Wenn genügend Antikörper gebildet sind und eine krankmachende Konzentration der Antigen-Antikörperreaktionsprodukte erreicht ist, beginnt nach einer Ansteckung mit primär ungiftigen Krankheitserregern wie den Masern- oder Pockenvirus das Prodromalstadium und nach einer Seruminjektion die Serumkrankheit. Die Dauer der Inkubation hängt also bei Krankheiten dieser Art (Masern, Pocken, Windpocken) nicht von dem Wachstumstempo der Erreger, sondern von der Geschwindigkeit ab, mit der vom Organismus spezifische Antikörper gebildet werden. Krankheiten dieser Art sind als „*Reaktionskrankheiten*" bezeichnet worden.

Die etwa gleich lange Inkubation nach der parenteralen Injektion nicht vermehrungsfähiger Antigene (Seruminjektion, -krankheit) und die Tatsache, daß sofort oder nach kurzer Zeit Krankheitserscheinungen auftreten, wenn ein Organismus schon einen spezifischen Antikörper gegen ein bestimmtes Antigen enthält und ihm dieses Antigen parenteral injiziert wird, beweisen die Richtigkeit dieser Auffassung. Das sinnfälligste Beispiel für diese Beziehungen zwischen Inkubationszeit und Antikörpergehalt des Organismus ist die Erscheinung des anaphylaktischen Shocks, der Sekunden oder Minuten nach einer Injektion primär ungiftiger Eiweiße auftritt, wenn das betreffende Individuum vor einer gewissen Zeit schon einmal mit dem gleichen Antigen injiziert wurde und Antikörper gebildet hat (aktive Anaphylaxie) oder wenn ihm vor der Antigenapplikation von einem antikörperhaltigen Tier fertige, gegen das Eiweiß gerichtete Antikörper einverleibt wurden (passive Anaphylaxie).

Hat ein Mensch eine Reaktionskrankheit überstanden (Masern, Pocken, Windpocken) und enthalten seine Körpersäfte spezifische Antikörper (Immunstoffe), so verlaufen die Dinge bei einer Superinfektion so, wie das beim anaphylaktischen Shock geschildert wurde. Der fertige Antikörper reagiert sofort mit dem Antigen (den Krankheitserregern) und baut ihr Eiweiß in Minutenfrist ab. Da die bei Spontaninfektionen in Frage kommenden Eiweißerregermengen minimale sind, reichen die in solcher Antigen-Antikörperreaktion entstehenden giftigen Produkte nicht aus, um subjektiv oder objektiv feststellbare krankhafte Erscheinungen auszulösen. *Die Reaktion verläuft unterschwellig, der betreffende Mensch ist „immun".* Was also in der Versuchsanordnung des anaphylaktischen Shocks zu Krankheit und Tod führte, funktioniert unter natürlichen Bedingungen als ein zweckmäßiger Immunitätsmechanismus. Man kann übrigens auch im klassischen anaphylaktischen Experiment die Antikörper-Antigenreaktion unterschwellig verlaufen lassen, wenn man entsprechend niedrige Antigenmengen verwendet. Der Arzt muß davon in besonderen Fällen vor der Serumanwendung Gebrauch machen (s. die BESREDKAsche Reaktion S. 262).

Pirquet hat am Beispiel der Pockenschutzimpfung gezeigt, welche Reaktionen auftreten, wenn ein Immuner mit einem vermehrungsfähigen Antigen reinfiziert wird. Beim hochimmunen Vaccinierten tritt nach einer Revaccination überhaupt keine Reaktion auf. Der kinetische Teil des Immunitätsmechanismus (die fertigen Antikörper) funktioniert so gut, daß sofort alle Erreger abgebaut werden und eine so geringe Giftmenge bei der Reaktion entsteht, daß keine oberschwelligen Reaktionen auftreten. Ist die Immunität nicht mehr hochwertig und keine fertigen Antikörper vorhanden, so treten trotzdem nach verkürzten Inkubationszeiten leichtere Impferscheinungen auf als beim Erstvaccinierten. Diese Erscheinungen sind auf die Funktion des potentiellen Teils des Immunitätsmechanismus zurückzuführen, die Eigenschaft des Immunen, rascher Antikörper zu bilden als der Erstvaccinierte. Es tritt infolgedessen eine Antigen-Antikörperreaktion zu einer Zeit auf, während der sich die Erreger noch nicht im gleichen Umfang vermehrt haben wie bei Erstvaccinierten und infolgedessen mildere Impfreaktionen. Pirquet hat die *Reaktionen* des Immunen, die von denen des Erstinfizierten abweichen, *allergische* genannt.

Komplikationen. Der oben geschilderte klassische Masernverlauf wird oft durch Komplikationen gestört, für deren Entstehung im Masernerreger, im erkrankten Individuum und in seiner Umwelt gelegene disponierende Momente aufgezeigt werden können. Die häufigsten und gefährlichsten sind Erkrankungen des Respirationstractus und seiner Adnexe (Mittelohr). Es handelt sich dabei um echte Komplikationen in dem Sinne, daß neue Faktoren in das Wechselspiel Masernerreger-Mensch eintreten und nicht etwa vom Masernerreger selbst oder dem erkrankten Menschen Sonderreaktionen produziert werden, wie das bei der Beschreibung besonders leichter und schwerer Masern weiter vorn geschildert wurde. Das geht am augenscheinlichsten aus der Tatsache hervor, daß Komplikationen im Verlauf der Masern am häufigsten jenseits der Exanthemsblüte, also zu einem Zeitpunkt auftreten, wo der Kranke nicht mehr ansteckend ist. Nur in besonderen Fällen, vor allem bei schweren Rachitikern kann man Komplikationen von seiten des Respirationstractus schon in der Prodromalzeit beobachten.

Bronchitiden, Bronchopneumonien und Mittelohrentzündungen sind die häufigsten Masernkomplikationen. Ihre Erreger sind Pneumokokken, Influenzabacillen, Streptokokken, Staphylokokken usw., kurz das ganze Heer der die oberen Schleimhäute bevölkernden Keime. *In der Regel* handelt es sich um *Mischinfektionen,* die besonders schwer verlaufen, wenn an ihnen hämolytische Streptokokken beteiligt sind. *In der Mehrzahl* der Fälle ist *der Maserntod ein Tod an Bronchiolitis oder Pneumonie.*

Bleibt der Temperaturabfall und die rasche Besserung des subjektiven Befindens nach dem Überschreiten des Exanthemhöhepunktes aus, so kann mit hoher Sicherheit eine Komplikation vorausgesagt werden. Das klinische Bild der im Verlauf der Masern auftretenden Bronchitiden, Bronchopneumonien, Mittelohrentzündungen, Pleuritiden und gelegentlichen lobären Pneumonien weicht von der Seite 419 geschilderten Bildern nicht ab. Eigentümlich ist ihnen aber eine *auffallend schlechte Heilungstendenz* und die Neigung zu bösartigen Verlaufsformen, über die weiter unten eingehender gesprochen werden wird.

Zunächst ist noch auf einige für die Masern charakteristische oder zum mindesten bei ihnen besonders häufige Komplikationen hinzuweisen. Schon in der Prodromalperiode ist eine Miterkrankung der Kehlkopfschleimhäute an der heiseren Stimme und der Rauheit des Hustens zu erkennen. Manchmal steigern sich diese Erscheinungen, so daß es zur völligen Stimmlosigkeit, regelrechtem *Crouphusten, inspiratorischer Dyspnoe* und zur echten *Larynxstenose* kommt. Häufiger als dieser schon in der Prodromalperiode auftretende *primäre* ist der *sekundäre Maserncroup,* der auf der Höhe des Exanthems, aber auch noch 3—4 Tage später auftreten kann. Die zu Croup und Stenose führende Laryngitis kann eine morbillöse, eine unspezifische, aber auch eine diphtherische sein. Der ungünstigste Fall ist der letztere, weil die *Kombination von Masern mit Diphtherie* eine ganz ungewöhnlich hohe Letalität aufweist. In der Praxis ist daher jeder primäre oder sekundäre Maserncroup als ein diphtherischer zu behandeln und ohne Verzug Antitoxin, und zwar in wesentlich höheren Mengen zu applizieren als bei gewöhnlichen Diphtheriestenosen. Operative Eingriffe (Tracheotomie, Intubation) sind wegen der schon oben erwähnten schlechten Heilungstendenz möglichst hinauszuschieben und zu versuchen, mit der Wirkung der Serum- und Dampfbettbehandlung des Croups auszukommen (s. dazu S. 418).

Öfter als bei anderen Infektionskrankheiten kommt es während und nach den Masern zu aphthösen und ulcerösen *Stomatitiden,* zu *Furunkulosen* und *ulcerösen Prozessen der Haut* mit einer auffallenden *Neigung zu Nekrosen,* die sich gelegentlich zu dem als *Noma* bekannten Symptomenkomplex steigern. Von der Wangen- oder Vulvaschleimhaut ausgehend kommt es zur Entwicklung einer feuchten, mit mächtiger Ödembildung einhergehenden, rasch fortschreitenden und zu einem mißfarbigen, putriden Gewebszerfall führenden Gangrän (Noma), die in der Regel tödlich endet.

Weniger gefährlich als die Kombination von Masern und Diphtherie ist das Hinzutreten anderer akuter Infektionskrankheiten. Am bedenklichsten sind die *Kombinationen Masern-Keuchhusten* und *Masern-Grippe,* weil sich in diesen Fällen die Neigung zu bronchiolitischen oder bronchopneumonischen Komplikationen verdoppelt. Durch die Kombination *Masern-Scharlach* wird die Diagnose erschwert, wenn beide Exantheme gleichzeitig auftreten, die Prognose aber nicht wesentlich verschlechtert. Harmlos sind Kombinationen wie Masern-Varicellen und Masern-Röteln.

Ganz anders verlaufen aber die Dinge, wenn sich *Masern mit* einer *floriden Thoraxrachitis oder* einer *Tuberkulose kombinieren.* Im 1. Fall kommt zu dem schon weiter vorn erwähnten Moment der schlechten Heilungstedenz entzündlicher Prozesse noch ein mechanisches dazu, das die Disposition für Pneumonien vermehrt: Der weiche, kräftigen in- und exspiratorischen Muskelkontraktionen nachgebende und damit eine genügende Lüftung der Lunge und eine ausreichende Expektoration verhindernde rachitische Thorax. Die zweite Kombination ist deswegen besonders gefährlich, weil die während und nach der Masernerkrankung allgemein verringerte Abwehrkraft gegen belebte Krankheitserreger (schlechte Heilungstendenz) bis zu einem völligen Zusammenbruch *(Anergie)* der Abwehrmechanismen gegenüber Tuberkelbacillen absinkt. Die *Masern* wurden mit Recht immer wieder als *Schrittmacher der Tuberkulose* bezeichnet. Sie verschlimmern tuberkulöse Erkrankungen und lassen ruhende tuberkulöse Infekte wieder aufflammen. Auf Masernjahre folgen Zeiten gehäufter tuberkulöser Erkrankungen.

Diese Beziehungen zwischen Masern und Tuberkulose erscheinen verständlich, seitdem bekannt ist, daß die *Überempfindlichkeit* des *Tuberkulösen gegen Tuberkulin* (Tuberkelbacillen-Leibessubstanz), mit der PIRQUETschen Hautreaktion oder einem anderen Verfahren geprüft, während der Masernerkrankung und gelegentlich Wochen bis Monate nach ihr *verschwindet,* wie das sonst nur bei schwer kachektischen Zuständen, bei Miliartuberkulose oder phthisischen Endzuständen beobachtet wird. Erblickt man in der Allergie gegen Tuberkulin eine zweckmäßige Reaktion, wie das weiter oben S. 199 u. 207 dargelegt wurde, so ist die ihrem Verschwinden folgende Ausbreitung tuberkulöser Prozesse verständlich. Da nicht bei jedem Masernfall vollkommene Anergie auftritt und das Verschwinden der Allergie also keinem „Alles-oder-nichts-Gesetz" gehorcht, tritt nicht in jedem Falle eine Aktivierung der Tuberkulose ein. Sie ist aber doch so häufig, daß *in der Praxis* eine *erschwerte Rekonvalescenz oder* irgendwelche *unklaren Krankheitserscheinungen nach Masern* zunächst trotz des Fehlens einer Tuberkulinüberempfindlichkeit als *Symptom eines aktivierten tuberkulösen Prozesses* aufgefaßt werden müssen. Ebenso wie gegen das primär ungiftige Tuberkulin tritt eine Verringerung der Allergie gegenüber anderen primär ungiftigen Eiweißarten während und nach der Erkrankung auf (gegen Serumeiweiß, Vaccine- und Varicellenerreger).

Die Widerstandslosigkeit von Masernkranken gegen Diphtherieinfektionen, die zusammen mit der schlechten Heilungstendenz der Masernpneumonie, der Neigung zu Stomatitiden, Furunkulosen, Nekrosen und der Aktivierung tuberkulöser Prozesse als Ausdruck einer allgemeinen Anergie aufgefaßt werden muß und als „*Status morbillosus*" und, wenn sie, wie das meist der Fall ist, die Krankheit überdauert, als „*Status postmorbillosus*" bezeichnet wird, kann nicht in der gleichen Weise erklärt werden wie die Anergie gegenüber Tuberkelbacillen. Das Allergen (Antitoxin) gegen das primär toxische Diphtherietoxin verschwindet nicht, wie das von der Tuberkulinallergie beschrieben wurde und die Haut noch nicht mit Diphtherie infizierter Menschen bleibt gegen das Toxin empfindlich und zu einer entzündlichen Gegenreaktion fähig. Aller Wahrscheinlichkeit nach sind es daher spezifische Zelleistungen, die durch die Reaktion zwischen Masernvirus und dem Organismus geschädigt werden und zu einem Versagen der Immunität gegen primär und sekundär giftige Antigene führen. In sinnfälliger Weise geht dem Status morbillosus schon in der Prodromalzeit eine Verringerung produktiv entzündlicher Prozesse voraus: Nässende Ekzeme trocknen ein, der Eiterfluß infizierter Wunden versiegt, bei Nephritiden verschwinden die Formelemente aus dem Blut, der Liquor eitriger Meningitiden wird klar usw.

Durch den Status morbillosus und den Status postmorbillosus gewinnen die Masern erst ihre nationalökonomische Bedeutung und ihren Einfluß auf die Gesamtmortalität des Kindesalters. Die Opfer des Masernvirus allein, die Zahl der an toxischen Masern Sterbenden spielt demgegenüber gar keine Rolle. Erkrankt aber der Mensch im Säuglings- oder frühen Kleinkindesalter an Masern, zu einem Zeitpunkt, wo er infolge bestimmter anatomischer Eigentümlichkeiten seines Respirationstraktes an sich leichter eine Pneumonie bekommt als in späteren Jahren, so führt diese Altersdisposition für Pneumonien zusammen mit der Masernanergie schon zu einer wesentlichen Vermehrung pneumonischer Komplikationen gegenüber späteren Lebensaltern und gegenüber anderen, den Respirationstrakt befallenden Erkrankungen (z. B. grippale Infekte). Kommt aber zu der Altersdisposition und dem Status morbillosus noch ein dritter Faktor hinzu, beeinträchtigt eine Thoraxrachitis das altersgemäß geringere Vermögen zu einer Vergrößerung des durchschnittlichen Inspirationsvolumens und damit zu der Möglichkeit einer raschen Expektoration entzündlicher Sekrete, so häufen sich die Pneumonien und die Letalität steigt außerordentlich an. Pfaundler hat berechnet, daß rachitische Masernkranke viermal häufiger Pneumonien bekommen als gleichaltrige nichtrachitische Masernkinder und, einmal pneumoniekrank, wieder viermal häufiger an ihrer Pneumonie sterben als gleichaltrige nicht rachitische Masernpneumoniker. Die Faustregel, daß der Gefahr, an Masern zu sterben entronnen ist, wer erst im Schulalter erkrankt, muß im wesentlichen auf den Umstand zurückgeführt werden, daß dann die Rachitiszeit vorbei ist. Die *Letalitätshöhen* im Schul- und Vorschulalter verhalten sich ceteris paribus (gleiche Zeiten und gleiches Milieu) etwa wie 1:10. Das Verschwinden schwerer und mittelschwerer Rachitisformen würde von einem ganz wesentlichen Einfluß auf die Zahl der Maserntodesopfer sein.

Mit der für den Arzt sehr naheliegenden Frage, ob es möglich ist, die Masernerkrankung für den einzelnen oder das Gros der Kinder zu verhüten oder auf spätere, ungefährlichere Termine zu verschieben, stehen wir vor dem Problem der *Masernendemiologie*, deren Gesetze in der Einleitung und der Schilderung typischer Zivilisationsseuchen aufgezeigt wurden.

Epidemiologie. Kämen frische Masernfälle in eine dicht wohnende und in ihrer Gesamtheit empfängliche Bevölkerungsgruppe und würde als prophylaktische Maßnahme sofort jeder über die Wohnräume oder -häuser hinausgehende Verkehr unterbunden, so könnte das Entstehen einer Epidemie mit Sicherheit vermieden werden. Es müßte sogar gelingen, durch eine solche 30tägige Weltquarantäne das Masernvirus auszurotten. Die zu Beginn Infizierten würden spätestens nach 9—11 Tagen infektiös werden und die Empfänglichen innerhalb ihrer Familien infizieren. Diese würden dann wiederum zwischen dem 18. und 20. Quarantänetag ansteckend, aber die Erreger müßten auf ihnen spätestens am 27. bis 28. Tage zugrunde gehen und das Virus generell absterben, weil dann keine Empfänglichen mehr da wären, auf die es überspringen und sein Leben fristen könnte.

In großen Städten gibt es das ganze Jahr über Masern. Es kommt aber auch in ihnen ebenso wie in kleinen Städten und auf dem flachen Lande, in die das Virus meist aus den Großstädten eingeschleppt wird, nach gewissen Abständen zu einem *explosionsartigen Aufflammen der Endemie*, und zwar dann, wenn der Prozentsatz der Ungemaserten eine gewisse Höhe überschritten hat. Da sich infolge der durchschnittlich hohen Wohnungsdichte in Großstädten dieses Aufflammen der Endemie öfters wiederholt als in kleinen und auf dem flachen Lande, ist das *mittlere Erkrankungsalter als Funktion der Wohnungsdichte* auch in ihnen niedriger als in kleinen Städten und liegt in diesen wiederum unter dem des flachen Landes. Innerhalb der großen Städte selbst ist wieder das mittlere Erkrankungsalter der Kinder am niedrigsten, die am dichtesten wohnen, d. h. der Proletarierkinder.

Diagnose. Im Prodromalstadium ist die Diagnose der *Masern* nur dann mit absoluter Sicherheit zu stellen, wenn KOPLIKsche Flecken vorhanden sind. Bei 10—20% der Kinder, vor allem im Säuglingsalter, ist das aber nicht der Fall. Dann lassen sich aus dem Symptomenkomplex Fieber, Rhinitis, Conjunctivitis, rauher Husten und der auffallenden weinerlichen Verstimmung nur Wahrscheinlichkeitsdiagnosen stellen, die aber an Zuverlässigkeit den ersteren kaum nachstehen, wenn sich Beziehungen zu Masernfällen nachweisen lassen. Die Regelmäßigkeit, mit der das Prodromalfieber nach der Infektion beginnt, gestattet dann mit einer an Sicherheit grenzenden Wahrscheinlichkeit die Diagnose. Die zeitlichen Beziehungen zwischen dem Kontakt mit Masernkranken oder -verdächtigen verlieren aber an Gewicht, wenn dem geschilderten Symptomenkomplex eine andere Krankheit (Varicellen, Scharlach, Serumkrankheit, Pneumonie usw.) kurz vorausgegangen ist. Je nach der Leistungsfähigkeit des Organismus, neben den genannten Reaktionen gleichzeitig Antikörper gegen das Masernantigen in so großem Umfang produzieren zu können, daß die Antigen-Antikörperreaktion zu einer toxischen Dosis von Abbauprodukten führt, kommt es dann zu längeren Zeitintervallen zwischen Infekt und Krankheitsbeginn als in der Norm. Unter solchen Umständen kann der Beginn des Prodromalfiebers vom 9. bis auf den 17.—20. Tag nach der Infektion verschoben werden.

Zeitfaktoren (Dauer des vorhergegangenen Fiebers, Kontakttag mit Masernkranken oder -verdächtigen) sind auch beim Exanthembeginn, auf seiner Höhe und nach seinem Abblassen ganz wesentliche Hilfsmittel für die Erkennung der Krankheit. *Als Regel hat aber zu gelten, daß mit der Charakterisierung eines Exanthems als morbilliform, scarlatiniform oder urticariell und der Feststellung seiner Verteilung auf dem Körper keine Krankheitsdiagnosen gestellt werden können* und sollen, weil bei ganz verschiedenen Zuständen völlig gleiche Exantheme auftreten können. Eine Serumkrankheit kann mit morbilliformen, scarlatiniformen und urticariellen Exanthemen einhergehen, der Scharlach Blasenausschläge produzieren und eitrige Meningitiden, septische Erkrankungen oder Arzneimittel zum Erscheinen morbilliformer Exantheme führen. Krankheitsdiagnosen können nur zusammen mit dem Exanthem und anderen klinischen und anamnestischen Daten gestellt werden. Die Bedeutung des Zeitfaktors wurde für die Diagnose der Masern schon genannt. Gleich wichtig sind die diffusen Schleimhautkatarrhe, das großfleckige Enanthem am ersten Exanthemtag, das bei Serum- und Arzneiexanthemen stets fehlt und nur noch bei Rubeolen vorkommt und absolut beweisend wiederum die Koplikschen Flecken, die allerdings am 1. Exanthemtag häufig und am 2. meist wieder verschwunden sind.

Wird die oben ausgeführte Regel eingehalten, so sind die immer wiederkehrenden *Verwechslungen zwischen Scharlach und Masern* mit Sicherheit zu vermeiden, selbst wenn das Masernexanthem weitgehend konfluiert und scarlatiniform wird. Die obligate Angina und das typische Enanthem bei Scharlach, die diffusen Schleimhautkatarrhe und das großfleckige Enanthem bei Masern, Dauer und Charakter des vorexanthematischen Fiebers und das Allgemeinbild während dieser Zeit sind so verschieden, daß gelegentliche Ähnlichkeiten der Exantheme nicht über die völlige Verschiedenheit der beiden Zustände täuschen sollten. Übrigens sind auch bei ungewöhnlich stark konfluierenden Masern stets einige Stellen mit großen typischen Masernflecken zu finden. *Schwieriger* sind schon *Masern und Rubeolen zu unterscheiden*, eine Aufgabe, die auch in neuester Zeit einer Reihe von bekannten Kinderärzten nicht jedesmal mit Sicherheit gelungen ist. Bei Röteln sind die katarrhalischen Erscheinungen und das Fieber in der Regel geringer als bei Masern, die Prodrome fehlen häufig, es treten meist deutliche *Schwellungen* der Cervical- und der über dem Processus mastoideus gelegenen *Lymphdrüsen* auf und im Blut erscheinen während einer Leukopenie wie bei Masern reichlich *Plasmazellen*. Kopliksche Flecke fehlen stets. Auch ein *Erythema exsudativum multiforme kann Masern sehr ähnlich sein*. Die fehlenden Prodromi, die subfebrilen Temperaturen und die minimalen Schleimhauterkrankungen klären aber die Situation. Bei Serum- und Arzneiexanthemen, von denen vor allem die letzteren gelegentlich mit starker Conjunctivitis einhergehen können, fehlen stets die Enantheme. Morbilliforme Ausschläge bei Sepsis, Meningitis purulenta und Flecktyphus sind in der Regel wegen der vom Masernbild völlig abweichenden Allgemein- und Lokalsymptome mit Sicherheit als unspezifische erkennbar.

Therapie. Eine spezifische Therapie der Masern gibt es nicht. Vom Beginn der Erkrankung an hat der Arzt als wichtigste Maßnahme durchzusetzen, daß eine zielbewußte *Pneumonieprophylaxe* getrieben wird. Zu diesem Zweck ist vor allem bei Säuglingen und Kleinkindern gegen das übliche Verdunkeln der Krankenzimmer einzuschreiten, das zu einem für Pneumoniedisponierte gefährlichen Hindämmern verführt. Die Fenster sind weit zu öffnen und für einen häufigen Lagewechsel im Bett und die Möglichkeit zu sorgen, daß die Kinder zeitweise auf dem Arm umhergetragen werden. Kommt es trotzdem zur Pneumonie oder ist sie, wie üblich, schon aufgetreten und dieses Ereignis die Ursache, das Kind in ärztliche Hände zu geben, so sind die erwähnten antipneumonischen Maßnahmen zu verschärfen und möglichst Freiluftbehandlung durchzuführen (siehe darüber S. 431). Die Augen sind durch mehrmalige tägliche Spülungen mit 2—4%igem Borwasser von Sekret zu befreien. Bei Croup- und Stenoseerscheinungen muß man die Kinder nach einer Injektion von mindestens 10000 Antitoxineinheiten ohne Verzögerung ins Dampfbett bringen, das sich in jedem Privathaushalt mit einigen Bettlaken und einer Spiritusflamme oder einem elektrischen Kocher improvisieren läßt. 2—3mal täglich eine Stunde Dampfbett ist auch das wirksamste und harmloseste Mittel in Fällen von besonders quälendem Husten. Im Notfall müssen Kodeinpräparate (Dicodid) verabreicht werden. Ein kurzes heißes Bad behebt bei starkem subjektivem Krankheitsgefühl und spärlichem, langsam kommendem Exanthem die subjektive und objektive Situation. Der Neigung zur Stomatitis kann durch eine schonende Mundpflege, durch Spülen und Gurgeln mit indifferenten Flüssigkeiten zu begegnen versucht

werden (Wasserstoffsuperoxyd). Die gefährlichste und mörderischste Masern-
erscheinung aber, die Anergie gegenüber Tuberkelbacillen und dem Heer
der Eitererreger, kann man nach Beginn der Erkrankung weder verhüten noch
rückgängig machen. Nach der Entfieberung soll das Kind auch bei kom-
plikationslosem Verlauf 6—8 Tage im Bett und weitere 4 Tage auf dem Liegestuhl und am besten im Freien gehalten werden.

Mortalität und Prophylaxe. Der Einfluß der Masern auf die Gesamtmortalität
des Kindesalters kommt in den amtlichen Listen über die Todesursache nicht
voll zum Ausdruck, weil das Gros der an Masernpneumonie Verstorbenen einfach in der Pneumonierubrik erscheint und die Zahl der Tuberkulosetodesfälle
die Beteiligung der Kombination Masern-Tuberkulose nicht erkennen läßt. Es
sind daher nur Schätzungen über die wirkliche Beteiligung der Masern an der
Gesamtsterblichkeit möglich. Ein anschauliches Bild und einen Vergleich mit
anderen Infektionskrankheiten gibt ein Bericht BERNARDs an das Hygiene-
komitee des Völkerbundes, nach dem in Europa mit Ausschluß Rußlands und
des Balkans von 1900—1910:

an Masern	700 167
„ Keuchhusten	661 743
„ Scharlach	470 235
„ Diphtherie	589 250

Menschen gestorben sind. Von diesen Krankheiten zeigen Scharlach und Diphtherie zu verschiedenen Zeiten starke Unterschiede in ihrer Häufigkeit und
Schwere, während das bei Masern und Keuchhusten nicht in ähnlicher Weise
der Fall ist. Daher können die obigen Zahlen für diese beiden Krankheiten als
Anhaltspunkte für die Zahl ihrer jährlichen Opfer betrachtet werden.

Bei der weiten Verbreitung der Tuberkulose und ihrer Neigung zur Progression
im Säuglings- und Kleinkindesalter spielt die *Kombination Masern-Tuberkulose
für die Masernmortalität und -letalität* und damit für die Gesamtmortalität dieser
Lebensjahre eine fühlbare Rolle. Da das mittlere Erkrankungsalter von der
Wohnungsdichte abhängt, der gleiche Faktor für den mittleren Infektions-
termin mit Tuberkelbacillen von überragender Bedeutung ist und sich unter
den am dichtesten Wohnenden und infolgedessen besonders früh Infizierten,
ebenfalls wegen des Charakters der Umwelt (Wohnräume, wirtschaftliche Lage)
die Rachitis häuft und agraviert, wird die *Bedeutung des sozialen Momentes
für die Masernletalität und -mortalität* und die bekannten Zahlen verständlich,
daß in 10jähriger Beobachtung in Wien die Masernletalität im ärmsten Stadt-
teil 15 und in Hamburg 20mal höher war als im reichsten. Daß im Einzelfall
eine schon vorher bestehende Erkrankung des tieferen Respirationstraktes oder
eine Kombination von Masern mit einer anderen zur Pneumonie disponierenden
Krankheit *die Prognose* verschlechtern muß, leuchtet ein. Auf die besondere
Bösartigkeit diphtherischer Komplikation wurde schon hingewiesen. Als *allgemeine Regel* gilt aber, daß die Prognose der Masern *neben* dem *Lebensalter* vor
allem davon anhängt, *ob* sie mit einer *Thoraxrachitis* oder einer *Tuberkulose*
kombiniert auftreten. An dem poliklinischen Material der Großstädte beträgt
die Masernletalität 5—8% und mehr.

Eine wirksame Bekämpfung der Masernletalität und -mortalität ist nur durch
prophylaktische Maßnahmen zu erreichen. Daß eine *Expositionsprophylaxe
weder kollektiv noch individuell* vor Masern schützen kann, ergibt sich aus dem
völlig unspezifisch aussehenden Krankheitsbeginn, der Flüchtigkeit des Virus,
dem einfachen Infektionsmodus und der absoluten Empfänglichkeit des Menschen
für Masern. Wenn der Laie die Krankheit mit Exanthemausbruch erkennt oder
der Arzt sie während des Prodromalstadiums an den KOPLIKschen Flecken
diagnostiziert, sind die Ungemaserten in der Umgebung solcher Menschen schon

fast ausnahmslos infiziert. Erscheint ein Kind durch eine drohende Masernerkrankung gefährdet, so kann dann noch eine Isolierung versucht werden, sie
wird aber in der Regel zu spät kommen. Auch Kollektivmaßnahmen nach dem
Erscheinen der ersten Fälle, wie die Schließung von Schulen und Kindergärten,
von denen aus zweifelsohne die Masern in die Familien eingeschleppt und unter
den jüngsten, am meisten gefährdeten Kindern in der Familie verbreitet werden,
müssen gerade für Proletariersäuglinge und -kinder, die das Gros der Masern-
opfer stellen, wirkungslos bleiben, denn von einer gewissen Dichte des Wohnens
ab verbreitet sich die Krankheit auch bei Schulschluß unaufhaltsam in den übervölkerten Quartieren.

Eine *wirkungsvolle prophylaktische Maßnahme* zur Verringerung der Masernmortalität und -letalität würde die Verhütung schwerer und mittelschwerer
Rachitisfälle bedeuten. Daß dieses Ziel nicht nur individuell, sondern auch
kollektiv erreichbar ist, wird im Rachitiskapitel S. 138 dargelegt. Damit würde
die Kombination Masern-Rachitis mit ihrer besonders hohen Pneumonieletalität
verschwinden, gegen die Masernanergie aber natürlich nichts geschehen sein.
Das ist nur mit einer spezifischen Prophylaxe möglich, und zwar so, daß die
Krankheit individuell oder kollektiv entweder auf spätere, weniger gefährliche
Lebensjahre verschoben oder dauernd verhütet wird.

Daß die Kinder masernimmuner Mütter während der ersten 3—4 Lebensmonate vor der Krankheit geschützt sind und zwischen dem 4. und 6. Lebensmonat häufig mit atypischen Masern zu erkranken beginnen, wurde weiter
oben hervorgehoben. Diese Beobachtung ließ schon daran denken, daß im
Blut von Masernimmunen Antikörper enthalten sein müssen (humorale Immunität), die ebenso wie andere, von denen das direkt nachgewiesen werden konnte,
diaplacentar oder mit der Milch von der Mutter auf das Kind übertragen werden.
Nach der allgemeinen Auffassung sollte das aber nicht der Fall sein. Weil es
bei pockenimmunen Menschen und Tieren nicht regelmäßig gelungen war, mit
den üblichen immunbiologischen Methoden humorale Antikörper nachzuweisen,
wurde die Pockenimmunität und per analogiam die der anderen typischen
Reaktionskrankheiten und der Masern, auf sessile, celluläre, im Zellverband ver-
bleibende Antikörper zurückgeführt, obwohl der in beiden Fällen stattfindende
Übergang der Immunität von der Mutter auf das Kind bei dieser Auffassung
völlig unverständlich blieb.

Diese Frage, ob die Masernimmunität auf humorale Antikörper zurückzuführen ist, wurde von Degkwitz entschieden, der *im Blut von Masernrekon-
valeszenten Stoffe* nachwies, die *Masernempfängliche vor dem Haften massivster
Infektionen und Infizierte vor dem Ausbruch der Erkrankung zu schützen vermögen.*
Auf diesem Befunde wurde dann von ihm eine spezifische Masernprophylaxe
aufgebaut, mit der individuell und in kleinen Kollektiven die Erkrankung in
spätere Lebensalter verschoben, zu einer ungefährlichen Abortiverkrankung
abgeschwächt oder lebenslang verhütet werden kann.

Die Konzentration der Schutzstoffe ist am 7.—9. Tage nach der Entfieberung
unkomplizierter Masern am größten und sinkt dann langsam ab. Im Gegensatz
zu den Erfahrungen mit anderen humoralen Antikörpern wird sie aber nicht
null, denn *das Blut Erwachsener, die in ihrer Jugend Masern durchgemacht haben,
besitzt die gleichen Eigenschaften wie das Rekonvaleszentenblut,* wenn sein Gehalt
an Schutzstoffen auch niedriger ist und infolgedessen größere Blutmengen
verwandt werden müssen als dort, um die gleichen Wirkungen zu erzielen.
Die Immunkörper-Konzentration ist im Rekonvaleszentenblut aber meist nur
5—7mal höher als in dem Erwachsener.

Die Konzentration der Antikörper im Blut von erwachsenen Menschen, die
vor Jahrzehnten durchmasert wurden, ist viel höher als sie bei Tieren beobachtet

wurde, die vor ähnlich langen Zeiten gegen irgend ein Antigen immunisiert wurden und einen hohen Bluttiter bekommen hatten. Diese Erscheinung ist zweifelsohne *auf die im Milieu der Zivilisation häufig wiederkehrenden Super-infektionen zurückzuführen,* da das Blut auf Masernstationen tätiger Ärzte und Schwestern gehaltreicher ist als das von Erwachsenen, die in weniger engem Kontakt mit Masernkranken leben. Die immunitätserhaltende Rolle der Super-infektionen geht auch aus einer anderen Beobachtung hervor: In Ländern, deren Gesamtbevölkerung gegen Pocken geimpft ist und in denen infolgedessen keine Pockenerkrankungen vorkommen, verschafft eine Pockenschutzimpfung nur einen befristeten, 5—10jährigen Schutz, so daß Revaccinationen vor-genommen werden müssen. Vaccinierte, in deren Umgebung Pockenerkrankungen vorkommen, bleiben lebenslang immun. Die „Revaccinationen" werden auto-matisch durch die Kranken und vor allem durch die Keimstreuer besorgt, die ebenso wie bei den Masern zu Krankheitsbeginn unerkennbare Erreger streuen und die Pocken zur gleichen unvermeidlichen Zivilseuche machen wie die Masern. *Der gleiche Faktor also, der die Krankheitserreger zu einem un-vermeidlichen Übel macht, verschafft uns eine Waffe gegen sie, die zielbewußt angewandt, der Masernmortalität und -letalität fühlbar Abbruch tun kann.*

Für die Masernprophylaxe wird sowohl Rekonvaleszenten- als Erwachsenen-blut verwandt. Rekonvaleszentenblut, das verständlicherweise vor allem in Krankenhäusern erhältlich ist, wird in der Regel zu Rekonvaleszentenserum verarbeitet. Dabei werden die Sera mehrerer Rekonvaleszenten gemischt, um einen durchschnittlichen Titer zu bekommen und 2,5—3 ccm als eine Schutzdosis bezeichnet. In Kinderkrankenhäusern, Säuglingsheimen und Krippen, in denen ein reger Verkehr und Wechsel junger Kinder stattfindet, ist es unvermeidbar, daß Kinder in der symptomlosen Inkubation aufgenommen werden und, wenn ihre Prodromi beginnen, eine Anzahl Kinder anstecken, bevor die Situation erkannt werden kann. Um in solchen Fällen die Infizierten vor dem Ausbruch der Krankheit zu bewahren und eine Hausepidemie zu verhindern, wird in Kinderanstalten Rekonvaleszentenserum bereitgestellt und, wenn sie als Serum-sammelstellen eingerichtet sind, wie das vielerorts im In- und Auslande der Fall ist, auch Serum nach außen an Ärzte abgegeben. *Der praktische Arzt, der Individualprophylaxe treibt, muß in der Regel Erwachsenenblut verwenden.* Dazu wird älteren Geschwistern des bedrohten oder infizierten Kindes oder den Eltern (am besten der Mutter) 20—30 ccm Blut aus der Armvene ent-nommen und rasch, ehe es gerinnt, in die Glutaealmuskulatur injiziert. Auf Blutgruppen braucht dabei keine Rücksicht genommen zu werden.

Der Erfolg der Rekonvaleszenten- und Erwachsenenblutanwendung hängt erwartungsgemäß *von Zeit- und Mengenfaktoren ab.* Es muß in jedem Falle ermittelt werden, ob überhaupt schon mit einer Infektion zu rechnen ist und wie weit diese zurückliegt. Praktisch werden die Dinge so verlaufen, daß der Arzt zu einem Masernkranken gerufen wird, in dessen Umgebung gefährdete Kinder leben. Bei der hohen Kontagiosität der Masern und der Regelmäßigkeit der Zeitintervalle, mit der die Prodromi nach der Infektion beginnen, 4—5 Tage dauern und das Exanthem am 14. Tage nach der Infektion erscheint, ist ja nach dem Stande der Krankheit bei der Infektionsquelle der *Zeitpunkt der Infektion der Empfänglichen* leicht zu *ermitteln.* Wird die Diagnose schon in der Prodro-malzeit gestellt, so gilt der Empfängliche seit ebenso vielen Tagen als infiziert, wie der Kranke fiebert. Beginnt das Exanthem gerade, so ist anzunehmen, daß sich der Empfängliche im 4. Inkubationstage befindet. 48 Stunden nach Exanthembeginn ist der Masernkandidat am 6. Inkubationstage. Dieser *6. In-kubationstag stellt den letzten Termin dar, an dem ein Maserninfizierter noch vor dem Ausbruch der Krankheit geschützt werden kann.* Wird *Rekonvaleszentenmischserum* verwandt, so sind Masernbedrohten *vor der Infektion und bis zum 4. Inkubationstage eine, am 5. und 6. Tage der Inkubation zwei Schutzeinheiten* intramuskulär zu injizieren. Für das *Erwachsenenblut,* dessen Antikörpertiter schwankt, können solche Dosierungsangaben nicht gemacht werden. Am besten wird so verfahren, daß man bis zum 6. Inkubationstage *möglichst viel, mindestens 20 ccm und, wo es möglich ist, 30 ccm* intraglutaeal injiziert, im letzten Fall allerdings an 2 Injektionsstellen. Mütterliches Blut ist väterlichem vorzuziehen, weil sein Gehalt an Masernschutzstoffen wegen des häufigeren Kontaktes mit Kindern im Durchschnitt höher ist und Frauen den kleinen Eingriff mit wesentlich geringerer Beeinträchtigung ihres nervösen Gleichgewichtes vertragen als das stärkere Geschlecht. Blutentnahme aus der Armvene des Spenders und Injektion müssen rasch geschehen, damit das Blut in der Spritze nicht gerinnt. Ein Risiko irgendwelcher Art trägt dabei weder der Arzt noch der Patient unter der Voraussetzung, daß Blutentnahme und Injektion rite und steril vorgenommen werden und das Blut von einem gesunden Menschen stammt. Blutgruppen spielen, wie schon erwähnt, keine Rolle. Am 7. Inkubationstage gelingt der Schutz auch bei der Verwendung von Rekonvaleszentenserum nur in einem Drittel der Fälle. Später schützen selbst 10—20 Schutzdosen Rekonvaleszentenserum nicht mehr.

Wenn die errechnete Inkubationszeit den Tatsachen entspricht, ist der *Erfolg* bei der Verwendung ausreichender Mengen Rekonvaleszentenserums *sicher.* Bei der Schilderung einer individuellen Masernprophylaxe in der Familie wurde weiter oben die Annahme gemacht, daß die jüngeren, schutzbedürftigen Kinder sich an den älteren erkrankten Geschwistern infiziert hätten. Mißerfolge müssen natürlich eintreten, wenn diese Voraussetzung nicht zutrifft und wenn sich beide, die älteren lediglich früher als die jüngeren Kinder, an der gleichen Infektionsquelle infiziert haben. Dann werden die jüngeren Kinder kurz vor dem Fieberbeginn zwischen dem 7. und 9. Inkubationstage erfolglos injiziert. Diese Zusammenhänge sind den Eltern bei der Vornahme der Prophylaxe bekannt zu geben.

Bei der Verwendung arteigenen Serums ist von vornherein zu erwarten, daß der verliehene Schutz länger dauern wird, als bei einer Serumprophylaxe mit artfremdem Serum, der nach 12—14 Tagen erlischt, weil das artfremde Serum als stärkerer Reiz auf den Organismus wirkt und rascher wieder aus ihm entfernt wird. Darüber hinaus aber hängt die *Dauer des* mit Rekonvaleszentenserum oder Erwachsenenblut verliehenen *Masernschutzes* von dem Stande der Inkubation bei dem Geschützten ab. Wird vor der Infektion injiziert, so ist mit einem 3—4wöchentlichen Schutz zu rechnen. Je später aber in der Inkubation gespritzt wird, um so länger hält der Schutz an. Es hat sich nachweisen lassen, daß in dem Blut von Ungemaserten, die 6 Tage nach ihrer Infektion erfolgreich mit Rekonvaleszentenserum geschützt wurden, Masernschutzstoffe in solchen Mengen auftreten, daß nun mit diesem Blut andere Infizierte vor dem Ausbruch der Krankheit geschützt werden konnten. Während es sich bei einer Seruminjektion vor der Infektion um eine rein passive Immunisierung handelt, sind schon Reaktionen zwischen dem Virus und dem Organismus aufgetreten, die ihn zu einer selbständigen Produktion von Antikörpern veranlassen, also zum Entstehen einer *aktiven Immunität* führen, *wenn das Schutzserum erst nach der Infektion verabreicht wird.* Daß diese aktive Immunität um so deutlicher in Erscheinung treten muß, je später in der Inkubation gespritzt wird, je länger also der Kontakt Erreger-Organismus dauert und je mehr infolgedessen Erreger in die Reaktion eintreten, leuchtet ein. Verständlich ist auch nach dem, was weiter oben über die Rolle der Superinfektionen gesagt wurde, daß eine solche *Masernprophylaxe am 5. oder 6. Inkubationstage,* bei der eine selbständige Antikörperproduktion in Gang gekommen ist, *einen lebenslänglichen*

Schutz gibt, *wenn Wochen oder Monate nach ihr und am besten mehrmalige Superinfektionen erfolgen.* Ohne sie sind am 5. oder 6. Inkubationstage geschützte Kinder nach 4—6 Monaten zum Teil wieder masernfähig.

Diese Art der aktiven Immunisierung nach Schutzseruminjektionen am 5. oder 6. Tage verläuft stets ohne irgendwelche Lokal- und meistens ohne Allgemeinsymptome. In manchen Fällen allerdings sind zwischen dem 14. und 18. Tage nach der Infektion leichte Temperaturerhöhungen auf 37,6—37,8⁰ als Zeichen dafür erkennbar, daß in dem betreffenden Organismus ein besonderer Prozeß abläuft. Infektiös werden solche Kinder nicht.

Von diesen unterschwellig verlaufenden aktiven Masern-Immunisierungen bis zu klassischen Masern können alle Übergänge produziert werden, je nachdem man Antikörpermengen injiziert, die knapp oder weit unter der absolut schützenden Dosis gelegen sind. Nach solchen unzureichenden Schutzdosen, gleichgültig ob sie in den ersten 4 oder am 5. und 6. Inkubationstage injiziert werden, beobachtet man von einem fieberlosen 24stündigen Durchfall bei Säuglingen, einer Nachmittagstemperatur bis 38⁰, einigen Masernflecken hinter den Ohren und im Gesicht mit einem leichten 24—36stündigen Fieber und voll ausgebildeten Exanthemen, die ohne Prodromi und mit einer 24stündigen Temperaturerhöhung auftreten, bis zu klassischen Masern alle Übergänge. Die Spezifität solcher Reaktionen ist häufig an ihrer Infektiosität erkennbar, die meist dann auftritt, wenn es zu leicht fierberhaften Allgemeinreaktionen oder zu „Fernsymptomen" wie einem Säuglingsdurchfall kommt, obwohl Exantheme, Enantheme und Koplıksche Flecken völlig fehlen können. *Für diese oberschwelligen Impfmasern (Morbilloide) ist charakteristisch,* daß sie fast *ohne subjektives Krankheitsgefühl* verlaufen, daß die *Miterkrankungen der Schleimhäute fehlen* oder minimal sind, selbst wenn die Exantheme deutlich auftreten, daß die *Inkubationszeiten verlängert sind,* gelegentlich auf 18—21 statt 9 Tagen und daß die *Anergie gegenüber Tuberkelbazillen und anderen Krankheitserregern ausbleibt.* Es ist leicht einzusehen, daß solche oberschwelligen Reaktionen zu einer dauerhafteren aktiven Masernimmunität führen müssen als die nach Seruminjektionen am 5. und 6. Inkubationstage unterschwellig entstehenden Immunitätszustände. *Der Masernschutz nach solchen Morbilloiden ist in zivilisierten Ländern ein lebenslänglicher.* Ob eine derartige Immunität in einem Milieu, wo die natürlichen Superinfektionen durch Keimträger oder Kranke fehlen, ebenso wie nach der Pockenschutzimpfung, nur eine befristete Zeit dauert, ist unbekannt, aber sehr wahrscheinlich.

In Anstalten, wo man mit eingeschleppten Masern auf einmal und endgültig fertig werden will, sind solche Morbilloide mit ihren langen und unbestimmten Inkubationszeiten und ihren verkappten, schwer erkennbaren, aber infektiösen Reaktionsabläufen unerwünscht. Mit ausreichenden Mengen Rekonvaleszentenmischserum können sie aber mit hoher Sicherheit vermieden werden, da man ja in Anstalten den Stand der Inkubation bei den zu Schützenden viel zuverlässiger ermitteln kann als in der Fmailie. *Für die Geschützten selbst sind selbstverständlich Morbilloide, die einen lebenslangen Schutz verschaffen, ohne die Gefahren der Masernkomplikationen und -anergie mit sich zu bringen, die erwünschtesten Impfreaktionen.* Bei der Familienprophylaxe, wo der Arzt in der Regel Erwachsenenblut verwenden muß, das so wie so wegen seines schwankenden Gehaltes an Schutzstoffen wesentlich häufiger Morbilloide produziert als Rekonvaleszentenserum, ist daher eine Abschwächung der Erkrankung und die Produktion von Morbilloiden als das Ziel der Prophylaxe zu bezeichnen und anzustreben. Im Durchschnitt gelingt eine völlige Verhütung der Erkrankung mit Erwachsenenblut bei etwa 40% der Fälle. Von dem Rest sind die Mehrzahl ungefährliche Morbilloide und eine relativ kleine Anzahl Masern, bei denen eine Abschwächung nicht erkennbar ist.

Bei der Einfachheit und Billigkeit des Verfahrens sollte bis zum 2. Lebensjahre viel mehr Gebrauch von der spezifischen Prophylaxe gemacht werden als das bisher geschieht. *Bei Rachitikern, Tuberkuloseinfizierten, an anderen Krankheiten Leidenden oder gerade von ihnen Genesenen ist aber eine Verschiebung, Verhütung oder starke Abschwächung der Erkrankung* mit ausreichenden Mengen Rekonvaleszentenserum oder Erwachsenenblut *unbedingt geboten.* Je mehr die freie Ärzteschaft Individualprophylaxe gegen die Masern in der Familie treibt und sich an der Kollektivprophylaxe der Rachitis beteiligt, um so rascher werden die Masern ihre nationalökonomische Bedeutung und ihren Einfluß auf die Gesamtmortalität des Kindesalters verlieren.

Röteln (Rubeola).

Als Röteln bezeichnet man eine akute, harmlose Infektionskrankheit, die mit einem masernähnlichen Ausschlag, einem typischen Blutbild, charakteristischen Schwellungen der Lymphdrüsen, leichten Katarrhen und kurzdauernden, mäßigen Temperatursteigerungen einhergeht.

Die Röteln sind erst etwa seit einem halben Jahrhundert als Krankheit „sui generis" anerkannt. Da gar nicht so selten dem lokalen Aufflammen der Masernendemie Röteln vorausgehen oder folgen, Gestalt und Verteilung der Exanthemflecken einander ähnlich sind und bei den anderen Hauptvertretern der akuten exanthematischen Erkrankungen, dem Scharlach und den Pocken, außerordentliche Schwankungen in der Schwere der Krankheitsbilder beobachtet werden, sind die Röteln so lange Zeit für leichte Masern gehalten worden.

Der Erreger ist unbekannt; er scheint mit dem Masernerreger die Hinfälligkeit außerhalb des erkrankten menschlichen Organismus gemeinsam zu haben. Es ist nicht bekannt, ob er ebenfalls zur Klasse der Vira gehört. Die Infektion scheint ebenso wie bei den Morbillen praktisch nur von Mensch zu Mensch zu erfolgen. Ob der Erreger so kontagiös ist wie das Masernvirus, kann schwer beurteilt werden, weil die Disposition der Erkrankung nicht groß ist. Bei Anstaltsepidemien pflegt etwa die Hälfte der Kinder zu erkranken. Bei einer so leichten Erkrankung wie den Röteln, die meist nur dem Namen nach als Krankheit verlaufen, kann aber nicht von der Hand gewiesen werden, daß der Erreger eine ebenso hohe Kontagiosität besitzt wie das Masernvirus und alle infiziert werden, die Reaktion Erreger-Organismus aber bei der Hälfte der Infizierten unterschwellig verläuft. Die Tatsache, daß vorwiegend Kinder zwischen dem 2. und dem 10. Lebensjahre erkranken und Erwachsene resistent sind, läßt durchaus an diese Möglichkeit denken.

Die Inkubation ist in der Regel länger als bei den Masern und ihre Dauer nicht annähernd so regelmäßig wie dort. Sie schwankt zwischen 14 und 21 Tagen. Meist erscheint das Exanthem ohne *Prodromi.* Wo sie auftreten, bestehen sie in einer leichtesten Nasopharyngitis und Conjunctivitis, mäßigem Fieber, geringem Krankheitsgefühl und einer Schwellung der cervicalen und occipitalen, aber auch anderer peripherer Lymphdrüsen, die in dieser Verbreitung und Intensität bei Masern nicht vorkommt. In Rubeolenzeiten kann daran meist schon vor dem Erscheinen des Exanthems die Spezifität der Reaktion erkannt werden. Kopliksche Flecken kommen nie vor. Rubeolen- sind ebenso wie Masernkranke schon während der Prodromi infektiös.

Das Exanthem beginnt wie bei den Masern hinter dem Ohr und im Gesicht, entwickelt sich hier am dichtesten und wird distalwärts schütterer. Es verbreitet sich vom Gesicht rasch, in einem Tage, über den ganzen Körper und blaßt in der gleichen Reihenfolge wieder ab. Die Flecke bleiben kaum länger als 24 Stunden bestehen und der Ausschlag ist meist am dritten Tage abgeblaßt. Häufig kommt er in deutlichen Schüben, so daß die Flecken am Kopf schon im Verschwinden begriffen sind, wenn die Extremitäten gerade befallen werden.

Die Flecken selbst sind in der Regel nicht so zackig und unregelmäßig wie bei Masern, kleiner, blasser, nicht so dicht und weniger über der Haut erhaben. Es gibt aber auch Rötelausschläge, die einem blühenden Masernexanthem an Intensität, Größe, Gestalt und Farbe der Flecken nichts nachgeben. In anderen Fällen ist das Exanthem so unansehnlich, daß es nicht bemerkt wird. Konfluieren *die Rötelnflecke,* so entstehen keine scharlachähnlichen, roten Flächen wie bei Masern, sondern am häufigsten im Gesicht eine *Marmorierung* der Haut. Ebenso wie bei den Masern erscheinen vor dem Hautexanthem Rötelnflecke auf den Schleimhäuten des harten und weichen Gaumens und der Wangen (**Enanthem**).

Am Exanthemtage steigt die *Temperatur,* die manchmal schon während der Prodromi leichte febrile Werte erreichte, gelegentlich von 38,5 auf 39°, um spätestens nach 24—36 Stunden wieder abzusinken. Es werden aber auch Röteln beobachtet, bei denen nicht einmal subfebrile Temperaturen erreicht werden. Ein subjektives *Krankheitsgefühl* fehlt, abgesehen von den Fällen, wo die katarrhalischen Erscheinungen stärker sind. Solche Ausnahmen sind aber bei Erwachsenen häufiger als bei Kindern.

Regelmäßiger und charakteristischer als die Exanthembilder sind die Veränderungen im *Blut* und an den *Lymphdrüsen.* Während und kurze Zeit nach dem Exanthem besteht eine *Leukopenie,* die im Gegensatz zu der bei Masern auftretenden durch eine Verminderung der Leukocyten zustande kommt. Die eosinophilen Zellen verschwinden, die Lymphocyten sind absolut und relativ durch das Erscheinen der für Röteln charakteristischen, großen jungen Lymphocyten mit tiefblauem, stark vakuolisiertem Protoplasma und randständigem, radspeichenförmigem Kern (*Plasmazellen*) vermehrt. Ihr Anteil an den Gesamtlymphocyten kann bis zu 25% und mehr ansteigen. Meist schon vor dem Exanthem, gleichgültig ob Prodromi auftreten oder nicht, schwellen die auf dem Warzenfortsatz und vor und hinter dem Musculus sternocleido-mastoideus gelegenen *Lymphdrüsen* und werden auf Druck schmerzhaft. Vor der Verwechslung mit Drüsenschwellungen anderer Ätiologie schützt neben anderen Momenten die Bevorzugung der Nackendrüsen, die bei Scarlatina I und II und der Tuberkulose fast stets frei bleiben.

Komplikationen kommen bei Röteln nicht vor. **Therapie** und **Prophylaxe** sind unnötig. Die Krankheit hinterläßt eine Immunität. Auf die **Differentialdiagnose** gegenüber Masern wurde schon oben eingegangen. Das Fehlen der katarrhalischen Erscheinungen, des subjektiven Krankheitsgefühls und der Koplikschen Flecken zusammen mit den Nackendrüsenschwellungen klären in der Regel schon rein klinisch die Situation, so daß die verschieden langen Inkubationszeiten und die Differenzen im Blutbild meist gar nicht herangezogen zu werden brauchen. Gelegentlich sind allerdings Rubeolenexantheme so intensiv und so deutlich morbilliform, daß differentialdiagnostische Erwägungen gar nicht angestellt und ohne weiteres Masern diagnostiziert werden. Von solchen Fällen hört man dann die Anamnese einer zweimaligen Masernerkrankung. Die verschiedene Verteilung und Gestalt der Exanthemflecken, die charakteristische Angina und das typische Enanthem bei Scharlach sollten ernstliche Differentialschwierigkeiten mit dieser Krankheit gar nicht aufkommen lassen.

Ringelröteln (Erythema infectiosum).

Unter Erythema infectiosum wird eine akute Infektionskrankheit verstanden, bei der als einziges Krankheitszeichen ein polymorpher, ring-, kranz- oder guirlandenförmiger Ausschlag auftritt, der Gesicht, Schultern und die Streckseiten der Extremitäten bevorzugt und der Krankheit den deutschen Namen Ringelröteln verschafft hat.

Der **Erreger** und die Art seiner Verbreitung sind unbekannt. Es werden vorwiegend Spiel- und Schulkinder befallen. Die **Disposition** für die Krankheit ist aber auch unter diesen Altersklassen gering, denn es erkranken in kleinen, gut übersehbaren Gruppen trotz ausreichender Infektionsgelegenheit höchstens ein Drittel der Kinder. Es besteht aber hier die gleiche Möglichkeit wie bei den Rubeolen, daß die Erreger hochkontagiös sind, alle infiziert werden, aber nur ein Bruchteil oberschwellig reagiert und krank wird. Die **Inkubationszeit** wird auf 7—14 Tage geschätzt.

Prodromi fehlen. Die Krankheit beginnt in der Regel mit einem *Ausschlag* im Gesicht. Es tritt auf den Wangen, nach unten von der Nasolabialfalte, nach oben vom unteren Orbitalrand begrenzt, besonders deutlich auf der oberen Nase und unter den Augen, aber die Lippen und die Nasenflügel freilassend, eine erysipelartige, über die Haut erhabene, durch einen scharfen Rand abgegrenzte, eine *schmetterlingsähnliche Figur* bildende Rötung und Schwellung auf, deren helles Rot nach 24—36 Stunden in düstere, ins Violette und schließlich ins Bräunliche spielende Farbtöne umschlägt. Nach dem Gesicht werden die Schultern, die Streckseiten der Extremitäten und die Glutaealgegend befallen. Brust, Bauch und Rücken bleiben meist, Handteller und Fußsohlen stets frei. Es entstehen zuerst kleine hellrote Flecke, die wachsen und mit anderen zu markstückgroßen, über die Haut erhabenen Exanthemflecken zusammenfließen. Das Abblassen setzt bei einem Teil der Efflorescenzen vom Zentrum aus unter der Bildung violetter oder bräunlicher Farbtöne ein, während die Fleckenränder noch hochrot sind, ein anderer Teil verschwindet in toto und es entstehen auf diese Weise *ringelförmige, guirlanden- oder landkartenähnliche Zeichnungen* auf der Haut. Wenn die letzten Fleckenränder verblaßt sind, bleibt eine typische *cutis marmorata* zurück. Entstehen und Verschwinden des Ausschlags dauern 6—10 Tage.

Prophylaxe und Therapie der Krankheit sind unnötig, Komplikationen werden nicht beobachtet.

Das Erythema infectiosum kann gelegentlich **differentialdiagnostische Schwierigkeiten** mit atypischen Masern, mit Röteln, abortiven Scharlachausschlägen und anderen exanthematischen Reaktionssyndromen machen. Das Fehlen der Prodromi, des Fiebers, der katarrhalischen Erscheinungen, des subjektiven Krankheitsgefühls und das Freibleiben des Rumpfes sprechen auch bei stark masernähnlichem Exanthem gegen *Spiel- und Schulkindermasern.* Im 3.—6. Lebensmonat ist die geringe Ansteckungsfähigkeit und das Ausbleiben der Hautzeichnungen gegen *Abortivmasern* zu verwenden. Dieses Moment und das Ausbleiben der Drüsenschwellungen gestattet die Abtrennung von *Röteln* und das Fehlen von Scharlachangina und -enanthem die Differentialdiagnose gegenüber *Scharlach,* an den das blasse Munddreieck und das intensive Rot des Gesichtsausschlages auf den ersten Blick gar nicht so selten denken lassen. Die *multiformen, exsudativen Erytheme,* die im Verlauf akuter oder chronischer Infektionskrankheiten, aber auch bei Überempfindlichkeitsreaktionen gegen unbelebte Antigene auftreten und ebenfalls die Extremitätenstreckseiten bevorzugen, befallen vor allem Hand- und Fußrücken, die beim Erythema infectiosum meist freibleiben.

Nach den Masern, den Röteln und dem Erythema infectiosum, die mit Sicherheit als spezifische Erkrankungen voneinander abgegrenzt werden können, sind noch andere, mit großfleckigen Exanthemen einhergehende Symptomenkomplexe als Krankheiten sui generis beschrieben worden (*4. Krankheit, Exanthema subitum* und andere). Aller Wahrscheinlichkeit nach handelt es sich aber dabei nicht um Sonderkrankheiten, sondern um Abwandlungen der Masern, Röteln, des Erythma infectiosum oder des Scharlachs.

Pocken (Variola).

Unter Pocken wird eine akute Infektionskrankheit verstanden, die durch ein spezifisches Virus hervorgerufen wird und bei der nach einer 11—13tägigen Inkubation und einem unspezifisch aussehenden 3tägigen fieberhaften Prodromalstadium, während eines typischen Temperaturabfalls, ein nach Beschaffenheit und Verteilung charakteristischer, papulo-vesiculöser Ausschlag auf Haut und Schleimhäuten auftritt.

Die Pocken sind neben der Tuberkulose eine der ältesten Seuchen des Menschengeschlechtes. Als erste einwandfrei beschriebene Pockenepidemie gilt die im Jahre 570 nach Chr. unter dem abessinischen Belagerungsheer vor Mekka beobachtete. Im 6. Jahrhundert sind die Pocken anscheinend auch an der europäischen Mittelmeerküste aufgetreten, aber erst im 16. Jahrhundert nach Deutschland gelangt. Nach Amerika wurden sie 1517 eingeschleppt. Im fernen Osten scheinen sie von jeher heimisch gewesen zu sein.

Ebenso wie das von den Masern beschrieben wurde, beherbergt der Kranke das **Pockenvirus** zu Beginn seiner Ansteckungsfähigkeit in den Sekreten seiner oberen Schleimhäute. Aller Wahrscheinlichkeit nach ist das schon vor Beginn des Prodromalfiebers, am Ende der Inkubation der Fall. Die Verbreitung geschieht wie bei den Masern durch *Tröpfcheninfektion.* Ebenso wie dort tritt der Krankheitserreger nur kurze Zeit vor und nach Exanthembeginn im Blute auf. Darüber hinaus ist er aber in den flüssigen und festen Bestandteilen der Haut- und Schleimhautpusteln enthalten und kann in solchen eingetrockneten Substraten jahrelang außerhalb des menschlichen Organismus seine Lebens- und Infektionstüchtigkeit bewahren. Neben der direkten Tröpfcheninfektion werden also indirekte Übertragungen durch *Kontakt* mit Gebrauchsgegenständen eine gewisse Rolle spielen. *Der Pockenkranke* ist bis zur Abstoßung der eingetrockneten Pusteln, also etwa *5—6 Wochen lang als infektiös* zu betrachten, während das bei Masernkranken nur 8—10 Tage lang der Fall ist.

Im Gegensatz zum Masernvirus ist die Gegenwart von *Pocken- und Vaccineerregern leicht nachweisbar,* weil sie für eine Reihe von Tieren (Rind, Schaf, Meerschwein, Kaninchen) pathogen sind und an der Inokulationsstelle spezifische Reaktionen hervorrufen. Werden lebende Pocken- oder Vaccineerreger *in die Haut* empfänglicher Menschen inokuliert, so entstehen an den Impfstellen charakteristische, *septendurchzogene, mehrkammerige, gedellte Bläschen, die von entzündeten Höfen* umgeben sind und eine *klare, seröse, später durch Leukocyteneinwanderung getrübte Flüssigkeit enthalten.* Sicherer als durch das makro- und mikroskopische Bild der Hautpusteln ist das *Virus durch* eine spezifische *Reaktion* in der *Kaninchencornea nachweisbar,* die darüber hinaus eine Differentialdiagnose zwischen Pocken und Windpocken gestattet. Wird pocken- und vaccinehaltiges Material in flache, gröbere Hornhautverletzungen vermeidende Schnitte eingetragen, so treten schon nach 48—72 Stunden *makroskopisch* oder bei Lupenvergrößerung sichtbare *weiße Pünktchen* oder *Knötchen* auf, in denen an frischen, unfixierten Präparaten *mikroskopisch* hellglänzende runde, ovale oder sichelförmige Gebilde in der Nähe der Epithelkerne nachweisbar sind (GUARNIERIsche *Körperchen*). In fixierten Präparaten färben sich diese Gebilde lebhaft mit Kernfarben und sind von einem hellen Protoplasmahof umgeben. Ihre Größe schwankt zwischen gerade sichtbaren Teilchen und einem halben Kernvolumen. Wenn die Art eines Exanthems, seine Verbreitung und das allgemeine klinische Bild keine einwandfreie Diagnose gestatten, so kann das durch die Verimpfung von Blaseninhalt oder Nasen-Rachensekrete mit Sicherheit durch den Ausfall der beschriebenen Reaktion geschehen. GUARNIERIsche Körperchen werden nur von Pockenerregern produziert. Sie stellen nicht das Virus selbst dar, das durch bakteriendichte Filter passiert und unsichtbar ist, sondern Reaktionsprodukte zwischen ihm und der Zelle. Werden in der beschriebenen Weise mit Pockenvirus *beimpfte Kaninchenhornhäute* nach 36—48 Stunden *in Sublimatalkohol* gebracht, so heben sich schon *makroskopisch erkennbar die Infektionsherde durch* ihre weiße opake *Verfärbung* deutlich von der ungeschädigten Cornea *ab.* Mit dieser einfachen Methode von *Paul* gelingt auch die *Differentialdiagnose zwischen Pocken und Windpocken* innerhalb der angegebenen Zeit mit Sicherheit, da mit Windpockenmaterial beimpfte Hornhautschnitte an diesem Zeitpunkt schon wieder abgeheilt sind.

Pocken- und Masernvirus gleichen sich darin, daß sie größere Entfernungen überbrücken können als Bacillen und Bakterien, daß sie durch Tröpfcheninfektion verbreitet werden und für nichtimmune Menschen jedes Lebensalters *absolut pathogen* sind. Ebenso wie bei allen anderen Zivilisationsseuchen, den Masern, dem Scharlach, den Windpocken, der Diphtherie, der Tuberkulose und dem Keuchhusten dienen die oberen Respirationsschleimhäute als Eintrittspforte der Krankheitserreger.

Symptome. Der Infektion folgt eine 11—13tägige symptomlose **Inkubation,** an deren Ende der Infizierte ansteckend wird. Plötzlich und so deutlich, daß dieser Zeitpunkt meist genau im Gedächtnis bleibt, beginnen dann die Prodromi mit einem steilen und hohen Temperaturanstieg (40⁰ und höher), mehr oder weniger ausgeprägten Schüttelfrösten und einem starken Krankheits- und Schwächegefühl. Es entwickelt sich eine leichte Pharyngitis, in manchen Fällen eine Rhinitis, gelegentlich daneben eine Conjunctivitis. Das *charakteristische Symptom* dieser Krankheitsperiode ist aber ein auffallend *starker,* in der Lendengegend bis zum Kreuzbein lokalisierter *Kreuzschmerz,* der in dieser Stärke und Regelmäßigkeit bei keiner anderen Infektionskrankheit beobachtet wird. Dieses Krankheitsstadium, dessen Spezifität ebenso wie die der Masernprodromi nicht ohne weiteres erkennbar ist, dauert mit großer Regelmäßigkeit 3, selten 2 oder 4 Tage. Es wird ebenso wie dort *Prodromal- oder Initialstadium* genannt. Häufiger als bei den Masernprodromi treten *Vorexantheme* auf, die morbilliform, roseolenähnlich oder *petechial* sein können. Die ersteren verschwinden rasch wieder, während der letzte Typ, der meist im Oberschenkel- oder Armdreieck *lokalisiert* ist, bis weit in die nächste Krankheitsperiode hinein sichtbar bleibt und *für Pockenprodromi pathognomonisch* ist.

Als der einzigen bei uns vorkommenden exanthematischen Infektionskrankheit tritt bei den Pocken das *Exanthem während* eines 2—3tägigen *Temperaturabfalls* auf, der bis zur Entfieberung gehen kann. Bei sehr schweren oder schon während der Prodromalzeit komplizierten Fällen kann diese Erscheinung allerdings nur angedeutet sein.

Am Ende des dritten Prodromaltages schießen auf den Schleimhäuten des Mundes und Nasenrachenraumes und auf der Haut des Gesichtes *stecknadelkopfgroße, blaßrote, leicht erhabene Flecken* auf, denen nach Stundenfrist ein gleichartiger Ausschlag auf Brust und Rücken und während der folgenden 24 Stunden an den Extremitäten folgt. Das **Enanthem** ist am dichtesten am weichen Gaumen. Später erscheint es auf den Schleimhäuten des Larynx, der Trachea, der Zunge, des Oesophagus, der Vulva, der Vagina, der Urethra und des Rectums. Die *Flecken* auf *der Haut wachsen* und verwandeln sich in etwa 5 Tagen zunächst unter Zunahme ihrer entzündlichen Rötung *zu Knötchen mit konischen Spitzen,* aus denen sich *perlmutterähnliche Bläschen* und schließlich *die charakteristischen gedellten, mehrkammerigen, erbsengroßen Pockenblasen* entwickeln. Das Exanthem ist ebenso wie bei den Masern im Gesicht am dichtesten und wird distalwärts spärlicher. Die Schleimhautflecke entwickeln sich wie die der Haut bis zu weißlichgrauen Bläschen. In diesem Stadium wird jedoch ihre Entwicklung unterbrochen, weil sie ihre dünnen Epitheldecken verlieren, infolgedessen Erosionen entstehen und die volle Ausbildung von Pockenblasen ausbleibt. An Handtellern und Fußsohlen überragen die Bläschen wegen der Dicke und Unnachgiebigkeit der Epidermis das Hautniveau nicht oder nur sehr wenig und sind als opake graue Flecke sichtbar.

Die Bläschenbildung auf der Haut, vor allem aber ihr Zerfall und die Geschwürsbildung auf den Schleimhäuten gehen mit mehr oder weniger starken subjektiven lokalen Beschwerden einher: Brennen, vermehrter Speichelfluß, Schluckbeschwerden, Schmerzen bei der Nahrungsaufnahme, Heiserkeit. *Je weiter sich* aber *Exanthem und Enanthem ausbreiten, um so mehr verschwinden die Allgemeinerscheinungen* wie das Fieber, das Kopfweh, der Kreuzschmerz und das starke initiale Schwächegfühl. Am 5.—6. Tage nach Exanthembeginn ist die Eruptionsperiode beendet.

Am 8.—9. Krankheitstage beginnt sich der Bläscheninhalt in der gleichen Reihenfolge, in der die Pocken erschienen, durch Leukocyteneinwanderung zu trüben (*Suppurationsperiode*). Damit setzt die *zweite Fieberperiode* ein. Die Pocken verlieren vielfach wegen ihrer pralleren Füllung die Dellung und umgeben sich mit einer entzündlichen Röte und Schwellung, die an den Stellen des Körpers, wo die Bläschen sehr dicht stehen, zu starken ödematösen Durchtränkungen führen. Diese *Vereiterung der Pocken* und *ihre Folgen* geben Anlaß zu einer Reihe von *Lokal- und Allgemeinreaktionen, von denen das weitere Krankheitsbild im wesentlichen bestimmt wird.* Besonders charakteristisch für echte Pocken ist, daß sowohl in der Eruptions- als in der Suppurationsperiode die verschiedenen Efflorescenzen stets das gleiche Entwicklungsstadium zeigen und nicht, wie bei den Windpocken und der Variolois, gedellte Pockenbläschen mit klarem Inhalt neben vereiterten oder gar frische Eruptionen neben eintrocknenden Bläschen stehen.

Besonders starke Schmerzen verursacht das *entzündliche Ödem,* wo Pocken in dichter Aussaat in Geweben liegen, die straff an ihren Unterlagen befestigt sind (Finger, Zehen, Handteller, Fußsohlen, Kopfschwarte). Aber auch das Gesichtsödem, das zu starken Verunstaltungen führt, verursacht durch Verlegung der Nasenatmung, durch Lippenschwellungen, die das Sprechen und einen physiologischen Mundschluß behindern und durch starke Lidödeme ganz beträchtliche Beschwerden, die sich noch steigern, wenn die Bläschen infolge zu starker Füllung oder mechanischer Insulte platzen. Subjektiv beschwerlicher und objektiv gefährlicher ist die *Suppuration der Schleimhautpocken.* Das entzündliche Ödem kann nicht nur im Rachen zu starken Schluckbeschwerden und im Larynx zu Aphonie und Stenose führen, an beiden Stellen entstehen durch Superinfektion der zerfallenden Pocken gar nicht so selten tiefgreifende Geschwüre und Abscesse, die im Kehlkopf zu Zerstörungen des knorpeligen Gerüstes und zu akuten Glottisödemen führen. Die Zunge schwillt manchmal so stark an, daß Sprechen und Nahrungsaufnahme unmöglich werden. Die Vereiterung von *Rectum- und Urethrapocken* führt zu schmerzhaften Entleerungen und häufig zu Verhaltungen, bei *Vaginalpocken* zu beträchtlichem Ausfluß.

Die Intensität der Allgemeinerscheinungen während der Suppurationsperiode geht bei unkomplizierten Pocken der Dichte des Exanthems parallel. Mit dem Beginn der Bläschentrübung steigt die Temperatur allmählich auf 39—40° und mehr an, während die durch die entzündlichen Ödeme hervorgerufenen Schmerzen, wahrscheinlich aber auch spezifische *Vergiftungszustände des Zentralnervensystems* Schlaflosigkeit, beträchtliche Unruhe und relativ häufig Delirien hervorrufen.

Nach dem 3—4tägigen Suppurationsstadium, also am 11.—12. Krankheitstag beginnen die Pocken in der gleichen Reihenfolge einzutrocknen, in der sie erschienen und vereiterten (*stadium exsiccationis*). Die Sekrete der eröffneten Bläschen werden dick und klebrig, die uneröffneten trocknen ein. Mit den entzündlichen Ödemen schwinden die oben geschilderten Lokalbeschwerden und die Allgemeinerscheinungen, das Fieber und die Erregungszustände gehen zurück. *Am 14.—15. Krankheitstage* erfolgt bei *unkomplizierten Pocken* die *endgültige Entfieberung.* Bis aber die eingetrockneten Sekrete und Borken abgestoßen und die Narben überhäutet sind, vergehen noch 10—12 Tage. Zuletzt geschieht das an den Handtellern und Fußsohlen, wo sie innerhalb der verhornten Epidermis liegen. Je nachdem die Pocken bis in den Papillarkörper hineingereicht und dort Einschmelzungsvorgänge hervorgerufen haben oder nicht, entsteht nach der Abstoßung der Pockenborke ein pigmentierter Fleck, der nach einiger Zeit restlos verschwindet, während *lebenslang eine weiße Narbe* dort zurückbleibt, *wo* es zu *eitrigen Einschmelzungsvorgängen* des *Papillarkörpers* gekommen ist.

Bis zur vollen Genesung von unkomplizierten, echten Pocken vergehen 4—6 Wochen.

Während bei den Masern die unkomplizierte Erkrankung bei normal Konstituierten an verschiedenen Orten und Zeiten außerordentlich gleichartig ist, toxische Masern relativ selten sind und besonders leichte, meistens während des allmählichen Schwindens der von der Mutter überkommenen passiven Immunität auftreten, kommen *bei den Pocken öfters* von dem geschilderten klassischen Krankheitsbild *abweichende Reaktionen* zur Beobachtung. Die Virulenz des Pockenvirus ist, wie das die hohe Letalität der Krankheit in der jüngeren und älteren Vergangenheit und die neuerdings in England, Holland und der Schweiz auftretenden, *Alastrim* genannten, milden Pocken zeigen, viel größeren Schwankungen unterworfen als die des Masernerregers. Als besonders schwere Pockenform sind die *Variola confluens* und *Variola haemorrhagica* bekannt.

Unter *Variola confluens* werden Pocken mit einer so dichten Aussaat von Bläschen verstanden, daß sie sich gegenseitig in ihrer Entwicklung hemmen, zusammenfließen und bei der Suppuration zur Bildung eines besonders mächtigen entzündlichen Ödems und großer zusammenhängender Eiterblasen führen. Den ungewöhnlich schweren Lokalerscheinungen gehen entsprechend größere subjektive Beschwerden, stärkere Allgemeinreaktionen und eine wesentlich höhere Disposition zu gefährlichen Komplikationen parallel, von denen die hohe Letalität der Variola confluens bestimmt wird.

Noch maligner sind *hämorrhagische Pocken,* die in der Regel tödlich enden und, je nachdem die Blutungen in der Eruptionsperiode oder Suppurationsperiode auftreten, *Purpura variolosa* oder *Variola pustulosa haemorrhagica* genannt werden. Die erstere Form führt in wenigen Tagen zum Tode, während der Verlauf bei der zweiten protrahierter ist. Bei der Purpura variolosa tritt das Exanthem nach verkürzten Inkubationszeiten nicht als mehr oder weniger dicht stehender fleckiger Ausschlag, sondern als kontinuierliche scharlachartige Rötung auf, in die hinein bald Hautblutungen aller Art erfolgen. Gleichzeitig pflegen starke Blutungen auf den Schleimhäuten des Mundes, der Nase und des Respirations- und Intestinaltraktes aufzutreten. Urin und Stuhl werden bluthaltig, in Nasopharynx und Rachen kommt es zu foetidem Zerfall der Blutgerinnsel und die Kranken sterben an Herzschwäche, bevor überhaupt eine Ausbildung von Pockenbläschen möglich ist. Bei der häufigeren Variola pustulosa haemorrhagica treten die Blutungen erst im Suppurationsstadium auf und erfolgen zum Teil in die Bläschen hinein (*schwarze Blattern*), zum Teil in die Schleimhäute unter den gleichen klinischen Erscheinungen wie bei der Purpura variolosa.

Besonders leichte Pocken können aus endogenen (allergische Reaktion) und exogenen Gründen (Variation des Virus) auftreten. Für die erste, **Variolois** genannte Pockenform der Geimpften, ist charakteristisch, daß *die Leukocyteneinwanderung in die Pockenbläschen durchweg in geringerem Maße statthat als bei Variola vera, die Suppuration nicht zu tiefgreifenden, den Papillarkörper in Mitleidenschaft ziehenden Eiterungen* führt und *infolgedessen die starken Lokal- und Allgemeinerscheinungen ausbleiben.* In der Regel *fällt* deshalb auch das *zweite Fieberstadium aus* und die Krankheit erschöpft sich nach einer normalen Inkubation in einem normalen Eruptionsfieber, das einen in seiner Verteilung, Dichte und Entwicklungstempo atypischen Ausschlag auf Haut und Schleimhäuten begleitet. Der während der Eruption ebenso wie bei der Variola vera eintretende Temperaturabfall bedeutet die endgültige Entfieberung. Bei der Variolois beobachtet man, was bei echten Pocken nie vorkommt, daß Pocken der verschiedenen Entwicklungsstadien, rote Flecken, Papeln und eintrocknende Bläschen nebeneinander liegen.

Von der oberschwelligen und als spezifisch erkennbaren Variolois bis zu Pocken ohne Exanthem und leichtesten Fieberreaktionen ohne sonstige Erscheinungen, deren Spezifität durch ihr spezifisches Ansteckungsvermögen erkennbar ist, gibt es ebenso wie bei den Morbilloiden sämtliche Übergänge. Übrigens treten varioloisähnliche Krankheitsbilder gelegentlich auch während normaler Epidemien bei nicht Geimpften auf, wobei allerdings unklar bleibt, ob es sich um besonders Konstitutionierte oder um Menschen handelt, die echte Abortivpocken durchgemacht haben.

Häufig sind aber auch Pockenepidemien beobachtet worden, bei denen das Gros der Fälle einen abnorm leichten Verlauf zeigte, so daß eine Virulenzänderung des Virus angenommen werden muß. In den letzten Jahren ist in Holland, England und der Schweiz eine Pockenform aufgetreten (Alastrim), die schon vorher in Afrika und Mittelamerika bekannt war und bei der, ebenso wie bei der Variolois, das Suppurationsfieber ausbleibt und die Letalität außerordentlich gering ist.

Epi- und Endemiologie, Pathogenese und Immunitätsmechanismen sind bei Pocken und Masern im Prinzip gleich.

Da das Pockenvirus außerhalb des menschlichen Organismus lebensfähig bleibt, kompliziert sich der bei den Masern wegen der Hinfälligkeit des Erregers allein in Betracht kommende und besonders durchsichtige Verbreitungsmodus der Tröpfcheninfektion von Mensch zu Mensch insofern, als auch Infektionen durch Gebrauchsgegenstände und gesunde Zwischenträger möglich sind, an deren Kleidern oder Händen das Virus haftet. Zimmer und Gebrauchsgegenstände von Pockenkranken müssen infolgedessen desinfiziert werden. Die Tatsache aber, daß der Pocken- ebenso wie der Masernkranke ansteckungsfähig ist, bevor er bettlägerig und als spezifisch krank erkennbar wird, und der Umstand, daß die Übertragung des Erregers ebenfalls durch Tröpfcheninfektion geschieht, würden genügen, die Pocken zu einer unvermeidlichen Zivilisationsseuche zu machen, wie das alle anderen Krankheiten sind, deren Erreger von unbekannten Keimstreuern durch Tröpfcheninfektion verbreitet werden.

Die Pocken hinterlassen ebenso wie die Masern eine lebenslängliche **Immunität.**

Komplikationen. Zu den weiter vorn beschriebenen, durch die Bildung der Pocken und ihre Vereiterung entstehenden Lokalreaktionen, auf Haut und Schleimhäuten, den subjektiven Beschwerden durch die entzündlichen Ödeme und den Folgen der Einschmelzungsvorgänge treten häufig Komplikationen hinzu, von denen die Mehrzahl auf eine sekundäre Infektion der durch das Platzen der Pockenblasen eröffneten Haut- und Schleimhautdecken mit Eiterkokken zurückzuführen ist. So kommt es von den Hautpocken aus zu *phlegmonösen* oder *gangränösen Prozessen, Muskelabscessen* und zur *Sepsis* mit ihren bekannten Wirkungen auf Endo-, Peri- und Myocard, den Gefäßapparat und die Nieren. Von den Schleimhautpocken im Rachen und Larynx können tiefgreifende nekrotische Prozesse ausgehen, die, wie schon weiter vorn gesagt, im Kehlkopf garnicht selten zur *Knorpelnekrose* führen. Das entzündliche Nasen-Rachenödem führt während der Suppurationsperiode häufig zu einer unspezifischen, eitrigen *Otitis media.* Die *Milz* ist manchmal vergrößert, die Funktionen des Magen-Darmtraktes meist nicht gestört. Die *Läsionen* des zentralen und peripheren *Nervensystems* sind in der Regel *spezifische,* obwohl natürlich im Rahmen einer Sepsis eitrige Meningitiden oder Gehirnabscesse entstehen können. Die während der Eruptions- und Suppurationsperiode garnicht seltenen Delirien sind wohl auf toxische Schädigungen, die bei der Variola

vera viel häufiger als bei anderen exanthematischen Erkrankungen auftretenden
Lähmungen aber auf lokale Einflüsse des Virus selbst zurückzuführen (encephalitische Halbseitenlähmungen und myelitische Lähmung der unteren Extremitäten, aber auch der Sphincteren).

Die schon im Prodromalstadium auftretende und aller Wahrscheinlichkeit
nach spezifische Bronchitis kann ebenso wie bei den Morbillen zur unspezifischen
Bronchopneumonie, Pleuritiden und *Lungenabscessen* führen. Im *Blute* sinken
die Leukocyten während der Prodromalzeit ab, steigen im Eruptionsstadium
wieder an und errreichen während der Suppurationsperiode hohe Werte, wobei
eine Linksverschiebung der neutrophilen Granulocyten eintritt.

Diagnose. Je nach der Krankheitsperiode und der Frage, ob es sich um einen
Geimpften oder Ungeimpften handelt, bietet die Diagnose der Pocken verschiedene Schwierigkeiten. Am wichtigsten ist es natürlich, die Krankheit
schon im Prodromalstadium und vor dem Erscheinen des Exanthems zu erkennen. Der abrupte Fieberanstieg, das starke Krankheitsgefühl und die Kreuz-
schmerzen machen Masernprodromi unwahrscheinlich, an die wegen der Bronchitis, Nasopharyngitis und der gelegentlichen Conjunctivitis gedacht werden
könnte. *Pathognomonisch* für echte Pocken sind während dieser Zeit die hämor-
rhagischen Vorexantheme im Schenkel- oder Oberarmdreieck, die aber nur bei
einem geringen Prozentsatz der Fälle erscheinen. Am Ende der Prodromalperiode und bei dem Beginn der Eruption ist der *Temperaturabfall mit kommende
Exanthem und Enanthem,* der bei keiner anderen exanthematischen Erkrankung
beobachtet wird, ein zuverlässiger Hinweis auf den Charakter der vorliegenden
Erkrankung. Dem Hautausschlag gehen sehr häufig Pocken auf dem weichen
Gaumen voraus, die zusammen mit den geschilderten Symptomen bei Exanthembeginn die Diagnose sichern. Der scharlachähnliche Ausschlag bei der Purpura
variolosa kann neben dem abweichenden Rachenbefund durch den negativen
Löschversuch (s. dazu S. 265) vom echten Scharlach abgetrennt werden.

Ist das Exanthem erschienen und die Pockenbläschen gebildet, so sind bei
der Variola vera die diagnostischen Schwierigkeiten vorbei und *bei der Variolois*
der Geimpften die Frage zu *entscheiden, ob es sich um Pocken oder Windpocken*
handelt. Durch die S. 221 geschilderte Paulsche Methode kann die Differentialdiagnose mit Sicherheit gestellt werden. Von vornherein macht aber der Temperaturabfall mit kommendem Exanthem Windpocken unwahrscheinlich, weil
bei ihnen das Gegenteil der Fall ist. Windpocken und Variolois können sich
aber so sehr gleichen, daß ohne den biologischen Versuch nicht auszukommen
ist, der neben dem Paulschen auch durch Überempfindlichkeitsreaktionen
angestellt werden kann (Knöpfelmacher und Ticcle).

Therapie. Eine spezifische Behandlung der Pocken gibt es nicht. Die
Vaccination nach dem Ausbruch der Krankheit hat ebenso versagt wie die
Rekonvaleszentenserum-Behandlung. Die rein symptomatischen Maßnahmen
müssen zunächst vor allem darauf gerichtet sein, durch Reinhaltung der Haut
und Schleimhäute *Superinfektionen* der eröffneten Pocken und durch entsprechende Lagerung (Wasserkissen) und Pflege, *Insulte der ödematös geschwollenen*
und *durchtränkten Körperpartien* zu *vermeiden.* Neben einer sorgsamen *Mundpflege* soll von älteren Kindern mit milden Adstringentien (essigsaure Tonerde)
oder mit Wasserstoffsuperoxyd gegurgelt werden. Gegen den *Juckreiz* der Haut
sind Glycerin- oder Kaliumpermanganatpinselungen (10%) zu empfehlen. Im
Eintrocknungsstadium muß die *Lösung der Borken* durch häufige Bäder beschleunigt werden. Bei jungen Kindern ist das Abkratzen der Borken durch
das Anlegen von Papp- oder Celluloidmanschetten zu verhindern.

Prognose. Die Prognose der beiden Formen hämorrhagischer Pocken ist
infaust, die der Variola vera starken Schwankungen unterworfen. Sie hängt

vom Alter, dem genuis epidemicus und der Konstitution der Erkrankten ab. *Für Säuglinge und junge Kleinkinder* ist die *Variola* vera *fast immer tödlich* und für Schulkinder immer noch außerordentlich gefährlich. Bei den deutschen Pockenfällen der Jahre 1871—74 betrug die *Letalität* bei Kindern bis zu 10 Jahren 58%, bei den Fällen der Jahre 1906—08 unter ungeimpften Erwachsenen 38,4% und bei dem Aufflammen der japanischen Endemie im Jahre 1909 im Durchschnitt 45,8%. Diesen Zahlen stehen die der jetzigen europäischen Pocken (Alastrim) in der Schweiz, Holland und England gegenüber, wo die Letalität der Jahre 1921—26 beispielsweise in den deutsch-schweizerischen Kantonen 0,27% betrug. Eklatant ist der *Einfluß einer vorhergegangenen Impfung auf den Krankheitsverlauf.* Während wie oben gesagt bei den deutschen Pockenfällen 1906—08 die Letalität der Ungeimpften 38,4% betrug, war sie bei einmal Geimpften 10,7% und bei Revaccinierten 6,48%. Der japanischen Durchschnittsletalität Ungeimpfter von 45,8% entsprach eine Sterblichkeit von 7,2% bei Geimpften.

Auch die heutige Medizin steht der Pockenerkrankung machtlos gegenüber, und die bekannten Berechnungen KIRCHNERs, daß Deutschland mit seinen 64 Millionen Menschen jährlich etwa 160 000 an Pocken verlieren müßte, wenn man die Beteiligung der Pocken an der Gesamtsterblichkeit (10—12%) aus der Vergangenheit zugrunde legt, bestehen durchaus zu Recht. Daß aber de facto nur jährlich 30—40 Menschen an Blattern zugrunde gehen, illustriert den Nutzen der JENNERschen *Pockenschutzimpfung* und der staatlichen Impforganisation, gegen die bisher keine irgendwie stichhaltigen Argumente vorgebracht wurden.

Pocken-Schutzimpfung (Vaccination).

Unter Pockenschutzimpfung wird eine willkürliche, in der Regel dermale Infektion mit Pockenvirus verstanden, das durch Tierpassage verändert und in einen für den Menschen ungefährlichen Keim umgewandelt worden ist, aber seine immunisierenden Eigenschaften gegen echte Pocken bewahrt hat.

Die hohe Zahl der Pockenopfer, die Fruchtlosigkeit aller Versuche, die Ausbreitung der Krankheit mit solchen Mitteln zu verhüten, die sich anderen Seuchen gegenüber als wirksam erwiesen hatten und die Aussichtslosigkeit, als einzelner einer Krankheit zu entgehen, deren Letalität unter gewissen Umständen 40—50% betrug, mußte zwangsläufig die allgemeine Aufmerksamkeit auf dieses Problem lenken und den menschlichen Erfindungsgeist anspornen. Wegen des Allgemeininteresses an dieser Frage sind wohl auch *die entscheidenden, zu den beiden Pockenschutzmethoden führenden Beobachtungen an mehreren Orten unabhängig voneinander gemacht worden.* Als Entdecker und Erfinder der Methoden sind dann die in die Geschichte eingegangen, die sie dem breiteren ärztlichen und Laienpublikum bekannt gemacht haben. Das gilt für das erste Verfahren, die *Variolation,* die von dem griechischen Arzte TIMONI und der Frau des englischen Gesandten in Konstantinopel Lady WORTHLEY MONTAGU 1721 und für die *Vaccination,* die 1796 durch JENNER der Öffentlichkeit bekannt gemacht wurde.

Die an den verschiedenen Stellen der Erde und wahrscheinlich schon seit uralten Zeiten gebrauchte *Variolation* (China, Afrika, Kaukasien), wurde von TIMONI in einer wissenschaftlichen Veröffentlichung beschrieben und auf Empfehlung der Lady WORTHLEY MONTAGU in England und dann in West- und Mitteleuropa eingeführt. *Unter* **Variolation** *wird eine Einimpfung von echtem Pockenvirus aus frischen oder eingetrockneten Menschenpocken in die Haut verstanden, die, von seltenen Ausnahmen abgesehen, nur zur Bildung von Blattern an der Impfstelle, zu einem aus wenigen Bläschen bestehenden Pockenausschlag* *und zu entsprechend leichten Allgemeinerscheinungen führt, die vor echten Pocken schützen.* Warum die Umgebung der natürlichen Eintrittspforte des Virus der oberen Schleimhäute ein völlig abgewandeltes und abgemildertes Krankheitsbild hervorruft, ist unbekannt.

Die *Variolation* wurde in Europa *mit* einem *Enthusiasmus aufgenommen,* wie kein anderes ärztliches Verfahren vor oder nach ihr. Weil die Methode bald in die Hände von Nichtärzten geriet und dadurch eine Reihe von Unzuträglichkeiten entstand, aber auch wegen der in ihr selbst liegenden Mängel, war dieser Enthusiasmus nicht von Bestand. Man lief Gefahr, bei der Variolation mit Lues oder Erysipel infiziert zu werden und außerdem bestand *die Möglichkeit, daß* die *Variolation mißglückte* und anstatt einer harmlosen Impferkrankung tödliche Pocken übertragen wurden, wie das ab und zu beobachtet wurde. Schwerwiegender war aber der *Nachteil,* daß leicht- oder subjektiv überhaupt *nicht kranke Variolierte hochinfektiös* waren, andere Menschen mit echten tödlichen Pocken infizierten und so zur Verbreitung der Krankheit wesentlich beitrugen. Aus diesem Grunde wurde die Variolation an manchen Orten von Staats wegen verboten, aber unter dem Druck maligne verlaufender Krankheitshäufungen immer wieder zu ihr zurückgekehrt. In Deutschland ist sie trotz der Empfehlung durch *Goethe* und *Friedrich den Großen* nie populär geworden.

Ihre Zeit war aber endgültig vorbei, als Jenner im Jahre 1796 die in England, Deutschland und sicher auch an anderen Stellen von Viehzüchtern gemachte Beobachtung wissenschaftlich bestätigte und der ärztlichen Welt mitteilte, daß eine willkürliche oder spontane Infektion des Menschen mit Kuhpocken vor der echten Pockenerkrankung schützt. Es war beobachtet worden, daß Pockenrekonvaleszenten beim Melken Kühe infizieren können, daß in diesem Falle am Euter ein Bläschenausschlag entsteht, der den menschlichen Pockenblasen außerordentlich ähnlich sieht, daß dieser Bläschenausschlag von Tier zu Tier übertragbar ist und gelegentlich ganze Herden durchseucht werden, daß solche Kuhpocken wieder auf Menschen übergehen können, daß dann ebenso wie beim Rind nur lokale Pusteln auftreten und daß solche mit Kuhpocken infiziert gewesene Menschen scheinbar gegen Menschenpocken gefeit sind. Bevor *Jenner* daran ging, diesen Volksglauben experimentell auf seine Stichhaltigkeit zu prüfen, waren schon von Laien Versuche mit positiven Ergebnissen angestellt worden (Pächter Jesty in Westminster, Lehrer Plett bei Kiel). Jenner war der erste Arzt, der mit wissenschaftlichen Methoden nachwies, daß der alte Volksglaube auf richtigen Beobachtungen beruhte. Er entdeckte bei seinen Untersuchungen über die *Vaccination* außerdem, daß *Menschenpocken,* wenn sie *aufs Tier übertragen und* dann auf den *Menschen zurückgeimpft* werden, eine *Wesensveränderung in dem Sinne erlitten* haben, *daß* sie nun auch bei praktisch unendlich vielen Verimpfungen von Mensch zu Mensch *nicht wieder in ihre Bösartigkeit zurückfallen,* sondern ihren harmlosen Charakter bewahren. Dieser Umstand vor allem verlieh der Vaccination ihre große Bedeutung und gestattete ihre generelle Anwendung. *Bei der Variolation* war dagegen *das Virus* zwar *wegen der Art seines Eindringens* in den Organismus *für den Impfling selbst harmlos, für empfängliche Menschen* in seiner Umgebung aber *hoch virulent.* Die *durch eine Tierpassage* hervorgerufene, *bleibende Wesensänderung des Pockenvirus* ist es, von der die Ausrottung der Krankheit ermöglicht wurde, wie sie heute in den Ländern mit Impfzwang gelungen ist.

Für die Gewinnung größerer Mengen von Impfstoff, wie sie für die Durchimpfung breiter Bevölkerungsschichten benötigt werden, reicht die von Jenner inaugurierte und bis in das 6. und 7. Jahrzehnt des 19. Jahrhunderts gebrauchte Methode der Weiterverimpfung von Mensch zu Mensch nicht aus. Außerdem brachte sie die Gefahr einer unfreiwilligen Übertragung von Lues, Tuberkulose usw. mit sich. Da es nicht gelang und bis heute nicht gelungen ist, das Kuhpockenvirus in ausreichenden Mengen auf künstlichen Nährböden zu züchten, sein Verhalten im tierischen und menschlichen Organismus aber eingehend erforscht ist, wird es allgemein in der Haut empfänglicher Tiere zur Vermehrung gebracht (Rind, Kaninchen). Dabei muß ein Virusstamm nach einer bestimmten Anzahl von Tierpassagen wieder durch den menschlichen Organismus geschickt werden, damit seine Virulenz erhalten bleibt. Tierpassage allein führt ebenso wie die dauernde Abimpfung von Mensch zu Mensch schließlich zu einer Degeneration des Virus. Da bei dieser Art der Viruszüchtung und -gewinnung verständlicherweise das Vaccinevirus und auf der Haut des Impftieres lebende und unter Umständen menschenpathogene Keime zunächst nicht voneinander getrennt werden können, muß das nach der Gewinnung des Pustelmaterials geschehen. Die *Lymphe* wird dazu mit *Glycerin* versetzt, das pathogene Bacillen und Bakterien eher schädigt als das Virus und sie nach 4—6wöchentlicher Lagerung abtötet, ohne den Wert des Impfstoffes zu verringern. Die Lymphe wird trotzdem als Impfstoff für Menschen erst dann freigegeben, wenn durch bakteriologische Untersuchungen sichergestellt ist, daß sie weder Tetanuskeime noch Streptokokken enthält und daß ihr Gehalt an apathogenen Keimen ein bestimmtes Minimum nicht überschreitet. Außerdem muß die Sektion des Impftieres seine Freiheit von Tuberkulose und anderen Krankheiten bestätigt haben, bevor der von ihm gewonnene Impfstoff für Menschen gebraucht werden darf. Durch die Züchtung von Vaccinevirus im Hoden oder Gehirn von Kaninchen kann eine von vornherein bacillen- und bakterienfreie Lymphe gewonnen werden. Diese Verfahren haben sich aber wegen unvorteilhafter Veränderungen im Charakter der Dermovaccine praktisch nicht durchsetzen können.

Nach JENNERS Veröffentlichungen wurde die Vaccination rasch in Europa eingeführt. Man hegte die Hoffnung, mit ihr nicht nur die Zahl der Pockenopfer ganz wesentlich zu verringern, sondern die Krankheit überhaupt auszurotten. *In Bayern, als dem ersten deutschen Staat,* wurde schon 1807 ein *Impfgesetz* erlassen, das den Impfzwang für jedes Kind aussprach. Auf den Enthusiasmus zu Beginn des 19. Jahrhunderts folgten aber in seinem 2. und 3. Decennium so bedenkliche *Rückschläge,* daß der praktische Wert der Vaccination in Frage gestellt schien. Die erste *Enttäuschung* war die, *daß* entgegen JENNERS Meinung eine *Kuhpockenimpfung nicht lebenslang vor Pocken schützt.* Als zu Beginn des Jahrhunderts Geimpfte im 2. und 3. Jahrzehnt an Variolois zu erkranken begannen, wurde diese Krankheitsform zunächst als eine Krankheit sui generis aufgefaßt, bis man sich von ihrer Wesensgleichheit mit echten Pocken überzeugen mußte. Für die Wiederimpfung, die nach dem Erkennen der Situation verlangt wurde, boten sich aber zunächst auch in den Ländern mit Impfzwang keine gesetzlichen Handhaben, obwohl *die Revaccination* in den Armeen der deutschen Staaten *die Möglichkeit, den Erstimpfschutz* wieder *aufzufrischen und eine langdauernde Immunität hervorzurufen, einwandfrei erwiesen* hatte.

Eine weitere, praktisch und prinzipiell noch schwerere Enttäuschung trat nach dem 2. und 3. Decennium des 19. Jahrhunderts insofern ein, als *auch Erstimpflinge relativ kurze Zeit nach der Vaccination* zu *erkranken* begannen. Daß die dauernde Überimpfung der Vaccine von Mensch zu Mensch zur Degeneration und Einbuße ihrer immunisierenden Fähigkeit führte, war damals noch nicht bekannt. *Wegen der Unterlassung der Wiederimpfung* und *der Minderwertigkeit des Impfstoffes wuchs der Anteil der Pockenempfänglichen* in der Bevölkerung wieder so stark an, daß es in den Jahren 1870—72 zu einem *Aufflammen der europäischen Pandemie kam,* die durch den deutsch-französischen Krieg wesentlich gefördert wurde. Trotzdem aber damals keine, nach den heutigen Begriffen, vollwertige Impfstoffe verwandt wurden, illustriert doch der Verlauf der Pandemie in Ländern mit und ohne Impfzwang, im gut durchgeimpften und revaccinierten deutschen Heer, der schlecht geschützten deutschen Zivilbevölkerung und der ebenfalls mangelhaft vaccinierten und revaccinierten französischen Armee die Vorteile eines Impfschutzes. In Ländern mit einem Impfzwang für Kinder, wie Bayern, England und Schweden, starben von 100 000 Einwohnern 104,5, 102,4, 93,6. In Preußen, Österreich und Belgien, wo entweder kein Impfzwang bestand oder die Impfvorschriften lax durchgeführt wurden: 262,37, 314,72 und 416,8. In Städten mit Impfzwang wie München und London war die Sterblichkeit auf 100 000 Einwohner: 88,98 und 242,2;

in schlecht durchgeimpften Städten wie Berlin, Wien und Paris 632,56, 526,89 und 521. In Berlin, wo seit 1865 nur 65% der Lebendgeborenen geimpft worden waren, fielen 23% der Todesfälle auf das 2.—5. Lebensjahr; im Großherzogtum Hessen mit seinem Impfzwang nur 3%. In der deutschen Feldarmee erkrankten 4835 = 61,34 auf 10 000 Mann, von denen 287 = 3,53% starben. Zur gleichen Zeit war die Sterblichkeit unter 10 000 Einwohnern in München 8,9, in Dresden 32,66, in Berlin 63,26, in Hamburg 107,2. Daß in der deutschen Armee überhaupt Pockenerkrankungen vorkamen, ist darauf zurückzuführen, daß in der sächsischen und hessischen Armee Militärimpfungen erst seit 1868/69 eingeführt waren und daß vielfach die jungen Ersatzmannschaften nicht überall durchgeimpft werden konnten. Die Verluste des schlecht durchgeimpften französischen Heeres wurden von zwei amtlichen französischen Stellen mit 6000—23 400 Mann angegeben. Unter der 170 000 Mann betragenden französischen Besatzung von Paris traten 11 500 Krankheits- und 1600 Todesfälle = 94,1 auf 10 000 Mann auf. Ein wie großer Fortschritt seit dem deutsch-französischen Krieg durch die Herstellung wirksamer Impfstoffe und eine planmäßige Impfung und Wiederimpfung der Bevölkerung erreicht ist, zeigt die Tatsache, daß die Pockenverluste der deutschen Millionenarmee im Weltkrieg, von der große Teile jahrelang in pockendurchseuchten Gegenden lagen, bei weitem nicht an die des kleinen deutschen Heeres während der Jahre 1870/71 heranreichten.

Die Erfahrung der Jahre 1870—72 veranlaßte das *Deutsche Reich als ersten Staat*, eine *planmäßige Impfung* und *Wiederimpfung* aller Kinder *auf dem Wege der Gesetzgebung anzuordnen (Reichsimpfgesetz vom 8. 4. 1874)*. Das Impfgesetz verlangt, daß alle Kinder bis zum Schluß des Kalenderjahres, welches auf ihr Geburtsjahr folgt, zum ersten und im 12. Lebensjahr zum zweiten Mal geimpft werden müssen, wenn nicht der Gesundheitszustand im Einzelfall den Eingriff verbietet.

Erstimpfung. Das *beste Alter für die Erstimpfung* ist der 6.—12. Lebensmonat, die *beste Jahreszeit der Frühling*. Als frühester Termin gilt der 3. Lebensmonat. Brustkinder können ohne Gefahr am frühesten Termin geimpft werden. Je jünger der Erstimpfling ist, um so geringer sind in der Regel die Impfreaktionen.

Die Impfung wird so vorgenommen, daß nach einer Reinigung der Impfstelle mit Alkohol und Äther am rechten Oberarm (bei Wiederimpfung am linken) *4 seichte*, nicht blutende, *nur die Epidermis durchtrennende*, etwa $^1/_2$ cm lange und mindestens 2 cm voneinander entfernte *Impfschnitte* angelegt und mit einer kleinen Menge Lymphe beschickt werden.

Während der ersten 3 Tage sind an den Impforten nur traumatische Rötungen zu beobachten. Erst *am 4. Tage* treten spezifische vaccinale Symptome in Erscheinung. Es entstehen *an den Impfstellen Knötchen und Papeln,* die sich am 5. Tage vergrößern, sich mit einem schmalen hyperämischen Saum, *der Aula,* umgeben und Spitzen mit einer abgeflachten Kuppe bekommen. *Am 6.* und *7. Tage* reift die Pocke und stellt dann ein linsengroßes, *zentral gedelltes, perlfarbiges, gekammertes* und *mit einer klaren Flüssigkeit gefülltes Bläschen* dar, das makroskopisch und mikroskopisch einer echten Pocke gleicht. Die Entzündungsreaktion um das Bläschen herum verbreitert sich vom 7. Tage ab. Es bildet sich um die Aula ein mächtiges, in die Unterhaut hineinragendes Infiltrat *(Areola, Area).* Dieses Infiltrat nimmt an Umfang und Intensität noch bis zum 11. und 12. Tage zu. Stehen die Impfschnitte sehr nahe beieinander oder ist die Reaktion eine besonders starke, so fließen die Areae zusammen und es entsteht am Oberarm ein hochrotes, schmerzhaftes Infiltrat, dessen relativ scharfe Begrenzung häufig den Gedanken an ein Erysipel aufkommen läßt. Die *regionären Lymphdrüsen* in der Axilla zeigen mehr oder weniger deutliche entzündliche Schwellungen, die gelegentlich sehr schmerzhaft sein können. Nach ihrer Reifung, die am 7. Tage eintritt, beginnt die *Suppuration* der *Pocken* und erreicht *am 10.—11. Tage* ihr Maximum. Zu diesem Zeitpunkt ist der *vaccinale Lokalprozeß auf seinem Höhepunkt.*

Den lokalen gehen *Allgemeinerscheinungen* in Gestalt von Fieber, Unruhe und Appetitlosigkeit parallel. Das Fieber beginnt 7—8 Tage nach der Impfung, wenn die Areabildung einsetzt und erreicht in den folgenden 2—3 Tagen 38—39^0, manchmal aber auch 40^0 und mehr. Je ausgesprochener die Areabildung ist, um so stärker pflegen die Allgemeinerscheinungen zu sein. Nach dem 11. bis 12. Tage beginnt das Stadium der Exsikkation und die Allgemeinerscheinungen werden ebenso rückläufig wie bei den echten Pocken. Das Sekret der eröffneten Bläschen wird klebrig, die uneröffneten trocknen von der Mitte her ein und es entstehen gelbliche Borken, die nach 2—3 Wochen spontan abfallen und eine lebenslängliche Narbe hinterlassen.

Der *Symptomenkomplex der Erstvaccination* ist *außerordentlich eintönig* und die angegebenen Zeitintervalle zwischen den einzelnen Abschnitten sind nur geringen Schwankungen (24—36stündige) unterworfen. Bei schwer *anämischen* oder aus irgend einem anderen Grunde *kachektischen Kindern* bleiben häufig die Areabildung und infolgedessen die Allgemeinerscheinungen aus, während die Bläschen zu einer ungewöhnlichen Größe anwachsen. Andere Anomalien sind eine Verschiebung der Pockenbildung um 8—10 Tage bei einem sonst normalen Verlauf *(schlafende Keime)* oder die Entstehung von *Nebenpocken* in der Umgebung der Impfstelle (durch den Lymphstrom verschleppte Keime), die bei großer Dichte und Nähe mit den Hauptpocken zu einer zusammenhängenden Pustelplatte zusammenfließen und sich durch das Aufschießen immer neuer Nebenpocken beträchtlich vergrößern *(Vaccina serpens).* Bei Erstimpfungen und als ganz seltene Ausnahmen bei Revaccinierten werden 9—14 Tage nach der Impfung gelegentlich *Exantheme* beobachtet, die *morbilli-* oder *scarlatiniform* oder *urticarieller Natur* sein können. Die geschilderten Abweichungen von dem Normalverlauf der Erstvaccination sind nicht als Komplikationen, sondern als zu ihr gehörige Reaktionen zu betrachten, wenn sie auch selten das außerordentlich eintönige Symptomenbild nach der Erstimpfung durchbrechen.

Wesentlich bunter sind die Erscheinungen bei *Revaccinierten,* weil da nicht wie bei den Erstimpflingen eine gleichartige Empfänglichkeit für das Virus, sondern eine mit der Individualität des betreffenden Menschen wechselnde Immunität vorliegt, von deren Höhe das Ausmaß der allergischen Reaktion abhängt. Je höher diese Immunität ist, um so rascher wird das Virus in der Antigen-Antikörperreaktion abgebaut und um so kürzer und leichter sind die Impfreaktionen.

Revaccination. Kurz nach der Erstimpfung kann eine Revaccination ohne irgendwelche klinischen Zeichen verlaufen. Die inoculierten Erreger werden abgebaut, bevor sie sich vermehren können und die dabei entstehende Giftmenge ist dann so klein, daß es garnicht zu Entzündungserscheinungen kommt. Aber auch die sog. *Frühreaktionen,* bei denen an der Impfstelle nach 1—2 Tagen eine Schwellung und gelegentlich kleine Knötchen auftreten, die nach 5—6 Tagen schon wieder völlig verschwunden sind und keine Narben hinterlassen, sind noch der Ausdruck einer hohen Immunität. Solche Früherscheinungen treten nach Revaccinationen im 12. Lebensjahr bei etwa 20% der Impflinge auf. Ist die Immunität weniger ausgeprägt, so erscheint nach 3—5 Tagen ein kleines Bläschen, das nach einer überstürzten Weiterentwicklung am 8.—9. Tage schon eingetrocknet und mit einer trockenen Borke bedeckt zu sein pflegt. Um solche *rudimentäre Bläschen* herum sieht man häufig starke Areae, deren Schwere in keinem Verhältnis zu der mäßigen Bläschenreaktion steht. Solche verfrühte und überstürzte Reaktionen zeigen bei der Revaccination mehr als die Hälfte der Kinder. Der geschilderte Impfverlauf ist wohl so zu verstehen, daß im Moment der Revaccination keine ausreichenden Antikörpermengen vorhanden sind, um das inoculierte

Virus sofort abzutöten, daß aber als Immunitätsrest die Fähigkeit zurückgeblieben war, rascher Antikörper bilden zu können als Nichtgeimpfte und daß
diese rasche Antikörperbildung den abgekürzten Vaccinationsverlauf herbeiführt. Kinder mit einem solchen Reaktionstyp sind praktisch noch absolut
sicher vor Pockenerkrankungen. Nur *etwa 20% der Revaccinierten* erweisen sich
bei der Impfung mit den heutigen Impfstoffen als *nicht mehr allergisch* und
wieder voll krankheitsempfänglich, wenn man eine Beschleunigung des Vaccina-
tionsverlaufes um 24—36 Stunden nicht auf Immunitätsreste zurückführen will.

Als *erfolgreich* ist nach dem deutschen Impfgesetz eine *Impfung* anzusehen,
*wenn sie nach einer Erstimpfung wenigstens an einer der vier Impfstellen eine
normale Pustel entwickelt hat. Bei der Revaccination* zeigt, die Verwendung einer
wirksamen Lymphe vorausgesetzt, *schon der Nachweis einer Borke* als Rest einer
Frühreaktion, *daß der Impfling mit dem Virus erneut abreagiert* hat und *erfolgreich geimpft worden ist.* Bei einer erfolglosen Impfung muß spätestens nach
Jahresfrist erneut geimpft werden. Gegen das Vaccinevirus primär unempfind-
liche Individuen sind außerordentlich selten.

Eine *Behandlung der Impfreaktionen* ist nicht notwendig. *Fehlerhaft* sind
luftdichte oder *Salbenverbände,* die eine rasche Eintrocknung der Sekrete verhindern. Am einfachsten wird die Impfstelle durch einen genügend langen,
sauberen Hemdärmel vor Verunreinigungen und dem Kratzen mit unsauberen
Fingernägeln geschützt. *Beim Säugling* ist vom Tage der Impfung ab bis zum
Eintrocknen der Borken das *Baden* am besten zu *unterlassen.* Das *Impffieber*
bedarf keiner Behandlung, bei ungewöhnlicher Höhe und neuropathischen
Kindern genügen kühle Packungen.

Gegen die JENNER*sche Pockenschutzimpfung* und *den staatlichen Impfzwang*
wird seit langem und im wesentlichen affektbedingt *Sturm gelaufen* und der
Methode je nach der ärztlichen Bildung des Forums, an das sich das häufig
als Beruf auftretende Impfgegnertum wendet, vorgeworfen, daß sie generelle,
lebenslange Schädigungen, degenerative Erkrankungen des Zentralnervensystems und vegetativer Organe verursacht und zur Übertragung von Lues
und Tuberkulose führt. Auf einem höheren Niveau wird dem Staat das Recht
zu einer Zwangsimpfung abgesprochen, weil auch die rite ausgeführte Vaccination eine so hohe Gefahrsquote in sich schließe, daß es dem freien Ermessen des
Einzelnen überlassen sein müsse, ob er sie für sich und seine Kinder tragen wolle.

Die ersten Vorwürfe müssen als völlig unbewiesen und unbegründet zurück-
gewiesen werden. Daß dem Organismus mit der Schutzimpfung eine Leistung
zugemutet wird, nämlich die Vermehrung des Vaccinevirus durch seine unspezifischen und spezifischen cellulären und humoralen Kräfte zu verhindern
und eine Immunität auszubilden und daß ein mit einer solchen Aufgabe belasteter
Organismus aus diesem Grunde einer anderen notwendigen Leistung nicht mehr
voll gewachsen sein könnte, ist im Prinzip zuzugeben. *Erfahrungsgemäß* ist aber
die Vaccination für gesunde Kinder — und nur solche Kinder dürfen nach dem
Impfgesetz geimpft werden —, *eine so leicht zu bewältigende Aufgabe,* daß von
einer bedenklichen Belastung eines gesunden Kindes nicht gesprochen werden
kann. *Schwer anämische, kachektische, atrophische, schwer rachitische oder an
irgend einem akuten oder chronischen Infekt leidende Kinder sind nach dem Impfgesetz von der Impfung auszuschließen.*

Weiterhin ist zuzugeben, daß man durch die Vaccination Hautwunden setzt
und dem Impfling das Risiko zugemutet wird, das eine solche Verletzung mit
sich bringt. Sekundäre Infektionen mit Eiterkokken, lokale eitrige Prozesse,
daran anschließend eitrige Einschmelzungen der Axillardrüsen, Früherysipele
gleich nach der Impfung oder später durch Kratzinfekte bei eingetrockneten
Pusteln, ja selbst eine Sepsis sind jederzeit möglich. Sicher ist aber, daß solche

Wundinfektionen nicht durch das Vaccinevirus an sich *gefördert* oder verschlimmert werden und daß *die Eröffnung der Hautdecken durch die Impfschnitte* und ihre Beimpfung mit Vaccinevirus bei einer verständnisvollen Behandlung der Impfstelle *nicht mehr Gefahr mit sich bringt* als andere, vor allem bei Kindern außerordentlich häufige *oberflächliche Hautverletzungen.* In beiden Fällen sind es nicht die kleinen Wunden an sich, sondern der Grad von Sauberkeit und Verständnis, von denen die Größe des Impfrisikos abhängt. In neuester Zeit wird versucht, die Vaccination durch *intracutane Injektionen* des Impfstoffes vorzunehmen, um eine Eröffnung der Hautdecken, wie sie durch die Impfschnitte geschieht, und ihre Gefahren zu vermeiden. Ein Urteil über die praktische Brauchbarkeit dieser Methode kann noch nicht abgegeben werden.

Zweifelsohne bedeutet die *Vaccination eine große Gefahr für einen Impfling, dessen Hautdecken* infolge *intertriginöser, ekzematöser, impetiginöser* und *anderer Hauterkrankungen eröffnet* und dessen *leicht zugängliche Schleimhäute* (Mund, Auge, Genitalien) *entzündlich erkrankt* sind. Bei der Vaccinepustel handelt es sich um die gleichen tiefgreifenden, zur Einschmelzung des Papillarkörpers führenden und lebenslange Narben hinterlassenden Prozesse wie bei den echten Pockenpusteln. Der Unterschied zwischen Kuhpocken- und echtem Pockenvirus liegt nicht darin, daß die Vaccine leichtere oder oberflächlichere Pocken produziert, bei denen die Suppuration und ihre Folgen ausbleiben. *Bei* der durch die Tierpassage hervorgerufenen *Mutation des Pockenerregers* ist *lediglich* seine *Fähigkeit zugrunde gegangen, vom Blut aus in die Haut einzuwandern und dort multiple Reaktionsherde zu setzen.* Wenn aber das Vaccinevirus zeitig nach der Impfung, zu einer Zeit, wo noch keine Immunität besteht, durch kratzende Finger oder beim Baden in multiple kleine Hautwunden oder in große offene Hautdefekte eingetragen wird, so können sehr viele Pusteln oder ein *Ekzema vaccinale* und in beiden Fällen schwere, unter Umständen sogar tödliche Krankheitsbilder entstehen. *Die gleiche Gefahr* wie dem Impfling selbst *droht nichtgeimpften Hautkranken,* Geschwistern im Säuglingsalter oder unzureichend immunen Personen in seiner Umgebung. Deren Ansteckung kann kurz nach der Impfung oder auch erst auf der Höhe der vaccinalen Reaktion nach Eröffnen der Impfbläschen erfolgen. *Das Impfgesetz verbietet infolgedessen die Impfung von hautkranken Kindern und von Kindern mit hautkranken Angehörigen.*

Während des letzten Jahrzehnts sind *im Anschluß an die Impfung* und meist *auf der Höhe der vaccinalen Reaktionen Entzündungen des Zentralnervensystems, Encephalitiden* und *Myeloencephalitiden,* in einem früher nicht beobachteten Umfang aufgetreten. Es handelt sich aber bei diesen Zwischenfällen auch jetzt noch um *äußerst seltene Ereignisse.* In England kamen während der Jahre 1924—27 auf 1 200 000 Pockenimpfungen 73 Encephalitiden, *in Deutschland* in der letzten Zeit auf mehr *als 100 000 Vaccinationen im Durchschnitt 1 Fall.* Gleichzeitig mit den Encephalitiden post vaccinationem hat sich aber auch die Zahl der nach Masern, Windpocken und Mumps schon früher beobachteten Gehirnentzündungen vermehrt, so daß die Frage erhoben werden mußte, ob das Vaccinevirus selbst die Encephalitis verursacht oder ob durch die Vaccination ein im Organismus des Impflings vorhandenes Agens aktiviert wird. Andere Möglichkeiten, daß etwa ein Encephalitiserreger in die Lymphe hineingelangt ist oder daß es sich um ein zufälliges Zusammentreffen zwischen Impfung und Hirnentzündung handelt, scheiden aus, weil Impfungen mit Lymphe verschiedenster Herkunft von Encephalitiden gefolgt sein können und Encephalitisfälle sporadisch, ohne andere Erkrankungen in der näheren und weiteren Umgebung auftreten. Für die *Aktivierung eines Encephalitiserregers durch die Vaccination* konnten bisher keine Beweise beigebracht werden. Daß der Vaccineerreger selbst die Encephalitis hervorruft, wäre nach den älteren Anschauungen als völlig ausgeschlossen erschienen, da bis vor einiger Zeit die Vaccinereaktion als ein rein lokaler Prozeß und das Wesen der Mutation des Pockenerregers durch die Tierpassage als Verlust seines Invasionsvermögens aufgefaßt wurde. *Es steht jetzt aber fest, daß der Vaccineerreger auch bei normal verlaufenden Impfungen* zwischen dem 3. und 10. Tage nach der Vaccination im Blute kreist. Im Liquor konnte er bei normalen Fällen nicht aufgefunden werden. Da das aber in einigen Fällen von Vaccinations-Encephalitiden der Fall war, wird eine konstitutionelle Minderwertigkeit der Blut-Liquorschranke oder des Zentralnervensystems als Ursache für die encephalitischen Erkrankungen angenommen. *Vaccinations-Encephalitiden* werden ganz *vorwiegend bei älteren Erstimpflingen* und als seltene Ausnahmen nach Revaccinationen beobachtet. Da aber die Letalität der Krankheit 30—58% beträgt, ist *der Impfzwang für solche Kinder gelockert* worden, *die eine entzündliche Erkrankung des Zentralnervensystems überstanden haben* und *noch an Resten leiden oder bei deren Angehörigen dies der Fall ist.* Wenn sich Erkrankungen des Zentralnervensystems in einem Bezirke häufen, sollen die Impftermine verschoben werden. Das Risiko der Pockenschutzimpfung ist bei einem sinngemäßen Verhalten des Impfarztes, der temporär oder dauernd ungeeignete Kinder von der Impfung ausschließt, und bei einem vernünftigen Schutze der Impfwunden vor Superinfektionen ein so minimales und ihre Vorteile, die Sicherung des Einzelnen und der Gesamtheit vor Pocken so gewaltige, daß *den unsozialen Bestrebungen, das deutsche Impfgesetz zu Fall zu bringen, mit aller Schärfe entgegengetreten* werden muß.

Windpocken (Varicellae).

Unter Varicellen wird eine akute Infektionskrankheit verstanden, die durch ein spezifisches Virus hervorgerufen wird und bei der nach einer 14—16tägigen Inkubation ein papulo-vesiculöser, pockenähnlicher Ausschlag auf Haut und Schleimhäuten auftritt.

Nachdem die Windpocken als Krankheit sui generis schon im 16. Jahrhundert von den Pocken abgetrennt worden waren, ist in neuerer und neuester Zeit versucht worden, eine Wesensgleichheit zwischen Variola, Variolois und Varicellae zu konstruieren. Die drei Krankheitsbilder sollen lediglich auf Differenzen in der Virulenz des gleichen Erregers beruhen. Es ist aber nicht gelungen, stichhaltige Argumente gegen die unbestrittene Tatsache vorzubringen, daß nämlich Pocken- und Varicellenerkrankungen beim gleichen Individuum aufeinander folgen können, eine Tatsache, die dieser Hypothese glatt widerspricht. Dagegen erscheint es zur Zeit als wahrscheinlich, daß es sich beim Herpes zoster und den Varicellen um Symptomenkomplexe handelt, die durch den gleichen Erreger hervorgerufen werden.

Der **Varicellenerreger** ist unbekannt. Er geht außerhalb des menschlichen Organismus in kurzer Zeit zugrunde, so daß für seine Verbreitung praktisch nur die Übertragung von Mensch zu Mensch, und zwar auf dem Wege der Tröpfcheninfektion in Frage kommt. Die **Disposition** für die Erkrankung ist eine allgemeine und die Kontagiosität des Erregers außerordentlich groß. Von ihm werden noch größere Entfernungen überbrückt als vom Masern- und Pockenerreger. Die Ausbreitung von Windpocken in Krankenanstalten zu unterbinden, bedarf ganz besonderer Maßnahmen. Wegen dieser hohen Kontagiosität, den außerordentlich pockenähnlichen Reaktionen auf Haut und Schleimhäuten und der bei Masern und Pocken (Variolation) ebenfalls auftretenden Abkürzung der Inkubationszeit, wenn die Infektion nicht per vias naturales, sondern durch die Haut erfolgt, ist anzunehmen, daß der Varicellenerreger zur Klasse der Vira gehört und daß die oberen Schleimhäute seine natürliche Eintrittspforte bilden. Mit dem Inhalt frischer Pusteln gelingt eine Überimpfung von Mensch zu Mensch, die Übertragung auf Tiere ist noch nicht geglückt.

Symptome. Nach einer **Inkubation** von 14—21 Tage erscheinen, von seltenen Ausnahmen abgesehen, Exanthem und Enanthem ohne Prodromi. Tage oder

Stunden vor dem Exanthemausbruch werden aber die Kinder, wie das aus einwandfreien Beobachtungen hervorgeht, schon ansteckend. Ob dem Exanthem ein nicht sichtbares Enanthem vorausgeht und die Erreger durch die Eröffnung der Bläschen in die Sekrete der Naso-Pharynx gelangen oder auf diese Schleimhäute ausgeschieden werden, ist unbekannt.

Ohne die für den Masern- und Pockenausschlag charakteristische Verteilung, wahllos, aber mit einer gewissen Vorliebe für den Rumpf und für hyperämisierte Hautstellen, erscheinen als Beginn des *Exanthems* einige roseolenähnliche Flecke, die sich in Stundenfrist zu Knötchen und Papeln und aus diesen wiederum zu kleinen, mit einer klaren Flüssigkeit gefüllten und häufig von einem geröteten Rand umgebenen Bläschen umwandeln. Ein Teil von ihnen ist ursprünglich gedellt, ihr Inhalt trübt sich in den nächsten 24 Stunden, trocknet nach weiteren 1—2 Tagen ein und die Bläschen bedecken sich nach diesem, den echten Pocken gleichenden Entwicklungsgang mit einer gelblich braunen Borke, die nach 2—3 Wochen abfällt und selten eine dauernde Narbe hinterläßt. Histologisch ist gegenüber echten Pocken, außer dem oberflächlichen Sitz der Windpocke, kein wesentlicher Unterschied feststellbar. Narben entstehen nur dann, wenn die Bläschen superinfiziert werden und die Eiterung bis in den Papillarkörper hinabreicht. Für den Varicellenausschlag ist es nun charakteristisch, daß die Entwicklung von roseolaähnlichen Flecken über Papeln zu Bläschen, die suppurieren und sich mit Borke bedecken, bei einer ganzen Reihe von Efflorescenzen in ganz verschiedenen Entwicklungsstadien unterbrochen wird. Bei den einen endet sie im makulösen, bei anderen im papulösen und bei einer dritten Gruppe im vesiculösen Stadium vor oder nach der Leukocyteneinwanderung. Die Zahl der Bläschen überhaupt beträgt im Durchschnitt zwischen 20—100, im Ausnahmefall können aber wie bei den echten Pocken 500—800 und mehr auftreten. Zu den Eigentümlichkeiten des Varicellenausschlages, daß einzelne Efflorescenzen in verschiedenen Entwicklungsstadien stecken bleiben, kommt noch ein anderes Charakteristicum hinzu, daß nämlich der Ausschlag 4—5 Tage lang in Schüben erscheint, deren Efflorescenzen wiederum in verschiedenen Entwicklungsstadien stehen bleiben, so daß auf der Höhe des Exanthems ein außerordentlich buntes Bild entsteht.

Außer einem mäßigen Jucken, das von neuropathischen Kindern natürlich besonders stark empfunden wird, machen die Hauterscheinungen keine Beschwerden.

Dem Exanthem geht ein **Enanthem** voraus oder parallel, das auch in Schüben auftritt. Ebenso wie bei den Pocken werden die Bläschendecken sehr rasch maceriert, so daß auf dem am häufigsten befallenen weichen Gaumen, aber auch auf den Schleimhäuten der Wangen, Lippen, Zunge und Tonsillen meist nur der gerötete Grund oberflächlicher Erosionen zu sehen ist. Varicellenbläschen am Rande der *Stimmbänder* können zu Ödemen und Larynxstenosen führen, auf der weiblichen Genitalschleimhaut werden sie häufig superinfiziert und können zu schweren Komplikationen Anlaß geben. Urethrale und rectale Windpocken führen gelegentlich ebenso wie echte Pocken zu Spasmen und Verhaltungen.

Etwa ein Viertel der Varicellenerkrankungen verläuft ohne Fieber. Meist treten aber Temperaturanstiege auf, die den Exanthemschüben zeitlich parallel gehen. Das Temperaturmaximum (es werden gelegentlich 39—40° erreicht) kann beim ersten, aber auch erst beim letzten Schub auftreten. Kreislauf, Intestinal- und Respirationstrakt zeigen in der Regel keine Störungen.

Vor und während des Varicellenausschlages erscheint in einzelnen Fällen ein flüchtiges *Vorexanthem*, das meist kleinfleckig, scarlatiniform ist, aber auch morbilliform oder urticariell sein kann und *Rash* genannt wird. Es handelt sich wahrscheinlich um eine toxische Reaktion, die vor dem Erscheinen des Varicellenexanthems häufig zu Verwechslungen mit Scharlach führt und, wenn sie neben den Varicellenbläschen auftritt, zunächst als das Symptom eines Wundscharlachs durch die Superinfektion eröffneter Bläschen betrachtet werden muß, bis der negative Auslöschversuch (s. S. 265) diese Möglichkeit ausschaltet. Als seltene Ausnahme werden *konfluierende* oder *hämorrhagische* Windpocken beobachtet, ohne daß diese Reaktionsarten die Prognose irgendwie beeinflussen.

Die *Epi-* und *Endemiologie* ist, da der absolut pathogene Varicellenerreger von unerkennbaren Keimstreuern durch Tröpfcheninfektion verbreitet wird, die gleichen wie bei Masern und Pocken. Das gilt auch für die *Pathogenese* und die Art und Dauer der *Immunität.*

Komplikationen entstehen durch Superinfektion der Bläschen mit Eiterkokken, die zu Furunkeln, Phlegmonen und zur Sepsis führen können. Relativ häufig werden an weiblichen Genitalien sitzende Varicellen superinfiziert und geben Anlaß zu beträchtlichen Lokalreaktionen.

Mehrfach wurde die Häufung *gangränöser Varicellen* beobachtet, ohne daß sicherzustellen war, ob es sich um ein besonders virulentes Virus oder um echte Komplikationen handelte. Das gilt auch für die nach Windpocken nicht allzu seltene *hämorrhagische Nephritis* und *Encephalitis* mit mehr oder weniger starken meningealen Reizerscheinungen. Diese Encephalitis nach Varicellen hat eine wesentlich bessere Prognose als die Vaccine-Encephalitis. Abgesehen von diesen nervösen Komplikationen, die nach Varicellen nicht häufiger auftreten als nach anderen Infektionskrankheiten, sind es in der Regel besonders hinfällige Kinder, denen Varicellen gefährlich werden. Die **Prognose** der Windpocken ist, von seltenen Ausnahmen abgesehen, absolut günstig. Werden Varicellen mit Masern oder Lues kombiniert, so verlaufen sie schwerer und verraten mehr Neigung zu eitrigen Komplikationen. In manchen Fällen verschlimmern sich tuberkulöse Erkrankungen, wenn Varicellen hinzutreten.

Einer **Behandlung** bedarf der Windpockenkranke nicht. Hemmungsloses Kratzen neuropathischer Kinder muß durch Anlegen von Armmanschetten verhindert und der Juckreiz durch Glycerin oder Thymolpinselungen (1%) gemildert werden. Da Varicellen in Kinderkrankenhäusern kachektischen und atrophischen Säuglingen gefährlich werden können, ist versucht worden, durch eine aktive oder passive Schutzimpfung Varicellen Prophylaxe zu treiben. Durch eine Überimpfung des Inhaltes frischer Varicellenbläschen nach dem Muster der Variolation wird versucht, eine aktive Immunität in Gang zu bringen. Die Erfolge sind ungleichmäßig und die praktische Brauchbarkeit der Methode gering. Aber auch mit Rekonvaleszentenserum ist eine sichere Prophylaxe nicht durchführbar.

Die **Diagnose** der Windpocken kann bei leichten und sehr schweren Fällen große Schwierigkeiten machen, während das Bild eines typischen Varicellenausschlags mit seinen in den verschiedensten Entwicklungsstadien befindlichen Efflorescenzen kaum zu verkennen ist. Luische Ausschläge, Roseolen, septische Exantheme und ein kommender Impetigo können abortiven oder eben erscheinenden Varicellen ähnlich sehen. Die Existenz anderer luischer Zeichen — die Lues manifestiert sich äußerst selten nur mit einem Symptom — wird aber im ersten, die Schwere der Allgemeinerscheinungen im zweiten, die lebhaftere Sekretion und Borkenbildung im letzten Fall die Situation ohne weiteres klären. Schwieriger kann die Abgrenzung gegen den *Lichen urticarius,* die Juckblattern, sein, wobei das gruppenweise Auftreten der Efflorescenzen, der bevorzugte Sitz an den *Streckseiten der Extremitäten,* das *Freibleiben der Schleimhäute* und des behaarten Kopfes neben dem starken Juckreiz gegen Varicellen sprechen. Eine Verwechslung mit Variola vera und ihrem Exanthem, das sich durch seine gesetzmäßige Verteilung und die gleichartige Entwicklung der Einzelefflorescenzen grundlegend von Varicellen unterscheidet, ist kaum möglich. Von rein klinischen Gesichtspunkten aus kann aber eine Differentialdiagnose zwischen Varicellen und Variolois oder Alastrim unmöglich sein, obwohl die Art der Lokalisation (pockenähnlich bei Variola und Alastrim) und das Auftreten von Prodromis gegen Varicellen sprechen. Sicherheit verschaffen aber in solchen Fällen lediglich die biologischen Reaktionen (s. S. 221).

Keuchhusten (Pertussis).

Unter Keuchhusten wird ein infektiöser, von einem spezifischen Erreger hervorgerufener Krampfhusten verstanden, dessen Anfälle zu Glottiskrämpfen mit einem typischen, hörbaren Inspirium führen und mit dem Herauswürgen zähen, fadenziehenden Schleims, häufig unter gleichzeitigem Erbrechen enden.

Sicher als Keuchhusten erkennbare Epidemien sind erst im 16. Jahrhundert beschrieben worden. Damit ist aber nicht gesagt, daß die Krankheit erst um diese Zeit aufgetreten ist, denn mit dem Adjektiv „convulsiva" versehene Hustenerkrankungen sind schon in viel älteren medizinischen Schriften erwähnt.

Fast allgemein wird ein von BORDET und GENGOU beschriebener Bacillus, ein ovoides, unbewegliches, schlecht, fast nur an den Polen färbbares, gramnegatives Stäbchen als **Erreger** angesehen, das mit großer Regelmäßigkeit beim Keuchhusten, aber bei keiner anderen Erkrankung aufgefunden wird. Am reichlichsten ist der Bacillus in den Larynxsekreten enthalten. Neben seinem regelmäßigen Vorkommen von Beginn des Keuchhustens bis zum Ende der Ansteckungsfähigkeit und seinem Fehlen bei anderen Erkrankungen, wird das Erscheinen spezifischer Antikörper (Agglutinine, komplementbindende Stoffe) im Blut von Keuchhustenrekonvaleszenten für seine Identität als Krankheitserreger angeführt. Gegen diese Auffassung scheint zu sprechen, daß es bis jetzt weder durch Vaccination mit BORDET-GENGOU-Bacillen noch durch Sera, die nach der Immunisierung mit diesem Keim von Tieren gewonnen wurden, gelungen ist, Menschen vor Keuchhusten zu schützen, obwohl die Krankheit eine hohe und zuverlässige Immunität hinterläßt. Mit Tierversuchen konnte die Spezifität des BORDET-GENGOU-Bacillus nicht erwiesen werden. Der Keuchhustenerreger dringt im Gegensatz zum Masern-, Pocken- und Vaccinevirus nicht in die Blutbahn ein, sondern befällt nur die Schleimhäute der Bronchien, der Trachea und des Kehlkopfes. Er wächst auf Nährböden, die frisches defibriniertes Blut enthalten. Außerhalb des menschlichen Organismus ist der Keim wenig lebensfähig, so daß seine Verbreitung praktisch nur von Mensch zu Mensch und, da er nur in den Sekreten der oberen Schleimhäute enthalten ist, *durch Tröpfcheninfektion* erfolgt. Die **Disposition** des Menschen für die Erkrankung ist eine generelle und vom Alter unabhängige. Der *Pertussiserreger* ist praktisch zu den für den Menschen absolut *pathogenen* Keimen zu rechnen.

Symptome. Nach einer symptomlosen **Inkubation** von 7—14 Tagen beginnt ebenso wie bei den Masern und Pocken ein unspezifisch aussehendes *Prodromalstadium* mit fieberlosen oder leicht febrilen katarrhalischen Erscheinungen der oberen Schleimhäute. Mäßige *Nasopharyngitiden, Laryngitiden* und *Bronchitiden* mit mehr oder weniger starkem Hustenreiz, gelegentlich auch Conjunctivitiden ziehen sich 10—12 Tage hin. Dem Husten fehlen in der ersten Woche die Charakteristica des Keuchhustens. Erst gegen Ende der Prodromalzeit beginnt er anfallsweise und mit deutlicher werdendem Krampfcharakter aufzutreten. *Nichts,* außer vielleicht der Häufung der Hustenanfälle während der Nacht, *verrät zu Beginn der Prodromalzeit die Spezifität der katarrhalischen*

Erscheinungen. Die Kinder sind aber gerade während dieser Zeit hochinfektiös. Die Sekrete der entzündeten Schleimhäute und die von den Kranken versprühten Hustentröpfchen enthalten in diesem Vorstadium mehr Bordet-Gengou-Bacillen als während des zweiten Abschnittes der Krankheit, dem **Stadium convulsivum,** das der Prodromalzeit folgt und mit dem ersten typischen Keuchhustenanfall beginnt, der auch von Laien an den *Hustenparoxysmen* und dem darauf *folgenden hörbaren Inspirium* leicht erkannt wird. Ohne äußeren Anlaß und aus tiefem Schlaf beginnt der Kranke plötzlich nach einer oder mehreren tiefen Inspirationen mit krampfartigen Hustenstößen, deren Zahl sich rasch steigert, während die Inspirationspausen immer kürzer werden oder überhaupt ausbleiben. *Auf der Höhe des Paroxysmus* tritt infolge eines Spasmus der Glottis, der Bronchial- oder quergestreiften Atmungsmuskulatur *Apnoe* ein, das *Kind wird cyanotisch* und bietet bei schweren Anfällen *mit seiner bläulichen, hervorgestreckten Zunge, dem starren Blick, den blutunterlaufenen Skleren, dick angestauten Halsvenen* und *dem nach vorn geneigten Kopf* einen *beängstigenden Anblick.* Im letzten — häufig hat man das Gefühl im allerletzten — Moment, löst sich der Spasmus und es folgt ein langgezogenes, lautes gewaltsames Inspirium (*Reprise*). Dann können nochmals ein milder oder in schwereren Fällen ein oder mehrere gleich starke Paroxysmen einsetzen, bis das ermattete Kind den Anfall durch das Herauswürgen zähen fadenziehenden Schleims, häufig unter gleichzeitigem Erbrechen beendet. Es folgen nun tiefe Inspirationen und je nach der Schwere des Anfalles Schweißausbrüche und Zustände von Erschöpfung, Stupor und Bewußtlosigkeit.

Das *Stadium convulsivum dauert etwa 3—6 Wochen.* Zahl und Schwere der Anfälle steigen etwa bis zur 2. Woche an, so daß bei schweren Verlaufsformen 30—40 und mehr Anfälle während 24 Stunden auftreten. 10—20 Anfälle innerhalb eines Tages können als Durchschnittszahlen betrachtet werden. Es ist aber hervorzuheben, daß *nicht allein die Zahl,* sondern *vor allem die Schwere der Anfälle einen Keuchhusten leicht oder schwer* macht, wenn er im allgemeinen auch subjektiv um so schwerer empfunden wird, je häufiger der Krampfhusten auftritt. In manchen Fällen liegt die Zahl der Anfälle unter der durchschnittlichen, ihre Schwere ist aber derartig, daß sie die Kinder völlig erschöpfen und zu gefährlichen Zwischenfällen Anlaß geben. Obwohl Häufigkeit und Schwere der Anfälle im Wachzustand ganz offensichtlich von äußeren Faktoren abhängen, Aufregungszustände sie verschlimmern und vermehren, Ablenkung sie seltener werden läßt, und der Anfall eines Kindes in der Familie häufig alle seine Geschwister und im Krankenhaus die meisten Saalinsassen zum Keuchen bringt, *obwohl* also im *Stadium convulsivum die nervöse Komponente des Keuchhustens schon deutlich sichtbar wird, sind die Anfälle während der Nacht aus dem Schlafe heraus meist häufiger und schwerer als bei Tage.* Auf der Höhe des Keuchhustens, also in der 2.—4. Woche des Stadium convulsivum, bekommen die Kinder einen *charakteristischen Habitus,* der auf den Katarrh der oberen Schleimhäute und die starke venöse Stauung während der Hustenparoxysmen zurückzuführen ist. Das *Gesicht ist gedunsen,* die *Augenlider geschwollen,* die *Lippen leicht cyanotisch,* die *Skleren* zeigen häufig *subconjunctivale Blutungen,* die *Augen* sind *abnorm feucht* und *glänzend* und der *Gesichtsausdruck* ist der von *Übermüdung* und *Reizbarkeit.*

Allmählich verringert sich die Schwere der Anfälle, während zunächst ihre Zahl gleichbleibt und an manchen Tagen sogar ansteigen kann. Atemstillstand, Cyanose, die lauten Reprisen und das Erbrechen schwinden, der Schleim wird weniger glasig und fadenziehend, der Husten hat zunächst noch krampfartigen Charakter, bis schließlich auch dieser verschwindet und eine gewöhnlich viel ausgesprochenere Bronchitis als beim Pertussisbeginn und im Stadium convulsivum zurückbleibt. Die Zeit, während der die typischen Anfälle allmählich verschwinden, wird *Stadium decrementi* genannt. Es dauert bei typischem Keuchhusten 2—4 Wochen.

Bei einem Stadium catarrhale (Prodromalstadium) von 12—14 Tagen, einem Stadium convulsivum von 3—6 und einem Stadium decrementi von 2—4 Wochen würde die mittlere Dauer eines gewöhnlichen unkomplizierten Keuchhustens also etwa 9 Wochen betragen. Mit entsprechenden Streuungen nach oben und unten wird sie meist mit 6—12 Wochen angegeben. *Das Ansteckungsvermögen beginnt mit dem Prodromalstadium, also etwa 2 Wochen vor dem ersten typischen Anfall und erlischt 5—7 Wochen danach.* Beim Keuchhustenausgang, im Stadium decrementi, wenn manche Kinder noch ganz typisch husten, sind sie also nicht mehr ansteckend. Vorsichtshalber wird man Keuchhustenkinder 8—9 Wochen lang nicht mit Keuchhustenempfänglichen zusammenbringen.

Durch die Katarrhe der oberen Schleimhäute, die Heftigkeit der Hustenparoxysmen und die starke venöse Stauung im Gebiete der Vena cava superior während der Anfälle, kommt es auch beim landläufigen, unkomplizierten Keuchhusten zu einer ganzen Reihe lokaler und allgemeiner Symptome. Am *Zungenbändchen* entsteht manchmal, vor allem wenn die unteren Schneidezähne schon durchgebrochen sind, aber auch beim zahnlosen Säugling ein Geschwür mit einem· weißlich speckigen Belag und zackigen Rand. Es entsteht durch Verletzungen und Superinfektionen infolge der Reibung an den Zähnen oder dem harten Unterkiefer der zahnlosen Säuglinge während der krampfartigen Hustenstöße. Auf der Höhe der Krankheit entwickelt sich häufig, vor allem bei Säuglingen, eine *Lungenblähung* mit Tiefstand des Zwerchfells, Überlagerung der Herzdämpfung durch die geblähte Lunge, überlautem Klopfschall, stark gewölbtem Thorax und bei ausgesprochenen Fällen eine *Dilatation des rechten Ventrikels.* Auskultatorisch ist außer verschärftem Atmen und einzelnen, gelegentlich feuchtblasigen Rasselgeräuschen nichts zu hören. Das Röntgenbild zeigt eine Aufhellung der Lungenfelder und bei einem Teil der Fälle vom Hilus nach unten verlaufende Stränge, die als verdickte, entzündlich infiltrierte Bronchien angesprochen werden. An dem dilatierten Herzen sind die Töne rein, der zweite Pulmonalton manchmal verstärkt, der Puls während des Anfalls stark beschleunigt und oft klein, in der anfallslosen Zeit in der Regel voll und kräftig. Intestinal- und Urogenitaltrakt zeigen keine Veränderungen, das Erbrechen am Ende der Anfälle ist aller Wahrscheinlichkeit nach mechanisch bedingt.

Im *Gebiet der oberen Hohlvene* kommt es häufig *infolge der venösen Rückstauungen* während des Anfalles zu *Gefäßrissen* und *Blutungen in die Schleimhäute, die Haut,* aber *auch in das Gehirn.* Am häufigsten sind Conjunctivalblutungen und Nasenbluten, gelegentlich ist der Auswurf infolge der Schleimhautblutungen in den tieferen Luftwegen stark bluthaltig. Hautblutungen im Gesicht sind seltener. Im Anschluß an Anfälle mit lang andauernder Apnoe und schwerer Kohlensäurevergiftung kommt es zu *lang andauernder Bewußtlosigkeit* und *allgemeinen Krämpfen,* wie sie auch bei anderen CO_2-Vergiftungen und Großhirnreizungen auftreten. Solche Krämpfe können ohne irgendwelche Folgen mit dem Verschwinden der schweren Anfälle aufhören. In anderen Fällen *folgen den Krämpfen cerebrale Lähmungen,* häufig vom Typ der *Halbseitenlähmungen.* Daneben werden *Lähmungen von Gehirnnerven, bulbäre Symptome, Monoplegien, alternierende Lähmungen, Kleinhirnerscheinungen* und *Sensibilitätsstörungen* beobachtet. Ein Teil dieser Symptome ist auf venöse Blutungen als Folge der Stauung, der größere Anteil auf Veränderungen der Meningen und der Gehirnsubstanz zurückzuführen. Es kann sich dabei um echte Komplikationen, um eitrige Meningitiden, Encephalitiden usw. handeln oder um spezifische toxische Schädigungen, die durch primäre oder sekundäre Gifte des Keuchhustenerregers selbst hervorgerufen werden. Es finden sich dann ebenso wie bei anderen

Infektionskrankheiten kleine Blutungen, kleinzellige Infiltrate und Ödeme am Gehirn und den Meningen. In der Gehirnsubstanz findet man neben entzündlichen vielfach nekrobiotische Veränderungen. Schädigungen des Rückenmarks und der peripheren Nerven sind selten. Das *Blutbild* zeigt eine *charakteristische* und *diagnostisch wichtige Veränderung.* Es tritt eine *Hyperleukocytose* ein, *die im wesentlichen von Lymphocyten bestritten wird* (30 000—40 000 weiße Blutkörperchen und mehr). Bei älteren Kindern ist diese Lymphocytose schon zu Beginn des Stadium convulsivum vorhanden. Bei Säuglingen soll ab und zu nicht nur die Hyperleukocytose, sondern sogar eine relative Lymphocytose fehlen. *Fieber* gehört nicht zum Stadium convulsivum einer unkomplizierten Pertussis. Der *gestörte Schlaf* und die *Nahrungsverluste durch* das *Erbrechen,* zusammen mit der Angst der Kinder vor den Anfällen, führen bei einem schwer verlaufenden Keuchhusten neben dem starken subjektiven Krankheitsgefühl zu Erschöpfungszuständen und auch bei leichten Fällen zur Einbuße an Körpergewicht.

Der Keuchhsuten des Säuglings trägt Sonderzüge. Die Reprise fehlt im ersten Lebenshalbjahr meist, oft auch das Erbrechen. Wo es häufig ist, kommt zu den geschilderten Gefahren und Beschwerden des Keuchhustens noch eine, für den Säugling spezifische, hinzu: er gerät in einen Durstzustand, der bei dem hohen Flüssigkeitsbedürfnis dieses Lebensalters leichter entsteht als bei älteren Kindern und viel schlechter vertragen wird. Das Abgleiten in eine Ernährungsstörung, deren erste Folge eine verringerte Immunität gegen jede Art von Keimen zu sein pflegt, können dem Krankheitsverlauf eine ungünstige Wendung geben. Schwere Anfälle führen bei Säuglingen häufiger als bei älteren Kindern zu Zuständen von langer Apnoe und zu Krämpfen.

Die *Schwere des Krankheitsverlaufes* ist aber *auch bei gleichaltrigen* und im gleichen Milieu lebenden Kindern während der gleichen Zeit *außerordentlich verschieden. Bei keiner anderen Infektionskrankheit spielt die Persönlichkeit des Erkrankten,* der Grad seiner nervösen Erregbarkeit und seines psychischen Gleichgewichtes, *eine so ausschlaggebende Rolle wie bei der Pertussis.* Während das eine Kind Hustenanfälle bekommt, von denen nur die Minderzahl mit Reprisen einhergeht, andere von typischen Hustenattacken belästigt, aber nicht sonderlich gequält werden, hinterlassen die Anfälle bei anderen Kindern, bei denen sie sich zu Paroxysmen im wahren Sinne des Wortes steigern, das Gefühl von völliger Vernichtung und in der Hustenpause das der dumpfen Angst vor dem nächsten Anfall. Ganz besonders schwere Verlaufsformen werden zweifelsohne durch die Persönlichkeit der Kranken bedingt, bei denen in der Regel eine nervöse Labilität schon vor Beginn der Krankheit bestand, nach ihr weiterbesteht und während ihrer Dauer an den deutlichen Erfolgen rein suggestiver Maßnahmen erkennbar ist. Bei den abortiven Formen des Keuchhustens, die bei älteren Kindern und Erwachsenen beobachtet werden, und denen sogar der anfallsweise auftretende Husten und sein krampfartiger Charakter fehlen kann, von Reprisen, Dyspnoe usw. ganz zu schweigen, scheint allerdings die Qualität des Erregers oder ein allergischer Zustand des Kranken (vorher überstandene Abortivformen mit unzureichender Immunität) eine größere Rolle zu spielen als nervöse Einflüsse. *Bei neuropathischen und psychopathischen Kindern* verläuft der Keuchhusten aber nicht nur während des Stadium convulsivum besonders schwer, *auch in und nach dem Stadium decrementi* sind *Sonderreaktionen* bei ihnen zu beobachten. Entweder können solche Kinder mit dem Keuchhusten nicht fertig werden oder sie werden Wochen und Monate nach der Beendigung der Krankheit rückfällig und bekommen einen 2. und 3. Keuchhusten, wenn ihre oberen Schleimhäute erneut aus irgendeinem Grunde entzündlich erkranken. Ob es sich nun um einen eingefahrenen Reflex handelt, der automatisch abläuft, auch wenn die Schleimhäute unspezifisch gereizt werden, oder um eine im Unterbewußtsein fixierte Zweck-

handlung (ähnlich den Kriegszitterern), ist im Einzelfall nicht immer zu entscheiden. Manchmal sind freilich die *Motive für die Persistenz der Anfälle* so
durchsichtig und ihr Verschwinden durch einfaches Übersehen ein so eklatantes,
daß an der Ätiologie dieser Anfälle kein Zweifel bestehen kann. Selbstverständlich ist diese Form des Keuchhustens nicht ansteckend. *Die Art, wie ein
Kind seine Pertussis übersteht, gibt einen guten Anhaltspunkt für die Beurteilung
seiner Persönlichkeit.* Bei kindlichen Anamnesen sollte das nicht vergessen werden.

Immunität. Der Keuchhusten hinterläßt eine Immunität, die, von wenigen
Ausnahmen abgesehen, lebenslang anhält. An dieser Immunität sind humorale
Antikörper beteiligt, denn nichtimmune Kinder können vor dem Haften einer
Keuchhusteninfektion und dem Ausbruch der Erkrankung mit *Keuchhusten-
rekonvaleszentenserum* kurz vor oder nach der Infektion ebenso vor Keuchhusten
bewahrt werden wie Masernempfängliche mit Masernrekonvaleszentenserum
vor Masern. Ebenso wie gegen Masern ist der Säugling während der ersten
3—4 Lebensmonate durch eine von der immunen Mutter diaplacentar über-
kommene Immunität vor Keuchhusten geschützt, wenn es von dieser Regel
auch mehr Ausnahmen gibt als bei Masern.

Im Blute von Keuchhustenrekonvaleszenten treten *Agglutinine* und *komplementbindende Stoffe* für BORDET-GENGOU-Bacillen auf. Darin ist aber kein
bindender Beweis zu erblicken, daß dieser Keim der Keuchhustenerreger und
die genannten Immunstoffe die Träger der Pertussisimmunität sind. Die gleichen
Reaktionsprodukte werden auch im Serum von Tieren aufgefunden, die mit
BORDET-GENGOU-Bacillen vorbehandelt wurden, ohne daß nun diese Immun-
sera den Menschen vor der Erkrankung schützen.

Über die **Pathogenese** des Keuchhustens und über den Mechanismus des
Einzelanfalles ist nichts bekannt. Das leichte Fieber während der Prodromalzeit und die im Zentralnervensystem gefundenen Läsionen weisen auf eine
Allgemeinerkrankung und, da BORDET-GENGOU-Bacillen jenseits des Respirationstraktes nicht gefunden wurden, auf von ihnen ausgehende *toxische Schäden*
hin, wenn man diesen Bacillus als Keuchhustenerreger akzeptiert. BORDET-
GENGOU-*Toxine*, d. h. von den lebenden Bacillen sezernierte und primär toxische
Produkte, die vom Zentralnervensystem aus den Anfall auslösen können, sind
bisher *nicht nachgewiesen worden.* BORDET-GENGOU-Bacillen-Eiweißprodukte
sind toxisch wie jedes bakterielle Eiweiß, der Grad ihrer Toxität ist aber sehr
gering. Ob diese Endotoxine zentral oder lokal nervöse Elemente spezifisch
schädigen und die unmittelbare Ursache für den Anfall sind, ist unbekannt. Es
ist auch möglich, daß die peripheren Nerven durch die Entzündung unspezifisch
geschädigt oder erregt werden und die Spezifität der Anfälle durch eine besondere
Beschaffenheit des Keuchhustensputums hervorgerufen wird. Der Hustenanfall
beginnt mit dem Gefühl einer im Kehlkopf sitzenden Inspirationsbehinderung,
also wahrscheinlich als spastischer Glottiskrampf, der sekundär auf die Atmungsmuskulatur überspringt, dort aber klonisch verläuft und unter Steigerung seiner
Rhythmen den Höhepunkt erreicht, wie das auch bei anderen klonischen
Krämpfen der Fall ist. Gleichzeitig steigert sich der Glottisspasmus zum Verschluß. Es ist aber auch möglich, daß der Reiz von der glatten Bronchialmuskulatur ausgeht und von da erst auf die Kehlkopf- und Atmungsmuskulatur
übergeht oder von der quergestreiften Atmungsmuskulatur (Zwerchfell) auf die
glatte überspringt.

Das Stadium convulsivum ist die Zeit der **Keuchhustenkomplikationen.** Am
häufigsten wird der Respirationstrakt befallen. Es handelt sich am meisten um
Bronchitiden schwerer Art oder um *Bronchopneumonien,* seltener um *Capillarbron-
chitiden.* Sie werden nicht vom Keuchhustenerreger hervorgerufen, sondern ebenso
wie die Masernkomplikationen durch das Heer der im oberen Respirationstrakt

heimischen Keime (Pneumo-, Strepto-, Staphylokokken, Influenza-, Fried-
länderbacillen). Ebenso wie dort handelt es sich meist um *Mischinfekte.* Die
bronchopneumonischen Herde liegen als kleine und kleinste Infiltrate zwischen
lufthaltigem Gewebe, so daß der *Eintritt einer* solchen *Komplikation* zunächst
weniger am *physikalischen Lokalbefund* als an dem Ansteigen des Fiebers,
der Dyspnoe und der *Verschlechterung des Allgemeinbefindens* erkannt werden
kann. Bei schweren und schwersten Bronchopneumonien verschwinden häufig
die Reprisen und der krampfartige Charakter des Hustens, das Sputum verliert schon bei stärkeren Bronchitiden sein glasiges Aussehen und wird infolge
seines stärkeren Leukocytengehaltes trüb und weniger zäh. Bronchitis und Pneumonien zeigen sowohl während der schweren Anfälle als auch nach ihnen eine
auffallend *schlechte Heilungstendenz.* In manchen Fällen mag das *durch den
Krampfhusten gesetzte mechanische Trauma* die Heilung erschweren und bei
Disponierten zur dauernden *Schädigung der Bronchialwände* und zur *Bronchiektasenbildung* führen, die wiederum die Heilungsaussichten verschlechtern.
Außerdem ist aber für die schlechte Heilungstendenz zweifelsohne eine gewisse
Anergie verantwortlich zu machen, die bei Masern eine große Rolle spielt und
auch beim Keuchhusten, wenn auch in weniger ausgesprochenem Maße, vor-
handen ist. Während und nach der Pertussis erlischt bei einer gewissen
Anzahl von Kindern die *Tuberkulinüberempfindlichkeit.* Den Masern steht
der *Keuchhusten* als *Schrittmacher* für die *kindliche Tuberkulose* zur Seite.
Nach Keuchhustenzeiten häufen sich tuberkulöse Erkrankungen, ruhende
Infekte werden aktiviert und aktive verschlimmert. Dem *mechanischen Trauma*
durch den Krampfhusten ist *neben der Anergie* ein wesentlicher Anteil bei
dieser Rolle der Pertussis zuzusprechen, wenn man die Ruhigstellung erkrankter Lungen durch die Kollapstherapie als zweckmäßig anerkennt. Lang
hinziehende Bronchopneumonien, vor allem bei älteren Kindern, sind als
tuberkulöse zu verdächtigen. Ebenso wie bei den Masern ist eine erschwerte
Rekonvaleszenz, unklare Fiebererscheinungen, Gewichtsabnahme usw. kurz
nach dem Krankheitsende, auch bei negativer Tuberkulinreaktion und fehlendem Lungenbefund (Drüsentuberkulose) bis zum Beweis des Gegenteils als
Manifestationen einer aktivierten Tuberkulose aufzufassen. Aber nicht nur
die Kombination Pertussis-Tuberkulose führt zu den gleichen Folgen wie
Tuberkulose-Masern, auch das Zusammentreffen von *Keuchhusten und Rachitis*
hat den gleichen Effekt wie dort. Ebenso wie das bei der Schilderung der
Masernkomplikationen hervorgehoben wurde, disponiert eine Thoraxrachitis
schwereren Grades zur Bronchopneumonie und zum Pneumonietod. Daß die
Kombination von *Keuchhusten und Tetanie* zu einem hochgefährlichen Zustand
für den Patienten führen muß, bedarf kaum eines Hinweises. Mit den sekundären Infektionen der oberen Schleimhäute, die am häufigsten zu Bronchitis
und Bronchopneumonien, bei jüngeren Kindern von einer Nasopharyngitis
aus aber auch zur *Otitis media* führen, der Dispositionssteigerung für Bronchopneumonie durch die Thoraxrachitis und der Aktivierung tuberkulöser
Prozesse infolge des mechanischen Traumas und der Pertussisanergie, sind
die hauptsächlichsten, die Letalität und Mortalität der Pertussis bestimmenden
Komplikationen genannt. Daß die Kombination des Keuchhustens mit anderen
zur Pneumonie disponierenden Erkrankungen wie Masern und Influenza besonders häufig zu Pneumonien und zu schweren Verlaufsformen führt, liegt
auf der Hand. Ebenso gefährlich, wenn auch nicht so verhängnisvoll wie bei
den Masern, ist eine *Kombination mit einer Larynxdiphtherie,* während ebenso
wie dort das *Zusammentreffen mit Scharlach* den normalen Krankheitsverlauf
weniger gefährdet. Neben dem Respirationstrakt wird am häufigsten das
Nervensystem in Mitleidenschaft gezogen. Diese Symptomenkomplexe wurden

weiter vorn (S. 239) besprochen, weil es sich bei einem Teil der Fälle sicher lediglich um Folgen der Keuchhustenerkrankung selbst handelt und bei den anderen nicht entschieden werden kann, ob echte Komplikationen vorliegen.

Da der Keuchhustenerreger von unerkennbaren Keimstreuern durch Tröpfcheninfektion verbreitet wird und praktisch zu den absolut pathogenen Keimen zählt, gelten für die Masern- und Keuchhusten-**Epi- und Endemiologie** im Prinzip die gleichen Gesetze. Die Pertussis gehört ebenso wie die Masern, Pocken und Windpocken zu den unvermeidlichen Zivilisationsseuchen, an denen jeder Nicht-immune erkrankt. Ebenso wie dort bekommt man die Krankheit um so sicherer, je höher zivilisiert das Milieu und um so früher, je größer die Wohnungsdichte ist. Daß ein Aufflammen der Keuchhustenendemie, wenn die Zahl der Empfäng- lichen über einen gewissen Prozentsatz gestiegen ist, weniger explosionsartig ver- läuft und längere Zeit in Anspruch nimmt als bei Masern, liegt an der längeren Dauer der Inkubation, des katarrhalischen Vorstadiums und der Krankheit selbst.

Diagnose. Hört man von Hustenanfällen mit Reprisen, die man durch Herunterdrücken des Zungengrundes mit einem Spatel, durch Berühren der hinteren Rachenwand oder durch äußeren Druck auf den Kehlkopf auslösen kann, wenn sie während der Untersuchung nicht spontan auftreten, so macht die Diagnose der Pertussis keine Schwierigkeiten. Das gedunsene *Keuchhusten- gesicht* zusammen mit den *conjunctivalen Blutungen* gestattet zuweilen die Diagnose „auf den ersten Blick". Am Ende des Stadium catarrhale weist das Anfallartige des Hustens, sein leicht *krampfartiger Charakter* und vor allem seine Häufung in der Nacht auf eine Pertussis und das kommende Stadium convulsivum hin. Bei leichten Formen ohne ausgesprochene Reprisen ist daneben der Nachweis einer *Lymphocytose* bei älteren Kindern ein wertvolles diagnostisches Hilfsmittel, das bei dem atypischen Keuchhusten junger Säuglinge weniger zuverlässig ist. Die Antwort auf die Frage, ob überhaupt und wann ein verdächtiges Kind mit Keuchhustenkranken zusammen gewesen ist, kann bei der praktisch absoluten Pathogenität des Erregers, seiner Hinfälligkeit außerhalb des menschlichen Organismus und dem allein in Betracht kommenden direkten Übertragungsmodus von Infektiösen auf die Empfänglichen von der größten diagnostischen Bedeutung sein. Ein *Zungenbandgeschwür* ist weder obligatorisch noch pathognomonisch für Keuchhusten. Beim Säugling sind krampfartige, anfallsweise auftretende Hustenerkrankungen nicht selten. Bei besonders Kon- stitutionierten kann eine gewöhnliche Bronchitis krampfartigen Husten hervor- rufen. Tuberkulöse *Schwellungen* und *Entzündungen* der *Hilusdrüsen* führen sehr häufig zu einer länger dauernden, anfallsartig auftretenden Hustenerkrankung mit Cyanose und repriseähnlichen, tiefen Inspirationen am Ende der Anfälle. Wenn ein Kontakt mit Keuchhustenkranken ausgeschlossen oder auch nur sehr unwahrscheinlich ist, müssen *Tuberkulinreaktionen* und *Röntgenbild* die Diagnose sichern. Manchmal ist die Möglichkeit eines Pertussisinfektes nicht von der Hand zu weisen und es wird die Diagnose Pertussis gestellt, bis die lange Dauer der Krankheit differentialdiagnostische Bedenken aufsteigen läßt. Aspirierte *Fremd- körper* und echte oder *Pseudocroups* sind wegen der Dyspnoe zwischen den Anfällen ohne weiteres von der Pertussis zu unterscheiden und die *Laryngospasmen* der *Tetaniker* an ihrem Auftreten ohne vorhergehenden Husten zu erkennen.

Die **Prognose** des Keuchhustens hängt allgemein gesehen im wesentlichen vom *Alter* ab. Für eine seiner häufigsten und gefährlichsten Komplikationen, die Bronchopneumonie, besteht an sich eine Altersdisposition im *Säuglings- und Kleinkindes*alter die durch das von dem Krampfhusten gesetzte mecha- nische Trauma und die Keuchhustenanergie gefördert und darüber hinaus außerordentlich gesteigert wird, wenn zu diesen Faktoren noch eine Thorax- rachitis hinzukommt. Für den Keuchhusten gilt auch, was für die Masern gesagt wurde, daß der Gefahr an ihm zu sterben, praktisch entronnen ist, wer erst nach der Rachitiszeit und im Schulalter erkrankt. Ein weiterer, die Pertussisprognose allgemein beeinflussender Faktor ist die *Jahreszeit.* Krankheitshäufungen während der schlechten Jahreszeit führen häufiger zu Komplikationen im Respirationstrakt als im Sommer. Schließlich ist noch das *Geschlecht* auf die allgemeine Prognose von Einfluß, denn seltsamerweise sterben an Keuchhusten mehr Mädchen als Knaben. Im Einzelfall ist die Frage, ob sich die *Pertussis* mit *einer tuberkulösen Erkrankung* oder Infektion *kombiniert* von großer Bedeutung. Auch dabei spielt das Alter eine Rolle, weil tuberkulöse Infekte bei jungen Kindern eine größere Neigung haben, aktiv zu werden und tuberkulöse Erkrankungen sich leichter ausbreiten, als im Schulalter. Beim *Säuglingskeuchhusten* ist neben der Rachitis und Tuberkulose das bisherige *Ernährungsregime* und der davon abhängende Immunitätszustand von wesentlicher Bedeutung für die Prognose. Für Säuglinge, die lange Zeit falsch ernährt und dystrophisch geworden sind, ist eine Pertussis meist tödlich. Die nervösen Läsionen spielen für die Prognose, Letalität und Mortalität der Pertussis eine wesentlich geringere Rolle als die Komplikationen des Respirationstraktes. Auf diese ist es zurückzuführen, daß der *Keuchhusten zur Zeit unter den akuten Infektionskrankheiten des Kindesalters die meisten Opfer fordert* und einen deutlichen Einfluß auf die allgemeine Mortalität im Kindesalter ausübt. Seine **Letalität** schwankt je nach dem Alter zwischen 1—25%. Als mittlerer Wert wäre eine Letalität von 10% einzusetzen.

Eine spezifische **Therapie** des Keuchhustens gibt es nicht, wie oft auch über günstige Erfolge durch die Verwendung von Bordet-Gengou-Vaccinen oder -Seren berichtet worden ist. Da die nervöse und psychische Konstitution des Kranken auf die Dauer des Keuchhustens und die Zahl und Schwere der Anfälle von großem Einfluß ist, müssen Angaben über die Heilwirkungen, Heileffekte spezifischer und unspezifischer Mittel mit der größten Zurückhaltung aufgenommen werden. Nicht, weil der Keuchhusten unbeeinflußbar wäre, sondern deswegen, weil in vielen Fällen ganz „eklatante Erfolge" eines Mittels nicht auf seine Beschaffenheit, sondern auf die Art seiner Verabreichung, auf Suggestivmaßnahmen oder Umwelteinflüsse zurückzuführen sind, die der betreffende Untersucher nicht für wichtig hält oder übersieht, deren Fehlen das Medikament aber in den Händen eines Nachprüfers unwirksam macht. Das *Ziel der Keuchhustentherapie* ist *ein zweifaches:* die *Schwere der Anfälle zu mildern* und das *Entstehen einer Bronchopneumonie zu verhüten.* Das erste versucht man durch Verabreichung von Narkoticis und Antispasmodicis zu erreichen. Am besten beginnt man mit milden Mitteln und versucht erst bei einem Mißerfolg stärker wirkende [Bromoform (ad vtr. nigr.) 3—4mal täglich so viel Tropfen wie das Kind Jahre zählt plus 2—4 Tropfen; Calcium bromatum 1—1,5 g pro die für Säuglinge, 3—4—5 g für ältere Kinder; Dicodid 2—20 mg pro Tag je nach Alter; Luminal beim Säugling 0,02—0,05 g, Kleinkind 0,05—0,1 g, Schulkind 0,1—0,3 g. Das Luminal wird abends verabreicht und am 3. Abend pausiert. Bei schweren Anfällen wird noch morgens die Hälfte der Abenddosis gegeben]. Bei Spasmophilie ist unter dem Schutz starker Narkotica eine energische antirachitische Behandlung einzuleiten. *Keuchhustenkinder* dürfen nicht im Zimmer, noch weniger im Bett gehalten werden. Sie *sind* von vornherein *unter entsprechender Überwachung ins Freie zu bringen.* Säuglinge und Kleinkinder spazieren zu fahren, tagsüber im Freien oder wenigstens am offenen Fenster schlafen zu lassen, ist als prophylaktische Maßnahme gegen die drohenden Komplikationen im Respirationstrakt notwendig. Während des Keuchhustens auftretende Bronchopneumonien werden auf die gleiche Art, wie S. 431 beschrieben ist, behandelt. Die *Freiluftbehandlung* ist neben ihrer Bedeutung als

Pneumonieprophylaxe eine *zweckmäßige therapeutische* Maßnahme, da sie *ablenkt* und verhütet, daß sich die Aufmerksamkeit der Kinder auf ihre Anfälle fixiert. Von solchen *psycho-therapeutischen Hilfsmitteln,* Ablenkung, Belohnung und Strafe ist schon im Stadium convulsivum, vor allem aber im Stadium decrementi Gebrauch zu machen, wenn faßbare Motive für Anfälle sichtbar werden, der Husten nicht aufhört oder die Kinder rückfällig werden. Für diese Zeit ist der *Ortswechsel* das probate Mittel, als das es vielfach angepriesen wird, wenn man es so handhabt, daß es die Entfernung eines neuropathischen Kindes aus einem neuropathischen Milieu bedeutet. Daß unter diesen Umständen für den Ortswechsel keine Reise, sondern lediglich eine Trennung von seinen bisherigen Erziehern genügt, liegt auf der Hand, ebenso, daß seine Wirksamkeit im Stadium convulsivum geringer sein wird. Unter anderen Umständen muß der *Ortswechsel* freilich eine *Verpflanzung in ein anderes Klima* bedeuten, und zwar dann, *wenn* es sich um die Ausheilung *hartnäckiger Bronchitiden* oder *bronchiektatischer* Erkrankungen handelt.

Eine individuelle und kollektive **Prophylaxe** gegen die Pertussis ist ebensowenig möglich wie gegen Masern. Ebenso wie dort würde das Verschwinden der Thoraxrachitis die Häufigkeit der gefährlichsten Keuchhustenkomplikation stark drücken. Die Erkenntnis von der Unvermeidbarkeit der Pertussisinfektion und -erkrankung an sich dispensiert aber nicht von der Pflicht, durch entsprechende Maßnahmen zu versuchen, Empfängliche in der Umgebung eines gerade als keuchhustenkrank Erkannten vor der Erkrankung zu bewahren. Der Arzt ist verpflichtet, alle Mittel anzuwenden, um die Erkrankung bei 1—3jährigen Kindern zu verhüten. Hustet ein Kind in einer Familie zum ersten Male typisch, so ist anzunehmen, daß es vor 6—8—10 Tagen schon seine Geschwister infiziert hat, weil es ja schon im Stadium catarrhale hochinfektiös war. Mit einer Trennung der Infektionsquelle von den Empfänglichen können diese meist nicht mehr vor der Erkrankung bewahrt werden. Bei der durchschnittlichen Inkubation der Pertussis von 8—12 Tagen ist vielmehr zu erwarten, daß die Geschwister kurz vor Beginn ihres Stadium catarrhale und 8—10 Tage vor Beginn ihrer typischen Anfälle stehen. Es ist bisher ohne Erfolg versucht worden, während dieser Zeit durch Vaccinationen mit abgetöteten BORDET-GENGOU-Bacillen den Ausbruch der Erkrankung zu verhüten. Es *lohnt* sich aber einen *Versuch mit Rekonvalescentenserum* oder *Erwachsenenblut* nach dem Muster der Masernprophylaxe zu machen, die bei Keuchhusten Infektionen in der Familie, wo sie der Natur der Sache nach erst sehr spät, meist kurz vor Beginn der Prodromalperiode angewandt werden, nicht so sicher wirken, wie bei der Masernprophylaxe, aber doch häufig Erfolg haben. Wenige Tage nach einer Keuchhusteninfektion schützt aber Pertussis-Rekonvaleszentenserum oder Erwachsenenblut mit Sicherheit vor der Erkrankung oder schwächt sie stark ab, wenn keine Volldosis verabreicht wird.

Diphtherie.

Unter Diphtherie wird eine durch den LÖFFLERschen Bacillus hervorgerufene Infektionskrankheit verstanden, bei der sich die am häufigsten befallenen Schleimhäute der Nase, des Rachens oder des Larynx' mit festhaftenden, fibrinreichen, weißlichen Belägen bedecken und das von den Diphtheriebacillen produzierte Toxin charakteristische Schädigungen des peripheren Nervensystems, der Vasomotoren, der Nebennieren und des Herzmuskels hervorruft.

Schon im Altertum sind Erkrankungen beschrieben worden, die diphtherischer Natur gewesen sein müssen. Ihr Name wechselte, je nachdem es sich um Rachen- oder Kehlkopfdiphtherien handelte. Erst im 19. Jahrhundert (1826) wurde von BRETONNEAU die Wesensgleichheit der Rachen- und Kehlkopferkrankungen erkannt. Von ihm stammt der Name der Krankheit διφϑέρα = Haut. Für die Diphtherie ist es charakteristisch, daß in der

Vergangenheit nach langen, manchmal 8—10 Jahrzehnten während Pausen Diphtherieepidemien auftraten und zwischen ihnen die Krankheit so selten war, daß sie fast in Vergessenheit geriet. Wenige Jahre vor der großen europäischen Pandemie, in der zweiten Hälfte des 19. Jahrhunderts war die Krankheit erfahrenen Klinikern wie Kussmaul völlig unbekannt.

Der von Klebs zuerst beschriebene und von Löffler (1884) als **Diphtherieerreger** identifizierte Bacillus ist ein leicht gebogenes, an den Enden verdicktes, unbewegliches, gram-positives Stäbchen. In *Abstrichen* von diphtherischen Membranen (am besten mit Methylenblau gefärbt) liegen die Stäbchen in Nestern *pallisadenförmig nebeneinander. In Kulturen* zeigen sie an den Enden dunkle Punkte, *Polkörperchen*, die keine Dauerformen sind und durch besondere Färbungen (Neisser) gut dargestellt werden können. Der Löffler-Bacillus wächst auf festen und flüssigen Nährböden und produziert dabei ein **Toxin,** das von den Bacillen getrennt, *beim klassischen Versuchstier,* dem Meerschweinchen, *alle Symptome am peripheren Nervensystem, dem Herzmuskel, dem Gefäßapparat und den Nebennieren hervorzurufen* imstande ist, *die während und nach der menschlichen Spontanerkrankung und nach künstlichen Infektionen des Meerschweinchens mit lebenden Diphtheriebacillen auftreten.* Von den gebräuchlichen Versuchstieren erkrankt keines spontan an Diphtherie. Künstliche Infektionen der Schleimhäute rufen — außer bei ganz jungen Tieren und bei besonderen Versuchsanordnungen (Meerschweinchenscheide) — auch keine Membranbildung hervor, wie sie für die menschliche Spontandiphtherie charakteristisch ist. Zu einer Vermehrung der Bacillen und einer Erkrankung kommt es bei den Versuchstieren nur nach subcutanen Infektionen. Werden die Tiere *mit bacillenfreiem Toxin vergiftet,* so entstehen *bei kleinen Toxinmengen nur lokale Entzündungsreaktionen an den Injektionsstellen, bei höheren daneben noch Fernreaktionen an den oben genannten Organsystemen. Je höher die verwandten Dosen sind, um so früher treten diese Fernreaktionen ein. Nach der Verabreichung einer hohen Anzahl tödlicher Dosen sterben die Tiere* unter den Zeichen einer Vasomotorenlähmung bei rasch sinkendem Blutdruck und einem Versagen der Herzkraft *nach 24—48 Stunden.* Unter einer tödlichen Dosis wird die Toxinmenge verstanden, die Meerschweinchen von 250 g Gewicht nach 4 Tagen tötet. Bei den mit hohen, aber auch bei den mit gerade tödlichen Dosen vergifteten Tieren beobachtet man charakteristische Blutungen in der Nebennierenrinde, die auch bei menschlichen Diphtherieleichen beobachtet werden. *Knapp untertödliche Dosen* führen *nach 4—6 Wochen zu schlaffen peripheren Lähmungen oder zur Myodegeneratio cordis* oder zu beiden und ebenfalls zu Veränderungen in der Nebennierenrinde. *Weit unter der tödlichen Dosis gelegene Toxinmengen* rufen *lediglich lokale Infiltrationen* hervor, die eine Neigung zu Nekrosen verraten. Außerhalb des menschlichen Organismus ist der Diphtherie-Bacillus wenig widerstandsfähig. Es ist beobachtet worden, daß er in Milch und, vor Licht und Austrockung geschützt, auch auf anderen Substraten eine Zeitlang lebens- und ansteckungsfähig bleibt. An Kleidern, Haaren, Wäsche und Gebrauchsgegenständen stirbt er aber so rasch ab, daß die Diphtherie auf diesem Wege nicht von dem besuchenden Arzt von einem Haus ins andere oder in Krankenanstalten von einer Station in die andere *getragen werden kann.* Praktisch kommt fast ausschließlich eine *Tröpfcheninfektion* von Mensch zu Mensch für die Ausbreitung der Krankheit in Frage.

Die **Disposition** für die Erkrankung ist in normalen Zeiten gering. Trotz ausgiebiger Infektionsgelegenheit erkrankt um eine Infektionsquelle herum immer nur ein verschwindender Teil der empfänglichen Menschen. Zur Zeit ist es sehr selten, daß in einer Familie Geschwisterkinder einander anstecken. Während der letzten großen europäischen Pandemie dagegen sind nicht nur häufig alle Kinder einer Familie erkrankt, sondern auch gestorben. Unter der älteren Generation ist der Ruf der Diphtherie als Kindermörderin auf Grund dieser

Erfahrungen heute noch nicht verklungen. Warum die Disposition für die Erkrankung zu gewissen Zeiten wächst und gewaltige Krankheitshäufungen auftreten, ist nicht bekannt.

Zwischen einer Infektion mit Diphtheriebacillen und dem Krankheitsbeginn liegt eine symptomlose *Inkubation* von 3—5 Tagen. Bei der häufigsten Diphtherieform, der *Rachendiphtherie*, verlaufen die Lokalerscheinungen so, daß zunächst eine Rötung und Schwellung der Tonsillen auftritt. Dann erscheinen kleine weiße Stippchen, wie bei einer Angina lacunaris, die aber im Verlauf von Stunden oder über Nacht zu zusammenhängenden Belägen zusammenfließen. Ihre Ausdehnung variiert. Sie können lediglich die Tonsillen überziehen, aber auch *in einer für die Diphtherie pathognomonischen Weise* darüber hinaus auf die *hinteren und vorderen Gaumenbögen, die Uvula und die hintere Rachenwand* übergehen. Die Beläge können aber auch nur einen Teil der Tonsillen bedecken oder auch nur als Stippchen auftreten und schließlich sogar unsichtbar bleiben, so daß die Diphtherieerkrankung unter dem Bilde einer diffusen Rötung des Rachens verläuft. Diphtherische Anginen verbreiten einen *spezifischen*, etwas *süßlichen Geruch*, der bei schweren Diphtherien gar nicht übersehen werden kann, aber auch in leichten und mittleren Fällen vorhanden ist und dem Geruchsempfindlichen als wertvolles Diagnosticum dient.

Für *diphtherische Anginen*, selbst wenn die Beläge über die Tonsillen hinausgehen, ist *charakteristisch*, daß zu Beginn *die subjektiven Beschwerden beim Schlucken und Sprechen sehr gering* sind und sogar so gering sein können, daß sie von den Patienten nicht spontan angegeben und die subjektiven Allgemeinbeschwerden ganz in den Vordergrund gestellt werden. Das *subjektive Krankheitsgefühl* in der Form von Kopfweh, Abgeschlagenheit und Mattigkeitsgefühl, Appetitlosigkeit ist schon zu Beginn *deutlich ausgesprochen*. Jüngere Kinder veranlaßt es häufig wegen der mangelnden Halsbeschwerden, die Krankheit in ganz andere Körpergegenden zu projizieren, mit Vorliebe in den Bauch, aber auch in ein Knie- oder Hüftgelenk, das irgendein leichtes Trauma erlitten hat und noch schmerzt oder vor kurzer Zeit noch geschmerzt hat. *Kranken Kindern muß man daher auf jeden Fall den Rachen inspizieren, selbst wenn sie Schmerzen an ganz anderen Körperstellen angeben*, damit schwere und eventuell unreparierbare Fehldiagnosen vermieden werden.

Fieber ist beim Diphtheriebeginn häufig vorhanden, aber *nicht obligatorisch*. Im Gegenteil, das *Mißverhältnis zwischen Lokalbefund und Fieberhöhe* ist oft ein diagnostischer Anhaltspunkt dafür, daß es sich um eine diphtherische Erkrankung handelt. Die Lymphdrüsen am Hals, in deren Quellgebiet der Krankheitsherd liegt, bei einer Rachendiphtherie also die Submaxillar- und Jugulardrüsen, schwellen an und werden leicht druckempfindlich. An der Schnelligkeit und dem Umfang, in dem das geschieht, kann schon bei Krankheitsbeginn die Bösartigkeit einer Diphtherie erkannt werden.

Bleibt eine beginnende Diphtherie unbehandelt, so geht der Lokalprozeß über die Tonsillen hinaus und die Allgemeinerscheinungen verschlimmern sich. Die Beläge werden dicker und an ihren Rändern werden Ausläufer sichtbar, die von den Tonsillen auf die Gaumenbögen oder von diesen auf die Uvula und die hintere Rachenwand übergreifen. Die entzündliche Schwellung der Tonsillen wird größer, der Pharynxeingang schwillt zu, es treten Schluckbeschwerden auf, die Sprache wird gaumig, die Drüsenschwellungen am Hals verstärken sich, das Fieber kann ansteigen, aber auch abfallen. Im Urin treten Eiweiß und Formelemente auf. In dieser Art, mit mäßig umfangreichen Belägen und ohne die Tendenz zur Ausbreitung, kann sich der Krankheitsprozeß 8—10 Tage hinziehen, ehe Rückbildungserscheinungen auftreten. In der Vorserumzeit ist häufig beobachtet worden, daß Heilungsvorgänge durch Rückfälle, erneute Ausbreitung der Beläge und Erschwerung der Allgemeinsymptome unterbrochen wurden und daß sich die Krankheit 2—3 Wochen hinzog. Der *Beginn der Heilung kündigt sich durch das Auftreten einer Demarkationslinie* zwischen Belag und gesunder Schleimhaut an, dem eine Besserung des Allgemeinbefindens, eine Abschwellung der Tonsillen und der Lymphdrüsen am Hals und schließlich die Abstoßung der Beläge folgt. Unter der Wirkung des Behringschen Serums vollzieht sich die geschilderte Entwicklung bei der landläufigen, benignen Rachendiphtherie in der gleichen Weise, nur daß die Zeiten der Ausbreitung und der Heilung kürzer sind.

Der geschilderte Symptomenkomplex der *mittelschweren Rachendiphtherie* ist die *häufigste Form* der Diphtherieerkrankung. Sie tritt *vorwiegend im Kleinkindes- und Schulalter* auf, während die *Diphtherie des Säuglings* am häufigsten eine **Nasendiphtherie** ist. Klinisch verläuft sie unter dem Bild eines *blutigserösen Schnupfens* mit reichlicher Sekretion. Die Blutbeimengung in dem Sekret ist eine mäßige, so daß es nur zu einer rosafarbenen Verfärbung kommt. In der Regel sind die Naseneingänge entzündlich gerötet, exkoriiert und mit Borken bedeckt. Nasendiphtherien können sich wochenlang hinziehen. Ob in solchen Fällen der Entzündungsprozeß ein rein diphtherischer ist, steht dahin. Die diphtherischen Membranen können die gesamte umfangreiche Oberfläche der inneren Nase überziehen und einen wesentlich größeren Krankheitsherd bilden, als das bei der gewöhnlichen Rachendiphtherie der Fall ist. Auf solche ungewöhnlich umfangreiche Bacilleneinbruchsstellen ist die manchmal auffallende Stärke der Sekretion und die Schwere der Allgemeinerscheinungen und der Fernsymptome bei Nasendiphtherien zurückzuführen.

Eine dritte, besonders beim Kleinkind, aber auch schon im Säuglingsalter auftretende Diphtherieform ist die **Kehlkopfdiphtherie.** Sie bestimmte vor allem die Letalitätshöhe der letzten großen europäischen Pandemie und trat damals auch häufig bei älteren Kindern und Erwachsenen auf. Seitdem ist sie in diesen Lebensaltern selten. Nur bei einem sehr kleinen Teil der Fälle verlaufen die Dinge so, daß eine Rachendiphtherie in den Larynx hinabsteigt — *schwere progrediente Rachendiphtherien haben viel eher die Tendenz, in den Nasenrachenraum zu ascendieren als in den Kehlkopf hinabzusteigen. — Meist beginnt die Larynxdiphtherie klinisch primär als solche*, mit Allgemeinerscheinungen und Heiserkeit, die sich in Stundenfrist zur völligen *Aphonie* steigern kann. Ob freilich die Schleimhaut des Larynx wirklich die primäre Einbruchsstelle der Bacillen darstellt oder ob der Primärherd an unsichtbaren Stellen der Nase oder des Rachens sitzt, steht dahin. Gelegentlich geht der Larynxdiphtherie ein spezifisch aussehender Schnupfen um einige Tage voraus. Bei größeren Kindern, deren Kehlkopf gespiegelt werden kann, sieht man zu Beginn entzündliche Rötungen und Schwellungen an den Schleimhäuten und den Taschen der Stimmbänder, der Epiglottis und dem Aryknorpel. Die Schwellung der Schleimhäute produziert einen Reizhusten, der als rauher, bellender *Crouphusten* beginnt und schließlich völlig tonlos werden kann. Mit dem Fortschreiten der Heiserkeit treten *Atembeschwerden* ein, die nachts stärker sind als unter Tag und sich in wachem Zustand und bei Aufregungen steigern. Bleibt die Krankheit nicht in diesem Stadium stehen, bedecken sich die entzündeten Schleimhäute auch noch mit Membranen, die das Lumen des Inspirationsrohres weiter verengen, so werden Zeichen von Atemnot sichtbar. Die *Inspiration wird hörbar und stridorös* und der Kranke beginnt, die Atemluft mit verstärktem Kraftaufwand durch seine verengten Atmungswege einzuziehen. Er nimmt seine auxiliäre Atmungsmuskulatur zu Hilfe und atmet in verlangsamtem Tempo mit zurückgelegtem Kopf und ängstlichem Gesichtsausdruck. Dabei zeigen sich sehr bald *inspiratorische Einziehungen* an den Rippenbögen, den Schlüsselbeingruben und dem Jugulum,

die darauf zurückzuführen sind, daß der Kranke seinen Thorax in maximale
Inspirationsstellung bringt, durch den verengten Larynx aber nicht genügend
Luft einströmt, so daß im Thoraxraum ein Unterdruck entsteht und nach-
giebige Stellen dem von außen wirkenden atmosphärischen Druck nachgeben.
Bei stark erschwerter Inspiration wird das untere Sternumende manchmal bis
in die Nähe der Wirbelsäule eingezogen. Im wachen und ruhigen Zustande
können den Kindern in diesem Stadium noch alle Zeichen der *Cyanose* fehlen.
Ihre Ängstlichkeit und ihre Weigerung, Nahrung aufzunehmen, zeigt aber, daß
sie nur mit Aufwand aller ihrer Energie und Aufmerksamkeit Zustände des
Lufthungers und der *Erstickungsangst* vermeiden können, die prompt auftreten,
wenn sich das Kind erregt oder stark husten muß. Wenn die Kinder schlafen
wollen und sich mit dem tiefer werdenden Schlaf der gewöhnliche Atmungs-
mechanismus einstellt, treten *Erstickungsanfälle* auf, von denen die Kinder immer
wieder aus dem Schlafe gerissen werden. In diesem stärker dyspnoischen Stadium,
das sich über Nacht oder auch in Stundenfrist entwickeln kann, sind auf den
Aryknorpel und den Taschenbändern typische weiße Membranen zu sehen.
In schwereren Fällen ist die gesamte hintere Epiglottiswand mit einer Membran
überzogen, die über Taschen und Stimmbänder hinweg in die Trachea hinein-
reicht. Werden die Schwellungen der Schleimhäute stärker und die Membranen
dicker, so können die Kinder auch mit den größten Anstrengungen ihren
Sauerstoffbedarf nicht mehr decken. Sie werden cyanotisch und geraten in
einen *Dauerzustand von Lufthunger*, der sie außerordentlich matt, aber trotzdem
unruhig und ängstlich macht, sie aus dem Bett hinaus auf den Arm und von
da wieder ins Bett drängen läßt und der sich im Anschluß an eine Hustenattacke, eine Aufregung infolge einer Untersuchung oder beim Verschlucken zu
schweren Erstickungsanfällen steigert. Die Atmung wird wieder rascher, aber
oberflächlicher und die Kinder nach den immer wiederkehrenden Erstickungsanfällen matter und schließlich apathisch, um in einem letzten Anfall den
Erstickungstod zu erleiden. Aber auch wenn der Prozeß rückläufig wird, bevor
derartig hohe Grade der Stenosierung des Kehlkopflumens eintreten, wenn sich
die Membranen zu lösen beginnen und ausgehustet werden, können *im Anschluß
an eine Hustenattacke schwerste und*, wenn ein gelöstes größeres Membranstück
das Lumen verlegt und nicht rasch entfernt werden kann, *tödliche Erstickungsanfälle auftreten*.

Bei Säuglingen und schwer geschädigten kachektischen Individuen jeden
Lebensalters, häufig auch während des Status morbillosus, hat die Kehlkopfdiphtherie die Neigung, als **Bronchialdiphtherie** in den Bronchialbaum hinabzusteigen. Die Membranbildung kann sich bis in seine feinstenVerästelungen
erstrecken. Die Atmung wird dabei außerordentlich frequent und oberflächlich,
die Kinder bleich und cyanotisch und der Erstickungstod von einer gewissen
Ausbreitung der Membranen ab unvermeidlich. Bei dem heftigen Kampf der
Kranken um Luft und dem beträchtlichen, durch die Entzündung der Trachea
und der Bronchien ausgelösten Reizhusten, werden häufig membranöse Aus-
gießungen größerer und kleinerer Bronchien, manchmal sogar der Trachea und
des ganzen Bronchialbaumes ausgehustet, ohne daß es nun zu einer sichtbaren
Erleichterung der Atmung käme. Schreitet die Ausbreitung der Diphtherie-
membranen nicht so weit vor, daß die Kinder aus mechanischen Gründen den
Erstickungstod erleiden, so *erreicht* sie ihr *Schicksal* meist *durch* die regelmäßig
eintretende *komplizierende Pneumonie*.

Neben dem Kehlkopfcroup war in der Vergangenheit und ist in der Gegenwart die früher als Angina maligna, heute als **Diphtheria gravissima,** maligna
oder septica bezeichnete Krankheitsform am meisten gefürchtet. Die Übergänge
von Rachendiphtherien leichteren und schwereren Grades zur Diphtheria

gravissima sind fließende. Daß bei dieser schwersten und meist tödlichen Verlaufsform ein dritter Faktor neben den Diphtheriebacillen eine Rolle spielt, daß es sich um eine von vornherein *durch „septische Keime" komplizierte Diphtherie* handelt, ist mehrfach behauptet aber *nie erwiesen* worden. Abgesehen von dem typischen Lokalbefund an den Schleimhäuten, der beim Tier überhaupt nicht zu produzieren ist, lassen sich beim Meerschweinchen (s. o.), aber *auch bei Menschen*, die infolge von Verwechslungen mit reinem Diphtherietoxin vergiftet worden waren, *mit hohen Toxindosen die gleichen schweren lokalen Erscheinungen an den Injektionsstellen und Fernreaktionen in einem so kurzen zeitlichen Abstand voneinander produzieren, wie es für die Diphtheria gravissima charakteristisch ist. Nach untertödlichen* oder *knapp tödlichen Toxindosen verlängern* sich beim Menschen ebenso wie beim Meerschweinchen *die Zeitabstände zwischen Lokal- und Fernreaktionen* in der gleichen Weise, *wie das bei schwereren, aber nicht foudroyant verlaufenden menschlichen Spontandiphtherien der Fall ist. Bei Mensch und Tier lassen sich also mit reinem Diphtherietoxin je nach der Höhe der Toxindosierung alle Symptomenbilder der menschlichen Spontanerkrankung produzieren.* Die Annahme einer septischen Komplikation ist also für die Erklärung der Malignität einer Diphtherieerkrankung nicht notwendig.

Für die *Diphtheria gravissima* ist charakteristisch, daß sie sozusagen *von vornherein maligne Züge* trägt. Schon aus der Beschreibung der alten Epidemien geht hervor, daß es neben verschleppten, nicht abheilenden, rekurrierenden und schließlich nach Wochen tödlichen Rachendiphtherien eine Verlaufsform gibt, die schon in den ersten 24 Stunden schwerste Lokal- und Allgemeinreaktionen hervorruft. Über Nacht kann sich aus einer harmlos aussehenden, diffusen Rötung des Rachens oder einem Angina lacunaris-ähnlichen Halsbefund der Symptomenkomplex der Diphtheria gravississima mit seiner infausten Prognose entwickeln. Die Geschwindigkeit, mit der sich die Bacillen an der Einbruchsstelle ausbreiten, und den lokalen Erscheinungen Fern- und Allgemeinsymptomen folgen, ist eines der obligatorischen Zeichen der Diphtheria gravissima. Der Lokalbefund trägt meist Sonderzüge, kann aber im Ausnahmefall dem einer mittelschweren Rachendiphtherie gleichen. Meist zeichnen sich die *Beläge* durch ihre *ungewöhnliche Ausdehnung,* ihre *Verfärbung* ins *bräunliche* und einen *fetiden Geruch* aus. Die Beläge können sich auf die gesamte Schleimhaut des Rachens, des weichen und harten Gaumens und bis auf die Höhe der Backenzähne erstrecken. Die bräunliche Verfärbung, die auf *Schleimhautblutungen und* die *fetide Zersetzung der Coagula* zurückzuführen ist, kann bei rapid verlaufenden Fällen fehlen, wenn nämlich die Patienten zugrunde gehen, bevor die für die Diphtheria gravissima charakteristische Blutungsneigung aufgetreten ist. In solchen Fällen ist dann der rein diphtherische Geruch der Membranen in intensivster Weise wahrzunehmen. Schleimhaut- und Hautblutungen machen in der Regel die Prognose einer ausgedehnten Rachendiphtherie infaust. Neben dem Umfang der Beläge und der Blutungsneigung ist am Lokalherd weiterhin charakteristisch, daß der diphtherische Prozeß eine Tendenz zum Aufsteigen in die Nasenhöhle, fast nie aber zum Absteigen in den Larynx hat. Der Stärke der Lokalreaktionen entspricht die *Mitbeteiligung der zugehörigen Lymphdrüsen* und der umgebenden Gewebe. Nicht nur in unmittelbarer Nähe der entzündlichen Nasen- und Rachenschleimhäute selbst, sondern auch am Hals und manchmal bis auf den Thorax und das Gesicht reichend, bildet sich ein *mächtiges, teigiges Ödem.* Die Drüsen am Kieferwinkel sind stark angeschwollen und diese Drüsentumoren zusammen mit dem Ödem rufen eine Verdickung des Halses hervor, die an die fetten Hälse alter Männer erinnert und von den Franzosen mit dem Hinweis auf altrömische Büsten „juge consulaire" bezeichnet worden ist. Mit ihrer durch die *Schwellung der Tonsillen* und *der Nasen- und Rachenschleimhäute,* die *mächtige Membranbildung* und das *kollaterale Ödem erschwerten Atmung,* ihrem *zurückgebeugten Kopf,* dem *matten Blick,* der *totenähnlichen* Blässe und ihrem *aus Nase und Mund fließenden,* einen *fürchterlichen Geruch verbreitenden Sekreten* bieten *die Kranken* einen *hoffnungslosen Anblick.* Das beschriebene Krankheitsbild kann innerhalb 12—36 Stunden entstehen. Meist braucht es allerdings 2—3 Tage zu seiner vollen Entwicklung. Dem Charakter des Lokalbefundes entspricht die Schwere der Fernreaktionen. Das Krankheitsgefühl ist ein außerordentlich schweres. Fieber besteht in der Regel nicht. In manchen Fällen treten nach 24 Stunden sogar *Untertemperaturen* auf. Im Harn findet man reichlich Eiweiß, Leukocyten, Zylinder und spärlich rote Blutkörperchen. Je nach der Schwere des Falles treten in den folgenden 24—48 Stunden Zeichen von Blutungsneigung und Kreislaufschwäche auf. Die Extremitäten fühlen sich auffallend kühl an, der Puls wird weich, das *Herz beginnt zu dilatieren,* seine Töne sind gespalten und leise, die *Leber vergrößert* sich. Die Kinder bekommen die *für schwer Kreislaufgestörte charakteristische Angst und Unruhe.* Sie *erbrechen* und bekommen *Bauchschmerzen,* die auf eine akute Leberschwellung oder auf Embolien der Bauchgefäße zurückgeführt werden. Die Extremitäten fühlen sich kalt an, der Puls wird unfühlbar klein, der Blutdruck sinkt auf niedrigste Werte, das Herz dilatiert weiterhin stark nach allen Seiten und die Schlagfolge zeigt deutlichen Galopprhythmus. Noch in der ersten, manchmal auch erst am Ende der zweiten Woche tritt dann der Tod, meist ganz plötzlich, im Anschluß an eine kleine Aufregung oder Anstrengung ein.

Seltener als die Schleimhäute der Nase, des Rachens, und des Larynx werden die anderer Organsysteme befallen. Bei jüngeren Kindern folgt auf diphtherische Erkrankungen des Nasen- oder Rachenraumes manchmal eine *Otitis media,* von der schwer zu entscheiden ist, ob sie primär durch die Wirkung des Diphtheriebacillus oder durch das Virulentwerden unspezifischer Eitererreger infolge der Verlegung der Tuben und der darauf folgenden Sekretstauung zustande kommt. Ab und zu werden die Schleimhäute der Lippen und der Zunge befallen, die des Zahnfleisches anscheinend nie. Häufiger sind *Diphtherien der Conjunctiven,* die primär, aber auch sekundär im Verlauf von Nasen- oder Rachendiphtherien auftreten können. Sie sind meist einseitig, führen zu einer starken Entzündung und Schwellung der Conjunctivae palpebrarum und bulbi, zur Bildung zarter Membranen, zur Produktion eines blutigserösen Sekretes und eines mächtigen Ödems der Augenlider. Schwere Verlaufsformen können zur Mitbeteiligung der Cornea und zur Erblindung führen. Etwas seltener als die Conjunctiven wird die *Vulva* befallen. Es entstehen dabei mit Membranen bedeckte, Pfennig- bis Markstückgroße mißfarbene Geschwüre, in anderen Fällen umfangreiche Membranbildungen mit mächtiger Schwellung und Ödembildung der Labien und Leistendrüsen und schwere Allgemeinerscheinungen. Manchmal befällt der Diphtheriebacillus auch *Hautwunden.* In die unverletzte Haut kann er nicht eindringen. Meist handelt es sich um vernachlässigte Wunden, in denen neben Diphtheriebacillen eine ganze Reihe von Eitererregern gefunden wird. Ob nun der Diphtheriebacillus in solchen Wunden pathogen wirkt oder lediglich als Saprophyt anwesend ist und ob bei der vielbesprochenen *Nabeldiphtherie des Neugeborenen* seine Gegenwart die Gefahr der Wundinfektion erhöht oder ob er sich lediglich in den Wundsekreten leicht vermehrt, ohne an der Infektion als solcher aktiv beteiligt zu sein, steht dahin. In anderen Fällen dagegen, auf intertriginösen Hautstellen oder auf der macerierten Haut der Lippen und Wangen im Verlauf von Nasen- und Conjunctivaldiphtherien, finden sich Membranen, die vorwiegend Diphtheriebacillen enthalten und auf spezifische Behandlung sofort zurückgehen.

Bei der landläufigen, benignen Rachendiphtherie sind häufig, bei schweren Verlaufsformen regelmäßig, bis zur Abheilung des Lokalherdes Fernsymptome an den Nieren nachweisbar. Man findet *im Urin reichlich Eiweiß, hyaline* und *epitheliale Zylinder* und vereinzelte *Erythrocyten*. Diesem *nephrotischen Befund* entsprechen degenerative Veränderungen der Nierenepithelien und das Intaktbleiben des Gefäßapparates. Der Grad der Nierenschädigung geht über die gewöhnliche febrile Nephrose hinaus und ist auf eine spezifische Toxinwirkung zurückzuführen. Schwerere Nierenbefunde sind bei leichten Diphtherien selten, bei schweren die Regel. Prognostische Schlüsse lassen sich aber aus ihnen nicht ziehen. Kreislaufstörungen, wie sie bei der Diphtheria gravissima auftreten und zum *Diphtheriefrühtod* führen, sind bei mittelschweren Rachendiphtherien und bei Larynxstenosen vor der Abheilung des Lokalprozesses nicht zu beobachten, obwohl im letzten Fall der Herzmuskel einer enormen Beanspruchung unterliegt. Gelegentlich verursacht auch eine mittelschwere, rasch abheilende Rachendiphtherie schwere und manchmal sogar tödliche Kreislaufstörungen, die auf ihrer Höhe völlig dem oben beschriebenen, zum *Diphtheriefrühtod* führenden Krankheitsbild gleichen. Was sie aber von den Kreislaufstörungen der Diphtheria gravissima unterscheidet, ist das langsamere Tempo, mit dem sie sich entwickeln und der wesentlich spätere Termin ihres Auftretens. Sie führen zum **Diphtheriespättod,** der erst nach 4—6 Wochen und noch später nach dem Abheilen des diphtherischen Krankheitsherdes eintritt. Von Schädigungen des Kreislaufsystems ist auffallenderweise selbst bei schweren Larynxstenosen wenig zu sehen. Der beste Beweis dafür ist die Fähigkeit solcher Kinder, sich auch aus den schwersten Erstickungszuständen wieder zu erholen. Diese unverwüstliche Kraft ungeschädigter kindlicher Herzen muß der Arzt kennen, damit er die Versuche, an einer Larynxstenose „erstickte" Kinder wieder zum Leben zurückzubringen, nicht vorzeitig aufgibt und auch bei völlig schlaffen, pulslosen, totenbleichen Kindern noch unermüdlich versucht, operativ und mit künstlicher Atmung Hilfe zu bringen.

Neben den postdiphtherischen Schädigungen des Kreislaufes kommen nach schwereren Initialerkrankungen häufig Störungen von seiten des peripheren Nervensystems, ausgedehnte **Lähmungen** zur Beobachtung. Sie treten in unmittelbarer Nähe des Krankheitsherdes, aber auch in weiteren Entfernungen von ihm und in der Regel erst nach seiner Abheilung auf. Die motorischen Funktionen sind stets am schwersten getroffen. Es handelt sich um *schlaffe Paresen oder Lähmungen.* Parästhesien und Sensibilitätsstörungen treten bei jungen Kindern völlig in den Hintergrund und sind nur bei älteren gelegentlich feststellbar. *Der früheste Termin der Neuritis* ist das Ende der 2. Woche, meist beginnt sie aber erst in der dritten. Sie kann aber auch erst 4—6 Wochen nach Krankheitsbeginn einsetzen und in anderen Fällen in der 3. Woche beginnen und sich bis zur 10. und 12. hinziehen. Als häufigste und für die Diphtherie *pathognomonische Lähmung tritt* eine *Gaumensegellähmung* auf. Die Sprache wird näselnd und in schweren Fällen fließen flüssige Speisen beim Schlucken aus der Nase, weil der Nasenabschluß infolge einer Parese oder Lähmung des Gaumensegels nicht gelingt. Bei der Racheninspektion sieht man das Gaumensegel schlaff herunterhängen, beim Stimmgeben oder nach Berührung mit dem Spatel hebt es sich nicht oder nur unvollständig. Neben dem Gaumensegel sind die vom Nervus abducens und oculomotorius versorgten Augen- und Irismuskeln am häufigsten betroffen. Es kommt vor allem bei Schulkindern zu einer *typischen,* rasch auftretenden *Akkommodationslähmung* mit der Unfähigkeit, die Schulaufgaben, vor allem das Lesen, zu erledigen. Sehr häufig verschwinden die Patellarsehnenreflexe mit oder ohne gleichzeitige Gaumensegel- oder Augenmuskelstörungen. Ihrem Verschwinden können

Paresen, aber auch völlige Lähmungen der unteren Extremitäten folgen, die auf die gesamte quergestreifte Muskulatur übergehen können. Der Tod tritt ein, wenn das Zwerchfell völlig gelähmt ist. Der *Diphtheriespättod* kann also sowohl ein Herz- als ein Lähmungstod sein. Als isolierte *Lähmung* ist die *der Nackenmuskulatur für die postdiphtherische Neuritis pathognomonisch*. Man sieht häufig, daß die Lähmungen in dem einen Muskelgebiet zurückgehen, während sie in anderen neu auftreten. Erfolgt der Tod nicht durch Zwerchfellähmung, so tritt stets völlige Heilung ein. Blasen- und Mastdarmfunktionen bleiben bei der postdiphtherischen Neuritis stets intakt. Man findet bei ihr, ebenso wie bei Neuritiden anderer Ätiologie, manchmal Eiweiß und Zellen im Liquor vermehrt. Im Blute treten keine für Diphtherie typischen Veränderungen auf und der Verdauungstrakt bleibt intakt.

Pathogenese. Was die Pathogenese der Diphtherie anbelangt, so steht ohne irgendeinen Zweifel fest, daß im Toxin das wirkliche krankmachende Agens zu erblicken ist. An welcher Stelle es angreift und die oben beschriebene, zum Diphtheriefrühtod führende Kreislaufschwäche herbeiführt, kann nicht mit Sicherheit gesagt werden. Bei ganz foudroyant verlaufenden Fällen ist außer Blutungen und einer auffallenden Zerreißlichkeit des Herzmuskels kein greifbarer Befund an dem dilatierten Herzen zu erheben. Bei Todesfällen in der 2. Woche findet man *fettige Degenerationen der Muskelfasern* und interstitielle Entzündungserscheinungen. Handelt es sich um einen Diphtheriespättod, so findet man das klassische Bild der *Myodegeneratio cordis*. Es ist die Frage erhoben worden, ob diese Veränderungen am Herzmuskel auf eine direkte Toxinwirkung zurückgeführt oder als Folgen einer primären Vergiftung seiner nervösen Elemente angesehen werden müssen. Im letzteren Fall wird angenommen, daß eine Vasomotorenlähmung zu einer unzureichenden Durchblutung des Herzmuskels und auf diesem Wege zu seiner Degeneration führt. Nach einer anderen Version sollen infolge einer Läsion des Vagus trophische Störungen eintreten. Ob es sich bei der Vasomotorenlähmung um eine periphere oder zentrale handelt, ist strittig. Die Tatsache, daß auch bei der menschlichen Spontandiphtherie und bei der Vergiftung des Menschen mit reinem Toxin schwere *Veränderungen an der Nebennierenrinde*, also an der Adrenalinbildungsstelle, auftreten, wird als Argument für den peripheren Charakter der Lähmung angeführt.

Mit einer gewissen Wahrscheinlichkeit kann angenommen werden, daß sowohl der Herzmuskel als auch die Vasomotoren und die Nebennieren direkt und primär vom Toxin geschädigt werden können und daß die klinischen Bilder im Einzelfall davon abhängen, welches Funktionsgebiet am schwersten betroffen oder freigeblieben ist. In manchen Fällen handelt es sich neben der Myocard- oder Vasomotorenschädigung um *Läsionen des Reizleitungssystems*, die mehrfach elektrokardiographisch und histologisch sichergestellt wurden. Der Symptomenkomplex des *Herzblockes* wird relativ häufig durch diphtherische Schädigungen hervorgerufen. Histologisch bieten die postdiphtherischen Lähmungen das Bild toxischer Neuritiden. Ob es sich um rein periphere oder neuromyelitische Schäden handelt, ist nicht sicher bekannt.

Komplikationen. Bei den bisher geschilderten Symptomenkomplexen, gleichgültig ob sie Früh- oder Spätsymptome sind, handelt es sich um echte diphtherische Reaktionen. Als echte Komplikationen treten Bronchopneumonien vor allem bei Larynx-, Trachea- und Bronchialdiphtherien, aber beim Säugling auch nach spezifischen Erkrankungen des Nasenrachenraumes auf. Bronchopneumonien häufen sich vor allem nach Tracheotomien bei Säuglingen, wenn durch die Ausschaltung der die Atemluft entkeimenden Nasen- und Rachenschleimhäuten der Abstand zwischen dem unteren Respirationstrakt und der keimhaltigen Außenwelt stark verringert wird.

Immunität. Diphtherische Erkrankungen hinterlassen eine *Immunität*. Im Blute von Diphtherierekonvaleszenten tritt ein Antikörper gegen das Toxin, ein spezifisches *Antitoxin* auf, das empfängliche Individuen sowohl vor Infektionen mit lebenden Diphtheriebacillen als auch vor Toxinvergiftungen schützt. Eine bestimmte Menge Antitoxin entgiftet im Organismus eines empfänglichen Tieres nur einen bestimmten Maximalbetrag Toxin. Wird dieses Maximum überschritten, so treten Vergiftungserscheinungen wie bei unvorbehandelten Tieren auf. Das Antitoxin verbraucht sich also in der Reaktion mit dem Toxin und wirkt nicht wie ein Ferment. Die entgiftende Reaktion zwischen Toxin und Antitoxin tritt auch im Reagensglas ein. Gibt man zu einer bekannten Toxinmenge soviel Antitoxin, daß es gerade entgiftet wird, so braucht man die 2- oder x-fache Menge von Antitoxin, wenn die 2- oder x-fache Menge des gleichen Toxins entgiftet werden soll *(Gesetz der Multipla)*. Eine Antitoxinmenge, die das Meerschweinchen gerade vor 100 tödlichen Toxindosen schützt, wird eine *Antitoxineinheit* genannt. Toxin und Antitoxin reagieren miteinander nach dem Muster von Säuren und Basen, die sich quantitativ in der Reaktion verbrauchen und ein Salz bilden, das weder Säure- noch Basen-, sondern andere Eigenschaften besitzt. Bei einer aktiven, spontan erworbenen Immunität kann eigentlich der Antitoxintiter des Blutes nicht ohne weiteres, wie bei einer passiven Immunisierung, als Ausdruck für die Höhe der vorliegenden Immunität betrachtet werden. *Eine aktive Immunität setzt* sich *aus* einem *kinetischen* und einem *potentiellen Faktor zusammen.* Neben dem *Blutantitoxin,* das den *kinetischen Anteil* der Immunität darstellt, besitzt der Immune noch die Fähigkeit, rascher als der empfängliche Immunkörper zu bilden, und ins Blut zu werfen *(potentielle Immunität)*. Wenn es nun aber auch denkbar ist, daß der kinetische Anteil gering und der potentielle sehr stark ausgebildet sein kann, so daß Infektionen wegen des geringen Antitoxintiters wohl haften können, wegen der abnorm raschen und reichlichen Antitoxinbildung aber so rasch abgedrosselt werden, daß sie unterschwellig verlaufen und die Bestimmung der Antitoxinkonzentration allein ein falsches Bild von der Höhe der Immunität geben könnte, wird ein gewisser Blutantitoxintiter in der Praxis als Indikator für das Bestehen einer ausreichenden Immunität verwandt (s. w. u.).

Im Organismus können *Toxin und Antitoxin nur in den Körpersäften* und nicht in den Zellen miteinander *reagieren.* Dieser Schluß ergibt sich aus den im folgenden beschriebenen Experimenten, mit denen die Grenzen der Antitoxintherapie bei der menschlichen Spontandiphtherie aufgezeigt werden. Injiziert man Meerschweinchen *Toxin* in die *Blutbahn,* so *verschwindet* es schon *nach Minutenfrist* aus ihr. Seine Verwandtschaft zu den Geweben ist offensichtlich eine so große, daß es umgehend aus dem Blut gerissen und an sie gebunden wird. Antitoxin dagegen verschwindet nur allmählich aus der Blutbahn, sei es, daß seine Affinität zu den Körperzellen geringer ist oder daß es schwerer aus der Blutbahn hinausdiffundieren kann als das Toxin. Injiziert man einem Tier zuerst Antitoxin, so ist es praktisch vor jeder entsprechenden Toxinmenge zu schützen, da das Gesetz der Multipla unter diesen Umständen annähernd gilt (Versuchsanordnung I). Wird aber der Versuch so angestellt, daß man erst Toxin und nach Minuten- oder Stundenfrist, wenn das Toxin aus dem Blut verschwunden ist, Antitoxin injiziert, so benötigt man, um einige tödliche Dosen zu entgiften, nach $^1/_2$ Stunde schon das 10fache der neutralisierenden Antitoxinmenge. Nach 1 Stunde ist auch bei der Verwendung einer vieltausendfach neutralisierenden Antitoxinmenge keine Entgiftung mehr zu erreichen und der Tod nicht mehr aufzuhalten (Versuchsanordnung II). Wenn also (erste Versuchsanordnung) das Antitoxin im Blute anwesend ist, bevor das Toxin in die Blutbahn eintritt, findet eine Reaktion zwischen beiden und eine Entgiftung statt. Sie bleibt aber aus, wenn das Toxin aus der Blutbahn verschwunden ist und dann erst Antitoxin gegeben wird. Werden Toxin und Antitoxin in Mengen, die sich in vitro gerade neutralisieren, gleichzeitig, aber an getrennten Stellen ins Blut injiziert, so gilt wieder annähernd das Gesetz der Multipla und das Tier ist praktisch vor jeder Toxindosis zu schützen. Ist aber die Bindung Toxin→ Zelle einmal eingetreten und eine tödliche Dosis fixiert worden, so ist das Tier mit Antitoxin nicht mehr zu retten (Versuchsanordnung II). *Antitoxin heilt* also *nicht. Es kann lediglich, als Block in der Blutbahn liegend, die Bindung Toxin → Zelle verhindern.* Die *Schlüsse* aus diesen Experimenten *für die Antitoxinanwendung* bei der *menschlichen Spontandiphtherie* liegen auf der Hand: *wird Antitoxin erst dann verabreicht, wenn eine tödliche Dosis schon vor Stundenfrist* oder länger an lebenswichtige Gewebe *gebunden* wurde, wie das für die als Diphtheria gravissima imponierenden Fälle angenommen werden muß, so ist eine *Antitoxinwirkung* nicht mehr zu erwarten und die Menschen sterben unrettbar. *Das Serum hat in solchen Fällen nicht versagt,* denn es wird ja von ihm etwas verlangt, was es seinem Wesen nach garnicht leisten kann. Versagt haben in solchen Fällen 1. entweder die Erzieher, die das Kind nicht schon beim allerersten Krankheitsbeginn zum Arzt brachten oder 2. der Arzt, der auch nur um 1 Stunde zu spät den schützenden Antitoxinblock im Blut anlegte oder 3. der Organismus des Kindes, von dem der Wachstumstendenz der Diphtheriebacillen zu wenig Widerstand entgegengesetzt wurde oder bei dem als Individualvariante eine abnorm hohe Verwandtschaft seiner lebenswichtigen Gewebe zum Diphtherietoxin bestand. Daß es *bei einem Diphtherieverdacht falsch* ist, das *Ergebnis der bakteriologischen Untersuchung abzuwarten* und verfehlt, eine als solche erkannte leichte Diphtherie erst spritzen zu wollen, wenn sich Verschlechterungen einstellen und *daß unsere Antitoxintherapie sensu strictori keine Therapie, sondern eine Prophylaxe ist, die lediglich verhindert, daß weiterer Schaden geschieht, die aber keinen schon angerichteten Schaden heilen kann — muß Allgemeingut der Ärzteschaft sein.*

Mit dem Abheilen des Lokalherdes verliert der Diphtherierekonvaleszent in der Regel noch nicht sein *Ansteckungsvermögen.* Ein hoher Prozentsatz beherbergt noch wochen-, ja monatelang virulente Diphtheriebacillen im Nasopharynx. Neben solchen, die nach der Erkrankung zu *Dauerausscheidern* geworden sind, gibt es aber noch andere Typen, *Keimträger,* die ohne oberschwellige, subjektiv empfundene Erkrankung Diphtheriebacillen auf ihren oberen Schleimhäuten beherbergen. In der Umgebung von Diphtheriekranken kann der Prozentsatz solcher *Keimträger* bis zu 12% anwachsen. Ihr Anteil an der Gesamtbevölkerung wird in diphtheriearmen Zeiten auf Grund von Massenuntersuchungen an gesunden Schulkindern und Erwachsenen in Großstädten auf 0,5—5% geschätzt. Da also der *Diphtheriebacillus* wie der Masern-, Pocken-, Varicellen- und Keuchhustenerreger *durch Tröpfcheninfektion* verbreitet wird und die *Keimstreuer* in beiden Fällen *unerkennbar* sind, muß seine Verbreitung und die *En- und Epidemiologie der Diphtherie* den gleichen Gesetzen unterliegen, wie die der genannten Zivilisationsseuchen. Es bestehen aber gewisse Unterschiede zwischen der erstgenannten Krankheitsgruppe und der Diphtherie, die auch für Scharlach, die Poliomyelitis acuta, den Mumps, die Meningokokkenerkrankungen und die Tuberkulose gelten. Bei der ersten Gruppe mit ihren absolut pathogenen Keimen, führt die erste Infektion zwangsläufig zur Krankheit, bei der zweiten nur im Ausnahmefall. Daß aber die Erreger der zweiten Krankheitsgruppe ebenso unvermeidbar und „ubiquitär" sind wie die der ersten, und zivilisierte Bevölkerungen nach den gleichen Gesetzen durchseuchen wie jene, kann einwandfrei nachgewiesen werden. Bei der zweiten Erregergruppe folgt zwar *nicht auf jeden ersten Infekt zwangsläufig eine Erkrankung, wohl aber eine Umstimmung des Organismus. Die unterschwellig verlaufenden Infekte führen* ebenso wie die klassischen Erkrankungen *zu einer Immunität*. Ob schon der erste stumme Infekt zur Ausbildung einer haltbaren Immunität genügt, oder ob das erst nach mehreren Infekten der Fall ist, steht dahin. Ebenso wie sich nun bei der Tuberkulose der stattgehabte Infekt, die Resistenzerhöhung und die Altersverteilung der Infizierten und Resistenten durch einen immunbiologischen Test feststellen läßt (Tuberkulinüberempfindlichkeit), kann bei der Diphtherie das Bestehen einer Immunität, die Altersverteilung der Immunen und damit die Häufigkeit und Altersverteilung der Infekte und ihre Beziehungen zu Umweltseinflüssen ermittelt werden. Mit solchen Tests (Schick-Test bei der Diphtherie, Dick-Test beim Scharlach) hat sich nachweisen lassen, daß der Durchseuchungsmodus, das mittlere Infektionsalter und die Altersverteilung der Immunen bei Masern, Pocken, Varicellen, Keuchhusten, Tuberkulose, Scharlach und Diphtherie die gleichen sind und von den gleichen Umweltsfaktoren abhängen.

Soll festgestellt werden, ob ein Mensch diphtherieimmun ist oder nicht, so ist zu prüfen, ob sein Blut Antitoxin enthält (kinetische Immunität) oder ob er schneller als empfängliche Menschen Antitoxin zu bilden vermag (potentielle Immunität). Der Antitoxingehalt des Blutes kann direkt bestimmt werden, indem man bekannte Serum- und Giftmengen mischt und im Tierversuch prüft, bei welchem Mischungsverhältnis eine Entgiftung auftritt. Schick prüft den Immunitätszustand in der Weise, daß er eine bekannte Menge Diphtherietoxin intracutan injiziert und feststellt, ob eine Entzündungsreaktion eintritt oder nicht. Er fand, daß nach der intracutanen Injektion von $^1/_{50}$ tödlicher Meerschweinchendosis Entzündungen an der Injektionsstelle ausbleiben, wenn das Serum des betreffenden Menschen mindestens 0,03 normal ist, d. h. wenn 1 ccm seines Serums 30 tödliche Meerschweinchendosen entgiftete. Ein Mensch von 13 kg Gewicht, 1 kg Blut und 500 ccm Serum hat dann soviel Antitoxin in seiner Blutbahn, daß er 15 000 tödliche Meerschweinchendosen entgiften kann. Ist kein Antitoxin im Serum enthalten oder der Titer niedriger als 0,03 normal, so entsteht an der Injektionsstelle eine scharf begrenzte Rötung und Infiltration von 15—25 mm Durchmesser, deren Intensität während weiterer 24—48 Stunden zunimmt und in der Regel unter Pigmentierung abblaßt. Die Ablesung findet frühestens nach 48 Stunden, spätestens nach 5 Tagen statt. Da der Mensch mit ansteigendem [Alter gegen die in der Bakterienbouillon enthaltenen unspezifischen Stoffe überempfindlich wird, muß jenseits des 5. Lebensjahres neben der intracutanen Injektion von Toxin eine Parallelinjektion mit einer gleichen Probe gekochten Giftes gemacht werden. Erst durch den Vergleich der beiden Lokalreaktionen ist dann erkennbar, ob und in welchem Umfang eine Pseudoreaktion vorliegt. Die Erfahrung hat gezeigt, daß Menschen mit einem negativen Schick-Test immun gegen Spontanerkrankungen sind. Daß dies aber auch bei einem niedrigeren Antitoxintiter der Fall sein kann, wenn der potentielle Teil der Immunität, das Vermögen rasch Antitoxin neu bilden zu können, gut entwickelt ist, wurde weiter oben hervorgehoben. Da zur Überwindung eines diphterischen Spontaninfektes nicht nur eine Neutralisation des Toxins, sondern auch antibakterielle, gegen die Aggressivität der Bacillen selbst gerichtete Kräfte notwendig sind, ist verständlich, daß ein Mensch mit einem unter gewöhnlichen Umständen ausreichenden Blutantitoxintiter erkrankt, wenn seine antibakterielle Abwehr schlecht ausgebildet ist. Versagt dieser Teil der Immunität, so wird ihm aber in der Regel sein antitoxischer, sein Blutantitoxin und sein Vermögen rasch Antixon bilden zu können, vor lebensbedrohenden „Fernreaktionen" bewahren.

Mit dem Schick-Test wurde in Massenuntersuchungen gezeigt, daß Neugeborene und Säuglinge bis zum 6. Monat fast regelmäßig Schick-negativ und immun sind. Ihr Antitoxin stammt ebenso wie die Immunkörper gegen Masern in diesem Alter von der immunen Mutter und wird diaplacentar und mit der Milch übertragen. *Am Ende des ersten Lebensjahres ist der Prozentsatz der Immunen am niedrigsten* und steigt während des Kleinkind- und Schulalters um so rascher an, je höher die Wohnungsdichte ist. *Mit Schulausgang ist die überwiegende Mehrzahl der städtischen Bevölkerung immun.* Die mit den Immuntesten (Tuberkulin, Diphtherietoxin) erfaßbaren und die an der Altersverteilung der oberschwelligen Reaktionen sichtbaren Durchseuchungskurven verlaufen in Großstädten bei Tuberkulose, Masern, Diphtherie, Keuchhusten und Windpocken parallel.

Die Immunität gegen Diphtherie ist nicht so zuverlässig wie die gegen Masern und Pocken. Es wird häufiger als dort von Zweiterkrankungen berichtet. Dabei ist aber nicht zu vergessen, daß der Diphtheriebacillus sozusagen ein banaler, auch unter der gesunden Stadtbevölkerung weit verbreiteter Keim ist und daß nicht jede Angina, bei der Diphtheriebacillen gefunden werden, eine diphtherische sein muß.

Diagnose. Bei der fundamentalen Wichtigkeit der möglichst frühzeitigen Antitoxinanwendung ist die Diagnose der Diphtherie mit den einfachsten, keinen Zeitverlust bedingenden Methoden zu stellen. Der kulturelle Nachweis von Diphtheriebacillen darf wegen der vom Staat verlangten Isolierungs- und Desinfektionsmaßnahmen um den Erkrankten herum und zur Kontrolle der klinischen Diagnose nicht unterlassen werden. Für den Entschluß zur Vornahme der Serumtherapie kommt er aber bei diphtherieähnlichen, mit Membranbildung einhergehenden Lokalbefunden gar nicht in Betracht. Ein wesentliches Hilfsmittel für die sofortige Diagnose ist dagegen der *mikroskopische Nachweis von Diphtheriebacillen* in Abstrichpräparaten von verdächtigen Membranen (Methylenblaufärbung). Am besten wird dazu am Rande der Beläge abgestrichen. Von dem Mißlingen des Bacillennachweises darf aber das therapeutische Handeln nicht abhängig gemacht werden, wenn andere Momente für Diphtherie sprechen. Von einfachem *Schnupfen* unterscheidet sich der *diphtherische* des Säuglings durch sein reichliches blutig-seröses Sekret. Bei jungen Säuglingen ist er gelegentlich vom *luischen Schnupfen* abzugrenzen. Da sich eine Lues nur selten mit einem einzigen Symptom manifestiert, ist der Nachweis anderer luischer Zeichen und die in der Regel geringe Sekretion der luischen Rhinitis differentialdiagnostisch zu verwenden. Bei älteren Kindern kann die *Rhinitis Skrofulöser* diagnostische Schwierigkeiten machen. Ist die Sekretion nicht allzu stark, fehlen ihr Blutbeimengungen und weisen Drüsenschwellungen und Phlyktänen auf den Symptomenkomplex der Skrofulose hin, so wird auch hier die Diagnose Diphtherie bei einem mißglückten Bacillennachweis im Ausstrichpräparat unwahrscheinlich. Einseitig blutig-seröse oder blutig-eitrige Sekretion aus der Nase muß den Verdacht auf einen Fremdkörper wecken. Eine *diphtherische Angina* mit ihren zusammenhängenden weißen, spezifisch riechenden, über die Tonsillen hinaus auf die Uvula und die Gaumenbögen übergreifenden Membranen ist gar nicht zu verkennen. Ganz zu Beginn kann eine Rachendiphtherie allerdings klinisch von einer *Angina follicularis* oder *Angina lacunaris* nicht zu unterscheiden sein. Bei beiden Anginaformen treten weiße Stippchen auf, die sich von den diphtherischen dadurch unterscheiden, daß ihnen die Neigung zur Ausbreitung fehlt. Neben dem bei unspezifischen Anginen in der Regel hohen Fieber und den deutlichen Halsbeschwerden muß der Zeitfaktor die folgenden 5—6 Stunden die Entscheidung bringen, wenn der Abstrichbefund negativ ist. Solche Anginen sind nach 5—6 Stunden nochmals in Augenschein zu nehmen und bei deutlicher Vergrößerung der „Stippchen" Antitoxin zu verabreichen. Die Beläge einer Angina lacunaris sind leicht abwischbar und haften an Wattebäuschen. Sie haben außerdem eine gelblichere Farbe und einen ganz anderen Geruch als diphtherische und lassen sich wegen ihrer Fibrinarmut zwischen Objektträgern leicht verschmieren. Bei ungewöhnlich ausgebreiteten, unspezifisch aussehenden Belägen sind diese Momente neben dem Fehlen der Diphtheriebacillen gegen das Vorliegen einer Diphtherie zu verwenden. *Aphthöse Anginen* können wegen ihrer rundlichen Geschwüre und eine *Scharlachangina* wegen des dazugehörigen, über die Tonsillen auf die Schleimhäute des harten und weichen Gaumens hinausgehenden Enanthems kaum mit diphtherischen verwechselt werden. Im letzten Fall spricht vor allem das Mißverhältnis zwischen Rachenbefund und Temperaturhöhe für Diphtherie, denn eine ausgesprochene Scharlachangina mit deutlichen Belägen macht in der Regel hohes Fieber. Das gilt auch für *nekrotische Scharlachanginen mit mißfarbigen Belägen,* während eine Diphtheria gravissima mit einem ähnlichen Lokalbefund normale oder Untertemperaturen zeigt. Die Differentialdiagnose zwischen Diphtherie und *Angina* Plaut-Vincent kann manchmal nur mikroskopisch mit dem Nachweis von Spirochäten und dem Bacillus fusiformis für den einen und Diphtheriebacillen für den anderen Fall gestellt werden. Geruchsempfindliche Personen leitet allerdings der ganz verschiedene Geruch der beiden Anginen auf die richtige Spur. *Luische Plaques der Tonsillen* und des Gaumens mit ihrer weißlichen Verfärbung und ihrem wallartigen Rand können nur bei oberflächlicher Betrachtung mit den dicken, fibrinreichen Diphtheriebelägen verwechselt werden. Von größter Wichtigkeit ist es, *Larynxdiphtherien* möglichst frühzeitig zu erkennen, um durch rechtzeitige Antitoxingaben ein Fortschreiten der entzündlichen Schwellungen, eine weitere Verdickung und Ausbreitung der Membranen und damit auch chirurgische Eingriffe zu vermeiden. Am häufigsten entstehen differentialdiagnostische Schwierigkeiten zwischen dem diphtherischen und dem sog. *Pseudocroup*. Der Pseudocroup tritt meist nachts auf und kann in Stundenfrist zu lautem bellenden Husten und schweren Stenoseerscheinungen führen. Heiserkeit beträchtlichen Grades beobachtet man dabei nicht. Die Atemnot bessert sich gegen Morgen und verschwindet den Tag über fast völlig, um in manchen Fällen in der zweiten Nacht wiederzukehren. Beim echten Diphtheriecroup ist in der Regel die Stimme deutlich heiser und die Atemnot bessert sich mit dem Fortschreiten der Nacht und am anderen Tag nicht, sondern wird schlimmer. Mit diesen beiden Differenzen und einer dritten, daß die Atemnot beim diphtherischen Croup extrem selten so rasch entsteht wie beim Pseudocroup, ist die Diagnose zu sichern. Daß ein fehlender Rachenbefund nicht gegen Kehlkopfdiphtherie spricht, wurde weiter oben hervorgehoben. Bei *Crouperscheinungen im Verlauf von Masern* ist eine Differentialdiagnose gar nicht zu versuchen und sofort Antitoxin zu verabreichen. Bei *Grippecroup* sprechen die katarrhalischen Zeichen ober- und unterhalb des Larynx gegen Diphtherie. *Senkungsabscesse* bei Wirbelcaries, *retropharyngeale Eiteransammlungen* und *Fremdkörper* können rasch auftretende Stenosen verursachen. Es fehlt aber in der Regel eine entsprechend starke Heiserkeit, die für diphtherische Stenosen obligatorisch ist. *Tuberkulöse Drüsentumoren* können im Säuglingsalter beträchtliche Atemnot hervorrufen. Abgesehen davon, daß auch in diesem Falle die Heiserkeit fehlt und die Atemnot sich ganz langsam ausbildet, ist die Dyspnoe entsprechend dem tieferen Sitz des Hindernisses eine exspiratorische, bei der hochsitzenden Larynxstenose aber eine inspiratorische. Für *Conjunctivaldiphtherie* und gegen Gonorrhoe spricht das dünne sanguinolente Sekret. Den endgültigen Entscheid gibt das Ausstrichpräparat. Dasselbe gilt auch für die Diagnose der *Wunddiphtherie*.

Über die **Letalitäts-** und **Mortalitätshöhe** der Diphtherie lassen sich allgemeingültige Zahlen nicht angeben. Während der letzten großen europäischen Pandemie betrug die Letalität 20% und mehr und nach ihr, in der Serumzeit, etwa 10%. Lokal ist sie gelegentlich niedriger, in der letzten Zeit aber auch wesentlich höher gewesen. Das soziale Moment ist für den Verlauf von Diphtherien von geringerer Bedeutung als etwa bei Masern und Keuchhusten. Von allgemeinen Gesichtspunkten aus ist *dem Alter* der *größte Einfluß auf die Prognose* von diphtherischen Erkrankungen zuzusprechen. Das Gros der Diphtherietodesfälle stellen Kinder der ersten 3 Lebensjahre. Allerdings häufen sich während dieser Zeit Larynxdiphtherien, deren Prognose an sich in jedem Lebensalter ernster ist als die von Rachendiphtherien und die dazu beim Säugling die Neigung zum Hinabsteigen in die Trachea und in den Bronchialbaum verraten. Wegen der Gefahr des Deszendierens ist auch die *Prognose der Nasendiphtherie* beim Säugling, zumal wenn es sich um ein ernährungsgeschädigtes Kind handelt,

mit Vorsicht zu stellen. Die Prognose der *Diphtheria gravissima ist infaust.*
Das gleiche gilt für die *Kombination* von *Diphtherie mit Masern.* Diphtherie
und Scharlach verschlimmern sich gegenseitig nicht wesentlich.

Therapie. Das Hauptstück der Therapie ist das Antitoxin. Diphtherie-
Verdächtigen sind ohne Zeitverlust ausreichend Toxinmengen so zu injizieren,
daß sie baldmöglichst an den Ort gelangen, wo sie allein wirken können, nämlich
in die Blutbahn. Das ideale Injektionsverfahren ist also das intravenöse und
ein völlig unzweckmäßiges das subcutane. In der Mehrzahl der Fälle genügt
es aber, intramuskulär zu injizieren. Bei Larynxdiphtherien und der Diphtheria
gravissima soll stets versucht werden, intravenös zu spritzen, um auch die halbe
oder ganze Stunde auszunutzen, die zur restlosen Resorption einer großen
Serummenge benötigt wird. Wenn auch bei der Diphtheria gravissima das
schwere Krankheitsbild vermuten läßt, daß schon eine oder mehrere tödliche
Giftdosen gebunden sind und auf Grund der Tierversuche eine Antitoxinanwendung aussichtslos erscheint, muß es doch in großen Mengen gegeben werden,
um auch die letzte Chance auszunutzen. Das Antitoxin muß, wenn es in
solchen Fällen überhaupt angewandt wird, deswegen hoch dosiert werden, weil
man wieder auf Grund von Tierversuchen annehmen kann, daß die Bindung des
Toxins an die Zellen eine zeitlang reversibel ist und bei dem Wettstreit der chemischen oder physikalischen Affinitäten Antitoxin $\rightleftarrows$ Toxin $\rightleftarrows$ Zellen das
Massenwirkungsgesetz gilt. Um auch diese Chance auszunutzen und das noch
locker gebundene Toxin möglichst restlos von den Zellen losuzreißen, sind bei
der Diphtheria gravissima und bei verschleppten Diphtherien höhere Anttoxin-
dosen zu verabreichen als zu Krankheitsbeginn. Wo große Antitoxinmengen notwendig sind, müssen sie in konzentriertester Form in einem möglichst kleinen
Serumvolumen verabreicht werden. Wenn es die wirtschaftliche Lage nicht verbietet, sollte man auch bei leichten Diphtheriefällen die sog. konzentrierten Sera
gebrauchen, aus denen alle Eiweißkörper, die keine Antitoxinträger sind, aus-
gefällt werden und die in 1 ccm 1000—1500 A.E. enthalten. Eine A.E. = 1 Anti-
toxin-Einheit neutralisiert gerade 100 tötliche Meerschweinchen Dosen.

Dem ganzen Wesen der Antitoxintherapie nach ist immer zu versuchen,
den Sicherheits-Antitoxinblock im Blut möglichst widerstandsfähig zu machen
und eher 1000 A.E. zu viel als zu wenig zu geben. Als Anhaltspunkt für eine
mittlere Dosierung mögen die folgenden Antitoxinmengen dienen, die erhöht
werden müssen, wenn bei Rachendiphtherien die Membranbildung über das übliche hinausgeht und deutliche Drüsenschwellungen auftreten. Die Dosierung
in den ersten Lebensjahren ist relativ höher als später, weil die Prognose zu dieser
Zeit an sich schlechter ist und infolgedessen ein höherer Sicherheitsfaktor
benötigt wird:

Säuglings-Nasen-Diphtherie	3 000—4 000 A.E.	intramuskulär
Säuglings-Larynx-Diphtherie	minimum 10 000 A.E.	intravenös
Kleinkinder-Larynx-Diphtherie . . .	„ 10 000 A.E.	„
Kleinkinder-Rachen-Diphtherie . . .	5 000—6 000 A.E.	intramuskulär
Schulkinder-Rachen-Diphtherie . . .	5 000—6 000 A.E.	„
Diphtheria gravissima	20 000—30 000 A.E.	intravenös.

Daß es eine das Wesen der Antitoxintherapie völlig verkennende Denkweise
wäre, zuerst eine kleine Antitoxindosis mit der Absicht zu geben, sie zu wiederholen, sofern der Prozeß progressiv wird, sei noch einmal erwähnt. Weiterhin
ist hervorzuheben, daß es dem Wesen und den Grenzen der Antitoxintherapie
entspricht, wenn der diphtherische Prozeß trotz Seruminjektion noch eine
Zeitlang fortschreitet. Das vor der Antitoxinanwendung an die Zellen gebundene
Gift ruft entzündliche Reaktionen hervor, die durch das Antitoxin nicht mehr
verhindert werden können. Wenn sich also die Beläge noch 10—12 Stunden lang
vergrößern und die Atemnot bei einer Larynxdiphtherie noch wächst, kann von

keinem Versagen der Serumtherapie gesprochen werden. Nach 12—24 Stunden zeigt sich aber bei richtiger Dosierung die Demarkationslinie am Rand der Beläge. In weiteren 12—24 Stunden erweichen die Membranen, sie werden dünner, ziehen sich von ihren Rändern zurück, werden ausgehustet und die entzündliche Schwellung der Schleimhäute verschwindet. Der Umschwung im Allgemeinbefinden tritt meist schon 12—20 Stunden nach der Seruminjektion ein. Bei der Nasendiphtherie des Säuglings und der Rachendiphtherie des Klein- und Schulkindes sind neben der selbstverständlichen Bettruhe und der Antitoxininjektion weitere therapeutische Maßnahmen nicht notwendig.

Einer besonderen Behandlung neben der spezifischen Serum - Therapie bedürfen die Diphtheria gravissima und die Larynxdiphtherie. Bei der *Diphtheria gravissima* ist jede körperliche Bewegung, ja das Aufsitzen im Bett bei der Entleerung von Stuhl und Urin und jede Aufregung des Kranken zu vermeiden. Die *Kreislaufschwäche* ist durch Verabreichung von Coffein [0,2 bis 0,3 g pro die für das Spiel- und 0,4—0,5 g für das Schulalter, auf mehrere Dosen verteilt] neben Campherpräparaten zu bekämpfen. Die letzteren werden per os verabreicht. Man gibt Cadechol oder Cardiazol in altersgemäßen Dosen. Adrenalin kombiniert mit Pituitrin ist zu versuchen, aber sehr vorsichtig zu dosieren, weil der Gefäßtonus leicht für die schwergeschädigten Herzmuskeln zu hoch wird und anstatt einer Verbesserung eine Verschlechterung der Situation eintritt.

Larynxdiphtherien sind sofort nach der Seruminjektion in einen Raum zu bringen, der mit Wasserdampf gesättigt ist. Dieser „Raum" kann ein Dampfbett sein, das sich im Privathaus leicht improvisieren läßt, wenn man Leinentücher zeltartig über das Bett hängt und in seiner Nähe Wasser verkocht, dessen Dampf unter dem Zelt aufgefangen wird. In Krankenanstalten gebraucht man Dampfräume oder auch Dampfbetten, in die mit einem Bronchitiskessel Wasserdampf hineingeleitet wird. Wenn die Verbringung ins Dampfbett nicht ausreicht, um eine bedrohliche Atemnot zu lindern, müssen Narkotica gegeben (Calcium bromatum, Codeinpräparate [Dicodid], Narkophin, je nach dem Alter 0,01—0,005 g) oder Sauerstoffzufuhr versucht werden. Suggestivbehandlung, Beruhigung und Ablenkung der Kinder durch gelegentliches Herumtragen hilft wesentlich mit, sie über die kritischen Stunden hinwegzubringen. Erreichen Atemnot und Unruhe beträchtliche Grade, bestehen starke Einziehungen und führen Hustenanfälle zu Zuständen von Erstickungsangst, Lufthunger und Cyanose, so muß chirurgisch vorgegangen werden. In Kinderkrankenhäusern ist die Methode der Wahl die *Intubation,* von der die ältere Tracheotomie weitgehend verdrängt worden ist. Die Tracheotomie wird in den Anstalten meist nur noch sekundär in den seltenen Fällen verwandt, wo die Tube nicht zum Ziele führt. Das Prinzip der Intubation besteht darin, daß nach dem Verfahren von O'Dwyer ein starres, der Form des Kehlkopfes angepaßtes Rohr (Tube) eingeführt wird, das die Membranen und die geschwollenen Schleimhäute komprimiert und einen für die Atmung ausreichenden Durchgang durch den entzündeten Larynx und die obere Trachea sicherstellt. Bei tiefer hinabreichenden Membranen muß die Intubation versagen. Das ist aber auch bei der Tracheotomie der Fall. Unter *Tracheotomie* versteht man die Eröffnung der Trachea ober- oder unterhalb des Isthmus der Schilddrüse und die Einführung eines starren Rohres in die Trachea, das die Schnittwunde offen hält und für die Zufuhr von Luft unterhalb des stenosierten Larynx sorgt. (Über die Technik der beiden Methoden und ihre Nachbehandlung siehe die chirurgischen und pädiatrischen Handbücher.) Die *Vorteile der Intubation* sind, daß sie unblutig ist, ohne Narkose und ohne geübte Assistenz vorgenommen werden kann, sofort schwerste Stenosen zu überwinden imstande ist und daß auf die Intubation ceteris paribus weniger Pneumonien folgen als auf die Tracheotomie. *Die Nachteile der Intubation* sind, daß die Tube ausgehustet werden kann und das Kind dann sofort wieder in die ursprüngliche Atemnot zurückfällt. Sie kann also im Privathaus nur dann vorgenommen werden, wenn das Kind unter ärztlicher Begleitung in eine Anstalt verbracht wird, wo geübtes Ärzte- und Pflegepersonal vorhanden ist. Ein weiterer Nachteil der Intubation ist, daß während der Einführung der Tube Membranen so zusammengeschoben werden können, daß der Larynx völlig unwegsam wird und eine akuteste Erstickungsgefahr auftritt. In Anstalten muß daher neben dem Intubations- stets das Tracheotomiebesteck bereit liegen. In Privathäusern kann aber dieses Risiko bei schweren Stenosen wegen der Seltenheit solcher Zwischenfälle getragen werden, vor allem dann, wenn keine Assistenz für eine Tracheotomie vorhanden ist und die Schwere des Zustandes sofortiges Handeln erfordert. *Die Nachteile der Tracheotomie* sind, daß blutig vorgegangen wird, Narkose angewendet werden muß, geschulte Assistenz notwendig ist und die Disposition für Pneumonien außerordentlich erhöht wird. Ihr *Vorteil* ist, daß die Stenose, sofern sie nur im Larynx sitzt, mit aller Sicherheit endgültig behoben ist und Rückfälle, wie bei der Intubation, durch ein Aushusten der Tube nicht möglich sind.

Beim Menschen und beim Meerschweinchen treten auch nach der Injektion knapp untertödlicher Dosen *reinen Toxins* typische postdiphtherische Lähmungen auf. Es geht also nicht an, wie das mehrfach geschieht, für das Auftreten solcher Lähmungen nach menschlichen Spontanerkrankungen ohne weiteres die Existenz latenter, diphtherischer Krankheitsherde zu postulieren, von denen aus nach dem Abheilen des Hauptherdes noch Toxin in den Organismus und das Nervensystem gelangt. Da die Voraussetzungen nicht zutreffen, gilt auch die Schlußfolgerung nicht, daß man durch Antitoxingaben das Fortschreiten postdiphtherischer Lähmung verhüten oder sie heilen kann. Für eine Antitoxintherapie der postdiphtherischen Lähmungen bestehen keinerlei exakte Unterlagen. Die lange Inkubation der Lähmungen muß vielleicht wie beim Tetanus darauf zurückgeführt werden, daß das Toxin den Nervenscheiden entlang wandert, vom Antitoxin nicht erreicht werden kann und erst nach einiger Zeit peripheres oder zentrales Nervengewebe schädigt. Es ist aber auch denkbar, daß die zu Beginn der Erkrankung gesetzten Toxinschäden, ebenso wie das bei der spät auftretenden Myodegeneratio cordis der Fall sein muß, zunächst unterschwellig bleiben und erst dann sichtbar werden, wenn die Gewebsveränderungen eine bestimmte Höhe erreicht haben. Die Lähmungen werden vielfach symptomatisch mit Strychnin (Strychn. nitricum 0,0002—0,001 g pro die) oder Arsen (Sol. Fowleri) behandelt, obwohl sie auch ohne Arzneimittel stets zurückgehen. Die nach jeder über das Mittelmaß hinausgehenden diphtherischen Erkrankung drohenden, aber auch nach harmlos aussehenden Rachendiphtherien gelegentlich auftretenden *postdiphtherischen Herzschädigungen* verlangen eine sorgfältige Beobachtung der Rekonvaleszenten, auch wenn Herz und Kreislauf zu Krankheitsbeginn nicht geschädigt erscheinen. Auch leichte Diphtherien sind 12—14 Tage im Bett zu halten und 4—6 Wochen lang ihr Allgemeinbefinden, das Verhalten des Pulses und des Herzens zu kontrollieren. Körperliche Abgeschlagenheit, das Ansteigen der Pulsschläge nach geringen körperlichen Anstrengungen und leichte Irregularitäten müssen zur äußersten Vorsicht mahnen. Wo schon zu Beginn schwerere Herzschädigungen sichtbar waren, muß monatelang Bettruhe eingehalten werden, in der schönen Jahreszeit im Freien. Durch Diphtherietoxin geschädigte Herzmuskeln brauchen gelegentlich Jahre bis zur völligen Erholung.

Da das Diphtherieantitoxin entweder an Eiweißkörper gebunden oder selbst ein Eiweißkörper ist und für die Serumbehandlung artfremdes Serum (vom Pferd) verwandt wird, versucht sich der Organismus des artfremden Eiweißes zu entledigen, wie das im Masernkapitel beschrieben wurde. Er bildet spezifische Antikörper gegen Pferdeeiweiß und es entstehen bei der Antigen-Antikörperreaktion giftige Produkte, die zu einer **Serumkrankheit** führen, wenn ihre Konzentration groß genug ist. Solche oberschwellige Antigen-Antikörperreaktionen sind aber nicht obligatorisch. *Serumkrankheiten treten ceteris paribus um so seltener und leichter auf, je jünger die Kinder sind* und *je kleinere Serummengen verwandt* wurden. Mit der Verwendung hochwertiger Seren (1000 A.E. im Kubikzentimeter) läßt sich ihre Zahl und Schwere ganz deutlich vermindern. Den Eltern ist aber zu eröffnen, daß die Serumanwendung und ihre Vorteile eventuell mit einer Serumkrankheit erkauft werden müssen. Daß aber die geringen Nebenwirkungen der Serumbehandlung gegenüber den hohen Gefahren einer diphtherischen Erkrankung völlig in den Hintergrund treten, ist ausdrücklich hervorzuheben. Die Argumente der sog. Serumgegner, ihre Behauptungen von der Unwirksamkeit des Serums und seiner Gefährlichkeit zu diskutieren, kann naturwissenschaftlich gebildeten Ärzten nicht zugemutet werden, da die Diphtherietherapie zu unseren naturwissenschaftlich am besten begründeten Heilverfahren gehört.

Die Forderung, Diphtherierekonvalezenten 14 Tage im Bett zu halten, ist auch wegen der drohenden Serumkrankheit notwendig. Von einem leichten Nachmittagsfieber bis zu 2—3tägigen schweren Fieberzuständen ohne Exanthem, mit einigen Exanthemspuren oder mit ausgebreiteten polymorphen, urticariellen, morbilliformen oder scarlatiniformen Exanthemen gibt es alle Übergänge. Serumkrankheiten treten am häufigsten zwischen dem 9.—12. Tag nach der Seruminjektion auf. Für die *Serumexantheme* ist charakteristisch, daß sie *keine Enantheme* machen, sehr flüchtig sind und keine Spuren auf der Haut hinterlassen. Urticarielle Exantheme können mit einem außerordentlichen *Juckreiz* einhergehen. Seltener sind generelle Ödeme oder lokale im Gesicht, am Scrotum, in den paraarticulären Geweben und an der Glottis. Glottisödeme, die zu schwersten Erstickungszuständen führen können, sind bei Kindern sehr selten. Wie die Dinge verlaufen, wenn ein mit artfremdem Serum injizierter Mensch schon Antikörper gegen das betreffende Serumeiweiß enthält, ist im Masernabschnitt geschildert worden. Es besteht dann die Gefahr, daß *anaphylaktische Reaktionen* während oder kurz nach der Injektion auftreten. Diese Gefahr erhöht sich bei intravenösen Injektionen. Der Mensch ist nicht so empfindlich gegen anaphylaktische Gifte wie manche Tierarten. Immerhin muß, *wenn die Anamnese eine Vorbehandlung mit der gleichen Serumart aufdeckt oder keine sicheren Angaben über diesen Punkt zu erhalten* sind, eine *Desensibilisierung* vorgenommen werden. Man gibt am besten intramuskulär 1—2 Tropfen des Serums, wartet 10—15 Min. und kann dann unbesorgt den Rest des Serums injizieren. Durch diese Vorinjektion nach Besredka tritt eine *unterschwellig bleibende Antigen-Antikörperreaktion* auf, *die* sozusagen eine negative Phase hervorruft und *das betreffende, Individuum ananaphylaktisch macht.* Man verhütet auf diese Weise nur sofortige Reaktionen, aber nicht Serumkrankheiten, die bei Reinjizierten früher und häufiger auftreten als bei Erstgespritzten. Bei der Einhaltung der beschriebenen Vorsichtsmaßregeln ist *der Gebrauch von Rinder- und Schafserum bei Reinjektionen überflüssig.* Die letzteren Sera sind für einen gar nicht zu vernachlässigenden Prozentsatz von Menschen in Deutschland primär giftig (angeborene oder enteral erworbene Überempfindlichkeit), während das für Pferdeserum extrem selten der Fall ist. In anderen Ländern liegen aber scheinbar die Dinge umgekehrt.

Eine bestimmte Konzentration von Antitoxin im Blut schützt den Menschen vor den Folgen spontaner und künstlicher Infektionen mit Diphtheriebacillen. Behring hatte gehofft, durch eine einmalige Injektion von antitoxinhaltigem Pferdeserum Menschen lebenslang vor der Krankheit zu bewahren und auf diesem Wege die Diphtherie auszurotten. Damals war noch nicht bekannt, daß der Schutz durch artfremde Sera nur 12—16 Tage dauert, weil sich der Organismus nach dieser Zeit des artfremden Serums und damit des Antitoxins entledigt. Massenversuche mit dem Schick-Test haben gezeigt, daß solche Menschen vor diphtherischen Erkrankungen sicher sind, deren Serum 0,03 normal ist, d. h. soviel Antitoxin enthält, daß 1 ccm *Serum* 30 tödliche Dosen für 250 g Meerschweinchen neutralisiert. Eine passive Immunisierung mit 500 bis 1000 A.E. schützt demnach mit Sicherheit vor Diphtherie. Mit solchen Dosen, die in $^1/_2$—1 ccm konzentriertes Pferdeserum enthalten sind, können infizierte Kinder und Empfängliche vor dem Ausbruch der Erkrankung in der Umgebung frischer Diphtheriefälle 1—2 Wochen vor Infektionen geschützt werden. Da aber, wie das oben dargelegt wurde, die Zahl der Bacillenträger in städtischen Bevölkerungen hoch und die Infektion mit Diphtheriebacillen auf die Dauer unvermeidbar ist, kann bei der kurzen Dauer des mit artfremdem Serum verliehenden Schutzes an eine Ausrottung der Krankheit nach dem Muster der Pocken, wie das Behring vorschwebte, nicht gedacht werden. Das wäre nur möglich, wenn der Organismus wie bei der Pockenschutzimpfung aktiv zur Bildung von Antikörpern angeregt und durch eine Impferkrankung eine Immunität erwerben würde, die ebenso wie dort vor der genuinen Erkrankung schützt. Der Weg dazu wurde von Behring geebnet. Er beobachtete, daß Toxin-Antitoxingemische, in denen das Toxin nicht ganz oder gerade entgiftet ist und die von Mensch und Tier reaktionslos vertragen werden, hohe immunisierende Eigenschaften entfalten und als Impfstoffe verwendet werden können. Im Organismus tritt offensichtlich wieder eine langsame Lösung der Toxin-Antitoxinverbindung und eine Fixierung des Toxins an Gewebszellen ein, die zur spontanen Antitoxinbildung und einer aktiven Immunität führt. An Stelle der von Behring und seinen Nachfolgern gebrauchten Toxin-Antitoxingemische können auch durch Formol entgiftete, reine Toxine (Anatoxin) verwandt werden. Beide Arten *Impfstoffe* sind *völlig ungefährlich* und die *Impfreaktionen* bei jüngeren und nicht mit Tuberkulose infizierten Kindern *minimal. Nach 3 Injektionen* im Abstand *von 8—14 Tagen* tritt in *einigen* 90% der *Fälle* Antitoxin *bis* zu einer Konzentration von 0,03 normal und mehr (s. o.) *im Blute auf.* Dem Wesen einer aktiven Immunität entsprechend verfügt dann der Geimpfte über eine kinetische (sein Blut-Anti-Toxintiter) und eine potentielle Immunität (das Vermögen, rascher Antikörper bilden zu können als der nicht Vorbehandelte). Eine solche aktive Schutzimpfung kann nicht bei akuter Gefährdung verwandt werden, weil es Wochen bis zur vollen Ausbildung der Immunität dauert und die Spanne zwischen Infektion und Erkrankung nur wenige Tage beträgt. Bei akuter Gefahr muß, wie das oben beschrieben wurde, antitoxinhaltiges Pferdeserum verwandt werden. Eine aktive Diphtherieschutzimpfung muß ebenso wie die Vaccination gegen die Pocken in diphtheriefreien Zeiten vorgenommen werden. *Umfangreiche Erfahrungen, vor allem in den angelsächsischen Ländern, haben gezeigt, daß auf diese Art gegen Diphtherie Schutzgeimpfte nur in Ausnahmefällen und dann ebenso wie nach der Pocken-Schutzimpfung nur leicht erkranken.* Bei der Häufigkeit der Bacillenträger und der von ihnen immer wieder gesetzten Superinfektionen ist zu erwarten, daß die durch die Diphtherie-Schutzimpfung gesetzte Grundimmunität, ebenso wie die durch Morbilloide erworbene, im Laufe der Zeit immer stärker wird und lebenslang bestehen bleibt.

Scharlach (Scarlatina).

Unter Scharlach wird eine akute Infektionskrankheit verstanden, die mit Fieber, Angina und einem Enanthem beginnt, das meist von einem kleinfleckigen, häufig flüchtigen oder wenig ausgedehnten Exanthem begleitet ist und in deren Verlauf neben einer großlamellösen Schuppung an Handtellern und Fußsohlen nach einem längeren oder kürzeren symptomfreien Intervall ein zweites, vielgestaltiges Kranksein auftritt.

Aller Wahrscheinlichkeit nach ist der Scharlach schon im Altertum vorgekommen, wenn er in den Schriften dieser Zeit auch noch nicht als Krankheit sui generis erkannt und von anderen exanthematischen Erkrankungen abgetrennt wurde. Bei gewissen, von HIPPOKRATES, GALEN und anderen Schriftstellern beschriebenen Krankheitsbildern kann es sich kaum um etwas anderes als Scharlach gehandelt haben. Als selbständige Krankheit wurde die Scarlatina zuerst von SYDENHAM beschrieben. Aus diesen Schriften geht schon in deutlicher Weise hervor, was heute noch für den Scharlach gilt und was ihm seinen Namen „Proteus" unter den Infektionskrankheiten eingetragen hat: seine außerordentliche Verschiedenheit in der Schwere und der Art des Krankheitsverlaufes. In seiner ersten Beschreibung vom Jahre 1661 hielt SYDENHAM den Scharlach für eine sog. Krankheit, in deren Verlauf man höchstens an der „ärztlichen Kunst" sterben könne, während er ihn einige Jahre später mehr als die Pest fürchtete.

Ätiologie. Der Scharlacherreger ist unbekannt. Es werden zur Zeit, von völligen Außenseitern abgesehen, *drei Theorien über die Ursache der Scharlacherkrankung* vertreten: 1. Daß er von einem Virus hervorgerufen wird, 2. daß er eine Streptokokkenerkrankung ist und 3. daß er eine anaphylaktische Reaktion gegen Streptokokken- oder bakterielles Eiweiß irgendwelcher Art darstellt.

Die Überempfindlichkeitshypothese ist am schlechtesten begründet und widerspricht allen Erfahrungen über natürliche allergische Reaktionen. Ihre Verteidiger nahmen an, daß ein oder mehrere Infekte (Sensibilisierungen) mit avirulenten oder wenig virulenten Keimen stattfinden und daß von einem gewissen Grade der Überempfindlichkeit ab Neuinfektionen eine anaphylaktische Reaktion auslösen, die als Scharlacherkrankung in Erscheinung tritt. Die geringe Scharlachdisposition des Säuglings und junger Kleinkinder soll nach dieser Theorie auf die in diesem Alter noch nicht ausreichend hohe Überempfindlichkeit zurückzuführen sein. Da aber ein sensibilisiertes Individuum nach der Auslösung einer Shockreaktion nur zeitenweise, aber nicht dauernd anti-anaphylaktisch (unempfindlich gegen das Antigen) wird und nach Wiedereintritt der Überempfindlichkeit die zur Auslösung eines neuen Shocks nötige Dosis nicht größer, sondern eher kleiner wird, müßte die Scharlachdisposition mit dem Alter ansteigen und häufige Wiedererkrankungen auftreten, ebenso wie das z. B. beim Heuschnupfen und anderen Überempfindlichkeitskrankheiten beobachtet wird. Es ist aber das Gegenteil der Fall. Im Durchschnitt sinkt die Scharlachdisposition mit steigendem Alter und die Ersterkrankung hinterläßt eine Immunität, wenn auch diese Regel häufiger durchbrochen wird und klassische oder abortive Wiedererkrankungen häufiger beobachtet werden als bei Masern, Keuchhusten oder Diphtherie. Außerdem wird mit dem Serum von Scharlachrekonvaleszenten eine Scharlachimmunität und nicht eine -empfänglichkeit übertragen, wie das auf Grund der Erfahrungen über passiv übertragbare Anaphylaxie zu verlangen wäre. Endlich widerspricht der Auffassung, daß einer Scharlacherkrankung eine Sensibilisierung vorausgehen müsse, die Erfahrung, daß nach wenigen Tagen frische Fälle auftreten und eine Epidemie entsteht, wenn Scharlachkranke in Gebiete kommen, die jahrzehntelang frei von der Krankheit waren. Demgegenüber sind die zu Scharlachbeginn auftretenden Veränderungen im Blut, die den anaphylaktischen Charakter des Krankheitsbeginnes beweisen sollten, ohne Beweiskraft.

Die zweite *Annahme* ist die, *daß der Scharlacherreger ein filtrierbares Virus* ist und daß er den beim Scharlachbeginn regelmäßig auftretenden Streptokokken den Weg in ähnlicher Weise bahnt, wie das vom Masernvirus für Kokken aller Art geschieht. Wenn auch Befunde über scharlachähnliche Erkrankungen (Angina, Enanthem, Drüsenschwellung, Nephritis) beim Menschenaffen nach

Infektionen mit bakteriologisch sterilen Filtraten originär infektiöser Substrate (Speichel, Nasenrachensekrete) oder mit künstlich gezüchteten Vira vorliegen, so kann doch *von einem Beweis für den Viruscharakter* des Scharlacherregers *keine Rede* sein.

Zur Zeit wird vor allem auf Grund der Arbeiten des amerikanischen Ehepaares G. und D. DICK von den meisten Autoren eine *Streptokokkenätiologie des Scharlachs* angenommen. Seit LÖFFLER zum erstenmal in Rachen und Blut von Scharlachkranken Streptokokken nachwies, hat man immer wieder versucht, die Scarlatina als Folge einer Streptokokkeninfektion hinzustellen. Es werden in der Tat, wenn mit ausreichender Technik und häufig genug untersucht wird, während der ersten Krankheitswoche fast *in 100% der Fälle hämolytische Streptokokken im Nasopharynx* aufgefunden. Allerdings sollen ganz foudroyant verlaufende Fälle streptokokkenfrei sein. Ob aber diese immer wieder zitierten älteren Befunde auf einer einwandfreien Methodik beruhen, steht dahin. Wenn nun auch aus ihrem regelmäßigen Vorkommen auf die Erregernatur der hämolytischen Streptokokken geschlossen wurde, so mußten die betreffenden Autoren doch außerdem irgendwelche *biologische Sondereigenschaften für die angeblichen Scharlachstreptokokken* postulieren und nachzuweisen versuchen, die anderen Streptokokken fehlen, weil bei der Scarlatina von allen anderen bekannten Streptokokkenerkrankungen abweichende Erscheinungen auftreten. *Der Scharlach hinterläßt eine Immunität,* Streptokokkenerkrankungen aber nicht, sie disponieren sogar in manchen Fällen zu Wiedererkrankungen. Es ist keine andere Streptokokkenerkrankung bekannt, bei der so charakteristische großlamellöse Schuppungen an Handtellern und Fußsohlen, mit so großer Regelmäßigkeit nach einem symptomlosen Intervall ein zweites Kranksein und so lange nach Krankheitsbeginn die für Scharlach pathognomonischen Drüsenschwellungen und Nephritiden auftreten. Auf verschiedenen Wegen ist versucht worden, durch Agglutinationen, Komplementbindungen, Bestimmungen des opsonischen Index, Feststellungen von besonderem kulturellem Verhalten usw., eine biologische Sonderstellung der Scharlachstreptokokken zu erweisen, ohne daß es auf diesem Wege gelungen wäre, zwingende Befunde für ihre Erregernatur zu erheben. Das schien den *Eheleuten* DICK geglückt zu sein, die dem *scharlacherzeugenden, hämolytischen Streptococcus als biologische Sondereigenschaft die Fähigkeit* zuschrieben, ein *spezifisches Toxin* zu sezernieren, das den *Scharlachausschlag* und die *toxischen Erscheinungen* während der Erkrankung hervorrufen soll. Als Beweis für diese Anschauungen wird angeführt, daß die Erzeugung von Scharlacherkrankungen beim Menschen mit Scharlach-Streptokokken-Reinkulturen gelungen sei, daß bakterienfreie Filtrate der gleichen Scharlachstreptokokkenart keine Infektion zu setzen vermögen, daß sie aber ein wirksames Toxin enthalten. Der Immune soll gegen dieses Gift unempfänglich sein, das in der Haut Empfänglicher, ebenso wie Diphtherietoxin, spezifische Entzündungen hervorrufen soll. Die allgemein anerkannte therapeutische Wirkung des Rekonvaleszentenserums wurde von ihnen auf seinen Gehalt an „Antitoxin" zurückgeführt. Die Scharlachnachkrankheiten und Komplikationen wurden dagegen als Folge der bacillären Aggressivität des hämolytischen Streptococcus aufgefaßt. Schließlich wurde noch beim Pferd durch Injektionen mit keimfreien Filtraten von Scharlachstreptokokkenkulturen ein antitoxisches Serum erzeugt, mit dem das Streptokokkentoxin in vitro neutralisiert werden kann und das in den ersten Tagen toxischer Scharlacherkrankungen unbestritten therapeutische Eigenschaften entfaltet. Daneben hat es noch eine andere Eigenschaft mit dem Rekonvaleszentenserum gemeinsam: es löscht ebenso wie dieses das Exanthem im Umkreis von 5—10 cm aus, wenn man es in die von einem Scharlachausschlag befallene Haut injiziert. So lückenlos die Beweisführung für die *Streptokokkenätiologie des Scharlach* auch erscheint, *ihr Fundament, die biologische Sondereigenschaft des Scharlach-streptococcus,* die ihn zum Erreger macht und vor allen anderen Streptokokken auszeichnet, bestände darin, daß er ein spezifisches *Toxin zu bilden* imstande sei, ist *schwer erschüttert.*

Ganz abgesehen davon, daß es sich bei den in Streptokokkennährböden auf-gefundenen giftigen Stoffen nicht um echte Toxine handeln kann (Hitzebeständig-keit!) — *Streptokokken der verschiedensten Herkunft,* bei *Erysipelen, Phlegmonen, puerperalen und septischen Allgemeinerkrankungen aufgefundene hämolytische Streptokokken bilden das gleiche „Toxin" wie Scharlachstreptokokken.* Mit den bisherigen Methoden hat sich eine Sonderstellung des Scharlachtoxins gegen-über den anderen Streptokokkentoxinen nicht erweisen lassen. Streptokokken-toxine der verschiedensten Herkunft werden durch Scharlachrekonvaleszenten-serum in der gleichen Weise neutralisiert. *Eine Infektion mit Toxin produ-zierenden Streptokokken* und eine darauf folgende Erkrankung — das kann mit aller Sicherheit gesagt werden — *führt nicht zwangsläufig zu einer Scharlach-erkrankung,* so wie eine zur Erkrankung führende Infektion mit toxinbildenden Diphtheriebacillen stets das Bild der diphtherischen Vergiftung produziert, gleichgültig, ob der Diphtheriebacillus die Schleimhäute des oberen Respirations-traktes oder eine Wunde befällt. Den Beweis dafür zu führen, daß mit toxin-bildenden Streptokokken infizierte und mit einem Erysipel, einer Phlegmone oder einer Sepsis reagierende Menschen gegen das Streptokokkentoxin immun sind und lediglich der bakteriellen Streptokokkenwirkung keinen Widerstand entgegensetzen können, ist noch gar nicht versucht worden. Da auch auf Grund umfassender endemiologischer Erfahrungen noch nicht zweifelsfrei fest-steht, ob nur Scharlachempfängliche gegen das Scharlachstreptokokken-Gift empfänglich sind, Immune aber nicht, muß *die Theorie von der Streptokokken-ätiologie des Scharlach zur Zeit als noch nicht spruchreif betrachtet* werden. Diese Erkenntnis vermindert das Verdienst des Ehepaares Dick nicht, die uns die Rolle des Streptococcus bei der Scharlacherkrankung in einem neuen Lichte erscheinen lassen. *Neben den toxinbildenden Streptokokken müssen offensichtlich noch andere, im Individuum selbst oder in seiner Umwelt enthaltene Faktoren (Scharlacherreger?) zu der Streptokokkenwirkung hinzukommen, damit eine Scharlacherkrankung entsteht.*

Der **Scharlacherreger** ist außerhalb des menschlichen Organismus außerordent-lich widerstandsfähig. Wenn man auch die Angabe, daß er sich jahrelang an Gebrauchsgegenständen virulent erhalten kann, mit Skepsis aufnehmen muß, so erscheint doch der alte ärztliche Gebrauch voll gerechtfertigt, daß man seine Scharlachpatienten erst nach allen anderen besucht. Da der Erreger im Naso-pharynx enthalten ist, wird die Übertragung der Krankheit auf dem Wege der *Tröpfcheninfektion* vor sich gehen. Daneben werden aber, ebenso wie bei den Pocken, Übertragungen durch Gegenstände und gesunde Zwischenträger eine gewisse Rolle spielen. In einigen Fällen sind Krankheitshäufungen durch infi-zierte Milch und andere Lebensmittel beobachtet worden. Die *Disposition* für die „klassische Scharlacherkrankung" liegt etwa in der Größenordnung der diphtherischen Krankheitsbereitschaft. Beide Erreger sind nicht absolut, sondern nur unter bestimmten, noch nicht überblickbaren Bedingungen pathogen. Bei gleicher Infektionsgelegenheit erkranken Schul- und Spielkinder häufiger als Säuglinge und Erwachsene. Säuglinge zeigen auch noch in der zweiten Hälfte des ersten Lebensjahres *eine hohe Resistenz gegenüber dem Scharlacherreger.* Die soziale Lage spielt für die Disposition zum Scharlach ebenso wie bei anderen, durch Tröpfcheninfektion hervorrgerufenen Krankheiten insofern eine Rolle, als das *mittlere Krankheitsalter um so niedriger liegt, je höher die Wohnungsdichte ist.* Die individuelle Bereitschaft für eine Scharlacherkrankung ist verblüffenden

Schwankungen unterworfen. Es ist schon mehrfach beobachtet worden, daß Ärzte erst nach langjähriger, tagtäglicher Tätigkeit auf Scharlachstationen erkrankten.

Für die **Inkubation** des Scharlach werden Zeiten zwischen 1—24 Tagen angegeben. Bei einem Keim, der nicht absolut pathogen und Umwelteinflüssen gegenüber sehr resistent ist, erscheinen lange Inkubationszeiten insofern verständlich, als er sich auf den Schleimhäuten längere Zeit halten und so den Zeitpunkt abwarten kann, an dem die Bedingungen zur Entstehung einer Erkrankung gegeben sind. 24 Stunden und kürzer kann die Inkubation sein, wenn der Scharlacherreger anstatt durch die Schleimhäute des Nasopharynx durch eine Wunde in den Organismus eindringt. Einer Scharlachinfektion per vias naturales folgt *im Durchschnitt eine 3—5tägige Inkubation.*

Der Verlauf einer Erkrankung, die als „Proteus" unter den Infektionskrankheiten bezeichnet worden ist, kann nicht mit der Schilderung eines Typkrankheitsbildes dargestellt und auf seine Abweichungen im Sinne eines leichteren oder schwereren Verlaufes hingewiesen werden. Aus didaktischen, aber auch aus ärztlich therapeutischen und prophylaktischen Gründen sollen im folgenden *3 Verlaufsformen des Scharlachbeginnes* beschrieben werden; *der schwere Scharlach in seiner toxischen* und *septischen Form, der mittelschwere, klassische* und *der Scharlach ohne Exanthem.* Als Scharlach ohne Exanthem werden die Fälle bezeichnet, bei denen kein Hautausschlag auftritt oder das Exanthem so flüchtig, unansehnlich oder uncharakteristisch ist, daß es übersehen wird. Die Zahl dieser Art Scharlachfälle ist wesentlich größer als die der klassischen.

Ist aber auch der *Scharlachverlauf* hinsichtlich seiner Schwere und der Art seiner Symptomenbilder außerordentlich verschieden, *eine Gesetzmäßigkeit* läßt er insofern erkennen, als er *in der Regel in zwei Phasen* verläuft. Nach den Einzelschilderungen des Scharlachbeginnes folgt daher eine gemeinsame Besprechung der Symptomenbilder, die *im 2. Akt der Scharlacherkrankung* nach einem symptomlosen Intervall auftreten, außerordentlich vielgestaltig sind und sowohl dem klassischen, als auch dem schweren und dem exanthemlosen Beginn folgen können.

Ein klassischer Scharlach beginnt plötzlich mit Fieber, Kopfweh und Erbrechen. Diese Trias ist im Schulalter und bei Kindern, die sonst nicht zum Erbrechen neigen, ein deutlicher diagnostischer Fingerzeig für die Art der kommenden Erkrankung. Der Temperaturanstieg ist ein steiler, manchmal mit Schüttelfrost verbunden und erreicht 40° und mehr. Die Zahl der Pulsschläge ist in charakteristischer Weise größer als der Fieberhöhe entspricht. Pulszahlen über 200 in der Minute sind keine Seltenheit, zu gleicher Zeit fällt der Blutdruck. Das subjektive Krankheitsgefühl ist ein schweres und steigert sich bei neuropathischen Kindern gelegentlich schon bei mittelschweren Scharlachfällen zu Erregungszuständen oder zur Apathie.

Am 1. Fiebertag besteht eine Angina. Der Rachen ist stark gerötet und die Tonsillen geschwollen. Die Röte, die zu dieser Zeit schon von den Tonsillen auf die Gaumenbögen übergegangen ist und sich etwa in der Uvulahöhe noch scharf gegen die gesunde Schleimhaut des weichen Gaumens absetzt, wird am besten als eine düstere, flammende Röte bezeichnet. Auf der Schleimhaut des weichen Gaumens sieht man stecknadelkopfgroße rote Flecken und Streifen, Enanthemflecken, die in den nächsten 24 Stunden zu einem *flammenden Enanthem* konfluieren, das die Gaumenbögen, die Uvula, die hintere Rachenwand und den gesamten weichen Gaumen überzieht und sich gegen den harten Gaumen scharf absetzt. Die Zunge ist dick belegt und die Drüsen am Kieferwinkel geschwollen und empfindlich.

In vereinzelten Fällen gleichzeitig, meist aber 12—24 Stunden nach dem Fieber- und Enanthembeginn erscheint das *Exanthem* Es besteht aus feinsten, höchstens stecknadelkopfgroßen, erst blaß-, bei voller Entwicklung leuchtend „scharlachroten" Einzelflecken. Sie schießen in der Mehrzahl der Fälle zuerst am Hals, der Brust und dem Rücken und erst im Laufe des 2. Exanthemtages an den Extremitäten auf. Das Gesicht bleibt frei und ist lediglich fieberhaft gerötet. Auffallend ist dabei die *Blässe des Munddreiecks* (Nase-Oberlippe-Kinn), die mit der purpurnen Hautröte des Körpers seltsam kontrastiert. Zu Beginn erheben sich die Scharlachflecken nicht über das Niveau der gesunden Haut, die zwischen ihnen zunächst sichtbar bleibt. Wenn aber durch das Aufschießen immer neuer Efflorescenzen ein dichtes Exanthem entsteht und die Flecken konfluieren, die gesunde Haut nicht mehr zwischen ihnen erkennbar ist und das Bild einer gleichmäßigen Rötung entsteht, erscheint das Exanthem über dem ursprünglichen Hautniveau erhaben. Im dichtesten Scharlachausschlag sind aber die Einzelflecken innerhalb der Rötung stets erkennbar und besonders gut zu demonstrieren, wenn man die Haut durch Druck anämisiert und das Wiedereinschießen des Blutes beobachtet, das zuerst in die Flecken erfolgt. Die Haut ist auf der Höhe des Exanthems in toto entzündlich infiltriert und zeigt, wenn man sie durch Druck etwas anämisiert, einen gelblichen Ton, der wahrscheinlich auf eine Erhöhung des Bilirubinspiegels im Blut zurückzuführen ist. An den Streckseiten der Extremitäten kommt es im Verlauf des Scharlachausschlages zu einer deutlichen *Follikelschwellung,* die der Haut eine samtartige Beschaffenheit verleiht. Das Exanthem erreicht in 2—3 Tagen seinen Höhepunkt und ist im *Oberschenkeldreieck* und an solchen Stellen besonders dicht und leuchtend, die aus irgendeinem Grunde hyperämisiert werden. Bei besonders intensiven Exanthemen, die zu einer ungewöhnlichen entzündlichen Durchtränkung der Haut führen, wandeln sich manchmal die ursprünglichen Scharlachflecken am Rumpf und den Unterschenkeln in kleine Bläschen mit hellem, alkalisch reagierendem Inhalt um *(Miliaria scarlatinosa).* Das Scharlachgift schädigt die Gefäßwände, so daß es manchmal spontan, bei venöser Stauung aber in der Regel, *zu Blutaustritten aus den Capillaren* kommt (nach Anlegen einer Stauungsbinde, Rumpel-Leedesches Phänomen). Der Scharlachausschlag geht häufig mit einem mehr oder weniger starken *Juckreiz* einher. 3—4 Tage nach Exanthembeginn setzt die rückläufige Entwicklung ein und der Ausschlag blaßt in einigen Tagen in der gleichen Reihenfolge ab, in der er erschien.

Während der Entwicklung des Exanthems schreiten auch die spezifischen Prozesse im Rachen weiter fort. *Enanthem und Angina* erreichen ihren Höhepunkt, während sich der ursprüngliche dicke, gelbliche Belag der Zunge ganz oder teilweise abgestoßen hat. Nach seinem Verschwinden sieht man vor allem am Vorderteil der Zunge ihre geschwollenen und entzündlich geröteten Papillen das Niveau der Epitheldecken deutlich überragen. Gestalt und Verfärbung der infolge der Papillitis auch im ganzen leicht geschwollenen Zunge hat ihr den Namen *Himbeerzunge* eingetragen. Larynx- und Bronchialschleimhäute bleiben während der Erkrankung meist frei. Bei Mädchen beobachtet man auf den äußeren Genitalschleimhäuten ein Enanthem und daran anschließend einen desquamativen Katarrh.

Fieber und die Störung des Allgemeinbefindens gehen nicht so sehr der Intensität des Exanthems als *der Schwere der Angina parallel.* Ausgedehnte Beläge und tiefergreifende Entzündungsprozesse können zu Krankheitsbildern führen, die Übergänge zum schweren, septischen Scharlach darstellen. Meist verläuft das Fieber als Kontinua und beginnt mit dem Anfang der 2. Woche parallel dem Rückgang der Halserscheinungen abzufallen. $1^1/_2$, spätestens 2 Wochen nach

Fieberbeginn hat die Temperatur wieder ihre Norm erreicht, Enanthem und Exanthem sind abgeblaßt und die Zunge wieder überhäutet.

Nach dem Abklingen der Initialerscheinungen tritt die für Scharlach **pathognomonische Abschuppung der Haut** auf. Sie erfolgt am ganzen Körper, und zwar sowohl an den Stellen, die exanthematisch erkrankt waren als auch an solchen, die davon frei geblieben sind. Am Körper und den Extremitäten lösen sich, soweit die Haut weich und zart ist, kleine, kleienförmige Schuppen ab, wie das auch bei anderen exanthematischen Erkrankungen (Masern, Rubeolen) beobachtet wird. *Pathognomonisch* für Scharlach ist aber die *großlamellöse Schuppung derber Hautpartien, die an Handtellern und Fußsohlen* am deutlichsten zu sehen ist und bei keiner anderen Krankheit in ähnlicher Weise vorkommt. Auch wenn sie in diskreter Weise auftritt und nur an Fingern und Zehen sichtbar wird, gestattet sie mit an Sicherheit grenzender Wahrscheinlichkeit die Feststellung, daß ein Scharlach vorausgegangen und der betreffende Mensch noch als infektiös zu betrachten ist. Im allgemeinen geht die Intensität der Schuppung der des Exanthems parallel. In manchen Fällen sieht man aber auch nach flüchtigen, schwachen Exanthemen deutliche, ja starke Schuppungen an Handtellern und Fußsohlen.

Eine *großlamellöse Schuppung nach einer vorausgegangenen Angina sichert post festum deren spezifischen Charakter,* selbst wenn seinerzeit vergebens nach einem Exanthem gesucht wurde. Am Ende der zweiten Krankheitswoche ist die Schuppung meist schon deutlich zu sehen. Sie ist in der Mehrzahl der Fälle in der 4., manchmal aber auch erst in der 6. Woche nach Krankheitsbeginn beendet. Bei Mädchen tritt häufig während der Schuppung ein *Fluor* auf, der als Folge des Enanthems und als Äquivalent der Schuppung zu betrachten ist.

Ganz anders als der geschilderte klassische Scharlach beginnt und verläuft der schwere. Auf Grund seiner klinischen Bilder, aber auch aus didaktischen Gründen wird er in einen toxischen und einen septischen Scharlach geschieden. Am stürmischsten beginnt von beiden der **toxische Scharlach,** der auch Scarlatina *fulminans* genannt worden ist. Er führt manchmal in Stundenfrist zu einem schweren Krankheitsbild, das durch sehr hohe Temperaturen, eine mit Bewußtseinsverlusten und Krämpfen einhergehende Vergiftung des Zentralnervensystems und eine Lähmung der Vasomotoren gekennzeichnet ist. *Von der Schwere der Vasomotorenvergiftung hängt das Schicksal der Kranken ab.* Manchmal sterben sie schon an Kreislaufschwäche, bevor sich typische Scharlachsymptome ausbilden können. Angina und Enanthem und ebenso das Exanthem treten jedoch in Erscheinung, falls der Kranke die ersten 36 Stunden überlebt. Die Ausschläge sind aber wegen der Kreislaufschwäche meist spärlich und unansehnlich. In manchen Fällen treten zu den Vergiftungserscheinungen noch *Haut- und Schleimhautblutungen* als signum mali ominis hinzu und bei der Mehrzahl der toxischen Scharlachfälle *heftige Durchfälle.* Bei den schwersten, foudroyant verlaufenden, in 24—36 Stunden zum Tode führenden Fällen steht die Kreislaufschwäche, der kaum fühlbare Puls, der niedere Blutdruck, die kühlen Extremitäten, Cyanose und Dyspnoe und die diese Symptome begleitende tiefe Bewußtlosigkeit so im Vordergrund, daß fast zwangsläufig *an eine akute Vergiftung anstatt an eine Infektionskrankheit gedacht wird.* Solche ungewöhnlich rasch zum Ende führenden Fälle sind aber selten. Beim toxischen Scharlach tritt der Tod meist am 3.—4. Krankheitstage ein, wenn der Vergiftungszustand nicht rechtzeitig mit der spezifischen Serumtherapie behoben wird. Bei den toxischen Fällen, die den 3. und 4. Krankheitstag überleben, entwickeln sich typische Haut- und Schleimhautausschläge und eine Angina, die nicht besonders schwer ist. Manchmal trägt das Exanthem insofern

Sonderzüge, als *die Scharlachflecken größer* (linsen- bis pfenniggroß) *und mehr über der Haut erhaben sind* als beim klassischen Exanthem.

Der **septische Scharlach** beginnt mit einer Angina necrotica, von der aus per continuitatem oder durch einen Einbruch von Streptokokken ins Blut lokalisierte oder allgemeine pyämisch-septische Symptomenkomplexe entstehen. *Der Streptococcus hämolyticus beherrscht das Bild des septischen Scharlach.* Ob er primär, von sich aus, so aggressiv ist oder ob ihm vom Scharlacherreger der Weg gebahnt wird, wie das der Masernerreger für Kokken jeder Art tut, ist unbekannt. Manchmal zeigt die Angina schon in den ersten Krankheitstagen ihren Sondercharakter, meist wird sie erst am 3. oder 4. Krankheitstage maligne. Tonsillen, Gaumenbögen, Uvula und hintere Rachenwand bedecken sich dann mit *mißfarbigen Belägen,* von denen die in die Tiefe gehenden nekrotischen Prozesse zunächst verborgen werden. Die starke Reaktion um den Herd herum, die *Schwellung des gesamten lymphatischen Rachenringes,* die häufig zur Störung des Schluckaktes und nicht selten zur Behinderung der Atmung führt, und die *frühzeitigen, stark schmerzhaften Drüsenschwellungen am Kieferwinkel* deuten aber schon auf die.Bösartigkeit der Angina hin. Die maligne Streptokokkenangina verrät ebenso wie die schwerste Form der diphtherischen Angina eine deutliche Neigung, in den Nasenrachenraum zu ascendieren. Ebenso wie dort kommt es zur Verlegung der Nasenatmung, zu *Blutungen* in und unter die Beläge und zur Bildung von *Coagulis, die putrid zersetzt* werden. Von dem infizierten Nasenrachenraum aus setzt sich die Entzündung häufig ins Mittelohr, die Nebenhöhlen und seltener in die Tränennasengänge und die Tränendrüsen fort. Die Neigung zur Descension in den Larynx ist gering. Häufig sind aber Peritonsillärabscesse, Vereiterungen der Drüsen am Kieferwinkel und Einschmelzungen der Drüsen an der hinteren Rachenwand, die zu Retropharyngeal-Abscessen führen. Manchmal steigt die Entzündung in den retropharyngealen und peritrachealen Geweben ins Mediastinum oder gar in die Peritonealhöhle hinab. Noch bunter werden die Bilder, wenn die Streptokokken von einer septischen Thrombose einer Rachenvene aus ins Blut einbrechen und *Bakterieämien* oder *Metastasen* in den verschiedensten Gewebsgebieten hervorrufen. Besonders häufig werden dann seröse Häute: die Synovialmembranen der Gelenke und das Peri- und Endocard befallen. Daneben kommen aber auch multiple Abscesse in der Lunge und dem Myocard zur Beobachtung. Die Angina necrotica kommt häufig als Lokalerkrankung zum Stehen und hinterläßt dann lediglich Folgezustände der Gewebseinschmelzungen, Defekte am weichen Gaumen, der Uvula und den Gaumenbögen. Das *Allgemeinbefinden* ist aber auch bei einer Lokalisierung des nekrotischen Prozesses *aufs schwerste gestört* und das Fieber sehr hoch. Wo es zu nekrotischen Einschmelzungen größerer Gewebsmengen und zu wiederholten Streptokokkeneinbrüchen ins Blut mit oder ohne Metastasierungen kommt, entsteht das *Krankheitsbild einer schweren Sepsis.*

Leichte Scharlachfälle, die **ohne Exanthem,** lediglich unter dem Bilde einer Angina verlaufen, sind viel häufiger als schwere, aber auch als die klassischen Krankheitsbilder. Es wurde schon weiter vorn gesagt, daß hier unter Scharlach ohne Exanthem die Krankheitsbilder verstanden werden, bei denen kein Ausschlag bemerkt wird, weil er entweder sehr spärlich, flüchtig oder uncharakteristisch ist. Es gibt aber zweifelsohne auch Scharlacherkrankungen, die de facto ohne Ausschlag verlaufen. *Das Exanthem,* das der Krankheit ihren Namen gegeben hat, ist *kein obligatorisches Symptom des Scharlachbeginnes, obligatorisch sind aber Angina und Enanthem,* wenn man von dem relativ seltenen Wundscharlach absieht, bei dem häufig die Angina, nie aber das Enanthem fehlt. Die ohne oder mit einem sehr flüchtigen Hautausschlag auftretende Scharlachangina ist an dem typischen Begleitenanthem erkennbar, an der düsteren, flammenden Röte, die am ersten Tag von den Tonsillen auf die Gaumenbögen übergreift, in Uvulahöhe gegen die normale Schleimhaut mit einem scharfen Rand abgesetzt ist und in deren Nähe am weichen Gaumen Scharlachflecken erkennbar sind, die in der Folge zu einem typischen Enanthem zusammenfließen. Die Angina kann mit sehr hohem Fieber, einem deutlich gestörten Allgemeinbefinden, aber auch mit leichten Allgemeinerscheinungen einhergehen. In der Regel erscheint 3—4 Tage nach Krankheitsbeginn auch die Scharlachzunge. 12—14 Tage nach Krankheitsbeginn wird der spezifische Charakter der Angina durch die beginnende *großlamellöse Schuppung* an Handtellern, Fußsohlen, Fingern und Zehen über jeden Zweifel hinaus offenbar, wenn in der Tat kein Exanthem bestanden hatte oder wenn es wegen seiner Flüchtigkeit übersehen worden war.

Die in der 2. Woche nach Krankheitsbeginn einsetzende großlamellöse *Schuppung* ist *allen Scharlachformen,* den septischen, toxischen, klassischen und exanthemlosen *gemeinsam.* Sie stellt außerdem eine Zäsur im Verlauf der Scharlacherkrankung selbst dar, denn wenn sie deutlich in Erscheinung tritt, ist in der Regel das erste Kranksein vorbei und der Patient befindet sich entweder im symptomlosen Intervall oder im 2. Akt der Erkrankung. Bevor dessen Symptombilder beschrieben werden, muß noch auf die im ersten Akt auftretenden Ausstrahlungen des Krankheitsprozesses in andere Organgebiete außer der Haut, den Schleimhäuten und dem lymphatischen Rachenring eingegangen und die Komplikationen des Scharlach I dargestellt werden.

Scharlachurin enthält vom 2.—3. Krankheitstage ab fast regelmäßig Urobilinogen. Sein Gehalt an Eiweiß und vereinzelten Zylindern entspricht dem gewöhnlicher febriler Nephrosen und hat mit der Scharlachnephritis nichts zu tun. Die *Miterkrankung der Leber,* die aus dem Urobilinogengehalt des Urins und aus dem erhöhten Bilirubinspiegel im Blut hervorgeht, der aller Wahrscheinlichkeit nach die leichte Gelbfärbung der anämisierten Haut bedingt, äußert sich auch in einer Schwellung und Druckempfindlichkeit des Organs. Der Übertritt von Urobilinogen ins Blut und der erhöhte Gehalt des Harns an Urobilinogen deuten auf eine Parenchymschädigung der Leber. Ein anderer Grund für die Urobilinogenurie ist der zu Scharlachbeginn sehr *starke Zerfall von Erythrocyten. Während die Zahl der roten Blutkörperchen sinkt, steigt die der weißen an.* Ihre Vermehrung wird im wesentlichen von den neutrophilen Leukocyten bestritten. Die eosinophilen Zellen sind prozentual um das 4—5fache vermehrt Diese *gleichzeitige Vermehrung von neutrophilen und eosinophilen Zellen* wird bei keiner anderen Infektionskrankheit beobachtet. Daneben gibt es noch ein anderes, für den Scharlach charakteristisches Symptom im Blut: die neutrophilen Leukocyten — und nur diese — enthalten spiralige Einschlüsse, die durch Boraxmethylenblaufärbung nachweisbar sind (DOEHLE-Körperchen). Bei einem Teil der Scharlachkranken tritt während der ersten Krankheitstage oder im weiteren Verlauf eine positive Wa.R. im Blut auf. Von Seiten des Respirations- und Darmtraktes treten keine Störungen in Erscheinung.

Da die Rolle der Streptokokken beim Scharlach strittig ist, hängt es von der Stellung der einzelnen Autoren ab, ob sie die im folgenden beschriebenen Symptomenbilder als Komplikationen oder als besondere Verlaufsformen der Krankheit auffassen. Die beim septischen Scharlach mit seiner Angina necrotica auftretenden und durch hämolytische Streptokokken hervorgerufenen Krankheistbilder: die peritonsillären und retropharyngealen Abscesse und die Drüsenabscesse am Hals, die Senkungsabscesse, die Bakteriämien, die septischen Metastasen und die Peri-, Myo- und Endocarditiden wurden schon weiter oben aufgezählt und hervorgehoben, daß es von der in den Nasenrachenraum aufsteigenden Angina aus häufig zu einer *Erkrankung des Mittelohres* kommt.

Während nun beim klassischen Scharlach tiefergreifende und zur Einschmelzung von Geweben führende Prozesse am Halse selten sind und die septische Komponente völlig fehlt, ist bei ihm und auch bei dem ohne Exanthem auftretenden Scharlach *eine Otitis media* eine *häufige Komplikation des ersten Krankseins.* *Die Scharlachotitis trägt Sonderzüge* gegenüber Mittelohrentzündungen bei anderen Infektionskrankheiten. Sie führt rascher und häufiger zu eitrigen Erkrankungen der Schleimhaut, zur Perforation des Trommelfells und zur Erkrankung des Warzenfortsatzes. Bei ihr treten auch die gefährlichsten Komplikationen häufiger auf als bei anderen Otitiden: Ein Übergreifen der Entzündung auf den Sinus transversus, eine eitrige Meningitis und die eitrige Einschmelzung der Gehörknöchelchen mit nachfolgender Ertaubung. Aber auch ohne diese schwersten Folgen ist eine Scharlachotitis ein bedenklicher Zwischenfall, weil die Eiterung häufig besonders lange dauert und gar nicht selten zu einer dauernden Beeinträchtigung der Hörfähigkeit führt. Eine harmlose, beim klassischen Scharlach und den toxischen Fällen, die den stürmischen Beginn überdauern, relativ häufige, beim exanthemlosen Verlauf seltenere Erscheinung ist die Synovitis scarlatinosa *(Scharlachrheumatoid).* Unter Bevorzugung der Hand-, Sprung- und Fußgelenke, seltener an den großen Gelenken der Extremitäten und der Wirbelsäule, treten vereinzelt oder symmetrisch Rötungen, Schwellungen und Schmerzhaftigkeit auf, die im Einzelgelenk in wenigen Tagen spontan zurückgehen. In manchen Fällen zieht sich das Rheumatoid 8—14 Tage hin, wobei ein Gelenk nach dem anderen befallen wird. Der Gelenkerguß ist steril und hat mit den beim septischen Scharlach auftretenden Metastasen nichts zu tun. Dem Scharlachrheumatoid fehlt die für die Polyarthritis acuta charakteristische Neigung zu Rückfällen und Herzkomplikationen. Die für den Scharlachbeginn typische *Diskrepanz zwischen Fieberhöhe und Pulszahl deutet auf* eine *besondere Verwandtschaft der Scharlachnoxe zum Kreislaufsystem,* deren Folgen aber meistens erst im 2. Akt der Scharlacherkrankung deutlicher in Erscheinung treten.

Bleibt der Krankheitsbeginn umkompliziert, so treten mit großer Regelmäßigkeit **nach einem fieberlosen Intervall,** in der 3. oder 4. Woche nach Krankheitsbeginn, am häufigsten gegen Ende der 3., **Symptome des zweiten Krankseins** auf. Für sie ist die Plötzlichkeit ihres Erscheinens und ihre Neigung zur Wiederkehr charakteristisch. Manchmal beträgt das symptomfreie Intervall auch 4—5 Wochen, so daß Arzt und Patient die Krankheit schon für beendet halten, bis sie eine Nephritis oder ein plötzlicher Temperaturanstieg über das Fortbestehen des Kampfes zwischen Erreger und Organismus aufklärt. Das *häufigste Symptom des Scharlach II* ist die *Entzündung der Lymphdrüsen am Kieferwinkel,* die meist von Fieber begleitet ist und gar nicht selten zur eitrigen Einschmelzung führt. Diese *Lymphadenitis* ist in der Regel eine *primäre* und nicht auf entzündliche Erscheinungen in dem Quellgebiet der Drüsen zurückzuführen. In manchen Fällen beschränkt sie sich nicht auf die am Kieferwinkel gelegenen Drüsen, sondern ergreift auch die am vorderen Rand des Sternocleidomastoideus gelegenen, seltener die tiefen Halsdrüsen, die nuchalen und die retropharyngealen. Die geschwollenen Organe sind schmerzhaft, die Fieberhöhe meist dem Umfang der Schwellung entsprechend, das Allgemeinbefinden in der Regel nicht allzu sehr gestört. Kommt es nicht zur Einschmelzung, so gehen Schwellung und Fieber in 4—5 Tagen, in Ausnahmefällen erst am Ende der zweiten Woche zurück. Abweichungen von dem häufigsten Bilde werden insofern beobachtet, als die Lymphadenitis ohne Fieber verläuft oder mit hohem, septischem Fieber als nekrotisierende Entzündung oder als trockener Brand in Erscheinung tritt, der große Teile des Halsbindegewebes ergreift *(Angina Ludovici).* Manchmal besteht während des zweiten Krankseins hohes Fieber, ohne daß irgendein Organbefund zu erheben wäre. Für solche Fälle hat die Annahme eine hohe Wahrscheinlichkeit für sich, daß an Körperstellen, die dem tastenden Finger nicht zugänglich sind, Drüsenentzündungen bestehen. Nach der Lymphadenitis ist eine *Angina ein häufiges Symptom des Scharlach II.* Von ihr aus kommt es dann wiederum gar nicht selten häufig zu einer Erkrankung des Mittelohres mit den oben geschilderten Eigentümlichkeiten der *Scharlachotitis* und ihren Folgen. Die Angina selbst kann unspezifisch aussehen, aber auch mit einem typischen Scharlachenanthem einhergehen. Sie kann sehr leicht, aber auch sehr schwer verlaufen und ähnlich wie das vom septischen Scharlach geschildert wurde, zu Einschmelzungsprozessen, peritonsillären Abscessen und sekundären Vereiterungen der Drüsen am Kieferwinkel führen. Manchmal *wiederholt sich im zweiten Scharlachakt der Krankheitsbeginn* insofern, als nicht nur eine Angina mit einem spezifischen Enanthem, sondern, wie beim klassischen Scharlachbeginn, Angina, Enanthem und Exanthem auftreten.

Nach der Angina necrotica ist die *Nephritis* die gefürchtetste Manifestation des Scharlach. Nach einem toxischen, klassischen oder exanthemlosen Beginn ist die Nephritis in der Regel eine *diffuse Glomerulonephritis,* während beim septischen Scharlach mehr interstitielle oder herdförmige Glomerulonephritiden zur Beobachtung kommen. Die Häufigkeit der Scharlachnephritis schwankt zu verschiedenen Zeiten und an verschiedenen Orten zwischen 2—20 und mehr Prozent. Sie tritt *am häufigsten in der dritten Krankheitswoche,* manchmal aber auch erst in der 5. oder 6. auf. Die Eiweiß- und Zylinderausscheidungen in den ersten Krankheitstagen haben keine Beziehungen zur Scharlachnephritis. Die Entstehung dieser, jedem Scharlachkranken drohenden „Komplikation", kann weder durch diätetische Mittel im Sinne einer Nierenschonkost, noch durch Bettruhe und ebensowenig durch die Verwendung spezifischer Mittel (Serum) im ersten oder zweiten Akt des Scharlach verhütet werden. Offensichtlich besteht eine *familiäre Disposition* in dem Sinne, daß Kinder aus Familien mit gehäuften Nierenerkrankungen in einem höheren Prozentsatz eine Scharlachnephritis bekommen als andere Kinder. Dem Erscheinen der Nephritis geht häufig ein abnorm rascher Anstieg des Körpergewichtes, eine Verstimmung der bis dahin gesund und frisch erscheinenden Kinder und eine Erhöhung des Blutdruckes voraus. Mit dem Erscheinen der Nephritis steigert sich das körperliche Unbehagen zu Kopfweh, Fieber und völliger Appetitlosigkeit. Der in verminderter Menge abgesetzte Urin enthält reichlich rote Blutkörperchen, Zylinder und Eiweiß. *Von den Nierenfunktionen* kann sowohl die *Wasser- und Kochsalzausscheidung als auch die der Stickstoffschlacken* oder beide *gestört* sein. Je nach der Schwere der Funktionsstörung entstehen *acetonämische Vergiftungen* verschiedenen Grades, beginnend mit Kopfweh und Schlaflosigkeit bis zu Somnolenz, Bewußtseinsverlust mit großer Atmung und schweren Krampfzuständen. Die Zurückhaltung von Wasser und Kochsalz führt nicht nur zu mächtigen *Unterhautödemen* und zur *Höhlenwassersucht,* sondern beim Kind besonders leicht ohne andere Ödemzeichen zum *Hirnödem* und zu Hirndrucksymptomen, zur Pulsverlangsamung, Reflexsteigerung und, von einer bestimmten Druckhöhe ab, zur Lähmung und zum Bewußtseinsverlust. Der in der Regel prompte Erfolg einer ausgiebigen Lumbalpunktion enthüllt dann die Ursachen des urämischen Zustandes. Sinkt die Ausscheidung auf abnorm niedrige Werte oder besteht gar eine Nierensperre, so kommt es zur azotämischen Vergiftung und über kurz oder lang zu Erbrechen, Durchfällen, Bradykardien, Dyspnoe, Somnolenz und schließlich zu schweren Krämpfen, in denen die Kinder sterben. Zu diesen Gefahren der Nephritis kommen noch andere. Besteht längere Zeit eine Oligurie und erhöhter Blutdruck, so kommt es manchmal, offensichtlich im Verein mit einer toxischen Schädigung des Herzmuskels, zu einer raschen Dilatation des

Herzens und zu schweren Insuffizienzerscheinungen. Solche schweren Krankheitsbilder sind aber selten. *In der überwiegenden Mehrzahl der Fälle* verläuft die *Nephritis* ohne urämische Zeichen und *heilt, ohne Dauerschäden zu hinterlassen, in wenigen Wochen* ab. Seltener zieht sich die Entzündung nach leichtem, etwas häufiger bei schwerem Beginn, remittierend Monate und Jahre hin. Aber auch dann tritt in der Regel noch vor der Pubertät Heilung ein. Der Ausgang einer klassischen Scharlachnephritis in eine Schrumpfniere stellt eine große Seltenheit dar. Neben der klassichen Nephritis gibt es erwartungsgemäß alle Übergänge zu flüchtigen, mit 12stündigen Eiweißausscheidungen einhergehenden Nierenreizungen. Die besonderen Beziehungen zwischen dem *Kreislauf und der scarlatinösen Noxe,* die schon zu Krankheitsbeginn in der auffallenden Diskrepanz zwischen Fieberhöhe und Pulszahl zum Ausdruck kam, führen im zweiten Akt der Scharlacherkrankung zu einer Reihe von Symptomen, die meist an eine organische Erkrankung des Myo-, Endo- oder Perikards denken lassen, in der Mehrzahl aber harmloser und vorübergehender Natur sind und nach einigen Wochen wieder verchwinden. Die Arrhythmien, Bradykardien, systolischen und perikarditisähnlichen Geräusche stehen häufig insofern in einem Zusammenhang mit der Körpergewichtskurve, als sie in deren Minimum am deutlichsten sind und mit dem wieder ansteigenden Körpergewicht abnehmen. Da auf dem Sektionstisch vielfach bei klinisch festgestellten „perikarditischen und endokarditischen Geräuschen" positive Befunde nicht zu erheben waren, werden die Störungen von manchen Autoren als muskuläre angesehen, von anderen auf eine Vasomotorenschädigung und eine dadurch hervorgerufene Diskrepanz zwischen Füllung und Weite des Gefäßsystems zurückgeführt. Nach septischen, mit Bakterieämien einhergehenden Scharlacherkrankungen sind erwartungsgemäß echte myo-, peri- und endokarditische Prozesse häufig.

Komplikationen. Wird ein *Scharlach durch eine Diphtherie* oder eine Diphtherie durch einen Scharlach *kompliziert,* so verschlechtert sich die Prognose. Da beide Erreger die Bildung einer Angina hervorrufen, die mit Belagbildung einhergeht, entstehen verständlicherweise auch *diagnostische Schwierigkeiten.* Auch hier darf der Entschluß zur antidiphtherischen Therapie nicht von dem Ausfall der bakteriologischen Untersuchung, sondern er muß von den klinischen Symptomen und dem Ausstrichpräparat abhängig gemacht werden. Zusammenhängende, weiße, auf die Uvula und die Gaumenbögen übergehende Beläge sprechen neben dem spezifischen Geruch für Diphtherie, während die über die Tonsillen hinausgehenden schweren Scharlachbeläge breiig, häufig mißfarben und übelriechend sind. Allerdings kann die diphtherische Angina, wenn gleichzeitig Streptokokkenbeläge bestehen, viel von ihrem typischen Aussehen verlieren. In solchen Fällen spricht eine rasche Ausbreitungstendenz der Beläge, wenn keine Nekrosen auftreten, für Diphtherie. Wenn auch theoretisch ein Diphtheriebacillenträger eine Scharlachangina bekommen kann und seine Diphtheriebacillen die Rolle eines harmlosen Saprophyten spielen können, so ist bei ausgedehnten Belägen der Nachweis von Diphtheriebacillen im Ausstrichpräparat praktisch eine Indikation für die spezifische Serumtherapie. Als *sicheres Zeichen für* das Vorliegen einer *Scharlach-Diphtheriekombination* gilt das Auftreten einer *Laryngitis,* weil der Scharlacherreger selbst nur in extrem seltenen Fällen die Larynxschleimhaut befällt. *Die Kombination von Masern und Scharlach* hat keine so ungünstige Prognose, wie man das auf Grund des Status morbillosus eigentlich erwarten sollte und wie das für die Kombination Masern-Diphtherie gilt. Entstehen die beiden Exantheme zu gleicher Zeit, so sind die Flecken wegen der größeren entzündlichen Durchtränkung der Haut stärker über das Hautniveau erhaben und manchmal urticariaähnlich. Der dem Bläschenausschlag manchmal vorausgehende *Varicellenrash* bietet häufig *Anlaß zu*

Verwechslungen mit einer *Scharlacherkrankung,* wenn man den Fehler macht, allein auf Grund des Exanthembildes eine Diagnose zu stellen, ohne Mund und Rachen zu inspizieren und ohne die Frage nach dem Vorhandensein und der Art des Enanthems zu entscheiden. Vereinzelte Varicellenflecken auf der Schleimhaut, eventuell mit Epitheldefekten anstatt einer Angina mit flammendem Enanthem, klären die Situation. Varicellen und Scharlach stehen aber noch in anderer Beziehung. Durch die von den Varicellenbläschen auf der Haut oder Schleimhaut gesetzten Epitheldefekte dringt der Scharlacherreger häufig in den Organismus ein. Ist bei einem solchen **Wundscharlach** der Eintrittsort die Haut, so fehlt häufig die Angina. Das Enanthem ist schwächer als bei dem gewöhnlichen Infektionsmodus und das Exanthem um die Eintrittspforte herum am dichtesten. Es kommt dabei in der Regel zur Vereiterung des Varicellenbläschens, das als Eintrittspforte diente und häufig auch zur Suppuration der anderen Bläschen. Zum Wundscharlach kann es aber auch von jeder anderen Haut- oder Schleimhautwunde (Puerperalscharlach, Scharlach nach Verbrennungen) aus kommen.

Der schwere, der klassische und der exanthemlose Scharlach hinterlassen eine **Immunität** gegen Wiedererkrankungen in der schweren und klassischen Verlaufsform. Wenn auch häufiger als bei den anderen kindlichen Infektionskrankheiten typische Zweiterkrankungen beobachtet werden, so bleiben sie doch seltene Ausnahmen gegenüber dieser Regel. Die Tatsachen, daß der Scharlach in den Städten ebenso wie andere, durch fakultativ pathogene Keime (Diphtheriebacillen u. a.) hervorgerufene Zivilisationsseuchen ganz überwiegend eine Erkrankung der Kinder ist, daß der mittlere Erkrankungstermin der Wohnungsdichte parallel geht und Erkrankungen in jedem Lebensalter auftreten, wenn der Scharlach in abgelegene Gebiete und lange scharlachfrei gewesene Bevölkerungsgruppen eingeschleppt wird, sprechen eindrucksvoll dafür, daß im Milieu der Zivilisation *die Empfänglichkeit der Kinder auf das Fehlen einer Immunität* und *die Resistenz des Erwachsenen auf ihre Vorhandensein zurückzuführen* ist. Ob freilich das Überstehen eines Scharlach eine sichere Immunität der Gewebe an der üblichen Eintrittspforte seiner Erreger, dem lymphatischen Rachenring hinterläßt oder ob die erste Erkrankung nur vor wiederholten Allgemeinreaktionen bewahrt, erscheint zweifelhaft, wenn man an die Häufigkeit von Anginen denkt, die auf Scharlachstationen unter neueintretenden Ärzten und Schwestern mit positiven Scharlachanamnesen auftreten. Es bleibt freilich der Ausweg, diese Anginen den auf Scharlachstationen besonders heimischen hämolytischen Streptokokken zur Last zu legen und das Ausbleiben der Allgemeinreaktionen auf die Existenz einer echten Scharlachimmunität oder eine Immunität gegen das Streptokokkentoxin zurückzuführen. Solange die Ätiologie der Erkrankung nicht restlos geklärt ist, können derartige Fragen nicht beantwortet und über die **Pathogenese des Scharlach** keine zuverlässigen Angaben gemacht werden. Weiter vorn, bei der Besprechung der Ätiologie, ist auf diese Probleme kurz eingegangen worden.

Die Infektiosität eines Scharlachkranken ist nicht beendet, wenn die Schuppung vorbei ist. Diese beiden Erscheinungen stehen in keinem Zusammenhang. Da der Scharlachkranke 3—4—6 Wochen nach Krankheitsbeginn, manchmal aber auch noch länger, ansteckend sein kann, die Zahl der Scharlachfälle mit flüchtigem, uncharakteristischem, unbemerktem oder fehlendem Exanthem häufiger ist als die der klassischen und der Scharlacherreger in den Sekreten des Nasopharynx enthalten ist, erscheint die gleiche Altersverteilung der klinisch erfaßbaren der Diphtherie-, Masern- und Scharlachfälle verständlich. Der von dem Ehepaar DICK zur Erkennung Scharlachempfänglicher und -immuner empfohlene Test — eine intrakutane Injektion sterilen

Streptokokkengiftes, die beim Empfänglichen eine Entzündung hervorrufen soll, beim Immunen aber nicht — ist für endemiologische Forschungen infolge der Unsicherheit über die Frage der Scharlachätiologie nicht annähernd so brauchbar, wie der Schicktest zur Erkennung der Diphtherieempfänglichkeit. Die Zahl der Pseudoreaktionen und die Ausnahmen von der Regel, daß der Test zu Scharlachbeginn positiv und in der Rekonvaleszenz negativ sein soll, sind zahlreich und die Schwierigkeiten für eine Standardisierung der Giftmenge noch zu groß. Die bisherigen Untersuchungen mit dem Dick-*Test* zeigen im großen und ganzen eine ähnliche Altersverteilung der angeblich Empfänglichen und Immunen, wie das bei den anderen genannten Krankheiten der Fall ist. Dem entspricht, daß im *Blutserum Erwachsener, gleichgültig, ob sie einen klinisch erfaßten Scharlach überstanden haben oder nicht, Immunstoffe* enthalten sind, von denen in den ersten Tagen die Vergiftungserscheinungen toxischer Scharlachfälle aufgehoben werden. In die Scharlachhaut injiziert, löschen sie das Enanthem im Umkreis von einigen Zentimetern aus. Das Serum von Säuglingen und jungen Kleinkindern besitzt dagegen diese Eigenschaften in der Regel nicht. Auch dabei tritt das *gleiche Verhalten der Antikörperverteilung* auf die verschiedenen Lebensalter *wie bei Masern, der Diphtherie und anderen Zivilisationsseuchen zutage.* Ein plötzlicher Krankheitsbeginn mit Kopfweh, Fieber, Erbrechen und einer Angina mit einer düsterroten, gerade auf den weichen Gaumen übergehenden Röte legt die **Diagnose** *Scharlach* sehr nahe. 24 Stunden nach Krankheitsbeginn, wenn ein mehr oder weniger ausgebreitetes kleinfleckiges, Gesicht und Munddreieck freilassendes Exanthem und eine Angina vorhanden sind und ein düsterrotes Enanthem den ganzen weichen Gaumen überzieht, kommt kaum eine andere Krankheit in Frage als Scharlach. Besteht neben der Angina ein typisches Enanthem, ist aber beim ersten Anblick scheinbar kein Exanthem vorhanden, so muß vor allem in den Schenkelbeugen und im Oberschenkeldreieck gesucht werden, ob nicht Spuren eines kleinfleckigen Exanthems aufzufinden sind. Angaben, daß in der näheren Umgebung Scharlachfälle vorgekommen sind, geben natürlich einem Scharlachverdacht einen entsprechenden Hintergrund. In zweifelhaften Fällen, mit oder ohne spärliche oder schwer definierbare Exantheme, ist neben der Umweltsanamnese vor allem zu versuchen, Klarheit darüber zu gewinnen, ob das Enanthem scarlatiniformer Natur ist. Auf dieses Symptom ist mehr Rücksicht zu nehmen als auf uncharakteristische Exantheme, weil die kindliche Haut häufig bei allen möglichen spezifischen und unspezifischen Infekten mitreagiert, das typische, düsterrote, flammende Enanthem aber äußerst selten nicht-scarlatinöse Anginen begleitet. Bei *Wundscharlach* fehlt die Angina meist, ein Enanthem ist aber stets vorhanden, wenn auch nicht in so intensiver Form wie nach dem gewöhnlichen Infektionsmodus. Besteht ein Varicellenexanthem und gleichzeitig ein scarlatiniformer Ausschlag, so kommt ein Varicellenrash nicht mehr in Frage, sondern bei der häufigen Kombination von Varicellen und Scharlach mit hoher Wahrscheinlichkeit ein Wundscharlach. Die *Himbeerzunge* und die *Urobilinogenreaktion des Urins* treten erst am 3.—4. Krankheitstage auf und sind *für die Frühdiagnose nicht zu verwenden.* Isoliert man jede verdächtige Angina, wie das bei einer Krankheit mit dem unberechenbaren Verlauf des Scharlach notwendig ist, damit man je nach dem Erscheinen oder Ausbleiben der genannten *Zweitsymptome* seinen Verdacht stützen oder fallen lassen kann, so sind Himbeerzunge und Harnurobilinogen diagnostisch von hohem Wert. Das gilt auch von einem anderen Zweitsymptom: der für Scharlach sprechenden Eosinophilie bei gleichzeitiger Hyperleukocytose und dem Befund der Doehleschen Einschlußkörperchen im Protoplasma der neutrophilen Leukocyten. Das Fehlen der Doehle-Körperchen spricht gegen Scharlach, während ihr Nachweis nicht unter allen Umständen ein Scharlach-

symptom ist, weil sie auch bei anderen Infektionskrankheiten gelegentlich vorkommen. Ein positives RUMPEL-LEEDEsches Phänomen (Hautblutungen nach
Anlegen einer Stauungsbinde am Arm) ist aus den gleichen Gründen nicht
beweisend für Scharlach. Das *Auslöschphänomen* (Abblassen des Scharlach-
exanthems im Umkreis von einigen Zentimetern nach der intrakutanen
Injektion von Scharlachrekonvaleszentenserum, Erwachsenenserum oder Antistreptokokkenserum vom Tier) ist theoretisch außerordentlich interessant,
aber *als Diagnostikum praktisch selten verwendbar,* weil bei spärlichen und
flüchtigen Exanthemen geeignete Injektionsorte schwer zu finden sind oder
die Exantheme zu rasch abblassen. Bei ausgebreiteten Exanthemen besteht
kein Bedürfnis für diese Methode. Von etwas größerem praktischen Wert
scheint der DICK-*Test* und der Nachweis einer Empfindlichkeit für Streptokokkentoxin zu sein (Rötung der Injektionsstelle nach intracutaner Injektion
von Streptokokkengift), obwohl dabei zu bedenken ist, daß die Ausnahmen
von der Regel relativ zahlreich sind und *ein für Streptokokkengift empfäng-
liches Individuum auch an einer unspezifischen Angina* und *einem nicht scarlatinösen Exanthem erkranken* kann. *Vor Verwechslungen* mit Überempfindlichkeits-
exanthemen, bei denen in der Regel Enantheme fehlen, *schützt sich, wer nie
lediglich auf Grund des Exanthembildes und ohne Inspektion des Rachens Diagnosen
stellt.* Die foudroyant verlaufenden, toxischen Fälle können ad exitum kommen,
bevor Enanthem und Exanthem auftreten, so daß die Vergiftung völlig im Vordergrund steht und an eine Infektionskrankheit gar nicht gedacht wird. Solche
Fälle können daher gar nicht zu diagnostizieren sein, wenn sie sporadisch auftreten. In Scharlachzeiten muß aber bei solchen Zuständen an toxischen Scharlach gedacht und sofort die spezifische Therapie eingeleitet werden. Besteht die
Vergiftung allerdings 36—48 Stunden, so muß eine Angina mit einem typischen
Enanthem und Exanthem nachweisbar sein, wenn es sich um einen toxischen Scharlachfall handelt. Was nun die *Diagnose der Symptome beim Scharlach II* und ihre Identifizierung als Scharlachzeichen anbelangt, so ist der
Nachweis einer gleichzeitigen großlamellösen, deutlichen oder diskreten *Schuppung
an Fingern, Zehen, Handtellern und Fußsohlen das wichtigste diagnostische Hilfsmittel.* Wenn aber natürlich ein Kind im Verlaufe des Scharlach II zufällig
auch eine andere Krankheit erwerben kann — die während des zweiten Scharlach-
aktes am häufigsten auftretenden Symptome wie Angina, Otitis media,
Lymphadenitis und Nephritis werden mit an Sicherheit grenzender Wahrscheinlichkeit durch den Nachweis einer großlamellösen Schuppung als Scharlachzeichen identifiziert. Diese Regel ist aber nicht umkehrbar, denn die
Schuppung kann beendet sein, bevor die genannten Zeichen auftreten. Das
gilt vor allem für die Spätnephritis. Eine rasch auftretende, schmerzhafte,
beiderseitige Schwellung der Drüsen am Kieferwinkel, ohne daß in ihrem
Quellgebiet Entzündungserscheinungen nachweisbar sind, spricht auch ohne
Schuppung mit so hoher Wahrscheinlichkeit für Scharlach, daß ebenso wie
bei jeder hämorrhagischen Nephritis im Schulalter anamnestisch nach einer vorausgegangenen Schuppung oder nach Scharlacherkrankungen in der Umgebung
zu forschen ist. Das muß nicht nur im Interesse der Klassifizierung dieser
Symptome, sondern vor allem deswegen geschehen, weil solche Kinder als ansteckend zu betrachten sind.

Prognose. Es gilt als alte ärztliche Regel, beim Scharlachbeginn, gleichgültig ob er leicht oder schwer ist, mit der Prognose zurückzuhalten. Auf einen
leichtesten, klinisch kaum erkennbaren und sogar unterschwelligen ersten
Akt kann ein zweiter mit schwersten Erscheinungen folgen und auf einen
stürmischen Beginn eine symptomarme oder -freie Nachperiode. Allerdings
beobachtet man nach einem typischen septischen Beginn häufig entsprechend

schwere lokale oder metastatische Streptokokkenreaktionen. *Kleinkinder sind im allgemeinen, ebenso wie bei anderen Infektionskrankheiten, mehr gefährdet als Kinder des Schulalters.* Pastöse Individuen sind widerstandsloser gegen die Streptokokken als normal konstitutionierte. Die **Letalität des Scharlachs** schwankt in Mitteleuropa zwischen 2—20%. Im nahen Osten ist die Krankheit wesentlich bösartiger und die mittlere Sterblichkeit beträchtlich höher.

Therapie. Während des ersten Aktes eines klassischen und leichten, exanthemlosen Scharlachs sind neben Bettruhe, mehrmaligem täglichem Mundspülen und Gurgeln mit 2—3% Wasserstoffsuperoxyd oder 0,3—0,5% Essigsauretonerdenlösung und außer Halswickeln, wenn die Drüsen empfindlich sind, keine weiteren *therapeutischen Maßnahmen* notwendig. Aspirin oder salicylsaures Natrium sind in mäßigen Mengen bei schmerzhaften *Scharlachrheumatoiden* angezeigt, bei unkompliziertem Verlauf als Antipyretica überflüssig. Treten *Ohrenschmerzen* auf, so läßt man schwitzen und wendet lokale Wärme an (Wärmekissen, -lampe). Bei anhaltendem Schmerz und Fieber muß die Paracenthese vorgenommen und bei Empfindlichkeit oder Schwellung am Warzenfortsatz ein Spezialarzt zu Rate gezogen werden.

Im Falle rasch wachsender und empfindlicher *Drüsen* werden Eiskrawatten oder häufig gewechselte Prießnitzumschläge verwandt. Wenn sich die Drüsen nicht bald zurückbilden oder erweichen, appliziert man Hitze, am Tag mit Heizkissen, nachts mit Breiumschlägen, von denen die Wärme gut gehalten wird. Beim *trockenen Brand des Halsbindegewebes* im Verlauf einer malignen Lymphadenitis kann mit Röntgenstrahlen versucht werden, eine Einschmelzung herbeizuführen. Halsdrüsen-, peritonsilläre und retropharyngeale *Abscesse* werden in der üblichen Weise geöffnet. Bei der *Angina necrotica* sollen Salvarsaninjektionen (0,1—0,3 g) die Aggressivität der Eitererreger hemmen. Bei einer Erkrankung, in deren Verlaufe stets eine *Nephritis* droht, ist von jeher der *Diät* besondere Aufmerksamkeit gewidmet worden. Man wollte durch eiweiß- und kochsalzarme Kost die Nieren von vornherein schonen und damit die Nephritis verhüten. Mit einer solchen wochenlangen, eintönigen Kost sind aber die Nephritiden nicht seltener geworden, sondern man hat lediglich eine unnötige Körpergewichtsabnahme der Kinder herbeigeführt. Viel wichtiger ist, daß der *Scharlachkranke vor dem Ende der 4. Woche das Bett nicht verläßt* und auch erst dann langsam über den Lehnstuhl auf die Beine gebracht wird. Aus sachlichen und auch aus psychologischen Gründen ist vor allem im Privathaus an diesem Vorgehen strikt festzuhalten, damit dem Arzt nicht eine eventuelle Nephritis wegen einer angeblich allzu liberalen Auffassung der Situation zur Last gelegt wird. *Auf die Möglichkeit einer Nierenerkrankung bis in die 5. oder 6. Krankheitswoche sind die Eltern von vornherein vorzubereiten.* Treten Eiweiß, rote Blutkörperchen und Zylinder im Urin auf, so müssen die Flüssigkeits- und Eiweißmengen und bei Ödemneigung auch das Kochsalz eingeschränkt werden. Mit einer vorwiegend vegetabilischen Nahrung, am einfachsten mit Reis in den verschiedensten Formen als Grundkost, gibt man 1—2 g Eiweiß und die gleiche Menge Kochsalz pro Tag in $^3/_4$ l Gesamtflüssigkeit, wobei man frische Vegetabilien mit ihrem Vollgewicht als Flüssigkeit einsetzt. Fleischgerichte sind zunächst ganz zu streichen und Milch nur zur Verschönung von Tee oder Malzkaffee zu verabreichen. Sinkt die Urinausscheidung, die täglich zu kontrollieren ist, bedrohlich unter die Flüssigkeitseinfuhr, so werden *Zuckertage* eingelegt und 300—400 g Zucker, teils als Sirup, teils in der Form des wenig süßenden Traubenzuckers in 500—700 ccm dünnen Kaffee oder Tee mit etwas Schlagsahne aus möglichst dickem (molken- und eiweißarmen) Rahm verabreicht. Diese Zuckerkost kann 2 Tage lang gegeben werden, am 3. schiebt man wieder einen Reistag ein und arrangiert wieder 1—2 Zuckertage, wenn die Ausscheidung nicht steigt. Zieht sich die Nephritis längere Zeit hin, so muß von *Schwitz-prodezuren* Gebrauch gemacht werden. Als *letztes Mittel* erst sollen bei drohender Nierensperre *Pharmaca* wie Harnstoff oder Diuretin versucht werden, und auch nur dann, wenn der morphologische Urinbefund nicht auf eine heftige Entzündung der Nieren deutet.

Präurämischen und *urämischen Zeichen* begegnet man mit dreisten *Aderlässen* (200—300 ccm im Schulalter), die am raschesten und schonendsten durch eine Sectio arteriae radialis mit nachfolgendem einfachem Druckverband vorgenommen werden. Bei schweren Krämpfen ist neben dem Aderlaß eine ausgiebige *Lumbalpunktion* vorzunehmen und nach beiden Eingriffen reichlich dünner Tee zu verabreichen. Als letzter Rettungsversuch bei hartnäckigen Anurien kommt ein „*Wasserstoß*" mit einer hohen Belastung des Organs durch Wasser oder eine *Dekapsulierung* in Frage. Solange rote Blutkörperchen und Zylinder im Urin bei Bettruhe nachweisbar sind, ist an Aufstehen nicht zu denken. Die Umstellung aus der Bettruhe erfolgt auch nach dem Verschwinden von Eiweiß und Formelementen langsam (in einigen Wochen) und über eine Periode des Lehnstuhlaufenthaltes. Manchmal treten auch bei vorsichtigster Überleitung noch wochenlang, nachdem die Formelemente bei Bettruhe verschwunden waren, nach geringen körperlichen Anstrengungen mäßige Eiweißausscheidungen auf. Sie sind bedeutungslos und verschwinden im Laufe der Zeit, wenn sie nicht von nennenswerten Erythrocyten- und Zylinderbefunden begleitet sind. Neben der symptomatischen Therapie gab es seit den Untersuchungen von HUBER und BLUMENTHAL, REISS und JUNGMANN eine *spezifische Scharlachtherapie*. In den ersten Tagen des toxischen Scharlach wurden intravenös 40—80—100 ccm *Scharlachrekonvaleszentenserum* oder auch das Blut gesunder Erwachsener injiziert, gleichgültig, ob sie anamnestisch eine Scharlacherkrankung durchgemacht hatten oder nicht. Die Sera wurden durch Erwärmung oder durch Lagerung inaktiviert. Die Erfolge der Rekonvaleszentenserumtherapie sind verblüffend und absolut überzeugend. Zur rechten Zeit, in den ersten zwei Krankheitstagen bei toxischen Fällen angewandt, hebt das Serum die Vergiftung des Zentralnervensystems und der Vasomotoren auf, die Kranken entfiebern lytisch oder kritisch und sind zunächst gerettet. Mit den *Antistreptokokkenseren vom Pferd* ist bei dieser Indikation und bei Verabreichung ausreichender Mengen (20—40 ccm konzentriertes Serum) das gleiche zu erreichen. Ein auf diese Weise vom sicheren Tod erretteter Scharlachkranker kann aber in der Folge an einer Streptokokkeninfektion oder einer Nephritis zugrunde gehen. *Rekonvaleszenten-, Erwachsenen- und Pferdeserum sind nur gegen die toxische Komponente des Scharlach gerichtet* und beeinflussen die bakteriellen Infektionen während des ersten Aktes nicht. Sie sind ebenso außerstande die Symptome des Scharlach II zu verhüten, ihre Zahl zu beschränken oder ihre Schwere zu vermindern. Aus diesen Gründen erscheint die Anwendung der genannten Sera beim septischen, klassischen oder leichten Scharlachbeginn als nutzlos.

Bei der hohen Zahl der unerkannten und unerkennbaren Scharlachkeimträger ist es im Prinzip ebenso unmöglich, eine kollektive oder individuelle *Expositionsprophylaxe* zu betreiben, wie bei den Masern, der Pertussis oder der Diphtherie. Da aber der Scharlacherreger nicht zu den absolut pathogenen Keimen gehört, bei weitem nicht jeder Infektion eine Erkrankung folgt, der Scharlach eine besonders unberechenbare Erkrankung ist und eine Reinfektion noch Tage oder Wochen nach einem erfolglosen Erstinfekt zur Krankheit führen kann, wenn sich inzwischen die Disposition des empfänglichen Menschen geändert hat, besteht sowohl eine gute Aussicht als eine absolute Notwendigkeit für den Versuch, durch sofortige Isolierung eines Erkrankten empfängliche Personen in seiner Umgebung vor der Krankheit zu schützen. Wenn Kinder wegen ihres Alters (Spielkinder) oder ihrer Konstitution (pastöse, gehäufte Nierenkrankheiten in der Familie) besonders gefährdet erscheinen oder wenn der Kontakt zwischen Infektiösen und Empfänglichen besonders eng war, kann und soll eine *spezifische Scharlachprophylaxe* vorgenommen werden, die *nach dem Muster der Masernprophylaxe* von Degkwitz vorgeschlagen wurde. 5—6 ccm Rekonvaleszentenserum bei Kindern bis zu 8 Jahren und 10 ccm bei 9 bis 14jährigen werden möglichst frühzeitig injiziert und schützen mit hoher Wahrscheinlichkeit vor der Erkrankung. Ebenso wie bei den Morbillen kann im Privathaus an Stelle des Rekonvalescentenserums 20—25 ccm Elternblut verwandt werden. Eine so sichere Berechnung der Inkubationszeit wie bei den Masern ist hier nicht möglich, so daß nur die Anweisung für eine sofortige Seruminjektion nach der Klärung der Situation gegeben werden kann. Andererseits ist aber eine spezifische Prophylaxe auch dort indiziert, wo der erste Akt der Krankheit nicht erkannt wurde, der Arzt wegen Krankheitserscheinungen während des zweiten gerufen wird und schon ein 1—2wöchentlicher Kontakt zwischen Infektionsquelle und Scharlachempfänglichen bestanden hat. Der Schluß, daß eine Empfänglichkeit der bis dahin in der Umgebung des Kranken lebenden Kinder nicht vorliegen kann, weil sie trotz 1—2wöchentlichem Kontakte nicht erkrankt sind, wäre bei dem auch in dieser Beziehung unberechenbaren Scharlach verfehlt. Wird die Infektionsquelle verstopft und die Umgebung gründlich desinfiziert, so kann anstatt des Rekonvaleszentenserums oder Erwachsenenblutes *Antistreptokokkenserum vom Pferd* verwandt werden. Ist das infektiöse Kind nicht von den Empfänglichen zu trennen, so ist das Pferdeserum nutzlos und die Injektion von Menschenserum oder -blut notwendig, weil der Serumschutz mit Pferdeserum nur 12—14 Tage anhält, ein Scharlachkranker aber 4—6 Wochen ansteckend bleibt. Ausreichende Mengen Menschenserum schützen auch bei engem Kontakt 4—6 Wochen lang. An der Scharlachprophylaxe können und müssen sich aber auch die Krankenanstalten beteiligen. Immer wieder verursachen aus Krankenanstalten entlassene und klinisch gesunde Scharlachrekonvaleszenten unter ihren Geschwistern oder Gespielen *Heimkehrfälle.* Ob es sich dabei um ein echtes Keimträgertum oder an Körper, Haar oder Kleidern aus den Scharlachabteilungen verschleppte Erreger handelt, ist ungewiß. *Mit* der Frage, ob die heimkehrenden Kinder *im Nasopharynx hämolytische Streptokokken* beherbergen oder nicht, *steht die Häufigkeit der Heimkehrfälle nicht im Zusammenhang.* Erfahrungsgemäß sind Scharlachrekonvaleszenten mit laufenden *Ohren,* noch viel stärker aber solche mit entzündlichen Prozessen im Nasopharynx, wesentlich länger infektiös als normale Heimkehrer. Da solche Katarrhe während der schlechten Jahreszeit besonders häufig sind, erscheint es verständlich, daß sich Heimkehrfälle während dieser Monate häufen. Neben einer besonders sorgfältigen Desinfizierung der Körperoberfläche in den Anstalten sollten Krankenhaus und Privatärzte dafür sorgen, daß aus Scharlachstationen entlassene Rekonvaleszenten vor ihrer Rückkehr in die Familie 4 bis 6 Tage an einen 3. Ort und möglichst viel ins Freie verbracht werden.

Die Frage, ob durch Vorbehandlung mit hämolytischen Streptokokken oder Streptokokkentoxin eine *aktive Scharlachprophylaxe* mit Aussicht auf Erfolg getrieben werden kann, ist noch nicht spruchreif.

Epidemische Kinderlähmung (Poliomyelitis acuta anterior).

Unter epidemischer Kinderlähmung wird eine akute Infektionskrankheit verstanden, die von einem neurotropen Virus hervorgerufen wird, das in weite Gebiete des Zentralnervensystems eindringt, aber in der Regel nur motorische

Zentren und unter ihnen am häufigsten die in den cervicalen und lumbalen Rückenmarksanschwellungen gelegenen Vorderhörner schädigt und vorübergehende ober bleibende schlaffe Lähmungen hervorruft.

Die spinale Kinderlähmung ist erst in der Neuzeit als Krankheit sui generis von HEINE (1840) beschrieben und von STRÜMPELL als Infektionskrankheit erkannt worden. Da die darauffolgende und das Krankheitsbild vervollständigende Beschreibung von dem schwedischen Arzte MEDIN (1887) stammt, wird die Krankheit in Deutschland vielfach als HEINE-MEDINsche Krankheit bezeichnet.

Ätiologie. Der Erreger der spinalen Kinderlähmung ist ein Virus, das bakteriendichte Filter passiert. Es ist unter Sauerstoffabschluß in Nährböden züchtbar, die mit frischen Organstücken beschickt sind. Ob die gerade an der Sichtbarkeitsgrenze gelegenen korpuskulären Elemente, die in den Kulturen vor allem in der Nähe der Organstücke beobachtet werden können, die Erreger selbst sind, ist ungewiß. Außerhalb des menschlichen Organismus zeigt der Erreger eine hohe Widerstandskraft gegen Umwelteinflüsse. Er hält sich im Staub, an Gebrauchsgegenständen und Lebensmitteln mehrere Wochen lang lebensfähig und besitzt eine hohe Widerstandskraft gegen mildere Desinfizientien (Glycerin, 1—2% Wasserstoffsuperoxydlösungen). Im Wasser und in der Milch bleibt er wochenlang infektionstüchtig. Das klassische Versuchstier ist der Affe, der zwar nicht spontan, aber bei intracerebraler und neuraler Infektion mit hoher Regelmäßigkeit und unter den gleichen Symptomen wie der Mensch erkrankt. Bei der menschlichen Spontanerkrankung ist das Virus in den Sekreten des Nasopharynx, der Trachea und in den Darmentleerungen enthalten. Das gleiche gilt für intracerebral infizierte Affen. Die Infektion des Menschen geschieht aller Wahrscheinlichkeit nach durch *Tröpfcheninfektion.* In welchem Umfang infizierte Lebensmittel oder Gebrauchsgegenstände an der Krankheitsverbreitung teilnehmen, ist unbekannt. Daß sie aber daran beteiligt sind und die Infektion nicht nur direkt von Mensch zu Mensch stattfindet, steht außer Zweifel. Die **Disposition** für die Erkrankung ist gering. Auch bei den sog. Epidemien erkranken in zivilisierten Ländern kaum mehr als 10—20 unter 10 000 Lebenden.

Die Angaben über die **Inkubation** der spinalen Kinderlähmung schwanken entsprechend dem Charakter des Erregers als eines fakultativ pathogenen Keimes und seiner Widerstandsfähigkeit gegen Umwelteinflüsse beträchtlich. Es werden Zeiten zwischen 3—10 Tagen angegeben.

Der **Krankheitsverlauf** gliedert sich ebenso wie bei den Masern, den Pocken und dem Keuchhusten deutlich in zwei Perioden: in ein *Prodromalstadium* und ein Hauptstadium, die hier am besten als *präparalytisches* und *paralytisches Stadium* bezeichnet werden. Ebenso wie bei den genannten Krankheiten macht das *Prodromalstadium* bei der Kinderlähmung einen *unspezifischen Eindruck.* Dieser Umstand ist bei jenen Krankheiten nur von endemiologischem und prophylaktischem Interesse und von Wichtigkeit lediglich für die in der nächsten Umgebung des Erkrankten lebenden empfänglichen Individuen, weil bei ihnen spezifische Maßnahmen im Prodromalstadium an dem Erkrankten den Verlauf der Erkrankung nicht zu beeinflussen vermögen. Bei der spinalen Kinderlähmung dagegen *hängt* das *Schicksal des Erkrankten* in direkt tragischer Weise weitgehend *davon* ab, *ob die Spezifität seines uncharakteristisch* aussehenden *präparalytischen Stadiums erkannt wird,* weil nur während dieser Zeit therapeutische Maßnahmen mit einer guten Aussicht auf Erfolg unternommen werden können. Im paralytischen Stadium selbst kann das Tempo einer Spontanheilung beschleunigt und schädigende Faktoren ferngehalten werden, eine Heilung mit ärztlichen Mitteln in Gang zu bringen sind wir aber außerstande.

Im präparalytischen Stadium dagegen kann die Krankheit durch eine *Verhütung der Lähmungen* zu einer harmlosen gemacht werden.

Die Prodromi beginnen häufig mit Fieber, das meist keine hohen Grade erreicht. In der überwiegenden Mehrzahl der Fälle treten mit dem *Fieber* zusammen *Entzündungserscheinungen im Respirationstrakt* auf: eine Angina catarrhalis oder eine Nasopharyngitis, seltener eine Bronchitis. Nur in Ausnahmefällen bestehen fieberhafte Durchfälle, die wiederum selten von Erbrechen begleitet sind. Das Bewußtsein ist stets ungestört. Starke Schweiße sind kein obligatorisches Symptom während einer fieberhaften Prodromalperiode und auch im Blut ist weder qualitativ noch quantitativ ein typischer Befund zu erheben. Hyperleukocytosen und Leukopenien kommen etwa gleich häufig vor. Anders liegen die Dinge bei den *Schmerzen, die häufig im präparalytischen Stadium* auftreten. Auch bei schweren Prodromis handelt es sich dabei *nicht um Spontanschmerzen,* sondern um eine *Berührungsempfindlichkeit,* die ein Teil der *allgemeinen sensiblen* und *sensorischen Übererregbarkeit* der Erkrankten ist und mit ihrem gesteigerten Hirndruck zusammenhängt, der bei fieberhaften Prodromis regelmäßig besteht. Daneben wird oft während schwerer, aber auch leichter Prodromalerscheinungen *bei passiven Bewegungen Schmerz* empfunden, der wahrscheinlich ein Wurzelschmerz ist und auf eine Miterkrankung oder eine kollaterale Schwellung der betreffenden hinteren Wurzeln zurückgeführt werden muß. Dieses Symptom findet man am häufigsten an den unteren Extremitäten, die ja auch am häufigsten gelähmt werden. Deutliche oder diskrete Zeichen einer allgemeinen sensiblen oder sensorischen Überempfindlichkeit sind häufiger als solche lokale Schmerzen. Bei leichten und leichtesten Prodromis, wo eine deutliche allgemeine Überempfindlichkeit in der Regel und der Schmerz bei passiven Bewegungen häufig fehlt, sind manchmal die *Nervenstränge,* in deren Gebiet später Lähmungen auftreten, *druckempfindlich.* Während das Fieber, die Entzündungen im Respirationstrakt und der Blutbefund keinerlei charakteristische Zeichen tragen, ist eine *allgemeine* oder *lokale Schmerzempfindlichkeit* der oben geschilderten Art, trotzdem sie in ihrer Intensität ganz beträchtlich schwanken kann, schon *ein verläßlicheres,* auf eine spezifische Erkrankung deutendes *Symptom.* In „Epidemiezeiten" ist es praktisch zusammen mit dem noch zu beschreibenden positiven Lumbalbefund, den wir in keinem Falle eines klinisch überhaupt faßbaren präparalytischen Stadium vermißt haben, pathognomonisch für die spinale Kinderlähmung. *In jedem Falle febriler und subfebriler Prodromi ist der Lumbaldruck erhöht und als Zeichen, daß es sich um einen entzünlichen Hydrocephalus handelt, Liquoreiweiß und -zellen vermehrt.* Druck-, Eiweiß- und Zellenvermehrung halten sich jedoch meistens in mäßigen Grenzen. In der Regel ist der Liquor klar und nur in Ausnahmefällen durch starke Zellvermehrung getrübt. Der Liquorzucker ist normal oder vermehrt, die Kolloidreaktionen uncharakteristisch. Die Zellenvermehrung wird ganz zu Beginn von Leukocyten, später vorwiegend von Lymphocyten und mononucleären Zellen bestritten.

Die aus den Liquorbefunden hervorgehende *Beteiligung der Meningen* an dem Krankheitsprozeß ist *auch dann nachweisbar, wenn klinisch* greifbare meningitische *Symptome fehlen.* Die weiter oben beschriebene sensible und sensorische Übererregbarkeit steigert sich allerdings in manchen Fällen schwerer Prodromi zu einem typischen meningitischen Bild mit Nackensteifigkeit, positivem Kernig, gesteigerten Tiefenreflexen usw. Ein fieberhaftes Prodromalstadium mit den geschilderten, ihrer Intensität nach außerordentlich wechselnden Symptomen kann 3—4 Tage, aber auch nur 24 Stunden dauern. Gar nicht so selten ist ein *präparalytisches Stadium klinisch überhaupt nicht nachweisbar* und die Krankheit beginnt sofort mit Lähmungen. *Für die bei der Poliomyelitis acuta anterior auftretenden Lähmungen ist charakteristisch:* 1. daß sie rasch innerhalb 24—36 Stunden ihr Maximum erreichen; 2. daß sie schlaffe Lähmungen sind; 3. am häufigsten Bein- und Rumpfmuskeln, seltener die Arme befallen und 4. nur in Ausnahmefällen symmetrisch sind; 5. sehr selten eine ganze Extremität, sondern nur einzelne Muskelgruppen ergreifen (bevorzugt Peroneus und Quadriceps); 6. nie dem Versorgungsgebiet eines peripheren Nerven entsprechen; 7. nicht von bleibenden Sensibilitäts- und Blasen-Mastdarmstörungen begleitet sind und 8. bald nach ihrem Ausbreitungsmaximum eine deutliche Tendenz zur Rückbildung zeigen. Wenn aber in der Mehrzahl der Fälle auch die M. peronei, tibiales, quadriceps und glutaei befallen werden — der Sartorius bleibt fast stets frei — und der Häufigkeit nach die Rumpf- und Armmuskeln folgen (vor allem der M. deltoideus), so kommen daneben gar nicht so selten auch *Erkrankungen des Cervicalmarkes* mit bulbären Symptomen, Zwerchfellähmungen, Lähmungen der gesamten Atmungsmuskulatur, aber auch *Paresen und Lähmungen von motorischen Hirnnerven* zur Beobachtung (am häufigsten des Facialis). Die *Krankheit* kann auch nach einem Prodromalstadium oder ohne dieses *unter dem Bilde einer Encephalitis* mit oder ohne motorische Symptome, aber auch unter dem Bilde einer *Myelitis transversa* verlaufen. Bei den rasch aufsteigenden LANDRYSCHEN *Paralysen* dürfte es sich in der Mehrzahl der Fälle um foudroyante Poliomyelitiden handeln. Neben den schwersten, zum Tode führenden Lähmungserscheinungen gibt es als Parallele zu den Intensitätsunterschieden des Prodromalstadiums und entsprechend dem Charakter des Virus als eines fakultativ pathogenen Keimes, leichte Paresen, die fieberfrei kommen und gehen und neben schwer oder eine Zeitlang nicht auslösbaren zugehörigen Tiefenreflexen, lediglich an einer leichten Bewegungs- und Funktionsbeeinträchtigung des betreffenden Gliedes zu erkennen sind. (Über die neurologische Seite des Krankheitsbildes s. S. 537.)

Die Poliomyelitis acuta anterior hinterläßt eine **Immunität.** Mehrfache Erkrankungen sind beim Menschen nicht beobachtet worden. Auch der künstlich infizierte Affe ist gegen Zweitinfektion resistent. Für **die Pathogenese** der Krankheit darf angenommen werden, daß der Erreger beim Menschen natürlicherweise durch Tröpfcheninfektion in den Nasopharynx gelangt und von diesem Primärherd aus ins Zentralnervensystem. Beim Affen allerdings, der nie spontan erkrankt, versagt eine Infektion auf diesem Wege meist und der sicherste Infektionsmodus ist der intracerebrale oder -neurale. Bei dem letzteren Vorgehen müssen die Erreger intraneural oder in den die peripheren Nerven begleitenden Lymphbahnen *zentralwärts wandern,* weil beim Affen sowohl als beim Menschen das Virus im Prodromalstadium und auf der Höhe der Krankheit fast nie in der Blutbahn nachweisbar ist. Es muß daher bei den Spontaninfektionen des Menschen angenommen werden, daß die Erreger vom Primärherd im Nasopharynx aus entlang den Nerven ins Zentralnervensystem gelangen. Über dieVerbreitungswege des Virus innerhalb des Zentralnervensystems herrscht noch keine volle Klarheit. Neben der Verbreitung durch den Liquor scheint der Erreger entlang den Nervenbahnen zu wandern. Er *befällt,* wie das aus dem Lumbalbefund hervorgeht, *neben dem Nervengewebe* selbst stets *auch die weichen Hirnhäute.* Obwohl das Virus nach der Spontaninfektion des Menschen mit hoher Wahrscheinlichkeit zuerst ins Gehirn gelangt, werden doch ebenso wie bei der intracerebralen Affeninfektion am häufigsten die Rückenmarksvorderhörner befallen und von wenigen Ausnahmen abgesehen, schlaffe Lähmungen der Bein-, Rumpf- und Armmuskulatur produziert. Die Erreger dringen dabei aber nicht nur in die graue Substanz, sondern in die graue und weiße Substanz des gesamten Zentralnervensystems ein. Aus irgendwelchen, bisher noch nicht überblickbaren Gründen, werden die Rückenmarksvorderhörner lediglich schwerer geschädigt als andere nervöse Gewebe. Histologisch handelt es sich zunächst um einen Entzündungsprozeß, dessen Folgen Degenerationserscheinungen und der Schwund von Ganglienzellen sind, die zu Funktionsausfällen motorischer und trophischer Art führen.

Die der akuten Erkrankung folgende *Immunität führt* zur *Ausschwemmung virulizider Stoffe* in die Blutbahn. *Die Rekonvaleszentensera* von Mensch und Affe töten Virussuspensionen ab, *während das Blutserum empfänglicher* Individuen diese *Eigenschaften nicht besitzt.* Injiziert man Affen mit ausreichenden Mengen Rekonvaleszentenserum, so führen nachfolgende Infektionen nicht zur Erkrankung. *Spritzt man erkrankten Menschen während des fieberhaften, präparalytischen Stadiums ausreichende Mengen menschlichen Rekonvalescentenserums, so wird das Auftreten von Lähmungen mit hoher Wahrscheinlichkeit verhütet.* Virulizide *Immunkörper* sind aber nicht nur im Blute von Poliomyelitisrekonvaleszenten, sondern *in Stadtbevölkerungen* auch im Blute *der Mehrzahl der erwachsenen Individuen* enthalten, ebenso wie das von den Antikörpern gegen Masern, Diphtherie und Keuchhusten berichtet wurde. Was nun die **Epi- und Endemiologie** der Poliomyelitis anbelangt, so ist die *Altersverteilung* der Krankheitsfälle die gleiche wie bei den genannten Infektionskrankheiten und von den gleichen Faktoren abhängig: in den Städten ist die Krankheit eine ausgeprägte Kinder- und vorwiegend Kleinkinderkrankheit, während das mittlere Erkrankungsalter in ländlichen Gegenden ebenso wie bei Masern, Diphtherie, Keuchhusten usw. höher liegt und häufiger Erwachsene erkranken. Die Altersverteilung der Poliomyelitisfälle auf Stadt und Land in Schweden, wo es mehrfach zu besorgniserregenden Krankheitshäufungen kam, zeigt mit aller Sicherheit die *Abhängigkeit des mittleren Erkrankungsalters von der Wohndichte. Die Poliomyelitis acuta* anterior *verhält sich* also, was die Altersverteilung der Krankheitsfälle und die der Immunstoffe im Blut anbelangt, *wie eine durch Tröpfcheninfektion von unerkennbaren Keimstreuern verbreitete Krankheit, die eine Immunität hinterläßt.* Daß die Erreger im Nasopharynx enthalten sind, durch Tröpfcheninfektion verbreitet werden und daß eine oberschwellige Reaktion mit dem Organismus eine Erkrankung, eine Immunität hinterläßt, wurde schon hervorgehoben. Für die Beantwortung der Frage, ob die Resistenz der erwachsenen Bevölkerung in der Stadt trotz der relativ niedrigen Zahl der Krankheitsfälle auf eine unterschwellige Durchseuchung und eine spezifische Immunisierung zurückzuführen ist, wie das von der Diphtherie und dem Scharlach berichtet wurde und von der Tuberkulose bekannt ist, muß neben dem Hinweis auf die dafür sprechende und von der Wohnungsdichte abhängige Altersverteilung der viruliciden Immunstoffe im Blut noch festgestellt werden, ob der Poliomyelitiserreger praktisch ubiquitär ist, d. h. von unerkennbaren Keimstreuern durch Tröpfcheninfektion verbreitet wird. Über jeden Zweifel hinaus wurde nun auch bei der Poliomyelitis acuta die *Existenz gesunder,* klinisch nicht erkrankter *Keimträger* und bei Rekonvaleszenten eine monatelang anhaltende Infektiosität ihrer Nasenrachensekrete erwiesen. Auf Grund des einfachen Infektionsmodus (Tröpfcheninfektion), der Existenz unerkennbarer Keimstreuer und der von der Wohnungsdichte abhängigen Altersverteilung der Krankheitsfälle und der Blutimmunkörper kann mit an Sicherheit grenzender Wahrscheinlichkeit angenommen werden, daß der *Poliomyelitiserreger, wie der Diphtherie- und Tuberkulosebacillus die Gesamtbevölkerung unterschwellig durchseucht und immunisiert* und daß ebenso wie dort die Reaktion zwischen Krankheitserreger und Organismus nur im Sonderfall und aus bisher noch nicht überblickbaren Gründen oberschwellig verläuft. Bei dieser *Einreihung* der spinalen Kinderlähmung in *die Klasse der endemischen unvermeidlichen Zivilisationsseuchen* bleibt allerdings ungeklärt, warum die Krankheitshäufungen vorwiegend in den Sommermonaten auftreten. Für den ursprünglich naheliegenden

Gedanken, daß Insekten bei diesen sommerlichen Häufungen eine Rolle spielen, haben sich aber keinerlei Anhaltspunkte auffinden lassen.

Diagnose. Bei sporadischen Fällen wird in der Regel im Prodromalstadium die Diagnose nicht zu stellen sein, weil eine Lumbalpunktion nicht bei jedem Kind mit unspezifisch aussehendem Fieber und diskretesten Zeichen einer allgemeinen sensiblen und sensorischen Überregbarkeit oder bei lokalisierten Schmerzen vorgenommen werden kann. *Zu Zeiten von Krankheitshäufungen* ist aber *nach Schmerzen der oben geschilderten Art* (allgemeine Berührungsempfindlichkeit, Schmerzen bei passiver Bewegung der Extremitäten, Druckschmerz im Verlauf von Nervensträngen) zu suchen und bei *jedem verdächtigen Fall die diagnostisch entscheidende Lumbalpunktion anzustellen.* Ist der Befund positiv (klarer Liquor unter erhöhtem Druck, Vermehrung von Eiweiß und Zellen), so ist umgehend zur *Rekonvaleszentenserumtherapie* zu schreiten. Bei diesem Vorgehen ist es möglich, daß eine beginnende Meningitis tuberculosa oder eine leichte akute Meningitis anderer Art nutzlos mit Rekonvaleszentenserum behandelt wird. Damit wird sicher kein Schaden angerichtet, die Folgen der Verschiebung einer Rekonvaleszentenseruminjektion bei einem präparalytisch-poliomyelitiskranken Kinde sind aber unabsehbare. Wie das auch für die Diphtherie verlangt wurde, muß schon *in dubio so vorgegangen werden, als ob die Diagnose sicher sei.* Ob der gewünschte Erfolg eintritt und die Lähmungen ausbleiben, kann nicht mit aller Sicherheit vorausgesagt werden. Da es aber kein anderes, ähnlich wirksames Mittel gegen den Ausbruch der Lähmungen bei der spinalen Kinderlähmung gibt und mit dem Erscheinen der Lähmungen eine lebenslange Verkrüppelung droht, muß von dem Rekonvaleszentenserum unter allen Umständen Gebrauch gemacht werden. Angaben, an welchen Zeitpunkten der Rekonvaleszenz der Antikörpergehalt des Serums am größten ist, liegen noch nicht vor. Unter allen Umständen muß man *Mischsera* verwenden, die in der 3.—6. Woche nach der Entfieberung gewonnen werden. Das Serum ist intramuskulär, intravenös und intralumbal injiziert worden. Die letztere Art erscheint als die wirksamste und praktischste, weil Poliomyelitis-Rekonvaleszentenserum ein seltener und kostbarer Saft ist, mit dem äußerst sparsam umgegangen werden muß. Da in der Stadt vorwiegend Kleinkinder erkranken, sind große Rekonvaleszentenserummengen (20—40 ccm), wie sie bei der intravenösen und intramuskulären Injektion verlangt werden, kaum zu beschaffen. Spritzt man intralumbal, so genügen 4—5 ccm und man kann mit 40—50 ccm Serum anstatt 2 Kinder deren 10 behandeln. Ist Rekonvaleszentenserum nicht vorhanden, so kann durch eine große Injektion von *Erwachsenen- oder Elternmischserum* (100—200 ccm Erwachsenenserum) versucht werden, dem Kind Immunkörper zuzuführen. Wenn nun auch bei den sog. „Epidemien“, die de facto das Aufflackern einer Endemie darstellen, nicht mehr als 20—40 unter 10 000 Kindern erkranken und Erkrankungen mehrerer Kinder in einer Familie relativ selten sind, so wird man im Angesicht der unabsehbaren, evtl. zur lebenslangen Verkrüppelungen führenden Folgen einer Poliomyelitis acuta auf eine *Prophylaxe* nicht verzichten wollen. Unter der städtischen Bevölkerung sind im Falle bedrohlicher Krankheitshäufungen intramuskuläre Injektionen von 20—25 ccm Elternblut oder als rigorosum 20—25 ccm elterliches Mischserum die Methode der Wahl. Das verfügbare Rekonvaleszentenserum selbst sollte man für die Behandlung im präparalytischen Stadium reservieren und auf die Erfassung solcher Kinder sein Hauptaugenmerk richten. Neben der spezifischen Prophylaxe sind desinfizierende Gurgelungen und der Gebrauch von Munddesinfizientien empfohlen worden.

Von Skeptikern kann mit Recht gesagt werden, daß die in der Literatur niedergelegten Befunde nicht als zwingende Beweise für die lähmungsverhütende Wirkung des Rekovaleszentenserums im präparalytischen Stadium angesehen werden dürfen, weil eine ganze Anzahl zweifelsfrei poliomyelitischer Erkrankungen spontan ohne Lähmungen verläuft. Solche Einwände können in noch viel höherem Maße gegen die Rekonvaleszentenserum- und Erwachsenenblutprophylaxe beim Menschen vorgebracht werden, weil ja erst der Vergleich von — ceteris paribus — etwa 10 000 gespritzten und ungespritzten Kindern einigermaßen verläßliche Zahlen geben könnte. Die Verwendung der spezifischen Therapie und Prophylaxe, deren Wirksamkeit im klassischen Affenversuch zwingend erwiesen ist, für seine Person zu vertagen und nichts zu tun, bis andere in einigen Jahrzehnten genügendes Material gesammelt haben, würde aber einen Mangel an Verantwortungsfreudigkeit bedeuten, der eines Arztes unwürdig ist. In diesem Fall darf man der Versuchung nicht erliegen, der Mentalität der Laien und ihrer Abneigung gegen Injektionen entgegenzukommen. (Eingehende Differentialdiagnose, Darstellung der neurologischen Einzelheiten, Behandlung der Lähmungen, Prognose usw. siehe S. 537.)

Mumps (Parotitis epidemica).

Unter Mumps wird eine akute Infektionskrankheit verstanden, die durch ein spezifisches Virus hervorgerufen wird und bei Kindern, von seltenen Lokalisationen im Zentralnervensystem und dem Pankreas abgesehen, zu einer Parotitis führt, von der das Allgemeinbefinden wenig gestört wird.

Der Mumps war schon im Altertum bekannt und ist vielfach in älterer und neuerer Zeit in lokalen Epidemien aufgetreten.

Das **Virus** der Parotitis epidemica ist während der Krankheit im Mundspeichel enthalten. Es kann mit Erfolg auf Katzen übertragen und durch seine Injektion in die Ohrspeicheldrüsen oder die Hoden dieser Tiere der menschlichen Spontanerkrankung klinisch und histologisch gleichende Symptomenbilder produziert werden. Beim erkrankten Menschen ist das Virus nicht nur im Speichel und in den erkrankten Ohrspeicheldrüsen, sondern auch im Blute enthalten, wie das durch den Übertragungsversuch auf das Tier nachgewiesen wurde und auf Grund der gelegentlichen Miterkrankung nicht zum Intestinaltrakt gehöriger Organe zu erwarten war. Die Ansteckung erfolgt vorwiegend durch *Tröpfcheninfektion* von Mensch zu Mensch. Das Virus scheint außerhalb des menschlichen Organismus nicht sehr widerstandsfähig zu sein, da Mumpserkrankungen in Krankenhäusern leicht zu lokalisieren sind und eine Verschleppung durch Gebrauchsgegenstände von einer Abteilung auf die andere nicht beobachtet wird. In den letzten Tagen der Inkubation scheinen die *Mumpsinfizierten ansteckend* zu werden. Am 9. Tage nach Krankheitsbeginn ist das Virus im Speichel meist nicht mehr nachweisbar. Ob es echte Keimträger gibt und in wie hohem Maße sie an der Krankheitsverbreitung beteiligt sind, ist unbekannt. Die **Disposition** für die Krankheit ist nicht so hoch wie bei den klassischen Viruskrankheiten des Menschen (Pocken, Windpocken, Masern), aber wesentlich höher als für die Poliomyelitis acuta anterior. Unter der städtischen Bevölkerung befällt der Mumps fast ausschließlich Kinder und ebenso wie andere, durch Tröpfcheninfektion verbreitete und eine Immunität hinterlassende Krankheiten, vorwiegend Spiel- und junge Schulkinder. Unter Stadtmenschen sind Erkrankungen nach der Pubertät selten, auf dem Lande häufiger. Die Resistenz der Erwachsenen ist zweifelsohne auf eine **echte Immunität** zurückzuführen, da Wiedererkrankungen an Mumps nicht beobachtet werden.

Die **Inkubation** der Erkrankung schwankt zwischen 18—21 Tagen. Der Drüsenschwellung selbst geht ein 1—2tägiges *Prodromalstadium* voraus, während dessen die Kinder verstimmt und appetitlos sind, manchmal mäßig fiebern und über unangenehme Sensationen im Ohr klagen. Mit dem *Auftreten der Parotitis* kommt es häufig zu febrilen oder subfebrilen Temperaturen, die 2—3 Tage anhalten. Die Drüsenschwellung beginnt meist einseitig. Zu Beginn ist die entzündliche Schwellung besser mit dem Auge als mit dem tastenden Finger festzustellen. Die geschwollene Drüse ist auf Druck nicht schmerzhaft und die Haut über ihr nicht gerötet. Die lokalen und Allgemeinerscheinungen können so gering sein, daß die Umgebung der Kinder eher auf die Krankheit aufmerksam wird als der Patient selbst. *Die an dem aufsteigenden Kieferast vor und unter dem Ohr sitzende, teigige, umfangreiche und trotzdem gar nicht oder wenig schmerzhafte Schwellung, die in charakteristischer Weise das Ohrläppchen nach außen drängt,* ist so typisch, daß sie kaum mit etwas anderem verwechselt werden kann und eine Diagnose auf den ersten Blick gestattet. Vor und nach der Schwellung tritt *um die Mündung des Parotisganges* der erkrankten Seite (Ductus stenonianus) *eine entzündliche Rötung* auf. Manchmal besteht daneben eine leichte Stomatitis oder Angina. Die Drüsenschwellung erreicht nach 2 bis 3 Tagen ihr Maximum und geht dann nach weiteren 3—4 Tagen restlos zurück. Meist schließt sich der Erkrankung der einen Drüse die der anderen an, wobei der Krankheitsprozeß an dem zweiterkrankten Organ in der Regel rascher abläuft. Manchmal beginnt die Parotitis auch mit einer beiderseitigen Drüsenschwellung und gelegentlich kommt es gleichzeitig oder anschließend an die Entzündung der Ohrspeicheldrüse zur *Erkrankung* der *Submaxillar-* und *Sublingualdrüsen.* Nur in Ausnahmefällen machen die Drüsenschwellungen wesentlich Lokalbeschwerden und *Ohrenschmerzen,* die *durch Druck auf den Gehörgang* zustande kommen, oder Beschwerden bei der Nahrungsaufnahme, indem der Entzündungsprozeß das Öffnen des Mundes und den Kauakt erschwert. Bei starken Lokalreaktionen ist gelegentlich ein Milztumor zu fühlen, das Fieber relativ hoch (bis 39°) und die Störung des Allgemeinbefindens schwererer Art.

Prognose. Solange aber das Virus nur in der Speicheldrüse Entzündungserscheinungen hervorruft, ist die Prognose der Parotitis eine absolut gute, die *Letalität* sehr niedrig und der Krankheitsverlauf ein leichter und harmloser. Auf 10—12000 Mumpsfälle kommt etwa ein Todesfall.

Zu schwereren Krankheitsbildern, zu Dauerschäden und im Ausnahmefall gar zu Todesfällen kommt es, wenn sich das *Mumpsvirus in anderen Organen* als den Mundspeicheldrüsen *lokalisiert.* Solche Erkrankungen anderer Organe sind keine „Komplikationen", sondern lediglich die Folgen einer besonderen Lokalisation des Virus. Am bekanntesten ist die 8—10 Tage nach Krankheitsbeginn mit Schmerzen, Fieber und schweren Allgemeinstörungen auftretende *Orchitis,* die jenseits der Pubertät bei 20—25% der Mumpskranken beobachtet wird und etwa in der Hälfte der Fälle zur Atrophie des befallenen Organes führt. Bei geschlechtsreifen Frauen tritt, allerdings seltener als die Orchitis bei Männern, eine *Oophoritis* auf. Daneben sind auch Schwellungen der großen Labien und der Mammae beobachtet worden. Bei Kindern sind solche Lokalisationsformen extrem selten. Häufiger kommen aber *Erkrankungen des Zentralnervensystems,* der nervösen Substanz selbst und seiner weichen Häute (Encephalitis, Meningo-Encephalitis, Meningitis) vor. 5—8 Tage nach Krankheitsbeginn, manchmal auch vor der Parotitis, treten unter Fieberanstieg *meningeale Symptome* von einer diskreten, sensiblen und sensorischen Überempfindlichkeit ab bis zu deutlichen meningitischen Krankheitsbildern auf. Die *Lumbalpunktion* ergibt *erhöhten Druck* und eine *mäßige Eiweiß- und Zellenvermehrung* als Zeichen der Entzündung. Die Zellen sind meist Lymphocyten, der Zucker ist normal oder vermehrt. Während die Prognose der Mumpsmeningitiden an sich in der Regel günstig ist (näheres s. S. 521) treten sehr selten zur Ertaubung führende *Acusticus- und Labyrintherkrankungen* in ihrer Folge auf. Eine *Lokalisation des Virus im Pankreas*, die ebenfalls 5—8 Tage nach Krankheitsbeginn mit Fieber, Leibweh und Erbrechen und manchmal mit Fettdiarrhöen in Erscheinung tritt, ist bei Kindern nicht selten. In der Regel heilt sie ohne Folgen ab, in Ausnahmefällen sind aber diabetische Erkrankungen, ja Todesfälle als Folgezustände solcher spezifischer Pankreatitiden beschrieben worden.

„*Mumpsepidemien*" ziehen sich wegen der langen Inkubationszeit der Erkrankung und der geringen Infektiosität des Virus lange hin. Es ist nicht sicher bekannt, ob das Virus die nicht klinisch Erkrankten unterschwellig durchseucht und immunisiert und ob das Serum der resistenten Erwachsenen ebenso wie bei der Diphtherie, den Masern, dem Scharlach und dem Keuchhusten Immunstoffe enthält. Aller Wahrscheinlichkeit nach liegen die Dinge aber bei Mumps so, wie bei den genannten klassischen Kinderkrankheiten. *Mumps-Rekonvaleszentenserum* schützt ebenso wie bei den genannten Krankheiten vor der Infektion.

Therapie. Im allgemeinen werden bei der Parotitis epidemica außer einer lokalen Behandlung der entzündeten Ohrspeicheldrüsen mit Wärme (Kataplasmen, Wärmekissen) und Bettruhe im Falle von Fieber keine anderen *therapeutischen Maßnahmen* benötigt. Häufen sich aber in einem Beobachtungsgebiet Komplikationen, so ist eine *Rekonvaleszentenserum-Therapie* oder noch besser *-Prophylaxe* zu versuchen. Neuerdings wird auch *Arsen* in Form von Salvarsan, Neosalvarsan oder Spirozid als Therapeuticum empfohlen.

Meningokkenerkrankungen.

Unter Meningokokkenerkrankungen werden Folgezustände von Infektionen mit dem *Diplococcus* Weichselbaum verstanden, die als leichte Schleimhautkatarrhe, aber auch als schwere Lokal- (Meningitis epidemica) oder Allgemeinreaktionen (Meningokokkensepsis) auftreten können.

Krankheitsbilder, die ihrer Schilderung nach Meningitiden und ihrer Häufung wegen Meningokokken-Meningitiden gewesen sein müssen, da nur diese Form der Hirnhautentzündung epidemisch auftritt, sind schon im Altertum beschrieben worden. Zu Beginn des vorigen Jahrhunderts (1805) wurde die Meningokokken-Meningitis anläßlich einer Epidemie in Genf zum ersten Male eingehender beschrieben und ihre klinischen Sonderzüge gegenüber anderen Hirnhautentzündungen hervorgehoben. Seitdem sind bis zum Weltkrieg verschiedene Epidemien beschrieben worden, so Ende der achtziger Jahre im Rheinland, 1904—05 in Schlesien und im Weltkrieg unter farbigen Engländern und Franzosen.

Seit Weichselbaum (1887) bei 6 sporadischen Meningitisfällen einen gramnegativen, intracellulär gelagerten Diplococcus entdeckte, der morphologisch und kulturell gut charakterisiert werden kann, wurde sichergestellt, daß gehäuft auftretende Meningitiden in der Regel durch diesen Weichselbaumschen *Diplococcus* hervorgerufen werden. Er trägt aus diesem Grunde auch den Namen *Meningococcus intracellularis*. Der Weichselbaumsche Coccus ist Umwelteinflüssen gegenüber sehr wenig widerstandsfähig. Bei Zimmertemperatur stirbt er sehr bald ab und erliegt leicht den Einflüssen der Austrocknung, der Belichtung und der Wirkung milder Desinfizientien. Kann infektiöses Material erst *nach länger dauerndem Transport* (Einschickung in Untersuchungsämter) auf Nährböden verimpft werden, so *sterben die Meningokokken* häufig schon *unterwegs* ab. Von den gebräuchlichen Laboratoriumstieren erkrankt keins spontan und es können auch durch massivste parenterale Infektionen keine für Meningokokken typischen Krankheitsbilder bei ihnen produziert werden. Beim *erkrankten Menschen* ist der Diplococcus Weichselbaum in der Regel *im Nasopharynx enthalten*. Bei seiner Hinfälligkeit außerhalb des menschlichen Organismus erfolgen Infektionen ausschließlich von Mensch zu Mensch und

auf dem Wege der *Tröpfcheninfektion*. Die **Disposition** für schwere Meningokokkenerkrankungen ist gering und liegt deutlich unter der für Scharlach und
Diphtherie. Einflüsse des Alters, des sozialen Milieus und der Jahreszeit sind
deutlich zu erkennen. Es erkranken vorwiegend Säuglinge und Kleinkinder in
übervölkerten Wohnungen und während der schlechten Jahreszeit. Die meisten
der bisher beobachteten Epidemien spielten sich in einem Milieu mit einer besonders hohen Wohndichte ab.

Die **Inkubationszeit** schwerer Meningokokkenerkrankungen (Meningitis,
Sepsis) wird mit 2—3 Tagen angegeben. Wie lange sie de facto dauert und ob
sie bei leichten und schweren Erkrankungen gleich lang ist, kann nicht mit
Sicherheit angegeben werden.

Zum Verständis der Meningokokkenerkrankungen und der Rolle des sozialen
Milieus muß schon an dieser Stelle auf die **endemiologischen Verhältnisse** eingegangen werden. *Meningokokken* sind *unter gesunden Menschen*, die in keinerlei
Kontakt mit klinisch erkennbaren Erkrankungsfällen stehen, *weit verbreitet*.
Je nach der Zuverlässigkeit der Untersuchungsmethoden und dem Charakter
des betreffenden Milieus, wurde die Zahl der gesunden Keimträger mit 1—2—5%
angegeben. Wenn man sich klarmacht, daß solche Untersuchungsergebnisse
lediglich einen Querschnitt durch die Bevölkerung darstellen, daß bei der Hinfälligkeit des WEICHSELBAUMschen Diplococcus und der Schwierigkeit seiner
Isolierung aus Keimgemischen die höheren Zahlen die wahrscheinlicheren sind
und daß im Laufe eines Jahres der durchschnittliche Prozentsatz an Meningo-
kokkenträgern von immer neuen Individuen gestellt wird, weil das Keimträgertum des Einzelnen nur eine gewisse Zeit dauert und dann neue Menschen
zu Keimträgern werden, muß man den *Meningococcus intracellularis*, ebenso wie
den Diphtherie- und den Tuberkelbacillus, zu den in zivilisiertem Milieu *praktisch
ubiquitären* Keimen rechnen. *In der näheren Umgebung von Meningokokken-
kranken* sind von zuverlässigen Untersuchern *Keimträgerzahlen zwischen 55—65%*
angegeben worden. Unter gut überblickbaren Bevölkerungsgruppen (Soldaten)
ließen sich deutliche Beziehungen zwischen der Wohnungsdichte, der Zahl der
Keimträger und der Krankheitshäufigkeit erkennen. Bei abnorm dichter Be-
legung steigen die normalen Trägerzahlen (3—5%) auf 20—25% an. Von
einem gewissen kritischen Werte ab, jenseits von 30—35% Keimträgern, treten
schwere Meningokokkenerkrankungen auf.

Neben den schweren Krankheitsbildern kommt es aber unter solchen Umständen zur Häufung **katarrhalischer Erkrankungen** auf den oberen und unteren
Schleimhäuten des Respirationstraktes: Rhinitiden, Nasopharyngitiden mit oder
ohne Beteiligung des Mittelohres und bronchopneumonischen Affektionen. Der
Meningococcus ist dabei der Urheber der Entzündung und nicht etwa erst
sekundär anderen Infekten aufgepfropft, denn er ist gelegentlich bei chronischen
Rhinitiden und Otitiden in Reinkulturen nachweisbar und kann seine Aggressivität dadurch erweisen, daß aus solchen harmlosen Lokalerkrankungen plötzlich
eine Meningokokken-Meningitis oder -Sepsis entsteht. Bei der Schwierigkeit des
kulturellen Nachweises von Meningokokken aus den Keimgemischen des Nasopharynx und seiner Hinfälligkeit, wenn infektiöses Material nicht an Ort
und Stelle auf geeignete Nährböden verimpft werden kann, sondern in Untersuchungsämter verschickt werden muß, ist die *Häufigkeit* solcher *spezifischen
sporadischen, vor allem aber in der Umgebung schwer Erkrankter häufigen Meningokokkenkatarrhe wenig bekannt*. Da es aber diese Fälle sind, von denen die
Krankheit verbreitet wird, sobald der klinisch schwer Erkrankte durch seine
Bettlägerigkeit als Keimträger ausgeschaltet wird, ist in der Umgebung Schwerkranker vor allem nach solchen katarrhalisch erkrankten Geschwistern zu
forschen, die Krippen, Kindergärten und Schulen besuchen, wenn man die

Weiterverbreitung der Krankheit eindämmen und der Meldepflicht für Genickstarre einen Sinn geben will.

Durch Meningokokken hervorgerufene akute und chronische Rhinitiden, Pharyngitiden, Otitiden und Bronchitiden sind vielfach beschrieben worden. Irgendein klinisches Charakteristicum für die Erkennung der Spezifität dieser Erkrankungen kann nicht angegeben werden. Die Bakteriologie hat für den Nachweis der Spezifität das letzte Wort zu sprechen. Die Bedeutung der leichten Erkrankungen liegt darin, daß man katarrhalische Erkrankungen in der engeren und weiteren Umgebung einer Meningokokken-Meningitis als spezifisch verdächtigt und die Betreffenden isoliert, bis die Unspezifität des Prozesses durch ein Kulturverfahren sichergestellt wird, das den physiologischen Eigentümlichkeiten des Weichselbaumschen Meningococcus Rechnung trägt. Ob das Überstehen eines Meningokokkenkatarrhs eine Immunität hinterläßt, ist unbekannt, aber unwahrscheinlich.

Meningokokken-Meningitis und -Sepsis. Seltener, aber klinisch besser bekannt als die uncharakteristisch aussehenden Meningokokkenkatarrhe sind die schweren Krankheitsbilder der Meningokokken-Meningitis und -Sepsis. Mit an Sicherheit grenzender Wahrscheinlichkeit kommt es auch dabei zunächst zu einem *Primärherd auf den Schleimhäuten* des Respirationstraktes und von da zur Weiterverbreitung der Keime auf dem Blut- oder Lymphwege. Die Nasopharyngitiden spielen auch hier eine größere Rolle als bronchitische und bronchopneumonische Erkrankungen, in deren Folge mehrfach Meningokokken-Bakterieämien und Hirnhautentzündungen beobachtet wurden. Fraglich ist, ob die Meningokokken-Meningitis stets die Folge einer Bakteriämie ist und eine Metastase darstellt oder ob die Infektion vom Nasopharynx aus auf den Lymphwegen unter Umgehung der Blutbahn stattfindet. Wahrscheinlich kommen beide Entstehungsarten in Frage, wobei aber die Infektion der weichen Hirnhaut auf dem Blutwege die häufigere zu sein scheint, wie das aus den fast regelmäßigen Befunden an den Plexus chorioidei hervorgeht. Eine echte Meningokokkensepsis kann ohne Beteiligung der Hirnhäute auftreten und zum Tode führen.

Die *Meningokokken-Meningitis* bietet sehr variable Bilder. Sie kann akut beginnen und unter stürmischen Erscheinungen zum Tode führen, nach akutem Beginn einen chronischen Verlauf zeigen, subakut beginnen und leicht, manchmal intermittierend verlaufen und schließlich von Anfang bis zur Heilung so milde sein, daß sie als zufälliger Nebenbefund erhoben wird.

Den ganz akut beginnenden Fällen fehlt ein *katarrhalisches Vorstadium*, das bei weniger akuten Formen und bei subakutem Beginn in der Regel nachweisbar ist. Die akutesten Formen beginnen mit Schüttelfrost, Erbrechen und hohem Fieber. *Die Genickstarre,* die der Krankheit ihren Namen gegeben hat, *kann bei Säuglingen und jungen Kleinkindern häufig* sowohl bei akutem als bei subakutem Beginn *fehlen.* Führt die Infektion der Meningen nicht, wie das bei der akutesten Form der Fall ist, frühzeitig zu Krämpfen und zum Bewußtseinsverlust, so deuten lediglich Fieber und eine sensible und sensorische Überempfindlichkeit auf eine meningeale Infektion. Der Puls steht hoch und ist weich, im Blute findet man eine starke Hyperleukocytose und jenseits des 3. bis 4. Lebensjahres häufig einen *Herpes labialis.* Der *Liquor* ist schon zu Beginn meist eitrig und steht unter erhöhtem Druck. Die Meningokokken sind meist nicht so zahlreich wie die Keime bei anderen eitrigen Meningitiden, meist aber als intracellulär gelagerte Diplokokken nachweisbar.

Die subakut beginnenden und verlaufenden und die nach mehrwöchentlichen freien Intervallen remittierenden Meningitiden können bei Säuglingen und

Kleinkindern, aber auch im Schulalter, Krankheitsbilder produzieren, bei denen der wenig Erfahrene an alles andere als an eine Meningokokkenmeningitis denkt (s. Näheres S. 519).

Bei den schweren Meningitisformen zeigen häufig *Haut-, Gelenk-* und manchmal auch *Herzerscheinungen,* daß die Entzündung der weichen Hirnhäute lediglich das Symptom einer *Meningokokkensepsis* und eine Metastase neben anderen darstellt. Bei älteren Kindern tritt gelegentlich ein mächtiger *Herpes* auf, der das ganze Gesicht überzieht, manchmal bis auf den Rumpf reicht und in seinen Bläschen Meningokokken enthält. Morbilliforme, roseolaähnliche und petechiale *Ausschläge,* deren Flecken gelegentlich so dicht wie bei klassischen Exanthemkrankheiten sein können, sind bei der Meningokokkensepsis häufig. Die *Lokalisation der Exanthemflecken an Handtellern und Fußsohlen* führt im östlichen Europa manchmal zu differentialdiagnostischen Schwierigkeiten mit Flecktyphus. Dem Exanthem folgt häufig nach 2—3 Wochen eine kleienförmige Abschuppung. Außer den Exanthemen sind multiple, mit dicken eitrigen Exsudaten einhergehende *Gelenkschwellungen* nicht selten, während in vivo *Erkrankungen des Endo- und Pericards* nur in Ausnahmefällen festgestellt werden. In den Fällen, wo eine Meningitis fehlt und die Diagnose nicht auf einem positiven Meningokokkenbefund im Liquor aufgebaut werden kann, ist sie durch den kulturellen Nachweis von Meningokokken im Nasopharynx, in den Gelenkexsudaten, im strömenden Blut oder in den Herpesbläschen sicherzustellen.

(Über neurologische Einzelheiten, Differentialdiagnose, Therapie usw. s. S. 519.)

Grippe-Erkrankungen.

Mit der Bezeichnung Grippe werden nur symptomatisch, aber nicht ätiologisch gleiche Krankheitsbilder zusammengefaßt. Als Grippe bezeichnet man allgemein ansteckende Schleimhautkatarrhe, die mit Vorliebe den Respirationstrakt befallen. Sie häufen sich in der schlechten Jahreszeit und rufen bei Säuglingen und Kleinkindern oft über die Schleimhautprozesse hinausgehende Allgemeinerkrankungen, im späteren Alter dagegen vorwiegend Lokalreaktionen hervor. Von Zeit zu Zeit treten grippale Erkrankungen unabhängig von der Jahreszeit epidemisch auf, ergreifen Menschen jedes Lebensalters, rufen dann auch bei älteren Menschen häufig Allgemeinerkrankungen hervor und sind im Durchschnitt für Erwachsene gefährlicher als für Kinder. Die banale, endemische, im Winter mehr oder weniger stark aufflammende Grippe und die epidemisch auftretende stellen trotz mancher klinischen Ähnlichkeiten ihrem Wesen nach ganz verschiedene Krankheiten dar.

Die Hekatomben von Säuglingen und jungen Kleinkindern, die jahrausjahrein von der banalen Grippe dahingerafft werden, gehen nicht unter so dramatischen Umständen verloren, wie das von den Opfern der ersten sicheren paneuropäischen Seuchenzüge im 15. und 16. Jahrhundert geschildert wurde und wie man es bei der letzten Epidemie 1918 erleben konnte. Trotzdem muß aber objektiv, der Zahl der Opfer nach, die endemische banale Grippe als die verhängnisvollere angesehen werden. Die *endemische Grippe flammt jedes Jahr während der schlechten Jahreszeit* mehr oder weniger intensiv *auf,* ohne daß Zusammenhänge zwischen den einzelnen Herden sichtbar werden, während die *epidemische,* wie das aus ihrem Auftreten im Sommer 1918 hervorgeht, *von der Jahreszeit unabhängig* ist und entlang den Verkehrswegen als Seuchenzug auftritt.

Die Frage nach dem *Grippeerreger* ist ungeklärt. Aller Wahrscheinlichkeit nach führt *nicht ein spezifischer Erreger,* sondern eine *spezifische Disposition*

zu der banalen endemischen Grippe. Dagegen kommt man nicht um den Eindruck
herum, daß die *epidemische Grippe von einem besonderen Erreger* hervorgerufen
wird. Daß freilich der Pfeiffersche Influenzabacillus dieser Erreger ist, erscheint
außerordentlich unwahrscheinlich. Er war zu Beginn der großen Epidemie 1918
nicht nachweisbar und trat erst nach ihrem Höhepunkt auf. Damit fällt auch
die Annahme, daß er als Wegbereiter für andere Keime dient und die epidemisch
auftretende Grippe als ein Mischinfekt an sich weniger virulenter Keime aufgefaßt werden muß. Aus diesem Grunde wird hier auch der Name Influenza
vermieden. Die Infektion erfolgt aller Wahrscheinlichkeit nach bei beiden
Grippeformen auf dem Wege der *Tröpfcheninfektion.* In dicht belegten Quartieren,
Krippen, Säuglingsheimen und Krankenhäusern spielen aber Kontaktinfektionen
eine nicht zu vernachlässigende Rolle. Eine besondere **Disposition** ist sowohl für
den Erwerb der endemischen als der epidemischen Grippe von Bedeutung.
Im ersten Falle sind auch die Ursachen für die Disponierung zum Teil sichtbar,
während darüber im zweiten nichts bekannt ist. Die *Disposition für banale
grippale Infekte* wird ausschlaggebend *vom Alter* und von der *Ernährungsart
bestimmt.* Artfremde Ernährung des Säuglings und eine unzweckmäßige Diät
und Pflege beim jungen Kleinkind sind als Hauptursache für ihre „Anfälligkeit"
und ihre Eigentümlichkeit zu betrachten, katarrhalische Infekte mit ausgedehnten
Lokal- und Allgemeinreaktionen zu beantworten. Das Brustkind dagegen und
das richtig gehaltene und genährte Kleinkind reagieren mit Infekten unterschwellig ab oder lokalisieren sie viel leichter. Im Schul- und Erwachsenenalter steigt der winterliche Schnupfen oder die Pharyngitis nur selten und
nur bei besonders Disponierten in die Trachea und in den Bronchialbaum hinab
und verursacht nur im Ausnahmefall Allgemeinreaktionen. Daß die banale
Grippe aber ansteckend ist, lehrt die alltägliche Erfahrung in Säuglings- und
Kleinkinderanstalten. Trotzdem ist es sehr unwahrscheinlich, daß im Prinzip
zum Erwerb einer Säuglingsgrippe stets eine Superinfektion mit virulenten
Fremdkeimen gehört. Es ist eine alte Erfahrung, daß ein Ernährungsschaden
oder irgendeine andere Noxe im Säuglingsalter zu einer Senkung der normalen
antibakteriellen Resistenz seiner Schleimhäute, zu einem irregulären Wachstum
seiner normalen Schleimhautbewohner und zum Entstehen autochthoner Katarrhe
führt. Es ist weiterhin bekannt, daß an sich wenig virulente Keime durch rasche
Passagen von Wirt zu Wirt eine Steigerung ihrer Virulenz und ihres Infektions-
vermögens erfahren. Von diesen beiden Gesichtspunkten aus (Ansammlung
geschädigter Individuen, enger Kontakt zwischen ihnen) erscheint die „*Unspezifität*" *der banalen Grippe,* die Buntheit der aufgefundenen Krankheitserreger
und ihr Charakter als hoch kontagiöse Infektionskrankheit in Kinderanstalten
z. B., verständlich. Bei der banalen Grippe werden Influenza-, Friedländer-
bacillen, Mikrococcus catarrhalis, Pneumokokken, Streptokokken, Staphylokokken und andere als „Erreger" gefunden.

Die **Inkubation der banalen Säuglingsgrippe** beträgt 2—3 Tage. In der Regel
beginnt die **Krankheit** mit einer Nasopharyngitis, leichterem oder hohem Fieber
und einer deutlichen Verstimmung der Kinder. Außer einer diffusen Schwellung
und Rötung der Nasen- und Rachenschleimhäute, Niesen und einem trockenen
Reizhusten ist zunächst kein weiterer Befund zu erheben. Abgesehen von den
leichtesten Fällen, wie man sie vor allem unter Brustkindern beobachtet,
breitet sich die Entzündung häufig in den nächsten Tagen auf die Schleimhäute
der Trachea, des Bronchialbaumes oder des Mittelohres aus, um leichtere oder
schwerere Symptomenbilder hervorzurufen. *Typisch* ist für solche grippalen
Infekte *die Unscheinbarkeit des Lokalbefundes bei* gelegentlich sehr *schweren
Allgemeinerscheinungen.* Zu schwereren Allgemeinerscheinungen führen die
Katarrhe der Respirationsschleimhäute vor allem dann, wenn *Durchfälle* und

Gewichtsstürze hinzukommen und die daraus entstehenden Schädigungen nun wieder sekundär den Ablauf des originären Infektes ungünstig beeinflussen. *Die Initialerkrankung kann dann völlig in den Hintergrund treten und die Grippe unter dem Bilde einer akuten Durchfallserkrankung verlaufen.* Ebenso wie weiter oben hervorgehoben wurde, daß prinzipiell zum Erwerb einer Säuglingsgrippe keine Infektion mit Fremdkeimen gehört, sondern daß eine alimentäre oder irgendeine andere Schädigung zu einer Veränderung der normalen Schleimhautresistenz, diese zu einer abnormen Wucherung an sich normaler Schleimhautbewohner und diese wiederum zum Angriff auf die Schleimhaut und zu ihrer Entzündung führen kann, so braucht auch hier die Ursache für die sekundär auftretenden Durchfälle nicht in einer Infektion der Darmschleimhäute mit den ursprünglich im Respirationstrakt sitzenden Keimen gesucht zu werden. Der durch den Schleimhautinfekt gesetzte Schaden oder die gleiche Noxe, die den Schleimhautprozeß hervorrief, kann die Normalresistenz der Darmschleimhaut senken, damit ein abnormes Verhalten der Darmflora, eine ungewöhnlich starke oder ungewöhnlich lokalisierte Gärung oder Fäulnis im Darm und damit Durchfälle herbeiführen. Ebenso wie im Darm kann der ursprüngliche Katarrh des Respirationstraktes ein abnormes Bakterienwachstum und eine *Entzündung im Urogenitaltrakt* hervorrufen, ohne daß auch hier Keime von dem einen Schleimhautgebiet auf das andere verschleppt werden müßten. Aus den gleichen Ursachen wie im Respirations- und Intestinaltrakt kann ein autochthoner Katarrh entstehen, der von den Urethralkeimen seinen Ausgang nimmt und kann ebenso wie das von den Durchfallserkrankungen beschrieben wurde, völlig in den Vordergrund treten und das Krankheitsbild der „Grippe" beherrschen. Ist es nicht der gleiche Schaden, der nacheinander die verschiedenen Schleimhautgebiete erkranken läßt, so kann man sich die Fernwirkung als eine bakteriotoxische vorstellen oder auf eine allgemeine Schwächung des Organismus infolge der verringerten Nahrungsaufnahme zurückführen, zu der beim Säugling meist eine Nasopharyngitis Veranlassung gibt. Außerordentlich häufig geht die Entzündung im Nasopharynx auf die Schleimhäute des Mittelohrs über und kann dort als Schleimhautkatarrh wieder abklingen oder zu eitrigen Einschmelzungen, zum Übergreifen auf den Warzenfortsatz und zu allen Folgen einer *Otitis media* führen.

Bleiben schwere Erscheinungen der beschriebenen Art aus und verläuft die Krankheit als lokaler Katarrh, so wird das ursprünglich dünne Nasensekret dicker und eitriger, die hintere Rachenwand bleibt gerötet und geschwollen und ist mit Schleimfetzen bedeckt, die aus der Nasenhöhle herabhängen. Dabei besteht häufig ein ausgesprochener Foetor ex ore. Der anfänglich trockene Bronchialkatarrh wird feuchter, der Husten lockerer und weniger beschwerlich. Nach 3—5 Tagen sind die katarrhalischen Erscheinungen meist verschwunden. Manchmal können sie sich aber auch $1^{1}/_{2}$—2 Wochen hinziehen. Gar nicht so selten kommt der Prozeß nicht zur Ruhe. Es bleiben zwar Allgemeinerkrankungen und Gewichtsabnahme aus, die Kinder nehmen aber nicht recht zu, sind verstimmt und haben ab und zu oder auch andauernd febrile oder subfebrile Temperaturen. Die meist vorhandene Mundatmung, eine etwas nasale Stimme, Nackendrüsenschwellungen und gelegentlich aus dem Nasenraum in den Rachen herabhängende Schleimfetzen zeigen, daß in dem nicht sichtbaren Teil der Nase ein Entzündungsprozeß zurückgeblieben ist. Von einer solchen *Angina retronasalis* aus kann es bei Schädigungen irgendwelcher Art immer wieder zu „grippalen", auf den Respirationsschleimhäuten lokalisierten oder auch auf andere Schleimhautgebiete überspringenden Erkrankungen kommen.

Bei einem Teil der Fälle kann der grippale Infekt nicht auf den Schleimhäuten lokalisiert werden. Es kommt entweder gleich zu Beginn oder nachdem

Darm, Blase oder Nierenbecken ergriffen wurden und die daraus entstehenden Schäden die Resistenz des Organismus weiter gesenkt haben, sekundär zur *Bronchopneumonie* oder gar zum Einbruch von Keimen in die Blutbahn und zur *Sepsis.*

(Siehe die einschlägigen Kapitel über diese Krankheitsbilder S. 429.)

Die von der *epidemisch auftretenden Grippe* mit ihrem spezifischen Erreger *bei Säuglingen und Kleinkindern* hervorgerufenen Krankheitsbilder unterscheiden sich nicht wesentlich von den geschilderten Symptomenkomplexen der banalen Grippe. Auch bei der epidemischen Grippe kann der primäre Katarrh der Respirationsschleimhäute Reaktionen im Darm und im Urogenitaltrakt auslösen und diesen sekundär ausgelösten Allgemeinerscheinungen gegenüber völlig in den Hintergrund treten. Allerdings muß jetzt an eine Verschleppung des spezifischen Erregers von einem Schleimhautgebiet auf das andere gedacht werden.

Als *Sonderzüge der epidemischen Grippe* wären die häufigere *Beteiligung der Conjunctiven,* die schwerere, manchmal scharlachähnliche *Angina* mit oder ohne Beläge und die Beteiligung des *Larynx* und der *Trachea* hervorzuheben. Die banale Grippe macht sehr selten, die epidemische relativ häufig Croup ähnliche Erscheinungen. Eine andere Eigenschaft der epidemischen Grippe, die der banalen fehlt, ist die Häufigkeit von *Exanthemen.* Sie können scarlatiniformer, aber auch morbilliformer Natur sein. Im ersten Fall entstehen beträchtliche differentialdiagnostische Schwierigkeiten, weil zu Krankheitsbeginn die katarrhalische Komponente fehlen kann. Ob die epidemische Grippe unter gleich konstitutionierten Säuglingen und Kleinkindern mehr Bronchopneumonien hervorruft als die banale, ist schwer zu entscheiden. Daß sie aber für diese Altersklasse weniger gefährlich ist als für Erwachsene, erscheint gewiß. Die Pneumonien zeigen insofern eine Sondereigenschaft, als sie auffallend häufig eine *Bronchiektasenbildung* hinterlassen.

Während die banale winterliche Grippe *bei älteren Kindern* nur selten über die Schleimhaut des Respirationstraktes hinaus greift und schwerere Störungen des Allgemeinbefindens mit Fieberreaktionen hervorruft, verläuft *die epidemische Grippe* bei ihnen häufig *wie* die banale *beim Säugling.* Bei Säuglingen und jungen Kleinkindern ist es die besondere, durch das Alter gegebene Disposition, die irgendeinen banalen Keim zu schweren Allgemeinreaktionen und zur Auslösung sekundärer Störungen in anderen Gewebsgebieten befähigt. Im späteren Alter ist die besondere Beschaffenheit des spezifischen Grippeerregers dafür verantwortlich zu machen.

Die **Inkubation** der epidemischen Grippe beträgt 1—3 Tage. Die **Krankheit** beginnt plötzlich. In den meisten Fällen ist der Lokalbefund sehr gering und die Allgemeinreaktionen, die Störung des subjektiven Befindens groß und das Fieber hoch. Es besteht häufig heftiges Kopfweh, meist ein quälender Reizhusten, in manchen Fällen kommt es zu Erbrechen. Außer einer *diffusen Rötung und Schwellung der Rachenschleimhäute* mit oder ohne *Conjunctivitis* und *Rhinitis* ist *zu Beginn* meist *kein Befund* zu erheben. Nach einem 24—48stündigen Fieber, das manchmal auffallend lange noch im ungünstigen Sinne auf das Wohlbefinden und die Stimmung der Kinder nachwirkt, kann der akute Teil der Erkrankung vorbei sein. Meist besteht aber noch eine Zeitlang eine Nasopharyngitis, die ebenso wie beim Säugling häufig in eine subakute Entzündung der Rachenmandeln mit länger bestehenden febrilen und subfebrilen Temperaturen ausgeht. In manchen Fällen *descendiert* die Entzündung und führt zu *Laryngitiden, Bronchitiden* oder *Pneumonien.* Beim *Grippe-Croup* weist die katarrhalische Komponente ober- und unterhalb des Larynx, die bei der Larynxdiphtherie fehlt, die Rhinitis, die häufige Conjunctivitis und die feuchten Geräusche der stets gleichzeitig vorhandenen Tracheitis auf seine nichtdiphtherische Natur hin. In Zweifelsfällen ist Diphtherieheilserum zu injizieren. Ein Grippe-Croup kann zu ebenso schweren Stenosen führen wie ein diphtherischer und eine Intubation oder Tracheotomie notwendig machen. Auch wo die Laryngitis keine Heiserkeit oder Crouperscheinungen hervorruft, besteht in der Regel ein quälender *Reizhusten*. Beim Schulkind, das sein Sputum nicht mehr ohne weiteres verschluckt, findet man ebenso wie beim Erwachsenen *eitrige* und *eitrig-hämorrhagische Tracheal-* und *Bronchialsputa*. Die *Lobärpneumonien* zeigen die für die epidemische Grippe des Erwachsenen charakteristischen hämorrhagischen Infiltrate, das schubweise Fortkriechen der Pneumonie, das atypische remittierende Fieber, die allmähliche, langsame und selten kritische Lösung und die Häufigkeit pleuraler Komplikationen. Aber auch für das *Schulkind* gilt noch, was vom Säugling und Kleinkind gesagt wurde, daß es *die epidemische Grippe besser übersteht als der Erwachsene* und daher dessen schwere pulmonale Formen seltener beobachtet werden. Auch in diesem Alter hinterlassen die Pneumonien häufig *Bronchiektasien*.

In manchen Fällen treten nach der primären Nasopharyngitis *Intestinalerscheinungen:* Erbrechen, Durchfälle und eine deutliche Druckempfindlichkeit des Bauches in den Vordergrund. Der bei tödlichen Fällen erhobene *Lokalbefund im Darm* (hämorrhagische Entzündungen der Schleimhäute, Entzündungs- und Nekroseherde in den Sollitärfollikeln und den PEYERschen Plaques) zeigt, daß es sich dabei nicht wie bei der banalen Säuglingsgrippe um ein abnormes Verhalten darmeigener Bakterien, sondern um eine *Infektion mit einem pathogenen, virulenten Fremdkeim* handelt. Die *Urogenitalschleimhäute* können ebenfalls hämorrhagisch erkranken. Ebenso wie bei der banalen Säuglingsgrippe wird dann meist eine Coli-Cystitis festgestellt. Während nun dort ein autochthon entstehender Katarrh angenommen werden mußte, weil zweifelsohne auch nichtinfektiöse Schäden beim Säugling zur Cystitis führen, wird man die hämorrhagischen Schleimhautentzündungen der epidemischen Grippe, die im Respirations-, Intestinal- und Urogenitaltrakt beobachtet werden, als eine Invasion dieser Schleimhäute mit dem spezifischen Grippeerreger auffassen müssen. *Die Keime, die* man *auf* diesen *entzündeten Schleimhäuten,* in den *bronchopneumonischen Herden* und im *Empyemeiter findet,* sind *sekundäre* und *unspezifische:* Streptokokken, Pneumokokken, Influenzabacillen, Mikrococcus catarrhalis, und im Urogenitalstrakt der Colibacillus. Dem PFEIFFERschen Influenzabacillus kann gegenüber den genannten Keimen keine Sonderrolle bei der epidemischen Grippe zugebilligt werden. (Über die *Grippeencephalitis* siehe S. 533.)

Bei den schweren, vor allem aber bei den pulmonalen Formen der epidemischen Grippe beobachtet man häufig Zustände einer außerordentlichen *Kreislaufschwäche,* akute Dilatationen des Herzens, schlechte Pulse und Bradycardien, die durchaus den Eindruck einer akuten toxischen Schädigung des Myocards oder der Vasomotoren oder beider hervorrufen. Auf eine ausgesprochene toxische Wirkung des Erregers deuten auch die häufigen *Leukopenien* und das *vakuolisierte,* geschädigte *Protoplasma* der *Leukocyten.*

Die überwiegende Mehrzahl der epidemischen Grippefälle läuft in wenigen Tagen ab. Wo es ohne Beteiligung der Lungen zu länger dauernden febrilen oder subfebrilen Zuständen kommt, ist vor allem an eine *Angina retronasalis* und nach Pneumonien an *Bronchiektasenbildung* zu denken. Da aber die epidemische Grippe garnicht selten eine vorher positive Tuberkulinreaktion zum Verschwinden bringt, muß bei *Grippenachkrankheiten* auch die *Aktivierung* einer *Tuberkulose* in Betracht gezogen werden.

Die Diagnose der epidemischen Grippe mit ihrem plötzlichen Beginn und ihrer katarrhalischen Komponente ist zu Epidemiezeiten leicht. Der Schleimhautkatarrh hilft auch die scharlachähnlichen Anginen mit oder ohne scarlatiniforme Exantheme zu klassifizieren. Im Zweifelsfall spricht eine Leukopenie und das Fehlen von eosinophilen Zellen für Grippe. Manchmal muß die Natur des Ausschlages durch den Auslöschversuch festgestellt werden. Auf die Unterschiede zwischen grippalen- und diphtherischen Croups wurde weiter oben hingewiesen.

Die Therapie der banalen und epidemischen Grippe ist beim Säugling neben den im Kapitel über die Erkrankungen des Respirationstraktes beschriebenen Maßnahmen vor allem eine diätetische (s. dazu das Kapitel über Ernährung und Ernährungsstörungen). Die im oberen Respirationstrakt lokalisierte epidemische Grippe älterer Kinder bedarf nur in Ausnahmefällen einer medikamentösen Behandlung, z. B. wenn der Reizhusten die Nachtruhe ungebührlich stört. Wo eine starke Angina vorhanden ist, läßt man mit einem milden Desinfizienz gurgeln. Während der Fieberattacke, und je nach ihrer Schwere 3—5 Tage nach ihr, muß Bettruhe eingehalten werden. Medikamente, von denen auch nur mit einer bescheidenen Wahrscheinlichkeit behauptet werden könnte, daß sie nach Fieberbeginn den Krankheitsverlauf beeinflussen und Komplikationen verhüten, sind nicht bekannt. Das gilt von den enteral und parenteral verabreichten Chininpräparaten, der unspezifischen Reiztherapie und den in den Tageszeitungen angepriesenen Mitteln. In Epidemiezeiten ist der Kontakt von Säuglingen und Kleinkindern mit fremden Erwachsenen und Kindern zu verhindern. Kurz vor und mit dem Temperaturanstieg scheinen Schwitzpackungen bei gleichzeitiger Verabreichung von 0,5—1 g Aspirin den Verlauf der Erkrankung günstig zu beeinflussen. Spezifische Therapeutica und Prophylaktica gibt es nicht.

Ruhr (Dysenterie).

Unter Ruhr wird eine infektiöse Dickdarmerkrankung verstanden, die in Mitteleuropa durch Erreger aus der von Shiga-Kruse-Flexner-Sonne entdeckten Bacillengruppe hervorgerufen wird und zu blutig-schleimigen oder schleimigen Durchfällen führt.

Das klinische Bild der Ruhr und ihr Charakter als Infektionskrankheit war schon im Altertum bekannt. Sie war von jeher da zu finden, wo Menschen abnorm dicht wohnten. Neben der Cholera und dem Typhus war sie eine der bekanntesten Kriegsseuchen und hat auch im Weltkrieg noch eine gewisse Rolle gespielt. In der Gegenwart ist sie in Gefangenen-, Kinder- und Irrenanstalten ein häufiger Gast.

Ätiologie. Die Ruhrerreger gehören einer Gruppe gramnegativer, plumper Stäbchen an, die von ähnlichen Keimen und unter einander kulturell und durch Immunitätsreaktionen differenziert werden können. Unter den Ruhrerregern ist der Shiga-Kruse-*Bacillus* dadurch ausgezeichnet, daß er in vitro ähnlich den Diphtheriebacillen, ein echtes *Toxin sezerniert,* während die Flexner-Gruppe, die von Kruse als A—H bezeichneten Keime und der Kruse-Sonnesche E-Stamm diese Eigenschaft nicht besitzen. Aus dem Verhalten der verschiedenen Keime in vitro können keine Schlüsse auf die Schwere der von ihnen hervorgerufenen Krankheitsbilder gezogen werden. Atoxische Ruhrbacillen können, ebenso gut wie toxische, tödliche Ruhrerkrankungen hervorrufen. Außerhalb des menschlichen Organismus sind die Ruhrerreger wenig widerstandsfähig und erliegen bald den Einflüssen der Austrocknung und des Lichtes. Wenn auch Ruhrepidemien durch Wasser und Milch beschrieben worden sind, so stellen sie doch wegen der Hinfälligkeit des Erregers Ausnahmen dar. In der Regel erfolgt die *Übertragung von Mensch zu Mensch*. Die Ruhrerreger sind bei Erkrankten in den Faeces und da vor allem in den Schleimflocken enthalten. Eine *Ansteckung ist* also *nur durch engen Kontakt zwischen Menschen möglich*, die sich aus äußeren (Krieg) oder aus inneren Gründen (Kinder, Verwahrloste, Irre) nicht sauber halten und ihre Hände mit Kot und mit diesen andere Menschen infizieren. Der *kulturelle Nachweis* der Ruhrerreger im Stuhl ist *schwierig*. Auch bei sicheren Ruhrfällen sind bakteriologische Befunde nur dann regelmäßig zu erheben, wenn zu Beginn der Erkrankung von frisch abgesetzten Stühlen auf Endo- oder Blutagarplatten überimpft wird. Zu diesem Zwecke wird ein Schleimflöckchen mehrmals gewaschen und auf die Nährböden ausgestrichen. Müssen die Stühle zur bakteriologischen Untersuchung verschickt werden, so überwuchern die Stuhlkeime, vor allem die Colibacillen, die Ruhrerreger. Kann von einem frischen Stuhl nicht sofort abgeimpft werden, so ist er bis zu diesem Moment besser auf Eis zu halten, um eine Vermehrung der Stuhlbakterien und die Produktion von Säure zu verhüten, gegen die Ruhrerreger besonders empfindlich sind.

Die **Disposition** für die Ruhrerkrankung ist eine relativ hohe. Von jungen Kindern erkranken bei gleicher Infektionsgelegenheit beinahe die Hälfte.

Die **Inkubationszeit** beträgt etwa 3—5 Tage. Die Krankheit kann plötzlich unter dem Bilde einer Allgemeinerkrankung mit Fieber, Kopfweh, Erbrechen und Durchfällen oder fieberlos und allmählich mit einem zunächst uncharakteristisch aussehenden Durchfall und geringen Störungen des Allgemeinbefindens beginnen. Bei Säuglingen und jungen Kleinkindern, bei denen die Allgemeinerscheinungen in der Regel schwerere sind als im späteren Lebensalter, spielen neben der spezifisch-dysenterischen auch unspezifische Noxen eine Rolle. Im wesentlichen handelt es sich dabei um den von den Durchfällen hervorgerufenen Wasserverlust und seine ungünstige Beeinflussung des Gesamtorganismus und des Infektablaufes. Eine Durchfallserkrankung ist klinisch als Ruhr an dem Stuhlbild erkennbar. *Charakteristisch für Ruhrstühle* ist die *Beimischung von Blut* (die rote Ruhr der Vergangenheit) oder *von Schleim* (weiße Ruhr) oder *von beiden*. Bei den schweren, plötzlich beginnenden Formen sind in der Regel Blut und Schleimflocken im Stuhl enthalten. Zu den profusen Diarrhöen mit ihren heftigen Kolikschmerzen, den quälenden Tenesmen und den gelegentlich zum Mastdarmprolaps führenden Paresen der Schließmuskulatur, kann infolge der Austrocknung der geschilderte Zustand der Intoxikation mit Störungen des Bewußtseins, Krämpfen und darniederliegenden Kreislauf hinzukommen. Die *Kombination von spezifischer* Ruhr *und sekundären Austrocknungsschäden* kann in wenigen Tagen zum Tode führen. Ihr Verlauf kann sich aber auch so gestalten, daß die schweren Initialerscheinungen nach einigen Tagen milder werden, die Zahl der Stühle sinkt, die Koliken und Tenesmen verschwinden, die Temperatur zur Norm zurückgeht, das Stuhlbild außer einer gewissen Schleimbeimengung uncharakteristisch wird, aber immerhin noch beträchtliche Durchfälle bestehen, die erst nach 2—3 Wochen, manchmal auch nach längerer Zeit zum Stillstand kommen. Solche *länger dauernde Ruhrerkrankungen* führen oft zu schwersten Formen der *Dystrophie, ja zur Atrophie*. In solche länger dauernden Durchfallserkrankungen können auch die langsam und schleichend beginnenden Fälle einmünden, bei denen erst allmählich im Laufe von 4—5 Tagen die Stühle ruhrartigen Charakter annehmen.

Im späteren Lebensalter steht bei schweren Fällen neben den quälenden Koliken, Tenesmen und Durchfällen, die den Kranken Tag und Nacht nicht zur Ruhe kommen lassen, *die spezifische Wirkung des Ruhrgiftes auf die Vasomotoren im Vordergrund*. Profuse Durchfälle bestehen bei älteren Kindern nur zu Beginn der Erkrankung, in ihrem weiteren Verlauf werden die Entleerungen fast rein schleimig und blutig und es wird bei dem andauernden Stuhldrang (bis 100mal täglich und mehr!) jedesmal höchstens ein Löffel voll Schleim und Blut entleert. Die Kranken verfallen, werden blaß, bekommen kühle Extremitäten, kleine, hochbeschleunigte Pulse und sterben im Kreislaufcollaps bei erhaltenem Bewußtsein. Solche *schweren Formen* sind aber *selten*. Viel öfter erreichen die Durchfälle und Tenesmen nicht die Häufigkeit und Schwere der erstgeschilderten Form. Das Fieber ist mäßig, die Allgemeinerscheinungen gering und das Krankheitsbild ist im wesentlichen das eines lokalisierten Darmkatarrhs. Blut und Schleim sind zu Beginn auch bei dieser Form im Stuhl zu finden. Die Krankheit läuft in 4—5 Tagen ab, wobei sich meist zuerst das Stuhlbild bessert und dann die Temperaturen absinken.

Am häufigsten sind bei Säuglingen und älteren Kindern solche *Ruhrfälle, die ohne Fieber* und ohne wesentliche Beeinträchtigung des Allgemeinbefindens *verlaufen* und bei denen nur einige blut- oder schleimhaltige Stühle abgesetzt werden, auf die ein mäßiger, unspezifisch aussehender Durchfall folgt. Im Verlauf von Anstaltsepidemien kann schließlich auch beobachtet werden, daß zur gleichen Zeit bei einer Reihe von Kindern klassische Ruhrstühle und schwere bis mittelschwere Krankheitsbilder auftreten und bei anderen ein mäßiger, unspezifisch aussehender 24stündiger Durchfall ohne Veränderungen des Allgemeinbefindens. Die bakteriologische Untersuchung zeigt dann, daß es sich in beiden Fällen um Ruhrerkrankungen handelt. Als *Verbreiter der Krankheit* kommen natürlich vor allem *die leichtesten, uncharakteristisch aussehenden Fälle* in Frage.

Alle, auch die leichtesten *Formen der Ruhr* können nach wochenlangen Pausen mit normalen Stühlen bei einem Diätfehler oder als Folge eines grippalen Infektes *rückfällig werden.* Es treten dann wieder Blut und Schleim im Stuhl auf. Solche Zweit- oder Dritterkrankungen verlaufen manchmal schwerer als die erste. *Hinter chronischen Durchfallserkrankungen,* vor allem unter Säuglingsheim- und Krippeninsassen, *verbirgt sich gar nicht selten eine* chronisch gewordene *Ruhr.* Andererseits können nach typischen Ruhrerkrankungen wochen-, ja monatelang immer wieder in sonst normalen Stühlen geringe Blut- und Schleimbeimengungen auftreten, ohne daß die Entwicklung solcher Kinder gestört wird.

Während der fieberhaften Anfangsperiode enthält der *Urin* in mäßigen Mengen Eiweiß und Zylinder. Die beim Erwachsenen beobachteten Störungen von seiten des *Nervensystems,* die Para-, Mono- und Hemiplegien und der *Ruhrrheumatismus* kommen bei Kindern sehr selten zur Beobachtung.

Vor der sicheren Differenzierung der verschiedenen Ruhrerreger und der Erforschung ihrer physiologischen Eigentümlichkeiten wurde die *Ruhr* in Mitteleuropa für eine seltene Erkrankung gehalten. Mit den Fortschritten der bakteriologischen Diagnostik wurde aber klar, daß sie *in einem bestimmten Milieu weit verbreitet ist.* Obwohl bei der Ruhr ebenso wie bei den klassischen Kinderkrankheiten die Existenz von Dauerausscheidern und in der Umgebung von frischen Fällen eine ganz beträchtliche Menge unerkennbarer Keimträger festgestellt wurden, kann von einer allgemeinen Durchseuchung, wie das bei den durch Tröpfcheninfektion von unerkennbaren Keimstreuern verbreiteten Keimen der klassischen Zivilisationsseuchen der Fall ist, keine Rede sein. Der kompliziertere Infektionsmodus, der zur Infektion notwendige enge Kontakt, kann bei hoher Wohnungsdichte und entsprechender Indifferenz, Unsauberkeit und Verelendung zur Durchseuchung bestimmter Bevölkerungsgruppen führen, wie das in der Tat nachgewiesen worden ist. Dafür ist aber das soziale Milieu ausschlaggebend, während das bei den klassischen Zivilisationsseuchen nur den Zeitpunkt der Infektion beeinflußte, für den Erwerb der Infektion an sich aber ohne Belang war. Die Ruhr ist eine *ausgesprochene Sommerkrankheit*, zum mindesten außerhalb von Anstalten. Unter kasernierten Bevölkerungsgruppen (Gefängnisse, Säuglingsheime, Krippen) ist das meist durch Keimträger verursachte Auftreten von Hausepidemien von der Jahreszeit völlig unabhängig.

Am Erkrankungsort, dem Dickdarm und dem untersten Dünndarmabschnitt, rufen die Ruhrerreger Schleimhautentzündungen hervor, die alle Übergänge von einem oberflächlichen Katarrh bis zur Nekrotisierung der Epithelien, der Einschmelzung von Follikeln und zu Schleimhautgeschwüren bieten, von denen manche bis in die Submucosa und in die Ringmuskulatur hinein reichen. In seltenen Fällen kann sogar das Peritoneum von dem Entzündungsprozeß mitergriffen werden. Beim Tier ruft das von der SHIGA-KRUSE-Gruppe in vitro produzierte Toxin nach intravenösen Injektionen die Ausscheidung von Blut und Schleim im Darm hervor. Bei der menschlichen Spontanruhr ist die Schleimhauterkrankung wohl auf eine direkte Schädigung durch die auf der Schleimhautoberfläche wuchernden Keime zurückzuführen. Eine Ruhrerkrankung hinerläßt *keine Immunität*.

Diagnose. Wo nicht von frisch abgesetzten Stühlen auf Endo- oder Blutagarplatten abgeimpft werden kann, muß *die Diagnose der Ruhr auf Grund der Allgemeinerscheinungen* und *des Stuhlbildes* gestellt werden. Durchfälle mit blutigen, schleimigen oder schleimig-eitrigen Stühlen sind zunächst als dysenterische, infektiöse aufzufassen, wenn gewisse andere Möglichkeiten ausgeschlossen werden können. Das wichtigste ist, beim allerersten Krankheitsbeginn die **Differentialdiagnose** gegenüber *der Invagination* zu sichern und eine blutig-eitrige Entleerung nicht ohne weiteres als Ruhrstuhl aufzufassen und damit eventuell in verhängnisvoller Weise die Zeit für eine rechtzeitige Operation zu versäumen. Ruhrstühle riechen zu Beginn fäkal, sie sind wasserreich und ihre Zahl steigt nach dem Absetzen der ersten blut- und schleimhaltigen Entleerung rasch an. Dabei besteht Fieber, aber die Kinder zeigen ganz zu Beginn keine Kollapserscheinungen. Zur Invagination dagegen gehört kein Fieber, die Entleerungen werden nach der ersten schleimig-blutigen nicht häufiger, sondern seltener, sie sind nicht wasserreich und riechen auch nicht fäkal, sie bestehen meist nur aus Schleim und Blut und die Kinder kollabieren und erbrechen gleich bei Krankheitsbeginn. Faßt man auf Grund dieser Symptome den Verdacht auf eine Invagination und entleert sich bei der Rectaluntersuchung Schleim und Blut ohne Fäkalbeimengungen, so wird die Diagnose Invagination so wahrscheinlich, daß in Narkose nach dem Invaginationstumor gesucht werden muß, wenn er ohne sie nicht tastbar ist. Fühlt man auch dann den Tumor nicht, so hilft die mikroskopische Untersuchung der Entleerung, die bei der Invagination umfangreiche Verbände von Darmepithelien enthält und leukocyten- und bakterienarm, bei der Ruhr aber reich an Leukocyten und Bakterien ist. *Blutbeimengungen* aus *Rhagaden* oder den seltenen *Mastdarmpolypen,* die meist an der Außenwand der Kotsäule sitzen, sind von den mit Blut und Schleim durchmengten Ruhrstühlen leicht zu unterscheiden. Ein blutig-schleimiger Stuhl kann im Ausnahmefall ein paratyphöser oder ein unspezifischer sein. Für die Behandlung zu Krankheitsbeginn macht das zunächst keinen Unterschied. Wenn es nun auch als Regel gilt, daß blutigschleimige Entleerungen, sobald eine Invagination ausgeschaltet werden kann, praktisch als Ruhr aufgefaßt werden sollen, so darf die Regel doch nicht umgekehrt und eine Ruhrerkrankung ausgeschlossen werden, wo Blut- und grobe Schleimbeimengungen fehlen. Diätetisch schwer beeinflußbare, völlig unspezifisch aussehende, akute Durchfallerkrankungen können dysenterische sein. Besteht eine ruhrverdächtige Durchfallserkrankung seit einer Woche und länger,

so kann man vom 7. bis 10. Lebensmonat ab für die Diagnose von der *Agglutinationsprobe* Gebrauch machen. Bei jüngeren Säuglingen versagt diese Methode,
weil sie schlechte Antikörperbildner sind. Von der angegebenen Zeit ab gilt
ein *Agglutinationstiter von mindestens* 1 : 50 als beweisend für Ruhr, bei der
Sonne-Kruse-(E-)Ruhr schon von 1 : 20.

Prognose. Bei jungen Säuglingen ist die Prognose zunächst als ernst zu betrachten, bis sich nach 2—3 Tagen zeigt, ob der Organismus unter dem Einfluß
der Therapie die Krankheit lokalisieren und schwere Allgemeinerscheinungen
vermeiden kann. Wo schon in den ersten 24—36 Stunden Intoxikationserscheinungen auftreten, sind die Aussichten sehr schlecht.

Therapie. Die früher vielfach versuchte spezifische Ruhrtherapie mit anti-
toxischem Serum ist als wirkungslos aufgegeben worden. Die Behandlung ist
bei Krankheitsbeginn zunächst eine *rein diätetische.* Ein Anlaß, Abführmittel
oder Darmdesinfizienzien zu verabreichen, besteht nicht. Die Diät muß so
gestaltet sein, daß die Kinder nicht hungern, daß die Durchfallsneigung nicht
vermehrt wird und daß neben der Nahrung *Adsorbentien mit einem guten Ad-
sorptionsvermögen* (Kohle, Apfel) verabreicht werden. Bei Säuglingen jenseits
des 8. Lebensmonats und bei *älteren Kindern* werden 2—3 Tage lang je nach Alter
2—400—600 g gut geschälter und geriebener *Rohäpfel* und vom 3. Tage ab vorsichtig zuckerarme, eiweißreiche Milch (Buttermilch, Eiweißmilch) verabreicht.
Werden die Durchfälle seltener, so kann bei jüngeren Kindern der Milch Mehl und
Zucker zugesetzt und innerhalb der nächsten 8—10 Tage zu einer Milchbreikost
übergegangen werden. Bei älteren Kindern kann man mit dem Nachlassen der
Durchfälle Quark, Buttermilch, geröstetes Brot, Heidelbeerkompott und ähnliches
vom 3.—4. Tage ab verabreichen. *Jungen Säuglingen* wird, wo es möglich ist,
Zwiemilch, ein Teil Muttermilch und daneben Butter- oder Eiweißmilch verabreicht. Daneben bekommen die Kinder pro Tag 15—20 *g tierischer oder pflanzlicher
Kohle,* die der Milch zugesetzt und, wo sie verweigert wird, mit der Magensonde
eingegossen wird. Daneben läßt man dünnen Tee trinken und beginnt nach
einigen Tagen mit einem vorsichtigen Zusatz von Kohlehydraten zu den eiweißreichen Milchen. Wo der Durchfall zu *Intoxikationserscheinungen* geführt hat,
gelten die, in dem Kapitel über die Säuglingsintoxikation gegebenen Richtlinien. Daß der Charakter der Stühle bei einer bakteriellen Dickdarmerkrankung
nicht in der gleichen Weise durch die verabreichten Heilmilchen beeinflußt
werden kann wie bei einer echten Ernährungsstörung, liegt auf der Hand. Eine
Indikation, die Nahrungszufuhr zu beschränken oder die Heilmilch zu wechseln,
besteht aber nicht, wenn die Stühle zunächst schlecht bleiben. Das diätetische
Ziel ist zunächst erreicht, wenn die profusen Durchfälle gestillt und die Schleim-
und Blutbeimischungen seltener werden. Die *Gefahr von Hunger- und Durstzu-
ständen* ist bei der Ruhr größer als bei unspezifischen Darmkatarrhen.

Bei *starken Tenesmen* wird Extr. Belladonnae 0,002 g pro dosi oder Sol.
Atropini 0,0002—0,0005 pro dosi als Suppositorium verabreicht. Cave Opium
beim Säugling! Bei chronischem Verlauf können *Darmspülungen* mit Arg. nitr.
(0,05—0,1%) oder Acid. tannic.-Lösungen (0,2—0,5%) und bei älteren Kindern
Adstringentien wie Tannalbin per os versucht werden.

Eine spezifische *Ruhrprophylaxe* gibt es ebensowenig wie eine spezifische
Therapie. Da aber Ruhrinfektionen durch Hände oder Gebrauchsgegenstände
übertragen werden, die mit Kot verunreinigt sind, kann eine Weiterverbreitung
der Krankheit durch entsprechende Maßnahmen mit Sicherheit verhütet werden.
Windeln, Bettzeug, Kleider sind dementsprechend sofort nach Gebrauch zu
desinfizieren. Bei wiederkehrenden Anstaltsepidemien ist das Pflege- und
Küchenpersonal nach Keimträgern zu untersuchen.

Typhus abdominalis.

Unter Typhus wird eine durch den EBERTHschen Bacillus hervorgerufene infektiöse Allgemeinerkrankung verstanden, die sich im wesentlichen in den lymphatischen Systemen des Organismus und am stärksten in dem des Darmes abspielt und zu einer Reihe von charakteristischen klinischen Lokal- und Allgemeinerscheinungen führt.

Aus Krankheitsbildern, die von HIPPOKRATES geschildert wurden, kann gefolgert werden, daß der Typhus schon im Altertum vorkam. Seine Abtrennung von anderen typhusähnlichen Erkrankungen, dem Flecktyphus, dem Febris recurrens, dem Paratyphus und anderen geschah erst in der Neuzeit.

Der von EBERTH entdeckte und von GAFFKY zuerst in Reinkultur gezüchtete **Typhusbacillus** ist ein plumpes, gut bewegliches, gramnegatives Stäbchen, das kulturell und immunbiologisch von anderen Keimen der Typhus-Coligruppe differenziert werden kann. Vor Licht und Austrocknung geschützt, kann er sich außerhalb des menschlichen Organismus (Wasser, Lebensmittel) wochenlang lebens- und infektionstüchtig erhalten und unter Umständen sogar vermehren. Beim Erkrankten ist der EBERTHsche Bacillus im Urin und in den Faeces enthalten. Die *Infektion* geschieht zum Teil *direkt* von Mensch zu Mensch *mit kot-* oder *urininfizierten Händen* oder *indirekt,* wenn *Trinkwasser* durch den Einbruch bacillenhaltiger menschlicher Defekte in die Wasserleitung oder Brunnen verunreinigt oder *Lebensmittel* (Butter, Milch, Gemüse) infiziert werden.

Der Typhus der Kinder unterscheidet sich um so mehr von dem klassischen Bild des Erwachsenentyphus, je jünger die Kinder sind. Ein deutlicher Einfluß des Alters ist diesseits der Pubertät auf die **Disposition** für Typhuserkrankungen nicht erkennbar. Die *angebliche Seltenheit des Säuglings- und Kleinkindertyphus* ist darauf zurückzuführen, daß die Erkrankung um so milder und atypischer verläuft, je jünger die Kinder sind und infolgedessen meist nicht als Typhus erkannt wird. Im folgenden wird vor allem das Krankheitsbild des Säuglings- und Kleinkindertyphus beschrieben und das des Erwachsenentyphus als bekannt vorausgesetzt. Ältere Schulkinder reagieren auf Typhusinfekte weitgehend wie Erwachsene.

Die **Inkubation** des Typhus beträgt 10—14 Tage. Der *Krankheitsbeginn* unterscheidet sich beim *Säuglingstyphus* von dem bekannten treppenförmigen Temperaturanstieg der Erwachsenen und älterer Kinder insofern, als der *Fieberbeginn* bei der Mehrzahl der Fälle ein *plötzlicher* ist. Die für den Erwachsenentyphus typische *Bradykardie* beobachtet man beim Säugling selten, ebenso den *Milztumor.* Die belegte *Zunge* und die *Initialbronchitis* des klassischen Typhusbeginns sind oft vorhanden, da aber die beiden anderen typischen Zeichen fehlen, deuten sie nicht auf einen spezifischen Infekt. In der Mehrzahl der Fälle bestehen mäßige *Durchfälle,* wie man das im ersten Lebensjahr auch bei anderen fieberhaften Infekten zu sehen gewohnt ist, ohne daß die Stühle einen Sondercharakter tragen. Das Stuhlbild kann aber auch normal sein und manchmal sogar Verstopfung bestehen. Die blaßroten, stecknadelkopfgroßen *Roseolen,* die auf Druck verschwinden, mit Vorliebe auf dem Bauch sitzen und bei Erwachsenen und älteren Kindern in der zweiten Woche auftreten, beobachtet man nur in einem Bruchteil der Fälle. Der *Bacillennachweis im Blut,* der beim Erwachsenen regelmäßig gelingt, wird beim Säugling auch zu Krankheitsbeginn häufig vermißt. Das gleiche gilt von dem *Bacillengehalt des Urins* und des *Stuhles* während der ganzen Erkrankungszeit. Eine positive *Diazoreaktion* ist auch nur bei einem Teil der Kinder zu beobachten. Der Typhus des Säuglings und jungen Kleinkindes verläuft also sehr häufig unter dem Bilde *einer unspezifisch aussehenden,* höchstens 6—7 Tage, meist aber kürzer dauernden *fieberhaften Erkrankung* mit einer leichten Bronchitis und mäßigen Durchfällen, bei der die klassischen klinischen Typhuszeichen, die Bradykardie, der Milztumor, die Roseolen, die typische Fieberkurve und vor allem auch der Status typhosus (Bewußtseinstrübungen), fehlen und deren Spezifität häufig nicht durch den Nachweis von Typhusbacillen erwiesen werden kann.

Regelmäßiger als die klinischen Zeichen und die bakteriologischen Befunde sind ein *positiver Agglutinationstiter* und eine *Leukopenie* mit fehlenden eosinophilen Zellen. Bei einer positiven Umweltsanamnese (Typhuserkrankungen in der Umgebung) ist bei dem Vorliegen eines der klinischen Zeichen und einer gleichzeitigen Leukopenie mit dem Fehlen von eosinophilen Zellen der Verdacht einer Typhuserkrankung auszusprechen. Dieser Verdacht wird trotz negativ bleibender bakteriologischer Befunde praktisch zur Gewißheit, wenn ein *positiver Agglutinationstiter auftritt oder* ein am Untersuchungstag vorhandener in der Folge *ansteigt*.

Das leichte Krankheitsbild des Säuglingstyphus und seine kurze Dauer, die Seltenheit des Milztumors und der Roseolen und die Häufigkeit negativer Blutbefunde weisen darauf hin, daß es in diesem Alter nicht zu so schweren und lange dauernden Bakterieämien kommt wie später. Auch im Darm sind die Prozesse gutartiger, denn die beim Erwachsenen so gefürchteten *Darmblutungen und -perforationen* sind beim Säugling und jungen Kleinkind außerordentlich *selten*. Wo bei jungen Säuglingen dem Typhus nicht infolge der Durchfälle ein durch den Wasserverlust bedingter toxischer Zustand aufgepfropft wird, ist die **Prognose**, ebenso wie für das ganze Kleinkindesalter und für junge Schulkinder, günstig zu stellen.

Je älter die Kinder sind, um so mehr ähneln Krankheitsbeginn und -verlauf mit ihrer Temperaturkurve, der Typhuszunge, der Initialbronchitis, der Bradykardie, dem Milztumor, den Roseolen und der Regelmäßigkeit der bakteriologischen Blutbefunde dem Erwachsenentyphus, außer daß Darmblutungen und -perforationen sehr selten sind. Auch andere Komplikationen des Erwachsenen, die Pneumonie, die Polyneuritis, die Myokarditis, die Vasomotoren-Schädigungen sind selten. Bei Schulkindern kann man aber schon häufiger einen echten Status typhosus beobachten.

Die **Differentialdiagnose** gegenüber zentraler Pneumonie, Miliartuberkulose, kryptogenetischer Sepsis, an die zu Krankheitsbeginn wegen des fehlenden Lokalbefundes häufig gedacht werden muß, sichert neben dem klinischen Allgemeinbild der bakteriologische und morphologische Blutbefund mit seiner Leukopenie und dem Fehlen der eosinophilen Zellen.

Die **Therapie** des Kindertyphus ist sowohl beim Säugling als auch im späteren Alter vorwiegend eine diätetische. Beim Säugling muß versucht werden, die Durchfälle zu beeinflussen und älteren Kindern mit ihren länger dauernden Fieberzuständen durch eine reizlose, aber abwechslungsreiche Kost genügende Calorien zuzuführen, um schwerere Gewichtsverluste zu verhindern. Beim Status typhosus und bei jedem länger dauernden Fieberzustand muß durch eine Bettung am offenen Fenster oder einer offenen Veranda, durch milde Hydrotherapie und wechselnde Lagerung im Bett *Pneumonieprophylaxe* getrieben werden.

Die Methoden der bakteriologischen Diagnostik, die Isolierungsmaßnahmen, die laufende Desinfektion und die Meldepflicht sind die gleichen wie bei Erwachsenen.

Paratyphus, Febris undulans (Bang).

Keime, die zwischen der echten Typhus- (Eberth) und Coligruppe rangiert werden, der Bacillus Paratyphus A (Achard) und der Bacillus Paratyphus B

(Schottmüller) sind imstande, *typhusähnliche Bilder* (Milztumor, Roseolen, Status typhosus) zu produzieren. Die B-Erkrankungen sind die häufigeren. Auch bei Kindern beginnt der vom Paratyphusbacillus B hervorgerufene Typhus meist mit einem plötzlichen Temperaturanstieg. Die Fieberdauer ist in der Mehrzahl der Fälle kürzer als bei echtem Typhus, die Roseolenbildung aber gelegentlich so stark, daß regelrechte morbilliforme Exantheme entstehen. Paratyphusbacillen können aber in jedem Lebensalter auch ganz *akut verlaufende Gastroenteritiden* hervorrufen, deren explosionsartiges Auftreten zum Teil mit der Sondereigenschaft des Erregers zusammenhängt, ein hitzebeständiges Toxin in seine Nährsubstrate abzugeben *(Fleischvergiftung, Infektionen anderer Lebensmittel).* Gelegentlich verläuft ein *Paratyphusinfekt* mit Allgemeinerscheinungen und mit Stühlen, die der Ruhr außerordentlich gleichen. Beim Säugling beobachtet man gar nicht selten eine *Paratyphussepsis,* die als Gastroenteritis beginnt und vom Darm aus zur Bakterieämie und zu eitrigen Metastasen führt. Die *Diagnose* der verschiedenen Formen des Paratyphus kann zu Beginn der Erkrankung nur selten (abnorm starke Roseolenbildung) auf klinischem Wege gestellt werden. Sie ist meist nur durch das Kulturverfahren und bei längerem Bestehen durch die Agglutination zu sichern.

Trotzdem bei Kindern bisher erst einige Fälle von Bangscher *Krankheit* bekannt geworden sind, ist bei lange dauernden, das Allgemeinbefinden auffallend wenig beeinflussenden Fieberzuständen mit Milz- und Leberschwellungen und Neigungen zu Darm- und Nasenblutungen an die Febris undulans zu denken. Die *Diagnose* wird durch die spezifische Agglutination gesichert. Die Therapie ist eine symptomatische.

Rotlauf (Erysipelas).

Unter Rotlauf (Rose) wird eine infektiöse, fast ausschließlich von Streptokokken hervorgerufene und durch eine charakteristische Rötung und Schwellung deutlich abgegrenzte Haut- und Unterhautentzündung verstanden, die zu einer flächenhaften Ausbreitung und zur Wanderung über weite Hautgebiete neigt.

Die Krankheit war schon im Altertum wohlbekannt, in der vorbakteriellen Zeit ein ständiger Gast in Hospitälern, Gebär- und Kinderanstalten und eine häufige Folge operativer Eingriffe jeder Art (Abnabelung, Beschneidung, Pockenschutzimpfung).

Von Ausnahmen abgesehen, bei denen Staphylokokken als Erreger angetroffen werden, handelt es sich um eine *Streptokokkenerkrankung.* Ein spezifischer Streptococcus erysipelatis existiert aber nicht. Trotz gleicher Infektionsgelegenheit erkrankt nur eine kleiner Teil der Exponierten an Erysipel. Die Ursachen für die verschiedene **Disposition** sind unbekannt. Da der Erreger unverletzte Körperdecken nicht durchdringen kann, müssen Zustände, die zu kleineren, oder größeren Hautdefekten führen, die Disposition für die Erkrankung erhöhen.

Die **Inkubation** ist kurz und beträgt häufig nur 24—48 Stunden. Der **Krankheitsbeginn** ist bei älteren Kindern ebenso wie bei Erwachsenen ein plötzlicher, häufig mit Schüttelfrost und in der Regel mit hohem Fieber. Dabei ist das Erysipel oft noch nicht sichtbar und entwickelt sich erst in den nächsten 12 bis 24 Stunden als *scharf umschriebene, mit einem wallartigen, unregelmäßigen Rand gegenüber der gesunden Haut abgesetzte Rötung.* Bei Neugeborenen und jungen Säuglingen fehlt die scharfe Begrenzung der erysipelatösen Haut. Das *Gesichtserysipel,* das meist von der Nase ausgeht, führt zu mächtigen Schwellungen und Ödemen der Augenlider und beiderseits der Nase zu charakteristischen, schmetterlingsflügelähnlichen Erysipelfiguren auf den Wangen. *Erysipele der behaarten*

Kopfhaut werden leicht übersehen, weil sich dabei die Haut nicht rötet, sondern nur infolge ihrer entzündlichen Durchtränkung einen .matten Glanz zeigt. Erysipele können über den ganzen Körper wandern, wobei der erkrankte Hautbezirk etwa in dem gleichen Umfang abblaßt und heilt, in dem am anderen Erysipelende die Ausbreitung und Weiterwanderung erfolgt. An den Stellen, wo die Haut besonders fest mit der Unterlage verwachsen ist, macht die Wanderung häufig, aber nicht immer halt. Nach der Abheilung tritt eine kleienförmige Abschuppung der Haut auf. Neben der Haut können auch die *Schleimhäute erkranken* und im Mittelohr eitrige Otitiden und im Larynx Stenosen und Glottisödeme entstehen. Im Blute besteht eine beträchtliche *Hyperleukocytose,* die *Milz* ist *geschwollen,* aber wegen ihrer Weichheit schwer zu tasten. Das Sensorium ist in der Regel frei.

Im Spiel- und Schulalter verläuft das Erysipel meist gutartiger als beim Erwachsenen. Die Entfieberung erfolgt in wenigen Tagen, ein Einbruch der Streptokokken in die Blutbahn oder lokale septische Prozesse sind selten.

Anders liegen die Dinge beim Neugeborenen und beim jungen Säugling. *Das Erysipel des Neugeborenen* nimmt häufig vom Nabel, manchmal aber auch von den Respirations- oder Genitalschleimhäuten seinen Ausgang. Es verrät die *Neigung, eitrige Einschmelzungen, Nekrosen* und *Sepsis hervorzurufen.* Von der Nabelwunde aus kommt es über eine Peri- oder Endarteritis zu präperitonealen Phlegmonen und zur Peritonitis oder von einer Thrombo- oder Periphlebitis zu Leberabscessen und zur Sepsis. Aber auch, wenn die Nabelwunde schon verheilt ist, beobachtet man gar nicht selten bei jungen Säuglingen als Folge eines Bauchdeckenerysipels eine Peritonitis per continuitatem. Während im *Spiel-* und *Schulalter* die *Prognose* eines Erysipels *günstig* ist, muß sie *in den ersten 2—3 Lebenswochen* als außerordentlich ernst bezeichnet werden. Aber auch noch in den nächsten Lebensmonaten ist ein Erysipel stets eine gefährliche Erkrankung.

Eine spezifische **Therapie** des Erysipels gibt es nicht. Von den symptomatischen Arzneimitteln ist denen der Vorzug zu geben, die neben ihrer angeblich hemmenden Wirkung auf den Erreger lokal das Gefühl der Spannung und des Schmerzes erleichtern. Unter diesem Gesichtspunkt erscheinen *Verbände mit essigsaurer Tonerde* als empfehlenswert. Mechanisch (Heftpflasterstreifen) oder mit Desinfizienzien (Jodtinktur usw.) kann die Wanderung eines Erysipels nicht aufgehalten werden. Durch Höhensonnebestrahlungen kann man versuchen, die Genesung bei langsam abheilenden Erysipelen zu beschleunigen. Bei jungen Säuglingen sind Injektionen von 10—20 ccm mütterlichen Blutes zu empfehlen.

Pfeiffersches Drüsenfieber. (Infektiöse Mononucleose.)

In neuester Zeit wird wieder ein Symptomenkomplex als spezifische Infektionskrankheit beschrieben, den E. Pfeiffer schon 1880 als Drüsenfieber bezeichnet und als morbus sui generis aufgefaßt hatte, dessen Spezifität aber in der Folge vor allem von Kinderärzten bestritten worden war.

Unter Pfeifferschen Drüsenfieber wird zur Zeit eine infektiöse Allgemeinerkrankung verstanden, die in der Regel mit Fieber, Drüsenschwellungen und einer Hyperlymphocytose und oft mit Milz- und Lebervergrößerungen und anginösen Erscheinungen im Rachen oder Nasopharynx einhergeht.

Der Blutbefund, der die Pfeiffersche Krankheit angeblich aus dem Heer der im Kindesalter besonders häufigen fieberhaften Drüsenschwellungen als spezifische Krankheit heraushebt, war dem Entdecker des Drüsenfiebers nicht bekannt. Daß bei der in der Folge außerordentlich verfeinerten Diagnostik aus dem von Pfeiffer gezeichneten Bildern eine

Reihe fieberhafter Drüsenschwellungen gestrichen werden mußten, weil man ihre verschieden-artigen Ursachen erkannte, erscheint nicht verwunderlich. Nachdem man aber infolge der Notwendigkeit solcher Korrekturen den Begriff des PFEIFFERschen Drüsenfiebers völlig aufgegeben hatte, ist man neuerdings auf Grund von Beobachtungen über Anginen mit „lymphatischen Reaktionen" zu dem Schluß gelangt, daß in der PFEIFFERschen Beschreibung doch ein richtiger Kern enthalten war. Es zeigte sich, daß bei den als „Monocyten-Anginen" oder Anginen mit „lymphatischer Reaktion" beschriebenen Krankheitsbildern nicht die Angina selber, sondern die begleitenden Drüsenschwellungen, das Fieber und die lymphatische Reaktion die obligatorischen Hauptsymptome sind.

Da schon mehrfach epidemieartige Häufungen solcher fieberhafter, hyperlympho-cytärer Drüsenschwellungen mit und ohne Angina beobachtet wurden, werden sie als eine spezifische Infektionskrankheit aufgefaßt. Über den Erreger ist nichts bekannt. So nahe-liegend und berechtigt der Gedanke an einen spezifischen Erreger auch für die Fälle sein mag, wo solche Symptomenbilder gehäuft auftreten und so wahrscheinlich sich auch aus der alten PFEIFFERschen Beschreibung ein wahrer Kern herauskrystallisieren wird, bei *„spo-radischen lymphatischen Reaktionen" wird zur Zeit zweifelsohne viel zu freigebig mit der Diagnose* PFEIFFER*sches Drüsenfieber umgegangen.* Hyperlymphocytosen folgen häufig bei einer ganzen Reihe von Individuen auf den gleichen Infekt, der programmgemäß bei der Mehrzahl der Menschen eine Hyperleukocytose hervorruft, andererseits können Krankheitserreger der verschiedensten Art (Keuchhusten-, Tuberkelbacillen) fast regelmäßig Hyperlymphocytosen hervorrufen. Hinter den in der Literatur als PFEIFFERsches Drüsen-fieber beschriebenen Krankheitsbildern mit mäßigen Temperaturen, diskreten Drüsen-schwellungen und lymphatischen Reaktionen verbergen sich zweifelsohne die verschieden-artigsten Zustände.

Klassische Fälle von infektiöser Mononucleose beginnen nach einer Inkubation von 3—6 Tagen plötzlich mit hohem Fieber und Drüsenschwellungen um die obere Körperapertur herum, die offensichtlich die Eintrittspforte für die infek-tiöse Noxe darstellt (Drüsen am Warzenfortsatz, im Kieferwinkel, vor und hinter dem Kopfnicker). Die häufig vorhandenen Anginen und Nasopharyngitiden stellen Primärherde dar, von denen aus sich die Infektion ausbreitet. Es kommt dabei in der Regel nicht nur zu einer Miterkrankung der Drüsen, in deren Quell-gebiet sich die anginösen Prozesse abspielen, sondern infolge der „Lymphotropie" der infektiösen Noxe zu allgemeinen Drüsenschwellungen (Leiste, Ellenbogen-beuge, Achselhöhle und wahrscheinlich auch im Mediastinum und Mesenterium).

Die Anginen können lacunär, aber auch diphtherisch aussehen und ihre Bakterienflora eine sehr wechselnde sein. Die Drüsen kommen fast nie zur Einschmelzung, das Fieber hält im Durchschnitt 6—8 Tage an. Die Hyper-lymphocytose (20 000 weiße Zellen und mehr) wird nicht von den normalen Blut-lymphocyten bestritten, sondern von klein- und großzelligen mononucleären Zellen mit stark basophilem Protoplasma, die aller Wahrscheinlichkeit nach zu den Lymphocyten und nicht zur Klasse der normalen mononucleären Zellen des Blutes gehören. Der etwa in der Hälfte der Fälle auftretende Milztumor kann die Zeit der Krankheit lange überdauern. Die Behandlung der Erkrankung ist eine symptomatische, ihre Prognose ist günstig.

Literatur.

Handbuch der Kinderheilkunde, 4. Aufl. Herausgeg. von M. v. PFAUNDLER u. A. SCHLOSS-MANN. Berlin: F. C. W. Vogel 1931.

Handbuch der inneren Medizin, 2. Aufl. Herausgeg. von G. v. BERGMANN u. R. STAEHELIN. Berlin: Julius Springer.

JOCHMANN u. HEGLER: Lehrbuch der Infektionskrankheiten. Berlin: Julius Springer 1924.

KOLLE-WASSERMANN: Handbuch der pathogenen Mikroorganismen, 3. Aufl. Bd. III, IV 1/2, V 1/2, VIII 1/2.

Die Tuberkulose des Kindes.

Von

F. GOEBEL-Halle.

Für das Verständnis der Tuberkulose des Menschen, insbesondere der des Erwachsenen, ist die Voraussetzung eine klare Kenntnis der Tuberkulose des Kindes. Denn, wie schon v. BEHRING sagt: die menschliche Lungenschwindsucht ist bloß das Ende vom Lied, das einem Schwindsuchtskandidaten schon an der Wiege gesungen worden ist.

Nachdem ROBERT KOCH zunächst (1884) zwischen dem Erreger der Tuberkulose des Menschen und der des Rindes einen Unterschied nicht gesehen hatte, steht es seit etwa der Jahrhundertwende fest, daß es einen *Typus humanus* und einen *Typus bovinus des Tuberkelbacillus* gibt, unterschieden vor allem dadurch, daß der Typus humanus für das Rind nicht oder gering, der Typus bovinus dagegen für den Menschen hoch virulent ist. Im Gegensatz zum humanus ist der bovinus hoch pathogen für Rinder, Schweine, Kaninchen und Mäuse, während Meerschweinchen und Affen für beide Typen gleich stark empfänglich sind. Konstante und grundsätzliche Unterschiede in morphologischer Hinsicht oder bezüglich der Färbbarkeit bestehen nicht; als Kultur ist im allgemeinen der bovinus schwer zu züchten und wächst in den ersten Generationen langsamer als der humanus.

Auf das Bestehen einer *ultravisiblen Entwicklungsform* des Tuberkelbacillus wird hier und im folgenden nicht eingegangen, da es noch nicht genügend gesichert erscheint.

Für den Menschen sind also beide Typen hoch virulent. Der *Typus bovinus* ist von Bedeutung besonders für die Tuberkulose des Kindes; durch ihn sind nach verschiedenen Statistiken 10—22,5% aller Tuberkulosen im Kindesalter verursacht. Am häufigsten ist er nachgewiesen bei Kindern der ersten 5 Lebensjahre, besonders bei Abdominaltuberkulose; später tritt mehr und mehr der humane Typus in den Vordergrund.

Die Tuberkelbacillen (beider Typen) enthalten in ihrer Leibessubstanz starke Endotoxine; züchtet man sie auf einem flüssigen Nährboden wie Glycerin-Peptonbouillon, dann gehen in diesen die löslichen Stoffwechselprodukte der Tuberkelbacillen und die Endotoxine abgestorbener und zerfallener Bacillen über. Wenn man das Filtrat einer solchen 8 bis 10 Wochen alten und im strömenden Dampf sterilisierten Kultur auf dem Wasserbad auf $^{1}/_{10}$ seines ursprünglichen Volumens einengt, so ist die so entstandene dunkelbraune Flüssigkeit das *Alttuberkulin* KOCH, das demnach eine Flüssigkeit von sehr komplexem Charakter ist. Denn es enthält: 1. in 10facher Konzentration die Bestandteile der Glycerin-Peptonbouillon, 2. aus dem Stoffwechsel der Tuberkelbacillen hervorgegangene gelöste Ektotoxine und 3. gelöste Leibessubstanz abgestorbener Tuberkelbacillen mit Endotoxinen.

Tuberkulin ist für einen Menschen, der noch nie mit Tuberkelbacillen in Berührung gekommen ist, eine indifferente Flüssigkeit; sie kann ihm, ohne daß er reagiert, in beträchtlicher Menge eingespritzt werden.

Injiziert man dagegen Tuberkulin in genügender Dosis einem Menschen, der einmal eine Infektion mit Tuberkelbacillen erlebt hat, dann reagiert er in spezifischer Weise auf verschiedene Art: 1. *örtlich* mit einer nach 48 Stunden ihren Höhepunkt erreichenden heftigen Entzündung = *Lokalreaktion,* 2. am *Krankheitsherd* und dort mit unberechenbaren Gefahren verbunden mit verstärkten Entzündungserscheinungen = *Herdreaktion* (alte abgelaufene Lokalreaktionen beantworten nach 6—10 Stunden subcutane Einverleibung von Alttuberkulin mit einer starken Rötung = *Aufflammreaktion*), 3. *allgemein,* gleichfalls als Ausdruck einer für den Patienten heraufgerufenen Gefahr, nach 6—10 Stunden mit Fieber, Krankheitsgefühl, Kopfschmerzen u. dgl. = *Allgemeinreaktion* und 4. mit einem noch nicht ganz unbestrittenem *Tuberkulinexanthem* von scharlach-, masern- oder varicellenartigem Aussehen. Der tuberkulös Infizierte reagiert also *anders* auf Tuberkulin als der von Tuberkelbacillen noch unberührte Organismus; er ist gegen Tuberkulin *allergisch* geworden. Positiver Ausfall einer Tuberkulinreaktion beweist mithin die irgend einmal stattgefundene Auseinandersetzung mit Tuberkelbacillen, besagt aber, da die Tuberkulinallergie grundsätzlich das ganze Leben hindurch bestehen bleibt, nichts über den Zeitpunkt des Ereignisses und nichts darüber, ob der Krankheitsprozeß noch besteht oder schon ausgeheilt ist; ein Schluß auf eine aktive Tuberkulosekrankheit ist nicht ohne weiteres erlaubt. Negativer Ausfall einer Tuberkulinprobe bedeutet im allgemeinen, jedoch mit nicht zu vernachlässigenden Ausnahmen, Unberührtheit des Körpers von Tuberkelbacillen; eine etwa spielende Krankheit kann nichts mit Tuberkulose zu tun haben. Über Ausnahmen und Näheres siehe unter „Diagnose".

Die Tuberkulinallergie nimmt unter den allergischen Zuständen, die wir kennen, eine gewisse Sonderstellung ein: sie entsteht unter natürlichen Bedingungen nur durch die Auseinandersetzung zwischen lebenden Bacillen und dem Organismus und ist nur schwierig und unter bestimmten Voraussetzungen zu erzeugen durch Injektion von abgetöteten Tuberkelbacillen oder von Tuberkulin. Zweifellos hat die Tuberkulinallergie mit Tuberkuloseimmunität etwas zu tun, wenn auch nur im Sinne eines relativen Schutzes: der Tuberkulinpositive ist zwar empfänglich für eine neue Infektion mit Tuberkelbacillen, diese läuft aber anders und milder ab als eine Erstinfektion, nach dem bekannten Vorbild des KOCHschen Fundamentalversuchs am Meerschweinchen. Ebenso wie wir humorale spezifische Antikörper gegen den Tuberkelbacillus nicht kennen, so ist auch die Tuberkulinreaktion keine einfache Antigen-Antikörperreaktion und das Tuberkulin kein Antigen. Sie ist aber auch nicht einfach ein anaphylaktisches Phänomen, sondern ihr Wesen ist noch nicht endgültig klargelegt. Eine passive Übertragung der Tuberkulinempfindlichkeit auf eine andere Person ist nicht möglich. Unter den aufgestellten Arbeitshypothesen seien genannt die von PIRQUET, nach der die Tuberkulinreaktion auf einem giftigen Apotoxin beruht, das durch die Verbindung von Antikörpern — Erginen — mit Tuberkulin entsteht und die BESSAUsche Theorie der Tuberkulocyten, d. h. unter dem Einfluß der Infektion neu entstandener Zellen, die die Fähigkeit der Reaktion mit Tuberkulin besitzen. Das anatomische Bild einer positiven Tuberkulinreaktion der Haut gleicht dem tuberkulösen Gewebes.

Eines jedenfalls dürfte sicher sein: *wo keine Tuberkulinallergie besteht, da gibt es auch keine spezifische antituberkulöse Immunität.*

Die Tuberkulinreaktionen sind ein zuverlässiges Hilfsmittel, um die *Durchseuchung der Bevölkerungen mit Tuberkulose* festzustellen. Dabei ergibt sich eine *gewaltige Bedeutung der Tuberkulose für das Kindesalter:*

Tuberkulinpositiv, d. h. der Organismus beherbergt lebende Tuberkelbacillen, ohne deshalb tuberkulosekrank sein zu müssen, *sind in der städtischen Bevölkerung* im 1. Lebensjahr etwa 4%, im 2. 9—12%, vom 3.—4. Lebensjahr an 25% und im 12.—13. Lebensjahr 50—60%. In der Großstadt reagieren in der Arbeiterbevölkerung über 90% der 14jährigen positiv; in den Familien der Wohlhabenden und in dünner besiedelten ländlichen Gegenden sind die Prozentzahlen niedriger, weil dort der Kontakt mit dem Tuberkelbacillus später erfolgt.

Über die *Häufigkeit der Tuberkulose* im Kindesalter gibt die folgende Sterblichkeitstabelle (nach MORO-KELLER) einen Begriff:

Alter	Von 10 000 Lebenden starben an Tuberkulose	Alter	Von 10 000 Lebenden starben an Tuberkulose
0— 1	18,46	25—30	19,37
1— 2	14,93	30—40	17,60
2— 3	7,32	40—50	17,62
3— 5	5,65	50—60	19,46
5—10	4,23	60—70	21,70
10—15	4,96	70—80	15,81
15—20	12,81	über 80	7,00
20—25	17,70		

Insgesamt starben von 10 000 Lebenden an Tuberkulose 13,66.

Die Tuberkulosesterblichkeit der Kinder allein betrug um das Jahr 1913 etwa $9^0/_{000}$ und dürfte seitdem auf etwa 5 bis $6^0/_{000}$ gefallen sein, gegen etwa $10^0/_{000}$ beim Erwachsenen. Der Rückgang der Tuberkulosesterblichkeit der Kinder ist aber hinter dem der Erwachsenen weit zurückgeblieben. Wie wir später noch sehen werden, hat die *Tuberkulosesterblichkeit im Kindesalter zwei altersgebundene Höhepunkte: das Säuglingsalter und die Zeit der einsetzenden Pubertät.*

Es gibt zwei *Quellen der Ansteckung* des Kindes mit Tuberkulose: der *kranke Mensch* und die *kranke Kuh,* überwiegend der Mensch. Die große Mehrzahl der tuberkulinpositiven Kinder ist infiziert von Erwachsenen ihrer Umgebung und, da das Kind, je jünger es ist, um so ausgesprochener, im wesentlichen mit Erwachsenen seiner Familie, also den Eltern, im Haushalt lebenden Großeltern und anderen nächsten Angehörigen in Berührung kommt, so ist die *Familie die Hauptquelle der Ansteckung* vor allem des jungen Kindes mit Tuberkulose. Diese *intrafamiliäre Infektion* überwiegt also an Häufigkeit weitaus die *extrafamiliäre* und die Ansteckungen, die sich nicht aufklären lassen. Tuberkulosekrank werden intrafamiliär infizierte in relativ größerer Zahl als extrafamiliär Angesteckte; unter den Tuberkulosekranken dieser Gruppe ist aber eigentümlicherweise die Letalität, besonders an Meningitis, größer als unter den intrafamiliär infizierten Tuberkulosekranken.

Folgende *Mechanismen kommen für die Übertragung der Ansteckungen* in Betracht:

1. Die *Kontaktinfektion* in der Weise, daß das Kind sich mit dem am Körper oder der Kleidung des Kranken haftenden Sputum beschmiert und es verschluckt oder in etwaige Wunden der äußeren Haut hineinbringt. Eine nennenswerte Bedeutung haben diese Möglichkeiten nicht.

2. Oder das Kind beschmiert sich beim Kriechen und Rutschen auf dem Fußboden mit frischem Sputum, das dort herumliegt, und infiziert sich auf die besprochene Art. Auch eine solche *Schmierinfektion* ist praktisch ohne besondere Bedeutung.

Kontakt- und Schmierinfektion können verhütet werden durch Selbstdisziplin des Kranken. Da trotz sorgfältigen Auffangens des Auswurfes in dem dazu bestimmten Gefäß die Zahl der Erkrankungen junger Kinder in der nächsten Umgebung eines Phthisikers so groß ist, bleiben als häufigste Wege der Übertragung die Tröpfcheninfektion und die Staubinhalation, um so mehr, als in der erdrückenden Mehrzahl der Fälle die Erstinfektion sich in der Lunge ansiedelt.

3. Eine *Tröpfcheninfektion* wäre an sich auf eine Entfernung bis zu $1^1/_2$ m auch für die Tuberkulose wohl denkbar, da größere Bronchialtropfen hunderte, kleinste immer noch einige Tuberkalbacillen enthalten können. Unter anderem beweisen die Beobachtungen, bei denen ein nur stundenlanges Zusammensein mit dem Bacillenstreuer eine Infektion bewirkt hat, das Vorkommen der Tröpfcheninfektion. Aber offenbar spielt eine noch wichtigere Rolle die *Staubinhalation* durch bacillenhaltigen flugfähigen Staub. Denn die kleinsten Bronchialtröpfchen haben immer noch 15—29 μ Durchmesser und gelangen viel schwerer in die äußersten Teile der Lunge, in denen sich der Primäraffekt ansiedelt, als Staubpartikel von 5—10 μ. Die ausgehusteten Tuberkelbacillen vertragen eine Austrocknung eine Reihe von Tagen; wenn flugfähiger Staub, wie es in der Umgebung eines hustenden Bacillenstreuers mit dem Eintrocknen der Bronchialtröpfchen geschehen muß, sich mit Bacillen beladt, ist die Möglichkeit zur Inhalation geschaffen. Auch an die Kleidung des Kranken geratener oder auf den Fußboden gefallener Auswurf wird nach dem Eintrocknen seinen Anteil an dem Zimmerstaub bilden.

4. Die kranke Kuh kann zur Quelle der Ansteckung werden durch eine *Milchinfektion*. Etwa die Hälfte aller Schlachtkühe hat eine Tuberkulose und von diesen wieder 1—5% eine Eutertuberkulose; aber sogar ohne Eutertuberkulose ist der Übergang von Bacillen in die Milch möglich. Wenn in reichlich 20% aller Tuberkulosefälle beim Kind und in über 11% aller Fälle von tödlich generalisierter Tuberkulose beim Kind der Typus bovinus gefunden wird, so beweist das eindringlich genug die Gefahr durch die Milchinfektion. Der Einbruch der Erreger erfolgt in diesem Fall allermeist durch den Verdauungskanal.

Damit kommen wir zu den *Eintrittspforten des Tuberkelbacillus in den menschlichen Körper.* Daraus, daß, wie wir gesehen haben, der Inhalation der Tuberkelbacillen für die Ansteckung die weitaus größte Bedeutung zukommt, ergibt sich als vornehmliche Eintrittspforte der *Respirationstrakt,* und zwar bildet sich der durch die Erstansiedlung der aspirierten Erreger entstehende *Primäraffekt allermeist in der Lunge,* in den Tubuli respiratorii bzw. in den Alveolen aus. Die Bronchien und die noch höheren Abschnitte der Luftwege treten daneben ganz in den Hintergrund.

Die intrapulmonale Ersterkrankung überwiegt bei weitem die extrapulmonale. Im Abstand folgt an zweiter Stelle als Eintrittspforte der Darm; einen Überblick bietet eine Zusammenstellung nach Ghon und Kudlich: Die primäre Eintrittspforte bei 2114 erfaßten Fällen war in

Lunge	Darm	Nase	Rachentonsille	Parotis
2028mal	24mal	2mal	2mal	1mal
95,93%	1,14%	0,09%	0,09%	0,05%

Mittelohr	Haut	Conjunctiva	unklar	nicht erkennbar
2mal	3mal	1mal	48mal	3mal
0,09%	0,14%	0,05%	2,27%	0,14%

Nach anderen Statistiken findet sich ein primärer Lungenherd in 70—80%, eine primäre Darmtuberkulose im 1,7—28%.

Die *Nase* kann infiziert werden durch Inhalation oder Schmierübertragung mit dem Finger, *Gaumenmandeln, Rachentonsille, Parotis* und *Mittelohr* durch Schlucken und Inhalation; für den Primäraffekt an der *Haut* ist das klassische Beispiel die Beschneidungstuberkulose der Vorhaut, entstehend dadurch, daß ein offen tuberkulöser Rabbiner die rituelle Aussaugung der Beschneidungswunde vornimmt. Diese reine Kontaktinfektion ist wohl die einzige, die für Tuberkulose nennenswert in Betracht kommt. Andere Primäraffekte der Haut entstehen an den Füßen durch Schmierinfektion, an den Lippen durch Lutschen an einem infizierten Schnuller u. dgl. mehr. Ein Primäraffekt auf der *Augenbindehaut* könnte ebenso durch Anfliegen aus der Luft wie durch Verreiben infektiösen Materials mit dem Finger zustande gekommen sein.

Wo immer die Tuberkelbacillen in den bis dahin unberührten Körper einbrechen, die *Erstinfektion läuft nach ausnahmslosen festen Gesetzen ab* (CORNET, BAUMGARTEN, TANGL): der Tuberkelbacillus kann mit dem Erfolg der Tuberkelerzeugung nirgendwo in den Körper eindringen, ohne an der Eintrittsstelle tuberkulöse Veränderungen zu machen. Nahezu gleichzeitig mit dieser Eintrittspforte erkranken über die Lymphgefäße die zugehörigen Lymphdrüsen und halten dadurch, daß sie die Bacillen wie ein Filter abfangen, eine weitere Erkrankung auf, wenn sie nicht selbst soweit geschädigt werden, daß es zum Durchbruch und damit zur Ausbreitung der Infektion kommt. Die tuberkulös erkrankte Eintrittspforte der Tuberkelbacillen heißt der *Primärherd,* das Ganze, Primärherd, die tuberkulöse Lymphangitis und Lymphdrüsenerkrankung zusammen ist der *tuberkulöse Primärkomplex.*

Da in über 95% der Fälle der Primärherd in der Lunge sitzt, ist der Primärkomplex am genauesten an der Lunge erforscht worden und zwar, da die Erstinfektion in die Kindheit zu fallen pflegt, an der Lunge des Kindes. Am klarsten ausgebildet ist daher das Bild des Primärkomplexes in der Lunge des jungen Kindes, des Säuglings und Kleinkindes. Die *Entstehung des Primärkomplexes in der kindlichen Lunge* spielt sich folgendermaßen ab: Die Tuberkelbacillen — es genügt einer oder ganz wenige — gelangen mit dem Luftstrom in die gut durchatmeten Teile der Lunge, also nur ausnahmsweise in die Spitze, allermeist in die etwa in Hilushöhe liegenden Teile der Ober-, Unter- (und Mittel-)Lappen, rechts mit etwas größerer Häufigkeit als links. Der *Primärherd* bildet sich nahe der Pleura aus, in der großen Überzahl der Fälle in Einzahl; zwei und mehr Primärherde sind verhältnismäßig seltene Ausnahmen. Die Größe ist verschieden, zum Teil entsprechend dem Alter des Prozesses; am häufigsten findet man Primärherde von Erbsen- oder Kirschkerngröße. Ganz junge Herde zeigen histologisch (nach GHON und KUDLICH) eine pneumonische Exsudation mit noch geringen Zerfallserscheinungen an den Zellkernen und sehen makroskopisch weiß aus; ältere Herde sind gelb und weisen eine ausgesprochene Verkäsung auf, entweder nur zentral oder auch in größerer Ausdehnung, bis zur primären Kavernenbildung. In der Peripherie des Herdes bildet sich reichliches Granulationsgewebe mit Tuberkeln, das eine Art von Abschlußwall um das verkäsende Innere darstellt.

Gleichzeitig erkranken die zugehörigen Lymphdrüsen (PARROTsches Gesetz, für die Entstehung des tuberkulösen Primärkomplexes ausgebaut durch Küss, ALBRECHT, GHON, RANKE u. a.) ebenfalls mit dem Ergebnis der Verkäsung in vollkommener Gesetzmäßigkeit derart, daß die Einwanderung der Tuberkelbacillen mit dem Lymphstrom — zentripetal-orthograd — gemäß dem Leitungsgesetz geschieht. Die Erkrankung bleibt nämlich nicht auf einen Lymphknoten beschränkt, sondern, beginnend mit der dem Primärherd am nächsten liegenden, ergreift sie nacheinander die auf dem Weg nach dem Venenwinkel eingeschalteten Lymphknotengruppen der Reihe nach (Schaltungsgesetz) in der Weise, daß die

Drüsen, je weiter sie vom Primärherd entfernt sind, um so weniger stark befallen werden. Die zahlreichen Anastomosen zwischen rechts und links ermöglichen nach dem Verzweigungsgesetz das Überspringen auf die dem Primärherd·entgegengesetzte Seite.

Die *Anordnung der für das Gebiet der Lungen regionären Lymphknoten* ist in der Richtung des Lymphstromes die folgende: unmittelbar an der Lunge liegen zwischen den ersten Verzweigungen der Bronchien die bronchopulmonalen Lymphknoten, im Winkel zwischen rechtem und linkem Hauptbronchus die Bifurkationsdrüsen. Im Winkel zwischen Trachea und Hauptbronchus, rechts stärker ausgebildet als links, finden sich die tracheobronchialen Drüsen. Links liegen lateral der großen Gefäße die seitlichen Mediastinaldrüsen. Von den tracheobronchialen bzw. seitlichen mediastinalen Drüsen zieht eine Drüsenkette entlang den großen Gefäßen bis zum Winkel zwischen Vena jugularis und subclavia (Venenwinkel) und dort münden die Lymphgefäße in den Truncus lymphaticus superior bzw. den Ductus thoracicus dicht vor ihrem Einfluß in die Vene. Hier bestehen Verbindungen mit den Supraclaviculardrüsen und mit den beiderseits der Luftröhre dicht anliegenden Paratrachealdrüsen.

Wenn den Abwehrkräften des Körpers die Abriegelung des Primärherdes gelingt, und wenn nicht nach Durchbruch des letzten Lymphfilters oder durch unmittelbaren Einbruch eines verkästen Lymphknotens in ein Blutgefäß die Bacillen in die Blutbahn eindringen, dann bleibt die Tuberkulosekrankheit auf dem Stadium des Primärkomplexes stehen. Andernfalls erfolgt Generalisierung auf dem Lymph- bzw. Blutweg. Die auf eine örtliche Erkrankung beschränkte Periode des Primärkomplexes kann also übergehen in eine Periode der Ausbreitung auf andere Organe, oder man kann (HAMBURGER, RANKE) in Anlehnung an den Ablauf der Syphilis *zwei Stadien voneinander trennen, das Stadium des Primärkomplexes* als *primäres Stadium der Tuberkulose, das der Aussaat als sekundäres Stadium.* Da aber eine Generalisierung zur Zeit des noch nicht ausgeheilten Primärkomplexes zu geschehen pflegt, gehen notwendigerweise Primär- und Sekundärstadium ineinander über und überschneiden sich in ihren Erscheinungen; man faßt daher beide besser zusammen als *Frühstadium* (HAMBURGER). Wie wir gesehen haben, entwickelt sich alsbald nach dem ersten Eindringen von Tuberkelbacillen eine Tuberkulinallergie; die Umstimmung des Körpers beschränkt sich aber nicht auf eine allgemeine Reaktionsfähigkeit gegenüber dem Tuberkulin, sondern gleichzeitig wird auch die anatomische Gewebsabwehr gegen den Tuberkelbacillus anders. Die gesamten Reaktionsvorgänge stehen unter dem Zeichen einer Allergie (RANKE). Das anatomische und klinische Bild des Kampfes zwischen Organismus und Tuberkelbacillus wird also mit zunehmendem Alter der Infektion und, da sie in der Kindheit einzutreten pflegt, mit zunehmendem Lebensalter anders und wir können nach dem Frühstadium der Tuberkulose ein *Spätstadium* unterscheiden, analog der Syphilis ein *Tertiärstadium,* nämlich die *Tuberkulose des Erwachsenen, die Phthise. Für die Entstehung der Erwachsenenphthise ist also die Voraussetzung eine frühere Kindheitsinfektion.*

(Die Stadieneinteilung nach RANKE: Primärkomplex, hämatogene Aussaat, isolierte Organtuberkulosephthise ist trotz ihres didaktischen Wertes schon deshalb praktisch kaum durchzuführen, weil bereits beim Säugling Äußerungen aller 3 Stadien nebeneinander vorkommen. Außerdem haben wir es vielfach nicht mit einer einmaligen, sondern mit oft wiederholter Infektion zu tun.)

Die durch die allmähliche Umstimmung anders gewordene Abwehr äußert sich grundsätzlich darin, daß aus der generalisierten Tuberkulose die isolierte Organtuberkulose der Lunge geworden ist, die Lungenschwindsucht, bei der im anatomischen Bild die vorwiegend exsudative Gewebsabwehr durch eine proliferative produktive mit Gewebsbildung abgelöst worden ist. Die Ausbreitung des Prozesses in der Lunge geschieht nicht mehr auf dem Lymph-Blutweg wie die Generalisation der Tuberkulose im Frühstadium, sondern durch Aspiration infektiösen Materials aus den zerfallenden Bezirken in die Bronchien, „intrakanalikulär".

Die Tuberkulose des Frühstadiums kann alsbald zum Stillstand kommen, sie kann aber auch weitergreifen, sowohl vom primären Lungenherd aus als auch von den erkrankten regionären Drüsen. Der Ablauf der Erstinfektion wie der Tuberkulose überhaupt hängt ab von den verschiedensten Umständen, die teils im Individuum, teils in der Umwelt begründet liegen.

Angeborene Tuberkulose. Von mehr theoretischer als praktischer Bedeutung ist die sehr seltene *angeborene Tuberkulose,* die man früher (BAUMGARTEN) für die häufigste Form der Übertragung gehalten hat. Eine *germinative Übertragung,* also durch Infektion des Spermatozoons oder des Eies, ist bisher nicht beobachtet worden, so daß die Tuberkulose der Placenta als einziger Ursprung einer kongenitalen Tuberkulose in Frage kommt, auf dem Blutweg oder, theoretisch, nach Durchbruch der Decidua vera über die Infektion des Fruchtwassers auch als Fütterungs- oder Aspirationstuberkulose. Immer wird es sich also um Kinder schwer tuberkulöser Mütter handeln, ein Umstand, der in jedem Einzelfall die sorgfältige Prüfung erfordert, ob die Ansteckung nicht nach der Geburt erfolgt ist. Ein Teil der intrauterin angesteckten Früchte stirbt vor der Geburt ab, ein anderer Teil wird vorzeitig, unreif, geboren und Kinder mit normalem Geburtsgewicht bilden eine große Ausnahme. Auch die kongenital tuberkulösen Kinder, die lebend zur Welt kommen, haben eine *absolut schlechte Prognose;* bisher ist wohl keines älter als 6 Monate geworden.

Die Tuberkulinreaktion dürfte in früherem Alter positiv werden können, als bei postnataler Infektion (einmal mit 7 Tagen bei cutaner Prüfung).

Die hämatogen infizierten Kinder zeigen zum Teil die stärksten anatomischen Veränderungen in der Leber und den benachbarten Lymphdrüsen und klinisch können Symptome der Bauchtuberkulose deutlich sein wie Leber- und Milzschwellung, Peritonitis. Hauttuberkulide sind beobachtet worden, sowie andere Herde entsprechend der hämatogenen Einsaat, also in der Lunge, in entfernt liegenden Lymphdrüsen, dem Ohr usw., da keineswegs in der Leber allein die Bacillen abgefangen zu werden brauchen, vielmehr die hämatogene Infektion grundsätzlich eine miliare Aussaat erzeugen muß. Unter Umständen kann bei Ansiedlung in der Lunge ein typischer Primärkomplex entstehen. Die Allgemeinerscheinungen pflegen in Fieber, schlechtem Gedeihen und schnellem Verfall zu bestehen; vielfach wird sich die Diagnose im Leben nicht stellen lassen.

Disposition und konstitutionelle Bereitschaft für Tuberkulose. Was zunächst die Frage einer *erblichen Veranlagung zur Tuberkulose* angeht, so muß nach den Ergebnissen der Zwillingsforschung eine solche angenommen werden (DIEHL, v. VERSCHUER). Wenn auch da, wo Kinder in tuberkulösen Familien erkranken, Ansteckung vorliegt und, wo diese verhütet wird, die Kinder verschont bleiben, so ist dennoch die Erbanlage für Entstehung und Ablauf der Tuberkulose von unzweifelhafter Bedeutung. Dagegen ist über die Auswirkung einer *passiven Immunität* bei Säuglingen tuberkulöser Mütter Sicheres nicht bekannt. Ebensowenig läßt sich mit einiger Sicherheit sagen, ob *allgemeine dispositionelle Minderwertigkeiten,* wie etwa die sog. exsudative Diathese, die Engbrüstigkeit, oder der Habitus asthenicus — der Habitus phthisicus ist Ausdruck einer vorhandenen Phthise — den Boden für eine Tuberkuloseerkrankung des Kindes vorbereiten. Konstitutionelle Besonderheiten des vegetativen Nervensystems, das zur Infektabwehr in sicherer Beziehung steht, dürften den Ablauf auch einer Tuberkuloseinfektion beeinflussen (sog. Vagotoniker gegenüber Sympathicotonikern, Neuropathen usw.).

Im einzelnen Organismus bestehen unverkennbare *Organdispositionen,* die zum Teil mit Altersdispositionen verkuppelt sind, insbesondere der Lungen, der weichen Hirnhaut, der Knochen, der Gelenke u. dgl.

Dagegen ist eine *Altersdisposition* in gewisser Beziehung unverkennbar. Zwar ist in allen Lebensstufen die Lunge gleich bereit zur Annahme einer Erstinfektion, aber *je jünger das Kind ist, umso ausgedehnter sind im allgemeinen die Erscheinungen des Primärkomplexes.* Eine Tuberkulose der gesamten Bronchialdrüsen findet sich vorwiegend im frühen Kindesalter und kommt im Schulalter kaum mehr vor. Die Ansteckung im ersten Lebensvierteljahr hat eine Letalität von nahezu 100%, die im 4. Vierteljahr von nur noch 33% und am allergünstigsten läuft die Erstinfektion in der 2. Hälfte des Kindesalters ab. Auch bei den Einzelerscheinungen der Tuberkulose des Kindesalters sehen wir gewisse Altersgebundenheiten: Miliartuberkulose und tuberkulöse Meningitis haben ihre Häufung im 2. und 3. Lebensjahr, ähnlich wie die ausgedehnten Lungeninfiltrierungen.

Ein Einfluß der *Ernährung* auf den Tuberkuloseverlauf ist, wenigstens bei starken Abweichungen vom Optimum, unverkennbar. Allgemeine Unterernährung wirkt verhängnisvoll und von Bedeutung ist unter Einzelfaktoren offenkundig ein Mangel an A- und C-Vitamin. Für einen Einfluß der *Jahreszeit* spricht der Anstieg der Miliartuberkulose und Meningitis in den Frühlingsmonaten.

Geschlecht und geschlechtliche Funktionen sind nicht ohne Beziehung zur Tuberkulosekrankheit. Vom 10. Lebensjahr an überwiegen die Erkrankungen der Mädchen; Menstruation, Schwangerschaft und Stilltätigkeit beeinflussen die Tuberkulose der Erwachsenen ungünstig, die Pubertät ist eine Periode der Bedrohung für tuberkulöse Knaben wie Mädchen.

Von sehr wesentlicher Bedeutung für den Ausgang der Erstinfektion — auch bei Säuglingen — ist es, ob nur *einmal* Tuberkelbacillen aufgenommen werden (bei einmaligem kurzem Zusammensein mit Bacillenstreuern) oder ob bei längerer Exposition in der Umgebung von Phthisikern in kurzen Zeitabständen immer wieder Tuberkelbacillen in die Lungen gelangen. Die *einmalige Infektion (Gelegenheitsinfektion)* wird in der Regel, bisweilen auch bei Säuglingen, unmerklich, ohne Krankheitserscheinungen ablaufen. Die *gehäufte Infektion* dagegen *(Überfallsinfektion)*, bei der in der ersten Phase der Primärherdbildung immer neue Bacilleninvasionen erfolgen, und mehrere in ihrem Alter voneinander wenig verschiedene Primärherde entstehen können, ist von bedeutungsvoller Auswirkung, wie die Schicksale von Kindern beweisen, die aus dem hochinfektiösen Milieu herausgenommen werden, verglichen mit dem von Kindern, die länger in unmittelbarer Nähe der Bacillenstreuer bleiben.

In diesem Fall spricht man von *Superinfektion*; dabei ist zu bemerken, daß die Superinfektion sich anders und weniger ungünstig, wenn auch nicht folgenlos, auswirken wird, wenn sie später erfolgt, nachdem das Individuum schon über spezifische Abwehrkräfte verfügt.

Der Ausdruck *Reinfektion* ist für dieses Stadium der Tuberkuloseinfektion unlogisch und falsch. Streng genommen wäre er nur da richtig, wo nach vollständiger Ausheilung mit vollständiger Ausrottung aller Bacillen (was bei der Tuberkulose kaum vorkommen dürfte) eine Neuansteckung erfolgt. Zweckmäßig, obwohl dieser Forderung dabei nicht genügt ist, ist es indessen, auch dann von *Reinfektion* im Sinne Aschoffs zu sprechen, wenn nach langdauernder Pause und klinischer Ausheilung aufs neue Tuberkelbacillen inhaliert werden. Davon wird unten bei der Abhandlung des infraclaviculären Frühinfiltrates und der Phthise des späteren Kindesalters die Rede sein.

Vor der Darstellung von Verlauf und Klinik des Frühstadiums, also der *Tuberkulose des Kindes, seien die Unterschiede zwischen dieser und dem Spätstadium, der Erwachsenentuberkulose = Phthise* im üblichen Sinn, kurz umrissen: Wenn wir unter dem Wort Phthise mehr chronisch verlaufende und kavernisierende Tuberkulosen der Lunge verstehen, so gibt es derartige Abläufe zwar schon im Frühstadium, sie sind aber ebenso wie die anderen Vorgänge dieses Stadiums gekennzeichnet gegenüber der Erwachsenenphthise durch folgende Faktoren: die Prozesse des Frühstadiums sind alle ganz vorwiegend exsudativer Natur, gegenüber den mehr proliferativen des älteren Menschen. Das Frühstadium hat die Tendenz zur Generalisierung und beteiligt in ausgedehntem Maß die Lymphdrüsen des Brustraums; die Erwachsenenphthise ist im wesentlichen die isolierte Organtuberkulose der Lunge, ohne Lymphdrüsenbeteiligung und mit Ausbreitung auf andere Organe wie Kehlkopf und Darm durch die betreffenden Röhrensysteme, während hämatogene Aussaaten eben wegen der fehlenden Drüsentuberkulose seltener sind und unmittelbar durch Einbrüche in das Blutgefäßsystem erfolgen. Der überwiegend hämatogenen Ausbreitung des Frühstadiums steht die intracanaliculäre des Spätstadiums gegenüber, vor allem auch in der Lunge, wo das typische apico-caudale Fortschreiten durch immer weitergehende Inhalation infektiösen Materials aus kavernisierenden Prozessen in die Bronchien erfolgt.

Dieses Fortschreiten von der Spitze zur Basis sehen wir im Frühstadium nicht. Kavernisierende Tuberkulosen bevorzugen hier von Anfang an das Mittel- und Untergeschoß der Lungen.

Verlauf und Klinik des Frühstadiums.

Der Primärkomplex der Lunge. *Pathologisch-anatomisch* entwickelt sich der Primärkomplex der Lunge, wie schon geschildert wurde, derart, daß die inhalierten Tuberkelbacillen im Tubulus respiratorius bzw. der Alveole haften bleiben und dort unter rapider Vermehrung den tuberkulösen Primärherd erzeugen. In seinem frühesten Stadium ist der Primärherd eine noch hirse- bis hanfkorngroße käsige Pneumonie, alsbald besteht er aus einer Käsemasse, in der nur noch die elastischen Fasern des Lungen- und Bronchiengewebes darstellbar sind. Dann kommt es entweder zur vorläufigen oder dauernden Abheilung dadurch, daß in Form aneinander gereihter Tuberkel ein Granulationsgewebe aus Lymphoid-, Epitheloid- und Riesenzellen einen Wall um die verkäste Mitte bildet und diese selbst, meist unter Einlagerung von Kalksalzen unter Bildung eines festen Kalkherdes vernarbt. Die Tuberkelbacillen bleiben dabei bis auf weiteres am Leben und virulent. In Fällen mit besonders guter Abwehr kann der kleinbleibende Primärherd auch einfach narbig ausheilen. Oder der Primärherd nimmt eine andere, ungünstige Entwicklung: er schreitet fort — besonders häufig bei jungen Säuglingen —, die käsige Pneumonie erreicht die Größe einer Kirsche, Walnuß oder Mandarine, bricht in die Blutbahn ein und führt zur Miliartuberkulose, oder eröffnet größere Bronchien, in die das infektiöse Material aspiriert und damit in Gestalt käsiger Bronchopneumonien weiter verbreitet wird.

Der Käse im Inneren des wuchernden Primärherdes kann erweichen und ausgehustet werden; es ist eine (Primär-)Kaverne entstanden mit dünner, bindegewebsarmer Kapsel.

Schon in den allerfrühesten Stadien des Primärherdes greift die tuberkulöse Infektion über eine tuberkulöse Lymphangitis auf die regionären Lymphdrüsen über, in der Richtung des Lymphstroms alsbald auf fernere Stationen, bis herauf zum Angulus venosus, so, daß die ferneren Drüsen weniger befallen werden (s. oben). Sehr schnell und in viel größerem Umfang als der Primärherd selbst verkäsen die Lymphknoten von der Mitte aus; in den äußeren Teilen besteht eine *„perifokale" Entzündung* mit Lymphocytenansammlung und gefüllten Capillaren. Diese perifokale Entzündung kann in die Umgebung der Drüse übergreifen (Periadenitis), kann in dem anliegenden Bronchus eine kollaterale Entzündung der Schleimhaut (*Hiluskatarrh*) erzeugen und sich mehr oder weniger tief in das Lungengewebe hinein ausbreiten und hier charakteristische Schatten auf dem Röntgenfilm verursachen, die sich allmählich, nach Wochen, Monaten oder Jahren wieder gänzlich zurückbilden (*epituberkulöses, paratuberkulöses, perihiläres Infiltrat oder Primärinfiltrierung genannt.*) Diese kann mächtige Ausdehnung erlangen über einen ganzen Lappen hinweg und sogar noch den angrenzenden Lappen mitbeteiligen. Genau derselbe Vorgang findet sich in der Umgebung des Primärherdes, so daß auf dem Röntgenbilde Schatten entstehen, die an Größe den Primäraffekt weit übertreffen, der später, nach Verschwinden der Primärinfiltrierungen, vielleicht als erbsengroßer Kalkherd sichtbar wird. Über den histologischen Bau dieser Primärinfiltrierungen wissen wir wenig, da sie sich allermeist restlos zurückbilden; sie entstehen wohl (wie eine Tuberkulinreaktion der Haut) unter der Einwirkung des vom Herde (Drüse) aus in die Umgebung diffundierenden Tuberkulins. Ganz einheitlich scheinen diese Vorgänge nicht zu sein; bisweilen stellt sich unter diesem Bild auch eine tuberkulöse gelatinöse Pneumonie dar, die mit Verkäsung endet. Die Primärinfiltrierungen haben starke Neigung, die Pleura in Mitleidenschaft zu ziehen; geschieht das am Lappenspalt, so haben wir das röntgenologisch erfaßbare Bild der interlobären Pleuritis.

Die Abheilung der tuberkulösen Lymphdrüsenerkrankung beginnt mit der Abheilung des Primäraffektes in der Lunge. Noch nicht verkäste Drüsen und Teile von solchen vernarben. Der Käse nimmt Kalk auf, es bildet sich ein harter Kalkkörper mit noch virulenten Tuberkelbacillen und erst später, wenn diese zugrunde gegangen sind, kann der Kalk abgebaut werden. Im Kindesalter geben diese Kalkherde der Drüsen ebenso charakteristische Röntgenbefunde wie die des Primärherdes.

Das *Wesentliche in der Entstehung des Primärkomplexes ist also das Folgende:* zuerst der rein alterativ-exsudative Vorgang der Verkäsung in Primärherd und regionären Drüsen, dann, als Ausdruck der Allergie des Gewebes, der spezifischen Abwehr, proliferierende Prozesse in Form des spezifischen tuberkulösen Granulationsgewebes mit Tuberkelbildung. Zeitlich dürften zwischen Augenblick der Infektion und Beginn der Verkäsung im Primärherd einige Tage bis eine Woche vergehen und nun erkranken unmittelbar darauf die Lymphdrüsen. Der erste Beginn proliferativer Prozesse ist etwa auf den zehnten Tag nach der Infektion anzusetzen.

Geht die Verkäsung der Lymphdrüsen bis zu den ferneren Stationen weiter, werden alle Filter durchbrochen, so ist die Folge eine Miliartuberkulose. Häufiger jedoch entsteht die Miliartuberkulose durch Einbruch einer verkästen Drüse, meist einer bronchopulmonalen, in eine Lungenvene, selten in eine Lungenarterie. Rechtsseitige Tracheobronchialdrüsen können in die Vena azygos, hintere mediastinale in den Ductus thoracicus einbrechen. Der Einbruch in einen Bronchus führt bisweilen zu plötzlicher Atemnot und erzeugt käsige Bronchopneumonie.

Klinik des Frühstadiums. Von der Erstinfektion mit Tuberkulose ist zunächst nichts zu bemerken. Nach 3—7 Wochen bei sub- oder intracutaner, nach 4 bis 10 Wochen bei cutaner Anlegung werden die Tuberkulinreaktionen positiv und nicht unbestritten und — sicher nicht gesetzmäßig — tritt in der 6.—7. Woche ein *Initialfieber* auf, von unregelmäßigem Typus und 6—12tägiger Dauer, das aber bei Säuglingen bis zum Tod bestehen bleiben kann. Gleichzeitig kann ein *Erythema nodosum* auftreten und — vielleicht — ein *Frühexanthem* oder *Initialexanthem* masern- oder rötelähnlich, an Stamm und Gliedmaßen.

Der *Fieberverlauf* in der Folgezeit ist ganz unregelmäßig, ohne daß die Höhe des Fiebers irgendwie mit der Schwere der Krankheit in Einklang zu stehen braucht. Fieberfreiheit bei Fortschreiten des Primärherdes und der Drüsenerkrankung ist keine Seltenheit.

Der *primäre Lungenherd* selbst ist bei seiner Kleinheit für Perkussion und Auskultation unerreichbar, nur wenn er fortschreitet und erhebliche Ausmaße angenommen hat, kann er die Symptome der Lungeninfiltration bieten.

Dagegen macht die *Tuberkulose der Bronchialdrüsen* charakteristische Erscheinungen zufolge der Schwellung dieser Gebilde und der Kompression der Bronchien: den *Bronchialdrüsenhusten,* einen *metallischen hochklingenden „bitonalen" Husten* mit hellem pfeifenden oder krähendem Oberton. Er kann bisweilen wegen seines anfallsweisen Auftretens mit Keuchhusten verwechselt werden oder auch mit einem beginnenden Croup.

Dazu kommt das *exspiratorische Keuchen,* eine exspiratorische, dem Asthma ähnliche Dyspnöe mit weithin hörbarem Keuchen und Rasseln. *Stauungserscheinungen* durch große zusammengebackene Drüsentumoren können vorkommen in Gestalt von Venektasien an der Brust und an den Schläfen. Durch Perkussion und Auskultation lassen sich vergrößerte Bronchialdrüsen nur selten einwandfrei nachweisen; bisweilen findet man eine Dämpfung neben dem Sternum, im Intraskapularraum oder über dem 5. und 6. Dornfortsatz (DE LA CAMP). Das D'ESPINEsche Zeichen — Fortleitung des trachealen Klanges beim Flüstern der Zahl 33 unter den 7. Halswirbel bei Kindern bis zu 7 Jahren, später unter den 2. Brustwirbel — erscheint uns wie vielen Anderen als wertlos. Nicht brauchbarer als dieses Wirbelsäulenphänomen ist ein anderes, die Spinalgie PETRUSCHKYs, Klopfempfindlichkeit der Dornfortsätze der oberen Brustwirbel.

Vor einer Überschätzung solcher Befunde in der Praxis sei ausdrücklich gewarnt! Besonders beim größeren Kind werden viel zu viel Hilustuberkulosen diagnostiziert.

Der zuverlässigste Weg für die Feststellung einer Bronchialdrüsentuberkulose ist die *Röntgenaufnahme- und Durchleuchtung.* Allerdings erfordert die Deutung des Befundes große Erfahrung und Kritik; nicht alle Bronchialdrüsen sind radiologisch darstellbar, sondern vorwiegend und am besten die rechtsseitigen Paratracheal- und Tracheobronchialdrüsen.

Von außerordentlicher Bedeutung für die Diagnose und Beurteilung der kindlichen Frühtuberkulose sind die *Primärinfiltrierungen* um den Primärherd und in der Nachbarschaft der erkrankten Hilusdrüsen. Sie allein machen den frischen Primärherd erkennbar. Die einzige brauchbare Untersuchungsmethode ist auch hier das *Röntgenverfahren* mit Durchleuchtung in verschiedenen Durchmessern und kurzen weichen Momentaufnahmen; man unterscheidet der Größe nach kleine, mittlere und große Infiltrierungen, die wie gesagt, einen ganzen Lappen betreffen und über ihn hinausgehen können. Häufig wiederholte Aufnahmen lassen Zu- und Abnahme der Infiltrierungen verfolgen und geben charakteristische Bilder, z. B. des „bipolaren" Stadiums mit einem hantelförmigen Schatten, entsprechend der zusammenfließenden Infiltration um den Primärherd und die regionären Drüsen. Andere Schatten haben Dreiecksform mit der Basis am Hilus, der Spitze in der Lunge; sie entsprechen einer von den Drüsen ausgehenden Infiltrierung. Daß große Infiltrierungen, wenn sie die Peripherie erreichen, auch durch Perkussion und Auskultation nachweisbar werden, bedarf kaum der Erwähnung. Die Infiltrierungen bilden sich in typischer Weise zurück; nach Jahren sieht man die Kalkschatten des Primärherdes und der Drüsen; auch pleuritische Restzustände können übrig bleiben.

Größere Infiltrierungen machen Dämpfungen jeden Grades, so daß ein Exsudat vorgetäuscht werden kann, auch durch Auftreten eines zuerst abgeschwächten, dann fauchenden Bronchialatmens. Rasselgeräusche sind verhältnismäßig spärlich.

Der Primärherd kann, ohne durch Granulationsgewebe genügend abgeriegelt zu werden, weiter und weiter um sich greifen und in der Mitte zu einer Kaverne einschmelzen. Mit Perkussion und Auskultation ist ein solcher Vorgang schwer von einer Primärinfiltrierung zu trennen, zumal auch diese einschmelzen kann. Der Verlauf entscheidet: die einfache Infiltrierung bildet sich allmählich zurück; die *käsig-pneumonische Primärherdphthise* mit dem klinischen Befund einer Bronchopneumonie führt mit schlechter werdendem Allgemeinzustand alsbald zum Tode, oft weiter kompliziert durch Einbrüche in Bronchien mit neuen käsigen Bronchopneumonien und sekundären Infiltrierungen um diese frischen Herde herum. Auch Generalisierungen sind begreiflicherweise bei solchem Ablauf zu erwarten.

Einbrüche einer verkästen Bronchialdrüse in einen Bronchus haben zur Folge *käsige Pneumonien* je nach der Ausdehnung von mehr lobulärem oder lobärem Charakter und schlechter Prognose. Klinisch wird sich durch Fieberanstieg und Verschlechterung des Allgemeinbefindens ein solches Ereignis bemerkbar machen und der physikalische und röntgenologische Befund gleicht dem der unspezifischen Pneumonie.

Die hämatogene Tuberkulose des Kindesalters.

Tuberkelbacillen können von jedem tuberkulösen Herd aus in die Blutbahn eindringen: entweder nur in einzelnen Exemplaren, ohne anatomisch erkennbare Eingangspforte die Blutbahn durchwandern (LIEBERMEISTER) oder es kann ein Lungenherd, schon der Primärherd, oder eine verkäste Lymphdrüse in ein Blutgefäß einbrechen oder die Einschwemmung erfolgt über die zerstörten Filter durch die Lymphbahnen in den Venenwinkel. Die Tuberkulose des Ductus thoracicus und die Intimatuberkel der Venen sind keine Quelle der Einschwemmung von Bacillen, sondern die Folge von Miliartuberkulose.

Es ist also die Menge der Tuberkelbacillen, die ins Blut eintritt, je nach Lage der Dinge verschieden, am geringsten im ersten Fall, größer beim Einbruch im Primärherd, am größten beim Einbruch einer verkästen Lymphdrüse. Verschiedenheiten ergeben sich auch insofern, als das eine Mal eine einmalige Einschwemmung erfolgt, das andere Mal fortlaufend mit oder ohne Pausen („Schübe") die Bacillen in den Kreislauf geraten. Von diesen mengenmäßigen und zeitlichen Verhältnissen hängt die weitere Entwicklung der Dinge ab, dann aber auch von dem Zustand des Kranken zur Zeit der Blutinfektion. Beim Säugling und jungen Kind ist der Verlauf von vornherein schwerer zu erwarten als später. Völliges Darniederliegen der Abwehrkräfte (Anergie, Dysergie) und reichlicher Einbruch machen das seltene Bild einer *Sepsis tuberculosa gravissima* ohne Gewebsabwehr mit schnell sich ausbreitenden metastatischen Herden. Bei guter Allergie verläuft eine generalisierte Tuberkulose nicht immer akut, sondern auch subakut und chronisch oder in Schüben, während bei gleicher Lage der Abwehr eine massenhafte Einsaat eine akute letale Miliartuberkulose zur Folge haben muß. Weiter hängt der Ablauf wesentlich davon ab, welche, Organe von der Streuung befallen werden; sind es Lymphdrüsen oder Knochen, sind die Aussichten gut, es sei denn, daß von dort aus später eine massenhafte Bluteinsaat erfolgt. Ist die weiche Hirnhaut, vorwiegend allein oder zusammen mit anderen Organen Sitz der Streuung, dann besiegelt die tuberkulöse Meningitis das Schicksal des Kranken.

Hämatogene disseminierte Lungentuberkulose. Grundsätzlich werden beim Eindringen von Tuberkelbacillen in die Blutbahn in vielen Organen Metastasen auftreten müssen. Anatomische Verhältnisse und besondere Organdispositionen beweisen jedoch, daß wir verschiedene klinische Bilder von hämatogener Organtuberkulose als besondere Krankheitszustände abtrennen können. So z. B. die *hämatogene disseminierte Lungentuberkulose*, die als isolierte Organerkrankung dann denkbar wäre, wenn ein Einbruch in eine Lungenarterie erfolgt ist. Bei lymphoglandulärer Einschwemmung in die obere Hohlvene erhalten die Lungen die Tuberkelbacillen durch den kleinen Kreislauf aus erster Hand und schließlich könnte, zufolge besonderer Organdisposition, auch ein Einbruch in die Lungenvenen über den großen Kreislauf die Lunge vorzugsweise in Mitleidenschaft ziehen.

Eine solche isolierte Miliartuberkulose der Lunge kann nun, aus den angedeuteten Zusammenhängen heraus, sehr verschieden verlaufen; auch und schon beim Säugling ganz gutartig, so daß man später, ohne vorhergegangenes Kranksein, röntgenologisch einzelne oder in Gruppen angeordnete kleine Kalkherde findet (Redekersche Frühstreuung). Bei einer mittelstarken und schweren Disseminierung kommen klinische Erscheinungen zutage mit Fieber und bronchitischem oder bronchopneumonischem Befund, aber in verschiedenem Ausmaß und oft auch hier so gering, daß erst die Entdeckung einer Aussaat in die Haut, von Phlyktänen u. dgl. auf den richtigen Weg leitet, zumal röntgenologisch solche Lungenaussaaten nur bei großknotigen Formen oder erst nach der Verkalkung erkennbar sein können. Andere Fälle verlaufen, trotz Ausbreitung der Metastasen lange ohne Fieber und nehmen zu, bis sie mehr oder weniger plötzlich zusammenbrechen. Wieder andere haben lange Fieberperioden, bisweilen von remittierendem Charakter oder auch als Continua. Am leichtesten und frühesten klinisch zu deuten, weil sie die entsprechenden physikalischen Befunde ergeben, sind die rapid verlaufenden *hämatogenen käsigen Pneumonien*, die von den häufigeren oben erwähnten käsigen Aspirationspneumonien schwer zu unterscheiden sind. Es muß aber darauf hingewiesen werden, daß eine disseminierte Lungentuberkulose, so zweifelhaft die Aussichten schon im Hinblick auf eine tuberkulöse Meningitis auch sind, sogar bei zahlreichen großknotigen Herden und mit Metastasen in der Milz und Leber selbst nach langer Fieberperiode ausheilen und verkalken kann, besonders unter dem Einfluß wiederholter großer Bluttransfusionen (DUKEN). Bei größeren Kindern kann eine disseminierte Lungentuberkulose unmittelbar übergehen in eine subakute vom Typus der kavernisierenden Phthise, nur ohne das strenge apico-caudale Fortschreiten mit einer charakteristischen Entwicklung im Röntgenbild.

Die allgemeine Miliartuberkulose. Eine *allgemeine Miliartuberkulose* vieler Organe findet sich, abgesehen vom massenhaften Einbruch, in merkwürdigem Gegensatz zu dieser disseminierten Lungentuberkulose in ihren schwersten Formen mit Vorliebe in Fällen, wo keine fortschreitende Organtuberkulose da ist, auch nicht in den Drüsen. Man denkt dabei an eine latente Speicherung der Tuberkelbacillen in Retikuloendothelien, die durch plötzlichen Umschwung der Allergie und Immunitätslage frei werden und sich überall festsetzen (HÜBSCH-MANN). Anatomisch findet man die bekannten hirsekorngroßen Knötchen in vielen Organen, außer der Lunge in Milz, Leber, Nieren, aber auch in Endo- und Myokard und an anderen Stellen. Besonders empfänglich sind die weichen Hirnhäute, so daß die tuberkulöse Meningitis einer allgemeinen Aussaat voraus-eilen, sie von Beginn begleiten oder sie abschließen kann. Die einzelnen Knötchen pflegen bei demselben Fall histologisch ein gleichartiges Bild zu bieten, während die verschiedenen Fälle alle denkbaren Reaktionsformen zeigen können, von der rein exsudativen bis zur vorwiegend produktiven.

Die allgemeine Miliartuberkulose ist am häufigsten im 3. und 4. Lebensjahr und endet nach 2—6 Wochen, im Durchschnitt nach 2 Wochen mit dem Tode. Fieber und allgemeine Krankheitserscheinungen setzen allmählich ein und verstärken sich fortschreitend und können derart einem Typhus gleichen, daß man von einer *typhoiden Form* der Krankheit spricht, mit einer durch Remis-sionen unterbrochenen Kontinua, Kopfschmerzen, auch Leibschmerzen und Durchfällen, mit Milzschwellung, Leukopenie und positiver Diazoreaktion, so daß, nachdem die bakteriologisch-serologische Untersuchung auf Typhus negativ ausgefallen ist, erst das Erscheinen von Hauttuberkuliden oder die Entdeckung von Chorioideatuberkeln die Lage klärt, zumal die Tuberkulinreaktion negativ ausfallen und die Röntgenuntersuchung im Anfang, solange die Tuberkel noch klein sind, im Stich lassen kann.

Eine zweite Form ist die *pulmonale* Miliartuberkulose, gekennzeichnet durch Beschleunigung der Atmung, Dyspnoe, Cyanose des ganzen Körpers, hohes Fieber und den Befund einer kleinblasigen Bronchitis. *Meningeale Symptome* beweisen die eingetretene tuberkulöse Meningitis. Miliare Tuberkulose geringeren Ausmaßes kann auch subakut und chronisch verlaufen; neue Fieberperioden, evtl. Hauttuberkulide, weisen auf neue Aussaaten hin.

Die *Lungentuberkulose des späteren Kindesalters* soll, da sie den Übergang der Phthise des Erwachsenen darstellt und nicht mehr dem Früh-, sondern dem Spätstadium der tuberkulösen Infektion zuzurechnen ist, unten besprochen werden, nachdem die *hämatogen entstandenen Organtuberkulosen* abgehandelt sind.

Pleuritis tuberculosa. Die Pleuritis tuberculosa entsteht nur zum Teil hämatogen in Gestalt einer miliaren Aussaat, die zur Grundlage einer *Pleuritis exsudativa serosa* werden kann (siehe Abschnitt über die Erkrankungen der Pleura). In anderen Fällen greift ein tuberkulöser Lungenherd unmittelbar auf die Pleura über oder eine Infiltrierung dehnt sich bis zu ihr hin und verursacht z. B. eine interlobäre Pleuritis oder es kommt zu einer Beteiligung der Pleura von einem nicht un-mittelbar mit ihr zusammenhängenden Herd aus ohne Vermittlung der Blutbahn.

Klinische Erscheinungen pflegt nur die Pleuritis serosa zu machen, während die *Pleuritis sicca fibrinosa* unmerklich zu Verwachsungen führt, höchstens vorübergehend durch kurze Zeit Schmerzen macht und Reibegeräusche erzeugt.

Die *Pleuritis tuberculosa purulenta sive caseosa* ist selten. Bei Miliartuberkulose gibt es neben einer Endarteriitis tuberculosa auch eine tuberkulöse Myokarditis, Endokarditis und *Perikarditis*. Diese letzte hat bei spärlicherer Aussaat keine ganz infauste Prognose. Tuberkulöse Perikarditis auf Grund eines unmittelbaren Kontaktes hat immer schlechte Aussichten.

Die Abdominaltuberkulose.

Diese kommt ebenfalls nicht nur hämatogen zustande, sondern auch durch *unmittelbare Erstinfektion vom Darm aus*, die ebenso nach den Gesetzen des Primärkomplexes ablaufen muß, wie die Erstinfektion in der Lunge; auf der Darmschleimhaut entsteht ein Primäraffekt und die zugehörigen mesenterialen Lymphdrüsen werden befallen und können verkäsen. Allerdings kann der Primäraffekt so klein bleiben, daß er später kaum mehr nachweisbar ist. Häufig handelt es sich dabei um eine Fütterungstuberkulose durch bacillenhaltige Milch mit dem Typus bovinus; die Gesamtzahl der primärintestinalen Tuberkulosen ist nicht groß, etwa 5—10%. Sitz der intestinalen Primärerkrankung ist zumeist der Dünndarm, möglicherweise Speiseröhre und Magen, nie der Dickdarm. Ebenso wie in der Lunge kann, abhängig von der Resistenz des Kindes und der Massenhaftigkeit der Infektion der Primärkomplex umschrieben bleiben, es können aber in großem Umfang die Mesenterialdrüsen verkäsen, es kann zur Einsaat in das Blut mit tuberkulöser Meningitis und Miliartuberkulose kommen, sowie zu einer Peritonitis tuberculosa. Zu einem nicht unbeträchtlichen Teil aber sind Darm-Mesenterial- und Peritonealtuberkulose hämatogenen Ursprungs; oft sind sie miteinander kombiniert. Eine *Mesenterialdrüsentuberkulose* kann in fortgeschrittenem Stadium durch Auftreibung des Bauches und Tastbarkeit großer Drüsentumoren auf den ersten Blick und Griff diagnostizierbar sein. Auf früheren Stufen der Entwicklung dagegen sind die Symptome undeutlich und oft irreführend: unregelmäßige, manchmal hohe Fieberbewegungen, heftige anfallsweise Schmerzen (durch Beteiligung des Bauchfells) besonders in der rechten unteren Bauchgegend, dort bisweilen starke Druckempfindlichkeit und Meteorismus, so daß Verwechslungen mit Appendicitis nicht zu verwundern sind. Bei der aus einer Fehldiagnose gemachten Laparotomie zeigt sich eine Schwellung der ileocöcalen Drüsen, die unter den Mesenterialdrüsen für die tuberkulöse Infektion besonders empfänglich sind, vielleicht mit Verwachsungen und Verklebungen, die, wenn sie stärkere Ausmaße angenommen haben, als empfindliche Tumoren in der Ileocöcalgegend durch die Bauchdecken palpabel sein können. Die *Differentialdiagnose* hat also vor allem Appendicitis abzugrenzen; diese macht polynucleäre Leukocytose, die Tuberkulose Lymphocytose. Ausschlaggebend für Appendicitis wäre die negative Tuberkulinreaktion. Die *Darmtuberkulose* befällt nur den Dünndarm; wenn sie klinische Erscheinungen macht, dürfte sie ausnahmslos durch aus der Lunge hochgehustete und dann verschluckte Bacillen entstanden sein. Mesenterialdrüsen und auch Peritoneum werden unvermeidlicherweise stärker oder schwächer beteiligt sein. Auch zahlreiche Geschwüre können erscheinungslos bleiben, oft aber machen sie Durchfälle mit lehmartigen, fettreichen, stinkenden Entleerungen, wenn durch eine gleichzeitige Mesenterialdrüsentuberkulose der Abtransport des Fettes behindert ist. Oder es weisen auf eine Darmtuberkulose durchfällige Stühle hin mit Eiter und Blut, die gleichfalls einen intensiven Fäulnisgestank verbreiten können. Eine schwere Darmtuberkulose mit Mesenterialdrüsentuberkulose führt allmählich zu äußerster Abmagerung und Erschöpfung, der *Tabes mesaraica* älterer Ärzte.

Von der *Peritonitis tuberculosa*, die wie gesagt, häufig mit Mesenterialdrüsentuberkulose vergesellschaftet ist, gibt es, manchmal mit Übergängen, zwei Formen, die *exsudative* mit Aussaat miliarer Tuberkel und die *adhäsive*. Der *exsudative Typus* kann beträchtliche Ansammlungen seröser oder serofibrinöser Flüssigkeit aufweisen, mit stark aufgetriebenem Bauch und verstrichenem Nabel. Dieser große Bauch an einem abgemagerten Körper kann die *Differentialdiagnose* gegen die HEUBNER-HETERsche *Krankheit, die Zöliakie,* mit ihrer Pseudofluktuation recht schwierig gestalten, zumal auch bei der Peritonealtuberkulose ähnliche massige, gärende und stinkende Stühle entleert werden und das Gesamtverhalten durchaus dem bei der Verdauungsinsuffizienz gleichen kann. Sorgfältige Tuberkulindiagnostik — die erste Cutan- oder Percutanprobe fällt nicht selten negativ aus — muß zur Klärung beitragen.

Der *adhäsive Typus* der tuberkulösen Peritonitis läßt sich bei zarter Palpation nicht selten durch das Gefühl des Knirschens unter den Bauchdecken, etwa wie bei dem Zusammendrücken von Schnee, erkennen. Tiefere Palpation stößt auf höckrige Knoten und Tumoren, gleichfalls in der Ileocöcalgegend oder auf Gebilde von mehr walzenförmiger Gestalt und querverlaufend links vom Nabel, im Ober- und Unterbauch. Zwischen den Verklebungen aus Darmschlingen, Netz und Drüsen kann sich Exsudat ansammeln und unter anderem am Nabel durchbrechen. Die Verklebung der Darmschlingen führt bisweilen zu Knickungen und Ileus, Durchbrüche verkäster Darmdrüsen zu eitriger Peritonitis.

Die *Prognose* der Abdominaltuberkulose ist verschieden: eine Darmtuberkulose, da sie Folge einer schweren Lungentuberkulose zu sein pflegt, hat schlechte Aussichten, zumal auch Blutungen und Perforationen vorkommen können. Dagegen sind die Aussichten der Mesenterial- und Peritonealtuberkulose grundsätzlich nicht schlecht, wenn nicht eine Tabes mesaraica oder andere schwere Endzustände sich entwickelt haben.

Die *Therapie* wird *Durchfälle* diätetisch, aber auch mit Opium und Tanninpräparaten bekämpfen. Die *adhäsive* Peritonitis wird in der Regel ausgezeichnet beeinflußt durch genügend langen Aufenthalt im *Hochgebirge* mit *Sonnenbestrahlung,* wo das nicht möglich ist, durch Bestrahlung mit der *künstlichen Höhensonne.* Dazu treten zweckmäßigerweise *Röntgenbestrahlungen* des Abdomens, die ohne Bedenken mit der Lichtbehandlung kombiniert werden können, wenn man bei dieser die Bauchhaut bedeckt. Auch im Mittelgebirge und im Tiefland sieht man von einer solchen Freiluft- und Lichtröntgenbehandlung erstaunliche Erfolge. Ältere bewährte Mittel sind Schmierseifeneinreibungen, Glühlichtbäder des Bauches, warme Umschläge, Kataplasmen. Auch für die *exsudative* Form empfiehlt sich dieselbe Behandlung; wir haben von den Röntgenbestrahlungen nur Gutes gesehen: nach BIRK vier Bestrahlungen in Pausen von 4 Wochen ein Feld von 15 : 15 bis 20 : 20 cm für den Bauch, zuerst von vorn, dann vom Rücken her, 30—40% HED, Fokusdistanz 30 cm, 4 mm Aluminiumfilter. Punktionen sind unnötig; die eine Zeitlang übliche Laparotomie ist außer Gebrauch gekommen. Diese Maßnahmen werden selbstverständlich durch die Allgemeinbehandlung der Tuberkulose ergänzt, wie sie am Ende dieses Abschnittes angegeben ist.

Zu den tuberkulösen Erkrankungen der Bauchhöhle gehören noch die Leber-, die Milz- und Nierentuberkulose. Miliare Tuberkel der *Leber* finden sich bei jeder allgemeinen Miliartuberkulose und bei den meisten größeren hämatogenen Aussaaten. Eine Vergrößerung der Leber ist bei Säuglingstuberkulose nicht selten und immer ein Verdachtsmoment in zweifelhaften Fällen. Von verkalkten Streuungsherden bei disseminierter Tuberkulose war oben die Rede; bei gleichzeitiger Mesenterialdrüsentuberkulose findet sich auch eine großknotige, multiple Beteiligung der Leber.

Die *Milz* ist bei allgemeiner Miliartuberkulose noch stärker beteiligt als die Leber; von disseminierter Tuberkulose wird sie gleichermaßen befallen und auch hier finden sich nach solchen Zuständen Kalkherde. Eine vergrößerte Milz wird also immer den Gedanken auf Tuberkulose richten, neben den vielen anderen zu erwägenden Möglichkeiten.

Eine *Nierentuberkulose*, beim Kinde selten, ist immer hämatogen. Es entstehen kleinere oder größere käsige Herde, die zu Kavernen werden mit starker Neigung zur Ausbreitung und oft doppeltseitigem Sitz. Klinische Symptome sind vermehrter Harndrang, nächtliches Einnässen, manchmal Schmerzen vor und nach dem Harnlassen in der Nieren- und Blasengegend und gelegentlich ist eine oder sind beide Nieren vergrößert tastbar und druckempfindlich. Der Harn enthält Eiweiß, mehr oder weniger zahlreiche Zylinder, Leukocyten und vor allem gegen das Ende hin Erythrocyten. Ein solcher Befund im sterilen Harn ist, bei positiver Tuberkulinreaktion, höchst verdächtig; gesichert wird die Diagnose durch die Cystoskopie und den Nachweis von Tuberkelbacillen, evtl. mit Kultur oder Tierversuch. Ist die Erkrankung sicher einseitig (schwer zu garantieren) und sind Ureter und Blase intakt, dann wird die kranke Niere entfernt. Sonst muß man sich mit der Allgemeinbehandlung der Tuberkulose begnügen.

Die *Tuberkulose der Halsdrüsen* ist häufig und wegen der Zugänglichkeit dieser Gebilde nicht zu übersehen. Sie entsteht in der Mehrzahl der Fälle hämatogen, vielleicht öfter aber als man es bisher feststellen konnte, von einem Primärherd auf den Tonsillen als Fütterungstuberkulose, wofür schon der häufige Befund des Typus bovinus spricht. Solche Primärherde sind bekannt als tiefe kraterförmige Geschwüre; die Erstinfektion an dieser Stelle erzeugt den gesetzmäßigen Primärkomplex. Befallen können sein die Drüsen am Vorder- und Hinterrand des Kopfnickers hinter dem Kieferwinkel, dann auch die submaxillaren Drüsen entlang dem waagerechten Ast des Unterkiefers. Einseitige größere Schwellung der *Supraclaviculardrüse* deutet auf Tuberkulose der trachealen und tracheobronchialen Drüsen. Die so häufige Schwellung der Nackendrüsen ist so gut wie nie tuberkulöser Natur.

Die Schwellung entsteht zumeist allmählich, aber auch ganz plötzliches Auftreten großer Drüsentumoren mit hohem Fieber kann auf Tuberkulose beruhen und von Eiterkokken befallene Drüsen können sich nachträglich als mit Tuberkelbacillen mischinfiziert herausstellen. Die Halsdrüsentuberkulose macht knollige Tumoren von verschiedener Größe, meist aus mehreren zusammengebackenen, nicht schmerzhaften Drüsen bestehend, anfangs verschieblich, später mit Unterlage und Haut verwachsen. Sie können, ohne zu erweichen, nach jahrelangem Bestehen sich allmählich zurückbilden oder sie verkäsen, abszedieren, brechen durch und bilden lange nicht heilende Fisteln.

Die **Diagnose** hat vor allem Verwechslungen mit den noch häufigeren nicht tuberkulösen Drüsenschwellungen in diesem Gebiet zu verhüten; der Ausfall der Tuberkulinreaktionen ist von ausschlaggebender Bedeutung. Auch an Lymphogranulomatosis und an Tumoren (seltene Lymphosarkome) muß gedacht werden.

Die *Prognose* ist gut; Miliartuberkulose und tuberkulöse Meningitis von hier aus sind kaum zu befürchten. Aber die Tumoren können lange bestehen bleiben, die Fisteln schließen sich ewig nicht und hinterlassen häßliche Narben, die den Träger stigmatisieren.

Die **Therapie** richtet sich also auch nach kosmetischen Gesichtspunkten. Nachdem die frühere radikale chirurgische Therapie wegen der Möglichkeit von Fistelbildungen, Rezidiven und häßlichen Narben zunächst verlassen war, ist man zur *Röntgenbestrahlung* übergegangen, die der Abszedierung vorbeugt, aber auch bei Abszedierung, wenn der flüssige Inhalt vorher abgesaugt ist, und sogar bei hartnäckigen Fisteln schöne Ergebnisse zeitigt, manchmal schon nach einer, sonst nach drei Bestrahlungen in Abständen von 2—3 Wochen.

Vielleicht erreicht man mit verbesserten chirurgischen Methoden und radikaler Entfernung allen tuberkulösen Gewebes noch günstigere Erfolge. Ist nur eine Drüse vereitert und sind andere nicht nennenswert befallen, punktiere man vom Gesunden aus, aspiriere möglichst den ganzen Inhalt und spritze etwas weniger 10% Jodoformglycerin oder Kupferdermasan mit Tiefenwirkung; die Jodoformglyceringaben können wiederholt werden.

Dazu tritt selbstverständlich die Allgemeinbehandlung der Tuberkulose mit natürlicher oder künstlicher Sonne, womöglich — aber nicht notwendig — eine Kur am Meer oder im Hochgebirge.

Eine Schwellung der *submentalen* Drüsen mit den Zeichen der tuberkulösen Erkrankung weist auf einen Primärherd an einem Zahn bzw. auf der Gingiva hin.

Tuberkulöser Natur sind fast immer *thorakale Drüsenschwellungen* im 4. und 5. Intercostalraum zwischen vorderer und hinterer Axillarlinie, die ihr Quellgebiet in der Lunge und auf der Pleura haben.

Tuberkulose des Mittelohrs. Erwähnt sei die Tuberkulose des Mittelohrs, die gleichfalls als Primäraffekt bei Fütterungstuberkulose auftreten kann infolge der Kürze und Weite der Tube, besonders beim Säugling. An primäre Mittelohrtuberkulose wird man denken, wenn kurz nach der zu vermutenden tuberkulösen Ansteckung bacillenhaltiger Eiter aus dem Mittelohr abläuft, besonders wenn eine Facialislähmung dazutritt und eine Schwellung der regionären präaurikularen Drüsen und der Lymphdrüsen am Hals.

Sekundäre Mittelohrtuberkulosen sind seit langem als häufiges Vorkommnis bekannt.

Die Tuberkulose der Haut. Die Tuberkulose der Haut ist beim Kind von allergrößter Bedeutung als Beweis einer aktiven tuberkulösen Erkrankung mit hämatogener Aussaat, besonders bei Säuglingen und jungen Kleinkindern. Bei genauem Suchen findet man sie viel häufiger, als man es bisher glaubte.

Der *Lupus vulgaris*, obwohl er besonders an Nase und Gesicht schon bei älteren Kindern oft genug vorkommt, gehört nicht hierher, weil er nicht in das Frühstadium der Tuberkulose fällt und nicht hämatogen, sondern durch Superinfektion von außen entsteht. Endogenen Ursprungs ist allerdings der *Lupus vulgaris disseminatus*, gehört aber immunbiologisch auch zum Spätstadium. Daher verweise ich für den Lupus auf dermatologische Lehrbücher. Auch auf den *Primäraffekt auf der Haut* (Beschneidungstuberkulose), Schmierinfektionen im Gesicht, an der Vulva, am Fuß usw. soll hier nicht eingegangen werden; auch hier gilt das Gesetz des Primärkomplexes mit Erkrankung der regionären Drüsen. Der Primäraffekt kann mit fast unmerklicher Narbe abheilen. Am leichtesten zu erkennen unter den Formen der hämatogenen Hauttuberkulose im Kindesalter ist die *Tuberculosis colliquativa* cutis et subcutis, das *Skrofuloderma*. Es entsteht in der Subkutis als mandelförmiges, schmerzloses, derbes Infiltrat, verwächst mit der Haut, vergrößert sich langsam, erweicht und bricht durch. Die Haut ist anfangs rot und bläulich gefärbt, der durchbrechende Eiter ist blutig serös oder eitrig bröcklig. Nach dem Durchbruch entwickelt sich ein torpides Geschwür mit unterminierten Rändern und schmutzigem, weißgrau belegtem granulierendem Boden. Skrofuloderme, die nicht durchbrechen, heilen mit einer leichten Einziehung der Haut ab und hinterlassen eine bräunlich livide Verfärbung. Die Skrofuloderme pflegen in der Mehrzahl vorzukommen, besonders an den Beinen, aber auch an anderen Körperstellen, z. B. an der Wange. *Differentialdiagnostisch,* darf man sie nicht mit torpiden

Staphylokokkenhautabscessen verwechseln. Skrofuloderme, auch ulcerierte, reagieren gut auf Sonnenlicht und Höhensonne. Nicht erweichte Knoten kann man excidieren, abszedierte punktieren und mit Jodoformglycerin füllen, ulcerierte mit einer granulationsfördernden Salbe verbinden.

Von besonderer Wichtigkeit neben dem Skrofuloderm, weil auch sie eine Tuberkulose im Stadium der Aussaat beweist, ist eine zweite Form der hämatogenen Hauttuberkulose, deren Auffinden sorgfältiges Absuchen des Körpers erfordert, die *kleinpapulösen und papulonekrotischen Tuberkulide*. Es sind dies kleine flache Papeln von 1 bis 2 mm Durchmesser, hellrot bis bräunlichrot, von wachsartigem Glanz, mit einer kleinen zentralen Vertiefung. Das Knötchen kann sich zu einer kleinen Pustel entwickeln, nach deren Durchbruch das Zentrum einsinkt und eine kleine Schuppe oder Kruste trägt. Über das Stadium eines kleinen scharfrandigen Ulcus hinterläßt die Efflorescenz eine Narbe mit bräunlich gefärbtem Rand. Diese Tuberkulide treten nur vereinzelt auf, an den Streckseiten der Arme und Beine, der Finger und Zehen, im Gesicht und nur bei stärkerem schubweisen Aufschießen am Rücken und Gesäß, am häufigsten in den Frühjahrsmonaten März bis Mai.

Noch schwerer zu entdecken ist der gleichfalls hämatogene *Lichen skrofulosorum:* in Gruppen stehen, am Stamm und besonders in der Kreuzgegend, spitze oder abgeflachte, kleinstecknadelkopf- bis hirsekorngroße Knötchen an den Haarbalgfollikeln, die anfangs die Farbe der gesunden Haut haben, dann einen gelben bis bräunlich lividen Ton annehmen. Auch diese Papelchen tragen eine zentrale Schuppe, Kruste oder ein kleines Bläschen. Die in der Mitte einer Gruppe stehenden Knötchen können abzuheilen beginnen, während die mehr außengelegenen noch bestehen bleiben.

Die Tuberkulose der Knochen und Gelenke. Die Tuberkulose der Knochen und Gelenke entsteht durchweg hämatogen. Offenbar bietet der wachsende Knochen besonders günstige Bedingungen für das Haften kreisender Tuberkelbacillen; die Erkrankung ist am häufigsten im 3. Lebensjahr und wird bis zum 15. Lebensjahr immer seltener.

Die verbreitetste Form der Knochentuberkulose ist die *Spondylitis* der Hals-, Brust- und Lendenwirbelsäule. Der Wirbelkörper wird zum Teil zerstört und bricht zusammen, so daß eine winklige Abknickung der Wirbelsäule (Gibbus, Pottscher Buckel) entsteht. In der Mehrzahl der Fälle bilden sich Senkungsabscesse, die, wenn sie nicht resorbiert werden, an der Wirbelsäule hinabwandern und entlang den großen Gefäßbahnen nach außen durchbrechen. So gehört zur tuberkulösen Caries der Halswirbelsäule ein retropharyngealer Absceß, zur Caries der Brust- und Lendenwirbelsäule ein Psoasabsceß, der schließlich unter dem Leistenband zum Vorschein kommt. Die Spondylitis beginnt mit Schmerzen bei bestimmten Bewegungen und Erschütterungen, dann entwickelt sich eine Steifhaltung der Wirbelsäule, um den Schmerz zu vermeiden (statt sich zu bücken, gehen die Kinder, um etwas vom Boden aufzuheben, mit steifem Rücken in die Kniebeuge). Die Dornfortsätze sind klopfempfindlich, klopfen auf den Kopf macht Stauchungsschmerz, der winklige Gibbus gleicht sich nicht wie eine rachitische Verbiegung in Bauchlage aus. Wegen der Gefahr einer Quetschung des Rückenmarks bei zunehmendem Gibbus, die zu Lähmungen, Reflexsteigerungen und Sensibilitätsausfällen, Blasen-Mastdarmstörungen usw. führen kann, ist unverzüglich der orthopädische Chirurg zu Rate zu ziehen, damit örtliche Maßnahmen die Allgemeinbehandlung der Tuberkulose ergänzen und bleibende Verkrüppelung verhüten.

Nächst der Wirbelsäule sind von einer Knochentuberkulose am häufigsten befallen die kleinen Röhrenknochen der Mittelhand und Finger, des Mittelfußes und der Zehen und bieten das allbekannte Bild der *Spina ventosa*. Auch die langen Röhrenknochen werden befallen, seltener Schlüsselbein, Brustbein, Rippen und Schädeldach. Tuberkulose des Felsenbeins (Mittelohr) macht Facialislähmung; im Gesicht wird Caries des Jochbeins und des Unterkiefers beobachtet.

Unter den Gelenktuberkulosen ist die destruierende *Coxitis* zwischen dem 3. und 12. Lebensjahr nicht selten, mit Flexions- und Abduktionskontraktur des innenrotierten Beines. Näheres siehe in chirurgisch-orthopädischen Lehrbüchern, auch über die Abgrenzung gegenüber der nicht tuberkulösen *Osteochondritis deformans juvenilis,* der VALVE-LEGG-PERTHESschen Krankheit.

Die *tuberkulöse Kniegelenkentzündung* tritt auf als Hydrops mit serösem, Fibrinflocken enthaltendem Exsudat, als Fungus (Tumor albus) mit reichlichem schwammigem Granulationsgewebe und ödematöser Schwellung des Gelenkes oder als kalter Absceß, fast immer einseitig. Der Herd sitzt in Femur oder Tibia, seltener in Patella oder Fibula. Differentialdiagnose gegen Gonitis luetica (Wassermann-Tuberkulinreaktion) und gegen die SCHLATTERsche Krankheit (siehe chirurgisch-orthopädisches Lehrbuch).

Etwas unklar ist der Begriff des *Rheumatismus tuberculosus Poncet:* multiple torpide schmerzhafte Gelenkschwellungen mit Fieber, die durch Salicyl nicht zu beeinflussen sind, bei gleichzeitigem Vorhandensein von deutlichen tuberkulösen Herden oder echter Gelenktuberkulose.

Alle tuberkulösen Knochen- und Gelenktuberkulosen geben *charakteristische Röntgenbefunde.* Da sie chirurgischer Behandlung bedürfen, spricht man von „chirurgischer Tuberkulose"; dabei muß man sich aber stets vor Augen halten, daß sie niemals primär und isoliert sind, sondern metastatisch sich aus einem allermeist pulmonalen vielleicht alten und scheinbar ausgeheilten Herd entwickelt haben, daß also die Grundlage immer eine „interne" Tuberkulose ist und daß nie neben der lokal chirurgischen die Allgemeinbehandlung der Tuberkulose vernachlässigt werden darf. Daraus leiten sich die glänzenden Erfolge klimatischer Kuren her, wie sie als erste BERNHARD und ROLLIER im Hochgebirge erzielt haben.

Die *tuberkulöse Meningitis,* das wichtigste unter den Krankheitsbildern durch hämatogene Aussaat, ist auf S. 516 zusammen mit den Meningitiden anderer Genese dargestellt.

Skrofulose. Zum Frühstadium der Tuberkulose des Kindes gehört noch ein Krankheitsbegriff, den man früher als mehr oder weniger selbständig und nicht mit der Tuberkulose unbedingt verbunden angesehen hatte, die *Skrofulose.* Gewisse Kinder, nicht Säuglinge, sondern solche im Alter von 2—8 Jahren, immer mit einem aktiven tuberkulösen Prozeß, vorzugsweise vom dicken pastösen, lymphatischen Typus, aus Verhältnissen mit schlechten Pflegemöglichkeiten stammend und daher nicht selten überdies mit impetiginösen Ekzemen um Ohren, Augen, Nase, Mund, Pediculosis u. dgl. behaftet, fallen durch das Aussehen ihres Gesichtes auf; diese *Facies skrofulosa* ist gekennzeichnet erstens durch eine *Lichtscheu mit Blepharospasmus* eines oder beider Augen, hervorgerufen durch eine Conjunctivitis oder Conjunctivokeratitis scrofulosa oder phlyctaenulosa. Auf der im ganzen geröteten Conjunctiva bulbi oder am Limbus der Hornhaut und dann auf diese überwandernd und dort geschwürig zerfallend, in schweren Fällen in die vordere Augenkammer durchbrechend, treten ein oder auch mehrere miliare kleine Knoten auf, die sog. Phlyktänen, die auf der Bindehaut restlos, auf der Hornhaut, je nach der Größe des entstandenen Ulcus mit kleinerer oder größerer weißer Narbe (Leucom) abheilen. Dazu tritt eine mehr oder weniger starke Blepharitis. Das zweite Charakteristicum der Facies scrofulosa ist ein *hartnäckiger Schnupfen* mit Wundsein und Ekzem am Naseneingang und diese chronische Rhinitis ist die Ursache des dritten Attributes der Facies scrofulosa, der durch das ständig ehrablaufende Nasensekret chronisch entzündeten verdickten und daher *rüsselförmig vorstehenden Oberlippe,* die dem Syndrom den Namen gegeben hat von skrofa = Schwein. Diese drei Dinge zusammen also (Phlyktänen allein gibt es auch bei sicher tuberkulinnegativen Kindern) gehören zu dem Bild der Skrofulose, wie wir es heute umreißen und die Vorbedingung ist das Vorhandensein eines aktiven tuberkulösen Herdes, der oft in der Lunge, bzw. an den Bronchialdrüsen nachweisbar ist oder durch Streuungen sich bemerkbar macht. Tuberkulöse Halsdrüsen — neben unspezifischer Drüsenschwellung — Knochen- oder Gelenkherde oder Hauttuberkulose finden sich oft. Ebenso Mittelohreiterungen auf tuberkulöser oder anderer Grundlage. Abgesehen von den Beschwerden durch die Erscheinungen am Auge sind die Kinder wohl, haben nur unbedeutende Fieberbewegungen und gedeihen gut, es sei denn, daß ausnahmsweise der tuberkulöse Herd das Allgemeinbefinden beeinträchtigt.

Da unter gleichen Bedingungen nur ein Teil der Kinder in diesem Stadium der Tuberkulose das Bild der Skrofulose bietet, müssen besondere, vielleicht konstitutionelle Voraussetzungen angenommen werden. Fast alle diese Kinder reagieren auf Tuberkulin sehr stark, sind hyperergisch, und es könnte eine Überempfindlichkeit der Haut und Schleimhäute gegen tuberkulotoxische Substanzen und andere Bakterienprodukte oder Verschmutzungseinflüsse diese eigentümlichen Erscheinungen erklären *(Rietschel, Duken),* zumal sie nur unter unsauberen Verhältnissen sich entwickeln. Eine andere wohl begründete Vorstellung ist die (Czerny, Escherich, Moro), daß die lymphatisch exsudative Diathese den Boden darstellt, auf dem eine früher erworbene Tuberkuloseinfektion zusammen mit pauperistischen Schäden zum Bild der Skrofulose führt.

Aus der Erfahrung, daß nur schlecht gepflegte Kinder aus armen Verhältnissen, nie die wohlhabender Eltern, eine Skrofulose entwickeln und daß diese Erscheinungen nie in guter Anstaltspflege vorkommen, ergibt sich die erste Forderung für die Therapie: Sauberkeit und gute Pflege. Bei jeder Hornhautbeteiligung Atropin. Bei reiner Bindehauterkrankung anfangen mit Borwasserspülungen, bei lästigem Fremdkörpergefühl Borsalbe oder Noviformsalbe (Heyden). In frischen Fällen nie gelbe Augensalbe, wenn nicht unbedingt nötig, kein Augenschutz, sonst besser als ein Verband Schutzbrille (Neutralgrau 17). Wanderphlyktänen gehören zur Kaustik zum Facharzt! Bei Lidrandentzündung Aufweichen der Krusten mit Olivenöl und Auftragen von wenig Neisserscher Salbe. Bei einfach schuppender Lidrandentzündung zweimal täglich Borsalbe oder $1/_4$—$1/_2$% „gelbe Augensalbe". Zur Aufhellung von Hornhautflecken nach abgeklungener Entzündung nimmt man gelbe Salbe bis zu 2% mit Zusatz von 2—5% Dionin.

Phlyktänen schießen auf auch ohne das Syndrom der Skrofulose; abgesehen von den seltenen tuberkulinnegativen Fällen ist das immer ein Zeichen eines aktiven tuberkulösen Prozesses.

Bei der typischen Skrofulose, wie bei solchen selbständigen Phlyktänen ist daher eine gründliche Allgemeinbehandlung der Tuberkulose unerläßlich.

Die **Prognose** der Skrofulose ist, vielleicht wegen der hohen Allergie dieses Zustandes und weil junge Kinder nicht befallen sind, vorwiegend günstig, wenn auch tuberkulöse Meningitis oder schlechter Ausgang auf anderem Weg im späteren Verlauf eintreten kann.

Erythema nodosum. Ähnlich wie Phlyktänen ist ein Hinweis auf frische aktive Tuberkuloseinfektion, ein tuberkulotoxisches Phänomen, das *Erythema nodosum.* Während oder nach einer Periode ziemlich hohen Fiebers von der Dauer einiger Tage bis mehreren Wochen erscheinen typischerweise an der Streckseite der Unterschenkel, aber auch an der des Unter- und Oberarms leicht erhabene schmerzhafte Infiltrate von Pfennig- bis Talergröße, anfangs rötlich, dann blaurot bis bräunlich und während der Resorption zeigt sich ein Farbenspiel wie bei einem subcutanen Bluterguß durch äußere Gewalt, durch Kontusion, so daß diese gelben, grünen und blauen Beulen und Flecke auch *Erythema contusiforme* genannt werden. Die einzelnen Knoten brauchen nur wenige Tage zu bestehen, es können über Wochen und Monate neue Schübe sich einstellen. Das Erythema nodosum hat wichtige Beziehungen zur Tuberkulose; mit geringen Ausnahmen tritt es nur bei tuberkulinpositiven Kindern auf und allermeist offenbar kurz nach der Ansteckung. Es ist eine erste klinische Äußerung einer tuberkulösen Ansteckung, eine Art von Initialexanthem der Tuberkulose. Die betreffenden Kinder sind zumeist stark allergisch; hohe Allergie und Schwankungen in der Allergie scheinen wesentlich mit dem Auftreten des Erythema nodosum verbunden zu sein. Da solche Kinder nicht nur gegenüber Tuberkulin, sondern auch gegen andere Antigene stark allergisch sein können, ist es verständlich, daß das Erythem ausnahmsweise auch bei Personen vorkommt, die tuberkulinnegativ, tuberkulosefrei und gegen andere Antigene überempfindlich sind. Die Knoten haben nicht den Bau tuberkulösen Gewebes, auch sind aus ihnen noch nicht einwandfrei Tuberkelbacillen isoliert worden.

Das Erythema nodosum bevorzugt das Kleinkindes- und Schulalter, kommt aber auch bei Erwachsenen vor; es häuft sich auffallend in den Monaten April bis Juni. Seine Bedeutung beruht darin, daß es einen frischen aktiven Prozeß beim Träger wahrscheinlich macht und daher Veranlassung geben muß, die Umgebung nach Bacillenstreuern abzusuchen.

Differentialdiagnostisch sind manche Formen des Erythema exsudativum multiforme traumatische Kontusionen, Hautblutungen bei Purpuraerkrankungen in Betracht zu ziehen.

Die Behandlung ist die des zugrundeliegenden tuberkulösen Herdes, also vor allem Allgemeinbehandlung; bei tuberkulinnegativen Fällen kann man, zumal bei gleichzeitigen Gelenkerscheinungen, Salicyl verordnen.

Die Lungentuberkulose des älteren Kindes.

Gelegentlich schon bei Kleinkindern, dann immer häufiger mit zunehmendem Alter finden wir Formen der Lungentuberkulose, die sich der Phthise des Erwachsenen annähern und ihr gleichen, gekennzeichnet durch mehr oder weniger chronischen Verlauf, Kavernenbildung und Beschränkung auf ein Organ, die Lunge, ohne Beteiligung der regionären Drüsen. Ein Teil solcher fortschreitender Lungentuberkulosen, die eine Art von Übergangsbild zur eigentlichen Phthise bilden, entsteht frühzeitig unmittelbar aus dem Primäraffekt durch sein Fortschreiten in die Umgebung, aus einem Wiederaufflammen des Prozesses am Primärherd, dann durch intracanaliculäre Ausbreitung über Lappen und Läppchen, also in Form von käsigen Pneumonien mit subakutem oder chronischem Verlauf. Aus einer hämatogen disseminierten Lungentuberkulose kann, wenn die Streuungsherde nicht abheilen, eine fortschreitende Phthise werden. Eine dem Kindesalter eigentümliche Lokalisation der Phthise ist die in den mittleren und unteren Teilen der Lunge, entstehend aus Kavernen, die sich in der Nähe des Hilus aus anfänglichen Infiltrationen entwickelt haben oder aus verkästen Lymphdrüsen, die in einen Bronchus eingebrochen sind.

Während diese Formen der Lungentuberkulose des Kindes also noch dem Frühstadium zuzurechnen sind und dementsprechend vorwiegend exsudativen Charakter haben, finden wir etwa vom 10. bis 11. Lebensjahr an isolierte Lungentuberkulosen, die wir nach Entwicklung, Form und Ablauf ganz der Erwachsenenphthise zurechnen müssen.

Wir kommen damit auf das *Problem der Entwicklung der Phthise,* d. h. ihres Zusammenhangs mit der Kindertuberkulose und auf die Ursachen einer solchen Entwicklung zu sprechen, also der im Obergeschoß beginnenden und nach unten, apikocaudal, intracanaliculär fortschreitenden Lungentuberkulose, bei der wir zwei Grundarten des Verlaufes unterscheiden, die ungünstige lobulär-käsige Form, ähnlich der erwähnten lobulären käsigen Pneumonie und die prognostisch besseren acinös-nodösen oder produktiv cirrhotischen Prozesse.

Die Entstehung einer Phthise hat zur Voraussetzung eine längere Zeit zurückliegende tuberkulöse Erstinfektion; die der Phthise zum Unterschied von der Periode des Primärkomplexes eigentümliche Gewebsreaktion, in erster Linie die produktiven Prozesse, sind Ausdruck einer Umstimmung, Allergisierung der Gewebsabwehr durch die Primärinfektion. Oder, wenn wir analog der Lues die Tuberkulose vom Primärherd bis zur Phthise ansehen als einen einheitlichen Krankheitsablauf, so ist die Phthise das dritte (Tertiär-) Stadium, die Ausbildung des Primärkomplexes und die Periode der Streuung das 1. und 2. Stadium (Ranke) oder, wie wir es in den vorangegangenen Betrachtungen mit Hamburger angesehen haben, 1. und 2. Stadium das Frühstadium, Phthise das Spätstadium.

Die große Mehrzahl aller Menschen schließt die tuberkulöse Infektion mit dem Frühstadium ab; eine — absolut genommen große, relativ kleine — Minderheit tritt ins Spätstadium ein. Dazu sind Einflüsse der Konstitution und der Umwelt von Bedeutung, die brennendste Frage ist aber die nach der unmittelbaren Ursache des Wiederaufflackerns der Krankheit nach einer längeren oder kürzeren Zeit scheinbarer Ausheilung. Zweierlei ist denkbar: Der ruhende Prozeß an Primärherd und Drüsen, wo, wie wir wissen, noch virulente Bacillen liegen, flammt auf, oder eine neue Ansteckung von außen, eine echte Reinfektion, setzt einen neuen Herd. Für beide Möglichkeiten ist von großer Bedeutung die neuerliche Aufnahme von Tuberkelbacillen: im Sinn der *Superinfektion* würden in dem früher immunisierten Gewebe keine neuen Herde entstehen, es könnte aber der Tuberkulinreiz der alsbald nach der Aufnahme zugrundegehenden Tuberkelbacillen — wie wir es von injiziertem Tuberkulin kennen — eine Herdreaktion auslösen, die in den Narben und Kalkherden schlummernden Tuberkelbacillen mobilisieren mit der Folge einer Blutaussaat in die Lungenspitze (dafür gilt der unglückliche Ausdruck „endogene Reinfektion") und intracanaliculärer Ausbreitung nach unten von diesen neu entstandenen Herden aus. Oder eine echte *Reinfektion,* also Bildung eines neuen Herdes durch neu aufgenommene Tuberkelbacillen, würde eine Neuerkrankung erzeugen, die unter dem Einfluß der früher erworbenen Allergie nicht nach den Regeln des Primäraffektes abläuft, sondern unter dem Bild der apikocaudal fortschreitenden isolierten Lungenphthise.

In den letzten Jahren wurde für die Phthiseogenese eine entscheidende Bedeutung dem sog. *Frühinfiltrat* zugemessen (Redeker, Assmann u. a.). Man versteht darunter eine Veränderung, die im Anfang nur röntgenologisch festzustellen und zu verfolgen ist: meist dicht unter dem Schlüsselbein zeigt sich ein taler- bis fünfmarkstückgroßer diffuser, nicht sehr dichter, unscharf umschriebener Schatten, der anatomisch, soweit man es heute sagen kann, einer käsigen Pneumonie entspricht. Ausnahmsweise kommt es zur spontanen Rückbildung, in der Regel zur zentralen Einschmelzung und Kavernenbildung. Von der Entwicklung dieser Frühkaverne hängt alles weiter ab: entweder, was die Ausnahme bildet, sie reinigt und schließt sich oder es kommt durch unmittelbares Weitergreifen und durch Aspiration in die Bronchien zur Ausbreitung der Tuberkulose, rapid, wenn massenhafte Aspirationen große käsige Pneumonien erzeugen, langsam, wenn die intracanaliculäre Ausbreitung unter dem Bild der chronischen apikocaudalen Phthise geschieht.

Über die *Entstehung dieses Frühinfiltrates* herrscht noch keine Einigkeit. Die einen halten es für den durch Reinfektion entstandenen Neuherd, andere für eine hämatogene Metastase aus dem Mechanismus der Superinfektion, wieder andere für eine bronchogene Aussaat von einem Spitzenherd her. Entscheidend für die Phthiseogenese wäre das Entstehen des Frühinfiltrates also nur, wenn es hämatogen entstünde und der Herd wäre, dessen Verkäsung die Ausbreitung der Tuberkulose zur Folge hat. Beruht das Frühinfiltrat aber auf bronchogener Herdbildung von einem vorher vorhandenen Spitzenherd aus, der seinerseits bronchogen vom Primärherd oder hämatogen entstanden sein mag, dann trüge das Frühinfiltrat zwar erheblich zur Ausbreitung der Phthise bei, wäre aber nur eine jüngere Quelle der Ausbreitung neben anderen älteren und vor allem, es wäre anzunehmen, daß das Frühinfiltrat in mehr oder minder zahlreichen Fällen von apikocaudaler Tuberkulose gar nicht vorhanden war, da es dann keine unerläßliche Voraussetzung dafür mehr bedeuten würde. Diese Fragen lassen sich heute noch nicht endgültig entscheiden.

Groß ist und bleibt die Bedeutung der Lehre vom Frühinfiltrat unter allen Umständen deshalb, weil es in vielen Fällen der erste und früheste Befund einer werdenden Phthise ist, der nur röntgenologisch zu erheben ist. Die dazu gehörigen klinischen Erscheinungen sind so geringfügig, daß viele Frühinfiltrate zufällig, aus Anlaß einer Untersuchung zu irgendwelchen Zwecken, entdeckt werden. Befallen sind in der Regel jugendliche Erwachsene, von der Pubertät bis in die zwanziger Jahre.

Wie groß die Bedeutung des Frühinfiltrates für die phthiseartige Lungentuberkulose des älteren Kindes ist, steht noch nicht fest; wir wissen nur, daß es vorkommt und die Entstehungsform der Kinderphthise sein kann. In welcher Häufigkeit, bleibt abzuwarten.

Zu erwähnen ist noch der Begriff der *Pubertätsphthise* (ASCHOFF). Besonders bei Mädchen in der Pubertät finden sich Phthisen von exsudativ kavernösem Charakter, die sich von den Formen beim Erwachsenen dadurch unterscheiden, daß sie mit ausgedehnten Drüsenverkäsungen einhergehen. Offenbar sind es Fälle, bei denen das Spät- (III.) Stadium unmittelbar aus dem Früh- (II.) Stadium herauswächst. Sicher ist aber, daß besonders bei der Frau die Pubertät, wie überhaupt alle Sexualfunktionen von der Menstruation bis zum Stillgeschäft in verhängnisvoller Beziehung zur Abwehr gegen den Tuberkelbacillus stehen.

Diagnose einer tuberkulösen Erkrankung. Die Diagnose einer tuberkulösen Erkrankung des Kindesalters baut sich auf aus den Allgemeinerscheinungen, dem Befund und dem Verhalten gegenüber dem Tuberkulin. Die *symptomatische Diagnostik* kann aus verschiedenen Konstitutionstypen Schlüsse auf die Empfänglichkeit für Tuberkulose oder die Stärke der Abwehr kaum ziehen. Der *Habitus asthenicus* bedeutet weder besondere Empfänglichkeit noch braucht er eine Auswirkung bestehender Tuberkulose zu sein. Der *Habitus phthisicus* gehört der fortgeschrittenen Lungentuberkulose des größeren Kindes zu: bei abgemagertem, elendem Körper ist das Gesicht weich und rundlich geblieben, die flüchtige Röte des Fiebers, der gute Teint, die glänzenden Augen mit ihren langen Wimpern (Traviatatypus SCHLOSSMANNs) können, wenn der übrige Körper verdeckt ist, eine blühende Gesundheit vortäuschen. Abmagerung ist keineswegs von vornherein mit einer schweren Tuberkulose verbunden; wir finden guten Ernährungszustand sowohl bei Säuglingen mit miliarer Aussaat und beginnender Meningitis wie auch bei größeren Kindern mit fortschreitender Phthise.

Immer sollte den Gedanken an Tuberkulose erwecken *Fieber,* das nicht anderweitig begründet erscheint. Oft, besonders bei Säuglingen, ist das Fieber lange Zeit der einzige Hinweis auf eine tuberkulöse Erkrankung; einen irgendwie regelmäßigen Fiebertypus gibt es nicht und es darf auf der anderen Seite nie vergessen werden, daß es fortschreitende Tuberkulosen gibt, die lange Zeit fieberfrei bleiben. Nachtschweiße sind höchstens bei der Phthise des größeren Kindes zu verwerten, kommen aber oft auch bei Gesunden vor. Fieber allein darf selbstverständlich nicht zur Annahme einer Tuberkulose genügen; besonders der lymphatische Rachenring kann durch unspezifische Entzündung Fieberperioden jeder Dauer, jeder Höhe und jedes Typus verursachen, wie es auch Kinder gibt mit einer „habituellen Hyperthermie" (MORO) ohne jede infektiöse Grundlage. Bei festgestellter Tuberkulose sind neue Fieberperioden immer ein Hinweis auf eine Exacerbation; man denke dabei zuerst an Schübe der hämatogenen Streuung oder der bronchogenen Ausbreitung, jenes zumal dann, wenn Hauttuberkulide erscheinen.

Eine *Appetitlosigkeit* bei Kindern, die nicht als neuropathische Nichtesser bekannt sind, kann gleichfalls mit einem Tuberkuloseschub zusammenhängen, und eine Gewichtsabnahme wird erst recht die Aufmerksamkeit auf Tuberkulose lenken.

Eine Tuberkulose braucht nicht immer und zu jeder Zeit zu *Husten* zu führen; umgekehrt aber wird jeder hartnäckige Husten schon bei den Angehörigen Besorgnisse nach dieser Richtung hin auslösen. Von dem klingenden Husten der Bronchialtuberkulose war oben die Rede. Über die Untersuchung des Sputums siehe unten.

Immer, bei jedem Verdacht, besonders beim Säugling und Kleinkind suche man die Haut auf *Tuberkulide* ab und immer taste man nach der Milz, deren Vergrößerung bei einer hämatogenen Aussaat kaum vermißt wird.

Alle die genannten Dinge, mit Ausnahme der Hauttuberkulide, sind Verdachtsmomente, aber keine Beweise einer tuberkulösen Erkrankung; zur einwandfreien Diagnosenstellung sind unerläßlich die Anlage von *Tuberkulinreaktionen* und, mindestens bei positivem Ausfall, die *Röntgenuntersuchung* mit Durchleuchtung und Aufnahme. Auf die Röntgenbefunde bei der Tuberkulose des Kindes einzugehen, ist hier nicht der Ort, schon wegen der fehlenden Abbildungen; Hinweise finden sich oben im Text verschiedentlich und es sei wiederholt, daß zur Beurteilung des Röntgenbildes eine große Erfahrung gehört. Fehlschlüsse durch Mißdeutung normaler Befunde und falsche Anlegung abnormer Befunde sind ohne besondere Schulung unvermeidlich.

Die unerläßliche *Tuberkulindiagnostik* nimmt einen fest vorgezeichneten Weg. Zuerst mache man eine *Cutanprobe* nach Pirquet:

Die Beugeseite des Unterarms wird mit Äther entfettet, mit Alkohol desinfiziert und dann werden unter sterilem Vorgehen aus einem Fläschchen mit Alttuberkulin Koch 2 Tropfen im Abstand von 5—10 cm auf die gereinigte Hautpartie gebracht (es gibt Fläschchen mit einem an den Glasstopfen befestigten Glasstab, der bei verschlossenem Gefäß von der Luft abgeschlossen in das Tuberkulin taucht und nicht besonders gereinigt oder desinfiziert werden muß; sonst nehme man eine ausgeglühte und wieder erkaltete Platinöse). Nun wird die Haut durch die Finger der den Unterarm von der Streckseite her umfassenden Hand des Arztes angespannt und mit dem Pirquet-Bohrer als Kontrolle zuerst eine rein traumatische Reaktion in der Mitte zwischen den beiden Tuberkulintropfen angelegt, dann genau ebenso in den beiden Tuberkulintropfen gebohrt. Man benutze dazu einen ausglühbaren und ausgeglühten erkalteten Pirquet-Bohrer mit meißelförmiger Schneide und drehe mit leichtem Druck um etwa 180° einmal hin und zurück. Es dürfen dabei nur die obersten Epithelschichten abgeschabt werden, ohne daß eine Blutung entsteht. Nach 5 Minuten wird das Tuberkulin abgetupft; ein Verband ist unnötig. Nachschau nach 48 Stunden.

Die Reaktion ist *positiv*, wenn da, wo im Tuberkulintropfen gebohrt wurde, eine entzündliche Papel mit einem Durchmesser von mindestens 5 mm entstanden ist. Die Reaktion ist negativ, wenn sich die Tuberkulinbohrungsstellen nicht von der rein traumatischen Kontrollbohrung unterscheiden oder der entstandene rote Hof einen Durchmesser von weniger als 5 mm hat.

Diese ursprüngliche Pirquetsche Tuberkulinprobe hat den Nachteil, daß an dem bei z. B. kurzen Ärmeln bloßen Unterarm die positive Reaktion für den Kenner — und unter den Laien gibt es deren nicht wenige — eine ganze Reihe von Tagen sichtbar bleibt und das Kind dadurch als „tuberkulös" stigmatisiert ist. Ein zweiter Nachteil ist der, daß die Bohrungen, wenn auch nicht stark, aber doch für ängstliche sensible Kinder schmerzhaft sind und ein dritter der, daß die Methode vom Volk als eine „Impfung" angesehen und dementsprechend mit Mißtrauen betrachtet wird.

Alle diese Nachteile vermeidet bei mindestens ebenso großer Empfindlichkeit die *Percutanprobe* nach Moro: an einer beim angezogenen Kind von der Kleidung bedeckten Stelle wird die zwischen Daumen und Zeigefinger angespannte Haut zwischen den Schulterblättern oder auf dem Sternum mit Äther solange gründlich abgerieben, bis sie sich rötet und dann wird auf diesen Bezirk im Durchmesser von etwa 5 cm ein linsen- bis kleinerbsengroßes Stück „diagnostische Tuberkulinsalbe" eine halbe Minute lang (schnelles Zählen bis Hundert) mit der Fingerkuppe gut eingerieben. Tuberkulinsalbe besteht aus zu doppelter Konzentration eingeengtem diagnostischen Tuberkulin Moro (aus Tuberkulin von schnellwachsenden humanen Stammkulturen und bovinem Tuberkulin zusammengesetzt) und Lanolin anhydr. 2 : 1. Statt dessen kann man auch mit einem reinen zur Gewichtskonstanz eingeengten Alttuberkulin ohne Zusatz, dem Percutantuberkulin von Hamburger, einreiben. Nachschau nach 48 Stunden: die Reaktion ist *positiv*, wenn am Ort der Einreibung, oft auch in seiner Umgebung meist auf geröteter Grundlage kleinere oder größere Knötchen oder Bläschen bisweilen in großer Anzahl aufgeschossen sind. Das Erscheinen nur weniger Knötchen bedeutet gleichfalls eine positive (schwache) Reaktion. Bei *negativer* Reaktion bleibt die eingeriebene Hautstelle unverändert.

Die empfindlichste Methode ist die *Intracutanprobe* nach *Mendel-Mantoux,* für die man sich frische, sterile Tuberkulinverdünnungen mit 0,9% Kochsalzlösung von 1 : 100 bis 1 : 1000 oder 1 : 10 000 vorbereiten muß, am einfachsten mit einer besonders genau gearbeiteten und in $^1/_{50}$ ccm unterteilten 1 ccm Rekordspritze oder ganz exakt mit Hilfe von Pipetten. In die mit Alkohol und Äther gewaschene Haut der Streckseite des Unter- oder des Oberarms injiziert man — also streng intracutan und ja nicht subcutan — mit einer geeigneten feinen Kanüle 0,1 ccm der gewählten Tuberkulinverdünnung, so daß eine typische anämische Quaddel entsteht. Zur Kontrolle hat man vorher, um die rein traumatische Reaktion beurteilen zu können, einige Zentimeter davon eine ebensolche intracutane Quaddel von 0,1 ccm der 0,9% Kochsalzlösung angelegt mit einer Spritze und Kanüle, die sicher auch nicht mit Spuren von Tuberkulin verunreinigt sind. Nachschau nach 48 Stunden: die Reaktion ist *positiv,* wenn an der Injektionsstelle der Tuberkulinverdünnung ein gerötetes, gut tastbares Infiltrat entstanden ist, das oft noch tagelang erhalten bleibt. Die Reaktion ist negativ, wenn sie sich von der Kontrolle nicht unterscheidet. Da zweifelhafte Grenzfälle zwischen positiv und negativ bei der Intracutanreaktion nicht selten sind, ihre Beurteilung also Erfahrung erfordert und zudem diese hochempfindliche Reaktion bei Verwendung von 1 oder erst recht 10 mg Alttuberkulin anfängt unspezifisch zu werden und auch bei nicht Tuberkulösen positiv ausfallen kann, sollte die Intracutanprobe als erste nur vom Erfahrenen angelegt und in der Praxis — in der Klinik halte ich es nicht anders — der folgende Weg beschritten werden: man legt zuerst eine Percutanprobe an und wiederholt sie bei negativem Ausfall nach 5—8 Tagen. Besteht auch bei negativem Ausfall dieser zweiten Percutanprobe noch immer ein klinischer Verdacht auf Tuberkulose, so schicke man, wieder nach einigen Tagen, eine Intracutanprobe mit 0,1—1 mg Tuberkulin nach. Fällt auch diese negativ aus, dann ist mit hoher Wahrscheinlichkeit eine tuberkulöse Infektion auszuschließen; fällt diese zweite Intracutanprobe jedoch positiv aus, so hat sie Beweiskraft für eine tuberkulöse Infektion erst dann, wenn die vorher angelegten Percutanproben nachträglich positiv geworden sind oder, wenn eine nunmehr angelegte dritte Percutanprobe ebenfalls positiv ausschlägt.

Was besagt nunmehr eine positive Tuberkulinreaktion? Allgemein nur, daß der Betreffende einmal in seinem Leben von Tuberkelbacillen befallen worden ist und mit ihnen reagiert hat. Die positive Reaktion, die das ganze Leben hindurch bestehen zu bleiben pflegt, beweist aber nicht, daß ein aktiver Prozeß spielt, daß der Betreffende tuberkulosekrank ist. *Jedoch für die frühe Kindheit, etwa die ersten 3 Lebensjahre, bedeutet eine positive Tuberkulinreaktion Tuberkulosekrankheit,* weil in diesem Alter jede Infektion durch Tuberkelbacillen sich noch im Zustand eines aktiven Prozesses befindet. Dahin verdächtige Erscheinungen werden also auf ihre tuberkulöse Natur genauestens zu betrachten sein. Später müssen ergänzende Methoden zur Feststellung einer aktiven Tuberkulosekrankheit herangeholt werden.

Aus der *Stärke einer positiven Tuberkulinreaktion* lassen sich mit Vorsicht gewisse Schlüsse ziehen: ist sie auffallend heftig, geht sie z. B. mit Blasenbildung einher, dann ist ein Rückschluß auf einen frischen, aktiven Prozeß erlaubt mit dem ausdrücklichen Zusatz, daß auch bei inaktiver Tuberkulose hohe Allergie vorkommt. Oder es weist eine besonders hohe Tuberkulinallergie darauf hin, daß der Betreffende dauernd superinfiziert wird, sich also in seiner nächsten Umgebung ein Bacillenstreuer befindet. Bei Knochentuberkulose pflegt die Reaktion stark auszufallen, ebenso, wie erwähnt, bei Skrofulose. Schwache

Reaktionen oder solche, die erst bei Wiederholung positiv werden, erlauben im allgemeinen, aber auch dies mit Vorbehalt, den Schluß auf eine inaktive Infektion.

Der endgültige negative Ausfall der regelrecht durchgeführten Tuberkulindiagnostik beweist, mit hoher Wahrscheinlichkeit, aber doch nicht mit Sicherheit, daß der Betreffende noch nie mit Tuberkelbacillen in Reaktion geraten ist. Nur folgende *Ausnahmen* bestehen, wo trotz sogar aktiver Tuberkulose die Tuberkulinreaktionen negativ ausgefallen können: 1. bei Miliartuberkulose (bei tuberkulöser Meningitis ist jedoch die Reaktion so regelmäßig positiv, daß negativer Ausfall gegen die tuberkulöse Natur der meningitischen Erscheinungen spricht); 2. bei schwerer fortschreitender Phthise; 3. bei Peritonitis tuberculosa und 4. bei Masern bis 8—14 Tage nach der Entfieberung, ausnahmsweise auch bei anderen Infektionskrankheiten. Unter Berücksichtigung dieser Einschränkungen *beweist also die negative Tuberkulinreaktion durch das ganze Leben das Freisein von Tuberkulose, aktiver wie inaktiver.*

Die Aktivitätsdiagnose. Nachdem wir gesehen haben, daß weder qualitativer Ausfall der positiven Tuberkulinreaktion noch der Allgemeinzustand zuverlässige Anhaltspunkte bilden, müssen wir uns nach *ergänzenden Kriterien für die Feststellung eines aktiven tuberkulösen Prozesses umsehen,* da wo klinischer und röntgenologischer Befund keinen eindeutigen Hinweis geben. An erster Stelle steht der Bacillennachweis. Der *Bacillennachweis im Sputum* ist beim Kinde, das nicht aushustet, sondern den Auswurf verschluckt, nicht ganz einfach; nur ausnahmsweise gelingt er, in dem Sputum, das man bei einem Hustenstoß aus dem Rachen mit Hilfe des Spatels hervorholt. Die sicherste Methode ist die Aushebung des nüchternen Magens, eventuell mit Nachspülung mit physiologischer Kochsalzlösung und Untersuchung des mit Antiformin angereicherten Mageninhaltes im Ausstrich, ergänzt bei negativem Ausfall durch die Kultur auf eierhaltigem Nährboden (Dorset, Lubenau, Hohn) und als feinste Methode durch den vom Fachmann beurteilten Tierversuch. Bei solcher Art des Vorgehens hat sich herausgestellt, daß viel mehr Tuberkulosen „offen" sind, als man das früher ahnte, z. B. der Primäraffekt, aber auch manche Fälle, die außer der positiven Tuberkulinreaktion keinen Befund ergeben, auch keinen Röntgenbefund. Von gewissem Wert ist die *Blutkörperchensenkungsmethode,* die aber nur dann brauchbar ist, wenn außer der Tuberkulose keine andere Infektion spielt.

Die Stabilitätsverhältnisse im Blutplasma, also die Geschwindigkeit, mit der sich im ungerinnbar gemachten Blut die Erythrocyten zu Boden senken, stehen in Beziehung zu der Eiweißzusammensetzung des Plasmas. Die Zunahme der Globuline und des Fibrinogens, wie sie bei jedem Infekt eintritt, beschleunigen die Senkung. Man mißt die Senkungsgeschwindigkeit nach Linzemeier, indem man die Zeit bestimmt, innerhalb deren sich der Spiegel der Erythrocytensäule in der betreffenden Apparatur um 18 mm gesenkt hat, in Minuten. Je kleiner also die Zahlen nach Linzemeier, um so schneller die Senkung. Umgekehrt ist das Verfahren nach Westergreen: man zählt die Millimeter, um die sich in der Zeiteinheit der Spiegel der Erythrocytensäule senkt, also innerhalb 1, 2 und 24 Stunden. Je kleiner also die Zahlen nach Westergreen, desto langsamer die Senkung. Normal sind für die 1. Stunde nach Westergreen (György u. a.): beim Neugeborenen 1 mm, während der ersten Lebensmonate 2—5 mm, mit 6 Monaten 11—12 mm, mit 1 bis 4 Jahren 6—7 mm, mit 3—6 Jahren 5—6 mm, mit 7—8 Jahren 3—4 mm, zwischen 9 und 14 Jahren 2—3 mm. Pathologisch sind im Kindesalter Werte über 11 mm nach 1 Stunde, über 90 mm nach 24 Stunden. Eine Beschleunigung der Senkungsgeschwindigkeit findet sich bei aktiven Prozessen wie bei aktiver, frischer Primärtuberkulose, bei exsudativer Pleuritis, bei kavernöser Lungentuberkulose. Man wird also im allgemeinen sagen können, daß unter Ausschluß eines anderen infektiösen Prozesses eine deutliche Beschleunigung der Senkungsgeschwindigkeit für eine aktive Tuberkulose spricht; fehlende Beschleunigung beweist aber nicht eine Inaktivität.

Auch das *Blutbild* läßt sich in gewissen Grenzen zur Aktivitätsdiagnose heranziehen.

Die Gesamtzahl der Leukocyten ist im ganzen wenig vermehrt, auch bei akuten Schüben sind Werte über 12 000—15 000 nicht häufig. Im Differentialblutbild zeigen aktive Prozesse im allgemeinen eine Verminderung der Lymphocyten, deren Werte normalerweise beim Säugling 60%, im 4. bis 5. Lebensjahr 45% und zu Beginn der Pubertät etwa 30% betragen. Eine Zunahme der Lymphocyten im Verlauf einer tuberkulösen Erkrankung würde also in günstigem Sinn zu deuten sein. Eine Linksverschiebung spricht für einen aktiven Prozeß; sie betrifft im wesentlichen die stabkernigen Granulocyten, die Werte von 10—12% erreichen können. Eine Zahl von über 3—4% dürfte als pathologisch anzusehen sein. Auch die Monocyten zeigen bei aktiven Fällen eine mäßige Vermehrung über die 7—8% der Norm. Die Eosinophilen sinken etwas unter die Normalzahl von 3—4%, ohne ganz zu verschwinden. Die Untersuchung auf *toxische Granula* hat uns keine eindeutigen Ergebnisse gebracht.

Von *Serumreaktionen,* die für die Erkennung der Aktivität einer Tuberkulose in Betracht kommen, ist die *Komplementablenkung* zu nennen, die aber wenigstens für das Kindesalter noch nicht bis zur praktischen Verwertbarkeit erforscht ist.

Heranzuziehen zur Aktivitätsdiagnose wäre neben der nur bei Miliartuberkulose positiven Diazoreaktion im Harn die *Urochromreaktion* nach WEISS; sie ist positiv, wenn bei Zusatz von 1—5 Tropfen einer 1% Kaliumpermanganatlösung zu 15 ccm eines dreifach mit Wasser verdünnten Urins eine gelblichgrüne Farbe auftritt; besonders bei chirurgischer Tuberkulose ist der dauernd positive Ausfall dieser Reaktion ein Zeichen starker Aktivität und verschlechtert die Prognose.

Der sicherste Nachweis eines aktiven Prozesses ist selbstverständlich der *Befund von Bacillen* im Sputum.

Allgemeine Prognose der Tuberkulosekrankheit. Die Prognose einer tuberkulösen Erkrankung im Kindesalter ist abhängig vom Lebensalter. Infektionen im ersten Lebensvierteljahr haben ganz schlechte Aussichten, von den in den ersten 9 Monaten Infizierten sterben (NASSAU und ZWEIG) immer noch 80%, während die Letalität der im letzten Quartal Angesteckten nur noch 33% beträgt[1]. Je jünger das Kind ist, um so größer die Gefahr der unmittelbaren Ausbreitung des Primärherdes und der käsigen Aspirationspneumonien. Die Tuberkulose der gesamten Bronchialdrüsen ist vorwiegend eine Erscheinung des Säuglings- und Kleinkindesalters, beim Schulkind kommt sie kaum vor. Dementsprechend ist das junge Kind besonders durch die hämatogenen Streuungen, die in wiederholten Schüben erfolgen können, und damit durch Miliartuberkulose und tuberkulöse Meningitis gefährdet. Daß disseminierte Tuberkulosen gelegentlich ausheilen können, haben wir oben gesehen. Andererseits kann eine disseminierte Lungentuberkulose auch in eine fortschreitende Lungentuberkulose übergehen. Prognostisch zweifelhaft sind die *offenen Tuberkulosen* bei phthisischer Verlaufsform, wenn auch unter dem Einfluß der Therapie jahrelange Remissionen vorkommen. Verschlechtert wird die Prognose weiterhin durch ständige Superinfektion durch Bacillenstreuer in der nächsten Umgebung, und schließlich wird man auch die Aussichten von Kindern mit tuberkulöser Ascendenz wegen ererbter Disposition vorsichtig beurteilen.

Interkurrente Krankheiten können einer tuberkulösen Erkrankung eine Wendung zum Schlechten geben, *in erster Linie die Masern,* die vor und in den Prodromen durch Hyperallergie den Herd mobilisieren können und dann durch Anergie die Abwehr vorübergehend niederdrücken. Auch *Keuchhusten, Grippe* und grundsätzlich jede Infektionskrankheit können eine Tuberkulose nachteilig beeinflussen.

Hier wäre auch das *Trauma* zu nennen als Anlaß einer Aussaat; z. B. Entstehung einer Meningitis nach Trauma an einem tuberkulösen Gelenk oder Miliartuberkulose nach Kappung einer tuberkulös erkrankten Tonsille.

Entscheidend für die Prognose sind natürlich die *Veränderungen des Röntgenbildes* im Lauf der Erkrankung. Günstig sind auszulegen Verlangsamung der Blutkörperchensenkung, Rückgang der Linksverschiebung, Zunahme der Lymphocyten.

---

[1] Die Sterblichkeit der tuberkuloseinfizierten Kinder im 1. Lebensjahr insgesamt ist nach verschiedenen Statistiken sehr unterschiedlich; ROMINGER und SZEGÖ (1931) geben 74,3% an. Im ganzen scheint sie im Lauf der letzten Jahre zu sinken.

Prophylaxe der Kindertuberkulose.

Die Prophylaxe hat ein doppeltes Ziel zu verfolgen: einmal soll das Kind nach Möglichkeit vor der Ansteckung bzw. der Neuansteckung geschützt und zum anderen soll die Widerstandsfähigkeit gegen die Erkrankung verstärkt werden. Das erste ist eine *Expositions-*, das zweite eine *Dispositionsprophylaxe*.

Um die Expositionsprophylaxe bemüht sich auch die Gesetzgebung, die in den meisten deutschen Bundesstaaten *Tuberkulosegesetze* geschaffen hat. Ausgehend von der Grundforderung, daß nach Möglichkeit keine Bacillenstreuer in der Umgebung von Kindern sich befinden sollen, treffen sie Maßnahmen bei Erkrankung von Lehrern und Schülern in Schulen, sorgen dafür, daß in Anstalten, wo Kinder gehalten werden, das Personal ständig kontrolliert wird u. dgl. mehr. Darüber hinaus sei sich jeder Arzt bewußt, daß alle bei der Aufzucht von Kindern beschäftigten Personen, auch in der Familie mit ihren Angestellten, ständig auf Tuberkulose überwacht werden müssen. Leider gelingt es oft nicht, aus dem Haushalt mit Kindern die Bacillenstreuer zu entfernen. Wegen dieses Mangels ist von besonderer Wichtigkeit eine gute *Wohnungsfürsorge* für solche Familien, denn je enger die Insassen zusammengepfercht sind, umso sicherer werden Ansteckungen erfolgen.

Regelmäßige Tuberkulinreaktionen sollten bei allen Kindern bis ins Schulalter angestellt werden, einmal, um sofort Maßnahmen für die Erkrankung treffen zu können, andererseits, um diese Kinder selbst nicht zu Quellen der Ansteckung für andere werden zu lassen. In Anstalten soll man tuberkulinpositive Säuglinge und Kleinkinder von negativen trennen.

Da eine lückenlose und ausreichende Expositionsprophylaxe sich nicht durchführen läßt, muß sie durch *Dispositionsprophylaxe* ergänzt werden. Sie erstreckt sich vor allem auf die *Tuberkulosegefährdeten* und *Tuberkuloseverdächtigen*. Gefährdet sind die Kinder aus tuberkulösem Milieu, besonders die aus tuberkulöser Familie, ein Teil der Tuberkulinpositiven, besonders wenn sie Rekonvaleszenten nach Infektionskrankheiten sind, nicht genügend ernährt werden können oder in schlechten hygienischen Verhältnissen aufwachsen müssen. Da wir den bisweilen verhängnisvollen Einfluß mancher Infektionskrankheiten auf eine tuberkulöse Infektion kennen, bedeutet die Bewahrung der Kinder besonders in Heimen, Kindergärten, Schulen u. a. vor Masern und Keuchhusten, aber auch vor Grippe und den anderen Infektionskrankheiten einen unerläßlichen Teil der Dispositionsprophylaxe. Tuberkuloseverdächtige (s. oben) sind einer genauen ärztlichen Untersuchung und wenn nötig klinischen Beobachtung zuzuführen. Hier liegen die Aufgaben der *Tuberkulosefürsorge*, die allerorts und oft in ausgezeichneter Weise durchgebildet ist. Sie sorgt für die richtige Unterbringung und Pflege der Erkrankten, veranlaßt die Beschaffung besserer Wohnungen, vermittelt Nahrungsmittel und organisiert die Verschickung der Gefährdeten, besonders aus unhygienischem großstädtischem Milieu an die See oder ins Gebirge.

Die sicherste Dispositionsprophylaxe wäre eine *aktive Immunisierung* gegen Tuberkulose. Die Methode, die zur Zeit in großem Stil angewandt wird, ist die Schutzimpfung nach Calmette-Guérin mit dem BCG-Impfstoff, einem lebenden Bovinusstamm, der durch vieljährige Kulturpassagen in gallehaltigem Milieu zu einer erblich fixierten völligen Avirulenz umgezüchtet worden ist. Von der frischen Aufschwemmung der lebenden Bakterien werden *Neugeborene* — da ja die Infektion des jungen Kindes verhütet werden soll, das durch die Tuberkulose am meisten gefährdet ist —, dreimal im Abstand von 48 Stunden 400 Millionen Keime = 1 mg $\frac{1}{2}$ Stunde vor dem Anlegen verfüttert. Um eine sichere Immunisierung zu erreichen — bei der peroralen Impfung braucht die Tuberkulinreaktion nicht positiv zu werden und ohne positive Tuberkulinreaktion dürfte es keine Immunität geben — zieht man neuerdings die subcutane oder intracutane Impfung mit lebenden BCG in Dosen von $^1/_{40}$ mg vor. Eine gewisse Immunität erzeugt die Methode zweifellos; ob damit wirklich eine Verminderung der Säuglings- und damit der Kindertuberkulose erreicht wird, muß die Erfahrung kommender Jahre lehren.

Die Therapie der Tuberkulose im Kindesalter. Das Wichtigste ist die *Allgemeinbehandlung* und an erster Stelle steht die *Freiluftbehandlung*. Das tuberkulosekranke Kind wird, nachdem es allmählich in täglich steigender Dosis an die freie Luft gewöhnt worden ist, den ganzen Tag und auch über Nacht im Freien gelassen, im Sommer, bei warmem Wetter, tagsüber nur mit einem Badeanzug bekleidet, in den anderen Jahreszeiten entsprechend wärmer angezogen, im Winter mit Handschuhen, warmer Jacke, Wollmütze, Federbetten, Wärmeflaschen usw. Vor Übertreibungen freilich ist zu warnen, bei starkem Frost ist Übersiedlung ins Zimmer, wenigstens über Nacht notwendig. Als Ort der Freiluftbehandlung eignet sich eine Liegehalle, aber auch eine Veranda und dergleichen, die nach einer Seite offen und überdacht ist. Wünschenswert ist es, bei trockenem Wetter die Kinder ganz unter freiem Himmel liegen zu lassen. Bei stürmischem Wetter, besonders trockenem, soll das Liegen im Freien ungünstige Nebenwirkungen haben (MORO-KELLER).

Mit der Freiluftbehandlung wird eine *Sonnenbehandlung* verbunden, aber, da die Sonne ein Reizmittel ist, unter sorgfältiger Indikationsstellung: frische Infiltrierungen, verkäsende Prozesse, überhaupt alle exsudativen Stadien eignen sich nicht oder nur mit größter Vorsicht für die Heliotherapie, die ihre Domäne hat bei Tuberkulose der Bronchialdrüsen, der peripheren Drüsen, des Peritoneums, der Haut, Knochen und Gelenke, sowie bei Skrofulose. Auch bei der Sonnenbestrahlung muß langsam und vorsichtig dosiert werden, nachdem die Kinder an Freiluft gewöhnt worden sind. Anfangs nur Teilbestrahlungen einzelner Glieder, allmählich sich ausdehnend auf die Besonnung des ganzen Körpers. Für die *künstliche Höhensonne*, die in ihrer Wirkung, da wo der Klimareiz wegfällt, leicht überschätzt wird, gilt dasselbe wie für die natürliche Heliotherapie.

Am erfolgreichsten werden, wegen ihrer speziellen Einrichtungen und ihrer Lage, Freiluft- und Sonnenbehandlung in Kinderheilstätten durchgeführt werden, die es in ausreichender Zahl an der Küste, in der Ebene, dem Mittel- und Hochgebirge gibt. Immer wieder aber ist es uns wie anderen ein starker Eindruck zu sehen, wie mitten in der Großstadt, in der Ebene, auf der Freiluftstation ausgezeichnete Erfolge erzielt werden. Eine Heilstätte ist also nicht unbedingt nötig, wo die Grundsätze der Behandlung zu Hause und in der Familie durchgeführt werden können. Wenn eine Verschickung in eine Heilstätte angeordnet wird, dann soll man damit zugleich eine *Klimabehandlung* verbinden. Die wirksamen Klimafaktoren sind Reinheit der Luft, Luftbewegung und Wind, Feuchtigkeit der Luft und Belichtung. Meeresküste und Hochgebirge haben ein *Reizklima*; Kinder die ein solches nicht vertragen, passen in das *Schonklima*, das vom Mittelgebirge und der Waldlandschaft dargestellt wird. Klimawirkung ist eine Funktion des Klimawechsels; Kinder der Ebene gehören also ins Gebirge und umgekehrt. Die *Indikationen für das Hochgebirge sind:* alle leichten und schweren Lungenprozesse, Pleuritis, Peritonealtuberkulose, aktive, labile Bronchialdrüsentuberkulose, Knochengelenk- und Drüsentuberkulose. Die wirksamen Faktoren des Höhenklimas sind der niedrige Luftdruck durch Vermehrung von Erythrocyten und Hämoglobin, der vermehrte O_2-Verbrauch, die starke Luftbewegung, die Trockenheit der Luft und die starke

Lichtwirkung. Besonders durch den hohen Luftdruck und die hohe Luftfeuchtigkeit unterscheidet sich vom Höhen- das Meeresklima; *Indikationen für die See sind* alle nicht fiebernden Formen von Bronchialdrüsen-, Knochen-, Gelenk- und Drüsentuberkulose, sowie unspezifische Erscheinungen der exsudativen Diathese. *Kontraindiziert ist die See* bei Infiltrierungen, exsudativen, kavernösen Prozessen, bei Pleuritis und Peritonitis tuberculosa; von unspezifischen Prozessen eignen sich nicht für die See Otitis media, rezidivierende Darmkatarrhe, Adipositas. Eine Verschickung soll nie bei höherem Fieber vorgenommen werden und als Mindestdauer der Klimakur sind 3 Monate anzusetzen, oft sind Jahre nötig. Jede Klimakur braucht eine gewisse Eingewöhnungsperiode — an der Nordsee z. B. länger als an der Ostsee — währenddderen es dem Kind zunächst schlechter gehen kann.

Die *Ernährung* soll calorisch an und etwas über der oberen Grenze sein, die der betreffenden Altersstufe zukommt; eine eigentliche Mästung ist nicht erstrebenswert, sondern der Ernährungszustand soll nur dem der Norm entsprechen. Die Kost sei ziemlich *fettreich* durch Butter, Sahne, aber auch durch pflanzliche Fette verschiedener Art. Auch die *Eiweißzufuhr* übersteigt die des gesunden Kindes: Fleisch, am besten fettes, Wurst, Käse, 1—3 Eier pro Tag, Milch nicht zu viel, täglich bis zu einem halben, bei größeren Kindern allenfalls $^3/_4$ l. Größter Wert ist zu legen auf *ausgiebige Vitaminzufuhr* in Gestalt von rohem Obst und frischem Gemüse, auch das Gemüse zum Teil roh, z. B. in Form von Gemüsesalaten. Überdies ist es nützlich, noch Tomaten-, Apfelsinen- oder Citronensaft als C-Träger regelmäßig zu geben und als A- und D-Träger einen standardisierten *Lebertran,* bei Säuglingen täglich 10, bei größeren Kindern bis 30 ccm.

Kohlehydrate werden in der üblichen Form gegeben, nur etwas knapper insofern, als man Süßigkeiten wie Bonbons, Kuchen, Torten, Schokolade überhaupt streicht und stark gezuckerte Obstkonserven vermeidet.

Die Gerson-Sauerbruch-Hermannsdorfersche Diät hat sich, abgesehen von Lupus und einzelnen seltenen Sonderfällen bei der Kindertuberkulose nicht der eben skizzierten Ernährungsmethode überlegen gezeigt. Nebenher ist sie teuer, umständlich und nimmt den Kindern die Eßlust. Für die Ernährung des tuberkulösen *Säuglings* haben sich auch uns die Buttermehlnahrungen, insbesondere die Morosche Buttermehlvollmilch und der Buttermehlvollmilchbrei, ergänzt durch Obstsäfte und Lebertran, ausgezeichnet bewährt.

Medikamente sind im ganzen entbehrlich außer gelegentlichen Verordnungen zur Milderung eines Reizhustens, zur Behebung einer sekundären Anämie, zur Appetitanregung und dergleichen. Einer ziemlichen Beliebtheit erfreuen sich die verschiedenen Kreosotpräparate. Die Chemotherapie mit Gold- und Lipoidpräparaten ist für die Anwendung beim Kind noch nicht reif. Umstritten ist der Nutzen der *Tuberkulinbehandlung* im Kindesalter; subcutane Anwendung ist jedenfalls nur dem ganz Erfahrenen vorbehalten, wegen der Gefahr der Schädigung durch zu hohe Dosen. Die Impfmethode nach Ponndorf lehnt die große Mehrzahl der Kinderärzte aus den verschiedensten Gründen ab. Geringes Risiko ist mit den *Percutan*verfahren verbunden; das nach Petruschky ist freilich wohl wirkungslos, so daß nur das Morosche *Ektebin* für die Verwendung in der Praxis bleibt. Ektebin ist eine Tuberkulinsalbe, die abgetötete humane und bovine Bacillen enthält. Sie wird eingerieben wie die diagnostische Tuberkulinsalbe in einem Bezirk von nicht mehr als 5 cm Durchmesser. Die Einreibung wird wiederholt nach Abklingen der Reaktion, im ganzen 6—8—10mal.

Von besonderen Verfahren ist zuerst die *Röntgenbehandlung* zu nennen. Ihr Hauptanwendungsgebiet ist die periphere Drüsentuberkulose (s. dort), einzelne Formen der Knochen- und Hauttuberkulose und vor allem die Abdominaltuberkulose (s. dort). Für die Lungen- und Bronchialtuberkulose eignet sie sich nicht; bei bestimmten Formen der Bronchialdrüsentuberkulose, z. B. solchen mit Kompressionssymptomen oder toxischen Erscheinungen ist die Röntgenbehandlung empfohlen worden; der Gefahr des Durchbruchs dabei sich verflüssigender Drüsenpakete muß man sich freilich bewußt sein.

Weiter die *Pneumothorax*behandlung, die auch beim Kind zunehmende Anwendung findet. Sie kommt in Betracht beim Frühinfiltrat, sofort und unbedingt bei stärkerer Hämoptoe, weiter bei vorwiegend einseitigen offenen Lungentuberkulosen mit Kavernenbildung im Schulalter, und kann versucht werden bei käsigen Pneumonien. Der Pneumothorax kann ergänzt werden durch eine *Phrenikotomie*- oder *Exairese* zur Ruhigstellung des Zwerchfells, die bei Unmöglichkeit der Anlegung eines Pneumothorax auch allein vorgenommen werden kann. Pleuritische Stränge, die den Kollaps der Lunge beim Pneumothorax verhindern, können durch die *Strangdurchtrennung* nach JACOBÄUS durchtrennt werden. Gegen die eingreifendste Methode, die *Thorakoplastik*, braucht man grundsätzliche Bedenken nicht zu haben; es sind gute Erfolge vom 10. Jahr an erzielt worden und besonders ist die Gefahr der Rückgratsverkrümmung und Wachstumsstörung nicht allzu groß.

Zu erwähnen sind noch wiederholte ausgiebige *Bluttransfusionen*, die besonders bei hämatogener Aussaat unerwartete Erfolge haben können.

Zum Schluß noch ein Wort über die Frage der häuslichen, der Klinik- und Heilstättenbehandlung. Aus der Familie heraus gehören alle tuberkulosekranken Kinder, die zu Hause superinfiziert werden, nicht ausreichend gepflegt werden können oder die eine Ansteckungsquelle bilden. In die Klinik sollten zur Feststellung, ob überhaupt und auf welche Weise die Kinder behandlungsbedürftig sind, vorübergehend alle Fälle kommen, ehe sie in Heilstätten verschickt werden. In der Klinik müssen bleiben schwere, hochfiebernde Kranke, bis sie verlegbar geworden sind, aussichtslose Fälle und Säuglinge, die ohne den Apparat einer Kinderklinik nicht zu versorgen sind. In eine Heilstätte gehören nur tuberkulose*kranke* Kinder mit aktiven Prozessen, nicht solche, die lediglich eine positive Tuberkulinreaktion haben. Alle Kinder, die der Familie längere Zeit entzogen werden, müssen geistig gefördert und vor einem psychischen Hospitalismus bewahrt werden durch kindergärtnerische Unterweisung und später durch Unterricht in den wichtigsten Schulfächern.

Eine vorausgegangene Heilstättenkur erleichtert in mancher Hinsicht die spätere häusliche Behandlung durch die gewonnene Disziplin der Erkrankung gegenüber und durch das Verständnis für ärztliche Verordnungen. Ein zu großer Gegensatz durch übertriebene Ausstattung der Anstalt gegenüber dem Zuhause kann allerdings von Nachteil sein.

Literatur.

DUKEN: Die klinische Verlaufsform der postprimären Lungentuberkulose. Erg. inn. Med. **39**, 344 (1931).

ENGEL-PIRQUET: Handbuch der Kindertuberkulose. Leipzig: Georg Thieme 1930. — ENGEL u. SCHALL: Handbuch der Röntgendiagnostik und Therapie im Kindesalter. Leipzig: Georg Thieme 1933.

HAMBURGER: Tuberkulose des Kindesalters. Wien 1912.

KELLER u. MORO: Die Tuberkulose und Skrofulose. Handbuch der Kinderheilkunde. 4. Aufl., Bd. 2. Herausgeg. von M. v. PFAUNDLER und A. SCHLOSSMANN. Berlin: F. C. W. Vogel 1931. — KLEINSCHMIDT: Tuberkulose der Kinder. 2. Aufl. Leipzig 1927.

SIMON-REDEKER: Praktisches Lehrbuch der Kindertuberkulose. 2. Aufl. Leipzig 1930.

Die Syphilis.

Von

P. GYÖRGY-Heidelberg.

Die Lues im Kindesalter ist in der weitaus überwiegenden Zahl der Fälle *angeboren:* Die Infektion fällt in die pränatale Lebensphase. Nur ausnahmsweise erfolgt die Ansteckung *nach* der Geburt: *erworbene* (akquirierte) Lues. Die Verschiedenheit des Infektionsmodus hat nicht nur eine theoretische Bedeutung. Sie bestimmt vielmehr weitgehend auch die Erscheinungsform und den Verlauf der Erkrankung. Die Klinik der angeborenen Lues zeichnet sich durch Besonderheiten aus, denen wir bei der erworbenen Form entweder gar nicht, oder zumindest nicht in der Ausprägung und oft auch nicht in der zeitlichen Aufeinanderfolge begegnen. Gewisse Symptome der angeborenen Lues, so z. B. vonseiten des Skelets hängen vielleicht mit der früheren Entwicklungsstufe des von der Erkrankung befallenen Organismus zusammen. Dieses Moment kommt jedoch sicher nur für einen Bruchteil der für die angeborene Lues eigentümlichen Krankheitserscheinungen in Betracht. Viel näher liegt es, das charakteristische Krankheitsbild der angeborenen Lues genetisch mit dem besonderen Einbruchsweg der Spirochäten in Verbindung zu bringen. Bei der erworbenen Lues ist die Eintrittspforte der Spirochäten in den Organismus ein scharf begrenzter Haut- oder Schleimhautbezirk, an dem sich der Primäraffekt entwickelt; die nachfolgende spezifische Induration der Lymphdrüsen zeigt dann die zweite Etappe der fortschreitenden Erkrankung an. Nicht so bei der angeborenen Lues. Welchen Weg man auch für die Ausbreitung des Virus bei der angeborenen Lues in Rechnung stellt, stets handelt es sich um eine *plötzliche massive* Infektion des Gesamtorganismus. Im Gegensatz zu der wenigstens zunächst lokalisierten Infektion bei der erworbenen Lues, trägt die angeborene Form von vornherein einen allgemeinen, man könnte sagen, einen septischen Charakter.

Infektionsweg.

Für die Übertragung der Lues auf den Fetus lassen sich theoretisch folgende Möglichkeiten diskutieren: 1. Primäre Infektion des Keimes (Ovulum oder Spermazellen). 2. Das Virus ist dem Samen beigemengt und die Infektion findet entweder noch vor, oder sehr bald nach der Befruchtung statt (Infektion ex patre in engerem Sinne). 3. Infektion durch die Placenta.

Bewiesen ist nur die 3., die *diaplacentare* Übertragung und zwar am eindeutigsten durch die Fälle von sog. postkonzeptioneller Syphilis. Eine solche ist gegeben, wenn eine gesunde Frau die von einem sicher luesfreien Mann geschwängert wird, während der Gravidität eine Lues erwirbt, auf das Kind überträgt, das dann mit schwerer Lues geboren wird. Bei der völligen Trennung des mütterlichen und fetalen Kreislaufes voneinander wird man sich diese intrauterin erfolgte Infektion des Fetus wohl so vorstellen müssen, daß zuerst in der mütterlichen Placenta und dann direkt übergreifend in der kindlichen Placenta syphilitische Herde entstehen, aus denen dann die Spirochäten entweder embolisch durch das Nabelschnurblut oder lymphogen durch aktives Vorwärtswandern in den Lymphspalten der Nabelschnurgefäße in den kindlichen Organismus gelangen, in dem sie sich dann weiter verbreiten. Tatsächlich lassen sich bei kongenitaler Lues in der zugehörigen Placenta stets syphilitische Veränderungen, insbesondere Spirochäten nachweisen. Wenn diese im kindlichen Anteil in größerer Anzahl angetroffen werden, so liegt dies wohl daran, daß die kindliche Placenta, wie überhaupt der kindliche Organismus in seiner Gesamtheit, für die Spirochäten einen besseren Nährboden abgibt, als der mütterliche Anteil.

Außer der postkonzeptionellen Syphilis sprechen aber auch noch andere Momente zugunsten der diaplacentaren Übertragung, oder wenigstens gegen die germinative konzeptionelle Infektion. So bleibt es mit einer frühzeitigen, d. h. germinativen Infektion unvereinbar, wird aber durch die allmähliche Entstehung der primären Placentaveränderungen nahegelegt, daß luische Zeichen bei Feten vor dem 5. Schwangerschaftsmonat nicht beobachtet werden. Sie werden erst nach dem 7. Monat der Schwangerschaft häufiger, und führen dann im 7.—10. Monat oft zu vorzeitiger Geburt, wobei besonders hervorzuheben ist, daß ein großer Teil der Feten bereits im Uterus abgestorben ist und dann oft maceriert zur Welt kommt. Frühzeitige Aborte, d. h. solche vor dem 7. und bestimmt solche vor dem 5. Schwangerschaftsmonat, müssen somit auf anderen Ursachen beruhen als auf Lues, was bei entsprechenden anamnestischen Angaben beachtet werden muß. Diese pathologisch-anatomischen und statistischen Daten deuten darauf hin, daß die luische Infektion der Feten in der zweiten Hälfte der Schwangerschaft stattfindet und nicht germinativen, konzeptionellen Ursprungs sein kann. Gar nicht sehr selten erkranken die Kinder syphilitischer Mütter erst nach Ablauf von einigen Wochen, d. h. nach einer bereits in die postnatale Periode fallenden Inkubationszeit; bei der Geburt zeigen sie weder klinische noch serologische Zeichen einer bestehenden Lues. Man wird wohl kaum fehlgehen, für diese Fälle den Zeitpunkt der Infektion in die Geburtsphase selbst zu verlegen und sich die Übertragung in einer embolischen Verschleppung von syphilitischem Material aus den beim Geburtsakt zerrissenen und somit in ihrem mütterlichen und kindlichen Anteil jetzt kommunizierenden Placentagefäßen vorzustellen.

Ungeachtet dieser und ähnlicher schwerwiegenden und teils sogar exakt bewiesenen Unterlagen zugunsten des diaplacentaren Infektionsweges wurde, besonders in der vorserologischen Zeit, auch die Möglichkeit einer germinativen, konzeptionellen Übertragung vielfach eifrig verfochten. Direkte Beweise konnten nicht angeführt werden, und man hat sich mehr auf spekulative Überlegungen gestützt. So wurde z. B. dem Einwand, daß eine echte germinative Infektion schon aus dem Grunde unwahrscheinlich sein muß, weil die Spirochäten größer sind als die Keimzellen, insbesondere als die männlichen, mit der weiteren hypothetischen, nie bewiesenen Hilfsannahme einer granulären Form der Spirochäten begegnet. Die gleichen Granula müßte der Fetus, angesichts des Fehlens luischer Veränderungen in der ersten Schwangerschaftshälfte eine Zeitlang latent in sich beherbergen können. Auch diese Vermutung, für die eine experimentelle Beweisführung durchaus denkbar ist, blieb bisher ohne jegliche Stütze. Bei dieser Sachlage und im Hinblick auf den weiteren wichtigen Umstand, daß man bisher keine Infektionskrankheit kennt, die beim Säugetier und speziell beim Menschen anders als durch die Placenta von der Mutter auf das Kind übertragen würde, läßt sich die Theorie von der germinativen Ansteckung kaum mehr ernsthaft verteidigen. Aus der Ablehnung der germinativen Übertragung folgt, daß man auch *nicht* von einer *hereditären*, vererbten, sondern nur von einer angeborenen, *kongenitalen* (vielleicht sogar konnatalen) Lues sprechen darf.

Die Ablehnung der echt-germinativen Infektion trifft nicht in gleicher Weise die Möglichkeit der „Infektion ex patre" in engerem Sinn. Nachdem es sogar vielfach gelungen ist zu zeigen, daß dem Sperma bzw. dem Sekret der Prostata und der Samenbläschen bei Lues Spirochäten oft beigemischt sind, muß zugegeben werden, daß diese Sekrete unter Umständen auch Infektionen veranlassen könnten. Für diese Möglichkeit hat man früher auch klinische Indizienbeweise anführen zu dürfen geglaubt. In dieser Richtung wurde in erster Linie die

Geburt syphilitischer Kinder von klinisch gesunder Mutter, aber syphilitischem Vater gewertet. Man stellte sich dies so vor, daß die Infektion ex patre nur den Fetus betrifft, die Mutter aber verschont. Auffallenderweise zeigen nun diese klinisch gesunden Mütter doch eine veränderte Reaktionsfähigkeit dem Luesvirus gegenüber: Sie sind — wie es schon seit langem als das sog. Colles-Baumésssche Gesetz bekannt ist — luesimmun. Nach der Theorie der Infektion ex patre müßte man also folgerichtig annehmen, daß diese klinisch-gesunden Mütter von den luischen Feten auf dem Wege über die Placenta passiv immunisert werden. Gegen diese in der vorserologischen Ära mehr oder minder allgemein verteidigte Ansicht spricht indessen die Tatsache, daß eine passive Immunität meist nur von kurzer Dauer zu sein pflegt, während sie bei diesen sog. Colles-Müttern sowohl klinisch als auch experimentell sichergestellt längere Zeit, ja allem Anschein nach konstant bestehen bleibt. Ausnahmen von dem Colles-Gesetz, d. h. das Auftreten von angeblich typischem Primäraffekt mit nachfolgenden Sekundärerscheinungen bei klinisch gesunden Müttern luischer Kinder werden heute kaum mehr als solche anerkannt. Es handelt sich dabei meist um Lokalrezidive oder Superinfektionen und nicht um echte Primäraffekte. Mit der Einführung der serologischen Luesdiagnostik, so der Wa.R. in die Praxis hat das Colles-Baumésssche Gesetz eine unerwartete Aufklärung erhalten. Es stellte sich heraus, daß etwa 90% der Mütter, die syphilitische Feten und Kinder zur Welt bringen, eine positive Wa.R. zeigen. Diese Zahl erhöht sich grade bei jenen Müttern, die klinisch luesfrei, d. h. symptomlos sind (bei den Colles-Müttern) auf fast 100%. Da aber andererseits ebenfalls experimentell erwiesen ist, daß der der Wa.R. zugrunde liegende „Serumkörper" die intakte Placentascheidewand nicht zu durchbrechen vermag, so muß man die positive Wa.R. bei Müttern luischer Kinder als das untrügliche Zeichen für eine stattgefundene Luesinfektion auffassen, gleichviel ob die Mütter klinisch luische Symptome zeigen, oder nicht. Demzufolge wird man aber aus dem Collesschen Gesetz eine reine Infektion ex patre bei Verschontbleiben der Mutter nicht postulieren dürfen.

Nicht besser steht es mit den anderen, früher zugunsten der Infektion ex patre angeführten Argumenten. So wurde z. B. behauptet, daß in manchen Fällen die Behandlung der Lues beim Vater genügt um eine luische Infektion beim Fetus zu verhüten. Da nun aber die Übertragung der Lues auf das Kind keine obligate ist, und ihre Gefahr auch ohne Behandlung der syphilitischen Eltern allmählich abzunehmen pflegt, so kann aus ihrem Ausbleiben überhaupt kein bindender Schluß gezogen werden.

Befindet sich die Mutter während der Gravidität im Sekundärstadium der Lues, so bleibt der Fetus von einer Übertragung nur in seltenen Fällen verschont. Je rezenter die (unbehandelte!) Syphilis der Mutter, um so schwerer tritt im allgemeinen die kongenitale Lues in Erscheinung. Oft beginnt die Reihe nach einer stattgefundenen Luesinfektion der Mutter mit macerierten Frühgeburten, denen dann später ausgetragene Kinder, jedoch mit schwerer generalisierter Lues, dann mit milderen Krankheitserscheinungen und nach Jahren — auch bei unbehandelt gebliebener Lues der Mutter — völlig gesunde Kinder folgen können. Dieser von Fournier aufgestellte Satz ist mehr ein Schema, von dem es Ausnahmen geben kann und auch gibt.

In früheren Zeiten schrieb man klinisch gesunden Kindern syphilitischer Mütter, in Analogie zum irrtümlich gedeuteten Verhalten der Colles-Mütter eine besondere Immunität ohne vorausgegangene luische Infektion zu. Diese Kinder sollten sich dementsprechend dem Luesvirus gegenüber, zumindest in den ersten Lebensmonaten, vielleicht auch Jahren refraktär verhalten. Dieses Postulat, das auch als das Profetasche Gesetz bezeichnet wird, trifft indessen nicht zu; gesunde Kinder luischer Mütter können ebenso Lues akquirieren wie Kinder gesunder Mütter. Erweist sich ein klinisch scheinbar gesundes Kind luesimmun, so deckt bei ihnen die serologische Probe — ebenso wie bei den Colles-Müttern — regelmäßig eine stattgefundene Luesinfektion, d. h. die Lueserkrankung auf.

Die kongenitale Lues kann auch noch weiter diaplacentar übertragen werden; auf diese Weise können hintereinander mehrere Generationen mit Lues infiziert werden.

Klinik.

Das noch vor 1—2 Jahrzehnten so überaus vielgestaltige Krankheitsbild der kongenitalen Lues ist heute nicht nur seltener, sondern auch in seinen Erscheinungsformen meist viel weniger eindrucksvoll geworden. Man wird wohl kaum fehlgehen, wenn man diese Wandlung auf eine Abnahme der Luesmorbidität überhaupt, und mittelbar auf die Erfolge der Salvarsantherapie, auf sozialhygienische Maßnahmen, die in Deutschland in erster Linie mit dem Gesetz zur Bekämpfung der Geschlechtskrankheiten zusammenhängen, aber auch auf gewisse zeitbedingte Änderungen der geschlechtlichen Moral, auf die Frühehe usw. bezieht. Hierzu kommt noch, daß wir im Besitze des Salvarsans und ähnlich wirkender Mittel heute die kongenitale Lues erfolgreicher zu bekämpfen vermögen als in früheren Zeiten. So wird es auch verständlich, daß die Symptomatologie der kongenitalen Lues immer mehr und mehr verblaßt, insbesondere was die späteren Stadien der Erkrankung, die sog. Rezidivform, die etwa in das 2.—4. Lebensjahr fällt, und die Spätlues der zweiten Kindheit betrifft. Aber auch in ihren früheren Manifestationen, die in die fetale oder in die erste extrauterine Entwicklungsphase fallen, zeigt jetzt die kongenitale Lues meist nicht mehr das von früher gewohnte bunte Bild.

Im Gegensatz zu der erworbenen Lues wird bei der kongenitalen Lues entsprechend dem septischen Charakter der Infektion schon im Frühstadium der Gesamtorganismus in Mitleidenschaft gezogen. So kann die Syphilis die Haut und die Schleimhäute (parietale Lues), ebenso aber auch die inneren Organe, die Eingeweide (viscerale Lues), den Bewegungsapparat und das Zentralnervensystem befallen. Je früher die Luesinfektion erfolgt, um so häufiger kommt es zu Symptomen von seiten der Eingeweide. Bei Infektionen in einem späteren Entwicklungsstadium, etwa kurz vor oder während der Geburt beschränkt sich die Erkrankung mehr auf die Haut und den Bewegungsapparat, während Eingeweidesymptome in den Hintergrund treten. Der Zeitpunkt der Infektion ist auch für die Prognose der Erkrankung von Belang. Die Viscerallues, überhaupt luische Veränderungen, die bei der Geburt bereits stark ausgeprägt sind, gefährden das Leben viel stärker als solche, die klinisch erst post partum deutlich in Erscheinung treten.

Die kongenitale Syphilis der Haut und der Schleimhäute.

Manifestationen an der *Haut* und den *Schleimhäuten* sind nicht nur die augenfälligsten, sondern gleichzeitig die für die Diagnose besonders förderlichen Symptome der kongenitalen Syphilis. Die zeitlich ersten, oft schon bei der Geburt vorhandenen einschlägigen Veränderungen sind der *Blasenausschlag* (Pemphigus syphiliticus, auch pemphigoides Exanthem genannt), vornehmlich an Händen und Füßen, und der spezifische *Schnupfen* (Coryza syphilitica), die in vielen Fällen, aber keineswegs obligat, zusammen, dann aber auch in Verbindung mit Symptomen einer Viscerallues, insonderheit mit einem *Milztumor* angetroffen werden. Diese bei der Geburt oft nachweisbare *Trias* kann auch später, in den ersten Lebenswochen in Erscheinung treten. Dies kommt jedoch beim Pemphigus syphiliticus, der meist angeboren ist, seltener vor, als bei der Coryza oder beim Milztumor. So gelangt der Pemphigus nur ausnahmsweise in der 1. oder sogar in der 2.—4. Woche zur Beobachtung, während das Auftreten der Coryza, obgleich auch diese sich in der Regel schon bei oder sehr bald nach der Geburt bemerkbar macht, bis in die 4.—8. Lebenswoche und das des Milztumors noch weiter hinausgeschoben werden kann.

Der *Pemphigus syphiliticus* ist, besonders wenn er mit auf die Welt gebracht wird, ein prognostisch ungünstiges Zeichen, das stets eine massive, frühzeitige, fetale Infektion anzeigt und dementsprechend regelmäßig auch mit einer Viscerallues einhergeht. Der syphilitische Blasenausschlag befällt stets in symmetrischer Anordnung die Handteller und Fußsohlen, sowie die Beugeflächen der Finger und Zehen. Im Gegensatz zu dem unsymmetrisch verteilten, unspezifischen pyogenen Pemphigus (Pemphigoid) der Neugeborenen ergreift er nur sehr selten noch andere Körperpartien, wie die Stirn, namentlich die Augenbrauen oder das Gesicht, das Gesäß und die Beuge- und Streckseiten der Extremitäten. Dieser allgemeinen, dann aber meist sehr spärlichen Verteilung begegnet man hauptsächlich in Fällen, in denen sich der Pemphigus erst nach der Geburt entwickelt. Sie geben eine bessere Prognose, als die mit angeborenem Pemphigus. Das pemphigoide Exanthem besteht primär aus erbsen- bis kirschgroßen, scheibenförmigen, prall gefüllten Blasen auf entzündetem, hyperämischem, infiltriertem Grunde mit einem zuerst klaren serösen, sich dann schnell eitrig trübenden, selten hämorrhagisch werdenden Inhalt. Die Einzelblasen können gelegentlich konfluieren, sie trocknen rasch ein oder platzen. Das freigelegte blutende Corium bedeckt sich mit Krusten und Borken. Die Heilungstendenz ist keine gute; oft kommt es auch zu eitrigen Sekundärinfektionen.

Mit der allgemein milderen Gestaltung der kongenitalen Lues in den 2 letzten Jahrzehnten ist auch der Pemphigus syphiliticus seltener geworden. Die Parietallues wird heute einseitiger als früher durch die prognostisch günstigeren circumscripten Hauteruptionen aus der Gruppe der *makulopapulösen Exantheme* und durch das der kongenitalen Lues besonders eigentümliche *diffuse flächenhafte Syphilid* beherrscht.

Die *makulo-papulösen Exantheme* treten erst nach der Geburt nach einer Inkubationszeit von einigen Wochen oder sogar von Monaten auf. Der Ausschlag trägt oft einen mehr makulösen Charakter, unterscheidet sich aber durch die weniger scharfe Abgrenzung der Flecke von der gesunden Haut und durch ihre Verteilung von der Roseola der Erwachsenen. Es besteht aus kleinen linsen- bis pfenniggroßen, mehr oder minder abgerundeten, zuerst rosaroten, im weiteren Verlauf mehr bräunlichen, lachs-, kupferfarbigen Scheibchen, die nur sehr selten in universeller, masernähnlicher Ausdehnung den Körper überziehen, sondern sich häufiger in weniger dichter Anordnung auf das Gesicht, die Stirne, besonders auf die Haargrenze, Nase, Kinn, auf die Genitalgegend, die Handteller, Fußsohlen, die Extremitäten, besonders auf die Streckseite und die seitlichen Partien der Beine beschränken und den Rumpf fast völlig freilassen. Die einzelnen Efflorescenzen sind meist von vornherein leicht infiltriert und demnach nicht nur makulöser, sondern zumindest teilweise auch schon papulöser Natur. Sie bedecken sich mit feinen Schuppen und können durch Konfluierung zu flächenartigen Infiltrationen auswachsen. In den Beugen, so hauptsächlich in den Leistenbeugen, in der Analgegend erfährt dann das Exanthem durch Excoriation, Maceration (Urin!) ein an Intertrigo erinnerndes Aussehen. In diesem Stadium wird es oft auch mit breiten Kondylomen, die bei der Frühsyphilis nicht, sondern eher in der späteren Rezidivperiode angetroffen werden, verwechselt. Der Heilungsvorgang äußert sich in einem Abfall der Schuppen, in einem Rückgang der Infiltration und in einem allmählichen Abblassen der Rötung mit gleichzeitig leicht bräunlicher Pigmentation der früheren Scheibchen. Auf diese Weise erhält die Haut an den Stellen des in Rückbildung begriffenen Exanthems ein fleckiges, marmoriertes Muster, das die Diagnose auf Lues noch längere Zeit gestattet.

Mit den makulo-papulösen Efflorescenzen gehen regelmäßig Lymphdrüsenschwellungen einher. Demgegenüber kommen bei dieser Form der disseminierten Hauteruptionen Symptome einer Viscerallues nur selten vor, wie auch umgekehrt bei schwerer Viscerallues makulo-papulöse Exantheme zu fehlen pflegen.

Das *diffuse flächenhafte Syphilid* ist ein spezifisches Symptom der kongenitalen Lues; bei der erworbenen Lues kommt es nicht vor. Pathologisch-anatomisch liegen ihm infiltrative, tiefgreifende, ausgebreitete, allmählich fortschreitende Zellwucherungen in der Haut zugrunde, die bei der Geburt noch nicht vorhanden, in der Regel zwischen der 3. und 7. Woche auftreten und ihren Höhepunkt im 2. und 3. Monat nach der Geburt erreichen. Mit zunehmendem Alter bilden sich diese Infiltrationen zurück, nach einem halben Jahr werden sie seltener, und nach einem Jahr kaum mehr beobachtet. Nur ausnahmsweise ist die Haut des ganzen Körpers befallen. Zumeist sind nur einzelne bevorzugte Bezirke ergriffen: Mund und Umgebung, Gegend der Augenbrauen, Aftergegend, Fußsohlen, Handteller, Kopfhaut und Nägel. An den infiltrierten Stellen hat die Haut ihre Elastizität verloren, sie fühlt sich derb, verdickt an. Die Verdickung und erhöhte Spannung der Gesichtshaut und der Lippen tritt in charakteristischer Weise als eine Pseudoanämie in Erscheinung. Die Gesichtshaut zeichnet sich durch ein erdfahles, wachsbleiches, leicht gelbliches Hautkolorit aus, das oft — nicht ganz zutreffend — mit der Farbe eines schwachen Milchkaffees und bei längerem Bestand mit der Fingerfarbe von starken Zigarettenrauchern verglichen wird. Das Rot der infiltrierten Lippen ist ebenfalls abgeblaßt und hebt sich nur wenig von der umgebenden Hautfarbe ab. Infiltrierte Hautstellen so z. B. regelmäßig die flächenhaften Syphilide an Handtellern und Fußsohlen können aber auch entzündet, dunkelrot, fast livid, überdies glänzend wie lackiert erscheinen. Oft sind gerade die Fußsohlen der einzige Fundort der diffusen Hautinfiltration, deren Nachweis dann die Diagnose der kongenitalen Lues erleichtert.

An allen infiltrierten Hautstellen, die mechanischer Verschiebung und Insulten in besonders hohem Maße ausgesetzt sind, gehören sekundäre Einrisse mit Serumausschwitzung, Borkenbildung, gelegentlich noch mit eitrigen Superinfektionen zu den häufigsten Begleiterscheinungen der diffusen Syphilide. Man trifft diesen borkigen Ausschlag vorzugsweise in der Umgebung des Mundes und der Nase, aber auch an den Augenbrauen, sowie an der Stirn und an der behaarten Kopfhaut an. Die Auflagerungen weisen sowohl in ihrer Intensität wie auch in ihrem Aussehen eine große Ähnlichkeit mit dem gemeinen seborrhoischen, impetiginös infizierten Ekzem auf. Ausgedehnte Efflorescenzen mit starken, bis in die Lippen verlängerten Einrissen in der Umgebung des Mundes sind für Lues besonders verdächtig. Bei ihrer Heilung lassen sie radiär gestellte, oft nur unscheinbare Narben zurück, die das Lippenrot an zahlreichen Stellen unterbrechen. Diese *Rhagaden* bleiben während des ganzen Lebens in fast unveränderter Stärke bestehen und gestatten als wichtige Stigmata einer angeborenen Lues auf den ersten Blick die richtige Diagnose.

Die Syphilide an den Handtellern und Fußsohlen zeigen keine Exsudation, sondern nur eine trockene kleienförmige oder großlamellöse *Schuppung*, die fälschlicherweise auch Psoriasis palmaris und plantaris genannt wird.

Die Infiltrationen an der Stirne, den Lidern sowie an der Kopfhaut ziehen aber auch die Ernährung der Augenbrauen, der Wimpern und der Kopfhaare in Mitleidenschaft. Die Folge ist *Haarausfall* (Alopecie) der einige Wochen oder Monate nach der Geburt, parallel zur Ausbildung der flächenhaften Syphilide entweder diffus oder in umschriebenen, kleineren Bezirken erfolgt. Bei den Augenbrauen fallen die lateralen Partien früher aus als die medianen. Die Alopecia diffusa beginnt meist an der Schläfengegend und schreitet dann von der Stirn bis zum Scheitel vor, der halbe Kopf erscheint wie rasiert. Die Haare der Hinterhauptsgegend und der lateralen Scheitelpartien bleiben im Gegensatz zum Verhalten junger Rachitiker, wenn auch gelichtet, am längsten bestehen. Ausgedehnte krustöse seborrhoide Auflagerungen beschleunigen den allgemeinen Haarausfall.

Außer den Haaren werden auch die *Nägel* der Finger und Zehen als Anhangsgebilde der Haut durch die diffusen Hautinfiltrationen in ihrer normalen Entwicklung stark beeinträchtigt. So werden der Nagelfalz und die Matrix des Nagelfalzes in die diffuse Zellinfiltration einbezogen. Sie erscheinen meist gleichzeitig an mehreren Fingern und Zehen, besonders oft am Daumen, geschwollen, dunkelbraunrot, glänzend, schuppend, mit eitrigen Ulcerationen, Fissuren und sekundär mit Borken bedeckt: *Paronychia syphilitica*. Bei länger währender Erkrankung sind die Nägel der erkrankten Finger und Zehen durch eine weißliche etwas vertiefte Querleiste in 2 Teile geschieden. Der hintere Abschnitt ist verdünnt, spröde und erweicht, oft mit Längsstreifen versehen; der vordere normal. Im weiteren Verlaufe können die erkrankten Nägel abbrechen oder vollständig abfallen.

Zu den Hauterscheinungen des Frühstadiums gehört auch das *Nabelgeschwür*, das — allerdings nur sehr selten — am 8. bis 20. Lebenstage, zuerst unter dem uncharakteristischen Bild eines gewöhnlichen nässenden Nabels entsteht, später aber mit dem Fehlen der lokalen Entzündung, mit der schmerzlosen Induration und dem Spirochätenbefund die syphilitische Natur erkennen läßt. In dieser Phase ist die Wa.R. noch negativ. Vielfach wird gerade aus diesem letzteren Grunde dieses Nabelulcus als ein Primäreffekt angesehen, das lymphogen durch allmähliches von der Placenta gegen den Nabel gerichtetes Weiterwandern der Spirochäten in den Lymphspalten der Nabelgefäße entstehen soll.

Während die flächenhaften Hautsyphilide stets erst nach der Geburt zur Entwicklung gelangen, ist die diffuse hyperplastische Entzündung der Nasenschleimhaut und ihr klinisch-symptomatologisches Korrelat, der spezifische *Schnupfen* (Coryza, Rhinitis syphilitica) sehr oft schon bei der Geburt voll ausgebildet. Seine Anfänge können sogar in eine früh-intrauterine Entwicklungsphase zurückreichen. Freilich in anderen Fällen beginnt er erst in den ersten Lebenswochen. Wie jeder Schnupfen äußert er sich in einer Behinderung der Nasenatmung. Der trockene Katarrh im vorderen Teil der Nasenhöhle führt zu einer Verengung, Verstopfung der Nasenlöcher. Beim Inspirium entsteht dann ein eigenartiges *schniefendes*, schlürfendes Geräusch, das oft wochenlang beobachtet werden kann. Zur Erleichterung des Luftzutrittes wird der Kopf oft nach hinten gebeugt, die Wirbelsäule in opisthotonischer Stellung gehalten. Später kommt es auch zur Bildung eines mit Eiter und Blut untermischten Sekretes, zur Borkenbildung, zu Excoriationen um die Nasenöffnungen herum. Die Auflockerung der Schleimhaut kann dann auch in die Tiefe weiter fortschreiten; so entstehen Erosionen und Ulcerationen, die sogar auf das knorpelige und knöcherne Gerüst übergreifen. Durch Einschmelzung, Schrumpfung der knorpeligen Gebilde, durch Sequesterbildung in den knöchernen Anteilen können sich dann im Rahmen der Heilungsvorgänge weitgehende Deformitäten ausbilden, die der Nase ein eigenartiges, die luische Genese oft während des ganzen Lebens erkennbares Aussehen verleihen. Solche Stigmata, die allerdings nicht in jedem Falle von syphilitischem Schnupfen zur Ausbildung gelangen müssen, sind: 1. Abnorme Kleinheit der Nase (Mikrorhinie). 2. Retraktion der Nasenspitze nach hinten und oben (Stumpfnase). 3. Schräg nach aufwärts gewendete Stellung der Nasenlöcher (Bocksnase). 4. Eingesunkensein und Verbreiterung des Nasenrückens (Sattelnase). 5. Terassenförmige Abdachung des knorpeligen Nasenrückens gegenüber dem knöchernen Nasengrate (Opernglasnase: „nez en lorgnette"). 6. Hochgradige Verschrumpfung der knorpeligen und häutigen Nase (Bulldoggennase).

Die syphilitische Coryza ist das konstanteste Symptom der kongenitalen Frühlues, das sich mit seinem zeitlichen Auftreten (meist angeboren!) und seinem ganzen Verlauf, oft allein schon aus den anamnestischen Angaben der Eltern und der Angehörigen zur Diagnose sehr gut eignet und hierzu möglichst herangezogen werden soll.

Gelegentlich kommen syphilitische Kinder schon mit verbildeter Nase zur Welt. Die entsprechenden ulcerativen, entzündlichen Vorgänge im Nasengerüst sind dann schon intrauterin abgelaufen.

Mit Ausnahme der Nasenschleimhaut sind spezifische Veränderungen im Frühstadium der kongenitalen Lues an anderen Schleimhäuten selten. Hierher gehören papulöse Efflorescenzen an der Mundschleimhaut, die sog. *Plaques muqueuses,* die in Form von weißen, wenig prominenten, zentral meist gedellten Flecken mit unregelmäßigen Konturen, meist nur vereinzelt, an bestimmten Prädilektionsstellen auftreten: an der unteren Übergangsfalte, am Frenulum der Oberlippe, an der Wangenschleimhaut, an der Spitze und den Rändern der Zunge, am Gewölbe des harten Gaumens, an den Gaumensegeln und Tonsillen. Die Flecken können gelegentlich in tiefe, schlecht heilende Ulcera übergehen. Das Befallensein der Kehlkopfschleimhaut äußert sich in hartnäckiger Heiserkeit oder sogar in Aphonie. Noch seltener als an der Mundschleimhaut treten Plaques im Frühstadium der Syphilis an der Rectalschleimhaut auf, dann meist in Verbindung mit papulösen Efflorescenzen, mit breiten Kondylomen in der Analgegend. Viel häufiger begegnet man den Plaques und auch den breiten Kondylomen in weiterem Verlaufe der kongenitalen Lues, im sog. Rezidivstadium.

Unter *Rezidivstadium* versteht man das Aufflackern von luischen Veränderungen, zumeist bei 2—4jährigen Kindern, die nach den ersten Manifestationen der Lues bereits längere Zeit, oft viele Monate lang völlig symptomlos blieben. Durch die erste überwundene Syphilisattacke hat der Organismus in seiner Immunitätslage eine besondere, veränderte Reaktionsbereitschaft erworben, die sich dann auch in den klinischen Äußerungen, d. h. in der Eigenart der Rückfälle kundgibt. Die Krankheitserscheinungen sind meist nicht so allgemeiner Natur wie in der Frühperiode, vielfach zeigen sie auch einen milderen überstürzten Verlauf. Dies gilt im besonderen auch für die Rückfälle an der Haut und den Schleimhäuten. So sind z. B. allgemeine Exantheme nur selten oder — wenn sie doch auftreten — meist nur schwach ausgeprägt. Sie bilden sich dann nach kurzem Bestand rasch zurück. In der Gestalt besonders lokalisierter, auf bestimmte Punkte beschränkter Veränderungen gleicht sich jetzt die angeborene Lues mehr an das von der erworbenen Lues her bekannte Bild an. Die Symptomatologie des Rezidivstadiums wird durch die *Plaques* und die *breiten Kondylome* beherrscht. Man spricht sogar von einem *kondylomatösen Stadium.* Die Plaques bevorzugen die bereits erwähnten Prädilektionsstellen der Mundschleimhaut. Ulcerierende, mit weißem Belag bedeckte Plaques an den Tonsillen geben gelegentlich Anlaß zur Verwechslung mit Diphtherie. Die *Kondylome* sind rote nässende, papulöse Wucherungen von Erbsen- bis Markstückgröße, die auf ihrer Oberfläche häufig unregelmäßige Einkerbungen und Zerklüftungen aufweisen. Sie treten mehr in gruppierter, solitärer und seltener in diffuser Ausbreitung vornehmlich in der Analgegend auf.

Gummöse Veränderungen der Haut und der Schleimhäute trifft man auch schon in diesem Rezidivstadium an, ihre Domäne ist aber mehr die *Spätlues* (Lues tarda) der zweiten Kindheit bis in das Pubertätsalter hinein. In der *Haut* kommen ebenso wie in der Spätperiode der erworbenen Lues *miliare* und *großknotige Gummen* (tuberöse Syphilide) vor. Die miliare Form ist häufiger. Die großknotigen Hautgummen, die vorzugsweise den Schädel, das Gesicht, die Extremitäten und die Finger befallen, greifen leicht auf die tiefer liegenden Partien, so auf die Subcutis und das Periost über. Sie können rasch zerfallen. Auf diese Weise entstehen speckig belegte, tiefe, äußerst hartnäckige, in ihren Randgebieten indurierte Geschwüre, die von skrofulösen Erscheinungen klinisch nur schwer unterschieden werden können.

Die diffuse harte *Anschwellung der Hoden* die in der Regel schon während der Rezidiv-periode nachgewiesen werden kann, beruht nicht auf einer echten Gummabildung, sondern auf einer spezifischen interstitiellen Zellwucherung.

Häufiger als in der Haut kommt es bei der *Lues tarda* zu *gummösen Bildungen* in der *Schleimhaut der Nase,* aber auch in der der *Mundhöhle,* der *Luftröhre,* des *Kehlkopfes* und des *Rectums.* Die *Gummen* der *Nasenschleimhaut* können durch ihr weiteres Wachstum auf das Periost, das Perichondrium, dann aber auch auf die Knochen und die Knorpel übergreifen, andererseits Gummen des knöchernen knorpeligen Nasengerüstes allmählich bis in die Nasenschleimhaut vordringen. Durch Zerfall und sekundäre Schrumpfung können im Endeffekt die gleichen Nasendeformitäten entstehen, wie in der Auswirkung der syphi-litischen Coryza. Oft ist die ganze Nase zerstört, deren Stelle ein offenes Dreieck mit Blick bis in die Rachenhöhle einnimmt. Bei rechtzeitiger Behandlung verraten strahlenförmige und eingezogene Narben den abgeheilten gummösen Prozeß. Gummen des Nasenbodens können nach der Mundhöhle perforieren (auch umgekehrt) und hinterlassen dann bleibende Lücken, gleichsam aus-gestanzte Löcher oder aber strahlige Narben. Ein andermal ist wiederum die Uvula angefressen. An der *Zunge* sind gummöse Vorgänge selten, hier kommt es häufiger zu sklerosierender Vergrößerung mit Ausgang in Atrophie. Die Spätlues der *Kehlkopfschleimhaut* ist klinisch durch bellenden Husten, Er-stickungsanfälle, stenotische bis zur Asphyxie sich steigernde Atmungsbe-hinderung charakterisiert. Pathologisch-anatomisch liegen ihr diffuse, hyper-plastische Infiltrationen zugrunde, die oft mit einer erheblichen Verengung der Kehlkopflichtung heilen. Die gummösen Prozesse der *Luftröhre* und des *Mastdarmes* verlaufen klinisch meist latent und werden entweder in ihren Folgeerscheinungen (Striktur) oder aber zufällig bei Sektionen erkannt.

Die kongenitale Syphilis der inneren Organe und des Skeletsystems.

Je frühzeitiger und massiver die Infektion des kindlichen Organismus mit dem Syphilisvirus erfolgt, desto erheblicher die Beteiligung der inneren Organe an der syphilitischen Erkrankung. Dementsprechend werden bei fetalem Beginn der Syphilis Symptome von seiten der Eingeweide und des Skeletsystems kaum vermißt. Stärkere Grade einer Viscerallues sind mit dem Leben unvereinbar. So ist z. B. die syphilitische Pneumonie mehr ein pathologisch-anatomischer Begriff, bei lebend geborenen Kindern ist sie nicht mehr anzutreffen.

Innere Organe. In der Klinik der Viscerallues nimmt der *Milztumor* die wichtigste Stelle ein. Eine mehr oder minder starke Milzschwellung kann man bei kongenital syphilitischen Kindern schon sofort nach der Geburt nachweisen, sie kann aber auch post partum, oft erst nach einigen Monaten auftreten. Der Milztumor ist in der Regel nicht sehr hochgradig, und überragt nur um einige Querfinger, oft sogar kaum den Rippenbogen. Die Milz fühlt sich bei der Pal-pation glatt, induriert an. Die Schwellung kann auch vorübergehend sein, sie tritt z. B. mit dem Ausbruch luischer Hautefflorescenzen plötzlich auf, um dann wiederum, besonders im Laufe der spezifischen Behandlung zu verschwinden. Oft ist am Milztumor auch eine *fibröse Perisplenitis* beteiligt, die bei der klinischen Untersuchung gelegentlich durch „Schneeballenknirschen" kenntlich wird.

Neben dem Milztumor gehört auch eine, in ihrem Ausmaß allerdings wechselnde *Leber-schwellung* zu den häufigen Symptomen einer Viscerallues. Da die Leber der Säuglinge schon unter physiologischen Verhältnissen vergrößert ist, so wird eine syphilitische Leberschwellung oft nicht sicher als solche erkannt. Eine starke Verhärtung der luisch veränderten hyper-trophischen Leber — ein Befund der keineswegs gesetzmäßig, sondern nur bei einer beson-deren mit indurativer Entzündung und Bindegewebswucherung einhergehenden Form der

Lebererkrankung beobachtet wird — erleichtert die Diagnose. Die syphilitische Hepatitis verläuft ohne Ascites und meist ohne Ikterus. Auch wenn sie in Cirrhose übergeht, ein Ausgang, der schon fetal erfolgen kann, fehlen meist diese sonst charakteristischen Begleitsymptome. Nur ausnahmsweise kommen bei kongenitaler Lues ikterische Lebererkrankungen vor, dann aber sowohl in der Frühperiode als auch später. Der Ikterus geht in diesen Fällen auf Stauung zurück und wird dementsprechend durch acholische Stühle begleitet. Die Stauung kann ausgelöst werden etwa durch eine gummöse Peripylephlebitis oder auch durch eine gummöse Entzündung der großen Gallenwege, die in weiterer Folge zu einer biliären Cirrhose führen kann. Eine richtige Diagnose dieser Zustände in vivo ist naturgemäß außerordentlich schwer und wird erst meist bei der Autopsie gestellt.

Bei der *Spätlues* ist von den inneren Organen die Leber am häufigsten betroffen. Es können sowohl großknotige Gummen als auch hypertrophierende Cirrhosen, häufig miteinander kombiniert vorkommen.

Es unterliegt keinem Zweifel, daß *parenchymatöse oder akut entzündliche Veränderungen der Nieren,* die naturgemäß verschiedene Ätiologie haben können, unter Umständen auch durch das Luesvirus ausgelöst werden. Bei solchen echt syphilitischen Nierenschädigungen wird der epitheliale Apparat häufiger befallen als der glomeruläre Anteil. Dementsprechend zeigt der pathologische Urinbefund eher einen „nephrotischen" Charakter, wenn auch sichere Fälle von spezifischer diffuser hämorrhagischer Glomerulonephritis bei kongenitaler Lues ebenfalls beobachtet wurden. In der Regel nimmt die Nierenschädigung keine höheren Grade an. Im Urin lassen sich dann geringe Mengen von Eiweiß, Zylinder und vereinzelt Erythrocyten nachweisen. Verstärkung der Symptome, allgemeine, oft sehr ausgedehnte Ödeme werden nach unseren Erfahrungen bei intensiver antiluischer Behandlung nicht ganz selten als Komplikation beobachtet. Aussetzen der Behandlung bewirkt dann in solchen Fällen eine rasche Besserung.

Übergang der syphilitischen Nierenschädigung in progressive *Schrumpfniere* ist in der Literatur beschrieben worden, eine praktische Bedeutung kommt jedoch diesem nur in einzelnen Fällen beobachteten Vorkommnis nicht zu. Im Gegensatz zur erworbenen Lues der Erwachsenen gehören übrigens auch *mesaortitische* Veränderungen zu den großen Seltenheiten bei kongenital syphilitischen Kindern.

Erkrankungen der Knochen und Gelenke. Einen überaus breiten Raum in der Klinik der kongenitalen Lues nehmen die spezifischen Störungen des *Knochenaufbaues* ein. Wohl verdanken wir auch hier der pathologischen Anatomie wertvolle Aufklärungen, diese betreffen aber — da am Sektionsmaterial erhoben — naturgemäß die schwersten Fälle. Erst mit Hilfe der Röntgenoskopie als eines *klinisch*-diagnostischen Verfahrens haben wir die Häufigkeit von spezifischen Knochenveränderungen und die Mannigfaltigkeit ihrer Erscheinungsform bei der kongenitalen Lues, und zwar nicht nur in allen ihren Stadien, sondern auch ohne besondere Rücksicht auf die Schwere der Erkrankung kennen gelernt. Oft beobachtet man bei scheinbar leichtem klinischen Befund die schwersten Knochenaffektionen. Je eingehender die röntgenologische Untersuchung, umso häufiger wird man bei kongenitaler Lues pathologische Knochenbilder finden können. Für die Klinik ersetzt die Röntgenoskopie, gleichsam eine Histologie in vivo, die pathologische Anatomie vollauf, ja jene gibt uns ein Gesamtbild vom ganzen Skelet, was bei dem pathologisch-anatomischen Verfahren nur durch mühselige Einzeluntersuchungen und auch da nicht lückenlos erbracht werden kann.

Man kann die diagnostischen Zeichen der Knochenlues in solche der Frühbzw. der Spätperiode und nach ihrer Lokalisation in Veränderungen an der Metaphyse, an der Diaphyse und schließlich in Veränderungen periostalen Ursprunges einteilen. An den von der Knochenlues meist nicht in gleich starkem Maße wie die Röhrenknochen befallenen platten Knochen, z. B. an den Schädelknochen, können entsprechende pathologische Befunde im Knocheninneren oder aber auch hier ausgehend vom Periost nachgewiesen werden.

Im Frühstadium der Knochenlues herrscht die auf die Röhrenknochenenden lokalisierte *Osteochondritis syphilitica* vor. Pathologisch-anatomisch beruht diese spezifische Störung der Knochenbildung auf einer Hemmung der normalen Knorpeleinschmelzung und der normalen Knochenapposition bei fortgesetzter, allerdings oft unregelmäßig erfolgter Kalkablagerung in die Zone der Knorpelwucherung und der provisorischen Verkalkung. In weiterer Folge wird die Umwandlung der provisorischen Verkalkungszone in das fertige Knochengewebe verzögert, während die Kalkeinlagerung sich in den Knorpel auch weiter unbehindert vollzieht. Es kommt zu einer Verschiebung des Kalkes aus der Metaphyse in die Epiphyse, die demnach nicht wie bei der normalen Ossifikation durch festes regelmäßiges strukturiertes Knochengewebe, sondern durch ein kalkarmes, unsicheres Gerüst untermauert ist.

Diese Kalkverarmung des metaphysären Bezirkes entspricht im Prinzip dem gleichen Mechanismus, der auch experimentell durch starke Überdosierung des D-Vitamins, etwa des bestrahlten Ergosterins, bei gleichzeitig kalkarmer Ernährung willkürlich herbeigeführt werden kann. Der Unterschied liegt hauptsächlich nur darin, daß bei dieser hypervitaminotischen Erkrankung die Knorpeleinschmelzung nicht geschädigt ist und somit auch die provisorische Verkalkungszone histologisch und auch im Röntgenbild bei Verengung der Epiphysenspalte normal erscheint. Überdies kommt es bei der kongenitalen Lues zu einer fleckigen oder diffusen gummös-fibrösen Umwandlung der Metaphyse, die naturgemäß bei der D-Hypervitaminose fehlt.

Im *Röntgenbild* entspricht der Osteochondritis syphilitica in ihrer ersten Phase eine mehr oder minder starke, nicht immer regelmäßig, gelegentlich wellenförmig verlaufende, oft durch kleine Defekte unterbrochene Verbreitung der provisorischen Verkalkungszone, d. h. der Epiphysenlinie. In der Metaphyse treten an Stelle der feinen Struktureinzelheiten helle Flecken ohne jede Begrenzung auf. In weiterem Verlaufe kann die Aufhellung der metaphysären Bezirke so stark zunehmen, daß die Epiphyse und die präparatorische Verkalkungszone samt ihrer nächsten Umgebung von der Diaphyse wie abgetrennt erscheint. Bei jungen Säuglingen fehlt fast jede Begrenzung gegen die umgebende Spongiosa. Bei älteren Säuglingen und später herrschen mehr umschriebene Herde vor. Der von den Knochensalzen weitgehend entblößte fibrösgummös entartete, auch in seiner Corticalisschicht immer dünner werdende metaphysäre Bezirk kann der mechanischen Belastung oft nicht mehr genügend Widerstand leisten. Es kommt dann leicht zu intrametaphysären Infraktionen, Einbrüchen, sogar zu totalen Kontinuitätsunterbrechungen. Man spricht in solchen Fällen von einer *Epiphysenlösung,* obgleich es sich dabei nur um eine metaphysäre und nicht um eine echte epiphysäre Trennung handelt.

Auch dieser Vorgang hängt mit der eigenartigen Stellung des subepiphysären Bezirkes zusammen, mit seiner Rolle als eines besonderen, leicht mobilisierbaren Kalkdepots im Kalkhaushalt der Knochen, das bei der Osteochondritis syphilitica allmählich völlig geräumt wird oder dessen Füllung mit dem fortschreitenden Knochenwachstum nicht genügend Schritt hält. Ähnlich wie bei der Syphilis kann es auch beim infantilen Skorbut zu ähnlichen pseudoepiphysären metaphysären Einbrüchen oder auch Frakturen kommen.

Im Gegensatz zu den rachitischen Epiphysenauftreibungen zeigt die syphilitische Osteochondritis keine durchgehende Abhängigkeit von der Wachstumsintensität der befallenen Knochenenden. Besonders auffallend ist in dieser Hinsicht die relativ geringfügige Beteiligung der sternalen Rippenenden, die als die schnellst wachsenden Skeletteile bekannt sind. Nach pathologisch-anatomischen Befunden sind das distale Humerus-, proximale Ulna-, distale Femur-, proximale Tibiaende, nach den viel ausgedehnteren röntgenologischen Erfahrungen gleichmäßig die proximalen und distalen Humerus- und Ulnaenden, weiterhin das distale Radius-, das proximale Tibia- und Fibulaende die Prädilektionsstellen der syphilitischen Osteochondritis. Zu Röntgenuntersuchungen wird man also bei Luesverdacht in erster Linie den Unterarm, und dann das Knieskelet (in sagittaler Projektion!) heranziehen.

In zahlreichen Fällen macht sich die syphilitische Osteochondritis schon äußerlich durch eine leichte, oft aber auch stärkere, meist mehr endständige, spindelförmige *Auftreibung* der langen Röhrenknochen und durch *Bewegungsstörungen* bemerkbar, die oft den Charakter einer Lähmung annehmen können. Der Schwellung liegt vornehmlich eine Periostbeteiligung, und zwar eine hyperplastische Periostitis zugrunde, die oft schon im Frühstadium der Osteochondritis auftritt, im Röntgenbild zunächst nicht, sondern erst später, bei beginnender Verkalkung, mit metaplastischer Umwandlung in Knochengewebe nachgewiesen werden kann. Die periostale Schalenbildung ist besonders stark ausgeprägt bei der Pseudoepiphysenlösung, d. h. bei Infraktionen und Kontinuitätstrennungen in der subepiphysären, gummös-fibrös entarteten Knochenzone. Die spezifische periostale Entzündung kann auch auf die weitere Umgebung, so in erster Linie auf die Muskeln, Sehnen übergreifen, deren Schwellung dann die durch die hyperplastische Periostitis bedingte verstärkt. Der Bewegungsschmerz bei der Pseudoepiphysenlösung, aber auch bei einer frischen Periostitis führt sekundär zu einer reflektorischen Ruhigstellung der Extremitäten. Ebenso beeinträchtigt auch die spezifische Muskel-Sehnenentzündung die Motilität und kann die Ursache einer oft gar nicht schmerzhaften Bewegungsbeschränkung sein. Stärkerer Funktionsausfall kann das Bild einer Lähmung erwecken, man spricht von einer PARROTschen *Pseudoparalyse.* Diese äußert sich an den oberen Extremitäten in Form einer schlaffen, meist an die totale Plexuslähmung erinnernden Paralyse; ein Arm oder seltener gleichzeitig beide liegen gestreckt und einwärts rotiert mit pronierter Hand neben dem Rumpf. Diese besondere Handstellung (Flossenstellung) tritt besonders deutlich bei der Osteochondritis des Ellbogengelenkes in Erscheinung. Hier werden durch die Periostitis zuerst die Strecker und der Supinator in ihrer Funktion beeinträchtigt, so daß die Antagonisten das Übergewicht bekommen. Daher die Pronation, Palmarflexion, ulnarwärts gerichtete Abduktion. Im Gegensatz zu der schlaffen, gestreckten Haltung der von der PARROTschen Pseudoparalyse befallenen oberen Extremitäten äußert sich die syphilitische Osteochondritis an den unteren Extremitäten oft wohl ebenfalls in einer vollkommenen Unbeweglichkeit, aber niemals in Muskelschlaffheit, sondern in einer schmerzhaften Beugesteifheit. Dies erklärt sich aus anatomischen Gründen. An der oberen Extremität setzen die Beugemuskeln direkt an den Epiphysenknorpeln an, während sie an den unteren Extremitäten und an der Epiphyse in keiner direkten Insertionsverbindung stehen. Bei der Osteochondritis syphilitica wird dementsprechend das instruktive Bestreben des Säuglings eine Zerrung, eine stärkere mechanische Belastung der erkrankten Epiphysengrenzgebiete zu vermeiden, an der oberen Extremität zu einer Ausschaltung der Beugetätigkeit, an der unteren Extremität gerade zu einer Fixierung der Gelenke in der für die Entlastung besonders bequemen Beugestellung führen.

Für die von mancher Seite neben der Periostitis und der Entzündung der umgebenden Weichteile als Ursache der Pseudoparalyse noch diskutierte zentrale oder meningeale nervöse Erkrankung liegen bisher keine sicheren Anhaltspunkte vor.

Die PARROTsche Scheinlähmung befällt in der Regel Kinder zwischen der 1. und 6. Lebenswoche. Oft geht die Bewegungsstörung einer sichtbaren Schwellung voraus, was die Diagnose, allein schon wegen der Möglichkeit der Verwechslung mit einer angeborenen Plexuslähmung, erschwert. Meist gestattet in diesen Fällen — abgesehen von anderen etwa noch nachweisbaren syphilitischen Symptomen und dem serologischen Blutbefund — erst die Röntgenuntersuchung des Skelets die richtige Entscheidung zu treffen.

Zum Gesamtkomplex der Osteochondritis syphilitica gehört auch noch die *Anschwellung* der regionären Lymphdrüsen, die entsprechend der Prädilektionsstelle der Osteochondritis in den Knochen des Ellbogengelenkes besonders regelmäßig in der Cubitalgegend bis weit proximal hinauf im Sulcus bicipitalis internus angetroffen wird. Solche vergrößerten, palpablen *Cubitaldrüsen* bleiben noch lange nach Abklingen der zugehörigen akuten osteochondritischen periostitischen Erscheinungen bestehen und lassen sich oft bis in die zweite Kindheit hinein als syphilitisches Stigma für die Diagnose verwerten.

Gummöse Infiltrationen und spezifische Resorptionserscheinungen kommen bei der kongenitalen Syphilis nicht nur am metaphysären, sondern auch am diaphysären Anteil der Röhrenknochen vor. Im Röntgenbild treten sie entweder in Form einer diffusen Aufhellung bei kaum erhaltener, verwaschener Spongiosazeichnung, oder aber als kalkfreie, gegen das umgebende Knochengewebe nicht scharf konturierte, im Schaftlumen oder aber randständig, peripherisch gelegene Defekte auf. Die Corticalis kann wie angefressen erscheinen, gelegentlich sogar voll im Defekt aufgehen. Solche Lücken findet man bei der Röntgenuntersuchung besonders häufig am proximalen Ulnaende, an den Diaphysen der Ulna und des Radius. Charakteristisch ist eine randständige Aufhellung an der Innenseite des proximalen Tibiaviertels (bei sagittaler Projektion!).

Diese mehr oder minder umschriebenen, vom Markraum ausgehenden gummösfibrösen Infiltrationen werden auch als *gummöse Osteomyelitis* bezeichnet. Sie können wohl in jedem Stadium der kongenitalen Lues beobachtet werden, sie gehören aber doch mehr zu den Erscheinungsformen der späteren Phasen, so des Rezidivalters und der Spätlues. Im Frühstadium dagegen herrscht neben der Osteochondritis die *diffus-rarefizierende Ostitis* vor. Besonders charakteristisch und für die Diagnose im Röntgenbild manchmal sogar als einziges nachweisbares Zeichen der Lues gut verwertbar ist die entsprechende Veränderung an den *Phalangen* (meist an den Grundphalangen), sowie an den *Mittelhand-* und *Fußknochen.* Sie besteht in einer fein- oder grobfleckigen Aufhellung der Spongiosazeichnung, häufig mit ausgedehnten Defekten der benachbarten Corticalis und zwar in der Nähe der (proximalen) Epiphysenfuge. Durch sekundäre ossifizierende Periostitis kommt es oft auch noch zu einer Auftreibung und doppelten Konturierung der Corticalis. Im Gegensatz zur tuberkulösen Caries (Spina ventosa) bleibt bei der *Phalangitis syphilitica* eine konsekutive eitrige Einschmelzung aus und die Gelenke sowie die umgebenden Weichteile werden nicht in den Prozeß einbezogen.

Hypertrophisierende, sekundär ossifizierende periostitische Veränderungen begleiten nicht nur die Osteochondritis oder die diffuse Phalangitis syphilitica, sie treten fast regelmäßig auch bei der umschriebenen gummösen Osteomyelitis der Röhrenknochen in Erscheinung, hier gleichsam zum Ausgleich der geschwächten Knochenfestigkeit. Außer dieser *sekundären periostalen* Schalenbildung über offenkundig gummös veränderten Meta- und Diaphysen kennen wir bei der kongenitalen Lues auch noch eine zweite Form der *periostalen Reaktionen auf der Corticalis sonst intakter Knochen.* In beiden Fällen ist die periostitische Auflagerung — wie bereits erwähnt — zuerst röntgenologisch nicht darstellbar. Erst mit der Verknöcherung, die mit einer Konturierung beginnt, wird sie sichtbar, bis dann Verknöcherung und Verkalkung so weit vorgeschritten sind, daß Schaftapposition und ursprüngliche Corticalis im Bilde völlig verschmelzen. Kurz nacheinander entstandene periostitische Schalen ergeben oft eine Schichtung von 3—4 übereinander liegenden Lamellen, die durch weitere Verschmelzung allmählich ebenfalls in die verdickte Corticalis einbezogen werden. Im allgemeinen befindet sich die größte Breite der Apposition etwa in der Schaftmitte; von hier nimmt sie epiphysenwärts beiderseits ab. Gelegentlich treten auch kleinere Auflagerungen über kurze Strecken auf. Bei spezifischer Behandlung kann auch eine stark verdickte Diaphyse durch Umbau rasch, in einigen Wochen ihre völlig normale Gestalt wiedergewinnen.

Solche hypertrophisierende Periostitis wird bei der Spätlues hauptsächlich an der *Vorderseite der Tibia* beobachtet. Diese Lokalisation erklärt sich vielleicht daraus, daß diese Körperstellen traumatischen Einwirkungen so leicht und häufig ausgesetzt sind. Durch immer neue Produktion von Knochengewebe sowohl periostalen als auch endostalen Ursprungs wächst die vordere Schaftwand der Tibia zu unförmlicher Dicke an, die im Röntgenbild homogene Eburneation zeigt und oft auch die Verschmälerung des Markraumes in den mittleren Schaftteilen erkennen läßt. Die Vorderkante der Tibia ist dann stark abgerundet; die verdickte Tibia zeigt im ganzen eine auffallende Konvexität nach vorne, die nicht allein durch die ventrale periostitische Knochenbildung, sondern durch eine echte Wachstumssteigerung der Tibia bedingt ist. Diese verkrümmte, verlängerte Tibia wird mit einem *Türkensäbel* verglichen, oder sie wird, wenn die ossifizierende Periostitis an der Vorderkante um vieles die an den übrigen Tibiaflächen bestehende überwiegt, als *Säbelscheidentibia* bezeichnet. Diese gehört zu den auffälligsten Zeichen der kongenitalen Lues in der zweiten Kindheit.

Die hyperplastische Periostitis erscheint nicht immer diffus, flächenhaft, sondern kann — dann aber fast ausnahmslos in der Spätperiode — auch mehr in Gestalt von vereinzelten, schmerzhaften Knoten auftreten, die aus spezifischem, gummös-fibrösem Gewebe bestehen. Diese herdförmigen periostalen Auftreibungen befinden sich wiederum hauptsächlich an den Extremitätenknochen, aber auch am Schädel, Brustbein, an den Rippen, Schulterblättern, Schlüsselbeinen. Sie heilen entweder unter Zurücklassung von Vertiefungen oder brechen als Geschwüre auf, die einen sehr hartnäckigen Charakter zeigen, freilich auf eine spezifische Behandlung prompt reagieren.

Auch die diffusen periostitischen Auflagerungen beschränken sich nicht allein auf die Röhrenknochen. Schon im Frühstadium der kongenitalen Lues — und nur selten später — machen sich an den platten Schädelknochen solche flächenhaften periostitischen Hyperostosen, insonderheit an den Stirn- und Parietalknochen bemerkbar. Durch Hervorspringen der Protuberantia parietalis und frontalis an beiden Seiten gewinnt der ganze Schädel eine quadratische Form *(Caput quadratum)*. Überdies bilden sich zwischen dem rechten und linken stark ausgeprägten Parietalhöcker und ebenso auch zwischen den beiderseitigen Frontalhöckern in der Mittellinie verlaufende mehr oder minder tiefe sattelförmige Einkerbungen aus. Das Hinterhaupt wird gleichsam in zwei abgerundete Hälften getrennt: *Caput natiforme*. Tritt die mediane Rinne hauptsächlich an der Stirn in Erscheinung, so spricht man von einer Sattelstirn. All diese Deformitäten kommen indessen oft auch als Folge einer unspezifischen rachitischen Ossifikationsstörung, bedingt hier durch die Ausbildung rachitischer, später verkalkter Osteophytsäume, oder aber bei schweren anämischen Zuständen vor, besonders bei solchen, die mit verstärktem Blutzerfall und mit einer kompensierenden medullären Hyperplasie auch in der Diploe der Schädelknochen einhergehen. Eine sichere Trennung zwischen einer spezifisch-syphilitischen und einer unspezifisch-rachitischen oder anämischen Schädeldeformität ist bei kongenitaler Lues schon aus dem Grunde sehr erschwert, weil kongenital-syphilitische Kinder ohne sachgemäße Prophylaxe fast regelmäßig auch an Rachitis und Anämie zu erkranken pflegen. Unter diesen Umständen ist es aber durchaus möglich, daß die Mehrzahl der bei kongenital syphilitischen Kindern auftretenden Schädeldeformitäten eher unspezifischen als spezifisch-syphilitischen Ursprunges sind. Nur für die bei ganz jungen, nicht in erheblichem Grade anämischen Säuglingen, vor dem eigentlichen Rachitisalter nachweisbaren periostitischen Hyperostosen an den Schädelknochen kann mit einer gewissen Berechtigung die syphilitische Natur in Anspruch genommen werden. Freilich bedarf es zur Erhärtung der Diagnose auch in diesen Fällen noch der Heranziehung weiterer spezifischer Symptome.

Syphilitische *Gelenkaffektionen* trifft man bei der kongenitalen Lues vornehmlich im Spätstadium der Erkrankung an. Meist sind nur die *Kniegelenke* (ein- oder doppelseitig) und nur seltener die anderen Gelenke befallen. Die Störung kann sich auf das Gelenk als solches beschränken oder umfaßt auch die benachbarten Knochen- und Knorpelteile, dann in der Regel mit Auftreibung der Knochenenden. Zur ersten Gruppen gehören a) der einfache *Hydrops* ohne wesentliche Verdickung der Gelenkkapsel, der Schleimbeutel und der Sehnenscheiden, meist auch ohne nennenswerte Beschwerden, sowie b) die Synovitis hyperplastica mit sulzig verdickten Gelenkkapseln, Schleimbeuteln, Sehnenscheiden und in der Regel mit hör- und fühlbaren Reibegeräuschen. Häufiger äußert sich eine syphilitische Gelenkaffektion in einer Kombination von Hydrarthros und Auftreibung der Gelenkenden, meist monoartikulär unter dem Bilde des sog. *Tumor albus* mit schmerzhafter Bewegungsbeschränkung.

Haben wir schon für die Schädeldeformitäten, die bei kongenital-syphilitischen Kindern zur Beobachtung gelangen, die spezifisch-syphilitische Genese als eine mehr offene Frage behandelt, so gilt der gleiche Zweifel in noch stärkerem Maße in bezug auf die spezifische Natur von Aufbaustörungen im *zweiten Gebiß* kongenital luischer Kinder. Während die Zähne des ersten Gebisses bei kongenitaler Syphilis keine Abweichungen von der Norm aufweisen, sind die *Zähne* des zweiten Gebisses an Länge und Breite verkümmert, und durch Lücken voneinander getrennt. Die seitlichen Ränder stehen nicht rechtwinklig zur Schneide, sondern konvergieren nach der Schneide zu. Der Zahn gewinnt hierdurch Ähnlichkeit mit einem Pflock oder einem Pfahl, und kann wohl auch mit einem Schraubenzieher verglichen werden. Im Durchschnitt ähnelt er mehr einem Oval, einem Faß, während ein normaler Zahn ein Rechteck ergibt. Beim ersten Molaren kommt es gelegentlich zu einer knospenförmigen Veränderung (mit dem größten Durchmesser an der Basis und dem kleinsten im Bereich der Zahnhöcker). Bisweilen bleiben die Backzähne auffallend klein (Mikrodontie). Die Schneidezähne, besonders die oberen mittleren Zähne, weisen an ihren Schneideflächen oft eine halbmondförmige Ausbuchtung auf, die vielfach als ein besonders wichtiges syphilitisches Stigma angesehen wird. Zu betonen ist aber, daß solche halbmondförmige Auskerbungen bei kongenitaler Lues auch fehlen oder nur angedeutet sein können, vor allem aber, daß sie auch bei Zähnen vorkommen können, die nicht infolge von Syphilis verändert sind. In Verbindung mit einer faßförmig gestalteten Zahnkrone wird man eine halbmondförmige Usur der Schneidefläche schon eher mit einer kongenitalen Lues in Verbindung setzen dürfen. Nur bei dieser Kombination darf man von sog. Hutchinson-*Zähnen* sprechen.

Aber auch für diese Zahndeformitäten, richtiger ausgedrückt Zahnhypoplasien, ist die spezifisch-syphilitische Genese noch keineswegs erwiesen. Gegen ihre syphilitische Natur spricht nicht nur der Umstand, daß sie — wenn auch nur ausnahmsweise — wiederum auch bei sicher nicht syphilitischen Kindern beobachtet werden kann, sondern noch mehr ihr allgemeiner Charakter als eine Störung, die stets alle Zähne in der *gleichen Entwicklungsphase* befällt. Daß sich die Hypoplasien der mittleren, oberen Schneidezähne besonders augenfällig äußern, hat seinen Grund nur in der frühzeitigen, bald nach der Geburt erfolgenden Ossifikation dieser Zähne. Die Hypoplasien bilden sich in dieser frühen Säuglingsperiode intraalveolär aus und werden dann naturgemäß erst mit dem Durchbruch der Zähne sichtbar.

Im Prinzip ähnlichen, allgemeinen Hypoplasien begegnet man auch im zweiten Gebiß von Kindern, die im Säuglingsalter und somit im Ossifikationsstadium des zweiten Gebisses eine rachitisch-tetanische Erkrankung durchgemacht haben (vgl. das Kapitel über Rachitis). Wenn nun diese rachitogenen

Hypoplasien und ihre Folgen wie z. B. die bekannte zirkuläre Caries, äußerlich meist nicht die Eigentümlichkeiten der HUTCHINSON-Zähne zeigen, so liegt dies nur daran, daß die Störung hier die Zähne in einer späteren Phase der Ossifikation befällt als bei der kongenitalen Syphilis. Tatsächlich kann eine besonders frühzeitig auftretende schwere Rachitis auch zu der Ausbildung von scheinbar *echten* HUTCHINSON-Zähnen Anlaß geben. Aber auch ohne diese Analogisierung mit den rachitischen Zahndeformitäten kann allein schon das Fehlen von lokalen, nur auf *einzelne* Zähne beschränkten, unregelmäßig auf das Gebiß verteilten syphilitischen Veränderungen (auch keine Spirochätenbefunde!) eher zugunsten der unspezifischen, allgemeinen, als einer spezifisch-syphilitischen Genese ins Feld geführt werden. Auffallend ist auch die Seltenheit von syphilitischen Kieferaffektionen, die man, zumindest im alveolären Anteil der Kieferknochen, in der nächsten Nachbarschaft syphilitisch veränderter Zähne eigentlich oft erwarten müßte. Ungeachtet all dieser Einwände gegen den spezifischen Ursprung der HUTCHINSON-Zähne bleibt die Folgerung zu Recht bestehen, daß sie als Zeichen einer *frühzeitigen* intraalveolären Schädigung der bleibenden Zähne für Lues congenita zumindest sehr verdächtig sind und somit bei entsprechender Kritik auch zur Diagnose herangezogen werden können.

Die kongenitale Syphilis des Zentralnervensystems und der Sinnesorgane.

Die Beteiligung des Zentralnervensystems an der kongenitalen Syphilis beschränkt sich nicht nur auf die bekannten metaluischen Erkrankungen, auf die Tabes, Paralyse und auf die Lues cerebri. Viel öfter als allgemein angenommen befällt die syphilitische Erkrankung schon *frühzeitig* das Zentralnervensystem, insbesondere die Meningen und nur ausnahmsweise die Hirnsubstanz oder das Rückenmark. Die meningealen Veränderungen, denen pathologisch anatomisch eine *Meningitis serosa externa et interna* entspricht, brauchen klinisch oft überhaupt nicht in Erscheinung zu treten. Sie verlaufen nicht selten sogar völlig latent und können dann nur durch die Untersuchung des Liquors entdeckt werden. Wie häufig die Meningen bei der kongenitalen Frühlues miterkranken, erhellt am besten die Tatsache, daß bei frischen luischen Manifestationen, etwa bei einem allgemeinen Exanthem, *pathologische Befunde im Liquor* zur Regel gehören. Man findet entweder nur eine Pleocytose (meist Lymphocyten) oder aber auch Eiweißvermehrung und pathologisch veränderte Kolloidausfällungsreaktionen (Goldsol, Mastix usw.). Bei starken meningealen Reizungen bleiben jedoch auch klinische Symptome nicht aus.

Der Beginn der klinischen Manifestierung macht sich oft durch Unruhe, Schlafstörung, nächtliche Schreianfälle (als sog. SISTOsches Merkmal) bemerkbar, denen sich dann allmählich eine gespannte Fontanelle und in weiterem Verlaufe eine deutliche Vergrößerung des Schädelumfanges, also sichtbare Zeichen eines *Hydrocephalus* hinzugesellen. Dieser syphilitische Hydrocephalus, der nur sehr selten angeboren ist, bleibt meist innerhalb enger Grenzen. Hieraus folgt, daß die großen Ballonschädel gewöhnlich mit Lues nichts zu tun haben. Vielleicht hängt diese Tatsache damit zusammen, daß bei Lues meist ein Hydrocephalus communicans hypersecretorius und kein occlusiver Hydrocephalus vorliegt.

Vielfach kann die Meningitis syphilitica in ihrem klinischen Erscheinungsbild Anlaß zur Verwechslung mit einer tuberkulösen Meningitis geben. Die negative Tuberkulinprobe, die auf Lues positiven Seroreaktionen, sowie etwa noch nachweisbare spezifische syphilitische Symptome gestatten die Richtigstellung der Diagnose.

Die sekundären Auswirkungen des Hydrocephalus, aber noch häufiger besondere, selbständig auftretende diffuse, seltener mehr lokalisierte parenchymatöse oder endarteritische Prozesse in der Hirnsubstanz können in den *späteren* Stadien der kongenitalen Syphilis zu einem außerordentlich bunten, abwechslungsreichen klinischen Bild führen, das man in seiner Gesamtheit als *Hirnsyphilis* bezeichnet. Nur selten verläuft die Hirnsyphilis unter der Erscheinungsform eines Tumors. Eher kommen für eine syphilitische Genese Monoplegien, Hemiplegien, apoplektiforme oder epileptiforme Anfälle (auch vom JACKSON-Typus), aber auch extrapyramidale Störungen und Rückgang der geistigen Fähigkeiten (Idiotie, Imbezillität) in Betracht. Greift die luische Erkrankung auf das *Rückenmark* über, so können myelitische Erscheinungen, ebenso auch Strangdegenerationen die Folgen sein. Da jedoch all diese erwähnten Hirn- und Rückenmarksveränderungen auch durch andere, vom Luesvirus völlig unabhängige unspezifische Ursachen ausgelöst werden können, so wird man ihren luischen Ursprung nur nach einem positiven Ausfall der serologischen Blut- oder (und) Liquorproben und nach dem gelungenen Nachweis etwa noch vorhandener spezifisch-syphilitischer Stigmata als gegeben oder zumindest als sehr wahrscheinlich erachten dürfen. Unter den rein nervösen Symptomen kann nur die *reflektorische Pupillenstarre* als hochgradig für Lues verdächtig, ja beinahe pathognomonisch verwertet werden. Allerdings ist gerade für dieses Symptom die Differentialdiagnose gegenüber einer metaluischen Erkrankung mitunter nicht mit Sicherheit zu fällen.

Die *metaluischen Erkrankungen,* die juvenile *Tabes* und die juvenile *progressive Paralyse* sind seltene, aber praktisch durchaus zu berücksichtigende *Spätkomplikationen* der kongenitalen Lues. Ihr Beginn fällt in der Regel in die zweite Hälfte der Kindheit; ihre Dauer erstreckt sich bei der Tabes meist über viele Jahre, sogar Jahrzehnte, bei der Paralyse dagegen über eine meist viel kürzere Zeitspanne. In ihrem Äußeren zeigen sie nur geringe Abweichungen vom gewohnten Bild, wie es uns bei Erwachsenen als Folgen der erworbenen Lues entgegentritt. So zeichnet sich neben den übrigen bekannten Symptomen die juvenile Tabes durch das Vorherrschen der Opticusatrophie, die die Erkrankung oft einleitet, dann durch Miktionsstörungen, wie Enuresis, durch Ataxie, die juvenile Paralyse durch apoplektiforme oder Ohnmachtsanfälle, durch komplette Pupillenstarre, durch gesteigerte Patellarsehnenreflexe, Sprachstörungen, Schlingbeschwerden, Zungentremor, Intentionszittern, Grimassieren, veränderte, erschwerte Schrift aus. Zur Diagnose der juvenilen Paralyse kann außer einer positiven Blut- oder Liquorreaktion auch das besondere kolloidchemische Verhalten (gegenüber Goldsol, Mastix usw.) des Liquors (sog. „Paralysekurve") mit Erfolg herangezogen werden.

Mit der reflektorischen Pupillenstarre und der Opticusatrophie, die neben einer oft deutlichen Anisokorie zum Symptomenbild der Hirnlues und der metaluischen Erkrankungen gehören, erschöpft sich noch nicht die Beteiligung der Augen an der kongenitalen Syphilis. Schon im Frühstadium der Erkrankung können die Augen pathologische Veränderungen aufweisen. So beobachtet man bei kongenitalen syphilitischen Säuglingen gelegentlich (evtl. auch angeboren) eine primäre *plastische Iritis,* ebenso auch eine *Neuroretinitis* mit verwaschener Begrenzung der etwas grau tingierten Papillen, mit bräunlicher Verfärbung der zentralen Netzhautbezirke und mit gehäuften hellen peripherischen Stippchen. In den späteren Monaten treten oft noch entzündliche Veränderungen in der Aderhaut (*Chorioiditis*) hinzu.

Die Restzustände nach einer solchen Chorioretinitis, die sich häufig außerhalb der Säuglingsperiode und bei älteren Kindern in einer bräunlich-schwarzen Pigmentation der peripherischen Netz- und Aderhautanteile äußert, werden von Ophthalmologen als für Lues congenita besonders charakteristische Merkmale angesehen. Da aber dieses Symptom auch bei sicher nicht syphilitischen Kindern (so z. B. oft bei bestimmt luesfreien Salaamkrämpfen) beobachtet werden kann, so ist bei seiner Beurteilung gewisse Vorsicht geboten. Freilich verpflichtet uns sein Nachweis die Möglichkeit einer kongenitalen Lues zumindest genauer zu beachten.

Mit außerordentlich seltenen Ausnahmen wirklich pathognomisch für die kongenitale Lues ist die *Keratitis parenchymatosa,* die meist erst in der zweiten Kindheit, etwa nach dem 6. Lebensjahr auftritt. Besonders hervorgehoben zu werden verdient das Fehlen dieser Hornhauterkrankung bei der *erworbenen* Lues.

Neben dem Auge wird unter den Sinnesorganen noch das *Ohr* durch die kongenitale Syphilis in Mitleidenschaft gezogen. Wir unterscheiden a) Cochlearis- und b) Labyrinthaffektionen. Weit um sich greifende, ausgedehnte Zerstörungen können in der zweiten Kindheit zu *Schwerhörigkeit* und auch zu völliger *Taubheit* führen.

Schwerhörigkeit, Keratitis parenchymatosa und HUTCHINSON-Zähne bilden sie sog. HUTCHINSON*sche Trias,* die bei der Spätlues oft angetroffen wird und in dieser Kombination der ihr zugehörigen Symptome die Diagnose auf kongenitale Lues schon bei der ersten oberflächlichen klinischen Untersuchung ermöglicht. Der Ausfall der serologischen Luesreaktionen und die in diesem Stadium oft besonders aufschlußreiche röntgenoskopische Untersuchung des Skelets liefern dann weitere exakte Stützen für die klinische Diagnose.

Unspezifische Allgemeinerscheinungen bei der Lues congenita.

Haben wir bereits im Vorhergehenden für die HUTCHINSON-Zähne und teilweise auch für die bei der Lues congenita oft auftretenden Schädeldeformitäten die unspezifische Genese diskutiert und diese für sehr wahrscheinlich, bezüglich der HUTCHINSON-Zähne sogar für beinahe zwingend erachtet, so sind mit diesen Symptomen die Manifestierungen der durch die Lueserkrankung bewirkten Allgemeinschädigungen noch keineswegs erschöpft.

Hier ist in erster Linie die oft überaus deutliche mangelhafte Längen- und Massenzunahme kongenital-syphilitischer Säuglinge zu nennen, die gelegentlich schon bei der Geburt untergewichtig sein können. Dieser *Entwicklungshemmung* gegenüber versagen meist auch die besten Ernährungsmaßnahmen; ist sie nicht zu weit vorgeschritten, so kann sie noch am ehesten durch eine spezifische antirachitische Behandlung bekämpft werden.

Die kongenitale Syphilis verläuft meist ohne *Fieber,* leichte Erhebungen bis 38⁰ kommen indessen vor und müssen ebenfalls als ein unspezifisches allgemeines Symptom angesehen werden.

Die kongenital-syphilitische Erkrankung der Säuglinge bedeutet auch für die Ossifikation des Skelets und für die in dieser Altersperiode besonders lebhafte Blutbildung eine schwere Belastung. Dies begünstigt die frühzeitige Entstehung der *rachitisch-tetanischen Erkrankung* (vgl. die Schädeldeformitäten!) sowie die einer fortschreitenden *Anämie* mit hypochromem Charakter. Die kongenitale Lues erfüllt bei diesen Krankheitsprozessen, mit deren Wesen sie nichts gemein hat, nur die Rolle einer indirekt auslösenden Bedingung. Diese Einschränkung gilt auch für die oft mit der Anämie kombinierte relative Lymphocytose und den Milztumor, dies schon aus dem Grunde, da die gleiche Kombination auch sonst bei anämischen, sicher nichtsyphilitischen Säuglingen und Kleinkindern sehr oft angetroffen werden kann, und ganz allgemein als eine eigenartige Reaktion dieser Altersklassen auf anämisierende Reize betrachtet werden muß. Freilich die Trennung zwischen der unspezifischen Milzschwellung anämischer Kinder und einem spezifisch-syphilitischen Milztumor ist in gegebenem Falle oft kaum durchführbar.

Ausfallserscheinungen innerhalb des endokrinen Apparates (Dystrophia adiposo-genitalis, Diabetes insipidus, Zwergwuchs usw. bis zur Kachexie) können bei kongenital syphilitischen Kindern die Folgen entsprechend lokalisierter syphilitischer Herde sein.

In einem hohen Prozentsatz der kongenital-syphilitischen Kinder machen sich allmählich geistige Defekte, leichtere oder schwerere Grade von Imbezillität und Idiotie bemerkbar. Während man heute in dieser pathologisch entarteten geistigen Entwicklung in erster Linie die Folge spezifisch-syphilitischer encephalopathischer Prozesse zu erblicken geneigt ist, wurden sie in früheren Zeiten — von mancher Seite vielleicht auch noch in der Gegenwart — als Auswirkungen einer unspezifischen *Keimschädigung* aufgefaßt. Man nahm an, daß es bei syphilitischen Eltern leicht zu einem solchen Keimverderbnis, zu einem blastophthoren Effekt kommt, der sich bei den Nachkommen eben in der Neigung zu Schwachsinn äußern soll, und zwar auch dann, wenn die spezifisch-syphilitische Erkrankung, d. h. das Luesvirus von den Eltern nicht auf die Kinder übertragen wurde. Neuere ausgedehnte, unter strengen klinischen und statischen Kautelen durchgeführte Erhebungen vermochten für diese Auffassung nicht den geringsten positiven Beweis zu erbringen. Gesunde, nicht infizierte Kinder syphilitischer Eltern disponieren nicht stärker zu Schwachsinn als Kinder gesunder Vorfahren. Die starke Häufung von geistigen Defekten bei kongenital-syphilitischen Kindern muß somit auf die Syphilis, und im besonderen auf die im Hirn lokalisierten Veränderungen bezogen werden.

Diagnose. Die bunte Vielseitigkeit der bei der kongenitalen Lues *möglichen* Krankheitsäußerungen bedeutet nicht in jedem Falle eine Erleichterung der Diagnose. So wird die Mannigfaltigkeit allein schon dadurch weitgehend eingeschränkt, daß zahlreiche Symptome der kongenitalen Syphilis an bestimmte Phasen der Erkrankung gebunden und somit nicht zeitlich zusammen auftreten können. Aber auch die Symptome, die einem bestimmten Krankheitsstadium angehören, trifft man nicht in jedem Falle vollzählig an. Im Gegenteil, meist umfaßt das klinische Bild nur ganz vereinzelte, mitunter nur sehr diskret ausgeprägte Manifestationen. Oft kann die Krankheit sogar längere Zeit latent verlaufen. Bei der klinischen Untersuchung sind wir dann entweder auf die anamnestischen, nicht immer zuverlässigen Daten, oder aber auf die vielfach nicht sichtbaren Restzustände abgeheilter Krankheitserscheinungen angewiesen. Unter den Manifestationen begegnen uns im Frühstadium der Erkrankung, insbesondere in den ersten Lebenswochen am häufigsten die zuerst trockene, später eitrige Coryza syphilitica, die diffusen Syphilide und als deren Ausdruck das wachsbleiche, leicht bräunlich kolorierte Gesicht, radiär zum Mund gestellte Einrisse (Rhagaden) oft mit einem krustös-borkigen Ausschlag, rote Fußsohlen und Handteller, dann makulo-papulöse Efflorescenzen mit den Prädilektionsstellen an der Stirn, am Gesicht, an den Extremitäten, in der Genitalgegend, sowie der Milztumor und die Parrotsche Pseudoparalyse. Jedes einzelne dieser Symptome, so oft schon das Nasenschniefen, eine eben palpable Milz, die veränderte Gesichtsfarbe, einige unscheinbare, bräunliche, kupferfarbene Flecken auf der Stirn usw. können und müssen, auch wenn sie allein angetroffen werden, wegweisend für die Diagnose sein. Ausdrücklich soll noch einmal vor einer Verwechslung der Parrotschen Pseudoparalyse mit einer Entbindungslähmung gewarnt werden.

In den späteren Lebensmonaten sind hauptsächlich die Hauterscheinungen (wiederum die diffusen Syphilide und circumscripte Efflorescenzen) die augenfälligsten Manifestationen einer kongenitalen Lues. Die Schädeldeformitäten, der Hydrocephalus, die radiär gestellten, oft unscheinbaren Narben an den Lippensäumen, und um die Mundwinkel, Cubitaldrüsen, sowie die Folgen von Zerstörungsvorgängen im Bereich des Nasengerüstes mit ihrem sichtbaren Zeichen einer verunstalteten Nase, wie der Sattelnase, weiterhin wiederum der Milztumor und die röntgenologisch nachweisbaren periostitischen und gummösosteomyelitischen Prozesse müssen auch zur Diagnose herangezogen werden, wenn sie auch meist nur Residuen von früheren floriden Veränderungen darstellen. Unter diesen *Stigmata* liefern die Sattelnase, die Cubitaldrüsen, die Lippenrhagaden, Narben in der Mund-, After-, Augenbrauengegend, gelegentlich auch an anderen Hautstellen (sog. Parrotsche Narben) auch beim Kleinkind und in der zweiten Kindheit für die Diagnose der Lues wertvolle Anhaltspunkte.

Beim Kleinkind manifestiert sich die kongenitale Lues vornehmlich durch die Plaques muqueuses, die Kondylome und durch besondere Skeletveränderungen.

In der zweiten Kindheit dienen außer den erwähnten Stigmata die Hutchinsonsche Trias (Schwerhörigkeit, Keratitis parenchymatosa, Hutchinson-Zähne), gummöse Prozesse und die metaluischen Erkrankungen zur Richtschnur.

Wir sind aber verpflichtet, für jede unklare chronische Erkrankung, ebenso wie bei Erwachsenen auch bei Kindern die Möglichkeit einer syphilitischen Genese, ungeachtet völlig fehlender anamnestischer und klinischer Stützmomente, in Rechnung zu stellen.

Mit Rücksicht auf den oft unscheinbaren Charakter der syphilitischen Merkmale und auf den gelegentlich völlig latenten Verlauf der Erkrankung läuft nicht nur der Anfänger, sondern auch der Kundige viel eher Gefahr die Lues zu übersehen, als sie mit einer anderen Erkrankung zu verwechseln. In größerem Maße ist die Möglichkeit einer solchen Fehldiagnose nur im Säuglingsalter, und zwar für gewisse pseudosyphilitische Hauterscheinungen gegeben. Ganz besonders tückisch sind in dieser Richtung die sog. *Plaques posterosives* (Dermatitis posterosiva), die sich besonders bei dystrophischen und dyspeptischen Säuglingen in der Nachbarschaft einer entzündlich stark gereizten Intertigo ad nates, oft aber noch auf der Beugeseite und auf den Seitenpartien der Oberschenkel in Form mehr zerstreuter oder auch enger gruppierter makulo-papulöser Efflorescenzen einstellen (vgl. S. 558). — Mit den syphilitischen Plantarinfiltrationen werden oft die geröteten, glänzenden, nicht selten mit Decubitalgeschwüren (Fersendecubitus) bedeckten Fersen nervöser, unruhiger, meist dystrophischer Säuglinge (beim Schreien werden die Fersen aneinander und an den Unterlagen rot und wund gerieben) verwechselt, ohne zu bedenken, daß die diffusen Syphilide die ganze Sohle und nicht nur die Fersen befallen. — Verzeihbar ist die Fehldiagnose bei der *Dermatitis exfoliativa* (RITTER), besonders wenn das Gesicht, insbesondere die Mundgegend, Risse, krustöse, eingedickte seröse Ausschwitzungen aufweist. Anfängern dürfte auch die *Erythrodermia desquamativa* (LEINER), besonders in ihrer partiellen Erscheinungsform mit den psoriatiformen, runden Efflorescenzen in der weiteren Umgebung der Dermatitis glutaealis differentialdiagnostische Schwierigkeiten bereiten. — Bei der *Lingua geographica* und den Mundwinkelgeschwüren (Perlèche) wäre es zu weitgehend — aber auch dies kommt bei ungenügender Kenntnis vor — sie als syphilitische Merkmale zu deuten.

Mit der Einführung der *serologischen Luesreaktionen* in die Praxis ist das Schwergewicht der Luesdiagnostik aus der Zuständigkeit der Klinik mehr in die des Laboratoriums verschoben. Dies gilt besonders für völlig latent verlaufende, klinisch nicht sicher erkennbare Fälle — hier auch für solche mit pseudosyphilitischen Symptomen — und weniger für klinisch eindeutige Manifestationen, die auch ohne Laboratoriumshilfe als zur Lues gehörig erkannt werden müssen. Wenn man trotzdem in der Regel auch bei manifester Lues die serologischen Proben ausführen läßt, so geschieht dies nicht so sehr zur Sicherung der klinischen Diagnose als zu späterer Kontrolle der eingeleiteten therapeutischen Maßnahmen, die eben möglichst bis zum Negativwerden der serologischen Luesreaktion fortgeführt werden müssen.

Bei sachgemäßer Ausführung lassen uns die serologischen Reaktionen praktisch in keinem Falle von manifester oder auch von latenter Syphilis im Stich, insbesondere dann nicht, wenn man sich nicht eines einzigen Verfahrens, etwa nur der Wa.R. bedient, sondern — wie es heute allgemein geübt wird — für jedes Serum außer der Wa.R. auch noch einige von den im letzten Jahrzehnt erfolgreich ausgearbeiteten Kolloidflockungs-, (SACHS - GEORGI, Citochol), Trübungs- (MEINICKE), und Ballungs- (MÜLLER) Reaktionen zur Kontrolle heranzieht. Gerade durch diese Kombination für die Serumveränderungen bei Lues gleichermaßen charakteristischer Proben gelingt es, nicht nur die Zahl der Versager bei bestehender Lues, sondern auch die der *unspezifischen Reaktionen,* die zu Fehlschlüssen Anlaß geben könnten, zu verringern.

Solche unspezifischen Reaktionen kommen bei Säuglingen selten, höchstens noch bei Neugeborenen vor, und zwar auch bei gesunden Kindern luisch nicht infizierter Mütter, so daß die früher allgemein als gültig angesehene Erklärung, wonach diese zeitlich begrenzten unspezifischen Reaktionen auf der Übertragung von Reaginen aus dem mütterlichen Organismus beruhen solle, nicht mehr aufrecht erhalten werden kann. *Pseudopositive Reaktionen* in den späteren Altersperioden sind meist an bestimmte akute Erkrankungen, so verhältnismäßig häufig, aber in einem immer noch niedrigen Prozentsatz an Scharlach, allerdings erst nach dem Abklingen der akuten Erscheinungen und nur ausnahmsweise unmittelbar nach dem Ausbruch des Exanthems, weiterhin auch an Diphtherie, freilich hier mehr in Auswirkung der Seruminjektionen und schließlich ganz selten noch an Drüsenschwellungen während der diese begleitenden Fieberperiode gebunden.

Von praktischer Bedeutung ist in diesem Zusammenhang noch die Möglichkeit von pseudopositiven Reaktionen bei Schwangeren und Wöchnerinnen, wird man doch leicht geneigt sein, aus einem solchen positiven Befund auf das Vorliegen einer syphilitischen Infektion beim Neugeborenen zu schließen, selbst dann, wenn die daraufhin beim Kind vorgenommene Seroreaktion negativ ausfällt. In solchen Fällen ist man verpflichtet, die Reaktion sowohl bei der Mutter als beim Kinde nach einigen Wochen zu wiederholen. Dies ist beim Kind auch dann angezeigt, wenn sich die positive Reaktion bei der Mutter tatsäch- ich als echt und spezifisch erwiesen hat, dagegen beim Kind die serologische Untersuchung zunächst negativ ausfiel. Gerade dann, wenn die Infektion des Kindes in den allerletzten Wochen der Gravidität oder sogar erst intra partum erfolgt ist, dauert es einige Wochen, bis im Blut der Nachweis von spezifischen Reaginen gelingt. Diesem können gegebenen- falls klinische Manifestationen, z. B. ein spezifisches Nabelgeschwür sogar noch voraus- gehen. Nur nach dem ersten Trimenon wird man einen Säugling, völlige Symptomlosigkeit und wiederholte negative Seroreaktionen vorausgesetzt, als sicher syphilisfrei ansehen und z. B. in Außenpflege geben oder einer gesunden Amme anlegen dürfen.

Bei Säuglingen wird die für die Seroreaktionen erforderliche Blutmenge entweder — wie auch bei älteren Kindern — durch Venenpunktion (außer Armvenen noch Schädelvenen!) oder wenn diese nicht ausführbar wäre, mittels Punktion des Sinus longitudinalis im hinteren Winkel der großen Fontanelle (wegen Technik vgl. S. 33) oder durch Einstich in die Ferse mit dem Skalpell gewonnen.

Auf den Spirochätennachweis, der besonders aus den frischen syphilitischen Eruptionen (Pemphigusblase, Hauteffloreszenzen, Kondylomen usw.) meist leicht gelingt (Tusche- präparat) kann man bei der kongenitalen Syphilis meist verzichten.

Eine für die Praxis geeignete prognostische Hilfsmethode ist noch die Bestimmung der Blutkörperchensenkungsgeschwindigkeit, die bei Lues, und zwar auch schon in den ersten Lebenswochen, oft noch vor dem Positivwerden der spezifischen Seroreaktion erhöht ist.

Prognose. Für die Prognose der angeborenen Syphilis sind verschiedene Bedingungen maßgebend.

1. Frühzeitig intrauterin erfolgte Infektion ist prognostisch *ungünstiger* zu beurteilen als spätere Übertragung. Dementsprechend geben ausgedehnte Viscerallues, sowie Pemphigus und überhaupt bei der Geburt bereits voll aus- geprägte Krankheitsbilder quoad vitam eine schlechtere Prognose als zunächst ohne starke Manifestationen oder sogar latent verlaufende Erkrankungen. Da nun aber andererseits der Zeitpunkt und die Stärke der intrauterinen Infek- tion — wie bereits im entsprechenden Abschnitt (S. 338) betont — in erster Linie vom Charakter der elterlichen Syphilis abhängt, so muß auch dieser Faktor für die Prognose der kongenitalen Lues mitberücksichtigt werden: *Je kürzer die Syphilisinfektion bei der Mutter zurückliegt, um so schlechter gestalten sich die Aussichten für das Kind.*

2. Gelingt es durch *Behandlung der Syphilis* bei der Mutter die Infektion des Fetus nicht völlig zu verhindern, so wird dadurch zumindest die Intensität der Erkrankung beim Kind weitgehend abgeschwächt und die Prognose günstiger gestaltet. Auch beim Kinde selbst bedeutet die Behandlung, und zwar in bezug auf Beginn, Art und Dauer einen prognostisch wichtigen Faktor.

3. Wie bei jeder Erkrankung im Säuglingsalter, so dürfen wir auch bei der mit einer schweren Allgemeinschädigung einhergehenden syphilitischen Er- krankung die *Ernährungs- und Pflegebedingungen* für unser prognostisches Urteil keineswegs außer acht lassen. Einwandfreie Pflege, möglichste Fernhaltung von aufgepfropften unspezifischen Erkrankungen (hauptsächlich von sog. „grippalen" Erkrankungen), sachgemäße Ernährung sind bei Säuglingen prognostisch überaus günstig wirkende Momente.

Verhütung und Behandlung der kongenitalen Lues. Die Verhütung der kon- genitalen Lues *muß* sinngemäß *bei den Eltern* beginnen. Jede sozial-hygienische Maßnahme, die der Verbreitung der Lues bei Erwachsenen Einhalt gebietet, wird sich auch in einer Abnahme der Morbidität für die kongenitale Lues aus- wirken. Der entscheidende Kampf ist in diesem Punkte weniger vom in der

Praxis stehenden Arzt, sondern mehr vom Bevölkerungspolitiker und vom Sozialhygieniker zu führen. Die außerordentlich großen Erfolge der letzten Jahrzehnte auf diesem Gebiete haben wir auch tatsächlich in erster Linie solchen gesetzgeberischen Maßnahmen zu verdanken. Wird wohl auf diese Weise die große allgemeine Richtung der Luesbekämpfung bestimmt, so fällt in den einzelnen Fällen auch dem Arzt eine wichtige Aufgabe zu. Er hat nicht nur seine Patienten zu beraten, sondern hat auch dafür Sorge zu tragen, daß sich Lueskranke einer ausreichenden Behandlung unterziehen. Das Ungefährlichmachen auch nur einer einzigen Ansteckungsquelle ist ein wichtiger Beitrag zur allgemeinen Luessanierung und somit von unserem besonderen Standpunkte aus auch zur Verhinderung der Luesübertragung auf die Nachkommen.

Nach dem Reichsgesetz zur Bekämpfung der Geschlechtskrankheiten aus dem Jahre 1927 ist in Deutschland die Zwangsbehandlung der Lues allgemein angeordnet. An dieses Gesetz hat sich nicht nur der Kranke, bei Kindern der Erziehungsberechtigte, sondern auch der Arzt zu halten. Wir beschränken uns auf die Wiedergabe der wichtigsten einschlägigen Bestimmungen.

„§ 2. Wer an einer mit Ansteckungsgefahr verbundenen Geschlechtskrankheit leidet und dies weiß oder den Umständen nach annehmen muß, hat die Pflicht, sich von einem für das Deutsche Reich approbierten Arzt behandeln zu lassen. Eltern, Vormünder und sonstige Erziehungsberechtigte sind verpflichtet, für die ärztliche Behandlung ihrer geschlechtskranken Pflegebefohlenen zu sorgen . . . .

§ 4. Die zuständige Gesundheitsbehörde kann Personen, die dringend verdächtig sind, geschlechtskrank zu sein und die Geschlechtskrankheit weiter zu verbreiten, anhalten ein ärztliches Zeugnis, nur in begründeten Ausnahmefällen ein von einem durch die zuständige Gesundheitsbehörde benannten Arzte ausgestelltes Zeugnis über ihren Gesundheitszustand vorzulegen, oder sich der Untersuchung durch einen solchen Arzt zu unterziehen.

Personen, die geschlechtskrank und verdächtig sind, die Geschlechtskrankheit weiter zu verbreiten, können einem Heilverfahren unterworfen, auch in ein Krankenhaus verbracht werden, wenn dies zu Verhütung der Ausbreitung der Krankheit erforderlich erscheint.

§ 9. Wer eine Person, die an einer mit Ansteckungsgefahr verbundenen Geschlechtskrankheit leidet, ärztlich behandelt, hat der im § 4 bezeichneten Gesundheitsbehörde Anzeige zu erstatten, wenn der Kranke sich der ärztlichen Behandlung oder Beobachtung entzieht oder wenn er andere infolge seines Berufes oder seiner persönlichen Verhältnisse besonders gefährdet . . . . ."

In der kinderärztlichen Praxis wird man im Sinne dieser gesetzlichen Verfügungen nicht nur die Behandlung der dem Arzt vorgestellten als kongenital syphilitisch erkannten Kinder zu übernehmen oder zu überwachen versuchen, sondern man ist verpflichtet, gleichzeitig auch auf die Eltern einzuwirken, daß sie sich ebenfalls untersuchen und behandeln lassen. Wird dieser Rat von den Eltern nicht befolgt und wird sogar auch das Kind der Behandlung entzogen, so ist nach dem Wortlaut des Gesetzes (§ 4, 9) Anzeige an die Gesundheitsbehörde zu erstatten.

Bei den Maßnahmen zur Verhütung der Luesverbreitung ist in der Kinderpraxis die Möglichkeit der Ansteckung gesunder Personen durch kongenitalsyphilitische Kinder mit besonderer Aufmerksamkeit zu verfolgen. Bei Säuglingen stellen in dieser Beziehung das Anlegen an gesunde Ammen und ebenso auch das Ausgeben syphilitischer Kinder in Pflege überaus wichtige Infektionsquellen dar. In diesem Zusammenhang muß aber auch an die Kehrseite, d. h. an die Übertragung der Lues von einer syphilitischen Amme auf ein gesundes Kind mit Nachdruck erinnert werden. Für all diese Möglichkeiten enthält das Gesetz zur Bekämpfung der Geschlechtskrankheit eindeutige und sinnvolle Bestimmungen.

„§ 14. Mit Gefängnis bis zu einem Jahre und mit Geldstrafe oder mit einer dieser Strafen wird bestraft, sofern nicht nach den Vorschriften des Strafgesetzbuches eine härtere Strafe verwirkt ist,

1. eine weibliche Person, die ein fremdes Kind stillt, obwohl sie an einer Geschlechtskrankheit leidet und dies weiß oder den Umständen nach annehmen muß;

2. wer ein syphilitisches Kind, für dessen Pflege er zu sorgen von einer anderen Person als der Mutter stillen läßt, obwohl er die Krankheit des Kindes kennt oder den Umständen nach kennen muß;

3. wer ein sonst geschlechtskrankes Kind für dessen Pflege er zu sorgen hat, von einer anderen Person als der Mutter, ohne sie vorher über die Krankheit und die gebotene Vorsichtsmaßnahmen durch einen Arzt mündlich unterweisen zu lassen, stillen läßt, obwohl er die Krankheit des Kindes kennt, oder den Umständen nach kennen muß;

4. wer ein geschlechtskrankes Kind, obwohl er die Krankheit kennt oder den Umständen nach kennen muß, in Pflege gibt, ohne den Pflegeeltern von der Krankheit des Kindes Mitteilung zu machen.

Straflos ist das Stillen oder Stillenlassen eines syphilitischen Kindes durch eine weibliche Person, die selber an Syphilis leidet.

§ 15. Mit Geldstrafe bis zu einhundertfünfzig Reichsmark oder mit Haft wird bestraft

1. eine Amme, die ein fremdes Kind stillt, ohne im Besitze eines unmittelbar vor Antritt der Stellung ausgestellten ärztlichen Zeugnisses darüber zu sein, daß an ihr keine Geschlechtskrankheit nachweisbar ist;

2. wer zum Stillen eines Kindes eine Amme in Dienst nimmt, ohne sich davon überzeugt zu haben, daß sie im Besitze des in Nr. 1 bezeichneten Zeugnisses ist;

3. wer, abgesehen von Notfällen, ein Kind für dessen Pflege er zu sorgen hat, von einer anderen Person als der Mutter stillen läßt, ohne vorher im Besitze eines ärztlichen Zeugnisses darüber zu sein, daß eine gesundheitliche Gefahr für die Stillende nicht besteht."

Für die Praxis lassen sich diese Paragraphen in ihren wichtigsten Bestimmungen kurz wie folgt, zusammenfassen: Syphilitische Kinder dürfen nur von der eigenen Mutter oder von syphilitischen Ammen gestillt werden, umgekehrt dürfen an gesunde Ammen nur gesunde Kinder angelegt werden. Will man syphilitischen Säuglingen — was selbstverständlich erlaubt ist — die abgedrückte Milch gesunder Ammen aus der Flasche verabreichen, so darf man im Privathaushalt, besonders wenn die Amme zusammen mit ihrem gesunden Kinde angestellt wird, die immer noch drohende Infektionsmöglichkeit, wie sie allein durch den Kontakt des kranken Kindes mit der Amme und mit ihrem gesunden Kinde leicht gegeben ist, nicht aus den Augen verlieren. Da die Milch selbst nur latent syphilitischer Mütter spirochätenhaltig sein kann, darf sie gesunden Säuglingen auch nicht mit der Flasche — höchstens abgekocht — gegeben werden. Bei der heute so stark vorgeschrittenen Technik der künstlichen Ernährung wird man aber auf diese abgekochte Milch syphilitischer Ammen ruhig verzichten können und sich bei gesunden Säuglingen lieber eines zweckentsprechend gestalteten künstlichen Ernährungsregimes bedienen. Selbst bei syphilitischen Säuglingen braucht Undurchführbarkeit der natürlichen Ernährung die Prognose nicht zu belasten. Freilich bei schwerer allgemeiner Lues und bei fortgeschrittener Dystrophie wird man trachten müssen, die Säuglinge mit Frauenmilch zu ernähren. Ist dies zu Hause nicht durchführbar, so wird man die Säuglinge in Krankenhausbehandlung geben müssen.

Wirksamer Schutz der Leibesfrucht vor Infektion setzt Luesfreiheit der Eltern voraus. Bei syphilitisch infizierten Eltern kann die Gefahr der Luesübertragung auf den Fetus durch eine intensive Behandlung weitgehend gebannt werden. Wird der Arzt noch vor der Eheschließung gefragt, so soll er keinen Ehekonsens erteilen, wenn die Infektion des Mannes — und um diesen handelt es sich ja wohl zumeist — nicht mindestens 4 Jahre zurückliegt, eine mehrjährige systematische Behandlung vorausgegangen, in den letzten 2 Jahren kein Rezidiv aufgetreten ist und noch vor der Verehelichung eine weitere Sicherungskur durchgeführt wird. Kommt es trotzdem schon vorher zu einer Infektion der Frau, so ist die Behandlung bei ihr sofort möglichst intensiv aufzunehmen und nach den heute allgemein gültigen Grundsätzen abzuschließen. Sog. Präventivkuren sind dann auch noch später, möglichst während jeder folgenden Schwangerschaft angezeigt, zumal die Schwangerschaft erfahrungsgemäß leicht zu einer Mobilisierung der im Körper noch vorhandenen Spirochäten führt.

Hat man sich früher bei der Behandlung der kongenitalen Lues mit milder wirkenden Mitteln begnügt, so wird jetzt wohl ganz allgemein einem möglichst intensiv durchgeführten Verfahren der Vorzug gegeben. Die Vorbedingungen hierfür hat erst die Einführung des Salvarsans in die Luestherapie geschaffen.

Die Übertragung der bei der erworbenen Syphilis der Erwachsenen gewonnenen Erfahrungen auf die Verhältnisse des Säuglings- und Kleinkindesalters war zunächst mit objektiven und subjektiven Schwierigkeiten verbunden, mit subjektiven, weil man vielenorts mit den Erfolgen der bis dahin allgemein geübten Therapie zufrieden war und vom Salvarsan eine Schädigung des wachsenden Organismus noch eher befürchtet hat als bei Erwachsenen, und mit objektiven Schwierigkeiten, weil man für die Dosierung zunächst keinen sicheren Maßstab in den Händen gehabt hat. Wir haben aber seither gelernt — und besitzen für diese Feststellung in den vergleichenden katamnestischen Angaben aus der Vor- und Nachsalvarsanaera wertvolle Stützen —, daß eine intensive antisyphilitische Kur, wie die etwa heute gebräuchliche Kombination von Quecksilber-Salvarsan, die Manifestationen der kongenitalen Lues nicht nur rascher zum Verschwinden bringt als z. B. eine milde Quecksilbermedikation, sondern, daß auf diese Weise mit größerer Sicherheit auch endgültige Heilungen erzielt werden. Bei intensiv behandelter kongenitaler Lues besteht die Gefahr von Rezidiven, so auch von Neurolues mit den früher häufigen geistigen Defekten, viel weniger als nach unzulänglichen milderen Kuren. Hierzu kommt noch, daß sich der kindliche Organismus dem Salvarsan und verwandten Präparaten gegenüber keineswegs besonders empfindlich zeigt. Kinder und auch Säuglinge vertragen sogar relativ viel höhere Dosen von Salvarsan als Erwachsene.

Salvarsanschäden sind im Säuglings- und Kindesalter selten, insbesondere wurde auch die Salvarsandermatitis bisher nur ganz vereinzelt beobachtet. Häufiger sind allgemeine toxische Erscheinungen, hauptsächlich in Form der sog. HERXHEIMERschen *Reaktion*, bei gleich zu Beginn außerordentlich intensiv mit Salvarsan und verwandten Präparaten behandelten schweren Luesfällen. Diese Intoxikation wird auf das Überfluten des Organismus mit den Leibesgiften der plötzlich in sehr großen Mengen abgestorbenen Spirochäten bezogen. Gelegentlich treten Zeichen einer solchen toxischen Schädigung (Gewichtsabnahme, Blässe, Temperatursteigerung, Erbrechen, Durchfälle, im Urin Eiweiß und Zylinder als Merkmale eines nephrotischen Prozesses) auch noch später im Laufe einer Salvarsan-, Spirozidkur auf. Aussetzen der Behandlung bewirkt dann meist rasche Besserung des Zustandes. Diese Zwischenfälle können weitgehend vermieden werden, wenn man die Behandlung zunächst mit milder wirkenden Quecksilberpräparaten beginnt und auch später noch Salvarsan und Quecksilber abwechselnd appliziert. Anstatt des Quecksilbers eignen sich für dieses kombinierte Verfahren auch Wismutpräparate, die aber vielleicht doch weniger wirksam sind als die ersteren.

Schädigungen durch zersetzte, zu lange gelagerte Salvarsanpräparate kommen heute bei der streng durchgeführten Kontrolle nicht mehr vor.

Das *Quecksilber* wird in Kombination mit Salvarsan als *Schmierkur* oder durch Injektion verabreicht. Es kann auch *per os* gegeben werden; diese Applikationsart wird aber heute von den meisten Autoren als eine zu milde und wenig zuverlässige angesehen. Bei besonders schwerer Lues kann man sich ihrer vorübergehend, gleichsam zur Einführung einer späteren intensiveren Behandlung bedienen: Hydrargyrum jodatum flavum (auch Protojoduret genannt) von 0,005—0,02 g je nach Alter des Kindes 2—3mal täglich.

Für die *Schmierkur* verwendet man die graue Salbe (Ungt. hydrargyri cinereum) in Dosen von 0,1 g pro Kilogramm Körpergewicht (bei Kindern über 10 kg nicht mehr als 1,0 g).

Die Salbe wird auf die vorher gut gewaschene Haut sanft, aber bis zur völligenVerreibung (mindestens 15—20 Minuten lang) in einem bestimmten Turnus eingeschmiert (nicht mit bloßer Hand, Infektionsgefahr!): 1. Tag Brust, 2. Tag: Rücken, 3. Tag rechter Arm, 4. Tag rechtes Bein, 5. Tag linker Arm, 6. Tag linkes Bein, 7. Tag: Reinigungsbad. Der Turnus wird meist sechsmal wiederholt (s. das Schema weiter unten).

Zur *Injektionsbehandlung* hat sich unter den Quecksilbersalzen am besten das *Kalomel* bewährt, das in öliger Suspension gegeben wird. Die Dosis pro injectione ist 0,001 g pro Kilogramm, so daß z. B. ein Säugling von 3 kg jedesmal 3 mg eingespritzt erhält. Die jeweilige Dosis soll stark eingeengt in etwa 0,1 ccm Öl enthalten sein. Zu diesem Zwecke verschreibt man wohl am zweckmäßigsten für Säuglinge von 3—9 kg Körpergewicht eine 3—9%ige Kalomel-Sesamölsuspension, die vor dem Gebrauch erwärmt und gut geschüttelt werden muß. Ein Nachteil dieser Injektionsbehandlung ist, daß die Quecksilbersalze, so auch das Kalomel bei intramuskulärer Zufuhr schmerzhafte Infiltrate verursachen. Auf Umschläge mit essigsaurer Tonerde bilden sich diese Schwellungen in einigen Tagen meist zurück; Abszedierung ist sehr selten. In ihrer therapeutischen Wirkung sollen Kalomel-injektionen der Schmierkur überlegen sein.

Außer dem Kalomel können zu intramuskulärer Behandlung auch organische Quecksilberpräparate verwendet werden. *Novasurol:* 0,6—1,0 ccm der 10%igen Lösung wöch'entlich zweimal. *Embarin:* 3—4, bei größeren Kindern 5—7 Teilstriche alle 2—3 Tage.

Quecksilberstomatitis kommt bei Säuglingen überhaupt nicht vor, bei älteren Kindern kann sie durch Mundpflege mit Sicherheit verhütet werden. Beim Auftreten größerer Mengen Eiweiß im Urin während der Quecksilberkur ist diese sofort abzubrechen.

Die *Wismutpräparate* werden ebenfalls intramuskulär injiziert. Sie haben gegenüber den Quecksilbersalzen, denen sie an therapeutischer Wirksamkeit wohl etwas nachstehen, den Vorzug, daß die Injektionen schmerzloser sind. Es gibt eine ganze Reihe von brauchbaren Wismutpräparaten: Bismogenol, Spirobismol, Bisuspen, Embial usw. Die Dosis beträgt pro Kilogramm etwa 4 mg reines Wismut.

Das Quecksilber und Wismut dienen heute nur zur Einleitung und zu späterer kombinierter Durchführung einer *Arsen*therapie, zu der *Salvarsan* (Neo-, Myosalvarsan) oder das per os applizierbare salvarsanähnliche *Spirozid* verwendet werden.

Das Neosalvarsan wird in relativ hoher Dosierung (0,03 g pro Kilogramm Körpergewicht im 1. und 2. Lebensjahr, dann im 3. bis 5. Lebensjahr 0,02 g, später nur 0,01 g pro Kilogramm Körpergewicht. Max. 0,45 g.) möglichst *intravenös* verabreicht. Die Injektion kann bei älteren Kindern meist ohne Schwierigkeiten in eine Armvene, bei Säuglingen eher in eine Schädelvene, in die Jugularis oder in die Venen des Fußrückens erfolgen. Vor Injektion *in den Sinus longitudinalis sei streng gewarnt,* da das Salvarsan bei Verletzungen der Sinuswandung schwere Schädigungen in den benachbarten Hirnteilen, (Krämpfe, enzephalomalacische Veränderungen) setzen kann. Ist die intravenöse Zufuhr mit einem schwer überwindbaren technischen Hindernis verbunden — bei Säuglingen besonders in der ambulanten Praxis sehr häufig — so bedient man sich der *intramuskulären,* allerdings weniger wirksamen Darreichungsform (in die Glutaei). Für diesen Fall empfiehlt es sich statt des Neosalvarsans, das bei intramuskulärer Injektion häufig zu schmerzhaften Infiltraten führt, das Myosalvarsan (in gleicher Dosierung) zu verwenden, das auch intramuskulär gut vertragen wird.

Zu Beginn der Salvarsantherapie werden nicht die vollen, sondern nur die halben Dosen gegeben.

Zur Durchführung einer kombinierten Quecksilber-Salvarsantherapie eignet sich das folgende von E. Müller angegebene Schema.

Behandlung.

Neosalvarsan-Kalomelkur			Neosalvarsan-Schmierkur		
Woche	Kalomel	Neosalvarsan	Woche	Schmieren	Neosalvarsan
1	1, 2, 3		1	1. Woche	
2			2	2. Woche	
3		I, II, III $^1/_2$ $^1/_2$	3		I, II, $^1/_2$ $^1/_2$
4	4, 5, 6,		4		III, IV
5			5	3. Woche	
6		IV, V, VI,	6	4. Woche	
7	7, 8, 9,		7		V, VI,
8			8		VII, VIII,
9		VII, VIII, IX,	9	5. Woche	
10	10, 11, 12		10	6. Woche	
11			11		IX, X,
12		X, XI, XII,	12		XI, XII

Diese erste Kur dauert 12 Wochen, sie muß in vierteljährlichen Pausen 1—2mal wiederholt werden, und zwar auch dann, wenn die Serumreaktion negativ geworden sein sollte. Ist die Serumreaktion noch positiv geblieben, so sind weitere Kuren, bei älteren Kindern oft 5—8—10 Kuren, anzuschließen.

Die Umständlichkeit der kombinierten Quecksilber-Salvarsantherapie, so die technischen Schwierigkeiten der intravenösen Salvarsandarreichung, die schmerzhaften Infiltrate nach intramuskulärer Salvarsanzufuhr, die Abneigung der Eltern gegen die wiederholten Einspritzungen bedeuten für den Arzt eine starke Belastung für die kompromißlose Durchführung der Behandlung. Unter diesen Umständen ist es leicht begreifbar, daß es in den letzten Jahren das per os applizierbare salvarsanähnliche *Spirozid,* das in Wirksamkeit nach den bisherigen Erfahrungen nur wenig dem Neosalvarsan nachzustehen scheint, zunehmend Anklang findet. Neben der bequemen oralen Anwendung hat auch noch der allgemein roborierende Einfluß dieses starken Arsenpräparates zu seiner weiteren Verbreitung beigetragen. Man gewinnt den Eindruck, daß das Spirozid zumindest für Säuglinge alle früheren Behandlungsformen auch die gut erprobte Quecksilber-Neosalvarsanmethode immer mehr verdrängt. Tatsächlich gelingt es durch hohe, in wiederholten Behandlungsperioden gegebene Spiroziddosen außer den syphilitischen Manifestationen auch die positive Serumreaktion etwa in gleichem Maße wie mit Hilfe einer kombinierten Quecksilber-Salvarsankur zum Verschwinden zu bringen und allem Anschein nach eine Dauerheilung zu erzielen. Ausgehend von der Annahme, daß das Spirozid noch viel weniger toxisch wirkt, als das Salvarsan, wird bei der Spirozidtherapie fast ganz allgemein auf eine einleitende oder auf eine kombinierte Quecksilber (Wismut-) Behandlung verzichtet. Über die beste Dosierung herrscht noch keine Einigkeit. Wir beschränken uns auch hier auf die Wiedergabe eines von E. MÜLLER angegebenen Schemas.

I. Periode: 1. und 2. Woche 10 Tage Spirozid a) täglich $^1/_2$ Tablette zu 0,25 g,
b) täglich 1 Tablette,
4 Tage Pause.

II. Periode: 3. und 4. Woche 10 Tage Spirozid a) täglich 1 Tablette,
b) täglich $1^1/_2$—2 Tabletten,
4 Tage Pause.

III. Periode: 5. und 6. Woche 10 Tage Spirozid a) täglich $1^1/_2$ Tabletten,
b) täglich 2—3 Tabletten,
4 Tage Pause.

IV. Periode: 7. und 8. Woche 10 Tage Spirozid a) täglich 2 Tabletten,
b) täglich 3—4 Tabletten,
4 Tage Pause.

V. Periode: 9. und 10. Woche 10 Tage Spirozid a) täglich 3 Tabletten,
b) täglich 4 Tabletten,
4 Tage Pause.

VI. Periode: 11. und 12. Woche 10 Tage Spirozid täglich 4 Tabletten, 4 Tage Pause
VII. Periode: 13. und 14. Woche 10 Tage Spirozid täglich 4 Tabletten.

Es wird von dem Alter und dem Allgemeinzustand des Kindes abhängen, ob mit $^1/_2$ [im Schema unter a)] oder einer Tablette [im Schema unter b)] begonnen wird, und ob und wann auf die Höchstdosis von 4 Spirozidtabletten für den Tag übergegangen werden kann. Die Tabletten werden nach den Mahlzeiten, gleichmäßig auf den Tag verteilt, gegeben.

Entgegen der früher vielfach geäußerten Ansicht, daß das Spirozid selbst in verhältnismäßig hohen Dosen völlig ungiftig sein soll, wurde neuerdings über Schädigungen auch bei dieser Behandlungsform berichtet. Wir möchten nicht glauben, daß diese Zwischenfälle allein in der Zersetzung eines lange gelagerten Präparates ihre erschöpfende Erklärung finden, sind vielmehr der Überzeugung, daß sie sich im Prinzip mit den nach Salvarsan auftretenden Schädigungen decken. Da das Spirozid in bezug auf seine Wirksamkeit mit dem Salvarsan fast auf der gleichen Stufe steht, so sind die Bedingungen der HERXHEIMERschen Reaktion auch bei einer Spirozidkur gegeben. Aus diesem Grunde halten wir es für ratsam in Abänderung der meistens für das Spirozid bisher angegebenen

Vorschriften, so auch des obigen MÜLLERschen Schemas bei *schwerer* kongenitaler Lues zur Einleitung 2—4 Wochen lang Quecksilber (am zweckmäßigsten innerlich Protojoduret) zu geben und erst dann vorsichtig mit der Spirozidmedikation zu beginnen (tgl. $^1/_2$ Tablette zu 0,25 g). Bei *leichten* Fällen kann auf die Quecksilbervorbehandlung verzichtet werden.

Bei *Spätlues* insbesondere bei Neurolues und bei gummösen Prozessen wird neben einer intensiven Quecksilber-Salvarsankur mit großem Vorteil das Jod angewendet.

Man verschreibt das Jod als Kalium- oder Natriumsalz in wäßriger Lösung (ohne Zuckerzusatz!) und zwar 10 : 200 täglich 1—2 Kaffeelöffel (je nach dem Alter). Die Kur muß längere Zeit mindestens mehrere Monate lang durchgeführt werden.

Bei Metalues (vielleicht auch schon bei Lues cerebri) wird man wie bei Erwachsenen außer den spezifisch-antisyphilitischen Mitteln auch eine Fieberbehandlung (Malaria, Recurrens) in Erwägung ziehen. Sie wird am zweckmäßigsten in einer Anstalt (in psychiatrisch-neurologischen Kliniken oder in einer entsprechenden Krankenabteilung) eingeleitet. Über sichere Erfolge liegen bisher noch keine eindeutigen und genügend zahlreichen Angaben vor.

Die erworbene Kindersyphilis.

Die erworbene Lues liefert nur ein geringes Kontingent für die Klinik der Kindersyphilis. Außerordentlich selten und dann meist nur bei älteren Kindern handelt es sich, im Anschluß an venerische Attentate, um genitale, in der weitaus überwiegenden Mehrzahl der einschlägigen Fälle dagegen um extragenitale Infektionen. Diese erfolgen bei Säuglingen meist durch den Saugakt, so durch das Saugen an der Brust einer syphilitischen Amme oder durch Schnuller, später durch Eßgeschirre, sehr häufig durch Liebkosungen (Küssen auf den Mund). Angesichts dieser in der Praxis häufig wiederkehrenden Möglichkeiten ist es nicht verwunderlich, daß der Sitz der kindlichen Primäraffekte meist der Mund, besonders die Unterlippe ist.

Der Verlauf der erworbenen Lues deckt sich im Kindesalter mit dem bei Erwachsenen: Das 1. Stadium ist durch den Primäraffekt und die schmerzhafte Induration der regionären Lymphdrüsen, das 2. (sekundäre) Stadium durch die Exantheme und Kondylome gekennzeichnet, während im 3. Tertiärstadium die gummösen Prozesse samt den metaluischen Erkrankungen des Zentralnervensystems vorherrschen.

Gelingt der Nachweis des Primäraffektes, so ist damit auch die Diagnose der *erworbenen* Lues gesichert. In späteren Stadien der Erkrankung kann sich indessen die Trennung der erworbenen von der kongenitalen Syphilis schwierig gestalten, hauptsächlich dann, wenn die postnatale Luesinfektion noch in das Säuglings- und Kleinkindesalter fällt und somit die Sekundär- und Tertiärstadien der erworbenen Lues mit den entsprechenden Manifestationen der kongenitalen zeitlich zusammenfallen. Fleckige, *roseolen*ähnliche allgemeine Hautexantheme sprechen für erworbene Lues; bei der kongenitalen Form werden sie nicht beobachtet. Negative anamnestische Angaben und das völlige Fehlen von kongenitalluischen Stigmata (Nasendeformitäten, Lippenrhagaden, Knochenveränderungen, HUTCHINSONsche Trias) lassen sich zugunsten einer nach der Geburt erworbenen Lues verwerten.

Für die Behandlung der erworbenen Lues gelten die gleichen Richtlinien wie für die kongenitale Syphilis und die Syphilis der Erwachsenen.

Literatur.

Handbuch der Haut- und Geschlechtskrankheiten. Herausgeg. von J. JADASSOHN, Bd. XIX, unter Mitarbeit von C. HOCHSINGER, LEDERMANN, E. MÜLLER, H. RIETSCHEL u. a. Berlin: Julius Springer 1927. FINKELSTEIN, H.: Lehrbuch der Säuglingskrankheiten. 3. Aufl. Berlin: Julius Springer 1924. MÜLLER, E.: In Handbuch der Kinderheilkunde, 4. Aufl., Bd. 2. Herausgeg. von M. v. PFAUNDLER und A. SCHLOSSMANN, Berlin: F. C. W. Vogel 1931. Wegen röntgenologischer Einzelheiten vgl. WIMBERGER, H.: Erg. inn. Med. **28**, 269 (1925).

Erkrankungen des Mund-, Hals-, Nasen-, Rachenraumes und des Mittelohrs.

Von

F. GOEBEL-Halle.

Erkrankungen des Mundes [1].

Faule Ecken (Mundwinkelgeschwür, Perlèche). Ohne Schmerzen und Beschwerden und ohne regionäre Drüsenschwellungen entwickeln sich bei Kleinkindern, aber auch im Schulalter, ein- oder beiderseitig am Mundwinkel braunrote flache Geschwüre mit queren Rhagaden, die eitrig oder auch mit blutigen Borken belegt sein können und die, da sie ständig beleckt oder gekratzt werden, lange bestehen und durch Superinfektion, z. B. mit Diphtheriebacillen, kompliziert sein können. Die Behandlung besteht aus Ätzungen mit dem Höllensteinstift oder Pinselungen mit Jodtinktur; dazu Schutzverband mit Heftpflaster.

Differentialdiagnostisch kommen allenfalls syphilitische, nässende Papeln in Frage.

Vom Säuglings- bis tief in das Kleinkinderalter hinein ist ein häufiger Befund die sog. *Landkartenzunge — Lingua geographica —*; auf dem Zungenrücken, besonders seitlich, entstehen grauweißliche Felder von täglich wechselnder Größe, Gestalt und Lokalisation mit unregelmäßigen, wallartig erhobenen Rändern; die angrenzende oder von den weißlichen Feldern umgebene Zungenoberfläche ist stark gerötet, ihre Papillen stehen hervor. Die Ursache ist eine vermehrte Exsudation und Desquamation; der Zusammenhang mit der exsudativen Diathese ist nicht mehr unbestritten.

Noch immer werden Säuglinge aus Sorge vor Trink- oder späteren Sprachschwierigkeiten zum Arzt gebracht wegen eines *angewachsenen Zungenbändchens* (Ankyloglosson); das Frenulum linguae inseriert weit vorn und kerbt die Zunge. Eine Behandlung ist überflüssig. Über das *Zungenbandgeschwür* siehe unter Keuchhusten.

Eine *dicke oder große Zunge* oder eine Zunge, die immer herausgestreckt wird, läßt an Hypothyreose oder Mongolismus denken (s. S. 547). Seltene und chirurgischer Behandlung bedürftige Vorkommnisse sind angeborene muskuläre oder fibröse Hypertrophie der Zunge und auch Tumoren, die zu stridorösen Erscheinungen führen können (Angiome, Atherome, Lipome, Sarkome, Cysten, Dermoide). Die schwarze Zunge — *Lingua nigra* — ist selten und bedeutungslos.

Häufig ist beim Säugling und Kleinkind eine **Stomatitis.**

Streng genommen gehören hierzu nicht die erfreulicherweise fast verschwundenen BEDNARschen *Aphthen* des Säuglings: nicht ganz kleine, doppelseitige, flache, weiß- oder gelblichgraue, runde oder ovale, bei großer Ausdehnung schmetterlingsähnliche, von schmalem rotem Hof umgebene Geschwüre der

---

[1] Über *Mißbildungen* in diesem Gebiet s. S. 37.

Schleimhaut des harten Gaumens an der Stelle der Hamuli pterygoidei oder, in länglicher Form, an der Raphe.

Sie entstehen meist durch das verwerfliche Auswischen des Mundes, aber auch durch Ungeschicklichkeit bei der Entfernung von Schleim aus dem Rachen oder beim Handhaben des Mundspatels. Man verwechsle damit nicht die normalen Epithelperlen in der Raphe.

Einer *Behandlung* bedarf es kaum, höchstens Pinselungen einmal täglich mit 2% Höllensteinlösung. Die Entzündungen der Mundschleimhaut bieten ein außerordentlich buntes Bild, in das es schwer ist, ein System zu bringen. Aus didaktischen Gründen haben wir einige umschriebene Krankheitsbilder näher betrachtet, möchten aber betonen, daß es Übergänge und Vermischungen mannigfacher Art gibt.

Die Stomatitis catarrhalis entsteht bei Säuglingen gleichfalls durch Mundauswischen oder auch durch ungeeignete oder unsauber gehaltene Schnuller. Die Symptome bestehen in Verweigerung der Nahrung, Speichelfluß, bisweilen Fieber; die Schleimhaut ist dunkelrot bis violett, aufgelockert, leicht blutend. Die Entzündung pflegt nach einigen Tagen abzuklingen, so daß sich einschneidendere Maßnahmen der *Behandlung* erübrigen; beim Säugling unternehme man gar nichts und später begnüge man sich mit Kamillenspülungen.

Bei jungen Säuglingen kann schon eine katarrhalische Stomatitis Ausgangsort septischer Allgemeininfektion werden. Stärker ist diese Gefahr des Eindringens von Streptokokken in Fällen, wo sich größere oder kleinere Fibrinausschwitzungen und Geschwürsbildungen einstellen, die besonders bei heruntergekommenen schwer ernährungsgestörten Kindern in Nekrosen übergehen können. Schwerer als der Stomatitis catarrhalis ist das Bild der *Stomatitis aphthosa*, die wir meist erst nach dem Erscheinen der Zähne beobachten. Gewöhnlich beginnt sie plötzlich mit oft hohem Fieber, zuerst mit entzündlichen Knötchen und Bläschen auf der Mundschleimhaut, aus denen sich manchmal erst nach Tagen die Aphthen entwickeln: etwa linsengroße, verschieden gestaltete, durch Fibrinausschwitzung weiße oder gelblich gefärbte, flache Geschwüre mit schmalem roten Saum, vor allem in der vorderen Mundhälfte, auch auf der Zunge, selten am Gaumen. Große Schmerzhaftigkeit führt zu völliger Nahrungsverweigerung, der starke Speichelfluß erzeugt Reizerscheinungen bis zu impetiginösen Efflorescenzen auf der überströmten Haut des Kinns, die Drüsen besonders am Kieferwinkel können anschwellen. Die Aphthen können konfluieren und zur Verwechslung mit Diphtherie Anlaß geben. Bei zweckmäßigem Vorgehen ist der Zustand längstens in 1—2 Wochen beseitigt. Stomatitis aphthosa ist ansteckend; über den Erreger — Diplo-, Staphylo-, Streptokokken — herrscht noch keine Klarheit. Beziehungen zur Maul- und Klauenseuche sind unbewiesen. Ob es sich um eine selbständige enanthematöse Infektionskrankheit oder um eine Schmutzinfektion handelt, steht noch nicht fest. Sicher können sich selbständig entstandene Aphthen sekundär infizieren. Man erlebt kleine Epidemien in Familien und Krippen, wenn man nicht sorgfältig die Gesunden vor der Berührung der Kranken bewahrt und das Eßgeschirr absondert und auskocht.

Die **Behandlung** soll schonend sein: Keine reine Myrrhen- oder Ratanhiatinktur, auch keine Höllensteinlösungen, aber häufiges Mundspülen mit Kamillentee oder 2% Kamillosan. Versuchen kann man Pinselungen mit 1% alkoholischem Pyoktanin, einmal am Tag, im ganzen nicht mehr als zweimal. Die große Schmerzhaftigkeit erfordert flüssige, gegebenenfalls kalte reizlose Nahrung, die reichlich Vitamine und genügend Calorien enthalten soll; oft ist Anästhesieren der Mundschleimhaut nötig (1—2% Novocain, 3% Eukain. lact., 10% Anästhesin-Glycerin, Einstäuben von Anästhesin mit 2 Teilen Milchzucker vermischt, 10 Min.

vor der Mahlzeit). Empfehlenwert sind auch die Anästhesinbonbons und das Subkutin-Mundwasser-Ritsert.

Differentialdiagnostisch kann ein *Herpes der Mundschleimhaut,* zumal wenn die Bläschen geplatzt sind, Schwierigkeiten machen: Leicht ist er zu erkennen, wenn gleichzeitig oder im Gefolge Herpesbläschen auf der äußeren Haut auftreten; im übrigen unterscheiden ihn das gruppenförmige Auftreten, die geringe Beteiligung des Zahnfleischs, die geringe Schmerzhaftigkeit, die fehlende Ansteckungsfähigkeit von der Aphthenkrankheit.

Zu denken wäre bei Bläschenbildung im Mund auch an ein *Enanthem bei Varicellen*; Absuchen der äußeren Haut nach Windpocken einschließlich der Kopfhaut wird sofort Klarheit schaffen.

Die *Stomatitis ulcerosa* (Stomakake) oder *Mundfäule* ist gebunden an das Vorhandensein von schadhaften Zähnen. Sie beginnt als eine Erkrankung des Zahnfleisches: Rötung und schmerzhafte Schwellung, dann um den Zahn herum ein zunächst grauer, dann gelber eitriger Saum, der nekrotisierend sich in die Tiefe ausdehnt, das Zahnfleisch geschwürig zerstört und durch Freilegung des Zahnhalses und Alveolarfortsatzes den Zahn lockert. Durch Abklatschinfektion entstehen Ulcerationen an Wangenschleimhaut und Zunge; das Allgemeinbefinden kann erheblich in Mitleidenschaft gezogen sein durch Fieber, Schmerzen, behinderte Nahrungsaufnahme. Eine unangenehme Komplikation sind toxische Diarrhöen. Der starke Speichelfluß ist übelriechend; die Submaxillardrüsen sind stark geschwollen. Im Abstrich der Geschwüre findet man reichlich Bacillus fusiformis und Spirillen. Die *Prognose* ist gut; Heilung in 1—2 Wochen. Nur bei sehr elenden Kindern kann septische Allgemeininfektion zum Tode führen.

Die **Behandlung** (und Ernährung) deckt sich mit der der Stomatitis aphthosa; darüber hinaus werden Injektionen von Neosalvarsan, örtliche Pinselungen mit 5—10% wäßriger Lösung von Neosalvarsan, häufiges Bestreuen der Geschwüre mit Staubzucker oder Einlegen von Staubzuckertampons in die Geschwürstaschen empfohlen.

Denken muß man bei geschwürigen Prozessen in der Mundschleimhaut auch an ganz andere Zusammenhänge: besonders bei infiltrativer Beteiligung der Gingiva an *Leukämie,* weiter an *Stomatitis merkurialis,* dann an fortgeschrittene Formen von *Skorbut.* Über sequestierende Zahnkeimentzündung siehe unten.

Die schwerste Form der Stomatitis, die *Noma,* eine fortschreitende Gangrän der Wange, ist eine solche Seltenheit geworden, daß ein Hinweis genügen dürfte. Die *Behandlung* gehört dem Chirurgen.

Ein meist ebenso bedeutungsloses wie häufiges Vorkommnis beim jungen Säugling ist der *Soor*; bei größeren Kindern ist er der seltene Begleiter einer schweren Hauptkrankheit. Ein ziemlich ubiquitärer und botanisch noch nicht einheitlich eingereihter Pilz, Oidium albicans, siedelt sich, wenn Ernährungsstörungen oder mechanische Mißhandlung den Boden geebnet haben, in den oberen Epithelschichten der Mundschleimhaut an und ist aus Abstrichen frisch in einem Tropfen Wasser, Glycerin oder verdünnter Kalilauge oder nach GRAM gefärbt leicht an den Konidien und Mycelfäden zu erkennen. Auf der meist geröteten Mundschleimhaut sieht man, am ehesten unter der Zungenspitze und auf der Zwischenkieferfalte, punktförmige schneeweiße, oft zu größeren Rasen zusammenwachsende und dann bisweilen sich grau oder braun verfärbende leicht erhabene Flecke. Milchreste können ebenso aussehen, lassen sich aber spurlos abwischen; diphtherische Beläge, an die man bei Ausbreitung auf den Mandeln denken könnte, haften noch fester und bluten beim Versuch der Entfernung.

In Ansehung der Bedeutungslosigkeit — Weiterwuchern in Larynx oder Oesophagus wird kaum je beobachtet — könnte man sich auf die Behandlung der Grundkrankheit beschränken. Wegen Behinderung des Trinkens ist dennoch eine örtliche *Behandlung* zu empfehlen: Mehrmals sehr vorsichtiges tägliches Abwischen (Pinsel oder Watteträger) mit 10—20% Boraxglycerin oder $2^1/_2$ bis 3% Eisenchloridlösung oder, am allerschonendsten, Aufstäuben von feinem Borsäurepulver nach den Mahlzeiten auf die Zunge oder Lutschenlassen an einem mit Borpulver durchsetzten oder mit 20% Boraxglycerin durchtränkten, mit Gaze umhüllten Wattepfropf.

Besonders in der Umgebung des Afters und am Gesäß, aber auch am Unterbauch und den Beinen gibt es einen *Soor der äußeren Haut* mit serös-eitrigen oder eitrigen Bläschen, in deren Inhalt der Pilz zu finden ist.

An akuten **Erkrankungen der Speicheldrüsen** ist zu nennen, abgesehen vom Mumps, die *Sialoadenitis purulenta,* am häufigsten beim Neugeborenen (Frühgeburten) aber auch in späteren Monaten noch vorkommend. Befallen ist meist nur eine Drüse, Parotis, Submaxillaris oder auch Sublingualis. Eiterabgang aus dem Ausführungsgang in den Mund sichert die Diagnose. Erreger sind vom Mund aus eingedrungene Staphylokokken. Meist kommt man, schon um den Eiterfluß in den Mund zu beseitigen, nicht um eine Inzision von außen herum, sobald Fluktuation deutlich ist. Die Prognose ist im ganzen nicht schlecht.

Eine chronische Erkrankung von praktischer Bedeutung ist die *Ranula,* eine angeborene oder erworbene cystische, durch das Frenulum linguae zweigeteilte Geschwulst der Glandula sublingualis, die vom Chirurgen zu behandeln ist.

Anomalien der Zahnung. Über die normale Dentition s. S. 4. Noch immer lebt die Vorstellung, daß der Durchbruch der Zähne zu allen möglichen Störungen und Krankheiten Anlaß werden könne *(Dentitio difficilis),* nicht nur zu Unruhe, Schmerzen, Greifen in den Mund, Speichelfluß, sondern zu Fieber, Krämpfen, Erbrechen, Durchfall, Husten, Hautausschlägen. Über Zeichen eines gewissen Unbehagens und leichte Fiebererhöhungen gehen die Zahnungsbeschwerden nicht hinaus.

Zähne können bei der Geburt schon vorhanden sein oder in der ersten Lebenszeit erscheinen *(Dentitio praecox);* dann haben sie meist keine Wurzeln und fallen alsbald aus. Längeren Bestand haben Zähne, die nur um einige Monate zu früh kommen.

Verspätete Zahnung ist manchmal konstitutionell und familiär bedingt; in der Regel aber handelt es sich um nicht gedeihende dystrophische Kinder. Die häufigste Ursache sind Rachitis, Hypothyreose, Mongolismus. Schon das Milchgebiß bedarf sorglicher Pflege und zahnärztlicher Überwachung; vorzeitiger Verlust von Milchzähnen beeinträchtigt die Stellung der bleibenden Zähne; vernachlässigte Caries oder eitrige Prozesse können Quellgebiet fernsitzender bakterieller Krankheitsherde sein.

Über Spätwirkungen von Rachitis und Lues auf das Gebiß siehe unter den betreffenden Abschnitten.

Ein recht schweres Krankheitsbild macht die *sequestrierende Zahnkeimentzündung* (Zarfl), die von näher (Gesichtserysipel) oder fernsitzenden Kokkenansiedelungen her metastatisch entsteht. In der leichteren phlegmonösen Form bildet sich eine schnell nekrotisierende Entzündung der Gingiva des Alveolarfortsatzes, die mit Ausstoßung des Zahnkeimes ausheilen kann, wenn es nicht zu der schweren, langwierigen, osteomyelitischen, bisweilen durch Pyämie tödlichen Form kommt mit manchmal ausgedehnten Nekrosen und Sequestrierungen des knöchernen Kiefers.

Krankheiten des Hals-, Nasen- und Rachenraums.

Äußerlich am Hals sichtbare Hemmungsmißbildungen sind die *Halsfisteln* (Kiemenfisteln, bronchiogene Fisteln). Angeboren sind nur die *lateralen* Halsfisteln (aus der 2. oder 3. Schlundtasche). Die Fisteln verlaufen blind (embryonale

Verschlußplatte zwischen innerer Schlund- und äußerer Kiementasche) mit äußerer Öffnung vor dem Sternokleidomastoideus oder sie führen bis in den Pharynx in der Tonsillengegend, wo auch die inneren blinden Halsfisteln abgehen. Auf ähnlichen Hemmungsmißbildungen beruhen die seitlichen *Kiemengangscysten,* die *Hydrocele colli congenita* und die bronchiogenen *Dermoidcysten,* deren Durchbruch nach außen sekundäre Fisteln an wechselnder Stelle hinterläßt. Die *mediale Halsfistel* entsteht gleichfalls sekundär nach Durchbruch einer Cyste des Ductus thyreoglossus. Eine Bildung von abenteuerlichem Aussehen und Maß ist das *Hygroma cysticum colli congenitum,* ein meist vielkammeriges Lymphangiom des Halses, das durch schwere Schluck-, Atem- und Zirkulationsbehinderungen alsbald zum Tode führt.

Erkrankungen der Nase und des Nasenrachenraumes.

Die Nase des Säuglings hat einen engeren vorderen Eingang und einen engeren hinteren Ausgang als die des älteren Menschen. Daraus ergeben sich erschwerte Abflußmöglichkeiten bei Sekretverdickung und Schleimhautschwellung besonders nach hinten, wo an Stelle der Choanen nur jederseits ein enger kreisrunder Kanal besteht, der die Nase vom Nasenrachenraum abgrenzt. Eine Vergrößerung der Rachenmandel wirkt sich in gleichem Sinne aus. Die Knorpel am Nasenausgang halten den Aditus offen; durch muskuläre Leistung kann der Naseneingang bei der Inspiration erweitert werden (Nasenflügelatmen, ein untrügliches Zeichen der Dyspnoe).

Verlegung der Nase wirkt sich — je jünger das Kind, desto schwerer wiegend — nach 2 Richtungen aus: Die Einatmungsluft wird nicht vorbereitet und die Mundatmung spielt sich bei dem auf dem Rücken liegenden Säugling infolge Zurücksinkens und Angesaugtwerdens der Zunge schlecht ein; es kann bis zu Erstickungszuständen kommen. Das Trinken an der Brust wird bei verstopfter Nase zur völligen Unmöglichkeit, auch das Nehmen der Flasche erschwert.

Nach *angeborenen Verschlüssen oder Verengerungen* der Choanen wird man suchen, wenn ein Neugeborenes ohne Schnupfen durch den Mund atmet oder beim Anlegen cyanotisch wird. Verschließende Membranen lassen sich gelegentlich mit der Sonde durchstoßen, knöcherne Verschlüsse ebenso wie störende *Verbiegungen des Septums* wird man dem Facharzt zuweisen müssen.

Akute Rhinitis ist um so bedeutungsvoller, je jünger das Kind ist. Bei *jedem Schniefen des jungen Säuglings muß man* an konnatale *Lues* und an *Nasendiphtherie* denken. Jeder akute infektiöse Schnupfen trägt die Gefahr des Weiterschreitens und der Komplikation in sich. Otitis media, Bronchitis und Pneumonie sind drohende Möglichkeiten. Die meisten akuten Schnupfen gehören zu dem Bild der Grippe ohne spezifische Erreger; die Ursache sind in allererster Linie Infektionen aus der Umgebung, durch „erkältete" Pflegepersonen, Verwandte, Geschwister.

Die *Rhinitis des älteren Kindes* bietet gegenüber der des Erwachsenen nichts besonderes; anders der *akute Schnupfen des Säuglings.* Fieber aller Grade und Formen, in den ersten Tagen nur spärlicher, anfangs seröser, später eitriger Ausfluß, Wundsein am Naseneingang, verlegte Nasenatmung, Ernährungsschwierigkeiten bis zu Esxikkose, Opisthotonus, Fontanellenspannung, Ernährungsstörungen und die Gefahr des Hinabsteigens der Entzündung in die tieferen Luftwege machen jeden Säuglingsschnupfen zu einer Krankheit mit ungewissen Aussichten.

Zur *Verhütung der Rhinitis* ist die entscheidende Maßnahme die Fernhaltung aller grippe-, schnupfen- oder anginakranken Personen aus der Umgebung. An den Säugling darf nur heran, wer zur Pflege unentbehrlich ist; hat die Mutter einen grippalen Infekt, soll sie versuchen, durch Anlegen eines Gesichtsschleiers aus Nessel, der, um die Atmung nicht zu behindern, von der Nasenmitte zur Brust reicht und mit auf dem Rücken zusammengebundenen Bändern in seiner Lage gehalten wird, die Tröpfcheninfektion zu verhüten. Auch in den Säuglingsheimen und -Kliniken werden die Grippehausepidemien durch die Schwestern und Ärzte ausgesät!

Die *Behandlung des Säuglingsschnupfens* hat in allererster Linie dafür zu sorgen, daß die Nase luftdurchgängig wird. Ist das Sekret serös, kann man, vor allem vor den Mahlzeiten, ohne vorherige Reinigung die Schleimhaut zum Abschwellen bringen durch Einträufeln von $1^0/_{00}$ Suprarenin, 1 : 1 oder 1 : 2 verdünnt mit Borwasser. Oder man legt nacheinander in jedes Nasenloch für einige Minuten einen mit dieser Lösung getränkten Wattetampon ein. Nachhaltiger ist die Wirkung von Ephetonin in Form der offizinellen 3% Ephetoninschnupfensalbe. Adstringierend auf die Schleimhaut, bakterienhemmend, Wasser aufnehmend und zugleich Borken erweichend wirkt die vielbewährte, mit dem Löffelstiel einzustreichende essigsaure Tonerdesalbe.

Liqu. alumin. acet. 1,0, Paraffin. liquid., Lanolin. anhydr. āā 5,0.

Ist der Naseneingang durch Borken oder dicken Eiter verlegt, wird er vorsichtig mit Wattetampons gereinigt. Als bakterientötende Maßnahmen kann man Einträufelungen von 5% Protargol- oder Kollargollösungen versuchen. Das Zimmer sei gut durchlüftet, im Sommer nicht zu warm, im Winter um 20° C; feuchte Luft durch nasse Tücher, Bronchitiskessel wirkt bei allen Katarrhen der Luftwege wohltätig.

Die Ernährung ist oft recht schwierig, und bisweilen ist Sondenfütterung nicht zu umgehen.

Bei der Rhinitis der größeren Kinder, wie überhaupt bei frischer Grippe, kann man eine gründliche Schwitzpackung anordnen und von Salicylpräparaten, von Arcanol, Gardan, Pyramidon u. dgl. Gebrauch machen. Hier bewähren sich auch Salben mit Menthol und Suprarenin, z. B. die Risinsalbe.

Rhinitis postica. Retronasale Angina (Adenoiditis).

Eine reine **Rhinitis postica** ist beim Säugling dann zu diagnostizieren, wenn bei schwerer Behinderung der Nasenatmung der vordere Teil der Nase ganz oder nahezu frei von Sekret ist (selbstverständlich aber kann auch dabei ein starker Ausfluß aus der Nase bestehen). Das Gesicht ist gedunsen, die Nasenlöcher sind, obwohl der Mund offen steht, weit aufgerissen, der Kopf wird nach hinten gebeugt, die Fontanelle kann gespannt sein, der Brustkorb steht in Inspirationsstellung und kann, z. B. bei gleichzeitiger Rachitis, deformiert werden.

Die **Behandlung** ist kaum verschieden von der oben beschriebenen; die Hauptaufgabe ist, die Nase wegsam zu machen. In chronischen Fällen bewähren sich adstringierende Einträufelungen von 0,5% Zinksulfat oder Zinc. sozojodol 1mal täglich 1 Tropfen, bei größeren Kindern 1—2%.

Sitzt die Entzündung noch weiter hinten und betrifft sie vorwiegend die Rachenmandel, so kommt ein dem Kindesalter eigentümliches Krankheitsbild zustande, die **Angina retronasalis** oder Adenoiditis. Sie steht beim größeren Kind in grundsätzlichem Zusammenhang mit einer Angina tonsillaris, tritt aber auch scheinbar für sich allein auf; beim Säugling, der eine Angina tonsillaris nicht kennt, ist dieses die Regel. Das Krankheitsbild ist schwer; beim Säugling kann es ganz dem der Rhinitis postica gleichen. Auch bei größeren Kindern kann das Fieber, oft mit septischer Kurve, wochenlang anhalten und bei der starken Beeinträchtigung des Allgemeinbefindens den nicht Erfahrenen beunruhigen, zumal wenn die täglichen Anstiege mit Frösten einhergehen. Der

Befund ist gering: mehr oder weniger behinderte Nasenatmung, kloßige Sprache, ein eigenartiger fader Geruch aus dem Munde — übler Mundgeruch kommt stets aus dem Mund- und Rachenraume, nicht aus dem Magen — eine dick belegte Zunge und als Wichtigstes ein schleimig-eitriges oder ein eitriges, von oben herabfließendes Sekret hinter dem Zäpfchen, oft nur zu sehen, wenn die Racheninspektion Würgbewegungen auslöst. Die Cervicaldrüsen, zwischen Hinterrand des Sternocleidomastoideus und lateralen Rand des Musculus trapezius, sind empfindlich und vergrößert; bei wiederholten Entzündungen, auch des Pharynx, bleiben sie lange vergrößert. Die Rhinoskopia anterior und posterior ist zur Diagnose entbehrlich.

Die **Prognose** ist, abgesehen von der Möglichkeit einer Otitis media, gut; die **Behandlung** versucht, durch regelmäßige Pyramidongaben das Fieber etwas zu dämpfen. Inhalieren von ätherischem Öl (Menthol, Thymol āā 0,2, Ol. Eukalypti 20,0, 20 Tropfen auf Wasser von etwa 50°, Gesicht und Wasserschüssel mit einem Tuch zeltartig umhängt) ist wohltätig und nützlich. Auf die Ernährung ist bei längerer Dauer besondere Sorgfalt zu verwenden.

Neben dieser als akute Infektionskrankheit ablaufenden Angina retronasalis sieht man häufig den protrahierten *Retronasalkatarrh*, der einen gleichartigen Rachen- und Drüsenbefund bietet, aber mit unregelmäßigen subfebrilen Temperaturen und weniger heftigen Allgemeinerscheinungen einhergeht.

Von selteneren Formen der Rhinitis ist zu nennen die **Rhinitis atrophicans,** die in ihren Anfängen schon im frühen Kindesalter angetroffen wird, kenntlich an Trockenheit der Schleimhaut mit trockenen Borken. Die hintere Rachenwand kann an der Atrophie beteiligt sein. In der Behandlung dieses Zustandes und erst recht der gegen Ende der Kindheit besonders bei Mädchen vorkommenden echten **Ozäna (Stinknase)** wird man der Mithilfe des Otorhinolaryngologen nicht entraten wollen.

Das Gleiche gilt von dem Vorgehen bei **Fremdkörpern in der Nase,** wenn sie nicht so gelagert sind, daß man sie ohne die sehr bedenkliche Gefahr des Zurückschiebens nach hinten mit der Pinzette fassen (Stoffstücke, Papier u. dgl.) oder mit einem Häkchen umgehen und vorziehen kann (harte runde Gegenstände). Vorher wird man versuchen, durch gründliches Schneuzenlassen bei zugehaltenem anderem Nasenloch den Fremdkörper herauszublasen.

Nasenbluten (Epistaxis).

Das beim Kind so sehr häufige Nasenbluten rührt fast immer von derselben Stelle her, dem Locus Kiesselbachii am Septum nahe dem Naseneingang. Wegkratzen von Krusten oder Blutborken nach vorausgegangener Blutung mit dem Fingernagel ist die Auslösung oder eines der beim Kind alltäglichen Traumen oder auch Blutstauungen bei stärkerem Husten, so daß bei allen akuten Katarrhen der oberen Luftwege, bei jedem Grippeinfekt, bei Masern, Scharlach, Keuchhusten Nasenbluten eine bisweilen recht störende Belästigung sein kann. Auch Teleangiektasien an dieser Stelle können aus ähnlichen Ursachen bluten. Tritt die Epistaxis bei Rückenlage, im Schlaf, ein, so läuft das Blut nach hinten und wird verschluckt, und die Angehörigen werden durch Blutbrechen erschreckt. Heftiges und hartnäckiges Nasenbluten zwingt zum Nachforschen nach allgemeinen Ursachen, also Hämophilie, Skorbut, WERLHOFsche Krankheit, Leukämie, Sepsis.

Die **Behandlung** ist einfach; bei den erwähnten Hustenkrankheiten ist der überflüssige Hustenreiz durch Codein und Ähnliches einzuschränken, Borkenbildung ist durch Einstreichen von essigsaurer Tonerdesalbe (s. S. 368) zu beseitigen und zu verhüten. Leichte Blutungen stehen schon bei aufrechter

Körperhaltung und Drücken des Nasenflügels gegen das Septum, hartnäckige Blutungen werden mit einem dicken Wattepfropf, der mit 1⁰/₀₀ Suprareninlösung oder 10% Koagulenlösung durchtränkt ist, tamponiert, wiederholte Blutungen werden nach Kokainisierung geätzt mit Trichloressigsäure (Krystall durch vorsichtiges Erwärmen oder Stehenlassen in Glasschale zerfließen lassen und Watteträger damit befeuchten), Chromsäure in Substanz, 10% Höllensteinlösung oder, in ganz hartnäckigen Fällen, mit dem Thermokauter gebrannt. Danach ist durch Salbenbehandlung eine Krustenbildung zu verhüten.

Erkrankungen der Nebenhöhlen der Nase.

Stirnhöhle und Keilbeinhöhle sind beim jungen Kind noch nicht entwickelt; für Sinusoitiden kommen also nur Siebbein- und Kieferhöhle in Betracht, entstehend bei eitrigem Schnupfen, Scharlach, Grippe u. dgl. Die *Entzündung der Siebbeinzellen* macht ein hoch fieberhaftes, schweres Krankheitsbild; ein einseitiges, nie hämorrhagisches Ödem besonders des Oberlids und seiner Umgebung, weniger des Unterlids, ohne Conjunctivitis läßt das eine Auge völlig zuschwellen; der Bulbus kann nach vorn und außen geschoben sein. Die *Prognose* ist im allgemeinen nicht schlecht, wenn auch Abszeßbildung im Oberlid, Panophthalmie, eitrige Meningitis, Thrombophlebitis des Sinus longitudinalis und cavernosus, Hirnabsceß und Sepsis eintreten können.

An eine *Entzündung der Kieferhöhle* soll man bei hartnäckigem und immer wiederkehrenden eitrigen Schnupfen und „Erkältungen" denken, auch wenn örtliche Symptome — Ödeme der bedeckenden Weichteile bis zu den Augenlidern — fehlen. Eine Röntgenaufnahme leistet oft gute Dienste. Die *Behandlung* ist, abgesehen von den seltenen Fällen, die eines chirurgisch-spezialistischen Eingriffs bedürfen, einfach und dankbar. Einträufelungen von Suprarenin, Kopflichtbäder, Schwitzprozeduren.

Erkrankungen des lymphatischen Rachenrings.

Das Neugeborene hat noch keine Gaumenmandeln im späteren Sinn; die Ausbildung der Lymphfollikel der Tonsillen ebenso wie die Entstehung der Lacunen geschehen erst im Laufe des ersten und zweiten Lebensjahres. Daher kennt der Säugling kaum eine eigentliche Angina; Infekte des Rachens laufen ab unter dem Bild der auch späterhin häufigen **Pharyngitis granulosa,** einer der häufigsten Kinderkrankheiten überhaupt, die man wegen ihrer Infektiosität der Grippe zuzurechnen gewohnt ist: Bei Fieber jeglichen Grades und Allgemeinerscheinungen aller Stärken, z. B. parenteralen Dyspepsien oder initialen Krämpfen, sind die hintere Rachenwand und oft auch der vordere Gaumenbogen und das Zäpfchen gerötet und aus der Pharynxschleimhaut ragen die noch stärker geröteten geschwollenen Lymphknötchen heraus („roter Rachen" oder „roter Hals"), die bei häufigen Wiederholungen allmählich sichtlich hypertrophieren, mitunter geradezu in die gleichfalls vergrößerte Rachenmandel übergehen können. Es besteht ein unangenehmes Kratzen im Hals, Schluckbeschwerden nur beim Leerschlucken, nicht beim Schlucken von Bissen. Das Lästigste ist oft ein hartnäckiger trockener Reizhusten, der den akuten Infekt lange überdauern und die Sorge vor Tuberkulose erwecken kann.

Die Cervicaldrüsen sind geschwollen, meist lange über das akute Stadium hinaus. Die *Behandlung* soll den unnützen Hustenreiz unterdrücken durch Codein oder Paracodein. Nützlich sind Dampfinhalationen und Pinselungen des Rachens mit Höllenstein- oder Mandlscher Jodlösung.

Die eigentliche **Angina (catarrhalis, follicularis, lacunaris)** ist die häufigste Ursache fieberhafter Zustände beim Kind überhaupt und eine wirkliche Kinderkrankheit insofern, als nach der Pubertät die ewigen Rezidive, die vielen Kindern eigentümlich sind und sie in ihrer Entwicklung und Lebensfreude so sehr stören, aufzuhören pflegen. Es darf, auch um beginnenden Scharlach oder Masern nicht zu übersehen, niemals bei einer fieberhaften Erkrankung die genaue Besichtigung des Rachens unterlassen werden, mit Spatel bei hellem (Tages)licht, auch wenn, wie so oft, über Schluckbeschwerden nicht geklagt wird. Ob die Tonsillen nur geschwollen oder gerötet (A. catarrhalis) oder dazu mit den als graue bis gelbe Flecken aus der Oberfläche herausragenden Follikeln gesprenkelt (Angina follicularis) oder mit losen grauen oder graugelben, manchmal größere Flächen bildenden, um die Krypten oder Lacunen gruppierten, leicht und ohne Blutung abwischbaren Belägen (A. lacunaris) bedeckt sind, ist unwesentlich und für den Krankheitsablauf ohne Bedeutung, zumal diese Bilder in einander übergehen können. Lediglich die tiefer ins Gewebe greifenden Anginen, die ulcero-membranosa (PLAUT-VINZENT) oder die phlegmonosa müssen besonders herausgestellt werden.

Die **Angina des Säuglings** ist, abgesehen von der theoretisch interessanten, nicht häufigen Angina punctata die beschriebene *Pharyngitis granulosa*. Beim größeren Kind fängt die übliche Angina plötzlich an, in den ersten Lebensjahren auch mit Krämpfen, mit schnell und hoch ansteigendem Fieber, Kopfschmerzen, manchmal Erbrechen. Klagen über Leibschmerzen können den Untersucher in die Irre führen und ihn vergessen lassen, den Rachen zu besichtigen. Nach wenigen Tagen ist das Fieber lytisch abgesunken und das Kind wieder gesund, wenn nicht Komplikationen sich anschließen. Mildere Abläufe sind häufig, auch länger sich hinziehende subfebrile Temperaturen. Eine Schwellung oder mindestens Druckempfindlichkeit der submaxillaren Lymphknoten, besonders hinter dem Kieferwinkel, fehlt selten; höhere Grade kommen vor. Schwellung der Cervicaldrüsen beweist Beteiligung des Nasenrachenraums, der Rachenmandel.

Jede Angina, so leicht sie auch abzulaufen scheint, kann der Anlaß mancherlei Übels sein; um nur die wichtigsten zu nennen, Gelenkrheumatismus, Endocarditis und *herdförmige Nephritis und Glomerulonephritis*. Man untersuche also den Urin nicht nur während der Angina, wo eine leichte Albuminurie mit Sedimentbefund die Regel bildet, sondern kontrolliere ihn 10 Tage über die Heilung hinaus. Die von der Entzündung der Tonsillen ausgehende Sepsis kommt beim Kind selten vor.

Die verantwortungsschwere *Differentialdiagnose* bei jeder Angina ist die Unterscheidung von der Diphtherie; leicht und ohne Blutung abwischbare Beläge sind nicht diphtherisch; andererseits gibt es aber auch festhaftende und ihrem Aussehen der Diphtherie sehr ähnlich anginöse Membranen (Angina pseudomembranosa), wo erst die bakteriologische Untersuchung Sicherheit schafft. Für den Arzt am Krankenbette gelte die Regel: bei jedem Diphtherieverdacht soll er, ohne das bakteriologische Ergebnis abzuwarten, Serum einspritzen, dessen Heilwirkung am sichersten ist, je früher es angewandt wird. Jede Stunde der Verzögerung kann zum Verderben führen. Zur unmittelbaren Orientierung leistet nicht selten ein mit Methylenblau gefärbter Abstrich gute Dienste, der in wenigen Minuten durch den Befund von Diphtheriebacillen mit ihrer ungleichmäßigen Aufnahme des Farbstoffs und der charakteristischen fischzugartigen Lagerung eine Wahrscheinlichkeitsdiagnose erlaubt.

Syphilitische Prozesse an den Tonsillen dürfen nicht verkannt werden; die sog. *Keratose* der Mandeln — weißliche Verdickung des Epithels — ist belanglos; die so häufigen *Pfröpfe*, bedingt durch eine chronische Tonsillitis oder auch entstanden durch die allmähliche normale Rückbildung lassen sich leicht ausdrücken oder aussaugen.

Ob die übliche *örtliche Behandlung* der Anginen wirklich einen nennenswerten Einfluß auf den Ablauf ausübt, sei dahingestellt; bei der Popularität, deren sich diese Gepflogenheiten erfreuen, wird der Arzt kaum um solche Verordnungen herumkommen. Die *Gurgelwässer* erreichen die Tonsillen und die hintere Rachenwand überhaupt nicht, sondern leisten nur eine Reinigung und Erfrischung der Mundhöhle; es ist belanglos, ob man mit essigsaurer Tonerde (1 Teil der offizinellen 8% Lösung + 9 Teile Wasser), Wasserstoffsuperoxyd $1^0/_{00}$, Kamillentee bzw. Kamillosan oder Salzwasser gurgeln läßt. Kalium chloricum, wegen der Gefahr des Hinunterschluckens, vermeide man besser. Mundpastillen schaden nicht. Bei starken Schmerzen werden Anästhesinbonbons angenehm empfunden. Die üblichen *Halswickel* verordne man als Priessnitzsche Umschläge; sie können tags und nachts angelegt werden und halten 12 Stunden vor. Für die *Allgemeinbehandlung* ist vor allem die Ernährung wichtig: reichliches Trinken von stark gezuckerten Fruchtsäften (Citronenlimonade), süßer Malzkaffee mit Milch, rohes Obst, Kompotte, Puddings, Speiseeis u. dgl. dem kindlichen Geschmack entsprechende eiweißarme Dinge. Als Medikamente sind Salicylpräparate oder Pyramidon zum Senken des Fiebers und zur Linderung der Kopfschmerzen nicht unzweckmäßig, ebenso Treupelsche Tabletten oder Gelonida antineuralgica und Schlafmittel bei unruhigen Nächten. Das Bett soll gehütet werden bis 2—3 Tage nach der Entfieberung. Bei häufig *rezidivierenden Anginen* ist die Tonsillektomie die einzige wirksame Behandlung.

Die **Angina ulcero membranosa (Plaut-Vinzent)** ist gekennzeichnet durch ihre Beläge, die, nur ausnahmsweise auf das Zäpfchen übergehend, auf den Tonsillen ziemliche Ausdehnung zeigen: entweder sehr diphtherieähnlich und pseudomembranös oder schmierig auf tiefer greifenden Ulcerationen. Die Abgrenzung von der Diphtherie ist also nicht immer leicht; das verhältnismäßig gute Allgemeinbefinden und das oft nur geringe Fieber sprechen für Plaut-Vinzent, zudem ein eigenartiger übler Geruch aus dem Mund. Die Beläge bleiben länger bestehen als bei Diphtherie, 1—2 Wochen, die Schwellung der submaxillaren Drüsen ist nur bei tieferer Geschwürsbildung erheblich. Leicht zu sichern ist aber die Diagnose dieser sehr infektiösen und in der Mehrzahl der Fälle gutartigen Form von Angina durch die mikroskopische Untersuchung des Ausstrichs, dessen Bild beherrscht ist durch Spirillen und fusiforme Bacillen (wie bei Stomatitis ulcerosa). Im Blutbild spricht eine Mononukleose ohne Vermehrung der Gesamtleukocyten für Plaut-Vinzent. Hier ist neben den allgemeinen Maßnahmen bei Angina eine örtliche *Behandlung* am Platz: 2mal tägliches Betupfen mit einer 5—10% wäßrigen Lösung von Neosalvarsan oder (weniger wirksam) Aufschwemmung in Glycerin. Auch das Aufstäuben von Puderzucker auf die Tonsillen oder das Lutschen an zuckergefüllten Schnullern soll nützlich sein.

Die **Angina phlegmonosa, der Tonsillar- bzw. Peritonsillarabsceß** ist absolut und erst recht relativ im Verhältnis zu der großen Häufigkeit der Anginen im Kindesalter selten und hat, von gelegentlich beobachtetem Larynxödem, Einbruch in die Carotis, Sepsis od. dgl. abgesehen, eine gute Prognose. Das Krankheitsbild gleicht ganz dem des Erwachsenen: akuter Beginn, hohes Fieber, starke regionäre Drüsenschwellung, Speichelfluß, kloßige Sprache, Nahrungsverweigerung wegen heftiger Schluckschmerzen, Kieferklemme, steife Kopfhaltung. Bei der ziemlich schwierigen Besichtigung des Rachens erblickt man einen intensiv roten vorgewölbten Gaumenbogen, der die Tonsille selbst mehr oder weniger unsichtbar macht, wenn sie nicht selbst Ort der Abscedierung und stark vorgewölbt ist. Sobald in der anfangs brettharten Schwellung sichere Fluktuation zu fühlen ist, aber nicht vorher, soll man den peinvollen Zustand beseitigen durch einen 1 cm langen Einschnitt an der fluktuierenden Stelle parallel dem

Gaumenbogen mit einem Messer, dessen Klinge $^1/_2$ cm griffwärts der Spitze mit Heftpflaster umwickelt ist. Mit der Kornzange wird der Schnitt stumpf erweitert oder man eröffnet überhaupt mit einer spitzen Kornzange, die man nach Durchstoßen der Absceßmembran spreizt. Der Kopf wird, damit kein Eiter nach hinten laufen und aspiriert werden kann, nach vorn gehalten. Im Anfang, wo noch die Möglichkeit der Rückbildung besteht, wird man eine Eiskrawatte anordnen, später, wenn darauf nicht mehr zu rechnen ist, sucht man durch diese oder jene Art heißer Umschläge die Einschmelzung zu beschleunigen. Die starken Schmerzen verlangen Linderung durch Salicylpräparate, Veramon, Gelonida antineuralgica, TREUPELsche Tabletten u. ä.

Eine andere Absceßbildung im Rachen soll ihrer großen Wichtigkeit im Säuglings- und frühesten Kleinkindesalter wegen hier angeschlossen werden, der noch immer oft übersehene oder verkannte **Retropharyngealabsceß,** der von den retropharyngealen Lymphdrüsen (medialen und lateralen) ausgeht, die ihren Lymphstrom aus dem Nasenrachenraum beziehen. Die fiebernden Säuglinge halten den Kopf nach vorn gebeugt, steif, verweigern wegen des schmerzhaften Schluckens die Nahrung; sie atmen angestrengt mit offenem Mund und lassen dabei ein inspiratorisches, dem Schnarchen nicht unähnliches, von laryngealem Stridor völlig verschiedenes Geräusch entstehen, den pharyngealen Stridor. Dazu kommen Reizhusten, bei tiefem Sitz der Erkrankung Cyanose und Erstickungszustände. Bei hohem Sitz sieht, bei tieferem fühlt man in der Mitte oder seitlich auf der hinteren Rachenwand eine Schwellung, die dem palpierenden Finger wie ein weiches elastisches Kissen fluktuierend imponiert. Die Gefahr des Retropharyngealabscesses liegt in der Senkung des Eiters vor allem nach dem Mediastinum, in der Aspiration bei spontanem Aufgehen und schließlich im Glottisödem. Daher muß, sobald Fluktuation da ist — differentialdiagnostisch kommt eigentlich nur ein Senkungsabsceß bei tuberkulöser Halswirbelsäulencaries in Frage — alsbald peroral incidiert werden: Eröffnung von außen kommt nur in Betracht bei großen seitlichen Abscessen, die sich am Hals nach außen vorwölben. Das Kind sitzt mit an den Thorax gewickelten Armen und leicht vornübergebeugtem Kopf aufrecht auf dem Schoß der Schwester, der Arzt gegenüber, der Mund wird offen gehalten, der linke Zeigefinger tastet nach der Höhe der Fluktuation, während die rechte mit einem durch Heftpflaster geschützte Skalpell (s. unter Tonsillarabsceß) unter Leitung des linken Zeigefingers einen nicht zu kurzen Längsschnitt, bei seitlichem Sitz der Geschwulst einen schrägen Querschnitt ausführt. Sehr bequem ist die Incision mit einer Stich-Spreizzange (Evens u. Pistro, Kassel, RM. 6.—), bei der eine Manschette das zu tiefe Einstoßen verhindert. In dem Augenblick, wo der Eiter ausströmt, wird der Kopf oder besser das ganze Kind mit dem Mund nach abwärts wagerecht gehalten, damit der Eiter nicht nach hinten fließen und aspiriert werden kann. Die nächsten Tage muß kontrolliert werden, ob nicht nach Verklebung der Wunde eine Eiterverhaltung eingetreten ist. Bei rechtzeitigem Handeln sind die Aussichten nicht schlecht.

Unter den sonstigen **Erkrankungen der peripheren Lymphdrüsen des lymphatischen Rachenrings** erfordert nur die akute Entzündung der submaxillaren und am Kieferwinkel sitzenden (jugularen) Drüsen ärztliches Eingreifen. Sie haben ihr Quellgebiet in den Gaumenmandeln und ihrer nahen Umgebung und schwellen bei einer manchmal unbemerkten Angina bisweilen mächtig an unter Fieberanstieg von oft wochenlang gleichmäßiger Höhe. Die Drüsentumoren schmelzen eitrig ein oder bilden sich schneller oder langsamer zurück. Immer denke man dabei an ein zweites Kranksein nach Scharlach und stelle Tuberkulinreaktionen an. Auch an die *Spätsyphilis* als Ursache torpider Halsdrüsenschwellung sei erinnert.

Die *Behandlung* der nichtspezifischen, in der Regel durch Staphylokokken erzeugten Lymphadenitis submaxillaris und jugularis besteht üblicherweise in Auflegen von reinem Ichthyol oder von 20—50% Ichthyolvaseline oder in Aufpinseln von 10% Jodvasogen bzw. Einreiben von Jodex. Kommt es zur Einschmelzung, so soll man mit der Incision warten, bis der spontane Durchbruch unmittelbar bevorsteht. Dann genügt eine höchstens 1 cm lange Stichöffnung zur Entleerung des Eiters und zur Ausheilung, die ohne oder mit kaum sichtbarer Narbe zuheilt. Auch Röntgenbestrahlungen haben sich hier gut bewährt.

Als **Pfeiffersches Drüsenfieber** (infektiöse Mononucleose der Amerikaner) findet neuestens ein Zustand, nachdem er jahrzehntelang fast vergessen war, steigende Beachtung; er ist gekennzeichnet durch die Dreiheit der Symptome: generalisierte Lymphdrüsenschwellung ohne Neigung zur Vereiterung, Fieber, Lymphomononukleose. Eine Milzschwellung gehört typischerweise dazu und ist in der Mehrzahl der Fälle nachweisbar. Der *Blutbefund*, der allein zur Stellung der Diagnose berechtigt, zeigt ein lymphoblastisch plasmazelliges Blutbild: absolute Leukocytenzahl auf der Höhe der Krankheit 10—25 000, selten bis 50 000, mit einer relativen Lymphocytose zwischen 60 und 90% und einer Ausschwemmung unreifer und pathologischer Lymphzellen und starker Neigung zu plasmazelliger Umwandlung auf allen Reifungsstufen. Auch unreife myeloische Elemente und Vermehrung der Monocyten in bestimmten Stadien ist ein gewöhnlicher Befund, während das rote Blutbild im wesentlichen unverändert bleibt. Das Drüsenfieber, wenn auch über seinen Erreger (Streptokokken)? eine Einigung noch nicht besteht, ist eine Infektionskrankheit, die Kinder wie Erwachsene betrifft; man kennt Familien, Heim-, Anstalts- und Schulepidemien; auch eine Stadtepidemie (Bern) ist beschrieben worden. Die Inkubationsdauer ist mit 7—8 Tagen anzunehmen; wahrscheinlich ist als *Übertragungsmodus* die Tröpfcheninfektion und als Eintrittspforte der Nasenrachenraum. Ein meist kurzes, bisweilen aber über Wochen ausgedehntes *Prodromalstadium* äußert sich in allgemeinem Krankheitsgefühl mit verschiedenen mehr oder minder diffusen Beschwerden. Man kann zwei Grundtypen unterscheiden, die *Erkrankung des Lymphdrüsenapparates, die lymphoglanduläre Form*, der mehr als drei Viertel aller Fälle zugehörten und die *anginöse Verlaufsform*. Untergruppen sind septischer Typus mit plötzlichem hohem Fieber, ohne örtlichen Befund, mit Kopf-Rücken-Gliederschmerzen, Schwindel. Fieberdauer 1, meist 2—5, auch 8, selten 14 Tage und länger. Drüsenschwellung anfangs gering, alsbald aber generalisiert, meist deutlicher Milztumor. Mononukleose erst am Ende des Fieberstadiums auf voller Höhe. Anginöser Typus unter dem Bild einer katarrhalischen, follikulären, lacunären oder diphtherieähnlichen pseudomembranösen Angina mit Drüsenschwellung besonders am Hals. Mit dieser Form decken sich die Begriffe der *Angina mit lymphatischer Reaktion, bzw. der Monocytenangina*. Pharyngealer Typus mit Pharyngitis und Schwellung der occipitalen, retroaurikularen, cervicalen, später auch der axillaren, cubitalen und inguinalen Lymphdrüsen. Thorakaler Typus mit einem Katarrh der oberen Luftwege oder einer Bronchitis, keuchhustenartigem Husten oder retrosternalen Schmerzen. Abdominaler Typus wie eine akute Appendicitis mit Fieber und Koliken. Schwellung zuerst der Mesenterialdrüsen, später der Inguinal-, Axillar-, Cubital- und Cervicaldrüsen. Schleichender Typus ohne Fieber oder mit unregelmäßigen subfebrilen Erhebungen ohne besonderes Krankheitsgefühl, aber mit oft erheblichen universellen Drüsenschwellungen.

Die Rückbildung der Drüsenschwellungen, des Milztumors und des Blutbildes kann sich Wochen und Monate, sogar Jahre hinziehen. Vereiterung ist eine große Seltenheit.

Rezidive des Drüsenfiebers kommen vor. An andersartigen Manifestationen sind eine Drüsenfieberparotitis und Drüsenfieberstomatitis oft aphthöser Art zu erwähnen. Neben dem Milztumor gibt es auch Leberschwellungen und schließlich eine — gutartige — Nephritis, wie überhaupt die *Prognose* des Drüsenfiebers günstig gestellt werden darf. *Differentialdiagnostisch* hat man sich vor Verwechslungen mit Leukämie zu hüten.

Die **Behandlung** erfordert Bettruhe während der Fieberperiode und symptomatische Therapie. Zur Rückbildung der Drüsenschwellungen werden artfremde Eiweißinjektionen (Milch, Yatrenkasein), auch Omnadin empfohlen, günstig scheinen Bestrahlungen mit der Quarzlampe zu wirken.

Hyperplasie des lymphatischen Rachenrings (der Gaumen- und Rachenmandeln).

Unendlich viel öfter als die generalisierte Drüsenschwellung des Drüsenfiebers beschäftigt den Arzt die isolierte Vergrößerung der Gebilde des lymphatischen Rachenrings, der Gaumentonsillen und der Rachenmandel. Adenoide Vegetationen mit ihren mannigfachen störenden Folgen, hypertrophische Gaumenmandeln, die Bereitschaft davon befallener Kinder zu retronasalen Anginen, Rhinitiden, Otitiden, tonsillären Anginen gehören zu den häufigsten Anlässen, Kinder dem Arzt vorzuführen, und fast alltäglich steht der Kinderarzt oder der praktische Arzt vor der Frage, ob er zu operativen Maßnahmen raten soll oder nicht. Über die *physiologische Bedeutung* dieser Organe, ob und in welcher Weise sie der Infektabwehr oder der inneren Sekretion dienen, ist man sich noch im Unklaren. Beim Neugeborenen liegen die Gaumenmandeln versteckt in der Bucht zwischen den Gaumenbögen. Vergrößerungen kommen praktisch erst vom zweiten Lebensjahr an vor. Von da an häufen sich die Befunde von Vergrößerungen der Tonsillen; ein Gipfel scheint im vierten und ein zweiter etwas niedrigerer im zehnten Lebensjahr zu liegen. Nunmehr vollzieht sich eine physiologische Rückbildung der drei Tonsillen bis zum Ende der Pubertät.

Die *Ursachen der Hyperplasie* sind teils konstitutioneller, teils exogener Art. Es gibt Familien, in denen sich durch die Generationen solche Hyperplasien in großer Häufung finden und andererseits spielen als exogene Faktoren wiederholte Infekte und übermäßige Ernährung eine unverkennbare Rolle. Wir finden aber auch enorme Gaumenmandeln, wo kaum je eine Angina gespielt hat und sehen gerade bei großer Bereitschaft zur Entzündung kleine geschrumpfte Tonsillen.

Störend werden *hyperplastische Gaumenmandeln*, wenn sie wie große in der Mitte einander fast berührende Kugeln mit glatter oder zerklüfteter Oberfläche den Eingang zum Schlunde verlegen. Dann können sie die Nahrungsaufnahme behindern, die Sprache wird gaumig und kloßig besonders bei kleineren Kindern und im Schlaf entsteht ein lauter pharyngealer Stridor oder die Patienten wachen aus Schreckträumen durch Erstickungsgefühl auf. *Differentialdiagnostisch* muß man bei Vergrößerung nur einer Tonsille eine — meist sekundäre — Tuberkulose in Erwägung ziehen oder einen Tumor, deren es auch bösartige in diesem Alter (Sarkome) gibt. Die *Behandlung* der Hyperplasie der Gaumenmandeln kann konservative oder chirurgische Wege gehen. Nur konservativ soll vorgegangen werden, wenn die Mandeln zwar groß sind, aber den Träger nicht nennenswert belästigen. In diesem Fall soll man knapp ernähren, alle Mast vermeiden und die physiologische Rückbildung abwarten.

Röntgenstrahlen bringen lymphatisches Gewebe zu rascher Schrumpfung; eine Strahlenbehandlung der Tonsillenhyperplasie wird mancherorts getrieben und empfohlen, hat sich aber bisher noch nicht allgemein eingebürgert. Unter sorgfältigem Schutz für die Nachbarorgane (Kehlkopf, Hypophyse) kann man bei schlaffen Hypertrophien — chronisch-entzündliche reagieren nicht — 3mal 30% der HED mit harten Strahlen auf jede Seite in Abständen von 4 Wochen verabfolgen. Die beiden chirurgischen Methoden sind die Kappung — Tonsillotomie und die Herausschälung — Tonsillektomie der Gaumenmandeln. Die *Tonsillektomie* schafft bleibende Abhilfe, weil die herausgeschälte Tonsille nicht nachwachsen kann. Vor dem 5.—6. Lebensjahr ist sie kaum ausführbar, dann aber in der Hand des geübten Facharztes ein Eingriff ohne besondere Gefahren. Sie ist vorzunehmen nach völligem Abklingen der letzten akuten Entzündung bei ewig rückfälligen Anginen und dann, wenn chronische Infektionsherde in den Tonsillen nachzuweisen sind, die als Quellgebiet einer Ferninfektion angesprochen werden können. Für die Mehrzahl der Fälle ist die Kappung, die *Tonsillotomie* die Methode der Wahl. Auch hier soll ein Zeitpunkt abgewartet werden, an dem keine akute Entzündung mehr spielt. Der Eingriff wird heutzutag zumeist wohl vom Laryngologen ausgeführt, ist aber dem geübten Allgemeinpraktiker und Kinderarzt nicht unzugänglich. Scheut man sich vor einer Rauschnarkose, so muß man, um das Kind vor dem Operationsschreck und der Arztangst zu bewahren, es in geeigneter Weise psychisch vorbehandeln. Immer bilden sich auf den Tonsillenstümpfen weiße diphtherieähnliche Fibrinbeläge, die einige Tage bestehen bleiben.

Eine *Hyperplasie der Rachenmandel (adenoide Vegetationen)* kann, anders als die der Gaumenmandeln, schon im 1. Lebensjahr sich entwickeln. Während große Gaumenmandeln den Träger nicht zu belästigen brauchen, wird eine Hypertrophie der Rachenmandel selbst mäßigen Grades immer Störungen verursachen. Denn bei ihrem Sitz unmittelbar hinter den Choanen verengt sie den Luftweg, behindert den Sekretabfluß nach hinten und verlegt die Mündung der Ohrtrompete. Zudem wird eine hypertrophische Rachenmandel immer wieder von Infekten heimgesucht.

Adenoide Vegetationen sieht man so und so oft den Trägern an, sie haben das schlaffe, etwas blöde scheinende längliche Adenoidengesicht mit geöffnetem Mund und über die sichtbaren oberen Schneidezähne hochgezogener Oberlippe. Die Nasenatmung ist behindert, die Kinder schlafen schnarchend mit offenem Mund einen unruhigen, vielleicht durch Pavor nocturnus gestörten oder durch Zähneknirschen störenden Schlaf. Obwohl er genetisch mit der großen Rachenmandel nichts zu tun hat, gehört zu dem typischen Adenoidengesicht auch ein schmaler steiler „gotischer" Gaumen mit anomalen Zahnstellungen.

Die Stimme des Adenoidenträgers ist die gestockte Nasenstimme (Rhinolalia clausa); er ist ein schlechter Esser mit großem Durst infolge des durch die Mundatmung trockenen Gaumens und Rachens. Der chronische Katarrh und die häufigen akuten Entzündungsschübe äußern sich — s. auch unter Angina retronasalis — in Fieber, Sekretfluß die hintere Rachenwand hinab, morgen- und abendlichem Reizhusten und der so sehr charakteristischen Schwellung der Cervicaldrüsen.

Der blöde Gesichtsausdruck und die schlechten Schulleistungen bei Adenoidenträgern beruhen nicht immer auf wirklichen Hemmung der geistigen Entwicklung, sondern auf der häufigen Schulversäumnis oder auf Schwerhörigkeit. Denn die große Rachenmandel verlegt die Ohrtrompete, macht Tubenkatarrh und Mittel-Ohrentzündung.

Der Tubenkatarrh und Tubenverschluß ist eine häufige Ursache der Schwerhörigkeit von Kindern, besonders von Adenoidenträgern. Er ist leicht zu erkennen an dem charakteristischen Bild des eingezogenen Trommelfells; die Schwerhörigkeit hört nach einer Politzerschen Luftdusche schlagartig auf. Differentialdiagnostisch denke man bei Hörstörungen des späteren Kindesalters auch an Spätsyphilis.

Die **Diagnose** der adenoiden Vegetationen ist also leicht; auszuschließen sind nur Behinderungen der Nasenatmung durch Anomalien im Bau dieses Organs und durch fibröse Nasenpolypen. Den Beweis erbringen die Rhinoskopia anterior und posterior. Mit einiger Übung kann man die Rachenmandel palpieren, indem man — unter Beißschutz — hinter dem Kind stehend mit dem rechten Zeigefinger vorsichtig hinter das Zäpfchen in den Nasenrachenraum tastet.

Für die **Behandlung** der Hyperplasie der Rachenmandel gilt dasselbe wie für die der hypertrophischen Gaumentonsillen, mit denen sie so oft vergesellschaftet ist. Obwohl man wegen der Möglichkeit des Nachwachsens die Adenotomie gerne bis zum 6. Lebensjahr hinausschieben möchte und dazu die genannten konservativen Methoden anwendet, ergänzt durch monatelange tägliche Instillationen von 0,5—1% Zinksulfatlösungen in die Nase, ist man doch öfter als zur Tonsillotomie zur *Adenotomie* gezwungen, teils wegen der häufigen Fieberzustände, der ewig rückfälligen Nasenkatarrhe und der Beeinträchtigung des gesamten Gedeihens, teils aus Rücksicht auf Hörfähigkeit und Mittelohr. Man bedient sich zu dem Eingriff des Ringmessers nach GOTTSTEIN, BECKMANN oder SCHÜTZ oder des Adenotoms von SIEBENMANN; der geübte Allgemeinpraktiker und Kinderarzt ist zur Adenotomie durchaus befugt, meist aber wird der Laryngologe eintreten. Über die Frage der Narkose, Allgemeinbehandlung nach der Operation u. dgl. gilt dasselbe, was bei der Tonsillotomie ausgeführt wurde. Bleibt die Mundatmung dennoch bestehen, dann muß den Kindern durch geeignete Übungen die vergessene Nasenatmung wieder beigebracht werden.

Erkrankungen des Ohrs, besonders des Mittelohrs.

Eng verbunden mit den Erkrankungen der Nase, des Nasenrachenraums und des Rachens sind die Entzündungen des Mittelohrs; infolge der Weite und Kürze der Tuba Eustachii bildet die Paukenhöhle, gleichsam eine Seitenbucht des Nasenrachenraums, mit diesem und dem Pharynx eine pathologische Einheit.

Das *Gehörorgan des Neugeborenen* besitzt noch keinen knöchernen, sondern nur einen membranösen spaltförmigen Gehörgang, der reichlich öliges, sich leicht zersetzendes Cerumen bildet, das zu Verwechslungen mit Eiter Anlaß geben kann. Das Os tympanicum ist ein noch nicht geschlossener spangenartiger Ring, der in den folgenden Lebensjahren allmählich zu einem pyramidenartigen Knochen auswächst, der den knöchernen Teil des Gehörgangs bildet. Das relativ dicke *Trommelfell*, kaum kleiner als beim Erwachsenen, steht mehr horizontal, fast in der Fortsetzung des Gehörgangsdaches, und ist schlecht und in der ersten Lebenszeit oft überhaupt nicht vollständig zu übersehen. Es hat noch nicht die ausdrucksvolle Zeichnung wie beim Erwachsenen und ist, wenn es auch bisweilen schon glänzt, meist noch getrübt und dunkel oder rötlich gefärbt. Für die *Otoskopie* beim Kind bedeuten die elektrischen Otoskope mit eigener Lichtquelle (z. B. von Walb in Heidelberg) einen unschätzbaren Fortschritt.

Die *Paukenhöhle*, ebenfalls nahezu von der Größe wie beim Erwachsenen aber flacher und weniger tief, ist noch nicht vollständig pneumatisiert, sondern im 1. Lebensjahr und darüber hinaus mit einem Schleimhautgewebe erfüllt, dem Rest des embryonalen myxödematösen Bindegewebes. Der Säugling hat noch keinen *Warzenfortsatz*, der sich erst mit dem Übergang zur aufrechten Haltung allmählich bis zum 4. Jahr entwickelt und pneumatisiert, sondern lediglich ein Antrum mit wenigen Zellen, das verhältnismäßig groß und weit mit der Paukenhöhle verbunden und durch eine dünne Knochenlamelle nach außen abgeschlossen ist.

Kongenitale Bildungsanomalien der Ohrmuscheln. Abstehende Ohrmuscheln, Makrotie, Mikrotie verweise man zwecks plastischer Operationen an den Spezialisten, dasselbe gilt von der **kongenitalen Atresie des äußeren Gehörgangs,** bei der, falls ein inneres Ohr vorhanden ist, eine Antrotomie die Hörschärfe zu bessern vermag. Die häufigen **Ekzeme der Ohrmuschel** sind, falls sie Teilerscheinungen eines allgemeinen Ekzems sind, nach den dafür gültigen Regeln zu behandeln; begleiten sie ein laufendes Ohr, so heilen sie bei richtiger Versorgung des Grundübels unter einfachen Maßnahmen leicht ab. *Ekzeme des Gehörgangs* erfordern im nässenden Stadium Einlagen mit essigsaurer Tonerde, im trockenen solche mit Bor- oder Zinksalbe. **Cerumen obturans** bildet sich bei reichlicher Cerumenabsonderung und kann durch die üblichen erlaubten Maßnahmen der Ohrtoilette nicht verhütet werden. Plötzlich eintretende Hörstörung und auch allmählich sich verschlimmernde Schwerhörigkeit haben nicht selten diese banale Ursache.

Der Schmalzpfropf läßt sich nach Aufweichen mit Öl mit der Ohrenspritze mühelos ausspritzen.

Fremdkörper im Gehörgang lassen sich bei schnellem Eingreifen und unverletztem Gehörgang, wenn sie im membranösen Teil liegen, leicht mit der Ohrenspritze herausspülen; bei entzündetem verschwollenem Gehörgang, bei Innenohrsymptomen und nach mißlungenem Ausspülungsversuche verweise' man die Kinder unverzüglich an den Ohrenarzt. Nach jeder Fremdkörperentfernung muß das Trommelfell sorgfältig revidiert werden.

Gehörgangsfurunkel sitzen, da der knöcherne Abschnitt keine Talgdrüsen enthält, stets im membranösen Teil. Ehe die Furunkel abgegrenzt sind, macht man Einlagen und Umschläge mit warmer essigsaurer Tonerde ohne jeden Druck, Bestrahlungen mit der Solluxlampe oder verabfolgt bei ausbleibendem Erfolg zur Beförderung der Abscedierung heiße Umschläge oder Thermophor. Ist die Absceßbildung deutlich abgegrenzt, inzidiert man mit dem Skalpell in Rauschnarkose. Bis zur Abheilung befette man den Gehörgang zweimal täglich mit Borsalbe. Eine Vaccinetherapie mit Staphylokokkenvaccine oder mit Staphyloyatren ist bei wiederkehrenden Furunkeln zu erwägen.

Bei Verletzungen (Rupturen) des Trommelfells durch Ohrfeigen, Kopfsprung ins Wasser, heftige Detonationen, verdächtig durch Schmerzen und Hörstörungen und leicht mit dem Otoskop zu erkennen, genügt es, den Gehörgang mit steriler Gaze zu verschließen; jede Manipulation ist vom Übel.

Im Verlauf eines *Keuchhustens* kommt es bisweilen zu einer Blutung in die Paukenhöhle *(Hämotympanum)*.

Die kurze und weite Tube des Kindes öffnet dem Einbruch von Bakterien aus dem infizierten Nasenrachenraum in die Pauke Tor und Tür. Deshalb sind **Entzündungen des Mittelohrs** beim Kind besonders häufig, haben andererseits infolge des guten Sekretablaufs durch die Tube gute Heilungsaussichten.

Die Otitis media entsteht als Komplikation der vielen Entzündungen, die beim Kind im Rhinopharynx spielen: Rhinopharyngitis, Grippe, Masern, Scharlach (Cave!), Diphtherie und auch bei Lues und Tuberkulose.

Eine besondere Stellung nimmt die *Otitis media des Säuglings* ein; seine Paukenhöhle ist wegen der unvollständigen Pneumatisation erhöht empfänglich und so werden wir bei Säuglingen mit Infekten der oberen Luftwege, aber auch bei chronisch ernährungsgestörten und sonst darniederliegenden ohne merkliche Vorzeichen und ohne Fieber von einem laufenden Ohr nicht selten überrascht. Die *latente Otitis media* ist so häufig, daß bei einer großen Zahl von Säuglingen dieser Art die Sektion eine dem Kliniker unbemerkt gebliebene — wenn er nicht ganz systematisch und mit großer Kunst otoskopiert — eitrige Mittelohrentzündung aufdeckt, die histologisch in nichts sich von dem Bild in späterer Lebenszeit unterscheidet. Die *latente Mittelohreiterung des Säuglings ist klinisch ohne Bedeutung*; sie ist also nicht, wie man vermutet hat, der Ausgangspunkt der betreffenden Ernährungsstörung oder der klinisch im Vordergrund stehenden andersartigen Hauptkrankheit, sondern ein sekundärer und nebensächlicher Befund, der vor der Perforation kaum einer Behandlung bedarf, insbesondere nicht der Parazentese.

Daneben gibt es aber beim Säugling ebenso wie späterhin eine Otitis media acuta, die mit den für das spätere Alter kennzeichnenden Erscheinungen abläuft und behandelt werden muß. Daher bei jedem unklaren Fieber ohrenspiegeln! Das Exsudat kann serös oder eitrig sein; als Erreger findet man Staphylokokken, Streptokokken, den Streptococcus mucosus, Influenzabacillen, Pneumokokken und andere mehr.

Ohrenschmerzen beruhen allermeist neben Gehörgangsfurunkeln auf Mittelohrentzündungen. In dessen verwechseln auch größere Kinder bisweilen Ohrenschmerzen mit Zahnschmerzen durch cariöse Prozesse.

Die **Otitis media acuta simplex (serosa)** ist nur im Ausmaß der Erscheinungen von der eitrigen Form verschieden. Der plötzliche Beginn mit Ohrenschmerzen, Schwerhörigkeit, falls die Kinder alt genug zur Prüfung sind, und Fieber, Druckschmerz am Tragus ist derselbe und auch das Trommelfellbild gibt keine sichere Unterscheidung. Die Krankheit erreicht oft schon am ersten Tag ihren Höhepunkt und klingt vom dritten bis vierten Tag an ab. Dieser mildere Verlauf ist also der einzige und nicht sichere Unterschied gegenüber der eitrigen Otitis; man wird daher, im Hinblick auf die mögliche Gefahr der Sekundärinfektion, mit der Paracentese zurückhaltend sein, solange schwere Erscheinungen fehlen, und konservativ vorgehen mit Bettruhe, Schwitzpackungen mit Aspirin, lokaler Wärme oder auch Eisblase. Gegen die Schmerzen gibt man innerlich Pyramidon, Gelonida antineuralgica, TREUPELsche Tabletten oder eines der anderen ähnlichen guten Präparate und träufelt mehrmals am Tag eine der folgenden Lösungen ein:

Acid. carbolici	0,3—0,5	oder	Ol. hyoseyami 0,8
Glycerin			Ol. oliv. 10,0
Aq. dest. āā	5,0		

Aq. carbolis. (1:100)	10,0	oder	das fertige Präparat Otalgan
Cocain. hydrochl.	2,0		
Atropin. sulfur.	0,05		

und verschließt danach den Gehörgang durch einen in Vaseline getauchten Wattepfropf.

Sind die Erscheinungen von vornherein schwerer oder bessern sie sich nicht nach wenigen Tagen oder nehmen sie gar zu, so dürfte eine **Otitis media acuta purulenta** vorliegen, mit dem bekannten Trommelfellbild: mehr oder minder diffuse Rötung oder auch nur Gefäßinjektion, bisweilen Blasenbildung, Vorwölbung der ganzen Membran, nur des oberen Teils oder nur der Membrana flaccida.

Die *Behandlung* ist zunächst dieselbe wie bei der Otitis media simplex und führt in der Mehrzahl der Fälle zum Erfolg; geht das Krankheitsbild nicht zurück, sind die Beschwerden quälend oder treten gar cerebrale Symptome auf wie Erbrechen, Krämpfe, Opisthotonus, dann muß — auch beim Säugling — die Paracentese vorgenommen werden, aber nur von geübter Hand und womöglich erst kurz vor dem Spontandurchbruch. Säuglinge mit akuter Mittelohrentzündung zeigen leicht einen deutlichen Meningismus. Ehe man zu weitgehende Schlüsse zieht, muß man daran denken, daß die Schwellung der Nackendrüsen durch ihre Schmerzhaftigkeit eine reflektorische Nackenstarre bewirken und eine Meningitis vortäuschen kann.

Läuft das Ohr, so ist der Gehörgang zu pflegen durch tägliches sorgfältiges Trockentupfen; danach wird ein Wattepfropf lose eingeführt, der mit Borsalbe (Acid. boric. 1,0, Lanolin anhydr., Paraffin. liquid. āā 5,0) beschickt ist. Bleibt trotz guten Eiterabflusses bei Ausschließung anderer Ursachen das Fieber hoch, so ist nach einer *Beteiligung des Antrums* bzw. bei größeren Kindern nach einer *Mastoiditis* zu forschen: Schwellung und Druckempfindlichkeit hinter dem Ohr bzw. in der Gegend des Warzenfortsatzes, besonders bei Betrachtung von hinten erkennbares seitliches Abstehen der Ohrmuschel, die tiefer als die der gesunden Seite steht und nach vorn und seitlich gedreht erscheint, Vorwölbung der hinteren Gehörgangswand und, in irgendwie zweifelhaften Fällen, Röntgenaufnahme. Beim Säugling durchbricht der Eiter leicht von selbst die dünne Knochenwand des Antrums. Bei jedem Verdacht auf Mastoiditis konsultiere man den Ohrenarzt, der konservativ mit Eiskravatte und häufigen Schwitzpackungen dem Prozeß Einhalt gebieten oder, wenn nötig, operieren wird.

Bei der **Otitis media chronica,** dem chronischen Ohrenfluß, ist dringend zu empfehlen, von Zeit zu Zeit den Otiater zu Rate zu ziehen, um nicht böse Folgen verantworten zu müssen, z. B. ein zu spät erkanntes Cholesteatom; es gibt Fälle genug, wo die Radikaloperation unerläßlich wird. Nicht selten ist die tuberkulöse Otitis. Adenoide sind zu entfernen; die tägliche Behandlung besteht in sorgfältiger Reinigung des Gehörgangs und Einblasen von Borsäurepulver (subt. pulvers.). Mit die Hauptsache ist Hebung des Allgemeinzustandes durch geeignete Ernährung und klimatische Kuren, am besten in Höhen um 1200 m, nicht an der Nordsee, eher an der Ostsee. Schwimmen ist verboten.

Anhang.
Zur Prophylaxe der Entzündungen der oberen Luftwege und des Mittelohrs.

Die entzündlichen Krankheiten der Nase, des Rachens und des Mittelohrs bilden durch ihre Wiederholung für viele Kinder eine arge Plage; da neben der Ungunst hygienischer Verhältnisse für die Häufung dieser Infekte die Konstitution im letzten Grunde verantwortlich ist und die „Erkältung" nur eine gelegentliche, den Infekt begünstigende Rolle spielt, wird man durch Abhärtungsmaßnahmen (s. S. 586) oft enttäuscht sein. Das wirksamste sind *klimatische Kuren* von monatelanger Dauer, an der See und im Gebirge über 800 m. Wo solche unmöglich sind, verordne man richtig dosierte Luftbäder, dringe man auf ausgiebigsten Aufenthalt in nicht zu warmer aber auch nicht zu leichter Kleidung im Freien mit körperlicher Übung und auf Schlafen bei offenem Fenster, außer bei strengem Frost. Die *Ernährung* enthalte sich aller Mästung; Vitaminreichtum und Sparsamkeit mit Kohlehydraten, besonders Süßigkeiten, sind wichtige Erfordernisse.

Literatur.

ALEXANDER: Die Ohrenkrankheiten im Kindesalter. 2. Aufl. Handbuch der Kinderheilkunde, Bd. 7. Herausgeg. von M. v. PFAUNDLER und A. SCHLOSSMANN. Leipzig: F. C. W. Vogel 1927.

FISCHL: Krankheiten der Mundhöhle im Kindesalter. Handbuch der Kinderheilkunde, 4. Aufl., Bd. 3. Herausgeg. von M. v. PFAUNDLER und A. SCHLOSSMANN. Berlin: F. C. W. Vogel 1931.

GÖPPERT: Die Nasen-, Rachen- und Ohrenkrankheiten des Kindes in der täglichen Praxis. Berlin: Julius Springer 1914.

Handbuch der Hals-, Nasen- und Ohrenheilkunde. Herausgeg. von A. DENKER und O. KAHLER. Berlin: Julius Springer.

LUST: Die Erkrankung des Rachens und Nasenrachenraumes. Handbuch der Kinderheilkunde, 4. Aufl., Bd. 3. Herausgeg. von M. v. PFAUNDLER und A. SCHLOSSMANN. Berlin: F. C. W. Vogel 1931.

Krankheiten der Verdauungsorgane.

Von

E. FREUDENBERG-Marburg und H. BRÜHL-Marburg.

Der Verdauungskanal.

Durch Mißbildungen bewirkte Krankheitsbilder.

Oesophagusatresie. Die häufigste Mißbildung dieser Art ist eine meist an der Grenze von oberem und mittlerem Drittel oder aber nahe der Kardia gelegene Atresie der Speiseröhre, die blind endigt. Häufiger das untere als das obere Ende hat in 80—90% der Fälle mit der Luftröhre oder einem Bronchus durch eine Oesophagotrachealfistel Verbindung. Bei den Fällen, in welchen das obere Ende Verbindung mit den Luftwegen hat, ist diese sehr fein. Ein klinisches Zeichen der Erkrankung ist, daß sich stets Schleim oder Nahrungsreste im Rachen finden. Die mit dieser Mißbildung behafteten Kinder, naturgemäß Neugeborene, sind unernährbar. Sie würgen die verschluckte Milch nach wenigen Schlucken wieder heraus. Durch Eindringen von Nahrung in die Luftwege treten Husten- und Erstickungsanfälle ein. Die Därme sind meteoristisch gebläht. Bald nach der Geburt tritt der Tod ein. Operative Eingriffe scheinen zwecklos, da sie doch stets zum Tode führen.

Spastische Oesophagusstenose. Eine wesentlich günstigere Prognose bieten die Stenosen des Oesophagus. Ihre Anwesenheit wird, solange die funktionelle Belastung der Speiseröhre gering ist (flüssige Nahrung), häufig nicht bemerkt, sie wird erst im späteren Säuglings- oder Kleinkindesalter mit dem Übergang zu fester Kost deutlich. In anderen Fällen macht die Stenose schon im Säuglingsalter Zeichen, deren wichtigstes Erbrechen nichtsaurer Nahrung (kein Aufenthalt im Magen!) kurz nach der Mahlzeit oder etwas später ist. Beim Herauswürgen der Ingesta wird gehustet. Dieser Husten kann, ohne daß Tetanie vorliegt, laryngospastischen Charakter haben, d. h. es erfolgt ein ziehendes Inspirium. Hierzu kommt das natürlich nur bei älteren Kindern feststellbare Symptom der Dysphagie, des erschwerten und mit prästernalen Schmerzen verbundenen Herunterschluckens. Diese Zeichen können im Laufe der Zeit in ihrem Auftreten und in ihrer Stärke so wechseln, daß es sowohl Zeiten völliger Beschwerdefreiheit geben kann, wie solche bedrohlichen Nahrungs- und Flüssigkeitsmangels mit Exsikkation und Kollaps. Es werden nur dann Beschwerden empfunden, wenn die kongenitale Anomalie Spasmen herbeiführt. Die hierdurch bewirkte Stauung vermag durch Schleimhautreizung den Spasmus reflektorisch weiter in Gang zu halten. Bei längerem Bestand drohen sekundäre entzündliche oder sogar geschwürige Veränderungen der Schleimhaut.

Das Röntgenbild zeigt eine meist im unteren Drittel in ring- oder in röhrenförmiger Ausdehnung stark verengte, darüber bauchig ausgeweitete Speiseröhre. In der Ausweitung sammelt sich das Kontrastmittel in einem Spiegel an. Im Bereich der Ausweitung ist die Muskulatur hypertrophisch.

Therapie. Zur Beseitigung des sekundären Spasmus wird Atropin gegeben. Psychotherapeutische Beeinflussung zur Überwindung der die Spasmen lösenden Angst und zur Hebung des Selbstvertrauens beim Schluckakt ist sehr wesentlich. Weiter ist zu achten auf Ausschaltung seelischer Konfliktsituationen, welche die Stenoseanfälle begünstigen. Übungstherapie durch Abstufung der Konsistenz und Menge der Nahrung.

Die meisten Autoren wenden noch das Bougierungsverfahren an, das in der täglichen Einführung von Bougies mit zunehmendem Umfang über die Stenose besteht. Man läßt die Bougies jeweils eine gewisse Zeit liegen. Als letzte Nothilfe bleiben die chirurgischen Methoden (Gastrostomie und Ernährung durch die Magenfistel), eventuell verbunden mit Sondierungen von der Fistelöffnung aus. Namentlich im früheren Kindesalter sind diese Verfahren sehr gefährlich.

Neben den röhrenförmigen Stenosen gibt es solche, die durch quergestellte Membranen bedingt sind. Die Symptome sind sehr ähnlich (Zurückfließen der Nahrung, Spiechelfluß), treten aber schon sehr früh auf und sind naturgemäß ständig vorhanden, zeigen zum mindesten nicht im gleichen Maß das wechselnde Verhalten der ersten Gruppe. Die Methoden bei dieser Störung können nur chirurgische oder instrumentelle sein, doch sollten sie vor dem 4. Lebensjahr nur im äußersten Notfall zur Anwendung kommen.

Atresien und Stenosen des Darms. Angeborener Verschluß und angeborene Verengerung des Darmrohres kommen weit häufiger im Bereich des Dünn- als des Dickdarms vor. Verschlußbildung führt unter Auftreibung des Bauches und Erbrechen bei fehlendem Abgang von Meconium in den meisten Fällen innerhalb der ersten Lebenswoche zum Tode. Als ganz vereinzelte Ausnahmen wurden Kinder durch operative Eingriffe (Anastomosen der blinden Enden) gerettet. Diagnostisch wertvoll ist das Fehlen von Lanugohaaren im Meconium, welches physiologisch stets solche Haare enthält. Fehlen beweist Verschluß.

Von den Stenosen haben die infra- und suprapapillären Duodenalstenosen besondere Bedeutung. Sie führen zu enormer Erweiterung des Duodenums und mächtiger Dilatation des Magens, so daß beide durch die Pylorusenge getrennten Ausbuchtungen, wie bei der Röntgenuntersuchung kenntlich wird, die Oberbauchgegend fast völlig ausfüllen. Klinisch fallen je nach dem Sitze der Stenose im Verhältnis zur Papille galliges oder nichtgalliges, früh einsetzendes Erbrechen, plätschernde und gurrende Geräusche, gelegentlich Blut im Erbrochenen oder Stuhl und stets eine ausgesprochene, bisweilen schwere Dystrophie auf. Häufig sind die Träger Dysplastiker mit mehrfachen Mißbildungen.

Die Prognose ist nicht ganz schlecht. Einzelne Fälle erreichen auch ohne Eingriff ein höheres Alter.

Die Aussichten eines operativen Vorgehens sind in jedem Falle sehr zweifelhaft. In Frage kommt die Gastroenterostomie, die von kleinen Kindern als lang dauernder schwerer Eingriff schlecht vertragen wird.

Als pathologisch-anatomische Bedingungen für das Megaduodenum kommen quer ins Darmlumen gestellte Schleimhautfalten, ferner eine abnorme Verkürzung des Ligamentum hepatoduodenale, endlich der arteriomesenteriale Darmverschluß in Betracht, welch letzterer auf Einschnürung des Darmlumens des Duodenums in seinem unteren Schenkel durch den gefäßführenden Strang der Gekrösewurzel beruht.

Analatresie. Bei Analatresie wird genau so wie bei den höher liegenden Darmverschlüssen der Abgang von Meconium vermißt. Es kann sich bei diesem Zustand um einen membranösen Verschluß des Afters handeln. In anderen Fällen münden Fisteln vom Rectum aus in dieser Membran. Die Fistelbildung reicht nicht aus, um eine genügende Entleerung zu bewirken. In diesen Fällen ist es möglich, beim Neugeborenen zunächst durch Incision einen Weg für die Kotentleerung zu schaffen, jedoch ist auch später sorgfältige Kontrolle nötig, weil sich noch nach geraumer Zeit Narbenstrikturen und Spasmen mit ihren Folge-erscheinungen, welche denen einer HIRSCHSPRUNGschen Krankheit entsprechen, bilden können. Fehlt das Rectum (Atresia recti) oder fehlen Rectum und Anal-grube (Atresia recti et ani), so kommen nur plastische Operationen in Frage. Die Analatresie kann auch mit Fistelbildungen zu den Harn- und Geschlechts-wegen hin kombiniert sein.

MECKELsches Divertikel. Als solches wird der persistierende Dottergang bezeichnet. Dieser kann in ganzer Länge offenbleibend zu hartnäckigem Nässen am Nabel, zu Kotentleerung ebendort und zu Schleimhautprolaps (cave Ver-wechslung mit Nabelgranulom!) führen. In geschlossenem Zustand ist der Dottergang frei beweglich oder am Nabel, auch an anderen Stellen der Bauch-höhle angeheftet und kann zu Entzündung und sekundärer Peritonitis oder zu Einklemmungserscheinungen und Ileus führen. Eine Unterscheidung dieser Zustände von Appendicitis bzw. von sonstigen Ileusformen ist unmöglich. Meist enthüllt erst die Operation das Vorhandensein der Mißbildung.

HIRSCHSPRUNGsche Krankheit oder Megacolon congenitum. Hierunter wird ein mit ausgedehnter Hypertrophie des Colons, besonders der Sigmoidschlinge, einhergehender und auf angeborener Mißbildung mit sekundärer Passagestörung oder aber ein auf sekundärer Vergrößerung infolge eines primären Passage-hindernisses beruhender Zustand verstanden. Als Passagehindernisse, welche zu sekundärer Vergrößerung führen, hat man abnorme Mesenterialverhältnisse, wie langes, sehr bewegliches Mesenterium, das zu Abknickung führt, Querfalten des Rectums und Spasmen, namhaft gemacht. Die Passagestörung des kongenital hypertrophischen Darms, die sich ja aus solcher Hypertrophie nicht ohne weiteres ergibt, hat man auf das Zustandekommen eines Klappenmechanismus durch Überfüllung der zuführenden und Abknickung der abführenden Schlinge des Sigmoids bei gelegentlicher Obstipation bezogen.

Die Symptome beider Formen, also des auf kongenitaler Mißbildung be-ruhenden und des sekundären Hirschsprung, sind die gleichen. Der Bauch ist sehr groß, oft geradezu unförmig. Er ist meteoristisch. Gelegentlich treten Darmsteifungen auf, denen peristaltische Bewegungen zugrunde liegen. Der schlechte Ernährungszustand, die dünnen Glieder, die tiefliegenden Augen, die Blässe fallen sofort auf. Die Kinder, oft sind es schon junge Säuglinge, leiden an hartnäckiger Verstopfung, die bis zu völliger Verhaltung über eine ganze Woche hin führen kann. Täuschungen über die Stuhlentleerung entstehen dann, wenn täglich geringere Mengen entleert werden und stets ein Rest zurückbleibt. Besteht das Leiden schon längere Zeit, so bilden sich harte, knollige Kottumoren aus, die durch Palpation von den Bauchdecken aus oder vom Rectum her nach-weisbar sind. Wird ein Darmrohr eingeführt, so findet dies in einigem Abstand vom Anus Widerstand, der dann plötzlich überwunden wird, worauf der vorher große Bauch unter Abgang von Gasen und Stuhlmassen zusammensinkt. Harte Kottumoren gehen nur auf große Wassereinläufe nach vorheriger Einwirkung von Öleinläufen ab. Wird nicht rechtzeitig für Stuhlentleerung gesorgt, so bilden sich unter Zunahme der Bauchdeckenspannung, Blässe, Übelkeit und Erbrechen angedeutete Ileuszustände aus. Schließlich drohen geschwürige Colitis und Peritonitis.

Das Röntgenbild stellt die gewaltige Hypertrophie von absteigendem Colon und Sigmoid, oft auch den Ort des Passagehindernisses in Gestalt eines Spiegels des Darminhaltes vor demselben durch Verfütterung von Kontrastbrei dar.

Therapeutisch sind regelmäßige, ausgiebige Spülungen unter Verwendung eines über die Knickungsstelle eingeführten Darmrohrs notwendig. Die Diät soll die Peristaltik anregen, ohne zu viel Schlackenballast zu bilden, sie soll daher reichlich Früchte, die aber entsteint und entkernt sein müssen, püriertes

Gemüse und Kohlehydrate enthalten. Bei Säuglingen empfiehlt sich nach dem Abstillen die Malzsuppe.

Man kann die Kinder bei solchem Regime beschwerdefrei halten und sie zum Gedeihen bringen. Ist die Neigung zur Verstopfung nach einer Reihe von Jahren noch nicht gebessert, so kommt operatives Vorgehen in Frage. In Betracht kommt namentlich Resektion des Sigmoids. Die Mortalität dieses Eingriffs im Kindesalter ist erheblich. Vor Rezidiven ist man nicht sicher. In schweren Fällen ist man zur Resektion des gesamten Dickdarms geschritten, die für das Kindesalter jedoch nicht in Betracht zu ziehen ist.

Funktionelle Störungen der Verdauung.

Appetitlosigkeit oder Anorexie. Der Verlust der normalen Eßlust und des Hungergefühls ist ein vieldeutiges Krankheitszeichen, das als banale Begleiterscheinung jedweden ernsteren Krankheitsbildes auftreten kann. Besonders regelmäßig wirken Infektionszustände auf einen großen Teil der Kinder in diesem Sinne, was als Anzeichen einer leichten funktionellen Störung des Magens betrachtet werden darf. Belegte Zunge und Mundgeruch sind die Begleiter solcher Zustände. Ungemein häufig sind an dem Erlöschen des normalen Nahrungstriebes neurotische Störungen beteiligt, ganz besonders solche, die der Zwang zum Essen, Aufnötigen der Nahrung, ständiges Ermahnen oder gar Abstrafungen hervorbringen. Andere fehlerhafte Maßnahmen sind zu häufige Mahlzeiten. Viele Kinder verlieren den Appetit, wenn sie mehr als dreimal am Tag essen sollen. Die Vorstellung, ein Kind müsse 5 Mahlzeiten haben, ist ganz unberechtigt. Es kommt dazu, daß bisweilen noch zwischen den Mahlzeiten Schokolade und Süßigkeiten gegeben werden, was den appetitlosen Kindern die Eßlust natürlich völlig benimmt. Ein anderer Typ nervöser Kinder ißt nicht, weil er durch Spielen so angeregt und abgelenkt ist, daß er sich nicht dem Essen zuwenden kann und will. Fehlerziehung in Gestalt gewollter Ablenkung der Kinder beim Essen durch Erzählen oder Bilderzeigen bestärkt diese Haltung. Weiterhin gibt es Psychopathen, die in einer Protesteinstellung, wie sie gerade im Kleinkindesalter als Reaktion auf die Zumutungen, welche die Erziehungsmaßnahmen mit sich bringen, vorkommt, nicht essen. Aus Trotz dagegen, daß die Pflegepersonen dies wünschen und erwarten, wird nicht gegessen. Das sind die „Kaufaulen", die den Brotbissen oder das Fleischstück stundenlang im Munde behalten.

Die Behandlung in all diesen Fällen hat nicht in der Verordnung eines Stomachicums zu bestehen, sondern in einer Ordnung der Lebensverhältnisse des Kindes, ganz besonders der Art, wie es gefüttert wird. Man beschränkt die Mahlzeiten auf 3 am Tag, verbietet aufs strengste alle Süßigkeiten und tritt der üblen Gewohnheit überbesorgter Eltern, bei Durst statt Wasser den Kindern jedesmal Milch aufzuzwingen, scharf entgegen. Jede Gewaltsamkeit, jedes Aufnötigen oder gar Strafmaßnahmen sind zu verbieten. Es ist sehr zweckmäßig, wenn ein Wechsel in den Pflegepersonen eintritt, ganz besonders, wenn eine übermäßig besorgte Mutter bei einem einzigen Kinde ausgeschaltet wird. Die Mutter hat sich zu entfernen und die Fütterung einer Pflegerin oder sonstigen zu Gebote stehenden Personen zu überlassen. In schweren Fällen wirkt Milieuwechsel hervorragend. Von vornherein ist im neuen Milieu alles auf Gleichgültigkeit betreffs der Nahrungsaufnahme des Kindes aufzubauen. Das Kind darf nicht das Gefühl haben, daß es etwas leistet, wenn es ißt, sondern es muß wieder lernen, essen zu wollen. Am besten wirkt 24stündiger Hunger in Gesellschaft munter essender Kameraden bei völliger Nichtbeachtung des Nahrung verweigernden Kindes. Am folgenden Tag wird die Nahrung dem Kinde in

Gestalt eines Butterbrotes oder eines Apfels, ohne daß ein Wort zu ihm gesprochen wird, hingestellt. Immer ist es dann so, daß das Kind gierig über die Nahrungsmittel herfällt. Es ist wesentlich, daß die Personen, deren Fehlerziehung die kindliche Neurose bewirkt hat, das Kind für mehrere Wochen nicht besuchen. Auch im Anschluß an die Krankenhausbehandlung soll die Mutter, die meistens der schuldige Teil ist, bei den Mahlzeiten des Kindes nicht zugegen sein.

Noch nicht erwähnt als Ursache der Anorexie sind alimentäre Schäden und deren Wirkung auf den Magendarmtrakt. Als Vorbote und Begleiter der Dyspepsie in allen Altersstufen ist der Appetitverlust wohlbekannt, die Wiederkehr des Appetits als Zeichen sich anbahnender Heilung einzuschätzen. Während dyspeptischer Störungen soll bei Anorexie die Nahrungsaufnahme niemals erzwungen werden. Die Kinder können hungern, nur ist für Flüssigkeitszufuhr Sorge zu tragen.

Nervöses Erbrechen. Dieses ist ein sehr häufiges Vorkommnis bei Kindern, die in einem Milieu leben, das zu neurotischen Reaktionen Anlaß bietet. In der großen Mehrzahl der Fälle, die jenseits des Säuglingsalters liegen, stellt dieses Erbrechen eine Widerstands- und Protestreaktion dar gegen die aus übermäßiger Besorgnis und Überschätzung des kindlichen Nahrungsbedarfs hervorgehende ständige Nötigung bei der Nahrungsaufnahme, die schließlich den Naturtrieb der Eßlust unterdrückt. Die Protesthaltung ist meist an ganz bestimmte Personen, besonders an die Mutter, geknüpft und kommt bei Kindern vor, die Anlaß zu einer besonderen seelischen Bindung geben, wie einzige Kinder, jüngste Kinder, zurückbleibende Kinder nach Todesfällen von Geschwistern, Nachkömmlinge nach langer Geburtenpause usw. Das Erbrechen ist mithin nichts als eine dramatisch gesteigerte Eßunlust. Alles, was über die nervöse Appetitlosigkeit im vorigen Abschnitt ausgeführt wurde, gehört also hierher.

In anderen Fällen steht eine besondere Empfindlichkeit und Reizbarkeit der Kinder beim nervösen Erbrechen im Vordergrund. Unter der Wirkung seelischer Spannung oder Erregung, welche in anderer Weise gar nicht zum Ausdruck kommen muß, erbrechen diese Kinder, z. B. also vor dem morgendlichen Schulgang. Dieses Erbrechen kann auch bei leerem Magen geschehen. Diese Form des nervösen Erbrechens kann heftigere Grade annehmen als die unmittelbar aus dem seelischen Oberbau sich ableitende erstgenannte Form, weil sie tiefer in der Konstitution haftet und weniger durch das Milieu ausgelöst ist. Während die erste Form keine Beziehung zum Acetonerbrechen hat, liegt eine solche beim zweiten Typus durchaus vor.

Endlich gibt es Erbrechen auf der Grundlage des Widerwillens und Abscheus gegenüber bestimmten Speisen. Keineswegs ist der Geschmack allein hierbei ausschlaggebend, oft wirken irgendwelche zu Komplexen ausgewachsene Vorstellungen mit, die oft recht sonderbar sind, wenn es glückt, sie durch Befragen zu ermitteln. In diesem Sinne gibt es eine Scheu vor bestimmten Gemüsen, Fleischarten oder Fleisch überhaupt, vor Butter, vor Milch usw. Bei den Kindern sind es meist Vorstellungen über irgendwelche Beeinträchtigung, Schädigung oder Beschmutzung, die sich auf Grund irgendwelcher zufälliger Verknüpfungen ausgebildet haben, die hierbei eine Rolle spielen.

Über die bei Säuglingen zu beobachtenden Abarten des nervösen Erbrechens und deren Behandlung ist S. 72 einzusehen. In Ergänzung des dort Ausgeführten sei erwähnt, daß natürlich auch bei den Flaschenkindern nervöses Speien und Erbrechen vorkommen, und daß hierdurch eine schwere Bedrohung des Gedeihens zustande kommen kann. Es empfiehlt sich, in solchen Fällen zunächst eine scharfe Kontrolle der Ernährungstechnik vorzunehmen, damit etwaige Fehler, die das Erbrechen begünstigen können, wie zu große Nahrungsmengen, zu kurze Trinkpausen, Nachtfütterungen, hastiges Trinken, Unterlassen des Aufstoßens des Kindes und sonstiges Ungeschick beim Füttern abgestellt werden. Erbrechen die Säuglinge trotz einwandfreier Ernährungstechnik, so liegt beim Fehlen anderweitiger Ursachen eine besondere Reizbarkeit des Magens vor. Zu seiner Beruhigung ist Atropin in Dosen bis zu $^1/_3$ mg pro Tag sehr geeignet. In schweren Fällen bewährt sich Vorfütterung von Brei vor der Flasche oder noch besser die Verabreichung der ganzen Nahrung in breiförmigem Zustand, was mittels 4% Mondamin zur Flasche erreicht wird. In ganz hartnäckigen Fällen ist es nötig, Gemüse- und Kartoffelbreie, die schwerer als Mehlbrei verflüssigt werden, zu geben. Zur Deckung des Eiweißbedarfes gebe man etwa 40 g feinpüriertes Fleisch, das ältere Säuglinge schon sehr gut ausnützen können. Um den Wasserbedarf zu decken, kann man in erheblichem zeitlichen Abstand von den Mahlzeiten eine Teeflasche geben lassen.

Eine nur bei älteren Säuglingen, gelegentlich aber auch im späteren Kindesalter, dann meist in Verbindung mit Schwachsinn zu beobachtende Form des Erbrechens, stellt die *Rumination* oder das *Wiederkäuen* dar. Die Kinder lassen den Mageninhalt während oder kurz nach der Mahlzeit unter Gurgeln wieder in die Mundhöhle zurücklaufen, von wo er unter Bewegungen mit der Zunge großenteils nach außen abläuft. Das Hochbringen der Nahrung geht nicht unter Übelkeit vor sich, sondern unter Wohlgefühlen, wie die Beobachtung des Gesichtsausdrucks der Kinder ergibt und die Hartnäckigkeit, mit der diese Gewohnheit betrieben wird. Bei Säuglingen tritt durch die bedeutenden Nahrungsverluste schnell eine erhebliche Dystrophie ein, die das Leben gefährden kann. Ältere Kinder lernen es, kein Gramm an Nahrung bei dieser Betätigung zu verlieren. Die Behandlung besteht auch hier in Breifütterung und hat außerdem eine dauernde Ablenkung und Beschäftigung dieser Säuglinge zu veranlassen, die außerhalb der Mahlzeiten ständig umhergetragen und beschäftigt, während derselben beim Versuch zu ruminieren sofort bedroht und bestraft werden müssen. Das Verständnis für das Verbotene des Tuns ist bei diesen geweckten Neuropathen sehr schnell da. Mangels Zeit und Pflegepersonals kann diese Methode nicht überall zur Anwendung kommen. In diesen Fällen leistet die Ballonsonde sehr Gutes. Ein mit an der Spitze angebundenem Condom ausgerüsteter Magenschlauch wird nach jeder Mahlzeit eingeführt, dann aufgeblasen und über einer der Wange anliegenden Pappscheibe mit Loch, durch die er gezogen ist, abgeklemmt.

Störungen der sekretorischen Tätigkeit des Magens. Solche Störungen werden durch die üblichen Titrationsmethoden nach Ewaldschem Probefrühstück, besser aber nach Coffeintrunk, dem Methylenblau zugesetzt ist, bei liegender Sonde und durch fraktionierte Ausheberung ermittelt. Diese Verweilsonde kann mit Erfolg schon im Säuglingsalter angewendet werden. Bei der Bewertung von Titrationsbefunden ist zu beachten, daß die Werte für freie und für gebundene Salzsäure im Kindesalter um rund ein Drittel tiefer liegen als bei Erwachsenen.

Sekretionsstörungen kommen vorübergehend bei akuten Störungen vor, etwa als Wirkung von Infektionen oder im Säuglingsalter durch Überhitzung und äußern sich in Herabsetzung der Salzsäurebildung und Fermentproduktion. Mehr chronische Beeinträchtigungen dieser Leistungen finden sich bei Neuropathen mit „vegetativer Labilität", bei asthenischen Typen, endlich bei dystrophischen Kleinkindern mit Neigung zu Dyspepsie. Bei den klassischen Fällen von Cöliakie, die die schwersten Störungen solcher Art darbieten, fehlt die Hypacidität fast nie. Über echte Achylie im Sinne der inneren Medizin, d. h. histaminrefraktäre Fälle von Achylie, ist im Kindesalter sehr wenig bekannt. Es liegen nur ganz vereinzelte Beobachtungen vor. Therapeutisch pflegt man in den genannten Fällen Salzsäure oder Pepsin Grübler anzuwenden, im Säuglingsalter kommt auch eine der sauren Nahrungen in Frage.

Viel seltener als Herabsetzung der Magensaftabsonderung ist Hypersekretion, jedoch wurde sie schon im Säuglingsalter nachgewiesen. Man kann sie durch Gaben von Neutralon (messerspitzenweise) und Atropin beeinflussen. Auch psychotherapeutisch können die Sekretionsstörungen bekämpft werden.

Motorische Störungen am Magen. Von motorischen Abwegigkeiten bei älteren Kindern ist Hypotonie oder Atonie des Magens die häufigste. Dieser hat Birnenform, ist also besonders in seinen unteren Abschnitten ektatisch. In ihnen sammelt sich der Chymus an, indem er auf den tiefsten Punkt herabsinkt. Die Entleerung geht verlangsamt vor sich. Es kommt zu einem Rest noch nach weit längerer Zeit als 3—4 Stunden. Appetitlosigkeit, Plätschergeräusche, Aufstoßen, Flatulenz und Blässe sind die Anzeichen dieses Zustandes, der durch diätetische Maßnahmen (3—4 nicht voluminöse, aber gehaltvolle Mahlzeiten in pürierter Form), gelegentliche Spülungen mit Karlsbader Mühlbrunnen, sowie allgemein kräftigende Maßnahmen, wie leichte Gymnastik und Höhensonnenkur, zu bekämpfen ist. Auch der Senkmagen, die Gastroptose, mit tiefstehender großer Curvatur, die bis ins Becken hinabreicht, und spitzer Winkelform, kommt schon bei Kindern vor, gelegentlich kombiniert mit Atonie und Hypacidität. Bei Säuglingen und Kleinkindern findet man bisweilen im Anschluß an Infektionen erschlaffte Mägen als einen mit fortschreitender Erholung wieder verschwindenden Zustand.

Dyspepsie jenseits des Säuglingsalters. Ein alltägliches Vorkommnis ist der meist durch grobe Diätfehler — etwa zu viel rohes Obst oder Süßigkeiten — oder durch nicht einwandfreie Nahrungsmittel ausgelöste Durchfall, der wie im Säuglingsalter mit Erbrechen einsetzen kann. Spritzende, voluminöse, zahlreiche, oft schleimhaltige Entleerungen, Leibschmerzen und völlige Appetitlosigkeit, gelegentlich auch leichte Fieberbewegungen kennzeichnen den Zustand. Nur in Ausnahmefällen kommt es zu den Erscheinungen, welche dem toxischen Brechdurchfall des Säuglingsalters entsprechen und als „Coma dyspepticum" bezeichnet wurden. Solche Fälle sind im Gegensatz zum gemeinen Brechdurchfall vorsichtig zu bewerten, zumal, wenn es sich um zuvor geschädigte, dürftige Kinder handelt. Die Einleitung eines heftigen Durchfalls durch Acetonerbrechen gibt ebenfalls Anlaß zu Besorgnissen hinsichtlich der Prognose. Die ungeheure Mehrzahl der Erkrankungen verläuft jedoch in wenigen Tagen günstig.

Zur Behandlung dieser Zustände stehen eine ganze Reihe von Methoden zur Verfügung. Wesentlich ist, daß in schwereren Fällen und bei jüngeren Kindern mit einer absoluten Nahrungskarenz (dünner Tee oder abgekochtes Wasser) begonnen wird. Dagegen ist es ebenso überflüssig wie im Säuglingsalter bei solchen stürmischen Durchfällen Abführmittel zu verordnen. Die längere Einhaltung eines einseitigen Kohlehydratregimes aus Haferschleim, Zwieback und Tee oder Kakao mit Saccharin ist eine ganz veraltete Methode. Man weiß, daß ein gewisses Angebot eines schlackenarmen, leicht aufschließbaren Eiweißes günstig wirkt. Schon vom 2. Tage der Störung ab kann ein wasserlösliches Caseinpräparat (Plasmon oder Larosan zu 2% in Schleim) gegeben werden, worauf dann der am besten durch Labung herzustellende Weißkäse, der auf Röstbrot aufgestrichen wird, weiterhin verabreicht werden kann. Bald darauf kann man zartes Fleisch, geschabten Schinken oder gekochten Fisch mit Kartoffelbrei oder Wasserreis geben lassen. 7% Mondamin in Buttermilch gekocht, erkaltet und gestürzt, dann mit dem durchgeseihten Saft von Heidelbeerkompott übergossen, stellen eine schon nach wenigen Tagen erlaubte Nachspeise dar. Sind die Stühle gebessert, so kann man dem Kakao zur Hälfte Milch beimischen, doch ist eine Beschränkung der Milchmenge noch für eine Woche geboten. Später fügt man etwas durchpassiertes Gemüse dem Diätzettel zu. Von Obst wird die Banane am frühesten ertragen. Die Rückkehr zur gewöhnlichen gemischten Kost wird unter Vermeidung von süßen und fetten Speisen schrittweise vollzogen.

Neuerdings wird zur Bekämpfung des Durchfalls vielfach und erfolgreich die Apfeldiät gebraucht. 1—3 Pfund reife, rohe, geschälte, geriebene Äpfel oder eine 4%ige Aufschwemmung des Apfelpulvers „Aplona" (20—40 g des Pulvers beim Kleinkind täglich) werden 2 Tage lang als einzige Nahrung gegeben. Es folgen einige milch- und gemüsefreie Übergangstage zu gewöhnlicher Diät.

Medikamente haben höchstens unterstützende Bedeutung bei der Behandlung. Man kann Tanninderivate oder Wismut gebrauchen, während Opium nicht in Frage kommt.

Coeliakie oder Herter-Heubnersche Krankheit oder intestinaler Infantilismus. Diese Erkrankung entwickelt sich aus chronischen oder häufig rückfälligen Durchfallstörungen des späteren Säuglingsalters im 2. Lebensjahr und kann während des ganzen Kleinkindesalters festgestellt werden. Im Schulalter gelangt sie kaum mehr zur Beobachtung.

Das beherrschende Symptom ist eine Labilität der Verdauungsfunktionen, die krisenartig zu Durchfallsperioden führt, auf welche vorübergehend Zeiten normalen Verhaltens oder sogar Obstipationszustände folgen, bis eine neue Krise oft ohne ersichtlichen Grund hereinbricht. Die Durchfälle selbst haben ein eigentümliches Gepräge. Sie sind nicht spritzend-wäßrig, sondern bestehen aus grauen oder lehmfarbenen, oft weißlich glänzenden, zerfahrenen oder locker gebundenen, sehr voluminösen, entweder faulig oder stechend nach Fettsäuren riechenden Massen. Die Mengen liegen weit über den für das Alter der Kinder zu erwartenden, die 60—80 g nicht überschreiten sollten. Demgegenüber findet man bei Cöliakie auch in den guten Perioden Mengen, die 100 g überschreiten, bei den Durchfallperioden aber mehrere 100 g bis zu 1000 g betragen können. Werden besonders große Stuhlmassen entleert, die in manchen Fällen das Nahrungsvolumen überschreiten, so kommt es zu rapiden Gewichtsstürzen. Die Massenzunahme des Stuhls beruht auf hohem Wassergehalt, schlechter Ausnützung des Fettes und Verlusten von Stickstoffsubstanzen, die vermutlich mehr von erhöhter Sekretbildung als von schlechter Resorption herrühren, sowie auf schlechter Mineralverwertung. Die Fettspaltung leidet in der Regel nicht, ist aber gelegentlich doch auch herabgesetzt. Das Abdomen der an diesen Durchfällen leidenden Kinder ist auffällig groß und kontrastiert scharf zu den mageren Extremitäten. Man erhebt meist den Befund einer Tympanie über den vorderen und oberen Bauchabschnitten und einer Dämpfung über den seitlichen und unteren Teilen, ohne daß sich diese Dämpfungsfigur von der Lage des Körpers abhängig zeigt. Weiter besteht Pseudofluktuation. Diese einen Erguß vortäuschenden Zeichen beruhen auf Flüssigkeitsfüllung der unter den erschlafften Bauchwandungen liegenden Darmschlingen.

Werden die Einzelfunktionen des Verdauungsapparates geprüft, so findet man im Magen herabgesetzte Salzsäurebildung und Achylie. Auch die Motilitätsverhältnisse im Magen und Dünndarm ergeben Abweichungen. Es gibt sowohl Fälle mit beschleunigter wie mit verlangsamter Magenentleerung. Die Dünndarmperistaltik ist lebhaft, aber unvollständig. Die Duodenalfermente verhalten sich in guten Perioden normal.

Den rapiden Gewichtsstürzen können „unmotivierte" Gewichtsanstiege folgen, die der Kundige ohne weiteres nicht als „soliden Ansatz", sondern als bloße Wasserspeicherung zu deuten weiß. So wird die Gewichtskurve in einem Maße unruhig und schwankend, wie es sonst kaum vorkommt, es besteht ein hoher Grad von „Hydrolabilität".

Die Kinder sind ausnahmslos in ihrem seelischen Verhalten abnorm. Sie legen eine Empfindlichkeit, Reizbarkeit und Launenhaftigkeit an den Tag, die es sehr schwer macht, sie je zufriedenzustellen. Besonders in den Durchfallsperioden sind sie apathisch, matt und verdrießlich. Der Gesichtsausdruck ist auch in guten Zeiten nie entspannt und heiter aufgeschlossen, sondern eigentümlich altklug. Die Nahrungstriebe können sich in gesteigerter Gier wie in hartnäckiger Anorexie oder in Ablenkungen auf Ungenießbares (Mörtel, Sand, Kohle) als gestört zeigen. Der Eigensinn dieser Kinder erschwert ihre Pflege manchmal aufs äußerste.

Der Gesamtzustand leidet mit der Dauer dieser chronischen Erkrankung mehr und mehr. Es entwickelt sich eine Dystrophie. Auch das Längenwachstum leidet, und die Patienten bleiben in ihrer Größe weit hinter Gleichaltrigen zurück. Auf dieses Verhalten zielt die Bezeichnung „intestinaler Infantilismus" hin. Ist die Dystrophie weit vorgeschritten, so ist die Neigung zu abnormer Wassereinlagerung immer mehr gesteigert. Wie bei anderen Hungerzuständen entwickeln sich dann Ödeme.

Auch andere Organsysteme werden in Mitleidenschaft gezogen. Eine mehr minder ausgeprägte hypochrome Anämie gehört zum Krankheitsbild. Betreffs der Blutkörperchenzahl entstehen leicht Fehlschlüsse, wenn Gewichtsstürze zur Bluteindickung geführt haben. Das Skelet bietet die Anzeichen einer Osteoporose oder rachitische Veränderungen neben den Zeichen einer Verzögerung des Wachstums wie verspätetem Erscheinen von Handwurzelkernen und Querbändern unter den Epiphysen von Radius und Ulna. Die Muskulatur ist dürftig und schlaff.

Schließlich sei erwähnt, daß bei Cöliakie latente und manifeste Tetanie auftreten können. Die Krämpfe äußern sich in persistierenden Karpopedalspasmen, niemals in Konvulsionen. Die Spasmen entwickeln sich in den Phasen des Gewichtsanstiegs und der Wasserretention, nicht in denen der Gewichtstürze.

Differentialdiagnostisch ist namentlich an Bauchtuberkulose zu denken, die ein sehr ähnliches klinisches Bild bewirken kann. Sorgliche Tuberkulinprüfungen, anamnestische Erhebungen, Röntgenuntersuchungen müssen die Frage klären. Mehr eine Frage der Definition als tatsächlicher Unterscheidung ist die Abgrenzung der Cöliakie gegenüber rückfälligen Durchfallsstörungen neuropathischer Kinder. Wer nur das klassische, voll ausgeprägte Krankheitsbild gelten läßt, der muß diese Durchfälle als etwas besonderes bewerten. Wenn man es aber mehrfach erlebt hat, daß solche Kinder nach der Besserung ihres Zustands in klinischer Behandlung später wiedergebracht werden und nun das voll entwickelte Krankheitsbild der Cöliakie darbieten, dann kann man an der Wesensverwandtschaft dieser Zustände nicht zweifeln.

Die Behandlung ist eine diätetische. Verpönt sind Hungermethoden, Unterernährung und unphysiologische Schondiäten, die einseitig nur an Kohlehydraten oder nur an Eiweiß angereichert sind. Schlecht ertragen werden fettreiche Nahrungen und große Milchmengen, dagegen meistens auffällig gut rohe Früchte, besonders Bananen, feinpüriertes Fleisch oder Leber und Gemüse.

In vielen Fällen bewährte sich am besten ein reichliches Angebot von Bananen, beginnend mit 100—400 g geschälter Frucht, neben einer sauren Milch, etwa 500 g Buttermilch mit Nährzucker oder Milchsäurevollmilch, nebst etwas Orangensaft. Hierzu kommt später eine Gemüsemahlzeit von durchpassiertem Gemüse mit etwas Leberpüree. Nicht immer hat man mit diesem Standardverfahren ein gutes Ergebnis, wenn auch die Erfolge die Mißerfolge weit überwiegen. Es kann vorkommen, daß man mit einer mehr altersentsprechenden, nur schlackenarmen und milchknappen Kinderkost bessere Ergebnisse erzielt. Es kann aber auch einmal geschehen, daß ohne eine ausreichende Fettzufuhr, an der es bei der geschilderten Standardmethode fehlt, kein Gedeihen einsetzt, und daß eine solche Fettzufuhr nur im Medium der Frauenmilch ertragen wird.

Chronische Stuhlverstopfung. Die Obstipation im Säuglingsalter wurde auf S. 72 in ihren verschiedenen Formen gewürdigt. Hier ist von der Obstipation des Kleinkindes und Schulkindes die Rede. Man begegnet diesem Leiden ganz besonders oft im ängstlichen, überbesorgten Milieu, das einzige Kinder, Nachkömmlinge und sonstige verzärtelte Sorgenkinder umgibt. Die Momente, die zur Verstopfung führen, können dabei von Fall zu Fall verschiedenartig sein. Immer ist es unbedingte ärztliche Pflicht, sich durch genaueste Untersuchung zu vergewissern, daß eine organische Grundlage der Verstopfung nicht vorhanden ist, ehe man diese auf funktionelle und nervöse Bedingungen zurückführt. Ein Umstand, der zuweilen eine Rolle spielt, ist einseitige Ernährung, besonders erzwungene oder freiwillige Aufnahme größerer Milchmengen als ein halber Liter durch ältere Kinder. Diese nicht altersentsprechende Milchernährung verlegt den Appetit für eine normale gemischte Kost und führt zur Verstopfung. Hier hilft eine energische Einschränkung der Milchzufuhr mit entsprechender Vermehrung von Gemüse, Salat, Obst, Kartoffeln und dunklem Brot, um die Obstipation zu beseitigen. In anderen Fällen bewirkt eine überhaupt zu geringe Nahrungsaufnahme infolge Anorexie durch zu geringe Darmfüllung und Sekretionsanregung die Verstopfung, was man als „*Leerlaufobstipation*" bezeichnet hat. Appetitmangel und Verstopfung verstärken sich dann gegenseitig. Die Behandlung erfolgt wie bei der Anorexie durch zweckentsprechende Erziehungsmaßnahmen. Weiterhin gibt es Fälle chronischer Verstopfung, in denen die übermäßige Sorge der Eltern um die Stuhlverhältnisse des Kindes zu ständigem, unnötigem Gebrauch von Abführmitteln oder, noch schlimmer, von Klystieren und Zäpfchen führt. In diesen Fällen sind die Defäkationsreflexe so zerstört, daß es zunächst gilt, sie unter Vermeidung der genannten Fehlmaßnahmen neu zu bilden. Am besten geschieht dies durch Verpflanzung des Kindes in ein neues Milieu, etwa durch Klinikaufnahme. Eine mehrere Wochen lange Behandlung muß dafür sorgen, daß die dort wiedererworbenen Reflexe durch Gewohnheit gesichert werden. Die Eltern sind bei der Entlassung in geeigneter Weise zu belehren. Muß man solche Fälle im Haus behandeln, so erleichtert man sich die Aufgabe, ohne die genannten Gewaltmittel Stuhl herbeizuführen, durch entsprechende Diät (s. oben) und mehr physiologische Abführmittel wie Milchzucker, Malzextrakt (beide zu 25—50 g pro Tag je nach Alter) oder die mehr als Gleit- denn als Abführmittel wirkenden Paraffinpräparate (Mitilax, Cristolax, Parafluid).

Schließlich sei darauf hingewiesen, daß es im Kleinkindesalter eine Verstopfung als Widerstandshaltung gegen die Erzieher gibt, genau so wie dies für die Anorexie auseinandergesetzt wurde. Hier liegt ein pädagogisches, nicht ein medizinisches Problem vor, das der Arzt zu lösen hat. Nur eine genaue Erforschung der erzieherischen Situation, in der diese Obstipation entstanden ist, kann hier weiterführen. Schematische Auflösung und Rezepte dafür, was dann zu tun ist, können nicht gegeben werden, denn erziehen kann nur, wer diese natürliche Gabe besitzt, lernen kann man es nicht. Es sei nur soviel gesagt, daß das Kleinkind und ganz besonders das schwierige Kind das Gefühl haben muß, bei den Erziehern sowohl unbeugsame Festigkeit und Sicherheit wie Güte zu finden. Oft ist es so, daß einem Überangebot von Liebe ein Minimum an Sicherheit entspricht. Das Kind macht sich die Situation zunutze und wird zum Tyrannen seiner Erzieher. Da das Scheitern der Erziehungsversuche, wozu die Anleitung zur willkürlich beherrschten Stuhlentleerung gehört, aber eine auch für das bald übersättigte verwöhnte Kind sehr unerquickliche Lage schafft, so kommt jener eigensinnige, mißvergnügte Kindertyp mit Neigung zu Zornausbrüchen zum Vorschein, der das Opfer pädagogischer Unfähigkeit der Eltern und schlechter Anlagen beim Kinde ist. Es ist sehr viel schwerer, sich in solchen Lagen zurechtzufinden, als gedankenlos ein Rezept über irgendein Abführmittel hinzuschreiben. Schwierigen Aufgaben dieser Art kann natürlich auch die simple Suggestivtherapie nicht gerecht werden, die in einfacher gelagerten Fällen mit Vorteil anwendbar ist.

Leibschmerz und Nabelkolik. Leibschmerzen sind ein überaus häufiges Ereignis bei Kindern. Der an Kinder nicht gewöhnte Arzt, der die Symptome von seinen Erfahrungen am Erwachsenen aus bewertet, geht hier nicht selten in die Irre. Beim Kind als mehr vegetativem als cerebralem Wesen ist der Bauchschmerz das, was beim Erwachsenen der Kopfschmerz ist, die Substanziierung von Unlustgefühlen. Fragt man das Kind bei einem beliebigen Infektionszustand, wo es ihm wehtut, so deutet es auf den Bauch. Am Bauch wieder imponiert der Nabel am meisten, und so wird der Schmerzpunkt ungemein häufig auf den Nabel verlegt. Da der kinderärztlich Ungeschulte bei der Palpation nichts findet, so diagnostiziert er die mystischen „Bauchdrüsen" und fühlt sich beruhigt.

Neben solchen psychologisch bedingten Bauchschmerzen gibt es andere, die ihre Entstehung Reflexmechanismen verdanken. Bei der Pneumonie, noch mehr bei der Pleuropneumonie, ist heftiger Bauchschmerz sehr häufig. Er bewirkt auch ein gewisses Maß von Bauchdeckenspannung, das bei rechtsseitiger Pneumonie die Differentialdiagnose gegen Appendicitis erschweren kann. Zur Aufklärung trägt der Umstand bei, daß die Spannung in der Gegend des *Mac Burney*schen Punktes geringer ist, nach dem Zwerchfell zu aber deutlich zunimmt.

Ähnlich schwierig kann die Unterscheidung von Appendicitis bei einer weiteren Form von Bauchschmerzen sein, den „Nabelkoliken". Dies sind anfallsartige, meist mit einer ausgesprochenen Blässe des Gesichts einhergehende Schmerzzustände im Bauch mit der Neigung zu rezidivieren. Betroffen werden vasomotorisch labile oder sonst „vegetativ stigmatisierte" Kinder, die meist sehr deutlich respiratorische Arhythmie, ASCHNER-Reflex und Muskelschlaffheit zeigen, manchmal auch an orthostatischen Ohnmachten leiden. Es wird angenommen, daß den Schmerzzuständen spastische Kontraktionen am Darm zugrunde liegen. Demgemäß bewähren sich Belladonnapräparate. Natürlich haben alle Suggestivmaßnahmen vorteilhaften Einfluß, besonders so massive wie die aus falscher Diagnosenstellung abgeleitete Appendektomie. Jedoch erlebt man meist einige Monate später, daß die Schmerzanfälle wieder einsetzen. Die seelische Situation des Kindes spielt in manchen Fällen von Nabelkolik eine ausschlaggebende Rolle. Bei unlustvoller Erwartung, besonders morgens vor der Schule, tritt der Schmerzanfall ein. In den Ferien verschwinden die Anfälle. In solchen Fällen reagiert der Darm als Ausdrucksorgan auf Angst und Spannung mit schmerzhaften Spasmen. Die abnorme Konstitution dieser Kinder, die eine Erleichterung und Enthemmung sensomotorischer Reaktionen bewirkt, ist natürlich wesentlich mitbeteiligt. In der gleichen Weise wie beim nervösen Erbrechen kann demnach ein Typus unterschieden werden, bei welchem die pathologische Reaktion mehr mit dem seelischen Oberbau verbunden ist (ältere Kinder), gegenüber einem zweiten Typus, bei welchem die Kolik als Ausdruck vegetativ abnormer Konstitution aus dem Unterbewußten hervorbricht. Es ist verständlich, daß der zweite Fall mehr bei Kleinkindern vorkommt.

Spasmen am Verdauungskanal. Während der Nabelkolik ein nur flüchtiger Spasmus zugrunde liegt, betreffen die nun zu schildernden Zustände oft langdauernde, hochgradige, die Wegsamkeit bedrohende Spasmen.

Oesophagospasmus und Cardiospasmus. Diese Zustände kommen schon im Säuglingsalter vor und finden sich im Kleinkindesalter besonders häufig, während sie im Schulalter seltener werden. Sie beruhen auf verschiedenartiger Grundlage.

Der Grad der Störung, die sie für die Ernährung der Kinder bewirken, ist sehr verschiedenartig, demgemäß ist die Prognose verschieden zu stellen.

Im Säuglingsalter kommen Oesophagospamen vor, wenn die Kinder wider ihren Willen mit einer ungewohnten Nahrungsform, etwa zum erstenmal mit Gemüse, gefüttert werden. Die Mahlzeit wird unter heftigem Schreien eingenommen, das Kind scheint herunterzuschlucken, auf einmal quillt das Verschluckte wieder zurück, ohne daß es Zeichen eines Aufenthaltes im Magen bietet. Der Affekt entlädt sich in einem Oesophaguskrampf. Aus diesem Grunde wurde in Analogie zur Bezeichnung „respiratorische Affektkrämpfe" der Ausdruck „oesophagale Affektkrämpfe" vorgeschlagen. Solche Vorkommnisse lassen sich durch eine weniger gewaltsame Methode der Gewöhnung der Kinder an die neue Nahrungsform ohne weiteres vermeiden.

Steht in diesem Fall der äußere Anlaß, der Einbruch der Affektausstrahlung in die Reflexbahn, im Vordergrund, so werden andere Fälle von Oesophago- oder Kardiospasmus durch eine pathologische Erleichterung der sensomotorischen Reaktion gekennzeichnet, die eine Entstehung von Spasmen auf normale oder fast normale Reize hin ermöglicht. Die Symptome sind Dysphagie, Hervorwürgen des scheinbar Verschluckten unter spastischem Reizhusten, Schmerzgefühle und Speichelfluß. Das Röntgenverfahren zeigt eine meist im unteren Abschnitt fadenförmig zusammengezogene, darüber bauchig erweiterte Speiseröhre. Hierher gehören Spasmen derselben, die bei Tetanie beobachtet wurden oder bei einer allgemeinen „spasmodischen Übererregbarkeit", welche sich auch an anderen Organsystemen wie Urethra und Darm durch Krampfzustände manifestierte. In diesen Fällen muß sich die Behandlung gegen die vorliegende Disposition richten. Sie wird also in Kalkzufuhr bzw. Atropinmedikation bestehen müssen.

Eine weitere Gruppe von Spasmen an der Speiseröhre entwickelt sich nach Traumen derselben, besonders nach Verätzungen. Die schweren Stenoseerscheinungen nach solchen sind keineswegs allein auf narbige Verengerung zu beziehen, sondern ebenso sehr spielt die durch das Trauma bewirkte Enthemmung der peripheren Reflexmechanismen eine Rolle. Man spricht hier von „läsionsbedingtem Oesophagospasmus". Röntgenologisch darstellbare „Stenosen" können hierbei auftreten und wieder verschwinden. Die Sonde kann einmal ein unüberwindbares Hindernis in bestimmter Höhe finden, bald darauf kann dieses Hindernis verschwunden sein. All dies erklärt sich nur durch spastische Kontraktionen. Die nicht selten üblen Nachwirkungen mechanischer Behandlungsmethoden (Bougierung, Sondenverfahren) nach Verätzungen sind als spasmenauslösende Wirkung dieses mit Schmerzen und Verletzungen häufig verbundenen Verfahrens zu erklären, während die chirurgische Ausschaltung des kranken Organs mittels Magenfistel und Fütterung durch diese die Wege zum Abklingen der übermäßigen Reflexerregbarkeit eröffnet. Wo die nur als ultima ratio angezeigte chirurgische Behandlung vermieden werden kann, soll es geschehen. Verfasser sind überzeugt, daß es bei einigem Geschick, mit Kindern psychotherapeutisch umzugehen, in der überwiegenden Mehrzahl der Fälle gelingt, Operationen zu vermeiden. Anstelle der Sondenverfahren wird die physiologische Bougierung gesetzt, bei welcher das geschädigte Organ es auf dem Wege langsamer Leistungssteigerung lernen soll, selbst die Nahrungsmassen als Bougie durch seine Enge zu treiben.

Der als „essentieller Oesophagospasmus" beschriebene Zustand ist identisch mit der oben besprochenen spastischen Oesophagusstenose oder der zylindrischen Stenose der chirurgischen Literatur.

Spastische Pylorusstenose der Säuglinge. Das führende Symptom diese praktisch wesentlich bedeutungsvolleren, weil häufigeren Zustands ist ein in der zweiten oder dritten Lebenswoche, ausnahmsweise früher, gelegentlich auch später einsetzendes hartnäckiges Erbrechen. Es bietet den Charakter des spastischen Erbrechens, d. h. erfolgt schußweise, im Strahl. Es kann unmittelbar nach der Mahlzeit oder erst längere Zeit später eintreten. Meist werden Brustkinder betroffen, was mit dem Überwiegen dieser Ernährungsform in dieser frühen Altersstufe zusammenhängen mag. Knaben werden weitaus häufiger befallen — und zwar in 80% der Fälle — als die Mädchen. Ob die nordische Rasse eine höhere Disposition zu der Erkrankung hat, was man aus dem häufigeren Vorkommen in den nordeuropäischen und nordamerikanischen Ländern erschließen wollte, ist noch keineswegs sichergestellt. Über das Wesen der Erkrankung gehen die Meinungen auseinander. Während ein Teil der Autoren glaubt, durch den Spasmus komme sekundär eine Muskelhypertrophie zur Entwicklung, nehmen andere eine kongenitale Mißbildung mit sekundärem Spasmus bei neuropathischer Konstitution als Grundlage der Erkrankung an.

Die klinischen Zeichen lassen sich teilweise aus dem Erbrechen ableiten. Durch den Nahrungsverlust tritt Abmagerung ein, so daß unter Sinken der Gewichtskurve das Bild der Dystrophie entsteht. Der Hungerzustand macht eine Scheinverstopfung mit seltenen, dunkelgrünbraunen, substanzarmen Stühlen. Die Harnmengen werden klein und werden selten entleert. Wie bei anderen Zuständen sehr heftigen Erbrechens findet man in vielen Fällen Hämatinbeimengung im Mageninhalt. Das Erbrechen reagiert, falls nicht gleich nach der Mahlzeit erbrochen wurde, sauer. Die Kinder erleiden hierdurch erhebliche Chlor- und Säureverluste, welchen im Blutserum eine starke Erhöhung des Reservealkalis bei vermindertem Chlorgehalt entspricht. Diese Verluste werden durch das Vorliegen einer bisweilen recht deutlichen Hypersekretion von Magensaft gesteigert. Der Magen ist in allen ausgesprochenen Fällen erheblich dilatiert. Meist ist er nach rechts ausgedehnt und liegt in sackförmiger Gestalt quer im Oberbauch. In der Gegend des Pylorus ist in einem Teil der Fälle eine Geschwulst in der Tiefe fühlbar. Sie entspricht dem durch den verdickten Pylorus dargestellten Tumor. Bei der Betrachtung der Bauchdecken ist ebenso wie vor dem Röntgenschirm *verstärkte peristaltische Tätigkeit des Magens* wahrnehmbar. Man sieht, wie im linken Epigastrium eine halbkugelige Vorwölbung entsteht, die langsam zurückgeht, während rechts unterhalb von ihr eine neue solche Wölbung sich ausbildet und bei deren Rückgang eine dritte, die schon über der Antrumgegend liegt. Wenn das Kind schreit und erregt ist, hört diese Magenperistaltik auf. Man findet sie nur bei Kindern, die sich ruhig verhalten. Bisweilen wird die Peristaltik durch einen Brechakt unterbrochen. Der Übertritt des Mageninhalts in den Dünndarm ist, wie das Röntgenverfahren zeigt, in ausgesprochenen Fällen um viele Stunden verzögert. Diese Stagnation im Magen ruft bei längerer Dauer einen Katarrh der Schleimhaut hervor. Hebert man nach der Nahrungspause aus, so ist der saure Inhalt sehr schleimig, trüb und enthält Detritus. In den schwersten Fällen kann es vorkommen, daß tageweise überhaupt keine Durchgängigkeit des Pylorus zu konstatieren ist. Dabei ist es offensichtlich, daß der Grad der Störung und die Schwere des Erbrechens nicht gleichmäßig andauern. Man erlebt Tage, an welchen viel erbrochen wird, und Zeiten besseren Ergehens. Nicht selten ist ein periodischer Wechsel der guten und der schlechten Phasen — etwa wochenweise — deutlich. Auch das Gesamtverhalten der Kinder ist hierbei ein verschiedenes. In den ungünstigen Perioden treten die Anzeichen einer schweren neurotischen Störung in den Vordergrund.

Wohlbekannt ist der verdrießliche Gesichtsausdruck, besonders das Stirnrunzeln der Pylorusspastiker, das sich übrigens auch sonst als Zeichen schweren Unbehagens bei mancherlei Zuständen im frühen Säuglingsalter findet. Weniger beachtet ist anfallsweises Auftreten einer leichten Protrusio der Augen, ein glotzender, starrer Blick. Die Atmung zeigt Abwegigkeiten in Gestalt von Gruppenbildung der Atemzüge und von gelegentlichem Seufzen. Die Temperatur kann sich zu kurzen Fieberzacken erheben, was auf Exsikkose als Folge des Wassermangels zurückzuführen ist, und sich namentlich bei eiweißreichen Nahrungen findet. Übersteigerungen des Erbrechens bis zu fortwährendem Würgen sind cerebrale Exsikkosefolgen, die nach parenteraler Flüssigkeitszufuhr aufhören.

Der Verlauf einer spastischen Pylorusstenose leichteren Grades kann über ein Stadium der Dystrophie zur Spontanheilung führen, die ungefähr mit dem Abschluß des dritten Monats zu erwarten ist. Tritt ein Fall erst nahe diesem Zeitpunkt in ärztliche Behandlung ein, so soll er unter allen Umständen intern behandelt werden, da die Besserung vor der Tür steht. Schwere Fälle können unter akuten Gewichtsstürzen in kurzer Zeit so atrophisch werden, daß das Leben gefährdet ist. Leider werden die Kinder häufig erst in diesem Zustand in die Klinik gebracht.

Über die Wahl des Behandlungsverfahrens in leichteren Fällen besteht Einigkeit. Sie soll intern sein. Man ernährt die Kinder mit kleinen Mengen abgepumpter Frauenmilch in zahlreichen Mahlzeiten, indem man etwa 10—12mal 40—50 g gibt. Besteht Exsikkose, so werden sofort subcutane Infusionen von Ringerlösung gegeben. Die Nahrungsmengen werden bei geringer werdendem Erbrechen langsam gesteigert. Es hat sich bewährt, rectal kleine Klysmen von 50 ccm 5—10%iger Traubenzuckerlösung einmal täglich zu geben. Nach einiger Zeit macht sich aber leider eine Dickdarmreizung in vielen Fällen bemerklich, die zur Einstellung dieses Verfahrens zwingt. Gleichzeitig mit den geschilderten Maßnahmen sucht man den Erregungszustand des Magens zu dämpfen, indem man Atropin verabreicht. Es werden 3—4mal 2 Tropfen der Lösung 0,01 Atropin. sulfuricum in 10 Spiritus dilutus vor den Mahlzeiten gegeben. Tritt hierbei eine Gesichtsrötung nicht ein, so kann die Dosis gesteigert werden bis 3—4mal 4 Tropfen. Sehr wichtig ist endlich die Rücksichtnahme auf den neurotischen Gesamtzsutand. Pylorospastiker sind nicht in große Säle mit vielen schreienden Säuglingen zu legen, sondern in Einzelzimmern der Pflege ganz besonders erfahrener und geschickter Pflegerinnen anzuvertrauen, die es verstehen, beruhigend und ablenkend auf die Kinder einzuwirken.

Tritt unter diesem Vorgehen nicht innerhalb einer Woche eine Besserung ein, indem das Erbrechen aufhört, und das Gewicht steigt, so wähle man das operative Verfahren. Ebenso sind alle primär durch den Grad des Erbrechens und den Gesamtzustand als besonders schwer gekennzeichneten Fälle operativ zu behandeln. Man kann zwar auch schwere Fälle bei großer Erfahrung und reichlichem gut geschultem Pflegepersonal in einer Kinderklinik konservativ behandeln, jedoch dauert die Behandlung viel länger, es erwachsen weit größere Kosten und dem Kinde werden größere Gefahren zugemutet als es die Operation ist, nämlich eine Dystrophie von mehreren Monaten Dauer durchzumachen. Es ist daher ganz natürlich, daß eine immer wachsende Zahl von Pylorusstenosen da operiert wird, wo ein *hierin geübter* Chirurg zur Verfügung steht. Allerdings ist auch für diesen eine spezielle Erfahrung mit diesem Eingriff erforderlich, da sonst Mißerfolge zu erwarten sind. Es kommt nur die Ramstedt-Operation in Frage, die durch Trennung von Serosa und Muskelschicht des Pylorustumors bis auf die Schleimhaut, die in den Wundspalt prolabieren muß, wieder Durchgängigkeit schafft. Bleibt auch nur ein Millimeter Muskelschicht über der Schleimhaut liegen, so ist, wie die Erfahrung lehrt, die Operation erfolglos. Die Pylorusmuskelwunde wird nicht übernäht! Blutende Gefäßchen werden umstochen. Vor dem Eingriff ist der Magen auszuhebern und eine subcutane

Infusion von Ringerlösung zu geben. Der Eingriff selbst, wird in Äthernarkose ausgeführt. Er dauert in geübter Hand nur wenige Minuten. 2 Stunden nach der Operation können die Kinder Ringerlösung mit Tee (1 : 3) mit Zusatz von 5% Zucker in kleinen Mengen zu trinken bekommen. Nach 12 Stunden erhalten sie abgepumpte Frauenmilch in kleinen, je nach dem Verhalten zu steigernden Mengen. Gelegentlich wird noch am ersten oder zweiten Tag nach der Operation etwas erbrochen. Dann hört das Erbrechen ganz auf, das Gewicht beginnt zu steigen, und die Erholung macht erstaunlich rasche Fortschritte. In seltenen Fällen vergeht längere Zeit, bis Gewichtszunahmen eintreten.

Bei denjenigen Fällen, welche ohne Operation zur „Heilung" kommen, d. h. nicht mehr erbrechen und zunehmen, kann man noch über viele Wochen und Monate gesteigerte Peristaltik an den Bauchdecken sehen, Entleerungsverzögerungen gelegentlich noch nach Jahr und Tag röntgenologisch nachweisen.

Colica mucosa oder Colitis membranacea. Diese Erkrankung stellt eine auf Nahrungsreize entstehende Sekretionsneurose akuter oder mehr chronischer Art am Darmkanal dar. Es gehen fibrös-schleimige Membranen oder Fetzen für sich allein oder mit dem Stuhl unter heftigen Leibschmerzen und Durchfällen oder Verstopfung ab. Betroffen sind sensible, neuropathische Kinder. In chronischen Fällen soll Eiweißmast eine Rolle spielen. Man gebraucht Wärme, Atropin und Schondiät im akuten Anfall und regelt dann die Diät.

Entzündliche und geschwürige Prozesse am Darmkanal.

Akuter Darmkatarrh oder Gastroenteritis. Diese Erkrankung beruht auf infektiöser Grundlage und kann durch spezifische Erreger bewirkt werden oder als Begleitsymptom parenteraler Störungen auftreten. Die infektiös bedingten Darmerkrankungen sind auf S. 296 f. besprochen. Die Unterscheidung infektiöser und alimentärer Störungen, welch letztere unter der Bezeichnung Dyspepsie oben abgehandelt wurden, ist allerdings keineswegs in jedem Falle sicher zu treffen, da der Erregernachweis durch die Untersuchungsämter sehr häufig mißlingt, was namentlich für seltenere Infektionen gilt, wie GÄRTNER-Enteritis, BRESLAU-Infektion, und mancherlei Ruhrformen. Eine Reihe parenteraler Infekte löst in einem gewissen Prozentsatz der Fälle mehr oder minder heftige Darmstörungen aus. Hierzu gehören die Kinderlähmung, die Masern, die Grippe und besonders die septischen Infektionen um so häufiger, je jünger die Kinder sind. Diese Enteritiden können als Enterocolitiden auf den Dickdarm übergreifen, was namentlich bei Grippe (sog. „Darmgrippe") oft vorkommt, und durch Blut-, Schleim- und Eiterbeimengung die Unterscheidung von Ruhr schwierig gestaltet.

Die Behandlung dieser Störungen entspricht derjenigen der Dyspepsie (s. oben). Auch hier wird man sich von Abführmitteln nicht allzu viel versprechen können. Natürlich ist gegen ein ganz zu Beginn verabreichtes Abführmittel nichts einzuwenden. Manche Ärzte gebrauchen Adsorbentien. Unter diesen ist Tierkohle zu empfehlen, die in Wasser angerührt verabreicht, aber von Kleinkindern ungern genommen wird. Vor Bolus alba ist wegen der Möglichkeit verhärtender Konkrementbildung zu warnen. Die wesentliche Behandlung ist diätetisch. Zur Unterstützung werden Tannin- und Wismutpräparate (Tannigen, Tannalbin, Tannismut) gebraucht. Gegenüber Opium ist im Kindesalter große Vorsicht am Platze. Apfeldiät kann auch in solchen Fällen mit Erfolg Anwendung finden.

Die Appendicitis. Diese kann schon im Säuglings- und frühen Kleinkindesalter auftreten, wird jedoch erst vom 4. Jahre ab häufig. Die die Erkrankung einleitenden Symptome sind meist rasch einsetzendes Fieber, Erbrechen und Bauchschmerz. Seltener entwickelt sich die Erkrankung schleichend. Obstipation ist namentlich im frühen Kindesalter kein obligates Symptom, man sieht vielmehr das Vorhergehen oder gleichzeitige Bestehen eines Durchfalls nicht ganz selten. Die Vorstellung, daß eine Enterocolitis den Appendicitisanfall in solchen Fällen auslöst, ist durchaus berechtigt. Bei den im frühen Säuglingsalter beobachteten Appendicitisfällen kommt verhältnismäßig häufig die Wurmfortsatzentzündung in einem den Blinddarm und Wurm enthaltenden Leistenbruch vor. Schmerzhaftigkeit und Rötung täuschen dann eine Brucheinklemmung vor. Auch bei kleinen Kindern kann der typische Palpationsbefund, der eine erhöhte Muskelspannung am Mac Burneyschen Punkt in Verbindung mit Druckempfindlichkeit feststellt, erhoben werden, wenn man es versteht, die Kinder richtig abzulenken. Befragen, ob Schmerzen bestehen, ist wertlos. Im Gegenteil werden durch die Suggestivwirkung hierbei nur falsche Angaben erzielt. Der erfahrene Arzt beobachtet ständig den Gesichtsausdruck des Kindes, während er palpiert, und während eine zweite Person das Kind in geeigneter Weise ablenkt. Handelt es sich um die Frage, ob bereits ein Exsudat besteht. so darf nicht vergessen werden, auch rectal zu untersuchen. Ergibt die Untersuchung kein sicheres Resultat, weil das Kind widerspenstig ist, so ist es weit besser, in einem kurzen Äther- oder Chloräthylrausch einen exakten Untersuchungsbefund zu erheben, als mit einem zweifelhaften Befund zuzuwarten und den Dingen ihren Lauf zu lassen, denn Perforation und Peritonitis kommen im Kindesalter besonders schnell zustande. Man darf sich auch dadurch nicht irre machen lassen, daß manche Kinder erstaunlich wenig über Schmerzen klagen, während andere hypersensible Neuropathen, ohne daß ihnen etwas fehlt, in ein Jammergeschrei ausbrechen, wenn der Leib nur berührt wird. Nirgends belohnt sich die Fähigkeit, mit kranken Kindern umgehen zu können, besser als bei der Untersuchung auf Bauchdeckenspannung und Druckschmerz. Ein diagnostisches Hilfsmittel, das heranzuziehen ist, ohne daß man den Entschluß, ob der Fall als Appendicitis dem Chirurgen zu übergeben ist, in entscheidender Weise hiervon abhängig macht, ist die Zählung der Leukocyten, welche stark erhöhte Zahlen ergibt. Das weiße Differentialblutbild zeigt die bekannten Anzeichen entzündlicher Prozesse in Gestalt von Linksverschiebung, während Herabsetzung der Leukocytenzahl und Schwinden der Eosinophilen eine septische Komponente anzeigen. Bei Perforation und Einsetzen der Peritonitis wird die Bauchatmung zuerst rechts unten, bei ausgedehnter Bauchfellentzündung unter Zunahme der Thorakalatmung völlig aufgehoben. Der Bauchdeckenreflex kann über einem perityphlitischen Herd herabgesetzt bis aufgehoben sein. An der Haut besteht über dem erkrankten Bezirk Hypersensibilität. Das rechte Bein wird dann leicht an den Leib gezogen gehalten und so fixiert. Diese Zeichen setzen durchweg schon das Vorhandensein einer *Periappendicitis,* eines lokalisierten Exsudates, voraus und finden sich natürlich nicht beim frisch einsetzenden appendicitischen Anfall. Das Exsudat ist in diesem Stadium durch die Bauchdecken oder vom Rectum her als Tumor zu fühlen. Tritt nunmehr unter zunehmenden Schmerzen rasch ein Meteorismus ein, während die Bauchdecken überall äußerst berührungsempfindlich werden, und die Augen in den Augenhöhlen zurücksinken und angstvoll blicken, so sind dies die Zeichen diffuser Peritonitis. Der Puls, der vorher nur beschleunigt war, hat nunmehr bei weiterhin steigender Tendenz die Zeichen der Kollapsneigung (Weichheit und Kleinheit). Als letztes Stadium drohen nun Darmlähmung und Ileus.

Differentialdiagnostisch kommen für den akuten appendicitischen Anfall eine ganze Reihe von Zuständen in Betracht. Auf den Bauchschmerz bei Pneumonie wurde schon oben kurz hingewiesen. Die Differentialdiagnose ist praktisch sehr bedeutungsvoll und Verwechslungen sind an der Tagesordnung. Besonders bei zentralen Pneumonien mit geringem physikalischen Befund ist der Irrtum verständlich. Die unter der Besprechung des Bauchschmerzes herangezogenen Kriterien werden ebenso wie eine sorgliche Lungenuntersuchung bei der Aufklärung der Lage helfen. Andere Zustände, die Verwechslungen ermöglichen, sind mit Koliken verlaufende Darminfektionen. Auch die Pneumokokkenperitonitis macht ein ähnliches Krankheitsbild, das aber gerade in entscheidenden Punkten — bei Appendicitis lokalisierter Schmerzpunkt, Bauchdeckenspannung auf rechts unten begrenzt, bei Pneumokokkenperitonitis diffuse Empfindlichkeit — sich nicht deckt und mehr unbestimmt bleibt. Die Form der tuberkulösen Peritonitis, welche mit der Ausbildung eines Ileocöcaltumors verläuft, kann von einer subakut einsetzenden Appendicitis nur schwer unterschieden werden. Für den Kinderarzt schwerer verständlich ist es, wenn bei beliebigen akuten Infektionskrankheiten wie Masern, Scharlach, Varicellen wegen begleitender Bauchschmerzen die Fehldiagnose Appendicitis gestellt und appendektomiert wird. Bei alledem ist freilich zu bedenken, daß es auch einmal vorkommen kann, daß eine Appendicitis bei Masern, Scharlach oder Pneumonie auftritt. Kaum macht dem Erfahrenen die Unterscheidung einer Nabelkolik vom appendicitischen Anfall Schwierigkeiten. Man beachte das ständige Rezidivieren der Nabelkolik und die Fieberlosigkeit, das Fehlen typischer Appendicitissymptome beim Anfall und andererseits die Stigmata der neuropathisch-vegetativen Belastung. Schließlich sei darauf hingewiesen, daß das acetonämische Erbrechen mit Leibschmerzen einhergehen kann, und daß bei Mädchen vor der ersten Menstruation kolikartige, Bauchbeschwerden vorkommen.

Über die Therapie ist nur zu sagen, daß die Fälle, bei denen die Diagnose feststeht, sofort dem Chirurgen übergeben werden sollen. Ein abwartendes Verhalten hat höchstens in den leichtesten Fällen Berechtigung, wenn die Voraussetzung erfüllt ist, daß bei einer etwaigen Verschlimmerung der Chirurg sofort zur Hand ist. Man lege daher am besten auch solche Fälle in ein Krankenhaus mit chirurgischer Abteilung.

Wird ein appendicitischer Anfall ohne Operation überstanden, so bedeutet er geradezu eine Anwartschaft für spätere Anfälle, wie dies der Neigung der Appendicitis zum chronisch-rezidivierenden Verlauf entspricht. Die klinischen Symptome solcher chronischer Fälle sind recht unbestimmt, sofern nicht gerade ein Anfall vorliegt. Es bestehen Verdauungsbeschwerden wie Völlegefühl im Magen, Durchfälle wechselnd mit Verstopfung, Leibschmerzen und Druckempfindlichkeit am typischen Punkt. Sofern hier durch die Beobachtung eines typischen Anfalls die Diagnose feste Gestalt zu gewinnen vermag, empfiehlt sich ebenfalls die chirurgische Behandlung.

Geschwürige Prozesse. Zu *Geschwüren im Pharynx und Oesophagus* führt das Trinken von Lauge durch Kleinkinder. Dies kommt in Gegenden, in denen die Herstellung von mit Lauge bestrichenem Backwerk (Brezeln) üblich ist, nicht selten vor. Auch Lippen und Mundschleimhaut sind angeätzt, verschwollen und entzündet. Die Magenschleimhaut kann ebenfalls betroffen sein. Es bilden sich fibrinöse Beläge aus, die sich nach einigen Tagen abgrenzen und abstoßen, worauf sich die meist nur flachen Epitheldefekte wieder epithelialisieren. Während dieses akuten Stadiums kann wegen Schluckschwierigkeiten gelegentlich die Nasensonde erforderlich werden. Ernstere Störungen drohen erst nach einem gewissen Intervall von 3—4 Wochen, nach welchem sich der „läsionsbedingte Oesophagusspasmus", wie er oben beschrieben wurde, entwickelt.

Geschwürsbildung im Magen, häufiger jedoch *im Duodenum,* kommt schon im Säuglingsalter vor. Das Erbrechen von Blut bzw. Hämatin darf jedoch keineswegs als Beweis für ein rundes Magengeschwür angesehen werden, denn es kommt bei heftigem Erbrechen verschiedenster Art wie beim toxischen

Brechdurchfall, beim Pylorusspasmus und bei Infektionen im Säuglingsalter vor. Als anatomisches finden sich in diesen Fällen die „haemorrhagischen Erosionen" oder „Stigmata ventriculi", kleine Blutfleckchen in der Magenschleimhaut mit oberflächlicher Desquamation, aber ohne tiefgreifenden Substanzverlust.

In vereinzelten Fällen hat man auch echte Ulcera gefunden und zwar besonders im Duodenum. Zustände, die mit diesem Vorkommnis in Verbindung zu stehen scheinen, sind schwere Atrophie, die Leinersche Erythrodermie und verschiedenartige Infektionsprozesse, sowie Tetanie.

Ein dem *chronischen Magendarmgeschwür* des Erwachsenenalters symptomatisch entsprechendes und analog zu behandelndes Krankheitsbild kommt erst im späteren Kindesalter vor. Bei der Bewertung einer Hämatemesis denke man aber stets an hämorrhagische Diathese, an das Bluterbrechen bei Milzvenenthrombose und Lebercirrhose, schließlich an Täuschungen, die durch das Verschlucken von Blut entstehen, das aus anderer Quelle (Nase, Mundhöhle) stammt.

Ulceröse Colitis ist eine im Kindesalter seltene chronische Erkrankung. Das Colon wird in seiner Wand, die sich verdickt und starr wird, entzündlich infiltriert. Die Palpation ist schmerzhaft. Röntgenologisch fällt die Wandverdickung und das Fehlen der Haustren auf. Klinisch spielen Kolikanfälle und Tenesmen eine geringere Rolle als bei akuter Colitis, aus welcher sich das Krankheitsbild übrigens stets entwickelt. Auch die Beimengung von Schleim, Blut und Eiter zum Stuhl hält sich in mäßigen Grenzen. Dagegen besteht eine ausgesprochene Labilität der Verdauung mit Neigung zu Durchfällen. Anämie, mehr oder minder ausgesprochene Dystrophie, trockene Haut, endlich psychische Labilität machen das Bild in mancher Hinsicht der Cöliakie ähnlich. Therapeutisch wurde zur Entlastung des erkrankten Colons die Anlegung einer Ileostomie vorgeschlagen, mit anschließenden Spülungen. Eine schlackenarme Schondiät, die auf den Eiweiß- und Vitaminbedarf gebührende Rücksicht nimmt, ist indiziert.

Afterrhagaden und *Fissuren* haben eine artifizielle Entstehung wie ungeschickte Säuberung oder Thermometermessung und Spielereien mit analerotischer Tendenz, oder sie werden durch verhärtete Skybala bei Obstipation bewirkt und können schließlich durch Kratzen infolge des Juckreizes, den Oxyuren machen, entstehen. Bei der Defäkation treten heftige Schmerzen auf. Aus Furcht hiervor weigern sich die Kinder, sich zur Defäkation hinzusetzen und laufen weinend fort, so daß in den Fällen, die nicht auf Obstipation beruhen, sekundär eine solche hinzutritt. Die Behandlung setzt gegenüber der Obstipation ein. Durch Öl- oder Warmwassereinläufe wird der Rectalinhalt erweicht und durch entsprechende Diät das Wiedereintreten der Obstipation verhindert. Der Afterriß wird eine Viertelstunde vor dem Stuhlgang mit 5—10%iger Anästhesinsalbe bestrichen, wodurch Schmerzen bei der Stuhlentleerung verhindert werden. Nach derselben wird der Anus sorgfältig gereinigt (nasser Wattetupfer) und dann Dermatolzinkpaste aufgestrichen.

Geschwülste des Darmkanals.

Die bösartigen Geschwülste spielen eine sehr geringe Rolle im Kindesalter, so daß sich eine Besprechung erübrigt. Dagegen ist das Auftreten von *Polypen* bedeutungsvoll, die als Einzelpolypen oder als verbreitete *Polyposis* auftreten können.

Kennzeichnend sind der Abgang von frischem, hellrotem Blut im Stuhl und der gelegentliche Prolaps eines Polypen durch den Anus, wo er beim Pressen mit dem Stuhlgang durchbricht und nun als rötliche Geschwulst sichtbar wird, die wieder zurücktritt oder zurückgeschoben werden muß. Durch Nekrose des Stiels können Polypen auch spontan abgehen. Die Behandlung des Solitärpolypen ist die Abtragung in Narkose.

Wo es sich um Polyposis des Dickdarms handelt, entsteht ein Krankheitsbild, das durch Blutungen, zunehmende Anämie, Neigung zu Durchfällen und Schleimabgängen, Tenesmen und Koliken unter Entwicklung einer Dystrophie gekennzeichnet ist. Es gleicht somit weitgehend der oben geschilderten ulcerösen Colitis. Die Unterscheidung ergibt das Röntgenbild, indem die Kontrastmasse im Colon eigentümliche, fleckige Aussparungen erzeugt, die ein marmorartiges Aussehen bewirken. Auch die Rektoskopie dient zur Aufklärung. Bisweilen führt der Prolaps eines Polypen zur Diagnose. Eine Therapie ist bei diffuser Polyposis kaum möglich.

Hämorrhoiden kommen schon im Kleinkindesalter vor. Ergibt die Anamnese Angaben über Blutabgänge mit oder ohne Stuhl, so ist stets der After zu inspizieren. Eine oder mehrere bläuliche Vorwölbungen verschiedener Größe, über denen das Gewebe leichte Entzündungserscheinungen zeigen kann, sind Hämorrhoiden. Sie verursachen den Kindern öfters erheblichen Juckreiz, der wieder zu Kratzen und Raghadenbildung führen kann. Die Behandlung hat die Behebung etwaiger Obstipationszustände zu beobachten und sorgfältige Säuberung, am besten Waschung nach der Defäkation vorzuschreiben, worauf unter leichter Massage etwas Borvaseline aufgestrichen wird. Hämorrhoiden können sich völlig zurückbilden, ohne daß operativ vorgegangen wird! Brauchbar sind auch Anusolzäpfchen, die nach dem Stuhlgang eingeführt werden.

Lageveränderungen.

Invagination. Die praktisch bedeutungsvollste Lageveränderung ist die Invagination. Sie kommt 4—5mal häufiger als beim Erwachsenen vor, ist also *eine ausgesprochene Kinderkrankheit.* Unter den Kindern sind wieder besonders Säuglinge und Kleinkinder betroffen. Die Erkrankung besteht darin, daß sich über einen Darmteil, der sich vermutlich im Zustand spastischer Kontraktion befindet, unter Ausbildung einer langsam vorrückenden Umschlagsfalte der aboral gelegene Darmteil hinüberschiebt. Hierbei entstehen drei Schichten oder Blätter, eine innere und mittlere, das Intusceptum, und die äußere, aufnehmende Schicht.

Kennzeichnend ist das plötzliche Einsetzen der Erkrankung. Das Kind sieht von einer Minute zur anderen verändert aus, wird blaß und wimmert. Nur achtlosen und beschränkten Müttern entgeht diese Veränderung. Die Schmerzanfälle, das Stöhnen und Schreien wiederholen sich in Intervallen. Mitunter wird das Kind matt und schläft ein, um aus dem Schlaf wieder aufzufahren. Zuerst macht die Nahrungsaufnahme noch keine Schwierigkeiten, doch bald setzt Erbrechen ein, das an Schwere zunimmt und auch bei leerem Magen mit Herauswürgen von Schleim oder zurückgeflossener Galle weitergeht. Dann kommt es zur Stuhlverhaltung. Der Bauch wird durch Meteorismus aufgetrieben. Man sieht weiterhin deutliche Steifungen der Darmschlingen durch die Bauchdecken. Das Gesicht hat inzwischen einen völlig veränderten Ausdruck bekommen. Die tiefliegenden, weit geöffneten, umschatteten Augen sind so, wie sie nur bei Bauchprozessen sein können. Der Gesamtausdruck hat etwas Ängstliches und Gespanntes *(Facies abdominalis).* Wird nun untersucht, so ist der Invaginationstumor durch die *relativ weichen* Bauchdecken in der Mehrzahl der Fälle zu fühlen. Die Weichheit der Bauchdecken und die Darmsteifungen sind die Unterscheidungsmerkmale gegenüber der Peritonitis. Es empfiehlt sich in jedem

Fall auch rectal zu untersuchen. Kann der Tumor auch rectal nicht gefühlt werden, so ergibt doch die Untersuchung ein fast ebenso wertvolles Symptom: wenn der Finger zurückgezogen wird, läuft dunkles, faulig riechendes Blut aus dem After. In manchen Fällen kommt es auch zu spontanen Blutabgängen. Die Lage des zu fühlenden Tumors kann verschieden sein. Entsprechend der Tatsache, daß die Invagination des Ileum in das Coecum (Invaginatio ileocoecalis) die häufigst vorkommende Form ist, und daß gerade diese Invaginationsform rasch fortschreitet und ihre ursprüngliche Lage ändert, findet man den Tumor links seitlich vom Nabel. Es kommen aber auch andere Lokalisationen vor. Die Invaginatio colica ist die zweithäufigste Form. Die Dickdarminvaginate können bis zum Mastdarm vorgetrieben werden und wie ein Analprolaps vor dem After erscheinen. Dünndarminvaginationen sind wesentlich seltener, ihre Symptomatologie ist etwas anders. Das Erbrechen unterscheidet sich von dem bei anderen Invaginationen dadurch, daß es bald fäculent wird.

Der Verlauf der unbehandelten Invagination im Kindesalter ist der, daß er im schweren Kreislaufshock zum Tode führt. Ein Teil der Fälle bekommt eine Peritonitis. Mit der Spontanheilung durch dichte Verklebung der Umschlagstelle, völlige Demarkation des gangränösen Darmstücks und Abgang per anum ist wegen der Seltenheit des Vorkommnisses bei Kindern praktisch nicht zu rechnen.

Frühe Diagnose und frühes Übergeben der Fälle an den Chirurgen rettet das Leben in allen Fällen, in denen nach Laparatomie die unblutige Lösung der Invagination möglich ist. Wo aber Resektionen nötig werden, sind die Kinder so gut wie sicher verloren. Gerade das verpflichtet zu früher Diagnose, weil bei ihr die geschilderte Desinvagination zur rechten Zeit ermöglicht wird. Man verliere keine Zeit mit Einläufen und Taxisversuchen, deren Ergebnisse durch ungeschulte Hände höchst zweifelhaft sind, die wertvolle Zeit und letzten Endes dem Kind das Leben kosten. Neuerdings wurde empfohlen in Fällen, in denen die Desinvagination bei der Operation nicht leicht von statten geht, die äußere Schicht mit Tinct. Opii zu bestreichen, worauf die Lösung leicht möglich ist.

Die Differentialdiagnose hat Colitis, Ruhr, Typhus zu berücksichtigen. Leider wird oft nicht an Invagination gedacht und eine dieser Infektionen angenommen. Deshalb beachte man das stürmische Einsetzen, die Fieberlosigkeit und das Vorliegen eines Tumors. Polypen und abdominelle Purpura können ebenfalls Blutabgänge und Schmerzen bewirken, doch fehlt ein palpabler Tumor. Übrigens können beide Zustände sekundär zur Invagination führen. Kommt das Invaginat am After zum Vorschein, so kann an einfachen Prolaps gedacht werden. Das Vorhandensein einer durch Rectaluntersuchung nachweisbaren, in der Tiefe gelegenen Umschlagsfalte, sowie die Schwierigkeiten der Reposition zeigen die Besonderheit der Lage. Appendicitis schließlich macht zwar Schmerz, Tumor und Stuhlverhaltung, aber nicht Blutabgänge. Auch die Steifungen fehlen.

Zum Schluß sei erwähnt, daß es als seltenes Vorkommnis auch eine chronische Form der Invagination gibt, die sich mit schleichenden Symptomen, welche nicht zur vollen Unwegsamkeit führen, über Wochen hinzieht. Erbrechen und Leibschmerzen kennzeichnen das Bild. Es besteht Neigung zu spontanem Rückgang der Invagination, die aber immer wieder neu auftritt. Die Behandlung muß bei deutlichen Symptomen der Unwegsamkeit operativ sein.

Volvulus. Hierunter wird eine Drehung der Darmschlingen oder des Magens um die Mesenterialachse verstanden, welche mehrfach als schon angeborene Anomalie, die im Neugeborenenalter zum Ileus und Tod führte, beobachtet wurde. Die Diagnose ist schwierig. Beim älteren Kind beherrschen von Zeit zu Zeit aus völligem Wohlbefinden heraus erfolgende Anfälle heftigster Leibschmerzen das klinische Bild. Hierzu treten später die Zeichen der Wegsamkeitsstörung ingestalt von Erbrechen, Darmsteifungen, Meteorismus und Ileus. Im Gegensatz zur Invagination fehlt ein Tumor! Voraussetzung für das Zustandekommen des Volvulus sind abnorme anatomische Verhältnisse, wie Mesenterium commune, Coecum mobile oder MECKELsches Divertikel. Selbst rechtzeitige operative Eingriffe haben eine schlechte Prognose, weil sie Eventrationen und Manipulationen mit den Eingeweiden erfordern, die für die Kinder sehr schwere Schädigungen bedeuten. Außerdem besteht nach der Reposition die Gefahr des Rezidivs.

Analprolaps. Prolapsus ani ist der Vorfall des Analrings, Prolapsus ani und recti derjenige tieferer analnaher oder höherer Rectumteile samt Analring. Im ersten Fall ragt nur eine kleine zapfenförmige Partie ringförmig über das Hautniveau, im zweiten Fall liegen größere bis zu 12 cm lange Gebilde mit der als Schlitz auf der Höhe der Geschwulst sichtbaren Darmöffnung zutage.

Prolapsus recti, die häufigste dieser Formen im Kindesalter, ist Vorfall der Rectalschleimhaut, ohne daß der Anus seine Lage verändert. Nur in diesem Fall dringt der Finger zwischen Haut und Vorfall bis zu einer Umschlagsfalte in die Tiefe. Der vorgefallene Darmteil unterliegt, wenn er nicht reponiert wird, Veränderungen durch Stauung, Blutung, Erosion und Ulceration. Schließlich droht Gangrän. In diesem Stadium treten Schmerzen, Unruhe, Angst und Durchfälle auf.

Der Prolaps ist bei Kleinkindern zwischen 1 und 4 Jahren am häufigsten, um dann rasch an Frequenz abzunehmen. An seiner Entstehung sind einerseits funktionelle Schädigungen des Beckenbodens durch Muskelschwäche und Fettschwund, andererseits chronische Verstopfung als Bedingungen beteiligt. Ursächlich spielt die gerade in der am häufigsten betroffenen Altersstufe weit verbreitete üble Sitte, die Kinder am Boden auf den Topf zu setzen und mit hochgestellten Knien lange sitzen zu lassen, um sie an Reinlichkeit zu gewöhnen, eine große Rolle. Mit diesem törichten Verfahren werden zwar die Kinder nicht reinlich, sie werden aber der Gefahr eines Rectalprolapses ausgesetzt. Vermeidung solcher Fehler ist die erste Bedingung zur Vermeidung von Rückfällen, nachdem der Prolaps mittels ölgetränkter Wattebäusche, wenn nötig in Narkose, reponiert ist. Es ist zweckmäßig, die Kinder dann den Stuhl eine gewisse Zeit nur in liegender Stellung entleeren zu lassen. Ein häufig geübtes Verfahren ist es, nach der Reposition mit dachziegelförmig sich deckenden Leukoplaststreifen einen den Anus verschließenden Verband für einige Tage anzulegen, um das Pressen beim Stuhlgang völlig auszuschalten. Später wird der Stuhl in der Weise entleert, daß das Kind auf ein hohes Stühlchen oder auf einen auf den Tisch gestellten Topf hingesetzt wird, wobei die Beine frei herunterhängen. Zu operativen Eingriffen wegen ständigen Rückfalls des Prolaps wird man bei Beachtung dieser Vorsichtsmaßnahmen höchst selten genötigt sein.

Hernien. Eine Besprechung der Hernien soll hier nur insoweit erfolgen, als dieselben Gegenstand konservativer Behandlungsverfahren sind. Sowohl Nabel- wie Leistenhernien sollten im frühen Kindesalter grundsätzlich konservativ behandelt werden, wenn nicht 2 Indikationen zu einem operativen Vorgehen gegeben sind, eine bedeutende Größe des Bruches oder Einklemmungserscheinungen. Der Grund für diesen Standpunkt ist darin gegeben, daß die große Mehrzahl kindlicher Hernien mit konservativer Behandlung ausheilt. Nabelbrüche werden durch einen 5 cm breiten Heftpflasterstreifen, der so lang ist, daß er bis über die hintere Axillarlinie reicht, und der über 2 beiderseits vom Nabel aufgehobene Längsfalten weggeführt wird, zurückgehalten. Dieser

Verband soll möglichst selten gewechselt werden, wenn nicht Dermatitis hierzu zwingt. Es ist verboten, Pelotten oder Tampons auf dem Nabel unter dem Heftpflaster anzubringen, da sie den Nabelring erweitern.

Der Leistenbruch wird durch Wollbruchbänder aus weichster, weißer Wolle, am besten aus Dochtwolle, zurückgehalten. Der geschlossene Wollbund wird gürtelförmig so um die Hüften geführt, daß das längere Ende an der Bruchstelle durch die Wollschlinge durchgezogen und fest angelegt wird, worauf man es unter dem Schenkel nach hinten durchzieht und über dem Rücken an der Gürteltour festmacht. Wegen der Beschmutzung sind mehrere Bänder zum Auswechseln vorrätig zu halten.

Diaphragmatische Hernie. Hierbei handelt es sich eigentlich nicht um Hernie, sondern um eine Verlagerung von Baucheingeweiden in die Brusthöhle infolge vorgebildeter kongenitaler Lückendefekte im Zwerchfell. Die Umhüllung der eventrierten Teile mit Peritoneum, das Charakteristicum der Hernie, fehlt also.

Ein Teil der Fälle geht schon im frühen Säuglingsalter unter Dyspnoe, Cyanose, Unruhe und dem Symptom der Dextrokardie zugrunde. Bei älteren Kindern werden Symptome beobachtet, die auf ein linksseitiges Pleuraexsudat oder auf Seropneumothorax hinzuweisen scheinen. Es sind links Dämpfung, abgeschwächtes Atmen, perkutorischer Schachtelton und Succussio Hippocratis festzustellen. Diese Kinder brauchen keine Beschwerden zu haben. Völlegefühl, Kurzatmigkeit, Unfähigkeit, nach der Mahlzeit aufzustoßen, Wärme- und Kältegefühl in der Brust nach warmen und kalten Speisen werden nicht immer als Klagen angeführt. Bei den Trägern des Leidens liegen häufig noch andere Mißbildungen vor. Wird eine Röntgenuntersuchung vorgenommen, so ergibt diese bei einer Verlagerung des Magens das Fehlen der Magenblase an normaler Stelle, Verdrängung des Herzens nach rechts und Verlagerung des Magens oder anderer Eingeweide in die linke Pleurahöhle. Dies wird durch Einführen einer Sonde oder von Kontrastbrei besonders deutlich. Die Prognose ist infolge der Gefahr von Strangulation und Ileus schlecht. Die schweren Operationen, die zur Behebung der Mißbildung nötig sind, werden häufig nicht überstanden. Die Mortalität beträgt im ganzen bei diesen Eingriffen 54,5%, im Säuglingsalter 80%.

Relaxatio diaphragmatica. Diese seltene Anomalie unterscheidet sich von der vorigen dadurch, daß die Kontinuität des Zwerchfells nicht unterbrochen ist, und die Baucheingeweide unter dem erschlafften, muskulär degenerierten oder geburtstraumatisch gelähmten Zwerchfell in die Höhe steigen. Auch hier ist die linke Seite häufiger betroffen.

Darmparasiten und Fremdkörper.

Oxyuris vermicularis, Spring- oder Madenwurm. Die 20—40 mm langen, weißen Würmchen leben im Dünndarm und erscheinen in einzelnen Exemplaren oder in Schwärmen im Stuhl. Die Infektion erfolgt durch mit Eiern beschmutzte Hände (Kratzen am After!) oder durch mit den Wurmeiern verunreinigte Nahrungsmittel. Die Eier sind oval und doppelt konturiert. Die Infektion verläuft meist symptomlos. Nur bei manchen Kindern entstehen Beschwerden dadurch, daß beim Beginn der Bettruhe Würmer aus dem After auswandern und an die Genitalien gelangen, wo sie heftigen Juckreiz auslösen, der das Einschlafen stört und gelegentlich Masturbation veranlaßt. Die Parasiten haften äußerst hartnäckig im Darm und lassen sich schwer vertreiben. Erfahrungsgemäß gelangen bei schlackenreicher, vegetabilischer Kost mehr Würmer in den Mastdarm als bei einer faserarmen, leicht resorbierbaren Diät. Hat man keinen Erfolg mit Wurmkuren und stehen nervöse Störungen im Vordergrund, so kann man für einige Tage zur Ausflucht einer Diät aus Milch, Breien und Schokolade greifen, bei welcher keine Würmer in den Dickdarm gelangen. Die Würmer als solche sind harmlos. Man verwendet gegen sie Santoninkuren in der Weise, daß an 3 Tagen morgens und abends nach der Mahlzeit 0,01—0,05 Santonin mit 0,05—0,1 Calomel in Pulvern gegeben wird. Viel gebraucht wird auch die Gelonida aluminii subacetici, von welcher 3mal täglich eine Tablette à 1 g 8 Tage lang gegeben wird, bei Kindern über 8 Jahre 2 Tabletten. Die Verhütung des Juckens erfolgt durch Aufstreichen einer Mischung von grauer Salbe mit Vaseline zu gleichen Teilen auf den After, um das Auswandern der Würmer zu verhindern. Auch nachts wird geschlossene Kleidung getragen. Peinliche Reinlichkeit zur Verhütung der Reinfektion.

Ascariden oder Spulwürmer. Es handelt sich um 20—40 cm lange und 5—6 mm dicke Dünndarmbewohner, die im Stuhl oder Erbrochenen erscheinen, und deren Eier bräunlich, rundlich, dreifach konturiert und mit gekörntem Inhalt versehen sind. Die Infektion erfolgt durch Vegetabilien, die durch schmutzige Hände oder durch Düngung mit menschlichen Fäkalien infiziert sind. Die Infektion kommt schon im Säuglingsalter vor. Im menschlichen Darm entwickeln sich embryonenhaltige Eier zu Larven, welche die Darmwand durchbrechen und auf dem Venenweg in das Herz und von da in die Lunge gelangen. Nach Durchwandern der Lungencapillaren kommen sie durch die Luftwege zum Pharynx und wandern zum Darm hinab, wo sie sich erst zu Würmern entwickeln. Nur bei ganz massiven Infektionen entstehen bei der Durchwanderung der Lunge pneumonische Symptome. Der reife Wurm kann *vielleicht* gewisse nervöse Symptome auslösen (Mattigkeit, Blässe, Nasenjucken), während andere Symptome, nämlich Urticaria, Asthma, Eosinophilie und seröse Meningitis toxischer oder allergischer Natur sind.

Neben diesen Störungen können mechanische Komplikationen bei massiver Infektion durch Ascariden ausgelöst werden. Einwanderung in Leber- und Gallenwege mit der Entwicklung von Leberabscessen, Auftreten in den Luftwegen, im Mittelohr, appendicitische und peritonitische Reizzustände gehören hierher. Wenn ein Knäuel von Würmern den Darm verstopft, so entsteht der Ascaridenileus. Bei diesem Obturationsileus empfiehlt sich nur, nach Laparotomie den Wurmknäuel zu zerteilen und zu verschieben, aber größere Eingriffe zu unterlassen. Die Würmer werden dann durch sofort anzuschließende interne Kur vertrieben. Es kommen in Frage Santonin (s. oben) und Oleum chenopodii. Von letzterem Mittel wird morgens nüchtern um 8 Uhr und 9 Uhr jeweils die dem Alter des Kindes entsprechende Tropfenzahl gegeben, 2 Stunden später ein Abführmittel. Erfolgt kein Stuhl, so wird das Laxans nochmals gegeben. Wurmabgang nach 24—48 Stunden. *Die Kur darf innerhalb 4—6 Wochen nicht wiederholt werden!!* Oleum chenopodii birgt bei Überdosierung die Gefahr tödlicher Vergiftung (cerebrales Bild) mit Atemlähmung.

Taenien oder Bandwürmer. Es kommen zwei Arten in Betracht:
Taenia saginata, kenntlich am Fehlen des Hakenkranzes und an 4 Saugnäpfen am Kopf, Infektion durch rohes, finniges Rindfleisch.

Taenia solium, kenntlich an 2 Hakenkränzen, 4 Saugnäpfen, Infektion durch rohes, finniges Schweinefleisch. Seltener!

Symptome sind Druck und Völlegefühl im Leib, gelegentliche Brechneigung, Appetitmangel und Abmagerung, jedoch kann die Wurminfektion auch symptomlos verlaufen. Ab und zu gehen weiße Proglottiden mit dem Stuhl oder für sich ab.

Behandlung. Am Vorabend ein Laxans und knappe Ernährung. Am Morgen nüchtern das Wurmmittel in 2 Portionen in halb- oder ganzstündlichem Abstand.

Am sichersten ist Extractum filicis maris zu 5—6 g oder Filmaronöl (Filixextrakt 1 : 9 in Ricinusöl). Nach einer Stunde das am Vortag erprobte Laxans. Im Krankenhaus wird man stets zur Duodenalsonde greifen, wenn man das Mittel einführen will, ohne die Gefahr zu laufen, daß es erbrochen wird. Die lange dünne Sonde wird morgens nüchtern in den Magen eingeführt und hierauf wird rechte Seitenlage innegehalten. Wenn gelber, alkalischer Saft abläuft, wird das angewärmte Mittel mit einer Spritze langsam durch die Sonde gespritzt. Etwas später wird das Laxans durch die Sonde gegeben und nach einigem Warten die Sonde langsam und vorsichtig herausgezogen. Erscheint der Wurm, so ist das Kind auf ein mit warmem Wasser gefülltes Becken zu legen. Man ziehe niemals am abgehenden Teil! Stets wird das entleerte Material, wenn der Wurm zerreißt, durch Mulltücher geseiht und mit einer Lupe durchsucht, um festzustellen, ob die Kur erfolgreich war, d. h. der Kopf mit abgegangen ist.

Fremdkörper. Verschlucken von Fremdkörpern ist ein häufiges Vorkommnis bei kleinen Kindern. Sind die verschluckten Gegenstände so groß, daß sie Passagestörungen veranlassen können, so sind diese besonders in der Speiseröhre zu erwarten. Ist diese durchlaufen, so drohen bei rundlichen Gegenständen kaum weitere Gefahren. Man kann daher versuchen, einen festsitzenden rundlichen Körper mit der Sonde in den Magen herabzustoßen. Bei spitzen oder zackigen Fremdkörpern ist dies wegen der Verletzungsgefahr natürlich nicht erlaubt. Sie sind von vornherein dem Chirurgen oder Otolaryngologen zur Behandlung zuzuweisen. Spitzige Gegenstände können selbstverständlich noch im ganzen Darmkanal Verletzungen, Perforationen und Peritonitis bewirken. Die Verabreichung von Kartoffelbrei gewährt keineswegs einen Schutz hiervor. Ist der Gegenstand undurchlässig für Röntgenstrahlen, so kann die Darmpassage röntgenologisch verfolgt werden.

Das Verschlucken kleiner Massenteilchen wie Sand, Mörtel, Erde, Kohle macht kaum ernstliche Störungen. Jedoch kommen auch noch merkwürdigere Angewohnheiten bei Psychopathen vor, wie das Ausraufen und Verschlucken der eigenen Kopfhaare oder das Verschlingen zerfetzter und zerfaserter Wäschestücke. In solchen Fällen drohen weniger chirurgische Komplikationen als hartnäckige Verdauungsstörungen, die ganz unerklärlich sein können, wenn die psychopathische Gewohnheit nicht bekannt ist.

Leberkrankheiten

Der mechanische Ikterus. Wir kennen im Kindesalter zwar die gleichen mechanische Hindernisse für den Gallenabfluß wie beim Erwachsenen: den cholangitischen Schleimpfropf, den Stein, den Spasmus der großen Ausführungsgänge bzw. des Sphincter Oddi, die von außen komprimierenden Tumoren, Verwachsungsstränge, Cysten und Echinococcusblasen. Dies alles tritt aber beim Kinde weit zurück gegenüber den Mißbildungen und Fehlbildungen in dem entwicklungsgeschichtlich komplizierten Gebiet des Duodenums und seiner Zuflüsse. Da die Träger solcher Anomalie von der Natur schon bald nach der Geburt wieder ausgemerzt werden, ist es für diese Störungen charakteristisch, daß erste und letzte Krankheitszeichen von der Spanne der ersten Lebensmonate, höchstens des 1. Lebensjahres umfaßt werden.

Im klinischen Bild der kongenitalen Gallengangsstenose- bzw. Atresie, ist als frühestes und eindrucksvollstes Symptom ein Ikterus zu nennen, der in den seltensten Fällen schon bei der Geburt, gewöhnlich im Laufe der ersten 4 Lebenstage in Erscheinung tritt; mehrmals hat er sich sogar erst in der 2.—3. Lebenswoche entwickelt. Er unterscheidet sich vom gewöhnlichen Neugeborenenikterus durch sein Persistieren und seine zunehmende Intensität. Wenn zudem

von den Eltern angegeben wird, daß gleichzeitig die Stühle auffallend hell,
der Urin dunkel geworden sei und gelbe Flecke in den Windeln hinterlassen
hätte, so ist die Diagnose schon aus der Anamnese zu entnehmen. Merk-
würdigerweise wird ein so auffallendes Symptom, wie es ein helles Meconium
sein müßte, nur ausnahmsweise erwähnt. Die Leber ist vergrößert, hart, glatt
und scharfrandig; nicht so regelmäßig findet sich eine später hinzutretende
Milzschwellung und ein Ascites in wechselndem Ausmaß. Viele Fälle zeigen
cholämische Blutungen in Form feinster Petechien oder umfangreicher Blutungen
aus Magen und Darm. Es kann auch zu parenchymatöser Nachblutung kommen.
Mißbildungen des Herzens, des Genitales und anderer Organsysteme vervollständigen oft das Bild der allgemeinen Abartung.

Die *Laboratoriumsuntersuchungen* ergänzen den klinischen Befund durch ein
völliges Fehlen der Gallenfarbstoffe in dem hellen, fetthaltigen, gelegentlich
durchfälligen Stuhl; während Urobilinogen im Harn fehlt, ist Bilirubin gesteigert.
Das Bilirubin im Serum ist erhöht und gibt die direkte prompte Diazoreaktion.
Alle diese Befunde weisen darauf hin, daß der Gallenabfluß in den Darm völlig
behindert ist, und die Stauung zum Gallenübertritt ins Blut geführt hat. Die
Niere ist als vikariierendes Ausscheidungsorgan für die Leber eingetreten, vermag
aber verständlicherweise diese Funktion nur begrenzte Zeit zu übernehmen,
so daß die Kinder dystrophieren und früher oder später unter den ausgesprochenen
Zeichen der Leberinsuffizienz zugrunde gehen. Dieses durch starke Blutungen,
Benommenheit und Krämpfe charakterisierte Bild der Lebervergiftung (Coma
hepaticum) wird oftmals durch fieberhafte Infekte ausgelöst (Bronchopneumonie).

Pathologisch-anatomisch finden sich als Grundlage des ganzen Krankheitsbildes die mannigfaltigsten Variationen in Gestalt der Obliteration, des völligen
Fehlens und der Verwachsungen der äußeren und inneren Gallengänge, die mit
Mißbildung des Duodenums und Pankreas vergesellschaftet sein können. Diese
Veränderungen, welche in der Literatur in etwa 130 Fällen niedergelegt sind,
müssen in erster Linie als Vitien primae formationis, in zweiter Linie als Residuen
intrauteriner Entzündungsvorgänge aufgefaßt werden. Die Leber selbst bietet
das bekannte Bild der gestauten und zerrissenen Gallengänge mit Nekrose der
anliegenden Leberzellen. Gleichzeitige reparatorische Vorgänge, die in Sprossung
der Gallengänge und Vermehrung des Bindegewebes bestehen, vervollständigen
das Bild der biliären Cirrhose. Dieses scheint im Kindesalter häufiger als beim
Erwachsenen zur Ausbildung zu kommen. Daß das Leberparenchym gegenüber
der Gallenstauung in verschiedenem Maße empfindlich ist, ist auch aus Tierversuchen nach Choledochusunterbindungen bekannt.

Differentialdiagnostisch haben wir bereits den Icterus neonatorum erwähnt.
Da er auf vermehrten Blutzerfall in Anpassung an das extrauterine Leben
zurückgeführt werden muß, ist er zeitlich begrenzt und zeigt weder acholischen
Stuhl noch Bilirubinurie. Der Icterus neonatorum gravis familiaris betrifft
stets mehrere Kinder einer Generation und führt unter schwerster Gelbsucht
nach wenigen Lebenstagen zum Tode. Im Blutbild besteht eine äußerst starke
Erhöhung der unreifen Erythrocytenformen. Das Krankheitsbild wird mit dem
universellen Hydrops congenitus in innigsten Zusammenhang gebracht.

Die *operative Therapie*, welche bemüht ist, der Galle durch Choledocho-
bzw. Cholecystoduodenostomie den normalen Abflußweg zu eröffnen, muß
nicht mehr so aussichtslos erscheinen, seitdem es gelungen ist, auf diesem Wege 6
von 20 Fällen zu heilen.

Die Erkrankungen der Gallenblase und der ableitenden Gallenwege, welche man als
Cholepathien zusammenfassen kann, haben im Kindesalter bisher als Seltenheiten gegolten,
was für Deutschland auch sicher der Fall ist. Interessanterweise scheint es aber hierin
geographisch bedingte Unterschiede zu geben. Während in Deutschland die größte Statistik

kindlicher Cholecystitiden 25 Fälle umfaßt, bringt eine russische Statistik 77, eine amerikanische 60, und eine englische sogar 226 Fälle. Aus dieser letztgenannten Aufstellung ergibt sich folgende bemerkenswerte Altersverteilung: Unter einem Jahr 14 Fälle, vom 1. bis 5. Jahr 26 Fälle, vom 5. bis 10. Jahr 55 Fälle und schließlich vom 10. bis 15. Jahr 85 Fälle.

Klinisch kann man 2 Verlaufsweisen der Cholecystitiden unterscheiden, eine akute und eine chronische. Die *chronischen* Formen sind dadurch charakterisiert, daß die Kinder von jahrelang recidivierenden kolikartigen Schmerzattacken mit Übelkeit und Erbrechen geplagt sind. Die Schmerzen werden oftmals wie beim Erwachsenen in der rechten Oberbauchgegend und in die rechte Schulter ausstrahlend beschrieben. Sehr oft werden sie aber nur in die Nabelgegend lokalisiert. Von den Nabelkoliken können diese Attacken nur unterschieden werden, wenn sie von Fieber, Leukocytose mit Linksverschiebung, Spannung des rechten Rectus abdominis und Palpationsschmerz der Gallenblasengegend begleitet sind. Dieses Bild der sog. *akuten* Gallenblasenstörung kann sich aus der oben beschriebenen chronischen Verlaufsweise heraus entwickeln, aber auch plötzlich für sich auftreten. Ikterus ist ein häufiges, aber nicht konstantes Symptom. Die akuten Entzündungen der Gallengänge und Gallenblase zeigen gelegentlich einen raschen *malignen* Verlauf, der sich aber durch ein schweres peritonitisches Bild zu erkennen gibt.

Den kolikartigen Schmerzattacken, wie sie jahrelang periodisch immer wiederkehren können, liegen sicher *spastische Vorgänge* an den Gallengängen zugrunde. Die entschiedene familiäre Disposition spricht für eine neuromuskuläre Dysfunktion im Bereich der Gallenblase, der Gallengänge und des Sphincter Oddi (übermäßiger Vagusreiz). Solche Tenesmen können durch alle möglichen Reize ausgelöst werden, durch grippale Infekte, aber auch durch psychische Emotionen, die bei genügend langer Dauer zu retrograder Gallenstauung und Ausbildung eines Stauungsikterus mit allen seinen Zeichen führen können. Auf chronisch rezidivierenden Gallengangsspasmen können sich aber auch entzündliche Vorgänge, ja *Steinbildungen* aufpfropfen. Die Bildung von Gallensteinen, welche im Kindesalter vorwiegend Cholesterinsteine sein sollen, tritt aber im Krankheitsbild der Cholecystitiden sicher an Bedeutung zurück, wurde sie doch unter den 226 Fällen Potters nur 140mal beobachtet. Konkremente können völlig symptomlos bleiben und zufällige Obduktionsbefunde, selbst im Säuglingsalter darstellen; bemerkenswerterweise spielen Gallensteine im Bilde der malignen Cholecystitis keine führende Rolle.

Entzündungen der Gallenblase können aber auch im Anschluß an Infektionskrankheiten auf enterogenem oder hämatogenem Wege entstehen. Neben dem Paratyphus, dem Scharlach, der Grippe, der Sepsis und der Appendicitis scheint die typhöse Erkrankung die häufigste Ursache der hämatogenen Ansiedlung von Bakterien in der Gallenblase zu sein. Diese Entzündungsformen führen besonders gern zu den Bildern der *akuten malignen* Cholecystitis mit Gallenblasenempyem, ulcerösen Wandveränderungen, Gefahr der Perforation und Peritonitis. Wir möchten noch einmal betonen, daß sämtliche cholecystitischen und cholangitischen Prozesse in die Umgebung übergreifen (Pericholangitis) und zu einer kürzer oder länger dauernden Mitbeteiligung des Leberparenchyms führen können (Ikterus).

Differentialdiagnostisch hat man zwischen Nabelkoliken, Appendicitis und evtl. Invaginationen abzuwägen. Die Untersuchung in Narkose wird in den schweren Fällen die Bauchdeckenspannung zur Erschlaffung und den Tumor in der Gallenblasen- oder Appendixgegend zur Palpation bringen.

Therapeutisch empfiehlt sich in den leichten Fällen Wärme, Abführmittel, Antispasmodica, evtl. Narkotica, in den schweren Fällen schleunige Operation. Die Kost entspricht der später zu beschreibenden Diät bei parenchymatösen Hepatitiden.

Parenchymatöse Erkrankungen der Leber. Diffuse Schädigungen der Leberzellen werden in Störungen der exkretorischen wie intermediären Stoffwechselfunktionen sichtbar und könnten nach ihrem hervorstechendsten Symptom als *„parenchymatöse Ikterusformen"* zusammengefaßt werden, wenn nicht anscheinend im Kindesalter solche hepatitischen Erkrankungen auch ohne jeden Ikterus verlaufen könnten. Für einen Teil dieser Leberschäden lassen sich bekannte Infektionsvorgänge (Lues, Weilscher Ikterus u. a.) oder Gifte (z. B. Alkohol) ursächlich nennen; für eine große und nicht unwesentliche Anzahl von Erkrankungsformen ist dies jedoch nicht möglich.

Nach den Beobachtungen der letzten Jahrzehnte wird es immer wahrscheinlicher, daß dem Krankheitsbild des sog. *„Icterus catarrhalis"*, dem leichtesten Grad der Parenchymerkrankung, eine *infektiöse Hepatitis* zugrunde liegt. Die Infektiosität ist durch das ausgedehnte epidemische Auftreten kettenartig aneinandergereihter Erkrankungsfälle in den verschiedensten Ländern Europas und Amerikas sicher gestellt. Man wird wohl auch für die sporadischen Fälle des

„Icterus simplex" die gleiche infektiöse Genese annehmen können; dafür spricht die Ähnlichkeit im klinischen Verlauf, ebenso die Tatsache, daß sich die sog. Einzelfälle immer in kleine Endemieherde innerhalb von Stadtteilen, Schulklassen oder Familien einordnen lassen und auch behandelnde Ärzte und Schwestern als Glieder einer infektiösen Kette fungieren können. Der Infektionsmodus ist unsicher. Die Annahme eines ätiologischen Zusammenhanges zwischen Duodenalkatarrh, cholangitischem Schleimpfropf und Ikterus ist in den Hintergrund getreten, da man weder autoptisch noch klinisch Anhaltspunkte für eine mechanisch deutbare Ikterusentstehung nachweisen konnte. Statt dessen wurde bei manchen Epidemien im Hinblick auf die Häufung der Ikterusfälle in den Wintermonaten an eine katarrhalische Infektion der oberen Luftwege gedacht, von der aus hämatogen die Leber und dann erst sekundär der Magen-Darmtractus ergriffen sein soll. Andere Epidemien dagegen stehen in sichtlichem Zusammenhang mit den primären, spätsommerlichen Darminfektionen. Ebenso wenig wie über das Virus, welches als ultravisibel gilt, lassen sich bestimmte Angaben über die Inkubationszeit machen. Die Altersverteilung der betroffenen Kinder wird verschieden angegeben, in Schweden waren vorzugsweise die 5—10jährigen Kinder befallen, während in Budapest unter einem Jahr nur 6 Kinder, vom 1. bis 4. Jahr 80, vom 4.—7. Jahr 316 und vom 7.—14. Lebensjahr 335 Kinder innerhalb einer Ikterusepidemie erkrankten.

Das *klinische Bild* des „Icterus simplex parenchymatosus" weist in der Mehrzahl der Fälle zwei gut abgesetzte Stadien auf: die präikterische Periode und die Periode des eigentlichen Ikterus. In manchen Fällen setzt die Krankheit aber auch mit dem voll ausgeprägten Bild des Ikterus ein. Das Prodromalstadium kann ganz uncharakteristisch verlaufen und nur darin bestehen, daß sich die Patienten über unüberwindbare Appetitlosigkeit und allgemeine Mattigkeit beschweren. Die Mattigkeit steigert sich gelegentlich zu Somnolenz und einem schweren cerebralen Zustand, so daß des öfteren Meningitis und· Typhus als Fehldiagnosen angenommen wurden. Meist entwickelt sich jedoch eine ausgesprochene Magen-Darmstörung mit initialem Fieber bis auf 38,5—39°, starkem Erbrechen, Obstipation oder schäumenden Durchfällen, die jedoch durch Schmerzen im Epigastrium, vor allem in der Lebergegend, eine besondere Note erhält. Nach etwa 5—8 Tagen wird die Situation durch ikterische Färbung der Skleren und Körperhaut restlos aufgeklärt. Mit dem Abfall des Fiebers und Zurückgehen der subjektiven Beschwerden leitet sich die zweite Krankheitsphase ein. Der Urin wird dunkel durch Ausscheidung des im Serum erhöhten Bilirubins; Urobilinogen beobachtet man recht häufig, besonders bei schmerzhafter Leberschwellung. Die Lebergröße wird zwischen 1 und 4 Querfinger angegeben und kann ebenso wie die Konsistenz in Abhängigkeit von der Blutfüllung unter den Augen wechseln. Die Gallensekretion scheint nach Ergebnissen der Duodenalsondierung nur unwesentlich gestört zu sein. Die Stühle sind im Vergleich dazu auffallend hell, was zum Teil durch Zunahme des Fettgehaltes bedingt ist; in $^2/_3$ der Fälle bleibt der Gallegehalt scheinbar acholischer Stühle nachweisbar. Die Milzschwellung ist kein konstantes Symptom. Hautjucken soll beim Kind meist fehlen. Im Gegensatz zu anderen Angaben haben wir mit wenigen Ausnahmen auch eine Bradykardie von 60—70, gelegentlich von 40 Pulsschlägen in der Minute gesehen.

Die Dauer des Ikterus ist wechselnd, in der Mehrzahl der Fälle klingt er nach 2, höchstens 3—4 Wochen ab, nachdem der Urin schon wieder normale Farbe angenommen hat; am längsten, gelegentlich über Monate, sogar Jahre bleibt eine Lebervergrößerung nachweisbar. Es gibt aber auch Fälle, in denen das volle Krankheitsbild über Monate hin beobachtet werden kann.

Den Beweis, daß es sich in diesen Ikterusfällen um eine *Parenchymerkrankung der Leber* handelt, kann man mit funktionellen, anatomischen und klinischen Überlegungen führen: Auf die *Funktionsstörung der Leberzellen* soll Acetonurie im Prodromalstadium auch bei nicht hungernden Kindern hinweisen, ferner Urobilinurie, sehr hoher Anstieg und langes Verweilen der alimentären Hyperglykämiekurve nach Dextrose- und Lävulosegabe, oftmalige Beobachtung der indirekten Diazoprobe im Serum, Hypercholesterinämie und verminderte Ausscheidung des Cholesterins im Duodenalsaft, Aufhebung der trypanoziden Fähigkeit des Serums, fehlende oder verzögerte Ausscheidung des Indigocarmins.

Im *histologischen* Bild, das bei gelegentlichen Operationen oder Todesfällen erhalten wurde, zeigen sich Aufhebung der regelmäßigen Läppchenstruktur, Schwellung und schlechte Färbbarkeit der Zellkerne, an vielen Stellen Detritusmassen untergegangener Zellen, Erscheinungen, die zur Auffassung einer „Leberatrophie en miniature" geführt haben. *Klinisch* werden recht oft innerhalb einer Epidemie oder einer familiären Endemie Fälle beobachtet, welche aus einem Icterus simplex heraus in das Bild einer *akuten gelben Leberatrophie,* der fermentativen Selbstverdauung des Organs, übergehen. Dieses Umschlagen in den malignen Krankheitsverlauf kann sehr plötzlich und schon nach kurzer Zeit erfolgen. Oft steht die akute gelbe Leberatrophie auch am Ende eines nicht ausheilen wollenden oder intermittierenden „Icterus simplex".

Klinisch charakterisiert sich dieser Übergang durch das stärkere und beherrschende Hervortreten der cerebralen Symptome (große motorische Unruhe, wachsende Somnolenz, gellendes Aufschreien, Deliranz, gesteigerte Reflexe und Krämpfe). Das hepatische Koma unterscheidet sich von anderen Komazuständen durch die ikterische Hautverfärbung, welche mit braunen und fahlgrauen Tönen gemischt ist, und durch den bekannten widerlichen Geruch der Ausatmungsluft, den wir am ehesten mit dem Geruch von roher Leber oder von Raubtieren vergleichen möchten. Der Urin ist bierbraun, enthält reichlich Bilirubin und Urobilinogen und als Zeichen einer Störung im Eiweißstoffwechsel Leucin und Tyrosin. Chemisch ergeben sich sehr hohe Werte an formoltitrierbarem Stickstoff im Harn. Die Leber, im Anfang vielleicht noch etwas vergrößert und hart, verkleinert sich unter den Augen, während die Milz anwächst. Die Diazoprobe im Serum wird direkt und prompt positiv, die Galaktose- und Lävuloseproben weisen ebenfalls auf den Zusammenbruch des Leberparenchyms hin. Extremer Verfall, eventuell schwere cholämische Blutungen vervollständigen das Bild, das meist in wenigen Tagen zum Tode führt.

Bei diesen akut verlaufenden Fällen findet man pathologisch-anatomisch entzündliche neben nekrobiotischen Vorgängen (Rundzelleninfiltrate neben toxischer Verfettung, Kerndegeneration, Detritusmassen und Atrophie der Läppchen). Je länger sich diese Fälle hinziehen, was klinisch der *subakuten Verlaufsweise* von Wochen und Monaten entspricht, um so mehr treten die regressiven Vorgänge der Autolyse hinter den reparatorischen zurück; man erkennt die Versuche, aus alten Zellen neues Parenchym zu entwickeln, man sieht die Sprossung der Gallengänge, zugleich aber auch das Vordringen bindegewebiger Narbenzüge. Solche Fälle mit protrahierter Verlaufsweise der Leberatrophie haben oft schon angedeutet Störungen im Pfortaderkreislauf (Caput medusae, Ascites, Ödeme) und bilden den Übergang zu den mehr akut verlaufenden *Lebercirrhosen.* Da sowohl im Säuglings- wie im Kindesalter die akute infektiöse Hepatitis („Icterus catarrhalis") ohne Hauticterus verlaufen kann, wird man vielleicht den größten Teil der sog. kryptogenen kindlichen Cirrhosen auf unbemerkt gebliebene Hepatitiden zurückführen können. Hierfür finden sich auch pathologisch-anatomisch Anhaltspunkte.

Neben dieser infektiösen Hepatitis „epidemica" muß als bekannteste die diffus infiltrierende *Hepatitis bei kongenital luetischen* Säuglingen genannt werden (Feuersteinleber). Diese geht mit starker Vergrößerung und Verhärtung von Leber und Milz, meist aber ohne Ikterus einher. In analoger Weise, wie wir es oben gesehen haben, kann sich auch hier das Bild der akuten gelben Leberatrophie oder einer Cirrhose entwickeln. Ikterus findet sich mehr bei den gummösen Formen, wenn Prozesse an der Leberpforte oder an den Gallengängen selbst mechanisch den Gallenabfluß drosseln. Die spezifische Diagnose stützt sich auf die übrigen Zeichen der Lues congenitalis. Die Wa.R. verliert an Wert, da sie bei jeder akuten Leberatrophie infolge Anstieg der Blutlipoide positiv werden kann.

Der *Icterus infectiosus Weil,* hervorgerufen durch die Spirochaete icterogenes, wird gelegentlich im Kindesalter beobachtet und ist charakterisiert durch plötzliches Auftreten mit hohem Fieber, Appetitlosigkeit, Erbrechen, Durchfälle, Kopfschmerzen, Benommenheit, Wadenschmerzen, hämorrhagische Diathese, starke Leber- und Milzschwellung, Albuminurie. Der durch Rezidive prolongierte Verlauf ist meist günstig.

Weitere allgemeine Parenchymschädigungen der Leber können alle *Infektionskrankheiten* begleiten und sind zum Teil auf toxische Wirkungen (Scharlach, Coliinfektionen), zum Teil auf bakterielle Einschwemmungen zurückzuführen (Tuberkulose, Pneumokokken, Typhus, septische Zustände jeder Art). Neben miliaren Eiterherdchen kann es hierbei zu größerer Absceßbildung kommen; diese soll weiter unten besprochen werden.

Zum Schluß möchten wir auf die Schädigung des Leberparenchyms aufmerksam machen, welche bei *Erkrankungen des Herzens* durch Rückstauungen im Cava inferior-Gebiet auftritt und auch im Kindesalter häufig gefunden werden kann. In die lividen Farbtöne der Haut, welche die Cyanose bedingt, mischen sich dann in diskreter Weise diejenigen eines Subikterus.

Bei allen diesen Störungen, welche die Gesamtheit der Zellinfektion betreffen, kommt es zu den verschiedenartigsten Ausfallserscheinungen (Ikterus, Bilirubinämie, prompte HIJMANS V. D. BERGH-Probe, positive Belastungsproben usw.).

Die *Therapie dieser Leberparenchymerkrankungen* kann im Zusammenhang besprochen werden und gliedert sich in die diätetische und die medikamentöse. Ausgehend von der Vorstellung einer Überlastung der toxisch oder infektiös geschädigten Leberzellen, gibt man zur Schonung des Organs eine eiweißfreie Kost und beschränkt erst in zweiter Linie die Fette, deren Emulgierung nur bei völligem Abschluß oder Versiegen der Gallensekretion wirklich notleidet. Reich soll dagegen die Nahrung an Kohlehydraten aller Art sein. Die Leberzelle wird durch einen hohen Glykogengehalt gegen selbstverdauende Fermentwirkungen geschützt und zur normalen Tätigkeit und Regeneration angeregt. Da die Fixierung der dargereichten Zucker in der Leber als Glykogen durch Insulin gefördert werden kann, führte man bei länger anhaltendem kindlichen „Icterus catarrhalis" eine 4—5wöchige Insulinkur (2mal 20—30 Einheiten pro die) mit bestem Heilungserfolg durch. In Fällen akuter gelber Leberatrophie empfiehlt sich eine kombinierte Traubenzucker-Insulinkur, die auch im Kindesalter gelegentlich zu Erfolg geführt hat und nicht unversucht bleiben sollte. Im Gegensatz zu den sonstigen hohen Dosen sollen sich hier die kleineren Dosen besser bewährt haben, z. B. 10 Tage lang 2mal 5 Einheiten + 15 g Traubenzucker pro die.

Neben den diätetischen Maßnahmen sind vor allem Bettruhe, Wärmeapplikationen und morgendliche Gaben von Karlsbader Wasser zu nennen. Bei akuter gelber Leberatrophie hat sich gelegentlich Decholin (Dehydrocholsaures Natrium) intravenös bewährt, bei luetischen Hepatitiden wird Salvarsan mit wechselnden Erfolgen verwandt.

Umschriebene Lebererkrankungen. Im Anschluß an die diffusen Parenchymerkrankungen der Leber seien die lokalen Prozesse entzündlicher oder tumoriger Art kurz gestreift. Absceßbildungen der Leber entstehen multipel hämatogen durch Bakterienembolien auf dem Pfortaderweg bei septischen Zuständen aller Art, vor allem bei Typhus, Dysenterie, Tuberkulose, Coli- und Pneumokokkeninfektionen, Appendicitis, Nabelinfektionen u. a. Auch bei Säuglingen hat man derartige miliare Nekrosen beobachtet. Das klinische Bild wird durch stürmisches Einsetzen von septischem Fieber mit Schüttelfrösten, Bauchschmerzen, Erbrechen, Benommenheit und Krämpfen charakterisiert. Die Leber ist meist geschwollen und druckschmerzhaft, besonders wenn es sich um einzelne größere Abscesse in der Nähe der Leberkapsel handelt, die Bauchdecken im rechten Hypochondrium sind dann ausgesprochen gespannt. Ikterus tritt demgegenüber auffallend zurück. Die Differentialdiagnose gegen Cholecystitis und Appendicitis ist schwierig, die operative Therapie nur bei Einzelabscessen aussichtsreich.

Unter den seltenen Neoplasmen der Leber im Kindesalter sind Hepatome, Carcinome, Rundzellen- und Lymphosarkome zu nennen. Die Kinder zeigen ohne Fieber eine wachsende Auftreibung des Abdomens, besonders in den oberen Partien, der eine allgemeine oder mehr circumscripte Vergrößerung der Leber entspricht. Verlegt das Neoplasma den Gallenabfluß, dann kommt es zu allen Zeichen des kompletten oder inkompletten mechanischen Ikterus. Unter Appetitlosigkeit, zunehmender Mattigkeit und Blässe entwickelt sich das Bild allgemeiner Kachexie, das in kurzer Zeit zum Tode führt. Cysten, auf der Grundlage von Fehlbildungen oder Echinokokkenerkrankung, können als prallelastische, halbkugelige Tumoren bei relativem Wohlbefinden der Patienten gelegentlich schon klinisch aus der Zahl von Neoplasmen herausgehoben werden.

Lebercirrhosen. Im Gegensatz zu den besprochenen Parenchymerkrankungen der Leber stellt die Cirrhose einen chronisch verlaufenden Prozeß dar, der nach allgemeiner Ansicht im Kindesalter weniger Jahre in Anspruch nehmen soll als beim Erwachsenen; es werden aber zahlreiche Verläufe von 5—7jähriger Dauer beschrieben. Über die Altersverteilung unterrichtet folgende Zusammenstellung: Von 43 Cirrhosen unbekannter Ätiologie traten auf:

Bei der Geburt 5, vor dem 5. Jahre 11, vom 5. bis 10. Jahre 23, nach dem 10. Lebensjahre 4.

Ein Überwiegen der Knaben gegenüber den Mädchen, wie es gelegentlich mit 2: 1 angegeben wird, läßt sich nicht als allgemein gültig feststellen.

Im klinischen Bild der Lebercirrhose entwickelt sich zuerst eine Auftreibung des Leibes, welche allmählich immer mehr zunimmt. Die Kinder werden matt und unlustig. Die Haut wird welk, bläßlich und trocken, zeigt jedoch auch mit zunehmenden Beschwerden Ansammlung von Wasser in den tieferen Schichten. Der Appetit wird schlecht, die Kinder klagen über Schmerzen in der Magengegend, welche auf Spannung der schwellenden Leberkapsel bezogen werden müssen. Der Darm reagiert mit Durchfällen, seltener mit Verstopfung, die Stühle zeigen normale Farbe. Das Hautcolorit wird mit der Zeit leicht gelblich, kann aber auch in vielen Fällen dunkel-ikterischen Ton annehmen. Die Kinder gehen allmählich an Kräften zurück, ihre Gewichtszunahme wie ihr Wachstum bleiben in steigendem Maße hinter der Norm zurück, so daß man in vielen Fällen direkt von *„hepatischem Infantilismus"* gesprochen hat. Interessanterweise hat sich gelegentlich dabei eine völlige Disproportionalität an den verschiedenen Teilen des Skelets ergeben.

Entsprechend der Zunahme des Umfanges des angeschwollenen Leibes oberhalb des Nabels findet man bei der Untersuchung Leber und Milz in wechselnder Kombination vergrößert und zwar bis zum Nabel, ja selbst bis zum Darmbeinkamm hinunter. Die Konsistenz ist gewöhnlich bei beiden Organen erhöht, die Oberfläche der Leber oft höckrig und knotig. Eine deutliche Venenzeichnung der Bauchhaut (Caput medusae) weist auf die gleichzeitige Pfortaderstauung hin, welche von einem mitunter recht erheblichen Ascites begleitet sein kann. Nach Ansicht der meisten Autoren läßt sich die Unterscheidung in atrophische und hypertrophische Formen der Lebercirrhose nach klinischen Merkmalen nicht durchführen; sehr oft findet man bei den späteren Obduktionen ganz entgegengesetzte Befunde. Aus diesem Grunde kann bei der Schilderung des Krankheitsbildes auf die zwei pathologisch-anatomisch begründeten Formen der Lebercirrhosen keine Rücksicht genommen werden.

Die Symptome bestehen in Gelbsucht, die bei der hypertrophischen, und Ascites, der bei der atrophischen Form häufiger vorkommt. Bei dieser soll die Leber mehr knollig, bei jener mehr glatt anzufühlen sein. Bei den auf Syphilis beruhenden Cirrhosen soll sich die Leber bei der Palpation derb und rauh darbieten. Milzvergrößerung ist die Regel, jedoch sind die Ausmaße gewöhnlich nicht die riesigen, wie man sie bei der GAUCHERschen und bei der BANTIschen Krankheit antrifft. Anämie kann die Lebercirrhose begleiten. Das Blutbild ist aber uncharakteristisch. Petechiale, parenchymatöse oder Schleimhautblutungen komplizieren den Verlauf und sind Folgen der Cholämie. Die im Erwachsenenalter gefürchteten Blutungen aus varikösen Erweiterungen von Oesophagusvenen scheinen nur sehr selten vorzukommen.

Die Laboratoriumsuntersuchungen ergeben oft parallel mit dem Ikterus eine Erhöhung des Serumbilirubins und der Gallenfarbstoffausscheidung im Urin; es gibt hierin periodische Schwankungen. Die Diazoreaktion im Serum fällt ebenso wie die übrigen Funktionsproben der Leber verschieden aus, je nachdem wieweit das Leberparenchym den Anforderungen des intermediären Stoffwechsels durch vermehrte Tätigkeit des restlichen Zellbestandes oder Neubildung funktionstüchtiger Parenchymzellen gewachsen ist. Recht konstant findet sich aber die typische Hyperglykämiekurve und die Zuckerausscheidungen im Urin nach oraler Belastung mit den verschiedenen Kohlehydraten. Im Serum sinkt das Cholesterin von erhöhten Werten unter die Norm. Die Phosphatide steigen dauernd an.

Der Tod erfolgt unter den Zeichen der Leberinsuffizienz oder an interkurrenten Erkrankungen, da die Widerstandskraft der Kinder jedem Infekt gegenüber herabgesetzt ist.

In ätiologischer Hinsicht ist vieles ungeklärt. Nach SEITZ kann man annäherungsweise 15% auf Lues, 16% auf Alkoholismus und 33% auf akute Infektionskrankheiten (Masern, Scharlach, Typhus, Diphtherie usw.) zurückführen, 36% bleiben ungeklärt. Aus dem MASSLOFFschen Material von 75 Cirrhosen ergeben sich folgende Zahlen:

Atrophische Formen	Hypertrophische Formen	Banti-formen	Gallengangs-atresie	Lues	Tuberkulose
17,3%	20%	13%	7%	30,7%	12%

In beiden Aufstellungen bleibt ein erheblicher Rest ungeklärter Ätiologie, der zu den verschiedensten Überlegungen Anlaß gegeben hat. Die häufige familiäre Disposition soll eine konstitutionelle Neigung zu Bindegewebshypertrophie begründen. Einen Teil, wenn nicht alle Fälle, dieser Cirrhosen ungeklärter Ätiologie kann man aber auch auf vorangegangene, unbemerkt gebliebene Hepatitiden ohne auffälligen Ikterus zurückführen.

Pankreaserkrankungen.

Während im Kindesalter die auf fermentativer Selbstverdauung beruhenden akuten Zusammenbrüche des Pankreas (Pankreatitis, Pankreasnekrose) so selten beobachtet werden, daß wir auf sie nur hinweisen wollen, bedürfen die chronischen und transitorischen Funktionsstörungen eingehender Besprechung. Die sog.

chronische Pankreasinsuffizienz beruht auf einer oft familiären und jahrelang bestehenden Störung der äußeren Sekretion, die mit Verminderung bzw. Fehlen einzelner oder aller Verdauungsfermente einhergeht, ohne daß gleichzeitig die innersekretorische Tätigkeit des Inselapparates gelitten haben müßte. Jedoch kommt Kombination mit Diabetes vor. Daß infolge der Sekretionsstörung ein großer Teil der Nahrung, vor allem Fette und Eiweiß, dem Körper entgehen, daß Gewichtsansatz und Wachstum darunter erheblich leiden, ist ohne weiteres einzusehen. Gleichwohl ist nur in einem Teil der Fälle das Wachstum gestört, denn bei leichteren Graden von Fermentschwäche treten diese allgemeinen Störungen nicht so stark hervor. Stets sind aber die Stühle charakteristisch in ihrer hellen, breiigen, faulig riechenden Beschaffenheit. In ihnen sind Gallenfarbstoffe wie normal nachweisbar, auffallend vermehrt sind aber schon im mikroskopischen Bild Fetttropfen und Fettsäurenadeln. Diese „Steatorrhoe" kann sich vor allem nach einer Fettbelastung zu sog. Butterstühlen steigern, bei denen das schiere Fett in Öltropfen oder geronnenen Klumpen abgesetzt wird. Bei längerem Bestehen der Fermentstörung steigern sich die Zeichen der Dystrophie zur Kachexie, vor allem kann infolge der schlechten Fettausnutzung das A-Vitamin in so geringer Menge resorbiert werden, daß Keratomalacie und Wachstumsrückstand auftreten können. Sehr oft erliegen die geschwächten Kinder einem interkurrenten Infekt. Das Krankheitsbild kann schon im 9. bis 10. Lebensmonat voll ausgebildet sein und wird bei Kindern jeder Altersstufe beobachtet.

Die Störung der Fett- und Eiweißverwertung kommt in Bilanzversuchen klar zum Ausdruck, von denen wir einen als Beispiel geben

	Eiweiß	Fett	Kohle-hydrate
Einfuhr (in Gramm pro Tag)	21,1	40,8	125,0
Ausscheidung im Stuhl (in Gramm)	13,2	24,2	9,65
Ausscheidung (in Prozent der Einfuhr)	63,0	59,0	7,7

Im Gegensatz zu verschiedenen Funktionsproben (Kernprobe nach Schmidt-Kashiwata, Probe mit dem Winternitzschen Reagens) ist die *Duodenalsondierung* sehr geeignet zur Erforschung der Fermentstörung. Sie hat allerdings zur Voraussetzung, daß nur wirklicher unvermischter Duodenalsaft und außerdem einwandfreie Fermentmethoden zur Verwendung kommen. Man findet bei chronischer Pankreasinsuffizienz völliges Fehlen von Trypsin, Lipase und nur äußerst geringe Sekretion der Diastase. Für die fehlende Pankreasdiastase treten Speichel- und Darmdiastase fast ausreichend ein, für das Trypsin bilden aber Magenpepsin und Darmerepsin nur einen ungenügenden Ersatz. Es ergibt sich die Tatsache, daß immerhin noch 40% des Fettes resorbiert sein müssen. Das ausgeschiedene Fett besteht zu 50—70% aus ungespaltenem Neutralfett, zu fast 30—50% aus Fettsäuren und aus einigen Prozenten Fettseifen. An diesen Spaltungen sind vermutlich Bakterien im Dickdarm, wo eine Resorption dieser Spaltprodukte nicht mehr möglich ist, mitbeteiligt. Einen gewissen Betrag wird man auch auf Rechnung der Magenlipase setzen dürfen.

Pathologisch-anatomisch finden sich als Grundlage der Erkrankung: Mißbildungen, cystische Degeneration, Verfettung, Cirrhose und Sklerose.

Neben solchen chronischen Störungen der exkretorischen Pankreasfunktion kennt man auch *vorübergehende Schwächen* der Fermentproduktion. Solche sind *im Säuglingsalter* recht regelmäßig in Begleitung von protrahierten Dyspepsien, Intoxikationen, Dystrophien und Atrophien zur Beobachtung gekommen. Durch Duodenalsaftuntersuchungen wie durch Bestimmung des Fermentbestandes im Pankreas ist in übereinstimmender Weise gezeigt worden, daß hierbei die Bildung der einzelnen Fermente in verschiedenem Maße gestört sein kann; es zeigt sich stets, daß die Lipase am empfindlichsten gegenüber der alimentären Schädigung ist, dann folgt das Trypsin, schließlich die Diastase.

Passagere oder transitorische Fermentschwächen kommen auch bei älteren Kindern unter der Wirkung schwächender Infektionen oder seelischer Depressionen zur Beobachtung. Sie äußern sich in dyspeptischen Störungen chronischer oder subchronischer Art und können zur Dystrophie führen. Solche Fälle findet man unter den Insassen schlecht geleiteter Kinderheime. Sie ähneln wie die organisch bedingten Fälle von Pankreasinsuffizienz der Coeliakie. Therapeutisch werden sie durch Milieuwechsel und gemischte, leicht assimilierbare Nahrung gut beeinflußt. Man kann auch Pankreaspräparate geben.

Die Erkrankungen des Bauchfells.

Unter den entzündlichen Erkrankungen des Bauchfells im Kindesalter lassen sich nach der Verlaufsform mehrere Typen erkennen: Die akute eitrige Peritonitis, meist im Anschluß an eine Appendicitis, die subakuten Formen bei Pneumokokken- und Gonokokkeninfektion und die chronische Verlaufsweise bei Tuberkulose. Während diese hier nur differentialdiagnostisch erwähnt und im Kapitel der Tuberkulose besprochen werden soll, möchten wir die *Peritonitis des Neugeborenenalters* aus den Peritonitiden der übrigen Altersklassen herausnehmen und an den Anfang stellen.

Ebenso wie schon in der Fetalperiode kommen in den ersten Lebenswochen peritonitische Zustände zur Beobachtung, die mit unaufhörlichem charakteristischem Erbrechen und trommelförmiger Auftreibung des Leibes in den ersten 24 Stunden, gelegentlich auch erst nach 8—14 Tagen zum Tode führen. Das Erbrechen steigert sich in der Stärke und enthält anfangs Speisereste des Magens, dann galligen Duodenalinhalt und schließlich Dünndarmkot. Der Leib ist enorm groß, glänzend und tympanitisch und zeigt neben einem verstrichenen Nabel deutlich eine zarte Venenzeichnung; er ist äußerst schmerzhaft. Die Kinder trinken nicht mehr und erleiden infolge anhaltender Durchfälle große Wasserverluste, die sich in Gewichtsstürzen, Herabsetzung des Gewebsturgors, eingefallenem und spitzem Gesicht und Kreislaufkollaps äußern. In manchen Fällen ist jedoch der abdominelle Befund — bei gleichen Allgemeinerscheinungen — weniger charakteristisch und kann nur in einer geringen Bauchdeckenspannung und teigiger Beschaffenheit der Bauchdecken bestehen.

Die eitrige Peritonitis entsteht in diesem Alter oft auf eine Weise, welche durch die physiologische Durchlässigkeitserhöhung der Darmwand bedingt ist: Eine gelegentliche Besiedlung des Darmes mit pathologischen Keimen führt zu einer Durchwanderung der Darmwand. Die zweite Eintrittspforte stellt der Nabel dar, von dem aus Infektionserreger entlang der Nabelarterie oder Vene in den Bauchraum eindringen können (Arteriitis, Phlebitis). Dieser Infektionsmodus ist in den meisten Fällen durch Nabelulcus, Gangrän oder vereiterte Thrombenbruchstücke in den Gefäßen angezeigt, ist aber auch bei äußerlich unverdächtig aussehendem Nabel möglich. Daneben muß als dritte Infektionsart stets die hämatogene, als septische Metastasierung, in Betracht gezogen, werden. Fibrinöse Peritonitis begleitet oft die Viscerallues. Aseptische Formen sind auch im Gefolge von Mißbildungen, angeborenen Stenosen und Passagestörungen des Darmrohres bekannt geworden.

Akute eitrige Peritonitis beim Säugling und älteren Kinde.

Wie schon erwähnt, entwickelt sich die akute eitrige Bauchfellentzündung im Kindesalter meist sekundär aus einer Appendicitis, in gelegentlichen Fällen kann sie jedoch klinisch von vornherein führend im Bilde sein. Gegenüber dieser

Ätiologie treten die anderen Möglichkeiten (perforierendes Magen- oder Darm-
geschwür, Auftreten im Anschluß an Scharlach, Masern, Typhus, Erysipel,
Ruhr) sehr zurück. Von infizierten Hydrocelen des Samenstrangs kann auch
Peritonitis ausgehen.

Die ausgeprägte Facies hippokratica mit der spitzen Nase, dem blassen
Gesicht, den eingefallenen Augen und dem ängstlich gespannten Ausdruck ist
neben dem aufgetriebenen brettharten Abdomen das eindrucksvollste Zeichen
der Bauchfellentzündung. Früh setzt Erbrechen ein. Der Stuhl ist angehalten,
manchmal aber bestehen Durchfälle. Die Wasserverarmung, der brennende
Durst, Kreislaufkollaps mit extremer Blässe und Cyanose, der schnelle weiche
Puls sind als Zeichen der allgemeinen Vergiftung aufzufassen, die durch andauernde Toxinresorption des Bauchfells herbeigeführt wird, besitzt doch das Bauchfell die gleiche Oberfläche wie der Körper selbst. Jede Berührung des Abdomens,
die ängstlich abgewehrt wird, ist äußerst schmerzhaft. Durch Übergreifen der
Entzündung auf den Auerbachschen Plexus kommt es zur Darmlähmung,
Stagnation von Darminhalt und Gasen, die schließlich auch die Ingesta des
Magens, Duodenums und Jejunums hochtreiben, so daß es, bei der Neigung zu
andauerndem Erbrechen, schließlich auch zur Herausbeförderung von Galle und
Dünndarmkot kommt. Hierbei bleibt das Bewußtsein völlig klar. Dieses Bild
des paralytischen Ileus zeigt sich röntgenologisch (im Sitzen, ohne Kontrastbrei)
durch zahlreiche Flüssigkeitsspiegel mit darüberstehenden Luftblasen an. Dieser
Zustand führt meist in 24 Stunden oder 3—4 Tagen, trotz operativer Hilfelei-
stung, unrettbar zum Tode. Ein günstiger Ausgang kommt vor, wenn bei weniger
virulenten Keimen (Colibacillen, vergrünende Streptokokken) eine Abgrenzung
des Prozesses durch Verklebungen erfolgt und sich ein abgesacktes Empyem
bildet. Chirurgische Eröffnung desselben kann dann zur Heilung führen.

Therapie. Aus dem Gesagten ergibt sich, daß die Behandlung dem Chirurgen
zufällt, sobald die Diagnose gestellt ist. Dieser Standpunkt findet nur in der
Neugeborenenperitonitis eine Ausnahme, weil hier eine Laparotomie völlig aussichtslos ist und daher besser unterlassen wird. Sobald der Verdacht auf Peritonitis
entsteht, ist die Ernährung einzustellen und nur löffelweise Tee zu verabreichen.
Bei hartnäckigem Brechen gebe man Eisstückchen in den Mund, um den Durst
zu stillen. Beim paralytischen Ileus sind Magenspülungen zu machen, um dem
Kranken die Qual des Erbrechens möglichst zu sparen. Eine Reifenbahre überm
Bauch hält den schmerzhaften Druck der Bettdecke fern. Im übrigen handelt
es sich um Schaffung von Euthanasie mittels Narcophin oder Morphium.

Subchronische Peritonitiden.

Zu den chronisch verlaufenden Peritonitiden gehört in erster Linie die
Pneumokokkenperitonitis. Die Erkrankung entsteht hämatogen von einem
Infekt der oberen Luftwege (Ohr, Rachen, Nase) aus, isoliert oder zusammen
mit den verschiedensten Pneumokokkenansiedlungen (Pneumokokkensepsis); sie
kann angeblich auch durch direkte Fortleitung von den weiblichen Geschlechts-
organen her (Endometritis, Salpingitis) ausgelöst werden. Dies erklärt wahrscheinlich das auffallende Überwiegen der Mädchen, deren Erkrankungsziffer
zu der der Knaben sich wie 3 : 1 verhält. Eine Bevorzugung des Kindesalters
ist ebenso auffallend; unter 191 bakteriologisch sichergestellten Fällen waren
127 Kinder und 64 Erwachsene.

Die Krankheit beginnt sowohl akut wie schleichend. Im ersten Falle setzt
sie aus voller Gesundheit mit hohem Fieber und ausgesprochen peritonitischem
Bild stets mit Herpes labialis ein, um nach 2—3 Tagen ihr Aussehen völlig zu
mildern. Oftmals aber macht sich außer Fieber nichts als eine Mattigkeit und
Abgeschlagenheit bemerkbar, allerdings stets mit dem Hinweis auf Übelkeit,

gelegentliches Erbrechen und uncharakteristische Bauchbeschwerden. Zeitweilige Verstopfung wird von zahlreichen erbsensuppenartigen Darmentleerungen mit Tenesmen abgelöst.

Während im ersten Falle die Differentialdiagnose gegenüber akuter Appendicitis und Peritonitis gar nicht leicht ist, ähnelt die zweite Form mit gelegentlicher Benommenheit und positiver Diazoreaktion im Urin so sehr dem Typhus — allerdings dem des Erwachsenen — daß man dies akute erste Stadium auch das typhöse genannt hat.

Beide Zustände gehen nach einigen Tagen bis zu einer Woche in ein *Zwischenstadium* über, das wenigstens 8—14 Tage, längstens 4—6 Wochen andauern kann, Es ist dadurch charakterisiert, daß die schmerzhaften Diarrhöen meist noch anhalten, daß das Harnlassen ebenfalls von Schmerzen begleitet ist, und das Abdomen jetzt im Gegensatz zu dem relativ guten Allgemeinbefinden die Aufmerksamkeit auf sich lenkt: es machen sich allmähliche Zunahme des Umfanges, eine gewisse ausgedehnte Bauchdeckenspannung und weiche Resistenz bemerkbar, dies alles konzentriert sich aber auf die abhängigen Partien, auf das kleine Becken und geht dann in das *dritte Stadium der Absceßbildung* über.

In der Mitte zwischen Symphyse und Nabel, oft näher dem Nabel, kapselt sich eine fluktuierende, kaum bewegliche Geschwulst ab, die Haut spannt sich über ihr glänzend und zeigt Venenzeichnung. Wenn nicht jetzt operativ drainiert wird, tritt eventuell Spontandurchbruch am Nabel (zwischen dem 20. und 30. Tage) ein. Eiterfieber besteht hierbei nicht. Der Entleerung des Eiters folgt die Heilung, die, wie zahlreiche autoptische Befunde anläßlich sekundärer Bauchoperationen gezeigt haben, eine Restitutio ad integrum darstellt. Bildet sich der Absceß im kleinen Becken, so kann er in die Vagina durchbrechen. Vorher bestehen die Anzeichen eines Douglasabscesses. Neben der typischen Form kommen Verläufe mit Beteiligung sämtlicher seröser Häute vor, einschließlich der Gelenke (Polyserositis), mit multiplen Abscessen, auch mit Übergang in eine rapid verlaufende, diffuse Peritonitis, die mit schweren toxischen Allgemeinerscheinungen wie Ikterus, Cyanose, Benommenheit einhergeht. Die *Mortalität* der abscedierenden Form beträgt 8—10%, die der diffusen Form ist sehr viel schlechter. Mit und ohne operativen Eingriff sterben an ihr 73—100%.

Die **Differentialdiagnose** gegen Appendicitis ist die schwierigste und kann oft nicht sogleich gestellt werden; meistens sprechen Muskelspannungen im rechten unteren Abdomen, Stuhlverhaltung und das stürmischere Bild für eine Appendicitis. Die Verläufe unterscheiden sich vor allem dadurch, daß bei der Pneumokokkenperitonitis die diffuse Peritonealreizung zum lokalen Absceß hinführt, während — wenigstens in seinen späteren Stadien — der appendicitische Tumor die Neigung hat, zur diffusen Ausbreitung überzugehen. Es ist dies therapeutisch deswegen von Wichtigkeit, weil es bei der Pneumokokkenperitonitis im Gegensatz zur Blinddarmentzündung abzuwarten gilt. In dieser Zeit gebe man eine calorienreiche Kost, die neben Quark, Kakao und Heidelbeerpudding, Obstsäfte, Gelbei und gezuckerte Milch enthalten soll, aber nicht aus Haferschleim und Tee bestehen darf (Hungerkost!). Ein operativer Eingriff ist erst nach eingetretener Abkapselung angezeigt. Eröffnung im Frühstadium wird von vielen Chirurgen als äußerst ungünstig angesehen. — Von amerikanischen Autoren wurde vorgeschlagen, zur Klärung der Diagnose das Peritoneum vom Vaginalgewölbe aus unter Führung der Nadel durch ein Glasröhrchen zu punktieren.

Eine zweite Form subchronischer Bauchfellentzündung ist die *gonorrhoische Peritonitis*. Sie ist relativ selten. Aus einer Vulvovaginitis gonorrhoica entwickelt sich plötzlich eine allgemeine Peritonitis mit typischer Facies abdominalis und allen zugehörigen Abdominalerscheinungen. Nach einer gewissen Zeit hohen, septischen Fiebers, während dessen bemerkenswerter Weise der Scheidenausfluß zurückzugehen pflegt, mildert sich das Bild, die Temperaturen werden subfebril und es werden nun deutlich tastbare, harte Adnextumoren nachweisbar, die erst mit längerer Wärmebehandlung resorbiert werden. Trotz der relativen Gutartigkeit wurde auch tötlicher Ausgang solcher Erkrankungsfälle berichtet.

Die zu den Peritonitiden zählenden *subphrenischen Abscesse* kommen im Kindesalter sehr selten zur Beobachtung. Sie treten meist im Anschluß an eine Erkrankung der Nebenorgane (Pleura, Wirbelsäule, Beckenknochen) auf und zeigen die Allgemeinzeichen der Eiterung und im speziellen Fall: Bauchdeckenspannung im Hypochondrium, Schmerzen bei der Atmung, hochstehende Lungen-Lebergrenze bei abnorm tiefgetretenem unteren Leberrand und ein kleines rechtsseitiges Pleuraexsudat. Gasbildung im Absceß verursacht eine tympanitische Perkussionszone zwischen heraufgehobenem Zwerchfell und herabgedrängter Leber. Das Röntgenbild ist äußerst charakteristisch. Die Behandlung liegt in den Händen des Chirurgen.

Literatur.

Birk: Erkrankungen des Bauchfells. Handbuch der Kinderheilkunde. 4. Aufl., Bd. 3. Herausgeg. von M. v. Pfaundler und A. Schlossmann. Berlin: F. C. W. Vogel 1931. — Brüning: Erg. inn. Med. **24.**

Kleinschmidt: Magen- und Darmerkrankungen. Handbuch der Kinderheilkunde. 4. Aufl., Bd. 3. Berlin: F. C. W. Vogel 1931. Herausgeg. von M. v. Pfaundler und A. Schlossmann. Erg. inn Med. **9.**

Lehndorff u. Mautner: Erg. inn. Med. **31.**

Erkrankungen von Kehlkopf, Luftröhre, Bronchien, Lungen, Pleura und Mediastinum.

Von

F. GOEBEL-Halle.

Wenn wir gesehen haben, daß Infekte der oberen Luftwege im Kindesalter eine so bedeutsame Rolle spielen, dann kann es uns nicht überraschen, auch die tieferen Atmungsorgane in ähnlicher Häufigkeit befallen zu finden; der grippale Infekt macht nicht im Rachen Halt.

Laryngitis acuta. Im Zusammenhang also einer Grippe, besonders oft im prodromalen und exanthematischen Stadium der Masern, manchmal auch scheinbar selbständig sehen wir die *Laryngitis acuta* entstehen:

Fieber wechselnden Grades, mit Ausnahmen von nicht langer Dauer, lauter, rauher, bellender Husten und Heiserkeit sind die Erscheinungen, die ohne eine beim Kleinkind schwierige Laryngoskopie die Diagnose leicht machen. Bei Säuglingen kann infolge der Enge seines Lumens der Kehlkopf durch die geschwollene Schleimhaut verlegt werden, so daß es zu Stenoseerscheinungen kommt. In diesen Fällen besonders, aber auch in den milderen zwingt die Heiserkeit zur *Differentialdiagnose* gegenüber der Diphtherie. Das Entstehen aus einer Grippe oder in selbständigen Fällen der plötzliche Beginn mit hohem Fieber, das Fehlen von Mandelbelägen und vor allem der laute Bellhusten sprechen gegen Diphtherie. Im übrigen soll man in allen Zweifelsfällen ruhig Serum geben.

Beim Säugling kommt zur Differentialdiagnose neben der Laryngitis acuta auch der Retropharyngealabsceß (s. dort) in Betracht.

Pseudocroup. Diese Laryngitis acuta klingt in der Regel unter geeigneter Behandlung (s. unten) nach wenigen Tagen ab, bisweilen mit dem dramatischen Intermezzo des *Pseudocroups,* der sich wesentlich auf die Zeit zwischen dem 3. und 8. Lebensjahr beschränkt: die zu einem erheblichen Teil neuropathischen Kinder wachen in der Nacht auf mit heftigem Bellhusten, beim Sprechen heiserer Stimme, starkem inspiratorischen Stridor und allen anderen Zeichen der Stenose: Atemnot, Cyanose, Einziehung im Jugulum, Beanspruchung der auxiliären Atemmuskeln. Der Anfall, der nur ganz ausnahmsweise tödlich endet, klingt bald, innerhalb einer oder mehrerer Stunden ab, kann sich in derselben und in der folgenden Nacht wiederholen, bleibt dann aber weg, obwohl die sonstigen Erscheinungen der Laryngitis, Heiserkeit und Bellhusten, noch einige Zeit bestehen bleiben können.

Hier erst recht ist die *Differentialdiagnose gegen Diphtherie* verantwortungsvoll; die Plötzlichkeit der Stenose und der Bellhusten sprechen gegen Diphtherie, deren Stenosen mit Aphonie auch beim Husten sich stetig zunehmend bis zur Höhe entwickeln. Auf das bakteriologische Untersuchungsergebnis warte man aber nicht, wenn man Diphtherie vermutet, sondern gebe sofort Serum. Bei Maserncroup, selbst wenn er ganz den Charakter des Pseudocroups wenigstens zu Anfang hatte, sah ich des öfteren sich dennoch eine Kehlkopfdiphtherie herausschälen; hier also sei man mit der Serumanwendung eher zu freigebig als zu sparsam!

Gemeinsam mit dem diphtherischen Croup hat der Pseudocroup seine Häufung unter bestimmten atmosphärischen Einflüssen, dem sog. Luftkörperwechsel.

Die **Behandlung** des Pseudocroups wie der Laryngitis acuta ist dankbar: bei Stenoseerscheinungen ist das Kind durch äußere Ruhe, Trösten und Sedativa zu beruhigen und 2—3 Tage unter solcher Medikation zu halten; dazu gründliche Schwitzpackungen mit Salicylaten, Codeinpräparate und vor allem ausgiebige Dampfinhalation, am besten, indem man mit einem feuchten Laken über dem Bett eine Art Zelt spannt und den Dampf hineinleitet. Auf den Hals gibt man örtliche Wärme in Gestalt eines Thermophors oder heißen Schwammes. Intramuskuläre Injektion von 2—5 ccm 10% Calcium Sandoz kann nützlich sein. Bei solcher Art des Vorgehens wird man allermeist zum Ziele kommen; es kann aber auch bei einer Grippestenose eine Intubation und sogar eine Tracheotomie nötig werden.

Laryngitis juvenilis nodosa. Aus akuter Laryngitis können *chronische Formen* werden. Bei andauernder Heiserkeit junger Kinder finden sich bisweilen die sog. Schrei- oder Kinderknötchen. Bei bleibender Heiserkeit oder hartnäckigen stridorösen Erscheinungen scheue man nicht eine Konsultation mit dem Laryngologen, zumal auch *Geschwülste*, Papillome, dahinter stecken können.

Fremdkörper in den Luftwegen. Auch bei Verdacht auf *Fremdkörper im Kehlkopf* (kleine spitze Gegenstände, die sich festspießen) ist der Spezialist·zuzuziehen; große verschluckte Bissen, die akute Erstickungserscheinungen machen, müssen sofort mit dem Finger herausgeholt werden oder das Kind wird auf den Kopf gestellt. Die meisten aspirierten Fremdkörper sitzen tiefer als der Kehlkopf; bei jedem Verdacht auf *Fremdkörper in den tieferen Luftwegen*, baute er auch nur auf Angaben der Pflegeperson, schicke man das Kind unverzüglich in eine Klinik, wo mit Röntgenuntersuchung und Bronchoskopie die Lage geklärt und Hilfe gebracht werden kann; andernfalls kann schweres Unheil entstehen durch große Atelektasen, Pneumonie, Absceßbildungen usw.

Viel ernster als beim Pseudocroup ist die Prognose bei der *Laryngitis phlegmonosa*, einer Streptokokkeninfektion mit pseudomembranösen Prozessen, Schleimhaut- und Knorpelnekrosen, Gefahr des Glottisödems, wie sie in seltenen Fällen im Rahmen der Grippe, von Scharlach und Masern vorkommt, mit hohem Fieber, druckschmerzhaftem Kehlkopf, in- und exspiratorischem Stridor, von der Diphtherie manchmal nicht leicht zu unterscheiden. Die *Behandlung* deckt sich mit der des Pseudocroups; als letzte Maßnahme bleibt die Tracheotomie.

Stridor congenitus. Unter dem *Stridor congenitus* versteht man die Erscheinung, daß von Geburt an ein inspiratorisches krähendes Geräusch zu hören ist, auch im Schlaf, das beim Schreien lauter oder auch leiser werden kann. Der Zustand hört nach einigen Monaten von selbst auf und bedarf keiner Behandlung. Bei einem angeborenem Stridor stärkeren Grades mit Dyspnoe und Cyanose, Einziehungen im Jugulum und am Brustkorb muß man nach Tumoren der Zunge (s. dort) fahnden oder nach einer Mikrognathie; der eigentliche gutartige Stridor congenitus dürfte als Ursache zumeist einen abnorm weichen Kehlkopf und Kehldeckel haben, indessen könnten auch gelegentlich, sofern andere übereinstimmende Erscheinungen da sind, corticale Reizungen durch ein Geburtstrauma in Betracht kommen.

Kompressionen der Trachea durch eine angeborene Struma oder eine (seltene) Thymushyperplasie macht nicht diesen klingenden Stridor, sondern gibt ein mehr schnarchendes oder fauchendes Geräusch. Eine Struma wäre chirurgisch anzugehen, eine Thymusvergrößerung, durch das Röntgenbild erwiesen, könnte röntgenbestrahlt oder gleichfalls operiert werden.

Nicht zu verwechseln mit all diesen Dingen ist der völlig belanglose *Stertor* oder *Laryngismus stridulus* bei überernährten jungen Säuglingen ohne jede Dyspnoe; die Kinder „sind voll auf der Brust", röcheln und rasseln, ohne davon im mindestens gestört zu sein. Eine Organanomalie ist dabei nicht beteiligt; aus irgendwelcher Ursache flottiert Trachealschleim mit der Atmung hin und her. Einer Behandlung bedarf es also nicht.

Tracheitis und Bronchitis acuta.

Tracheitis. Je jünger das Kind ist, um so mehr, aber auch später in vielen Fällen ist die Entzündung der Trachea und der großen Bronchien die Begleit- und Folgeerscheinung eines Infektes der obersten Luftwege, einer Rhinopharyngitis und besonders beim jungen rachitischen, heruntergekommenen Säugling trägt jede Bronchitis die Gefahr der Bronchiolitis und Pneumonie in sich. Tracheitis und Bronchitis gehören also zur Grippe; immer aber denke man daran, daß der Kranke in den Masernprodromen oder im katarrhalischen Stadium des Keuchhustens sich befinden kann! Jede Bronchitis dürfte mit einer Tracheitis verbunden sein; eine reine oder vorwiegende *Tracheitis* äußert sich in lautem, bellendem Husten mit manchmal recht erheblichen Schmerzen im Hals und unter dem oberen Brustbein. Auswurf, der bei Kindern bis etwa zum 10. Lebensjahr verschluckt wird, ist gering und zähschleimig, der Fieberverlauf ganz unregelmäßig. Dyspnoe besteht nicht, das Allgemeinbefinden ist in wechselnder Stärke beeinträchtigt. Die **Behandlung** deckt sich im wesentlichen mit der der Bronchitis (s. unten); Codeinpräparate sind bei Schmerzen besonders nötig, dazu lokale Wärme (heißer Schwamm, Thermophor) auf Hals und Brustbein.

Die **Bronchitis**-Entzündung der größeren Bronchien macht einen weicheren und wenn sie nicht spastisch bzw. asthmatisch ist, lockeren Husten, mit schleimig-eitrigem oder auch eitrigem Sputum, das man sich, da es verschluckt wird, mit dem Mundspatel beim Husten aus dem Rachen herausfischen muß. Der Fiebertypus ist unregelmäßig; es gibt fast fieberlose und hochfebrile Verlaufsformen mit entsprechend verschiedenem Allgemeinzustand. Die Atmung ist beschleunigt, Dyspnoe kommt bei einer isolierten Entzündung der größeren Bronchien nicht vor. Die Perkussion zeigt, außer vielleicht einer mäßigen Lungenblähung, bei reiner Bronchitis nichts krankhaftes, die Auskultation bald diffuse, bald vorwiegend auf einzelne Lungenabschnitte beschränkte feuchte und mittelblasige nicht klingende Rasselgeräusche, die man oft mit der aufgelegten Hand fühlen kann, bei vesikulärem Atmen. Bei manchen „exsudativen" Kindern wiederholen sich solche akuten fieberhaften Bronchitiden immer wieder; die Krankheitsdauer beträgt im allgemeinen $\frac{1}{2}$—2 Wochen.

Spastische Bronchitis. Von *spastischer Bronchitis, Blähungsbronchitis*, wie wir sie in leichteren und schweren Formen mit Blässe und Dyspnoe ähnlich wie bei Bronchiolitis, mit der sie sich komplizieren kann, bei Säuglingen finden, spricht man, wenn die Geräusche trocken, giemend sind und auch exspiratorisch; der Beginn ist gewöhnlich ein Infekt der oberen Luftwege. Wie beim Asthma wird ein Spasmus der glatten Bronchialmuskulatur angenommen und wie dort entsteht aus der exspiratorischen Dyspnoe eine Lungenblähung. Diese spastische Bronchitis des Säuglings hat man bis vor kurzem als wesensverschieden vom echten Asthma abgetrennt; es scheint aber doch, als ob es sich dabei um erstmalige — und vielleicht einmalige — Äußerungen echten Asthmas handele. Die Kinder sind also nach dieser Richtung hin in Beobachtung zu halten.

Hüten muß man sich vor Verwechslungen eines spastischen Hustens mit beginnendem Keuchhusten oder mit der allerdings seltenen Bronchotetanie.

Bronchitis chronica. Eine *Bronchitis chronica* entwickelt sich entweder aus einer nicht ausgeheilten acuta, vielleicht schon im Säuglingsalter, oder häufiger entsteht sie aus recidivierenden akuten Bronchitiden, zumal dann, wenn diese so schnell aufeinander folgen, daß die Schleimhaut überhaupt nicht zur Ruhe kommt. Die Kinder husten, im Allgemeinbefinden wenig beeinträchtigt, mehr oder weniger dauernd; bei neuen akuten Schüben steigert sich der Husten und Fieber tritt dazu.

Verschiedene Umstände machen die Bronchialschleimhaut anfällig und empfindlich: allgemeine Immunitätssenkung z. B. bei Rachitis und Dysergien, konstitutionelle Eigenschaften im Sinn der sog. exsudativen Diathese, Milieuschäden in unhygienischen Behausungen oder durch industrielle Verunreinigung der Atmosphäre, wie Flugasche oder dergleichen. Weiterhin sind viele dieser Kinder Träger von adenoiden Vegetationen, deren immer erneute Infektionen auf die Bronchien übergreifen und fernerhin können, teils auf mechanischem Weg durch Kompression der Hauptäste, teils durch spezifische Allergisierung, tuberkulöse Bronchialdrüsen den Katarrh der Bronchialschleimhaut erhalten. Schließlich mögen noch mechanische Auswirkungen der Brustkorbform, z. B. im Sinn des paralytischen Thorax, durch mangelhafte Ventilierung der Lungen die Infektionsbereitschaft vermehren.

Der klinische **Befund** ist nichts anders als bei der akuten Form: auf beiden Lungen ausgebreitet grobes und mittelblasiges Rasseln oder Beschränkung auf einen bestimmten Bezirk.

Differentialdiagnostisch ist die *akute Bronchitis* höchstens von Pneumonien abzugrenzen, so daß man nicht ohne Berechtigung diese Diagnose stelle; bei der *chronischen Form* kommen bei umschriebenem Befund tuberkulöse Vorgänge . und, oft schwierig zu klären, Bronchiektasien in Frage. Tuberkulinreaktionen müssen also unter allen Umständen angestellt werden und bei positivem Ausfall Röntgenuntersuchung und alles andere, das zur Feststellung eines aktiven Prozesses gehört.

Bronchitis chronica syphilitica. Die kindliche Spätlues kann als typisches Krankheitsbild (DUKEN) eine *Bronchitis chronica syphilitica* erzeugen mit in manchen Fällen charakteristischem Röntgenbefund. Die klinischen Erscheinungen sind ständig zunehmender Husten mit gewöhnlich eitrigem, oft bluthaltigem, manchmal fötidem, bisweilen — durch Bronchiektasie — sehr massenhaftem und dreigeschichtetem Auswurf; häufig Fieber, entweder als regelmäßige abendliche Zacken oder in lang dauernden Perioden mit hohen Temperaturen. Zunehmend schlechter Allgemeinzustand, graufahles Aussehen. Spirochäten im Sputum sind kaum nachzuweisen, dagegen zeigt das Bronchoskop zahlreiche luische Geschwüre in Trachea und Bronchien. Seroreaktionen positiv.

Die **Behandlung** der Bronchitis hat zunächst den Hustenreiz zu vermindern, soweit er das zur Entfernung des Exsudates ausreichende Maß zu übersteigen scheint, die Kinder in der Nachtruhe stört und die Kräfte verbraucht. Dazu dienen das Codein 2—3mal täglich und seine Abkömmlinge; Codein phosphor. (bei Säuglingen mit Vorsicht!) für Säuglinge 0,002—0,003 pro dosi, für Kleinkinder 0,003—0,0075, für Schulkinder 0,01—0,02 in Lösung oder als 0,2% Codeinsyrup; Paracodin (nicht bei Säuglingen) für Kleinkinder $^{1}/_{2}$ Tablette à 0,01, für Schulkinder 1—2 Tabletten oder als 0,2% Paracodinsyrup in entsprechender Dosierung; Dicodid für Säuglinge bis 0,0025 pro dosi, für Kleinkinder bis 0,005, für Schulkinder bis 0,01. Einerseits ist bei Codeinverabfolgung als erstes Zeichen der Überdosierung eine auffällige Schläfrigkeit zu vermeiden, andererseits muß man bei ungenügendem Erfolg nicht selten vorsichtig größere Gaben verordnen. Nächtliche Unruhe soll man, wie überhaupt bei noch fieberhaften Zuständen, überdies durch Sedativa, bei gleichzeitiger Codeinverordnung in niedrigerer als der sonst üblichen Dosis, lindern: Expektorantien sind mehr herkömmlich als erforderlich, aber zur Psychotherapie über die Mutter oft nicht vermeidbar. Ein des guten Geschmacks wegen von den Kindern gern genommenes und daher auch bei den Müttern beliebtes, viel verschriebenes Rezept ist: Infus. rad. Ipec. 0,2—0,5 : 80,0, Liq. ammon. anisat. 2,0. Sir Alth. oder rub. Id. ad 100,0, alle 2—3 Stunden 1 Kaffeelöffel für Kleinkinder, 2 Kaffeelöffel für Schulkinder. Von den zahlreichen Expektorantien der pharmazeutischen Industrie kann man je nach Geschmack und persönlichem Eindruck Gebrauch machen.

Bei spastischer Bronchitis ist Atropin oder Belladonna am Platze, sehr angenehm in der Form des Bellafolin, 2—3mal täglich. Atropin sulfur. in spiritus vini für Säuglinge 0,0001—0,0003 pro dosi, für Kleinkinder 0,0002—0,0004, Schulkinder 0,0003—0,0005; Extractum Belladonna pro dosi das 8—10fache des Atropins; Bellafolin (Sandoz) für Kleinkinder 5—10 Tropfen der $^1/_2\,^0/_{00}$ Lösung oder $^1/_2$ Tablette á 0,000 25, für Schulkinder 10—15 Tropfen bzw. 1 Tablette.

Zu Beginn der akuten Bronchitis kann man, wie überhaupt bei Grippe, eine Schwitzpackung mit Aspirin machen lassen; solange das Fieber anhält und einige Tage darüber hinaus Bettruhe in gut durchlüfteten Räumen, offenes Fenster, im Winter bei geheiztem Zimmer (windgeschützter Balkon). Die Luft sei feucht durch aufgehängte Laken, verdampfendes Wasser, dem Eukalyptusöl zugesetzt ist, oder man stelle mehrmals täglich den Bronchitiskessel für $^1/_2$ bis 1 Stunde an, bei kleinen Kindern in der unter Pseudocroup geschilderten Weise. Säuglinge werden zu guter Durchatmung der Lunge viel herum getragen oder sofern sie dadurch im Atmen nicht behindert sind, zeitweise auf den Bauch gelegt. Bei Rückenlage soll man ihnen die Opisthotonushaltung, in die sie bei verstopfter Nase oder Pneumonie von selbst verfallen, dadurch verschaffen, daß man unter die Gegend der Schulterblätter eine flache Rolle legt. Die gründlichste Anregung der Atmung besorgt das Abgußbad, das man aber nicht schematisch anwenden soll: 5—10 Minuten in ein Bad von 38° mit mehrmaliger Abgießung über Brust und Rücken von 25—30°, Brustwickel mit zimmerwarmem Wasser kann man bei größeren Kindern mehrmals täglich 2 Stunden lang anlegen lassen.

Die Ernährung ist dieselbe wie bei fieberhaften Zuständen des Kindes überhaupt; eiweißarm, im wesentlichen gezuckerte Fruchtsäfte, Kompotte, Obstsalat, Mondaminspeisen u. dgl.

Bei *chronischer und oft rezidivierender Bronchitis* ist ein gutes Expektorans bei trockenem Husten das Jodnatrium in 2% Lösung 3mal täglich 1 Kaffeelöffel in Milch für Kleinkinder. Die syphilitische chronische Bronchitis ist in erster Linie spezifisch anzugehen. Die Behandlung des akuten Anfalls ist die soeben geschilderte; die Rezidivbereitschaft bekämpft und Ausheilung erreicht man nach Entfernung etwa vorhandener Adenoide am besten durch viele Monate dauernden Aufenthalt im Winter im Hochgebirge, im Sommer an der See oder in waldreichem Mittelgebirge in staubfreier Gegend. Dazu kommen die am Ende des Abschnitts über die Krankheiten der Nase und des Rachens genannten „Abhärtungs"maßnahmen.

Bronchiektasien. Die bedeutsamste chronische Bronchialerkrankung, die beim Kind noch häufig nicht genügend beachtet wird, sind die Bronchiektasien, die so gut wie immer erworben und nicht angeboren sind. Die kongenitale Form ist in Wirklichkeit eine Mißbildung der Lunge, die sehr seltene Cysten- oder Wabenlunge.

Die *Bronchiektasie* ist eine Kinderkrankheit insofern, als der überwiegende Anteil aller Fälle aus der Kindheit stammt; das erste bis dritte und dann wieder das neunte bis vierzehnte Jahr sind besonders empfindliche Lebensabschnitte.

Mädchen sind häufiger betroffen als Knaben; wenn beim Erwachsenen das Verhältnis umgekehrt liegt, so hat das seinen Grund in der größeren Zahl der Berufsschäden unter den Männern. Für die Entstehung des Leidens mag bisweilen eine angeborene allgemeine Gewebsschwäche, besonders der Bronchialwand, mit verantwortlich sein; andere Einflüsse liegen auf sozialem Gebiet, indem schlechte hygienische Verhältnisse und Mangel an Mitteln die Entstehung von Bronchitiden begünstigt und ihre Ausheilung verhindert haben. Seit langem sind Atelektasen der Lungen und Fremdkörperaspiration als Ursachen bekannt; das dadurch indurierte Lungengewebe dehnt sich bei der Inspiration nicht aus, so daß der Atmungszug auf die Bronchialwand wirkt und sie ausweitet.

Kinder mit Bronchiektasen sind verhältnismäßig oft neuropathisch oder geistig minderwertig; Rachitis und durch sie erzeugte Skoliosen mit ihren häufigen Bronchitiden spielen eine Rolle, weiterhin Adenoide durch die Behinderung der Nasenatmung und die bei Mundatmung vermehrte Infektionsgelegenheit für die tieferen Luftwege. Eine überragende Bedeutung aber haben für die Entstehung der Bronchiektasien die Infektionskrankheiten, die auf die tieferen Luftwege übergreifen, Masern, Keuchhusten, Grippe, echte Influenza und Bronchopneumonien, zumal abszedierende. Auch Pleuraschwarten sind für die Ätiologie nicht abzulehnen, wenn sie auch zweifellos sekundär durch von den Bronchiektasen ausgegangene Pleuritis entstanden sein können. Schließlich ist als seltenere Entstehungsursache noch die Lues anzuführen auf dem Weg über die Bronchitis syphilitica. Etwa festzustellende tuberkulöse Prozesse sind sekundär entstanden.

Zweierlei ist für die Ausbildung von Bronchiektasen maßgebend, einmal die mechanische Belastung durch Stauung des Sekretes und die Hustenstöße, zum anderen eine Schädigung der Bronchialwand durch Infektion. Der linke Unterlappen erkrankt weit öfter als der rechte und vor ihm, weil der linke Bronchus zu Stauungen in seinen Verzweigungen disponiert ist dadurch, daß er enger ist als der rechte und mit der Trachea einen spitzen Winkel bildet. Die Infektion des Bronchialinhaltes führt zur Schädigung und Zerstörung des Epithels und der Schleimdrüsen, zu kleinzelliger Infiltration der Submucosa und dann der tieferen Wandschichten und zum Untergang von Muskelfasern, elastischen Fasern und Knorpel. Das sich zum Ersatz bildende zellreiche Bindegewebe hält dem Binnendruck nicht stand, um so weniger, als das durch Peribronchitis- und Bronchiolitis infiltrierte Lungengewebe dem Atmungszug nicht nachgibt. Die Folge ist die Ausweitung des Bronchus.

Die *Untersuchung der Lungen* ergibt Dämpfungen nur bei den nicht selten sich wiederholenden pneumonischen Komplikationen und, je nach dem gegenwärtigen Füllungszustand, bei sehr ausgedehnten Erweiterungen, wo auch Pleuraverdickungen auftreten. Das Charakteristische des *Auskultationsbefundes* ist seine Eintönigkeit bei wechselnder Stärke; wenn er in diesem Augenblick erheblich ist, kann er im nächsten, nach ausgiebiger Sputumentleerung, nahezu verschwunden sein. Meistens hinten unten, links stärker und früher als rechts — auf den anderen Lungenteilen gibt es Rasselgeräusche nur bei komplizierender Bronchitis — hört man, immer an derselben Stelle, feine bis mittlerer zähfeuchte bis feuchte Rasselgeräusche, am sichersten bei tiefem Einatmen. In vorgeschrittenen Fällen werden die Geräusche grobblasig und klingend oder knatternd wie Maschinengewehrfeuer; auch bronchiales und bei großen Hohlräumen amphorisches Atmen, je nach dem Füllungszustand, wechselt mit aufgehobenem Atemgeräusch ab.

Mit dem *Röntgenbefund* ist ohne Kontrastfüllung oft nicht viel anzufangen; die sog. Waben- oder Regentropfenzeichnung der unteren Lungenfelder ist nur mit Vorsicht zu deuten. Von ausschlaggebender Wichtigkeit, zumal für die im Hinblick auf Behandlung und Heilungsaussichten anzustrebende Frühdiagnose ist die Kontrastfüllung mit Jodipin, besser Lipiodol durch eine Sonde, zweckmäßigerweise mit Verwendung eines doppelläufigen Kehlkopftubus, die bei entsprechender Übung und guter Vorbereitung des Kindes nicht allzu unangenehm, ungefährlich und bei Frühfällen sogar therapeutisch nützlich sind. Die wunderbare Klarheit solcher Röntgenbilder gibt dem Erfahrenen Aufschluß über alle Einzelheiten und erlaubt als einzige Methode die sichere Differentialdiagnose gegen Tuberkulose.

Der kaum je fehlende Husten ist locker, feucht, tritt besonders am Morgen auf, wo das in der Nacht aufgestaute Sekret ausgeworfen wird. Säuglinge und Kleinkinder haben, besonders nach Keuchhusten, bisweilen beim Husten Erstickungszustände mit Blauwerden.

Das typische Dreischichten*sputum* wird regelmäßig nur bei schweren Erkrankungen entleert; kennzeichnend ist ein grünlicher, durch Sekundärinfektion fötide riechender Auswurf von wechselnder, oft erheblicher Menge, besonders bei Hängelage. Hämoptoe ist häufiger als bei kindlicher Tuberkulose und kein Zeichen der Verschlechterung. Influenzabacillen sind ein gewöhnlicher Befund. Mäßiges Fieber ist meist vorhanden; höhere Zacken beruhen auf kleinen Bronchopneumonien. Längere Perioden mit hohen Temperaturen haben ihre Ursache in bronchitischen oder bronchopneumonischen Komplikationen. Foetor ex ore ist häufig.

Das *Allgemeinbefinden* ist je nach der Ausdehnung der Bronchiektasen beeinträchtigt. Die Kinder sind gewöhnlich mager und lang, dyspnoisch nur in schweren Fällen und bei Komplikationen. Capillarektasien im Gesicht sind eine nicht seltene Erscheinung, häufiger verstärkte Venenzeichnung auf der Brust und Akrocyanose. Fortgeschrittene Fälle haben stets Trommelschlegelfinger oder ihre Vorstufe, die Uhrglasnägel, deren Entstehung noch unklar ist, und die auch bei vielen anderen Erkrankungen im Brustraum vorkommen.

Im wesentlichen lassen sich *zwei Verlaufstypen der Bronchiektasien* unterscheiden: die schleichende langsam fortschreitende Form, die zu den *zylindrischen* Erweiterungen zu führen pflegt und die oft mit Bronchopneumonien komplizierte, mit hochfieberhaften Perioden in Schüben verlaufende Form mit der Ausbildung von *sackförmigen* Ektasien; sie schließt sich meist an Bronchopneumonien an, beginnt mit Abmagerung, und allmählich nach mannigfachen, durch Remissionen unterbrochenen Exacerbationen entwickelt sich der vollausgeprägte schwere Zustand.

Die wichtige und nicht immer leichte, nur durch das Kontraströntgenbild zu entscheidende *Differentialdiagnose* ist die gegen die Tuberkulose. Tuberkulinreaktionen sind in jedem Fall unerläßlich; bei positivem Ausfall suche man nach Bacillen und elastischen Fasern. Die Senkungsgeschwindigkeit der Erythrocyten läßt sich kaum verwerten; das Blutbild ist anfangs kaum verändert, später spricht eine Leukocytose über 12 000 mit Linksverschiebung mehr für Bronchiektasie.

Die Abgrenzung der Bronchiektasen mit ihrer langsamen Entwicklung gegenüber Lungenabsceß und Gangrän ist schon durch den stürmischen Verlauf gegeben.

Die **Prognose**, wenn nicht die Diagnose sehr frühzeitig gestellt wird, ist nicht allzu erfreulich; Stillstände kommen zwar vor, aber im ganzen muß man damit rechnen, daß Bronchiektasien, die einmal ausgebildet sind, fortschreiten.

Für die **Behandlung** und **Prophylaxe** ist zunächst wichtig die sorgfältige Ausheilung jeder Bronchitis, Bronchiolitis und Pneumonie, vor allem nach Grippe und Influenza, Keuchhusten und Masern. An Medikamenten bewähren sich Transpulmininjektionen und die Inhalation von ätherischen Ölen, manchmal auch Neosalvarsaninjektionen. „Erkältungen" sind zu vermeiden, Freiluft-liegekuren und lang ausgedehnte Heilstättenkuren sind durchaus angezeigt. Die Entleerung der Bronchien fördert die Quinckesche Hängelage, 3mal täglich 5—10 Minuten lang: in Bauchlage auf einem Tisch hängt der Oberkörper senk-recht nach unten. Zur Verminderung des Sputums dient eine Singersche Durst-kur, bei der an je drei aufeinander folgenden Tagen nur 500, 400 und 200 ccm Flüssigkeit aufgenommen werden soll. An jedem 4. Tag darf der Durst gestillt werden. Sobald die Diagnose feststeht, ist ein Pneumothorax anzulegen, bei Verwachsungen eine Phrenicusexhairese zu machen. Für fortgeschrittene Fälle kommen Plombierungen der Pleurahöhle und als äußerste Maßnahme eine Thorakoplastik in Betracht.

Bronchiolitis-Bronchitis capillaris. Die Bronchiolitis-Bronchitis capillaris ist eine so gut wie ausschließlich den drei ersten Lebensjahren eigentümliche Krank-heit. Sie entsteht aus einer schnell absteigenden Rhinopharyngitis bzw. Bron-chitis, jedoch auch scheinbar selbständig aus voller Gesundheit heraus. Von alters her schreibt man der Rachitis eine disponierende Rolle zu; es spricht aber mancherlei dafür, daß besondere Immunitätsvorgänge, vielleicht im Sinn einer allergischen Reaktion, im Spiele sind. *Pathologisch-anatomisch* — die Bronchiolitis gehört zu den plötzlichen Todesursachen beim jungen Kind — sieht man ein starkes, manchmal ein interstitielles Emphysem und in reinen Fällen eine echte eitrige Bronchitis. Auf der Schnittfläche der Lungen quellen überall bei Druck zahlreiche kleine Eiterpfröpfchen aus den Lumina der kleinen und mittleren Bronchien hervor; die Schleimhaut der Bronchien ist bis in die feinsten Verzweigungen hinein stark gerötet und mit schleimigem Eiter bedeckt. Nach einer Krankheitsdauer von mehreren Tagen findet man außerdem kleine miliare pneumonische Herde und atelektatische Bezirke. Dieser anatomische Befund macht das schwere, schnell einsetzende *klinische Bild* ohne weiteres verständlich; es ist ein Zustand der Erstickung durch die Anfüllung der Bronchien mit Eiter: starke Dyspnoe, auffällige Blässe, deutliche Cyanose und zunehmende schnelle, später schnappende Atmung mit Anspannung der Hilfsmuskeln, inspiratorische Einziehung des Jugulum und bei Rachitis der Rippenbögen, Nasenflügelatmen. Der Brustkorb steht in äußerster Inspirationsstellung, der Kopf ist nach hinten gebeugt, das Fieber hoch, der Puls schnell und klein. Dazu kommen motorische Unruhe, angstvoller Gesichtsausdruck, Erschöpfung, auch allgemeine Krämpfe. Der Husten ist oft andauernd, trocken, stoßweise, die Nahrungsaufnahme ist schwierig. Die Sterblichkeit ist hoch. Der Tod kann schon nach Stunden eintreten oder nach wenigen Tagen; der *Lungenbefund* ist gering, meist keine Dämpfung, wenn keine größeren Atelektasen sich gebildet haben, eher Lungenblähung und Tympanie. Rasselgeräusche fehlen im Anfang überhaupt, erst allmählich wird diffuses feines Rasseln und Knistern, am deut-lichsten hinten unten, hörbar.

Die *Diagnose* ergibt sich also aus dem Gegensatz zwischen dem akuten, hoch fieberhaften, schweren dyspnoischen, auf die Lungen hinweisenden Krank-heitsbild und dem geringfügigen physikalischen Befund. Differentialdiagnostisch kommen spastische Bronchitis, Bronchotetanie, Miliartuberkulose in Frage. Die *Prognose* ist sehr ernst, besonders bei jungen oder rachitischen Kindern.

Die Methode der *Behandlung* ist die Heubner Senfpackung des Rumpfes (s. S. 580) mit ihrer ausgiebigen Blutableitung in die Haut, die an mehreren Tagen je einmal verabfolgt werden kann. Bleibt dabei eine intensive Rötung der Haut aus, so ist das ein schlechtes Zeichen und Ausdruck schwerer Kreislaufinsuffizienz, die alle dahingerichteten Maßnahmen erfordert. Ist der Puls unbefriedigend, pflegen wir jedenfalls vor der Packung Cardiazol oder

Campher zu geben und die der HEUBNERschen Vorschrift entsprechende nachfolgende Schwitzpackung wegzulassen. Nutzt die Senfpackung nichts oder ist
sie wegen der Beschaffenheit der Haut unmöglich, sieht man bisweilen noch
Rettung durch einen Aderlaß von etwa 50 ccm beim Säugling, nötigenfalls mit
Freilegung einer Cubitalvene oder Arteriotomie (s. u.). Zu dem Genannten
treten selbstverständlich die unter Bronchitis genannten Maßnahmen, insbesondere Lagerung, frische Luft, Wasserdampf. Der Kreislauf ist ständig zu
überwachen.

Asthma. Das Asthma beim Kinde beruht auf demselben Geschehen wie beim
Erwachsenen: das Lumen der Bronchien ist verengert durch einen Krampf
der glatten Bronchialmuskulatur oder nach neuer Vorstellung durch urticaria-
artige Schwellungszustände der Bronchialschleimhaut. Die Folge ist Atemnot,
bei der das Exspirium mehr erschwert ist als das durch aktive Muskelleistung
bewirkte Inspirium. Es kommt zur Blähung der Alveolen und zum Emphysem.
Der Brustkorb steht in Inspirationsstellung. Zu der Verengerung der Bronchien
tritt eine spärliche, zähe Sekretion; das auskultierende Ohr hört diffuse
trockene Geräusche, Giemen und Pfeifen, im In- und Exspirium.

Dieser Zustand kann plötzlich auftreten, dann haben wir einen *asthmatischen Anfall* oder er kann sich in milderer Gestalt als eine durch Giemen und
Pfeifen charakteristische Bronchitis länger hinziehen, dann haben wir die *Asthmabronchitis* oder die *asthmatische Bronchitis*. Beides kann sich verbinden; es gibt
asthmatische Bronchitis, in deren Verlauf Anfälle von Atemnot sich ereignen,
und es kann nach einem plötzlichen Asthmaanfall das Bild der Asthmabronchitis
noch eine Zeitlang nachdauern. Der Beginn des Asthmas kann schon im ersten
Lebensjahr liegen; die sog. spastische Bronchitis (s. dort) des Säuglings kann die
erste Äußerung sein. Für die Entstehung des Asthmas beim Kinde scheinen
mehrere Voraussetzungen erforderlich zu sein, solche der Konstitution und erworbene Eigenschaften (s. „Diathesen". Erblichkeit spielt eine deutliche Rolle).
Bei vielen dieser Patienten ist eine neuropathische Veranlagung unverkennbar
und man sieht zudem, wie psychische Einflüsse bei der Entstehung eines Anfalls
mitspielen und wie sie auf der anderen Seite zu seiner Beseitigung offensichtlich
mitwirken. Die auf der Annahme eines Spasmus der glatten Bronchialmuskulatur
aufgebaute Vorstellung des asthmatischen Zustandes hat ganz besonders einen
nervösen Mechanismus zur Voraussetzung; danach wäre das Asthma eine Art
von Reflexneurose. Ein zweites ist bei vielen asthmatischen Kindern festzustellen,
nämlich ihre Bereitschaft zu Infektionen der oberen Luftwege und eine Beziehung zu Ekzemen, also Dinge, die unter den Begriff der exsudativen Diathese
fallen. Wir sehen asthmatische Zustände entstehen aus einer Rhinopharyngitis;
wir sehen andererseits Asthma ausheilen unter denselben klimatischen Bedingungen, die auch die Anfälligkeit zum Verschwinden bringen. Ekzem und Asthma
stehen in Beziehungen eigentümlicher Art: sie können einander geradezu vertreten,
so daß der eine Zustand den anderen ablöst. Das Ekzem, mindestens in vielen
seiner Formen, fällt unter die allergischen Krankheiten ebenso wie das Heufieber
und die Urticaria (ausgelöst durch individuelle Empfindlichkeit gegen ein
bestimmtes Antigen [Allergen], das für andere Menschen völlig indifferent ist);
beim Asthma mindestens des Erwachsenen hat man das Gleiche festgestellt
(STORM VAN LEUWEN) und durch Ausschaltung der Antigene oder sytema-
tische Abschwächung der Überempfindlichkeit die Krankheitsbereitschaft beseitigt. Beim Kind solche Zusammenhänge abzulehnen, erscheint gewagt und
wäre nur durch Erbringung des Gegenbeweises möglich; indes gelingt die
Auffindung eines asthmaauslösenden Antigens (Allergens) beim Kind offenbar seltener als späterhin. Für die allergische Natur des Asthmas sprechen
unter anderem die Eosinophilie und die bisweilen deutlichen Beziehungen zu

anderen allergischen Zuständen wie dem Ekzem oder den eosinophilen Darmkatarrhen(-krisen). Das *klinische Bild* des Asthmas ist unverkennbar; eine asthmatische Bronchitis ist gekennzeichnet durch in- und exspiratorisches Schnurren und Pfeifen. Der asthmatische Anfall setzt plötzlich, oft nachts ein, macht schwere Atmenot und Angstgefühle, zeigt eine Lungenblähung und läßt bei der Auskultation das charakteristische Schnurren und Pfeifen vernehmen, das eine Verwechslung mit Stenosen anderer Art unmöglich machen sollte. In dem zähen schleimigen Sputum finden wir viele eosinophile Zellen, Curschmannsche Spiralen und Charcot-Leydensche Krystalle. Die Bluteosinophilie ist im Anfall häufig weniger ausgesprochen als in den Zwischenpausen.

Die **Diagnose** eines asthmatischen Zustandes ist also nicht schwer; zu Verwechslungen Anlaß bieten können nur zwei dem Säugling und jungen Kleinkind eigentümliche Dinge, die Bronchiolitis und die Bronchotetanie. Jene macht ein viel schwereres Bild und in der ersten Zeit keine Rasselgeräusche, diese ist immer mit anderen Kennzeichen der Tetanie verbunden. Bronchialdrüsentuberkulose macht wohl eine exspiratorische Dyspnoe, aber kein Schnurren und Pfeifen.

Die **Behandlung und Vorbeugung** des Asthmas soll zunächst danach trachten, die auslösenden Ursachen aus der Welt zu schaffen. Man kann also versuchen, das schuldige Allergen ausfindig zu machen (die nicht billigen Testpräparate mit genauer Gebrauchsanweisung liefern die Sächsischen Serumwerke in Dresden). Uns haben solche Analysen allerdings oft enttäuscht; haben sie ein sicheres Ergebnis, z. B. für Hausallergene, so wird man nach Möglichkeit das als Schädlichkeit erkannte aus der Umgebung des Kindes entfernen (Roßhaar, Federbetten, Tierfelle u. dgl.), wird das Schlafzimmer von Vorhängen, Teppichen, Tapeten befreien, bzw. wenn es ein Nahrungsmittel sein sollte, dieses ausschalten oder falls das unmöglich oder unwirksam ist, das Kind desensibilisieren. Der Einfachheit und Billigkeit halber versuche man dieses zuerst mit unspezifischen Methoden, Injektionen von Pferdeserum oder Peptonlösungen oder mache bei Tuberkulinempfindlichen eine vorsichtige Tuberkulinkur. Für die viel mühsamere, bei Kindern unangenehmere und kostspieligere spezifische Desensibilisierung liefern die Sächsischen Serumwerke die betreffenden Allergene mit Gebrauchsanweisung. Allergenfreie Kammern werden für Kinder selten erreichbar sein. Wo Adenoide da sind, werden sie entfernt; erlauben es irgend die Umstände und Verhältnisse, ordne man in dem Bewußtsein, daß ein nicht ausgeheiltes Kinderasthma ein ganzes Leben verpfuschen kann, einen mehrjährigen Aufenthalt im Hochgebirge oder an der See an.

Medikamentös kommt in erster Linie als Dauerverordnung über Monate und Jahre Kalk in Betracht in irgendeiner gut resorbierbaren Form: pro Tag 4—5 g z. B. als 15% wäßrige Lösung von Calc. chlorat. oder Calcium lacticum, Kalzan, Calcium resorpta bzw. Calmed, Calcium Sandoz, Calzipot. Als physikalische Behandlung ist die Quarzlampe zu nennen, deren Strahlen mindestens eine suggestive Wirkung haben, wie man überhaupt psychotherapeutisch in dem Sinne einzuwirken trachten soll, daß man dem Kranken gegenüber den Zustand nicht zu sehr betont, sondern zu bagatellisieren trachtet. Bleibt nach Verschwinden der Geräusche ein Emphysem bestehen, soll Atemgymnastik getrieben werden. Besteht eine asthmatische Bronchitis, deren leichteste Formen bisweilen nur bei körperlicher Anstrengung wie Treppensteigen bewußt werden, verordne man Jodkali in wäßriger Lösung, dreimal täglich 0,1—0,2 bei Kleinkindern, bis 0,3 bei Schulkindern, mit kalter Milch zu nehmen. Die *Behandlung des akuten Asthmaanfalls* ist viel dankbarer als die des gesamten Zustandes: entweder mit Atropin oder mit Adrenalin bzw. Ephetonin kann man den Anfall abschneiden. Auch das Atropin gebe man der schnelleren Einwirkung wegen, wenn die Kinder sich nicht zu sehr erregen, subcutan; über die Atropindosen siehe unter spastischer Bronchitis. Adrenalin (Suprarenin) verbinde man mit Hypophysin; im Asthmolysin ist das geschehen, von dem man 7—10 Teilstriche injiziert. Ephetonin, das sich deshalb für längeren Gebrauch eignet, kann man in Gegensatz zu Adrenalin (Suprarenin) auch per os geben, 2—3mal täglich $^1/_2$—1 Tablette. Zu Narkoticis braucht man bei solchem Vorgehen selten zu greifen, wenn, dann zu Urethan, 2 g in 10% wäßriger Lösung oder Chloralhydrat 1—2 g in 2% wäßriger Lösung mit 20% Mucilag. gum. arab., beides als Klysma. Zur Verabfolgung von Opiaten habe ich mich nie entschließen müssen. Die sehr seltenen Zustände des *eosinophilen Bronchialkatarrhs* und der *fibrinösen Bronchitis* sind dem Asthma verwandt und wie dieses zu behandeln.

Bronchotetanie. Dem Asthma in seinem Mechanismus und klinischen Bild steht nahe die *Bronchotetanie*, die dann in Erwägung zu ziehen ist, wenn ein Zustand schwerer exspiratorischer Dyspnoe sich bei einem Kind findet mit anderen manifesten oder latenten Äußerungen der Tetanie (Spasmophilie). Es handelt sich dabei um einen tetanischen Spasmus der glatten Bronchialmuskeln; daß es dabei zu Atelektasen mit dem entsprechenden physikalischen und röntgenologischen Befund kommen kann, ist einleuchtend, schwerer aber sind dabei fieberhafte Zustände und bronchopneumonische Befunde zu erklären. Das Krankheitsbild ist also noch nicht recht abgerundet und abgegrenzt; wichtig ist jedenfalls, daß man bei dyspnoischen Zuständen kleiner Kinder an Tetanie denken muß. Über die Behandlung s. unter Tetanie (Spasmophilie).

Die Pneumonien des Kindesalters.

Wenn aus der Jahreskurve der Säuglingssterblichkeit seit einem reichlichen Jahrzehnt durch den Rückgang der Toxikosen der Sommergipfel verschwunden ist, so daß die Sterblichkeit des Winters die des Sommers übertrifft, so entfällt ein erheblicher Anteil dieser Todesfälle auf die Pneumonien. Auch in den folgenden Lebensjahren ist die Zahl der Lungenentzündungen noch hoch und die Sterblichkeit beträchtlich. Die beiden Grundformen der Pneumonie, die *lobuläre* (disseminierte, katarrhalische, Bronchopneumonie) und die *lobäre* (croupöse, zyklische) zeigen in ihrem Vorkommen eine deutliche Beziehung zum Lebensalter: die croupöse Form fehlt im ersten Halbjahr, tritt dann zunächst in Übergangsformen und vereinzelt auf, um in den folgenden 3—4 Jahren die lobuläre Pneumonie gänzlich in den Hintergrund zu drängen. Die Letalität der lobulären Pneumonie ist hoch — über 50% im ersten Lebensjahr, die der lobären niedrig; daraus folgt, daß vom 4.—5. Lebensjahr die Todesfälle an Pneumonie zu den Seltenheiten gehören, zumal wenn man die sekundären Formen, z. B. nach Masern und Keuchhusten, ausnimmt. Die Bronchopneumonie des Kindes hat also eine zweifelhafte bis schlechte, die croupöse Pneumonie eine gute Prognose. Wenn auch mit beträchtlichen Ausnahmen, ist der Erreger der beiden Formen derselbe, die Pneumokokkentypen I und II; bei jungen Kindern ist auch der Typus IV, der später mehr saprophytisch auftritt, ein häufiger Befund. Derselbe Erreger macht also nach anatomischem Geschehen und nach Lebensbedrohung ganz verschiedene Krankheitsbilder, je nachdem er junge oder ältere Kinder befällt. Die croupöse Pneumonie ist das Muster einer Infektionskrankheit, bei der die Auseinandersetzung zwischen Erreger und Organismus in regelmäßigem Zyklus abläuft und mit dem Sieg des Organismus endet; sie ist also die zweckmäßigste Form der Abwehr. Wenn wir daneben die lobuläre Pneumonie mit einer hohen Letalität, und einem ganz unregelmäßigen Ablauf bei den jungen Kindern gehäuft finden, mag die Erklärung darin liegen, daß die Rüstung gegen den Infekt in den verschiedenen Altersstufen ungleichwertig ist. Das kann auf zweierlei Art begründet sein: entweder muß der Organismus gegen den Erreger durch eine erste Auseinandersetzung zunächst allergisiert werden, ehe es bei einem späteren Zusammentreffen zu einer zweckmäßigen (hyper)allergischen Reaktion kommt, der croupösen Pneumonie oder mindestens ebenso einleuchtend, die Abwehrkräfte des jungen Kindes sind noch nicht genügend ausgereift, um zu der zweckmäßigsten Kampfesart greifen zu können, der lobären Pneumonie, die auf einem einzigen Kampfherd, fokal, abläuft. Das junge Kind mit noch unreifer cellulärer und humoraler Abwehr vermag den Infekt noch nicht an einen Herd zu binden und zu überwinden, sondern verbraucht seine Abwehrkraft an den zahlreichen Entzündungsherden der disseminierten Pneumonie.

Der Brustkorb des Säuglings mit seinen horizontal laufenden Rippen steht normalerweise in äußerster Inspirationsstellung; die Lungen sind im Verhältnis zum Brustraum groß. Infolgedessen kann bei Verminderung der Atmungsfläche durch Vertiefung der Inspiration kaum ein Ausgleich geschaffen werden und es treten bei infiltrativen Prozessen der Lungen deutliche Zeichen der Dyspnoe auf, die mit anderem zusammen eine Pneumonie erkennen lassen, schon ehe Auskultation und Perkussion zu Hilfe genommen werden: außer Fieber und Husten Nasenflügelatmen, stark beschleunigte Atmung, inspiratorische Einziehungen am Thorax, Cyanose des geröteten oder, bei Kreislaufschwäche, blassen Gesichtes, dazu ein sehr auffälliges exspiratorisches Ächzen. Die kranke Seite, besonders bei Beteiligung der Pleura, bleibt bei der Atmung zurück; die Perkussion ergibt wegen des vikariierenden Emphysems und des Mitschwingens des kleinen kindlichen Brustkorbes oft im Verhältnis zur anatomischen Ausdehnung des Infiltrates eine geringe Dämpfung, nicht selten überhaupt keine. Intensive Dämpfung legt stets den Verdacht eines Ergusses nahe. Die Auskultation kann wegen des überlagernden Emphysems — interstitielles Emphysem bei starkem Reizhusten durch Einreißen der Alveolensepten ist nicht ganz selten — ebenfalls wenig ergiebig sein. Oft beweist nur der klingende Charakter des Rasselns die Infiltration, Bronchialatmen hört man nur bei starkem Ineinanderfließen der entzündlichen Herde und bei lobärer Pneumonie, sofern sie der Lungenoberfläche nahe liegt. Häufiger festzustellen und daher diagnostisch wertvoller als das Bronchialatmen ist die *Bronchophonie,* die bei Auskultation mit dem bloßen Ohr bisweilen unangenehm laute Fortleitung des Hustens und Schreiens kleiner oder des Sprechens größerer Kinder durch das infiltrierte Lungengewebe. Auswurf bekommt man, da er vom Kind verschluckt wird, nur zu sehen, wenn man ihn im Augenblick, wo er in den Rachen hochgehustet wird, mit dem Spatel hervorholt.

Vor der Besprechung der lobulären und lobären Pneumonien sei eine Form der Lungenentzündung herausgehoben, die nach Entstehung und Klinik eine Sonderstellung einnimmt, die *paravertebrale Pneumonie.* Sie findet sich fast ausnahmslos, mindestens durch die Sektion, bei Säuglingen, die an Ernährungsstörungen zugrunde gegangen sind, nicht als eigentliche Todesursache, sondern als letzte dazu tretende Komplikation. Zu beiden Seiten der Wirbelsäule bilden sich streifenförmige Verdichtungen. Infolge der Inspirationsstellung des kindlichen Brustkorbs sind die hinteren Teile der Lunge am schlechtesten durchlüftet und es kommt, wenn bei Nachlassen der Kräfte die Atmung schwächer wird und der Kreislauf erlahmt, zu Dystelektasen und Atelektasen in diesem Gebiet, die für eine hinzutretende Infektion den besten Nährboden bilden. Diese dystelektatischen paravertebralen Pneumonien betreffen in erster Linie die hinteren Abschnitte des rechten Ober- und Unterlappens und des linken Unterlappens. Klinisch, wie gesagt, machen sie oft kaum allgemeine und geringe örtliche Erscheinungen, so daß sie leicht übersehen werden. Die *Prognose* ist, da diese Form der Infiltration nur bei schwer daniederliegenden Kindern vorkommt, schon wegen des Grundleidens trüb, und die Therapie beschränkt sich auf vorsichtige Abgußbäder, Herumtragen und nach Tunlichkeit Aufenthalt in freier Luft. Die *Prophylaxe* bewegt sich auf denselben Bahnen.

Die lobuläre Pneumonie (katarrhalische disseminierte Pneumonie, Bronchopneumonie).

Diese ist die Lungenentzündung des Säuglings und Kleinkindes, die, wie oben angeführt, allmählich bis zum 4. Lebensjahr von der lobären (croupösen) Pneumonie abgelöst wird. Der Entstehung nach sind selbständige und sekundäre Formen zu unterscheiden, die als Komplikationen spezifischer Infektionskrankheiten auftreten, insbesondere der Masern und des Keuchhustens. Als selbständige Formen pflegt man die anzusehen, die sich aus einer sog. Grippe, dem banalen Infekt der oberen Luftwege entwickeln; sie häufen sich besonders in den Winter- und Frühjahrsmonaten. Ganz selbständig, aus voller Gesundheit heraus, wie die lobäre Pneumonie, entsteht die lobuläre nicht, und typischerweise findet sich klinisch wie anatomisch neben der Infiltration in den Lungen eine Bronchitis. Unter den Einflüssen, die eine Bereitschaft zur lobulären Pneumonie erzeugen, steht die *Rachitis* in vorderster Front, nicht nur durch mechanische Beeinträchtigung der Atmung infolge Weichheit der Rippen, sondern durch eine Resistenzsenkung gegenüber diesen Infekten. Lobuläre Pneumonien bei schwerer Rachitis haben besonders schlechte Aussichten. *Pathologisch-anatomisch* finden sich in den pneumonischen Herden die Alveolen angefüllt mit Exsudat, Leukocyten, Alveolarepithelien und, bei jungen Kindern mit ihrer stärkeren mechanischen Blutungsneigung, oft auch Erythrocyten. Fibrin fehlt oder ist doch nicht so reichlich vorhanden wie bei der lobären Pneumonie, von der sich die lobuläre des weiteren unterscheidet durch das Befallensein mehrerer Lappen und die nie fehlenden Bronchitis. Die Infiltrationsbezirke können durch Konfluieren der einzelnen kleinen Herde größere Ausdehnung gewinnen. Immer liegen lufthaltige Gebiete zwischen den infiltrierten und geben dem Schnitt das charakteristische marmorierte Aussehen.

Bezüglich der Anordnung der lobulären Herde lassen sich folgende Typen voneinander abtrennen: 1. *Hauptsitz der Infiltrationen nahe dem Hilus und Ausbreitung entlang den entzündeten und von entzündlichem Gewebe umgebenen Bronchien und den Gefäßen,* aus den oben dargelegten Gründen vielfach stärker in den hinteren, schlechter durchlüfteten Lungenteilen als in den vorderen. Der Pleurabezug der Lappengrenzen setzt der Ausbreitung der Entzündung eine Schranke; immer aber finden sich Infiltrationen in verschiedenen Lappen. Die Pleura kann mitbeteiligt sein in Form von Empyemen und trockenen Exsudationen in den Spalten. Viel seltener als diese Anordnung der entzündlichen Herde ist die sog. *miliare Pneumonie oder feinherdig disseminierte Pneumonie,* wo sich die Herde ohne stärkere Neigung zum Konfluieren in großer Zahl über die ganze Lunge zerstreut finden, wie z. B. bei Keuchhusten und Masern oder echter Influenzainfektion.

Der Name Bronchopneumonie und die anatomisch nie fehlende Bronchitis dürfen nicht zu der Vorstellung führen, als ob die lobuläre Pneumonie immer absteigend aus einer Bronchitis durch Fortschreiten der Entzündung in den Luftröhrenästen bis zu den Alveolen entstünde. Diese Art der Entstehung kommt vor, begünstigt durch die kurzen Entfernungen in der kindlichen Lunge, aber sicher können lobuläre Herde auch durch Infektion auf dem Lymphweg hilifugal von den infizierten Hilusdrüsen aus entstehen.

Die *Erreger* der Bronchopneumonie sind in der Regel Pneumokokken, aber nicht nur Typus I und II, sondern auch IV. Nicht ganz selten finden sich aber, allein oder gemischt mit Pneumokokken oder anderen Bakterien auch Influenza-bacillen, Mikrococcus katarrhalis, Enterokokken, Bacillus Friedländer, Strepto-kokken, Staphylokokken (über die septische oder primär abscedierende Pneumonie s. unten). Klinisch beginnt die lobuläre Pneumonie unter dem Bild der Grippe, d. h. der banalen Infektion der Luftwege, das mehr oder weniger ausgeprägt sein kann. Ansteigendes Fieber, stärkerer Husten weisen auf die Beteiligung der Lunge hin und in stärkerer oder schwächerer Ausbildung zeigen sich die Symptome, die oben allgemein für die Pneumonie des Kindes vorweg dargestellt worden sind. Der Fiebertypus und die Dauer des Fiebers sind ganz unregelmäßig, von Tagen bis zu Wochen; eine Continua gehört nicht zur Bronchopneumonie, vielmehr eine remittierende Kurve, und die Entfieberung erfolgt allmählich und lytisch.

Die **Diagnose** einer lobulären Pneumonie ist im allgemeinen nicht schwierig; wenn auch ein örtlicher Befund häufig in eindeutiger Weise nicht zu erheben ist, so geben die Allgemeinerscheinungen doch meist einen sicheren Hinweis. Die Abgrenzung gegen eine hochfieberhafte Bronchitis, gegen eine Bronchiolitis, unter Umständen, besonders bei lange sich hinziehenden Fällen, gegen eine Tuberkulose kann bisweilen Schwierigkeiten machen. Wo sie möglich ist, wird die *Röntgenuntersuchung* herangezogen werden müssen, die aber bei der Bronchopneumonie keine groben oder sogar überhaupt keine sicheren Befunde zu ergeben braucht und der Beurteilung durch einen erfahrenen Beobachter bedarf.

Die **Prognose** der lobulären Pneumonie des Säuglings und Kleinkindes ist immer ernst und oft schlecht; im ersten und zweiten Lebensjahr beträgt die Sterblichkeit weit über 50%, im 3. Lebensjahr noch über 30% und erst dann sinkt sie stark herab. Im 5. Lebensjahr, wie betont, kommt diese Form der Lungenentzündung kaum mehr vor. Die Prognose hängt ab von den verschiedensten Faktoren; stark getrübt wird sie durch ein komplizierendes Empyem, ganz infaust durch eine Perikarditis oder eine eitrige Meningitis. Von Bedeutung ist selbstverständlich der Zustand des Kindes zu Beginn der Bronchopneumonie; auf den unter anderem verhängnisvollen Einfluß einer Rachitis wurde bereits hingewiesen. Von diesen Dingen abgesehen, werden die Aussichten bestimmt in erster Linie vom Zustand und der Leistungsfähigkeit des Kreislaufs. Ist er ungeschädigt, wird das Krankheitsbild beherrscht lediglich von den Erscheinungen, die auf die Erkrankung der Lunge zurückgehen (pulmonale Form mit gutem Puls, gerötetem und nicht stärker cyanotischem Gesicht, so sind die Aussichten gut. Werden aber der Puls weich und der Blutdruck niedrig, zeigen sich Leberschwellung oder Lungenödem, stärkere Cyanose mit auffälliger Blässe, eine hochgradige Dyspnoe und Meteorismus (kardiovasculäre Form) oder eine allgemeine Muskelschlaffheit, auch des Herzens und des Zwerchfells, ein geblähter oder stark eingesunkener Leib (atonische Form), dann ist Gefahr im Anzug. Begleitende Durchfälle und Erbrechen verschlechtern die Aussichten durch den Wasserverlust (alimentäre oder intestinale Form). Einige Formen von Pneumonie bedürfen besonderer Herausstellung: die *asthenische Pneumonie* der Frühgeborenen und sehr junger debiler Säuglinge, die plötzliche, bisweilen ohne Fieber, unter dyspnoischen Erscheinungen bzw. Anfällen von Cyanose, so daß asphyktische Anfälle durch Geburtstraumen, angeborene Herzfehler und Atelaktasen differentialdiagnostisch in Betracht kommen, manchmal ohne physikalischen Lungenbefund erkranken und schnell zugrunde gehen und wo sich autoptisch oder auch röntgenologisch unvermutet ausgedehnte reaktionslose Anschoppungen der Lungen finden, als Ausdruck der völligen Abwehrunfähigkeit gegen den Infekt. Indessen sind auch ähnliche Zustände beschrieben worden, die in Heilung ausgegangen sind.

Als ganz seltene Ereignisse werden *kongenitale Pneumonien,* die bei der Geburt bestanden, beobachtet bei Kindern von pneumonischen oder septisch erkrankten Müttern.

Unter schwersten septisch-toxischen Allgemeinerscheinungen plötzlich beginnend mit Kollaps, Lufthunger, Cyanose läuft, fast immer innerhalb von 48 Stunden zum Tode führend, die *primär-abscedierende septische Pneumonie des Säuglings* ab. Von Anbeginn besteht ein Exsudat, ausgehend von multipler Absceßbildung in den Lungen. Der physikalische und röntgenologische Befund ist durch den Pleuraerguß bestimmt. Eine eitrige Perikarditis pflegt mit dabei zu sein. Die Erreger sind Staphylokokken. Schließlich sind bei Kleinkindern bisweilen beobachtete, durch Wochen anhaltende Pneumonien mit hartnäckiger dichter Infiltration und intensiver Dämpfung über den Unterlappen zu erwähnen, die gekennzeichnet sind durch einen malariaartigen Fieberverlauf, ein *Sägefieberkurve,* mit meist günstigem Ausgang in Heilung.

Die **Behandlung der lobulären Pneumonie** hat damit anzufangen, daß dem Kind eine *richtige Lagerung* gegeben und *ausgiebig frische Luft* zugeführt wird. Durch eine untergelegte Rolle ist der Oberkörper zu erhöhen, so daß der Kopf leicht nach hinten gebeugt ist. Eine solche Lagerung gibt den Rippen die mögliche Bewegungsfreiheit und den oberen Luftwegen die günstigste Durchgängigkeit. Die Kinder sind, wegen der schlechten Durchatmung der paravertebralen Lungenteile, von Zeit zu Zeit aufzunehmen und herumzutragen. Die beste Art der Zufuhr frischer Luft ist die Freiluftbehandlung. In der wärmeren Jahreszeit können die Kinder Tag und Nacht auf einer windgeschützten Veranda im Freien stehen, in der kalten Jahreszeit wenigstens stundenweise, wobei durch reichliche Bekleidung, Handschuhe, Wärmeflaschen oder elektrische Heizvorrichtungen am Bett Schutz gegen Abkühlung zu schaffen ist. Bei kaltem Wetter müssen die Kinder allerdings genau überwacht werden; man sieht bisweilen, daß bei daniederliegendem Kreislauf der Aufenthalt in der kalten Luft schlecht vertragen wird. Wo eine geeignete Veranda nicht zur Verfügung steht, stelle man das Bettchen ans offene Fenster, im Winter bei geheiztem Zimmer. Neben der Freiluftbehandlung ist nützlich und wohltätig *Dampfinhalation* im geschlossenen Raum. Die einfachste Methode ist das Aufhängen nasser Laken nahe dem Bett; am wirksamsten ist es, durch Überspannen des Bettes mit feuchten Laken eine Kammer herzustellen, in die man den Dampf aus dem Bronchitiskessel einleitet, 2—3mal täglich 1 Stunde lang. Unerläßlich ist es, unruhigen Kindern ein *Sedativum* zu verabreichen, schon um dem Herzen unnötige Belastung zu ersparen, mindestens nachts, im Bedarfsfall in kleineren Mengen auch am Tag (Bromural, Verobroman, Adalin, Abasin, Sedormid, Allional, Phanodorm usw.). Bei quälendem Hustenreiz sind überdies Kodeinpräparate unentbehrlich (s. unter Bronchitis). Eine zuverlässig wirkende spezifische Chemo- und Serotherapie gegen die lobuläre Pneumonie, auch wenn sie durch Pneumokokken von bekanntem Typus ausgelöst ist, gibt es bis heute nicht. Allerdings sind manche Autoren überzeugt von der Wirkung des *Chinins* oder seiner Abkömmlinge, besonders in der Form des *Optochinum basicum,* von dem Säuglinge 0,025, Kleinkinder 0,025—0,05, Schulkinder 0,05—0,1 4mal innerhalb von 24 Stunden nach der Mahlzeit in Milch oder rectal in Öl erhalten, 2—3 Tage lang. Wegen der Möglichkeit der Amaurose, die allerdings bei diesem Präparat viel geringer ist als bei der Verwendung des besser zu vermeidenden Optochinum hydrochloricum müssen die Patienten genau überwacht werden und bei dem ersten Auftreten von Schwindel, Erbrechen, Ohrensausen oder Augenflimmern ist das Mittel abzusetzen. Zur intramuskulären Injektion eignet sich die wäßrige Lösung von *Chinin. hydrochlor. mit Urethan:* Chinin. hydrochlor. 1,0, Urethan 0,5, Aq. dest. ad 10,0, von dem einige Tage lang je 1—2,5 ccm gegeben werden. Noch geeigneter aber zur parenteralen Chininbehandlung ist das in Wasser gelöste *Solvochin,* mit 25% Chinin, von dem täglich 0,5—1—2 ccm intramuskulär injiziert werden. Von der bisweilen empfohlenen rectalen Verwendung von Chinin. hydrochlor. in Suppositorien habe ich nie den Eindruck einer Wirkung gehabt. Die spezifische Behandlung mit *Pneumokokkenserum* ist noch nicht so weit ausgebaut, daß man die Anwendung empfehlen müßte.

Über *hydrotherapeutische Maßnahmen* — sie verführen bisweilen zur Polypragnasie und beunruhigen das Kind unnötig — siehe den Abschnitt „Allgemeine Therapie" am Schluß dieses Buches. In Betracht kommen Abgüsse im heißen Bad, Abkühlungsbäder und kühle Ganzpackungen. Die schonendste Form der Fiebersenkung sind vorsichtige *Pyramidon*gaben (5 ccm einer Lösung von 0,3/50 bei Säuglingen, 0,5/50 bei Kleinkindern. Bei sehr ausgedehnter feuchter Bronchitis sieht man von *Senfpackungen* einen ähnlichen Vorteil wie bei Bronchiolitis. Starke Cyanose und Lufthunger sind die Indikationen für *Sauerstoffinhalationen,* die insofern einen Fingerzeig für die Prognose geben, als das Ausbleiben des Erfolges ein Versagen des Kreislaufs bekundet. Entsteht ein Lungenödem, so soll man sich nicht vor einem *Aderlaß,* wenn nötig durch Venaesection der freigelegten Cubitalvene scheuen; Säuglingen entnehme man 30—60, größeren Kindern bis 200 ccm Blut. Schneller als durch eine Venaesectio bewirkt man, sofern der Kreislauf nicht allzusehr daniederliegt, einen Aderlaß durch eine Arteriotomie, entweder der Arteria radialis oder, noch einfacher, der Arteria temporalis durch einen $^1/_2$—1 cm langen Schnitt vor dem Ohr in der Höhe des oberen Ohrrandes. Mit der größten Sorgfalt sind *Herz und Kreislauf* zu überwachen; rein vorbeugend geben wir aber keine Analeptica, sondern erst bei den frühesten Zeichen der Kreislaufschwäche: Blässe, zunehmende Cyanose, Leberschwellung, Meteorismus oder Einsinken des Bauches, Lungenödem, sinkender Blutdruck, kleiner weicher, irregulärer, frequenter Puls. Digitalis, Strophantus, Scilla maritima sind weniger angezeigt als Coffein, Campher, Kardiazol, Suprarenin, Ephetonin, Sympatol und auch Strychnin. In der Praxis beliebt und recht zweckmäßig ist die Verabreichung des *Coffeins* als Kaffee (eine Tasse aus 15 Bohnen entspricht etwa 0,05 Coffein. natr. benzoic.). Die Einzeldosen für Coffein. natr. benzoic. (per os in $^1/_2$—1%, subcutan in 10% wäßriger Lösung) sind für Säuglinge 0,03—0,05, für Kleinkinder 0,1—0,2, für Schulkinder 0,2—0,3. Wegen der erregenden und schlafstörenden Eigenschaften des Coffeins geben wir es nicht öfter als 3mal in 24 Stunden und gleichen nach Bedarf durch Sedativa aus. Der *Campher* wird, um häufiger Beunruhigung der Kinder zu vermeiden, zweckmäßigerweise als das 20% Ol. camphorat. fortius 1—2mal täglich als größeres Depot intramuskulär injiziert, 2 ccm bei Säuglingen, 5 ccm bei Kleinkindern, 10 ccm später. Der Unannehmlichkeit der Campherabscesse geht man aus dem Wege durch Verwendung des *Kardiazols,* als 10% Cardiazol. liquid. Säuglingen mehrmals 10 Tropfen, Kleinkindern 15, Schulkindern 20 Tropfen. Injiziert werden von den Ampullen à 1 ccm Säuglingen eine halbe, Klein- und Schulkindern eine ganze Ampulle mehrmals täglich. *Adrenalin* bzw. *Suprarenin* ist, um die Wirkung weniger flüchtig zu machen, mit Hypophysin zusammen zu geben in der halben Menge des angewandten Suprarenins, dessen Dosen (nur subcutan) von 0,2 ccm bei Säuglingen auf 0,75 ccm bei Schulkindern ansteigen. Oft greift man lieber zu dem länger vorhaltenden *Ephetonin,* das zudem den Vorzug hat, auch per os wirksam zu sein. Säuglinge erhalten 2—3mal täglich $^1/_4$ Tablette à 0,05, Kleinkinder $^1/_2$, Schulkinder bis zu einer ganzen Tablette. Subcutan gibt man von den Ampullen mit 0,05 Ephetonin in 1 ccm die entsprechende Zahl von Teilstrichen. Die Dosierung des *Sympatols,* das ebenfalls eine länger andauernde adrenalinähnliche Wirkung hat und auch peroral gegeben werden kann, beträgt für Erwachsene (bei Kindern entsprechend weniger) innerlich 3—5mal täglich 0,05—0,1—0,2 subcutan, intramuskulär oder intravenös 0,06—0,12. Von sichtlichem Nutzen können *intravenöse Injektionen von 20% Traubenzucker* in Mengen von 20—40 ccm sein.

Der gerade bei den schweren Pneumonien häufige *Meteorismus* bedarf dringend der Behandlung, weil er durch das Hochdrücken des Zwerchfells die Atmung behindert und überdies Schmerzen macht. Man gibt subcutan Suprarenin mit Hypophysin, legt ein Darmrohr ein, versucht eine hohe Darmspülung und legt ein Heizkissen auf den Leib. Leider versagen nicht selten alle diese Mittel.

Nachdem wir nunmehr alle die vielen Hilfen aufgeführt haben, die man einem pneumoniekranken Kind geben kann, sei eine dringende Mahnung ausgesprochen: *Man vermeide alle Polypragmasie und überlege genau, was in der Lage des Augenblicks das Richtige und Notwendige ist. Das erste Erfordernis für den Kranken ist die Ruhe; alle Maßnahmen, die sie ohne Not stören, schaden mehr als sie nützen.* Oft reicht bei Säuglingen und Kleinkindern zur Beruhigung und Verbesserung der Atmung das seit altersher geübte Herumtragen aus. Das Bett soll bis zum Verschwinden aller Erscheinungen bei dauernder Fieberfreiheit gehütet werden.

Die *Ernährung* pneumoniekranker größerer Kinder ist dieselbe wie bei fieberhaften Zuständen anderer Art. Bei Säuglingen muß man einer begleitenden parenteralen Dyspepsie vorbeugen oder sie von den ersten Anfängen an bekämpfen; besondere Sorgfalt ist auf die Verhütung oder, wenn sie eingetreten sind, die Beseitigung von akuten Wasserverlusten zu verwenden. Eine hartnäckige Appetitlosigkeit kann zur Verordnung konzentrierter Nahrungen und zur Sondenfütterung zwingen.

Die croupöse (fibrinöse, lobäre, cyclische) Pneumonie.

Diese ist von der lobulären unterschieden durch die Beschränkung auf einen Lappen, den Fibrinreichtum des Exsudates in den Alveolen, den gesetzmäßigen cyclischen Ablauf und die gute Prognose. Im ersten Lebenshalbjahr selten und hinter der Bronchopneumonie an Häufigkeit weit zurücktretend, gewinnt sie in den folgenden Lebensjahren zahlenmäßig gegenüber der lobulären Lungenentzündung ständig an Boden und ist vom 4. Lebensjahr an die typische Form der Pneumonie. Zwei Vorstellungen versuchen, wie oben schon ausgeführt, der eigenartigen Beziehung der beiden Pneumonieformen zum Lebensalter gerecht zu werden: die eine faßt die croupöse Pneumonie als eine allergische Reaktion des vorher gegen Pneumokokken sensibilisierten Organismus auf und mannigfache Parallelen mit den perifokalen Infiltrierungen des Primär- und Sekundärstadiums der Tuberkulose, dieses Prototypus einer allergischen Erkrankung, sind geeignet, eine solche Auffassung zu stützen. Die andere Anschauung ist die, daß die Bronchopneumonie eine unreife, primitive Abwehrreaktion des jungen Organismus ist, die croupöse Pneumonie dagegen die reife, zweckmäßige Form des Kampfes zwischen Antigen und Organismus. Diese Betrachtungsweise kann für sich anführen, daß es zwischen der lobulären und der lobären Pneumonie in den entsprechenden Lebensaltern Übergangsformen gibt, als Ausdruck eines Zwischenreifestadiums zwischen der primitiven und ausgereiften Abwehrreaktion. Solche sind z. B. dicht konfluierende lobuläre Infiltrate, die sich auf einen Lappen beschränken und vor allem röntgenologisch schwer von lobären Entzündungen zu unterscheiden sind. Jedenfalls — und das steht mit beiden Theorien im Einklang — ist die lobuläre Pneumonie eine dem frühen Kindesalter eigentümliche Krankheit, während die croupöse Lungenentzündung des Kindes von der des Erwachsenen nicht wesentlich, sondern nur in gewissen mehr nebensächlichen Beziehungen verschieden ist. So sehen wir Besonderheiten in der Verteilung auf die einzelnen Lungenlappen: die lobäre Pneumonie des Säuglings- und frühen Kindesalters bevorzugt den rechten Ober- und den linken Unterlappen. Später rücken beide Unterlappen in die vorderste Linie, der rechte Oberlappen bleibt häufig, der linke wird in der ganzen Kindheit selten befallen. Von anderen Besonderheiten beim Kind, die mehr die Symptomatik betreffen, ist später die Rede.

Der Name „lobäre" Pneumonie bedeutet die Beschränkung der Erkrankung auf einen Lungenlappen; dieser ist in der Regel nicht in seiner Ganzheit, sondern nur zum Teil betroffen, manchmal zu einem so kleinen, daß ein physikalischer Befund nicht zu erheben ist (zentrale Pneumonie). In der Mehrzahl der Fälle beginnt die Infiltrierung im oberen äußeren Teil des Lappens; ein Beginn vom Hilus ist seltener.

Die *pathologisch-anatomischen* Vorgänge der Anschoppung, der roten und grauen Hepatisation und der Lyse sind dieselben wie beim Erwachsenen, so daß hier auf sie nicht eingegangen werden kann. Anatomische Befunde von reinen unkomplizierten fibrinösen Kinderpneumonien sind selten wegen des in der Regel guten Ausgangs der Krankheit. Die *Erreger* sind meist Pneumokokken des Typus I oder II, selten der Pneumobacillus Friedländer, die im Anfang im strömenden Blut kreisen.

Eine deutliche Häufung zeigt sich in den Frühjahrs- und Herbstmonaten; neuestens rechnet man die croupöse Pneumonie zu den Krankheiten mit besonderer Beziehung zu atmosphärischen Vorgängen, zum sog. Luftkörperwechsel, ähnlich wie die Larynxstenosen, das Glaukom, die Eklampsie u. a. m.

Das **klinische Bild** ist gekennzeichnet durch den *cyclischen Ablauf:* Plötzlicher Beginn aus vollem Wohlbefinden — nur in seltenen Fällen im Anschluß an starke Abkühlung bei Durchnässung u. dgl. — mit hohem schnellen Fieberanstieg, bisweilen mit Erbrechen, bei kleinen Kindern auch mit Krämpfen, bei größeren nur gelegentlich mit Schüttelfrost. Das subjektive Befinden ist anfangs nicht selten erstaunlich wenig gestört; andere Kinder machen von vornherein einen schwerkranken Eindruck. Zunächst ist das Krankheitsbild durchaus uncharakteristisch, dann weisen auf die Lunge ein hochrotes Gesicht mit leicht cyanotischem Ton (andere Kinder sehen auffällig blaß aus), bei kleineren Kindern Nasenflügelatmen; weiter ein exspiratorisches Ächzen. Husten kann zunächst fehlen, bei Pleurabeteiligung kommt ein schmerzhafter Reizhusten; Seitenstechen bzw. Schmerzen beim Atmen rühren aus der gleichen Ursache her. Das Kind legt sich, um die Rippen ruhig zu stellen, auf die kranke Seite. Bei der Betrachtung des Brustkorbes sieht man die kranke Seite bei der Atmung zurückbleiben. Am 2.—3. Krankheitstag fängt eine Dämpfung an nachweisbar zu werden; die Perkussion ist bisweilen schmerzhaft. Diese Dämpfung kann aber, bei zentralem Sitz, auch bis zur Krise oder überhaupt verborgen bleiben. Die Dämpfung findet sich, entsprechend der bevorzugten Lokalisation der Pneumonie, vorwiegend hinten unten, rechts oder links oder rechts hinten oben bzw. in der rechten Achselhöhle; bei Befallensein des Mittellappens auch rechts vorn zwischen 4. Rippe und Lebergrenze. Die *Auskultation* ergibt im Beginn bei tiefer Inspiration hörbare Crepitatio indux, dann Bronchophonie und schließlich, bei größerer Ausdehnung der Infiltration, Bronchialatmen. Stellen, die bei der Auskultation nicht übersehen werden dürfen, sind außer dem Rücken die rechte Axilla, die untere Schlüsselbeingrube, die vordere untere Brustseite (Mittellappen). Der rostbraune Auswurf ist nur durch Hervorholen mit dem Spatel aus dem Rachen zu erhalten, da das Kind das Sputum verschluckt. Ein *Herpes* kommt nur bei größeren Kindern vor. Nicht selten sind im Beginn einer lobären Pneumonie der rechten Seite *Leibschmerzen in der Appendixgegend,* die schon oft genug zur Fehldiagnose der Appendicitis und sogar zur Operation geführt haben. Deshalb sollte man, sobald der Befund nicht ganz eindeutig ist, vor jeder Appendektomie beim Kind eine Lungenaufnahme machen. Ein weiteres bemerkenswertes Symptom einer croupösen Pneumonie kann das *Fehlen der Patellarreflexe* sein.

Auf der Höhe der Krankheit ist das *Allgemeinbefinden* zunehmend — von nicht seltenen Ausnahmen abgesehen — schwer gestört. Die Zunge ist dick belegt, das Sensorium leicht getrübt, Benommenheit und Delirien kommen vor, die Kinder verlassen nachts das Bett. Andere sind völlig apathisch, allen Eindrücken von der Außenwelt her unzugänglich. Die Nahrungsaufnahme stößt auf größte Schwierigkeiten, der Puls wird klein und weich. Der spärliche, hochkonzentrierte *Harn* enthält Spuren von Eiweiß — auch Glomerulonephritis kommt vor — und ist arm an Chlor.

Das Blutbild zeigt eine polynucleäre Leukocytose mit Werten bis 30 000 und eine starke Linksverschiebung. Bei Pneumonie des rechten Unterlappens ist ein prognostisch nicht schlechter, leichter *Ikterus* nicht selten *(biliäre Pneumonie)*; nur stärkere Ikterusformen würden auf septische Vorgänge hinweisen. Mit der Krise, die zwischen dem 5. und 9. Krankheitstag unter Schweißausbruch einzutreten pflegt, ändert sich mit einem Schlag das Bild zum Guten; die vorher schwerkranken und schwerleidenden Kinder wachen ganz verwandelt aus dem Schlaf auf, fühlen sich wohl, sind guter Stimmung und erholen sich innerhalb von 1—2 Wochen restlos. Dämpfung und Bronchialatmen können die Entfieberung um einen oder mehrere Tage überdauern; unter dem Erscheinen der Crepitatio redux bildet sich der Lungenbefund schnell zum Normalen zurück. Bisweilen halten depressiv negativistische Zustände, die sich in der Höhe der Krankheit entwickelt haben, noch einige Tage nach der Entfieberung an, um dann endgültig zu verschwinden. Der *typische Fieberverlauf der lobären Pneumonie* ist eine hochliegende Continua, vom Beginn bis zur Krise. Indessen sind remittierende Kurven und lytische Entfieberung besonders bei jüngeren Kindern nicht selten und bei älteren sieht man häufig Pseudokrisen, die von einem neuen kurzen Fieberanstieg gefolgt sind, auf den dann die endgültige Entfieberung folgt.

Mannigfache *Besonderheiten des Verlaufs* können das klinische Bild bunter gestalten: der *Ablauf ist verkürzt*, es kommt schon nach 3—4 Tagen der Continua zur Krise, die lobäre Infiltration, meist des rechten Oberlappens, zeigt sich in solchen Fällen bisweilen nur im Röntgenbild. Oder der *Ablauf ist verlängert*, es dauert ohne Veränderung am örtlichen Befund 2 und 3 Wochen bis zur Krise. Oder ein solcher verlängerter Ablauf mit verzögerter Lösung ist gekennzeichnet durch ein malariaähnliches remittierendes *Sägefieber*, das, wie wir gesehen haben, auch bei protrahierten lobulären Pneumonien vorkommt. *Bei jeder verzögerten Entfieberung denke man an Empyem!* Ein solcher verzögerter Ablauf kann ohne erkennbare Veränderungen am Herd geschehen, es kann aber auch durch neue Schübe im erkrankten Lappen die endgültige Abheilung hinausgezögert werden *(rekurrierende Pneumonie)*.

Wenn statt der typischen Einlappenerkrankung mehrere Lappen befallen werden, was in etwa 5—8% aller Fälle vorkommt *(Mehrlappenpneumonie)*, dann ist der Verlauf erschwert und verlängert, die Prognose aber nicht unbedingt verschlechtert. Es erkrankt ein Lappen im direkten Kontakt mit dem anderen oder die Erkrankungsherde liegen doppelseitig, in beiden Unterlappen oder im rechten Ober- und linken Unterlappen. Wenn von der Entzündung ein Lappen nach dem anderen ergriffen wird, so daß schließlich die ganze Lunge mitbeteiligt war, so spricht man von *Wanderpneumonie*, der einzigen Form der croupösen Pneumonie, die eine schlechtere Prognose hat. Ausgedehnte konfluierende

Bronchopneumonien sind bisweilen von solchen Wanderpneumonien schwer zu unterscheiden. Wohl durch toxische Fernwirkungen entstehen *meningeale Symptome* bis zum Eindruck einer eitrigen Meningitis, wobei aber der Liquor nur unter erhöhtem Druck steht ohne andere Veränderungen als solche einer Meningitis serosa. Immer soll man bei meningitischen Erscheinungen eine Lumbalpunktion machen, denn, daß im Zusammenhang mit einer Pneumonie auch wirklich eitrige Pneumokokkenmeningitis mit ihrer schlechten Prognose ebenso beobachtet wird wie Pneumokokkenperitonitis oder andere eitrige Pneumokokkenmetastasen, darf nicht vergessen werden. Von einer *typhösen Form* der Pneumonie spricht man bei starker Bewußtseinstörung und Delirien im Verein mit Durchfällen.

Aus alledem ergibt sich, daß die *Diagnose* der croupösen Pneumonie in den ersten Tagen recht schwierig und sogar unmöglich sein kann, im Verlauf aber allermeist leicht wird, abgesehen von den Formen, die rein zentral bleiben. Die *Röntgenuntersuchung* ist hier eine unschätzbare Hilfe; sie erlaubt eine klare Erkennung und genaue Verfolgung des ganzen Vorgangs vom ersten Beginn bis zur Heilung. Die Deutung des Röntgenbefundes ist viel leichter als bei lobulärer Pneumonie, wegen der Dichte der Schatten und ihrer Beschränkung auf nur einen Lappen. Die Differentialdiagnose gegenüber konfluierenden Bronchopneumonien besonders bei größeren Kindern mit reiferer Reaktion kann recht schwierig und sogar unmöglich sein, ehe nicht der gesamte Ablauf vor Augen liegt. Auch die Abgrenzung gegen akute tuberkulöse perifokale Infiltrationen kann in der ersten Krankheitszeit erhebliche Schwierigkeiten machen, zumal wenn die Tuberkulinreaktion positiv ist. Verwechslungen mit Appendicitis, Typhus, Meningitis, Encephalitis verhütet die Röntgenuntersuchung.

Die **Prognose der croupösen Pneumonie ist gut,** bei sehr jungen Kindern etwas schlechter als später. Nur Komplikationen wie Übergreifen auf mehrere Lappen, Wanderpneumonie, Empyem machen die Aussichten zweifelhaft. Wiederholte Erkrankungen sind nicht allzu selten.

Unter diesen Umständen ist die Frage berechtigt, ob bei unkomplizierter Einlappenpneumonie eine über die Symptomatik hinausgehende **Therapie** notwendig ist. Wir pflegen im allgemeinen auf eine solche zu verzichten und greifen weder zu Chininpräparaten (s. unter lobulärer Pneumonie) noch zu Pneumokokkenserum. Bei sich lange hinziehenden Fällen mit verzögerter Lösung und Entfieberung, auch wenn sie lobulärer Natur sein können, ist die Anlegung eines Pneumothorax empfohlen worden.

Für die symptomatische Behandlung ist wie bei der Bronchopneumonie Ruhe das erste Gebot; nichts darf geschehen, das den Kranken ohne Not beunruhigt. Unruhige und delirante Patienten erhalten Schlafmittel; unnötiger Husten wird durch Codein gemildert. Von außerordentlich wohltätiger Wirkung gerade im Sinn der Beruhigung ist auch hier die Freiluftbehandlung. Die Fieberbekämpfung ist dieselbe wie bei der Bronchopneumonie.

Die **Ernährung** kann recht schwierig sein; sie sorge vor allem für reichliche Flüssigkeitszufuhr in Form von gezuckerten Fruchtsäften und gezuckerter Milch. Nach Möglichkeit wird man den Wünschen des Kindes entgegen kommen, dessen Sinn auf die recht geeigneten leichten, süßen Mehlspeisen, Kompott und Obst gerichtet ist. Fleisch ist unnötig.

Bei *Erlahmen der Herzkraft* kommt alles das in Betracht, was bei der Therapie der lobulären Pneumonie gesagt ist.

Verzögerte Lösung der Infiltrationen veranlaßt zur Anwendung von örtlicher Wärme in Gestalt von heißen Umschlägen oder Solluxbestrahlung. Auch nach croupöser Pneumonie soll das Bett erst dann verlassen werden, wenn bei dauernder Fieberfreiheit alle örtlichen Erscheinungen verschwunden sind.

Subakute und chronische Pneumonie.

Lobuläre wie lobäre Pneumonien gehen bisweilen in einen subakuten und sogar chronischen Zustand über: *subakute und chronische Pneumonie*. Die Kinder erholen sich nach dem akuten Beginn der Pneumonie durch Monate und Jahre nicht, nehmen auch nicht zu, sind appetitlos, blaß, husten, haben subfebrile Temperaturen und von Zeit zu Zeit höhere Fieberzacken, Uhrglasnägel und Trommelschlegelfinger fangen an sich zu entwickeln. Örtlich findet man, daß der ursprüngliche pneumonische Befund meist über den Unterlappen, bestehen bleibt, bei lobären und konfluierten Prozessen in Gestalt einer Dämpfung mit unbestimmtem bis bronchialem Atmen, feuchten klingenden Rasselgeräuschen, bei mehr disseminierten bronchopneumonischen Formen, z. B. nach Keuchhusten, ohne Dämpfung, nur mit feuchtem, klingendem Rasseln. Das *Röntgenbild* zeigt einen sich nicht verändernden Befund, pathologisch-anatomisch bleibt die pneumonische Infiltration abnorm lange bestehen, eine interstitielle Entzündung führt allmählich zu einer Vermehrung und später Schrumpfung des Bindegewebes, das Parenchym geht zugrunde und es kommt zur Ausbildung von *Bronchiektasen*. Pleuritische Prozesse mit Verwachsung und Schwartenbildung bleiben selten aus und tragen ihr Teil zu der Dämpfung wie auch der Bronchiektasenbildung bei.

Bei der *Diagnose* der chronischen Pneumonie darf in allererster Linie ein *Empyem* nicht verkannt werden, das bei jeder Störung der Rekonvalescenz nach einer Pneumonie in Erwägung gezogen werden muß. Groß, besonders bei positiver Tuberkulinreaktion, sind die Schwierigkeiten der Abgrenzung gegen die Tuberkulose. Alle Hilfsmittel, Blutbild, Senkungsgeschwindigkeit, Röntgenuntersuchung und insbesondere die Fahndung nach Bacillen mit Kultur und Tierversuch müssen bisweilen herangezogen werden.

Die *Prognose* solcher chronischen Pneumonien ist also, besonders im Hinblick auf die Gefahr der Bronchiektasenbildung, nicht erfreulich. Prophylaktisch soll man eine Pneumonie nicht aus der Behandlung entlassen, bis sie restlos geheilt ist. Unser spezielles therapeutisches Rüstzeug gegen den Übergang in die Chronizität ist aber nicht sehr wirksam; man pflegt lokale Wärme in Gestalt von heißen Packungen, Solluxbestrahlungen, auch Diathermie anzuwenden, innerlich Jodkali zu verordnen. Bei unbefriedigendem Erfolg ist auf eine nicht zu lange hinausgezögerte ausgiebige klimatische Kur am Wattenmeer oder an der Adria oder auch im Mittel- oder Hochgebirge zu dringen.

Lungenabscesse, abgesehen von der oben besprochenen, primär abscedierenden Pneumonie des Säuglings, sind im Kindesalter so selten und in ihrem Krankheitsbild von dem der Erwachsenen so wenig verschieden, daß eine besondere Darstellung sich erübrigt. In noch höherem Maß gilt das von der ganz ungewöhnlichen *Lungengangrän* im Kindesalter.

Atelektase (Pseudopneumonie) des Rachitikers. Nur auf einen Zustand, obwohl er glücklicherweise mit dem Rückgang der Rachitis selten geworden ist, muß kurz eingegangen werden wegen seiner Abgrenzung gegen die Pneumonie, auf die *Atelektase (Pseudopneumonie) des Rachitikers*. Sie betrifft Kinder im 2. und 3. Lebensjahr mit schwerer Thoraxrachitis. Der Brustkorb ist im Wachstum zurückgeblieben, die weichen Rippen werden zudem bei jeder Inspiration nach innen gesaugt und das Zwerchfell macht eine ringförmige Einschnürung des Brustkorbs. Hühnerbrust kombiniert sich mit tiefer HARRISONscher Furche.

Infolge dieser für die Atmung höchst ungünstigen Verhältnisse sind die Kinder in einem Zustand ständiger Dyspnoe; die Atmung ist oberflächlich und beschleunigt, und besonders an der Farbe der Lippen ist eine leichte Cyanose erkennbar. Wenn nun irgendeine fieberhafte Erkrankung erhöhte Ansprüche an die Atmung stellt, dann vermag die unter so ungünstigen Bedingungen arbeitende Lunge diesen nicht zu genügen. Die Kinder gehen in einem Zustand höchster Dyspnoe zugrunde. Der pathologische Anatom findet nicht, wie man vermuten könnte, eine Pneumonie, sondern lediglich einen herabgesetzten Luftgehalt der Lunge. Selbstverständlich gibt es bei der hohen Pneumonieempfänglichkeit des Rachitikers auch Fälle, wo Kinder mit schwerer Thoraxrachitis eine Pneumonie, eventuell in Verbindung mit solchen Atelektasen, erwerben. Die *Prognose* der Atelektase bei Rachitis ist schlecht. Die *Therapie* sucht durch Herumtragen, Freiluftbehandlung, Sauerstoffinhalation die Atmung möglichst zu erleichtern und bekämpft durch intensive Behandlung die Rachitis.

Erkrankungen des Rippenfells.

Die für das Kindesalter bedeutungsvollen Erkrankungen des Rippenfelles, sind fast ausnahmslos entzündlicher Natur. Ergüsse im Brustraum, die als Begleiterscheinung eines Hydrops auftreten, bedürfen keiner besonderen Erörterung, da sie in ihrem Wesen kaum verkannt werden können. Die *Pleuritis* ist so gut wie immer kein selbständiges Leiden, sondern eine Folge- und Begleiterscheinung von Erkrankungen der Lunge. Eine Ausnahme bildet nur eine Art des Empyems bei jungen Säuglingen, die im Verlauf einer Sepsis, auch ohne Beteiligung der Lunge, mit einer gewissen Regelmäßigkeit angetroffen wird. Von der sog. rheumatischen Pleuritis, hinter der meist ein Tuberkulose steckt, wird unten die Rede sein. Man unterscheidet zwei Grundformen der Pleuritis, die trockene und die feuchte, und diese wieder läßt sich unterteilen in eine seröse, eine serofibrinöse und eine eitrige Rippenfellentzündung.

Pleuritis sicca oder fibrinosa. Die Pleuritis sicca oder fibrinosa ist klinisch von untergeordneter Bedeutung; im Verlauf und Zusammenhang einer Pneumonie oder eines oberflächennahen tuberkulösen Herdes, oft als Anfang einer exsudativen Rippenfellentzündung bilden sich fibrinöse Auflagerungen auf der Pleura, erkennbar zunächst an den Schmerzen, die durch das Reiben der beiden Pleurablätter aneinander verursacht werden. Das so charakteristische *Ächzen* des pneumoniekranken Kindes und sein Seitenstechen sind die klinischen Äußerungen. Das pleuritische Reiben läßt sich nicht selten mit dem tastenden Finger oder besser noch mit der aufgelegten Hand durchfühlen; auskultatorisch hört man zunächst weiche und dem klingenden, kleinblasigen Rasseln ähnliche in- und exspiratorische Geräusche, die als bald in das bekannte laute Knarren und Knistern, das „Lederknarren" übergehen. Die erkrankte Brustseite bleibt bei der Atmung zurück, der Patient legt sich mit Vorliebe auf die erkrankte Seite. Verstärkt werden die Schmerzen durch den pleuritischen Reizhusten. Die *Prognose* hängt vom Verlauf der Pneumonie, bzw. Tuberkulose ab und davon, ob die Pleuritis zu einem Erguß führt. Die *Therapie* sucht die Schmerzen zu lindern durch Codeingaben, die den Reizhusten verringern und örtliche Wärmeapplikation. Bei großen Schmerzen greife man überdies zu Pyramidon, Treupelschen Tabletten, Gelonida antineuralgica u. dgl. und nur in seltenen Fällen muß man Narkophin oder Eukodal verabreichen.

Pleuritis exsudativa. Pleuritische Ergüsse sammeln sich zuerst im Spalt zwischen Zwerchfell und Brustwand und sind dort nur röntgenologisch nachweisbar; dann, bei der Zunahme der entzündlichen Flüssigkeit, bilden sie zunächst einen Mantel um den unteren Teil der Lunge und drängen diese von der Brustwand ab auf den Hilus zu. Infolgedessen haben größere Pleuraergüsse, solange sie noch nicht die ganze Brusthälfte anfüllen, zu einem kompakten Dämpfungsgebiet machen und die Lunge zu einem kleinen, dem Hilus ansitzenden Paket zusammenpressen, eine charakteristische Begrenzungslinie, die nicht etwa horizontal, sondern von medial unten nach lateral oben verläuft, mit dem höchsten Punkt in der hinteren Axillarlinie (DAMOISEAUsche Linie). Diese Begrenzung, die sich leicht herausperkutieren läßt, unterscheidet sich eindeutig von der Dämpfungsgrenze eines infiltrierten Lungenlappens, die umgekehrt von medial oben nach lateral unten verlaufen würde. Große Ergüsse drängen das Mediastinum nach der gesunden Seite, zuerst erkennbar an einer eigentümlichen einem rechtwinkligen Dreieck ähnlichen (mit dem rechten Winkel zwischen Wirbelsäule und Zwerchfell) Dämpfungsfigur auf der gesunden Seite, dem RAUCHFUSSschen Dreieck. Bei noch größerer Flüssigkeitsmenge wird das ganze Mediastinum nach der anderen Seite geschoben, so daß das Herz sich weit nach links verlagert bzw. ganz auf die rechte Seite verdrängt findet. Rechtsseitige große Ergüsse drücken die Leber nach unten, linksseitige machen eine Dämpfung des Raumes zwischen dem unteren Rand des linken Leberlappens, dem Rippenbogen und der Milz, der TRAUBEsche Raum ist ausgefüllt. Es ist klar, daß derartig große Flüssigkeitsansammlungen durch Ausschalten einer ganzen Lungenhälfte und teilweise Kompression der anderen eine beträchtliche Dyspnoe erzeugen müssen. Die *charakteristischen physikalischen Zeichen eines Pleuraergusses sind dichte Dämpfung und Abschwächung des Atemgeräusches; der Stimmfremitus, der bei Kindern nicht leicht zu prüfen ist, ist abgeschwächt.* Ausnahmsweise allerdings ist die Abschwächung des Atemgeräusches nur geringfügig. Die Fahndung nach anderen akustischen Phänomenen ist entbehrlich. Die Perkussion der durch die Kompression entspannten oberen Lungenteile ergibt einen tympanitischen Beiklang; die Auskultation läßt häufig an der oberen Grenze des Ergusses Bronchialatmen, Kompressionsatmen, vernehmen. Die Dämpfung durch Flüssigkeitsansammlung in der Brusthöhle ist typischerweise absolut, Schenkelschall; von einer Dämpfung durch eine massive Lungeninfiltration (die den Stimmfremitus verstärkt und lautes Bronchialatmen erzeugt), läßt sie sich überdies unterscheiden durch das starke Resistenzgefühl, das der perkutierende Finger, bzw. das Klopfen mit drei Fingern vermittelt.

Pleuritis serosa. Bei jedem Verdacht auf einen Erguß ist eine Probepunktion vorzunehmen; ist — und bleibt — der Erguß serös, so haben wir eine *Pleuritis serosa.* Mit dem Ausbau der Tuberkulindiagnostik hat sich mehr und mehr herausgestellt, daß die *übergroße Mehrzahl der Fälle von seröser Pleuritis tuberkulöser Natur* ist, entstanden durch Übergreifen eines Primärherdes auf die Pleura bzw. durch das Entstehen miliarer, pleuraler Tuberkel. Von einer serösen *rheumatischen Pleuritis* kann man nur dann sprechen, wenn sicher keine Tuberkulinempfindlichkeit besteht. Die *seröse Pleuritis, die man demnach auch als paratuberkulöse* bezeichnen kann, beginnt nur ausnahmsweise plötzlich mit hohem Fieber, in der Regel entwickelt sie sich langsam, schleichend, mit mäßigem Fieber und unbestimmten Allgemeinerscheinungen, manchmal Seitenstechen, meistens Husten. Das anfangs höhere, dann in unregelmäßiger Kurve allmählich abfallende Fieber dauert 2—3 Wochen. Je nach der Größe des Ergusses ist die Atmung mehr oder weniger beschleunigt, eine Dyspnoe ausgeprägt. Die Aufsaugung des Exsudats erfordert Wochen bis Monate; sie kann geschehen, ohne Reste zu hinterlassen, oder es bleiben Verwachsungen und auch Schwarten zurück, die dann noch im Lauf der Jahre verschwinden können.

Die **Diagnose** ist einfach. Verwechslungen sind möglich mit sich nicht lösenden pneumonischen Verdichtungen großen Umfangs oder auch mit ausgedehnten epituberkulösen Infiltrierungen; bei jedem Verdacht eines Pleuraergusses ist eine *Probepunktion* vorzunehmen. Das Punktat ist gelblich, fast klar, enthält — zum Unterschied gegen Ergüsse durch Stauung oder renale Insuffizienz — entzündliche Eiweißkörper, die z. B. durch die Rivaltasche Probe leicht nachzuweisen sind. Die spärlichen Zellen sind vorwiegend Lymphocyten, die bakteriologische Untersuchung ergibt Sterilität ,auch Tuberkelbacillen sind nicht nachzuweisen. Die **Prognose** ist, abgesehen von den besagten Resterscheinungen, günstig. Die **Therapie** kann sich bei nicht sehr großen Ergüssen darauf beschränken, einige Punktionen mit Entnahme von 10—20 ccm Exsudat zu machen, wodurch offenbar die Resorption angeregt wird. Besteht eine Verdrängung des Mediastinums oder stärkere Dyspnoe, so sind große Punktionen angezeigt, die mehrere Hundert Kubikzentimeter entfernen. Eine vollständige Absaugung der Flüssigkeit ist aber nicht zu erstreben.

Die Punktionen macht man in der hinteren Axillarlinie etwa im 7. Intercostalraum, Lokalanästhesie, auch zum Ablassen großer Ergüsse, ist, da das dünnflüssige Exsudat keine dicken Kanülen erfordert, entbehrlich. Das Eindringen von Luft ist nach Möglichkeit zu verhüten; geschieht es dennoch, ist es kein Schaden. Man bedient sich am einfachsten einer Spritze von etwa 20 ccm Inhalt, die durch Drehen ihres Zylinders, ohne von der Kanüle abgesetzt zu werden, jetzt ansaugt, dann sich in das Auffanggefäß entleert. Ein ausgezeichnetes, und viel verwendbares — auch für alle Infusionen und Transfusionen — derartiges Modell ist die *Rotandaspritze,* die eine umständlichere Saugpumpe, etwa nach Potin, erspart. Zur Bekämpfung des zu erwartenden Reizhustens am Ende einer ausgiebigen Punktion gebe man zu Anfang Codein und zur allgemeinen Beruhigung Abasin oder dergleichen. Beschränkung der Trinkmengen, Diuretica, Schwitzprozeduren sind bei seröser Pleuritis entbehrlich; zu Salicylaten wird man nur greifen, wenn es sich um eine sog. rheumatische Form ohne Tuberkulinallergie handelt.

Die nicht ganz seltenen und meist nur röntgenologisch erkennbaren serösen Ergüsse zwischen den Lungenlappen oder zwischen Lunge und Mediastinum *(Pleuritis interlobaris, mediastinalis)* bedarf keiner besonderen Therapie, ebenso wenig wie die durch einen Dreieckschatten mit der Basis nach unten kenntliche *Pleuritis diaphragmatica.* Allgemeine Maßnahmen fördern die Resorption: tagsüber Wärmeapplikation, nachts Brustwickel. Nach Verschwinden des Ergusses sind Atemübungen zu machen, für die Kinder am erfreulichsten dadurch, daß man sie Gummiballons- oder Tiere aufblasen und Trompete blasen läßt. Selbstverständliches Erfordernis ist die Sorge für ausreichende Nahrungsaufnahme; wo es sich einrichten läßt, ist im Anschluß an das akute Stadium eine klimatische Kur nach den Gesichtspunkten der Tuberkuloseheilung anzufügen.

Pleuritis serofibrinosa. Die Pleuritis serofibrinosa, bei der in dem trübserösen Exsudat Fibrinflocken und -fetzen herumschwimmen, die Zellen vorwiegend polynukleäre Leukocyten sind und sich Eitererreger im Exsudat finden, ist wohl nichts anderes als eine Vorstufe des Empyems, zu dessen voller Entwicklung es aus Gründen einer unreifen Abwehr, infolge eines operativen Eingriffes und des vorher eingetretenenen Todes nicht kommt. Diese Form der Pleuritis ist vor allem dem frühen Kindesalter eigen, und sie entsteht auf dem Boden der lobulären Pneumonie; als Erreger finden sich nicht nur Pneumokokken, sondern auch Staphylo- und Streptokokken. Aus all diesen Gründen und wegen der häufigen Beteiligung des Perikards (Polyserositis) ergibt sich eine zweifelhafte Prognose. Bei der Leiche finden sich oft beide Pleurablätter mit einem zottigen Fibrinüberzug bedeckt. Bei jungen Kindern wird man mit Punktionen auszukommen trachten, wenn nicht der Nachweis von Staphylo- und besonders Streptokokken den Versuch einer Thorakotomie mit Rippenresektion erzwingt.

Pleuritis purulenta, Pleuraempyem. Die Pleuritis purulenta, das Pleuraempyem, entsteht immer aus einer Pneumonie. Eine Exsudatbildung tritt wohl bei jeder lobären Pneumonie ein, die bis zum Pleuraüberzug der Lunge reicht. Bisweilen bleibt es trüb serös, bisweilen wird es eitrig und kann sich dennoch resorbieren. Diese Form der Pleuritis purulenta, die während der Pneumonie innerhalb ihres zyklischen Ablaufs sich einstellt, nennt man das *parapneumonische Empyem*; es ist klinisch ohne besondere Bedeutung, macht keine deutlichen Erscheinungen und bedarf keiner Behandlung, wenn es nicht den Ablauf der Pneumonie überdauert, zunimmt und zu einer Komplikation der Lungenentzündung wird. Dann sprechen wir von dem *metapneumonischen Empyem*. Die Erreger, die massenhaft in jedem Ausstrichpräparat sich finden, sind bei Empyem durch croupöse Pneumonie Pneumokokken. Der Eiter des Pneumokokkenempyems ist dickrahmig und fibrinreich. Da aber auch jede lobuläre Pneumonie zum Empyem führen kann, finden sich in einer Minderzahl von Fällen auch Influenzabacillen, Staphylokokken oder Streptokokken, in einem mehr dünnflüssigen, serofibrinösen Exsudat. Das klassische *Pneumokokkenempyem* ist immer in Erwägung zu ziehen, wenn die Entfieberung nach einer Pneumonie ausbleibt, oder wenn nach erfolgter Entfieberung neues Fieber sich einstellt. Das Empyemfieber verläuft mit remittierender septischer Kurve; der Lungenbefund entwickelt sich aus dem der vorausgegangenen Pneumonie derart, daß die Dämpfung nicht ab-, sondern zunimmt und die oben ausführlich geschilderten Symptome des Pleuraergusses in mehr oder minder großer Vollständigkeit sich einstellen. Die meisten Pneumokokkenempyeme sind Mantelergüsse um die Lunge herum; es ist erstaunlich, daß sie dennoch, obwohl sie neben dem septischen Fiebertyp Symptome des Ergusses aufweisen, oft genug übersehen werden, besonders bei Säuglingen und Kleinkindern. Im Verlauf kann, besonders bei Säuglingen und Kleinkindern, ohne Entleerung oder Resorption des Eiters das Fieber zurückgehen und verschwinden; es bleibt der Lungenbefund und neu tritt dazu eine steigende Anämie; die Kinder erholen sich nicht, sondern werden im Gegenteil immer elender und magerer. Daraus folgt die eindringliche Lehre: *an Empyem denke man immer, wenn eine Pneumonie nicht rechtzeitig entfiebert. Darüber hinaus aber auch, wenn trotz Entfieberung der Patient sich nicht erholt, sondern anämisch wird und abmagert, selbst wenn kein sicherer Lungenbefund zu erheben ist.* Denn wenn auch die Mehrzahl der Empyeme freie Pleuraergüsse sind, so gibt es doch auch und mit Vorliebe bei jungen Kindern, isolierte abgesackte Empyeme in den Pleuraspalten zwischen den Lungenlappen und zwischen Lunge und Mediastinum. Diese *interlobären und mediastinalen Empyeme* machen, wenn sie nicht zu großen Eitersäcken auswachsen, für Perkussion und Auskultation keinen Befund, sind aber leicht und exakt durch die Röntgenuntersuchung nachzuweisen. *Also man versäume nicht die Röntgenuntersuchung bei Empyemverdacht ohne Lungenbefund.* Unterstützt wird die Erkennung der Pleuritis purulenta besonders bei Säuglingen bisweilen durch ein deutliches Ödem der Brustwand, gesichert wird sie nur durch die Probepunktion. Wird ein Empyem sich selbst überlassen, so kommt es nur ausnahmsweise und bei kleinen Ergüssen zur vollständigen Spontanresorption. Allermeist führt die Selbstheilung zu dicken Schwarten mit Deformierungen des Brustkorbes, Verziehung des Mediastinums und Beeinträchtigung der Atmung; eine weitere Gefahr droht durch die Entstehung von Bronchiektasen. Oder ein Eiterherd bleibt bestehen und schädigt den Allgemeinzustand immer mehr bis zur Atrophie oder auch Amyloidbildung. Auf einen Spontandurchbruch durch die Brustwand (Empyema necessitatis) darf man nicht rechnen; noch seltener ist die Selbstheilung nach Durchbruch des Eiters in einen Bronchus und Entleerung durch Aushusten. Daraus ergibt sich die Notwendigkeit der rechtzeitigen Behandlung; *die Prognose des Pneumokokkenempyems bei rechtzeitiger Erkennung und zweckmäßiger Therapie ist gut. Allerdings um so zweifelhafter, je jünger das Kind ist.* Die Behandlung geht folgende Wege: Zuerst versuche man stets, durch *wiederholte Punktionen* den Eiter zu entfernen bei schwerer Dyspnoe und Verdrängungserscheinungen, anfangs täglich, sonst alle 2—4 Tage, am zweckmäßigsten mit der oben beschriebenen Rotandaspritze. Manche Autoren empfehlen, jedesmal mit einer $^1/_2$% Lösung von Optochinum hydrochloricum nachzuspülen, die Spülflüssigkeit wieder abzusaugen und zum Schluß — aber nur beim ersten Mal — 10 ccm einer 2% Optochinlösung im Pleuraraum zu belassen. Ganz neuerdings erscheinen günstige Berichte bei Streptokokkenempyemen über intrapleurale Einspritzungen von 1% Balkanol (Arsenderivat einer Nitroakridinverbindung). Kommt man damit nicht alsbald, d. h. nach spätestens 2 Wochen, zum deutlichen Erfolg, dann muß für einen *dauernden Abfluß des Eiters* gesorgt werden. Dazu werden verschiedene Methoden empfohlen. Bisweilen soll es ausreichen, unter Lokalanästhesie den Zwischenrippenraum zu eröffnen, ein Gummidrain einzulegen und den Eiter durch vorgelegten Zellstoff abzusaugen (Noeggerath). Oder man führt durch den Intercostalraum einen dicken Troikart ein, z. B. den von Drachter angegebenen, und verbindet ihn mit einem Hebersystem nach Bülau oder einer Saugdrainige nach Perthes. Diese Methode hat aber zwei Nachteile: erstens muß das Kind dabei einigermaßen dieselbe Lage einhalten, und zweitens wird durch Infektion des Wundkanals der Abschluß gegen die Brusthöhle oft undicht, und es kommt bei solchen Methoden wie auch bei den wiederholten Punktionen nicht ganz selten zu Brustwandphlegmonen. Der sicherste und einfachste Weg der Dauerentleerung, der nur bei Säuglingen seine Gefahren hat, mich aber auch da wiederholt zu promptem Erfolg geführt hat, ist die *Rippenresektion*, sofern sie in Lokalanästhesie von geübter Hand mit Vorsicht ausgeführt wird. Zur Verhütung des gefürchteten Mediastinalflatterns muß die Pleura vor dem Eingriffe durch die entzündlichen Auflagerungen erst starr geworden sein. Man darf also nie sofort resezieren, sondern immer erst, nachdem eine Behandlung durch Absaugen etwa 8 Tage lang vorausgegangen ist.

Man darf weiterhin nicht die ganze Masse des Eiters auf einmal abfließen und keinen offenen Pneumothorax entstehen lassen. Dazu führt man durch den engen Pleuraschnitt ein passendes Gummidrain ein, vernäht es möglichst dicht mit den Wundrändern und bringt am äußeren Ende des Rohres ein Thiersches Ventil an in Gestalt eines Gummifingerlings mit einem Loch in der Kuppe. Auf diese einfache Art schafft man dem Eiter freien Ablauf und verhütet das Einströmen von Luft, so daß sich die Lunge schnell entfaltet. Nach 8—10—12 Tagen kann man auf das Ventil verzichten. Die so durchgeführte Rippenresektion entleert den Eiter schnell und vollkommen und gestattet dem Kind volle Bewegungsfreiheit.

Die *interlobären* und *mediastinalen Empyeme* sind mit der Kanüle schwer zu erreichen; sie haben trotzdem keine schlechten Aussichten und nur ausnahmsweise ist man gezwungen, sie operativ anzugehen.

Die übrige Behandlung ist dieselbe wie bei seröser Pleuritis; als Quelle der lokalen Wärmezufuhr eignet sich besonders die Solluxlampe. Auf die Verhütung von Skoliosen ist besondere Aufmerksamkeit zu richten; Atemübungen mache man auf die besagte Weise.

Empyeme mit anderen Erregern als Pneumokokken haben viel schlechtere Aussichten. Aber auch hier wird man sich von denselben Richtlinien wie beim Pneumokokkenempyem leiten lassen.

Spontanpneumothorax. Nicht ganz selten erlebt man auch schon bei jüngeren Säuglingen und Kleinkindern einen *Spontanpneumothorax:* während beim Erwachsenen dieses Ereignis in der überwiegenden Mehrzahl der Fälle seine Ursache in einer Tuberkulose hat, entsteht der Spontanpneumothorax des Kindes zumeist aus anderer Ursache: bei pneumonischen, vor allem abscedierenden Prozessen, besonders solchen mit starkem Hustendruck und Emphysembildung, aber auch aus scheinbar voller Gesundheit heraus kann dieser schwere Zustand schlagartig sich einstellen: plötzlich sind alle Zeichen der schweren Dyspnoe da mit stark beschleunigter Atmung, Cyanose, Kollaps. Bei unvollständigem Pneumothorax sind die Erscheinungen weniger alarmierend. Die Perkussion ergibt Tympanie auf der befallenen Seite, die Auskultation stark abgeschwächtes bis aufgehobenes Atemgeräusch. Die Röntgenuntersuchung sichert die Diagnose und stellt die Größe der Luftansammlung fest. Die *Prognose* ist selbstverständlich immer ernst; bei Entstehung aus abscedierender Pneumonie ist die Gefahr des Pyopneumothorax groß. Es sind indes nicht wenige Heilungen beschrieben worden, nicht nur bei dem aus scheinbarer Gesundheit heraus entstandenen Spontanpneumothorax, sondern auch bei pneumonischer Genese. Die *Therapie* bekämpft den Kollaps und die Dyspnoe wie bei einer Pneumonie und beseitigt den Überdruck eines etwaigen Spannungspneumothorax durch Absaugen von Luft.

Von **seltenen Erkrankungen** im Pleuraraum sei nur erinnert an die luische *Pneumonie* (s. unter Lues), an *Echinococcus* der Lungen und Pleura, an den seltenen fieberlosen Chylothorax und an *massive Tumoren* von Sarkom- und Carcinomcharakter, die von Bronchien, Lunge oder Pleura ausgehen können. Die Diagnose ist, zumal mit Hilfe des Röntgenverfahrens, wenn man nur an solche Möglichkeiten denkt, nicht allzu schwierig und läßt sich durch histologische Untersuchung des Probepunktates ausbauen.

Literatur.

DUKEN u. VON DEN STEINEN: Krankheitsbild der Bronchiektasie im Kindesalter. Erg. inn. Med. **34**, 457 (1928).

ENGEL: Die Krankheiten der Respirationsorgane. 4. Aufl., Bd. 3, Handbuch der Kinderheilkunde. Herausgeg. von M. v. PFAUNDLER und A. SCHLOSSMANN. Berlin: F. C. W. Vogel 1931.

LAUCHE: Die Entzündung der Lunge und des Brustfells. Handbuch der pathologischen Anatomie und Histologie, Bd. 3/1. Herausgeg. von O. LUBARSCH und F. HENKE. Berlin: Julius Springer 1928. — LEDERER: Chronische Bronchitis, Bronchialasthma und Bronchotetanie. Erg. inn. Med. **19** (1921).

NISSEN: Die Behandlung des kindlichen Empyems. Erg. inn. Med. **39**, 143.

WIESE: Die Bronchiektasien im Kindesalter. Berlin: Julius Springer 1927. — WISKOTT: Zur Pathogenese, Klinik und Systematik der frühkindlichen Lungenentzündung. Abh. Kinderheilk. Herausgeg. von A. CZERNY, H. 32. Berlin: S. Karger 1932.

Krankheiten der Kreislauforgane.

Von

E. Rominger-Kiel.

Im Kindesalter spielen unter den Erkrankungen der Kreislauforgane die in dieser Entwicklungsstufe noch häufigen Mißbildungen des Herzens und der großen Gefäße eine besondere Rolle. In zweiter Linie sind die bei den Infektionskrankheiten auftretenden entzündlichen Erkrankungen des Endo-Myo- und Perikards bei Kindern wichtig. Erst in dritter Linie beanspruchen die verschieschiedenen funktionellen Störungen der Herz- und Gefäßtätigkeit Beachtung. Degenerative Krankheiten schließlich und damit die verschiedenen Bilder der chronischen Kreislaufinsuffizienz, der Angina pectoris und der organisch bedingten Arhythmien treten ganz in den Hintergrund. Abgesehen von den durch unbeeinflußbare bedenkliche Mißbildungen oder schwere toxische Schädigung verursachten Kreislaufstörungen bieten die Krankheiten der kindlichen Kreislauforgane eine im Verhältnis zum erwachsenen Kreislaufkranken günstigere Prognose infolge der großen Leistungs-, Anpassungs- und Regenerationsfähigkeit des jugendlichen Herz- und Gefäßapparates. Damit hängt es auch zusammen, daß manche den Kreislauf erst sekundär in Mitleidenschaft ziehende ernste Erkrankungen (z. B. die Bronchopneumonie, ein diabetisches Koma!) vom Kind oft ohne besondere Kreislauftherapie überwunden werden und daß manche funktionellen Gefäßstörungen beim Kind mehr von theoretischer, als von praktischer Bedeutung sind. Da viele, namentlich alle jungen Kinder keine oder nur ungenügende oder unzuverlässige Angaben über ihre Beschwerden machen, eine Krankheitseinsicht fehlt und ein lebhafter natürlicher Bewegungsdrang besteht, bedarf das an Krankheiten der Kreislaufsorgane leidende Kind einer dauernden ärztlichen Überwachung. Dies um so mehr, als die meisten Todesfälle bei herzkranken Kindern die Folge eines neuen Infektes (Polyarthritis!) oder einer akuten Überanstrengung sind.

Untersuchung der kindlichen Kreislauforgane.

Die Beurteilung der Funktionstüchtigkeit der kindlichen Kreislauforgane gehört zu den schwierigsten Aufgaben des Arztes. Durch das Wachstum und die Entwicklung in den verschiedenen Altersstufen des Kindes ändert sich im Laufe der Kindheit nicht nur fortwährend Herz- und Gefäßgröße, Herzlage und Form. sondern auch die Aufgabe, die der Kreislauf zu bewältigen hat. Am deutlichsten treten diese Änderungen zur Zeit des Übergangs vom Säuglingsalter in das Kleinkindesalter bei dem Wechsel der Körperhaltung und in der Präpubertät beim Einsetzen neuer hormonaler Einflüsse in Erscheinung. Aber auch in den Zwischenstufen erfahren die Kreislaufverhältnisse bei einem und demselben Kind eigentlich fortwährend eine Umwandlung.

Grundsätzlich werden bei der Untersuchung des Kreislaufapparates dieselben Methoden wie beim Erwachsenen angewandt. Den dabei erzielten Ergebnissen kommt aber vielfach eine andere Bedeutung zu. Manche mit komplizierten

Apparaten arbeitenden Untersuchungsmethoden sind beim jungen Kind nur mit Schwierigkeiten oder überhaupt nicht anwendbar (Schlagvolumenbestimmung u. a.).

Die *Betrachtung* läßt schon häufig auf den ersten Blick an der gestörten Blutverteilung, der Änderung der Hautfarbe, der schweren Atemnot und der Akrocyanose die Diagnose Kreislaufinsuffizienz stellen. In der Mehrzahl der Fälle aber werden bei leichten Kreislaufkranken aus der Betrachtung nur gewisse Hinweissymptome gewonnen. Beim jungen Kind in erster Linie auffällig ist unter Umständen die Herzbuckelbildung (Voussure), die hier häufiger vorkommt als beim älteren Kind und dem Erwachsenen, weiter die sichtbare Pulsation im Epigastrium, in der Gegend der Herzspitze und im 2. Intercostalraum. Die Hautfarbe der kreislaufkranken Kinder wechselt von fahler Blässe, graugelblichem Kolorit bis zur Cyanose. Bei der letzteren sind die Lippen, Bindehäute, die Mundschleimhaut und schließlich Finger und Zehen bläulich angelaufen. In leichteren Fällen fühlen sich nur die gipfelnden Teile kalt an, in schwereren findet man eine echte Akrocyanose meist zugleich mit umschriebenen lividen Flecken auf den Wangen. Die nähere Beobachtung der Kinder zeigt oft einen verminderten Betätigungsdrang, schlaffe Bewegungen und abgespannte Gesichtszüge bis zur Apathie. Bei anderen unter dem Verdacht einer Herzkrankheit stehenden Kindern deutet die lebhafte Mimik, die gespannten Gesichtszüge, der Wechsel zwischen Erröten und Erblassen u. a. auf eine nervöse Konstitution. Für die Beurteilung des Kreislaufes ist die Berücksichtigung des Habitus natürlich von größter Bedeutung.

Durch *Palpation* mit der flach aufgelegten Hand auf die Herzgegend läßt sich — allerdings nur bei älteren Kindern — die Stärke des Herzstoßes beurteilen. Die Unterscheidung eines verstärkten und eines hebenden Herzstoßes von der normalen Erschütterung, welche man mit der aufgelegten flachen Hand empfindet, ist oft schwierig. Ein deutlich hebender Spitzenstoß zeigt gewöhnlich eine Hypertrophie der linken Herzkammer an. Mit den allmählich sich eingrabenden Fingerspitzen kann man, namentlich bei jüngeren Kindern, im epigastrischen Winkel das pulsierende rechte Herz (rechte Kammer) dann palpieren, wenn es vergrößert ist. Man umfaßt dazu das in halbsitzende Stellung gebrachte Kind von hinten her über seine rechte Schulter. Ein in dieser Weise deutlich tastbare Herz ist — das gilt für alle Altersstufen — stets vergrößert.

Mit der Palpation beurteilen wir auch den Puls in der Radialarterie nach denselben Gesichtspunkten wie beim Erwachsenen. Allerdings ist beim jungen Kind wegen des kleinen Gefäßdurchschnitts und manchmal wegen des Fettpolsters eine zuverlässige Beurteilung der bekannten 5 Eigenschaften des Pulses kaum möglich. Am zuverlässigsten ist noch die Zahl der Pulsschläge zu ermitteln, die beträchtlich höher ist als im Erwachsenenalter (S. 7). Schon bei leichter Erregung namentlich aber bei Fieber und im Beginn vieler Infektionskrankheiten stellen wir beim Kind Pulszahlen von 150—180 fest. Darüber liegende Werte sind als echte Tachykardien elektrokardiographisch zu untersuchen. Pulsverlangsamungen kommen beim Kind ebenfalls häufig ohne Kreislaufstörung vor. So z. B. beim Säugling im Schlaf, bei Kleinkindern in der 2. Hälfte des Scharlachs, bei Grippe und anderen Infektionskrankheiten. Arhythmien, namentlich respiratorische und extrasystolische kommen ohne ernste Bedeutung während des ganzen Kindesalters vor. Nur bei regelmäßiger Wiederkehr ist eine Analyse der Arhythmie unter Zuhilfenahme des Elektrokardiogramms erforderlich. (S. 455).

Die **Bestimmung der Herzgröße** ist im Kindesalter allein durch die Perkussion ziemlich unzuverlässig. Immerhin gelingt es, bei leiser Perkussion die Herzgrenzen auch schon beim Säugling zu ermitteln. Das Herz ist im frühen

Kindesalter verhältnismäßig groß, was zum Teil auf die Hochdrängung durch das hochstehende Zwerchfell zurückzuführen ist (Herzgrößenmaße siehe S. 6). Der Spitzenstoß ist wegen der engen Zwischenrippenräume und des Fettpolsters häufig nicht zu fühlen, er liegt beim Säugling und Kleinkind etwa im 4. Intercostalraum, und zwar 1—2 cm außerhalb der Brustwarzenlinie; im Laufe des 3. Lebensjahres rückt er auf diese Linie und zwischen dem 4. und 6. Jahr innerhalb derselben. Nach oben hin reicht die Herzdämpfung links bis zur 2. Rippe, etwa 2 cm über die linke Brustwarzenlinie hinaus und rechts bis zur Parasternallinie. Mit zunehmendem Alter wird die Herzdämpfungsfigur im Verhältnis zum Brustkorb kleiner und reicht etwa mit 8—10 Jahren oben nur noch bis zur 3. Rippe, links bis zur Brustwarzenlinie und überschreitet rechts den Sternalrand nur noch um $^1/_2$—1 cm.

Durch die **Röntgenuntersuchung** wird mittels Fernaufnahme die Größe der Herzsilhouette mit recht großer Genauigkeit ermittelt, zugleich die Herzform und Lage festgestellt und bei der Durchleuchtung die Tätigkeit der verschiedenen Herzabschnitte beurteilt. Vergrößerungen des Herzens sind im Kindesalter nun keineswegs stets auf organische Herzerkrankungen und Herzerweiterungen zu beziehen, sondern kommen auch als sog. idiopathische Herzhypertrophie schon bei manchen älteren Säuglingen vor, z. B. beim Status thymico lymphaticus, bei Rachitikern und Myxödematösen. Eine scheinbare Herzvergrößerung ist meist die Folge einer Hochdrängung des Zwerchfells. Hier sei daran erinnert, daß beim Kind in besonders deutlicher Weise die Herzfigur im Liegen breiter ist als im Sitzen und Stehen.

Herzvergrößerungen bei Herzhypertrophie und Herzdilatation werden erkannt an den begleitenden sonstigen Kreislaufstörungen. Eine auffallend kleine Herzfigur, z. B. das sog. Tropfenherz, ist meist der Ausdruck einer bestimmten Konstitution (Habitus asthenicus), kommt aber auch bei sonst normal gebauten Kindern vor.

Bei der **Auskultation** des kindlichen Herzens fällt auf, daß beim Säugling der 1. Ton, der sog. Muskelton über der Herzspitze als Zeichen beginnender Kreislaufstörung leise wird, ja sogar verschwindet. Die beiden zweiten Töne über der Herzbasis sind während des ganzen Kindesalters lauter als die ersten. Bei jungen Kindern ist der zweite Pulmonalton auch ohne Zeichen von Kreislaufstörungen oft lauter als der zweite Aortenton. Im großen ganzen sind die Herztöne des Kindes lauter und paukender als beim Erwachsenen. Im Liegen findet man bei Kindern häufig einen sog. gespaltenen Pulmonalton.

Herzgeräusche in den ersten 2—3 Lebensjahren sind so gut wie stets auf angeborene Herzfehler zurückführen. Vom 4. bis 10. Lebensjahr, offenbar im Zusammenhang mit den Wachstumsveränderungen des Herzens sind die sog. akzidentellen Herzgeräusche bei Kindern außerordentlich häufig. Während des ganzen Kindesalters kommen im Laufe der verschiedensten Krankheiten Herzgeräusche vor, die ein Zeichen einer funktionellen Insuffizienz sind und mit der Besserung der Grundkrankheit wieder verschwinden. Es gibt auch bei Kindern „organische" Herzgeräusche, z. B. bei Bestehenbleiben von Sehnenfäden oder Offenbleiben der fetalen Foramina, die ohne eine Kreislaufstörung zu verursachen praktisch ohne Bedeutung sind. Andererseits können funktionelle Geräusche den Beginn von Herzmuskelerkrankungen, z. B. bei Infektionskrankheiten anzeigen und somit sehr bedeutungsvoll sein. Als besonders häufig werden die kardiopulmonalen Geräusche im Kindesalter angesehen. Zur Beurteilung der Herzgeräusche muß das Kind in verschiedenen Stellungen auskultiert werden. Ein Geräusch allein erlaubt meist nicht die Diagnose Herzerkrankung oder Herzfehler. Allerdings sind diastolische oder präsystolische

Geräusche so gut wie sicher auf einen Klappenfehler zu beziehen. Das beim Erwachsenen so regelmäßige Zusammentreffen von bestimmten Herzgeräuschen mit Verstärkung einzelner Töne als obligates Zeichen eines bestimmten Klappenfehlers hat im Kindesalter nicht unumschränkt dieselbe diagnostische Bedeutung. So fehlt einerseits bei Mitralfehlern eine Akzentuation des 2. Pulmonaltons oft lange Zeit, während andererseits ohne Klappenfehler ein akzidentelles Herzgeräusch vorkommt bei gleichzeitig klappendem zweiten Pulmonalton. Praktisch wichtig sind im Kindesalter die *perikardialen* Geräusche: dem Ohr nahe klingendes Reiben in beiden Herzphasen, das meist durch Druck auf den Brustkorb verstärkt wird und manchmal mit Vermehrung des Exsudates schon nach einigen Stunden verschwindet.

Von Gefäßgeräuschen ist das *Nonnensausen* bei anämischen Schulkindern zu erwähnen, das wahrscheinlich auf eine gesteigerte Strömungsgeschwindigkeit des besonders dünnflüssigen Blutes zurückzuführen ist.

Die **Blutdruckmessung** dient bei der Kreislaufbeurteilung einmal zur Ermittelung des Widerstandes, den das Herz zu überwinden hat und gelegentlich zur Erkennung der sinkenden Herzkraft. Bei Gefäßkollapsen und der Herzinsuffizienz kann der Blutdruck auch bei Kindern normal sein, infolge Bestehenbleibens oder Steigerung des peripheren Widerstandes (toxische oder biochemische Erregung der Vasomotorenzentren!). Normalerweise ist der Blutdruckwert auch beim jungen Kind nach neueren Untersuchungen nicht wesentlich niedriger als beim Erwachsenen. Er beträgt schon im Säuglingsalter 85—90 mm Hg, im Kleinkindesalter 100—110 mm Hg. Der Nachweis einer Blutdrucksteigerung ist in den meisten Fällen wie beim Erwachsenen das Zeichen einer Nierenerkrankung und nur gelegentlich einer kindlichen essentiellen Hypertonie und einer Mesencephalitis (FEERsche Krankheit). Änderungen in der Druckamplitude kommen schon unter normalen Bedingungen beim Kind häufig vor, können aber von Fall zu Fall für die Beurteilung des Kreislaufs bedeutungsvoll sein.

Die **Funktionsprüfung** in der Sprechstunde oder am Krankenbett erstreckt sich meist auf eine grobe Feststellung der Reaktion auf bestimmte körperliche Anstrengungen. Ihr Ziel ist die Erkennung einer beginnenden oder schon bestehenden Kreislaufinsuffizienz. Gewöhnlich läßt man die Prüfung so ausführen, daß das Kind ein bestimmtes Maß von körperlicher Arbeit leistet, die noch innerhalb der Anforderungen seines täglichen Lebenslaufes liegt. So läßt man z. B. beim bettlägerigen Kind 6 bis 10 Rumpfbeugen machen oder das Kind außer Bett 6 bis 10 Kniebeugen ausführen oder Treppen steigen. Man beobachtet dabei die Pulszahl, das Auftreten von Kurzatmigkeit und von Hergeräuschen. Bei gesunden Kindern geht der Puls nach solchen vorübergehenden Muskelleistungen um 30—40 Schläge in der Minute herauf und eine Beschleunigung der Atmung tritt namentlich dann ein, wenn das Kind an Muskeltätigkeit wenig gewöhnt ist. Schon nach 1—2 Minuten kehrt beides wieder zur Norm zurück. Manchmal verschwinden Herzgeräusche, was für ihren akzidentellen Charakter spricht; in anderen Fällen verstärken sie sich, was im allgemeinen einen organischen Klappenfehler anzeigt. Während der körperlichen Arbeit steigt der Blutdruck bei normaler Leistungsfähigkeit an, während sein Absinken eine Kreislaufinsuffizienz anzeigt. Bei dieser Funktionsprüfung verursacht leider die Erregung der Kinder ziemliche Fehler, insofern auch nach der Erholung eine Pulsbeschleunigung noch bestehen bleibt. Als Muskelleistung sollten auch streng genommen nur solche herangezogen werden, an die das Kind vom täglichen Leben her schon gewöhnt ist. Eine weitere Funktionsprüfung, die zuverlässigere Aufschlüsse gibt, ist unter Umständen die Bestimmung der Harnmenge bei Tag und Nacht. Bei kreislaufkranken Kindern ist die Harnmenge untertags klein und steigt, namentlich bei Hochlagerung der Beine, in der Nacht an. In solchen

Fällen kann man meist schon leichte Ödeme nachweisen. Bei allen länger bestehenden Kreislaufinsuffizienzen findet man auch schon Veränderungen an anderen Organen, so z. B. eine Lebervergrößerung mit Urobilinurie. Stets sollte bei Kindern, die verdächtig sind, herzkrank zu sein, auch ein sorgfältiger Status des Nervensystems aufgenommen werden unter Berücksichtigung gewisser vegetativer Stigmen (Sinusdruckversuch).

Die Vasomotorenschwäche allein liefert nur selten Erscheinungen am Herzen und ist lediglich erkennbar an der allgemeinen Schlaffheit, dem schlechten Puls und der Blässe. Die Erkennung dieser Zustände ist im Kindesalter, namentlich im Verlauf der Infektionskrankheiten, von Wichtigkeit.

Allgemeine Pathologie der Kreislaufstörungen des Kindes.

Bei jeder Kreislaufstörung haben wir es mit ungenügenden oder mit — gewissen veränderten Umständen nicht angepaßten — um nicht zu sagen falschen Regulationsbestrebungen des gesamten Kreislaufapparates zu tun. Es gelingt nun keinesfalls, die beim kranken Kind in Erscheinung tretenden Kreislaufstörungen bis ins einzelne zu analysieren; ja wir sind aus den schon geschilderten Gründen bei ihm dazu meist weniger imstande, als beim Erwachsenen. Wir begnügen uns deshalb am Krankenbett damit, aus gewissen Symptomen oder Symptomkomplexen Rückschlüsse zu machen auf die wesentliche Grundursache. Die Frage, die wir uns vorlegen, lautet also: Handelt es sich um eine Störung oder Schwäche des Herzens, der Gefäße oder der mechanischen, nervösen, der physikochemischen, biochemischen oder der hormonalen Regulation? Hierbei sind einige Besonderheiten des kindlichen Organismus zu erörtern.

Das Kinderherz zeigt besonders häufig „unklare" Hypertrophien, so z. B. bei Rachitis-Tetanie, Anämie usw., die in manchen Fällen wohl gleichzeitig auf eine Dilatation zu beziehen sind (s. Anhang: Wachstumsherz und Sportherz). Andererseits entwickelt sich die bei erworbenen Klappenfehlern einsetzende kompensatorische Hypertrophie oft recht langsam. Alle die Atmung störenden Krankheitszustände beeinträchtigen namentlich beim jungen Kind nachhaltig den Kreislauf, kenntlich an pathologischen Blutverteilungen (Akrocyanose u. a.). Ein Gleiches gilt von der ungünstigen Beeinflussung durch jeglichen Meteorismus. Dieser selbst wieder kann ein Zeichen einer Kreislaufschwäche z. B. toxischer Art sein und bedarf sorgfältiger Beachtung.

Besonders deutlich treten während des ganzen Kindesalters die auf reflektorisch nervösem Wege durch toxische Einflüsse, Freude, Schmerz, Schreck und Shock verursachten teils harmlosen, teils bedenklichen Kreislaufstörungen in Erscheinung.

Wir unterscheiden beim Kind zwei Hauptformen der Kreislaufinsuffizienz, nämlich die akute Kreislaufschwäche, den Collaps oder Shock, und die chronische Kreislaufschwäche, die eigentliche „Herzschwäche" mit Dekompensation.

Die akute Kreislaufschwäche tritt auf bei verschiedenen Infektionskrankheiten, Toxikosen und reflektorisch bei Schreck- und Schmerzwirkungen und anderen heftigen Reizeinwirkungen auf die Herz- und Gefäßnerven.

Das Kind erblaßt, sieht unter Umständen verfallen aus, sein Puls ist weich, klein, manchmal kaum fühlbar und sehr frequent. Alle tastbaren und sichtbaren Gefäße sind schlecht gefüllt oder leer, es besteht also ein Gefäßkollaps oder Gefäßkrampf. Die Atmung ist beschleunigt und oberflächlich, Zeichen einer qualvollen Dyspnoe fehlen. Die Auskultation des Herzens ergibt außer einer meist beträchtlichen Tachykardie nichts besonderes. Der Leib ist manchmal aufgetrieben und fühlt sich warm an, während die Extremitäten kühl sind. Bei Verschlimmerung des Zustandes sinkt der Blutdruck bedrohlich ab, die Herztöne werden leise und schließlich bleibt nur noch ein Herzton hörbar, Blässe und Atemnot nehmen zu, das Bewußtsein schwindet und die Pupillen erweitern sich. Das Kind kann, je nach der Ursache des Kollapses, an Herzstillstand oder Atemlähmung zugrunde gehen. Andererseits überwindet namentlich bei kunstgerechter Behandlung das Kind die akute Kreislaufschwäche und erholt sich unter sichtbarer Verbesserung der Zirkulation auch da, wo anfänglich eine Lebenserhaltung kaum möglich schien.

Das Zustandsbild wird in der Hauptsache als Folge einer zentral ausgelösten toxischen Vasomotorenschwäche aufgefaßt. Das Herz selbst kann, braucht aber nicht primär geschädigt zu sein. Die Tachypnoe zeigt zwar den Beginn des Erlahmens der Herztätigkeit an, das Fehlen sonstiger Stauungszeichen im großen und kleinen Kreislauf läßt aber erkennen, daß in der Hauptsache eine Gefäßlähmung vorliegt. Meist schlägt das Herz außerordentlich rasch infolge ungenügender Füllung: „es pumpt leer"; die zirkulierende Blutmenge ist vermindert. Ein Teil von ihr wird in einem Gefäßgebiet (z. B. im splanchnischen Gefäßnetz) zurückgehalten: „das Herz verblutet sich in das Capillarsystem". Wir wissen heute, daß es „Blutverschiebungen" aller verschiedenster Grade und in verschiedene Blutdepots (Milz, Leber, Haut, Muskulatur) gibt, bei denen ein mehr oder weniger großer Teil der Blutmenge dem Gesamtkreislauf entzogen wird. Dementsprechend sehen wir eine Blutleere des Gehirns oder der Peripherie mit Bewußtseinsverlust (Kollaps!) nicht nur bei Bakterientoxinüberschwemmung im Gefolge einer Infektion (also bei einer primär toxischen zentralen Vasomotorenlähmung), sondern auch bei harmloseren Einwirkungen reflektorisch eintreten. Schon die Änderung der Körperhaltung (längeres Stehen beim älteren Kind) und psychische Momente bewirken solche Zustände.

Die ältere, rein hämodynamische Betrachtung, bei der die Tätigkeit des Herzens als Kreislaufmotor derjenigen der Peripherie gewissermaßen gegenüber gestellt wurde, genügt uns heute zur Erklärung des Zustandekommens der Kreislaufschwäche nicht mehr. Wir vermögen sie nur zu verstehen, wenn wir die wichtigen intermediären Stoffwechselvorgänge im Capillargebiet mitberücksichtigen. Eine mangelhafte „Capillarisation" bestimmter Bezirke, gleichgültig, ob zentraler oder peripherer Ursache, führt zu Störungen im Gewebestoffwechsel (Anhäufung von Milchsäure, Acidosis, Verminderung der Pufferwirkung, Liegenbleiben von Stoffwechselprodukten und anderes mehr), die ihrerseits reflektorisch die vasomotorischen Zentren beeinflussen können und zugleich wahrscheinlich die Herzleistung beeinträchtigen. Neben den Bakterientoxinen müssen also sicher auch im intermediären Stoffwechsel entstehende Produkte als Capillargifte im weitesten Sinne des Wortes für die Entstehung und Unterhaltung der akuten Kreislaufschwäche verantwortlich gemacht werden. Auf diese Weise werden die nicht nur durch eine Reihe toxisch-infektiöser Krankheiten beim Kind, sondern auch im Verlauf von Ernährungsstörungen toxischer Art beim Säugling auftretenden akuten Kreislaufsstörungen unserem Verständnis näher gebracht.

Den schwersten Grad einer allgemeinen Capillarlähmung bezeichnet man als *Shock*. Es handelt sich hier um eine durch stärkste nervöse Reize ausgelöste, plötzlich eintretende reflektorische Gefäßlähmung, der ein Krampf der Gefäße vorausgeht. Von manchen Autoren wird nur der allgemeine Gefäß*krampf* als *Shock*, die in seinem Gefolge oder auch ohne ihn eintretende Gefäß*lähmung* als Kollaps bezeichnet. Als eine Besonderheit des Kindesalters kann die zwischen einem leichten Kollaps mit noch ziemlich normalem Blutdruck und einem schweren Shockzustand, bei welchem der Radialpuls kaum mehr fühlbar ist, hin und her wechselnde, mitunter tagelang dauernde *subakute Kreislaufschwäche* gelten. Die Entscheidung, ob es sich hierbei um eine periphere oder zentrale Störung der Gefäßtätigkeit handelt, ist oft nicht zu treffen möglich; dagegen steht heute fest, daß bei allen diesen Zuständen nach einiger Zeit infolge der schlechten Blutversorgung auch das Herz zu erlahmen beginnt, also in Mitleidenschaft gezogen wird.

Die **Behandlung** muß darauf gerichtet sein, den Gefäßkollaps zu beseitigen, das periphere Stromvolumen zu erhöhen und die Blutdrucksenkung zu beheben, wodurch auch die Herzschwäche automatisch zum Verschwinden gebracht wird.

Die wichtigste Maßnahme ist die möglichst rasche Erwärmung des Kindes in einem heißen Bad. Zur Behebung leichter Kollapse dient Coffein natriobenz. per os oder intramuskulär (0,05—0,1 beim jungen Kind, 0,1—0,2 beim Kleinkind); bei jedem schwereren Kollapszustand wendet man mit Vorteil Adrenalin (0,1 ccm beim jungen Kind, 0,25—0,5 ccm bei älterem Kind einer $1^0/_{00}$igen Lösung subcutan oder intramuskulär) oder seine Ersatzpräparate (Ephetonin, Sympatol) an. Tritt bei dem Kollaps gleichzeitig Dyspnoe auf, dann sind statt der genannten Gefäßmittel die Campherpräparate angezeigt. Sie erregen gleichzeitig die Zentren der Atembewegung und der Vasomotoren (Cardiazol 3 × 10 gtt in 24 Stunden, Hexeton nur intramuskulär 0,4—0,8 ccm u. a.). Eine reflektorische Erregung der Atemtätigkeit erfolgt auch durch Hautreize, z. B. durch ein heißes Bad mit kalter Übergießung. Am stärksten wirkt als atmungserregendes Medikament das Lobelin (subcutan 1—3 mg). Schließlich kommt die Anwendung von CO_2-Gemischen (zu Luft oder Sauerstoff 2—4—6%) in Betracht, durch die eine lebensrettende Vertiefung der Atmung und zugleich Verbesserung des Kreislaufes erreicht werden kann. Nur in den seltenen Fällen einer primären Herzschwäche beim Kollaps junger Kinder sind die Digitalispräparate angezeigt. Eine Flüssigkeitsinfusion im akuten Kollaps ist nur da richtig, wo die geringe Füllung der peripheren Gefäße eine Folge von Blut- oder Flüssigkeitsverlusten ist. Bei den genannten subakuten Gefäßschwächezuständen junger Kinder wird man kleine Mengen (5—10 ccm) hochkonzentrierter Traubenzuckerlösung intravenös mit Vorteil einspritzen, die aber durch Beeinflussung der Blutkolloide nicht als „Infusion" wirken.

Die chronische Kreislaufschwäche alias die Herzschwäche mit Dekompensation tritt unter einem nur der Schwere nach verschiedenen, im übrigen recht gleichartigen Bild bei den kindlichen Herzerkrankungen der verschiedensten Art, also bei Herzklappenfehlern, Erkrankungen des Herzmuskels und des Herzbeutels dann auf, wenn die systolische Kontraktion geschwächt wird (Asystolie) und die diastolische Füllung ungenügend wird.

Das Kind wird dyspnoisch, richtet sich im Bett in halb sitzender Stellung auf, ringt in schweren Fällen nach Luft und zeigt Cyanose. Die Halsvenen treten pulsierend hervor und auch alle übrigen sichtbaren Venen sind überfüllt. Das meist schlaff vergrößerte Herz arbeitet beschleunigt, arhythmisch, manchmal im sog. Galopprhythmus [1]. Die Töne sind verwaschen, oft leise und je nachdem von Geräuschen begleitet. Der Puls ist wechselnd, meist weich und schlecht. Der Leib ist aufgebläht, die Leber geschwollen, in den großen Körperhöhlen findet sich ein Stauungserguß. Seltener als beim Erwachsenen findet sich ein Hydrops anasarca an den abhängigen Körperteilen. Die Wasserausscheidung durch die Niere ist stark beeinträchtigt, es wird spärlich Stauungsharn entleert. Die Kinder sind völlig appetitlos, erbrechen auch gelegentlich.

Bei Verschlimmerung wird der Zustand immer qualvoller; das Erstickungsgefühl steigert sich oft anfallsweise, namentlich während der Nacht, es wird schaumig-rötlicher Auswurf ausgehustet, schließlich werden die Kinder bewußtlos: die Herzaktion verfällt in Flimmern und erlischt.

---

[1] Es handelt sich hier um den protodiastolischen Galopprhythmus, bei dem der Akzent auf dem 1. Ton liegt, der 3. Ton unmittelbar dem 2. folgt, d. h. noch in den ersten Teil der Diastole fällt. Er beruht nach neueren Ansichten auf einer abnormen Entspannung des Herzmuskels in der Diastole und ist im Kindesalter ein ominöses Zeichen bei der diphtherischen Herzschwäche.

Selbst aus einer schweren Kreislaufschwäche ist, insofern das Herz auf Cardiaca noch anspricht, das Kind herauszubringen. Am günstigsten liegen die Verhältnisse bei dekompensierter Mitralinsuffizienz oder Herzschwächen vorübergehender Art bei sonst nicht organisch Herzkranken, weniger aussichtsvoll bei Mitralstenosen und Aortenfehlern und am ungünstigsten bei Myokarderkrankung im Gefolge von Infektionskrankheiten (Diphtherie!).

Als wesentlicher pathogenetischer Faktor bei der chronischen Kreislaufschwäche ist die ungenügende Systole anzusehen, auch da, wo primär die Diastole geschädigt wird. Sie führt zu einer Herabsetzung des Sekunden- und Stromvolumens und damit zu einer Beeinträchtigung des peripheren Kreislaufs, der Gewebeatmung, der Nährstoffversorgung und des Abtransportes der intermediären Stoffwechselschlacken. Der Blutdruck bleibt infolge Zunahme der peripheren Widerstände meist annähernd normal. Im venösen System treten Stauungserscheinungen auf und schließlich schwere Organschädigungen. Aus dem Nachweis eines stark erhöhten Sauerstoffverbrauchs nach geringer körperlicher Leistung (Erscheinung der sog. Sauerstoffdebts = Sauerstoffschulden) einerseits und der überreichlichen Bildung von Milchsäure andererseits kann trotz normalen Sauerstoffgehaltes im arteriellen Blut auf eine relative Sauerstoffarmut des Blutes, eine „Anoxämie" geschlossen werden. Die Cyanose ist danach eine Folge venöser Capillarstauung und zugleich des geringeren Gehaltes des Blutes an Oxyhämoglobin. Die Atemnot bei der Herzinsuffizienz kann aber nach den neueren Untersuchungen nicht etwa durch dieses verminderte Sauerstoffangebot erklärt werden, sondern sie ist bedingt durch die Übersäuerung. Manchmal erweist sich die Kohlensäurespannung des Blutes als erhöht. Wo das nicht der Fall ist und durch Hyperventilation die Kohlensäure sogar rasch weg geschafft wird, sind die sich in den Geweben bildenden fixen Säuren für die Dyspnoe verantwortlich zu machen. Diese Störungen des Säure-Basenhaushaltes beeinträchtigen wiederum nachhaltig die Herztätigkeit und die Capillarisation (Ödemneigung!). Bei der Entstehung und der Unterhaltung der Kreislaufinsuffizienz haben wir also einen Kreislauf der Schädlichkeiten vor uns, bei dem der Schaden des Nachlassens der Herzkraft oder schärfer die ungenügenden Systolen und der einer schweren Störung im Gewebechemismus sich gegenseitig verstärken. Hier greift am nachhaltigsten die Digitalis ein, welche einerseits die Systole wieder kräftigt und andererseits die Resynthese der entstandenen Säuren fördert und die relative Sauerstoffarmut beseitigt.

Die **Behandlung** der chronischen Kreislaufinsuffizienz besteht somit in erster Linie in ausreichender Digitalisierung. Entweder gibt man alle 4 Stunden 0,1 Fol. Digit. titr. per os, rectal (z. B. in Form der gut dosierbaren Digitalis-Exkludstäbchen) oder, wo es angeht, sofort intravenös Strophantin, nur dann nämlich, wenn 48 Stunden zuvor keine Digitalispräparate gegeben worden sind. Als Regel gilt: je schwächer das Herz, desto geringer die Strophantindosis! Man beginnt mit einer einmal intravenös als Tagesquantum zu spritzenden Gabe von 0,0001—0,00025 g. Je nach der Lage des Falles wird man 2—3 Tage lang Strophantin injizieren und dann zur oralen oder rectalen Digitalismedikation übergehen. Man gibt die Digitalis per os in 3—4 Einzeldosen (Kinder jenseits des 5. Lebensjahres), rectal 2—3mal ein Digitalisstäbchen. Das Kind braucht im übrigen im Verhältnis zum Erwachsenen hohe Digitalisdosen, nämlich etwa 0,3—0,5 g Fol. Dig. titr. in 24 Stunden entweder oral oder rectal.

Wenig leistet Digitalis bei den entzündlichen Herzerkrankungen und bei den akuten Kollapsen (s. oben!).

Neben der Anwendung von Cardiacis ist unbedingte Bettruhe bei sorgfältiger Pflege und Ernährung erforderlich. Narkotica, auch Morphin, sind in manchen schweren Fällen unentbehrlich. Beruhigend wirkt auch das leichte Auflegen einer Eisblase, die über der Herzgegend aufgehängt wird. Von größter Bedeutung sind nach wieder hergestellter Kompensierung die verschiedenen Maßnahmen zur Verhütung einer neuen Kompensationsstörung. Sie bestehen in regelmäßiger Lebensweise, Infektschutz und vorsichtiger Übungsbehandlung (s. S. 585).

Die angeborenen Herzmißbildungen

werden, da ein großer Teil solcher Kreislaufkranken das Erwachsenenalter
gar nicht erreicht, hauptsächlich im frühen Kindesalter beobachtet. Es handelt
sich in der Mehrzahl um Hemmungsbildungen und in zweiter Linie um Bildungsanomalien unklarer Genese, die von manchen Autoren auch auf Folgeerscheinungen toxisch-infektiöser Schädigung während der Intrauterinperiode (fetale
Endokarditis) zurückgeführt werden.

Die vorkommenden Mißbildungen sind unendlich mannigfaltig und bean-
spruchen zum Teil schon, weil die Feten lebensunfähig sind, nur theoretisches
Interesse. Die wichtigen Fehlbildungen werden verursacht durch Anomalien
der Scheidewände, ein Offenbleiben des Botallischen Ganges, eine Hemmung
der Entwicklung der Vorhof- oder Kammerscheidewand oder beider zusammen.
Es besteht dann nur eine gemeinsame Herzkammer, aus welcher Aorta und
Pulmonalis entspringen. Diese beiden Gefäße können auch ein Stück weit als
Truncus arteriosus persistens verlaufen und es wird des weiteren eine Transposition der großen Gefäße beobachtet, bei welcher die Aorta aus dem rechten,
die Pulmonalis aus dem linken Herzen entspringt. Die Aorta weist auch einmal
zwei Gefäßwurzeln auf, eine aus jeder Herzkammer. Am häufigsten kommt die
Stenose der Pulmonalis, seltener eine Stenose der Aorta vor, Mißbildungen,
welche darauf zurückgeführt werden, daß die Scheidewand der beiden großen
Gefäße zu ungunsten eines Gefäßostiums verlagert wird. Schließlich finden
sich eine große Reihe von Kombinationen der Herzmißbildungen, so daß eine
genaue Diagnose während des Lebens oft unmöglich ist und selbst die pathologisch-anatomische Untersuchung nur Mutmaßungen zuläßt, wie der anormale
Kreislauf erfolgte. Im allgemeinen kommen Herzmißbildungen häufiger bei
Knaben als bei Mädchen vor, betreffen vorwiegend die Ostien des rechten
Herzens, und sind häufig vergesellschaftet mit anderen Mißbildungen (Wolfsrachen, Hasenscharte u. a. m.), auch mit Gehirnanomalien (Mongolismus, Idiotie)
und schließlich kommen sie in bestimmten Familien, namentlich bei Konsanguinität erblich vor. In anderen Fällen fehlt jeder ätiologische Anhaltspunkt.

Von den **klinischen Erscheinungen** ist die *Cyanose* neben den Herzgeräuschen
das eindrucksvollste Zeichen: die Kinder zeigen eine blaurote Verfärbung der
Haut, namentlich der Wangen und der sichtbaren Schleimhäute, die sich über den
ganzen Körper ausbreiten kann, sog. Morbus caeruleus. Sie ist nicht eine Folge
der Mischung von arteriellem und venösem Blut und weniger die der sonstigen
Blutveränderungen, als vielmehr der Ausdruck einer hochgradigen Stauung und
Erweiterung der Hautcapillaren. Die Cyanose kann angeboren sein, sich verstärken und abschwächen und sie kann auch bei schwersten Mißbildungen des
Herzens völlig fehlen. An ihrer Stelle erscheint dann oft die Haut alabasterweiß
(Cyanose blanche), während nur die Schleimhäute livide verfärbt sind. Das
Venenblut zeigt oft einen gesteigerten CO_2-Gehalt (bis zu 45%). Die Zahl der
roten Blutkörperchen ist vermehrt (6—8 Millionen und darüber), ihr Durchmesser
ist vergrößert, die zirkulierende Blutmenge ist besonders groß, wodurch offenbar die O_2-Versorgung noch einigermaßen gewährleistet wird. In manchen
Fällen ist die Herzbuckelbildung (Voussure) vorhanden. Ödeme und Anasarka
fehlen meist. Die *Dyspnoe* ist gewöhnlich in der Ruhe nicht deutlich, wennschon
die Atmung beschleunigt ist; bei Bewegungen, Husten, Aufregungen tritt sie
dagegen in Erscheinung. Die Hauttemperatur ist oft stark herabgesetzt, besonders an den Akra. Hier sind die *Trommelstockfinger und -zehen,* die bekannten
kolbigen Verdickungen der Endglieder mit den uhrglasförmigen Nägeln als
Ausdruck einer erheblichen Stauung im kleinen Kreislauf, besonders bei gleichzeitiger Cyanose dieser Teile, eines der auffälligsten Zeichen. Die Kinder sind

schmächtig und zart gebaut und bleiben oft deutlich im Wachstum und in ihrer geistigen Entwicklung zurück (s. Pathologie des Wachstums, S. 485), sie sind sehr anfällig und erliegen oft einem leichten Infekt. Sie werden besonders häufig ein Opfer der Tuberkulose oder aber sie gehen in einem Anfall von Kreislaufschwäche zugrunde. Die *Diagnose* wird erleichtert durch die Röntgenuntersuchung und die Elektrokardiographie. Mit der letztgenannten Methode findet man als wichtiges Hinweissymptom z. B. das Überwiegen eines Ventrikels (besonders des rechten) und verschiedene Abweichungen, namentlich der Kammerkomplexe. Wenn auch die *Prognose* je nach dem vorliegenden Fehler recht verschieden und in einzelnen Fällen nicht ungünstig ist, so sind diese Kinder doch stets Sorgenkinder und die Mehrzahl von ihnen erreicht nicht einmal das Schulalter, etwa nur 10—12% werden Erwachsene.

Die **Behandlung** ist bei Zeichen von Kreislaufschwäche in der geschilderten Weise (s. S. 450) durchzuführen. Am wichtigsten ist die sorgfältige Pflege und Infektverhütung.

Im folgenden werden die wichtigsten angeborenen Herzmißbildungen nach der Häufigkeit ihres Vorkommens geordnet besprochen.

Die Pulmonalstenose, ist der häufigste angeborene Herzfehler mit ausgesprochenen klinischen Erscheinungen. Die Verengerung betrifft entweder das Pulmonalostium selbst oder eine Stelle des Conus arteriosus vor den Klappen. Da das Ausströmen des Blutes vom Herzen in die Arteria pulmonalis behindert ist, steigt der Druck im rechten Ventrikel. Dieser wird erweitert und hypertrophiert. In reinen Fällen von Pulmonalstenose sind die physikalischen Erscheinungen oft typisch. Man hört ein lautes, rauhes, schwirrendes systolisches Geräusch über der Pulmonalis und einen abgeschwächten zweiten Pulmonalton. Das Geräusch an verschiedenen Stellen des Brustkorbes, namentlich auch oben am Rücken gut hörbar, pflanzt sich aber im Gegensatz zu Aortengeräuschen nicht in die Aorten fort. Das Herz ist meist nach beiden Seiten durch Dilatation des rechten Ventrikels erweitert. Man fühlt über der Pulmonalis oft ein systolisches Schwirren. Im Röntgenbild ist das Fehlen des Pulmonalbogens auffällig. Der Puls ist meist klein und weich, oft etwas beschleunigt, zuweilen aber auch verlangsamt. Bis zu einem gewissen Grade kennzeichnend ist das Elektrokardiogramm. In der ersten Ableitung sieht man eine tiefe S-Zacke, welche die R-Zacke um ein Mehrfaches an Größe übertrifft. In der dritten Ableitung wird eine verhältnismäßig tiefe Q- und eine große R-Zacke beschrieben als Ausdruck einer Hypertrophie des rechten Ventrikels. Nach meinen eigenen Erfahrungen ist nur die Diskordanz der Hauptschwankung in Ableitung 1 und 3 bezeichnend. Die Pulmonalstenose ist diejenige Herzmißbildung, die am häufigsten mit Blausucht verläuft. Bei ihr ist auch das Zurückbleiben der Kinder in der Entwicklung meist unverkennbar. Kombination mit anderen Herzmißbildungen sind das Offenbleiben des Ductus Botalli und der Kammer Septumdefekt. Die Diagnose, welche im allgemeinen bei der Pulmonalstenose nicht schwierig ist, kann durch solche Kombinationen außerordentlich erschwert werden. Bemerkenswert ist, daß bei sehr hochgradiger Stenose das Geräusch fehlen kann, so daß aus den allgemeinen Zeichen der Cyanose usw. nur die Vermutungsdiagnose gestellt werden kann.

Offenbleiben des Septum atriorum und ventriculorum. Ein Defekt in der Vorhofscheidewand, also ein Offenbleiben des sog. Foramen ovale allein macht gewöhnlich wegen der geringen Druckdifferenz zwischen beiden Vorhöfen keine besonderen auskultatorischen und klinischen Erscheinungen. Ein Offenbleiben des Septum ventriculorum verursacht dagegen infolge der großen systolischen Druckdifferenzen in beide Ventrikeln meist ein lautes, rauhes, verbreitetes, systolisches Geräusch von besonderem Charakter, das sog. Preßstrahlgeräusch. Das Geräusch ist am stärksten links vom Sternum und in der Höhe des 3. Intercostalraumes zu hören. Der rechte Ventrikel gibt unter dem Druck nach und wird erweitert, und es stellt sich allmählich auch eine Hypertrophie ein. Der zweite Pulmonalton ist deutlich verstärkt, was zusammen mit der fehlenden Cyanose gegen Pulmonalstenose spricht. Die Diagnose ist in einfachen Fällen nicht besonders schwierig zu stellen. Bei Kombination mit anderen Mißbildungen kann dagegen die Deutung sehr schwierig und unsicher werden; nur bei sehr großen Kammerscheidewanddefekten ist die Leistungsfähigkeit des Kreislaufes erheblich beeinträchtigt, bei kleineren Defekten bestehen unter Umständen überhaupt keine Beschwerden, die Anomalie wird nur zufällig entdeckt und die von ihr befallenen Individuen können ein hohes Alter erreichen.

Offenbleiben des Ductus arteriosus Botalli. Bei offenbleibendem Ductus Botalli strömt infolge des höheren Druckes in der Aorta bei der Systole das Blut in die Pulmonalis. Diese wird erweitert und stromaufwärts unter Umständen auch der rechte Ventrikel, so daß auch er hypertrophiert. Man hört über dem Pulmonalostium oder etwas darunter ein lautes systolisches Geräusch, der zweite Pulmonalton ist verstärkt, der rechte Ventrikel ist oft erweitert. Die Erweiterung der Pulmonalarterie kann so hochgradig sein, daß links neben dem Sternum eine schornsteinförmig aufgesetzte Gefäßdämpfung herauszuperkutieren ist und daß man im Röntgenbild die pulsierende Erweiterung deutlich sieht. Eine solche Erweiterung der Pulmonalis kann durch verschiedene andere Ursachen (Aneurysma, Gefäßtransposition u. a. m.) verursacht und auch nur vorgetäuscht sein. Sicherer wird die Diagnose, wenn neben dem Geräusch palpatorisch ein ausgedehntes systolisches Schwirren in der Gegend des Pulmonalostiums nachweisbar wird. Ist der Ductus arteriosus zwar durchgängig, aber sehr eng, so können alle klinischen Erscheinungen fehlen, wie man ja vom Neugeborenen her weiß, bei dem kein Geräusch nachweisbar ist, obgleich der Ductus innerhalb des ersten Lebensmonats sicher durchgängig ist. In unkomplizierten Fällen ist die Prognose durchaus nicht ungünstig zu stellen. Etwa die Hälfte der Kinder erreicht jedenfalls das Erwachsenenalter.

Stenose und Atresie der Aorta. Die angeborene Stenose des Aortenostiums hat dieselben physikalischen und klinischen Erscheinungen wie die erworbene. Sie kommt nur selten vor. Häufiger dagegen bleibt der aufsteigende Aortenteil verengt und man spricht von einer Isthmusstenose der Aorta. Es entwickelt sich eine starke Herzvergrößerung, besonders nach links, der Herzstoß ist nach links unten und außen gerückt. Man hört im rechten zweiten Intercostalraum ein lautes, systolisches Geräusch, das sich in die größeren Arterien fortpflanzt. Der erste Herzton ist neben dem Geräusch oft nicht hörbar, der zweite Aortenton ist sehr leise. Bei sog. Isthmusstenose im oberen Teil der aufsteigenden Aorta kann es zu einer aneurysmatischen Erweiterung unterhalb der Stenose kommen und infolge des Stromhindernisses zur Erweiterung anastomosierender Gefäße. Es entsteht so ein Kollateralkreislauf, durch welchen Gefäßgebiete versorgt werden, die ihr Blut von unterhalb des Isthmus abgehenden Arterien zu beziehen haben. In manchen Fällen besteht ein auffallendes Mißverhältnis zwischen der Größe der Pulswelle, der oberen und unteren Körperhälfte. Wenn die beiden genannten Erscheinungen bestehen, so wird man an der richtigen Diagnose kaum vorbei gehen. Sie können aber bei geringer Stenose auch fehlen. Hier sei noch kurz darauf hingewiesen, daß auch eine allgemeine Enge des Aortensystems angeboren vorkommt.

Transposition der großen Gefäße. Bei dieser Mißbildung entspringen entweder die großen Schlagadern aus der falschen Kammer oder liegen falsch, entspringen aber infolge gleichzeitiger Transposition der Kammerscheidewand aus der richtigen Kammer und schließlich kommt vor, daß die großen Schlagadern aus einer gemeinsamen Kammer hervorgehen, aber verlagert sind. Die erstgenannte Anomalie kommt am häufigsten vor. Das Herz im ganzen, der rechte Ventrikel im besonderen, ist hypertrophiert, ein Geräusch besteht gewöhnlich nicht, der zweite Ton an der Basis ist verstärkt. Es besteht eine hochgradige Cyanose, wie sie sonst nur bei der Pulmonalstenose in diesem Grade gesehen wird. Im Röntgenbild ist das Fehlen des Aortenbogens auffällig. Fälle, in denen doch ein Geräusch wahrgenommen wird, zeigen gewöhnlich einen Defekt der Kammerscheidewand außerdem. Nur solche Kinder können einige Jahre am Leben bleiben, während die reinen Fälle von Transposition der großen Gefäße auch bei offenem Foramen ovale innerhalb des ersten Lebensjahres sterben.

Dextrokardie. Das Herz liegt hier statt in der linken in der rechten Thoraxhälfte und bietet genau das Spiegelbild eines normal gelegenen. Meistens findet man zugleich einen Situs viscerum inversus, andere angeborene Mißbildungen brauchen nicht zu bestehen; der Kreislauf ist normal. Das Elektrokardiogramm ist in typischer Weise dahin abgeändert, daß bei der Ableitung 1 sämtliche Zacken invertiert sind. Der Befund wird oft rein zufällig erhoben. Unter sog. erworbener Dextrokardie versteht man ein Herz, das durch pleuritische Verwachsungen soweit nach rechts verzogen wird, daß bei der Perkussion oder Röntgenuntersuchung das Herz in der falschen Seite gefunden wird.

Die Störungen des Herzrhythmus

sind im Kindesalter, was den Wechsel der Frequenz angeht, außerordentlich häufig, was eine abnorme Reizbildung und Reizleitung betrifft, verhältnismäßig selten. Die ersteren sind im Kindesalter etwas Natürliches, die letzteren sind als krankhafte Abweichungen von geringer, aber auch ernster Bedeutung anzusprechen. Berücksichtigt man die Tatsache, daß im frühen Kindesalter bei einer gewissen Unvollkommenheit der zentralen Regulation das vegetative Nervensystem überwiegt und daß in der zweiten Kindheit die sensorische und sensible Reizbarkeit eine starke Steigerung erfährt und die größten Schwankungen aufweist, so wird man es leicht verständlich finden, daß die Herzfrequenz beim Kind normalerweise eher unregelmäßig, als regelmäßig ist. Schon der gesunde, gut gedeihende Säugling hat nicht nur im Wachen, sondern auch im Schlaf, unabhängig von der Atmung, einen unregelmäßigen Puls. Das vasolabile Kleinkind oder Schulkind zeigt nicht nur bei leichten Erregungen Schwankungen der Pulszahl, sondern schon beim Aufrichten aus der Rückenlage kann der Puls bei ihm um 15—20 Schläge ansteigen. Während und nach den verschiedenen Infektionskrankheiten, den entzündlichen Herzerkrankungen, den Herzmißbildungen, Toxikosen, Stoffwechsel- und Ernährungsstörungen kommen nun Arhythmien beim Kind vor, die nur zum Teil durch extrakardiale *nervöse* Einflüsse, häufig durch *organische lokalisierte* Herzveränderungen, schlechthin myokardische Prozesse und schließlich durch *nicht lokalisierte „toxische"* Herzschädigungen verursacht sind. Ihre frühzeitige richtige Erkennung ist naturgemäß von großer Wichtigkeit, da unter Umständen bei organischen Herzleiden die ganze Lebensweise der Kinder geändert werden muß, während andererseits bei harmlosen funktionellen Erscheinungen das Kind von dem Verdacht eines schweren Herzleidens befreit werden muß. Die Analyse der Störungen des Herzrhythmus ist durch die übliche grobklinische Herzuntersuchung nicht zuverlässig möglich und muß heute durch die Elektrokardiographie erfolgen. Man unterscheidet wie beim Erwachsenen die Störungen der Reizbildung, der Reizleitung und die Störungen der Herzmuskelkontraktilität. Die Grundlagen der Lehre der Arhythmie werden hier als bekannt vorausgesetzt. Im

Kindesalter haben wir es in der überwiegenden Mehrzahl der Fälle mit nomotopen oder heterotopen Reizbildungsstörungen, nur selten mit Überleitungsstörungen und fast nie mit Störungen der Kontraktilität zu tun.

1. Die **Sinustachykardie** ist im Kindesalter so häufig, daß sie als Krankheitszeichen nur wenig Bedeutung besitzt. Nach geringen körperlichen Anstrengungen, zu Beginn akuter fieberhafter Krankheiten und bei zahlreichen anderen allgemein toxischen Zuständen zeigt das Kind eine gewisse Pulsbeschleunigung. Von diesen symptomatischen Tachykardien ist lediglich die im Beginn des Scharlach und die bei Bronchialdrüsentuberkulosen diagnostisch von Fall zu Fall einmal verwertbar. Das Elektrokardiogramm ist normal. Bei toxischen Infektionskrankheiten besteht gelegentlich die Gefahr einer „Vorhofpfropfung".

Eine paroxystische Form der Sinustachykardie, das sog. **Herzjagen**, wird auch schon im Kindesalter beobachtet. Betroffen sind Kinder mit anderen Zeichen einer vegetativen Übererregbarkeit, vorwiegend Mädchen in der Pubertät. Die Anfälle können einen schweren, auch qualvollen Leidenszustand, verbunden mit Herzangst und vorübergehender Herzdilatation verursachen, der oft nur Minuten, manchmal aber tagelang andauert. Der Puls geht auf 200 und mehr Schläge hinauf und wird oft unzählbar.

2. Auch eine **Sinusbradykardie** kommt im Kindesalter verhältnismäßig häufig vor. Eine Reihe von krankhaften Allgemeinstörungen weisen diese vom Sinus das ganze Herz betreffenden Rhythmusverlangsamungen auf. Als „toxisch" bedingt gelten die charakteristischen Bradykardien nach Digitalis, bei Ikterus und bei Grippe, Typhus und Mumps. In der Rekonvaleszenz der anderen Infektionskrankheiten nimmt man eine Vagusprävalenz an. Eine einwandfreie Vagusbradykardie kennen wir beim Hirndruck (Hydrocephalus acutus, Tumor) und können sie bei vielen Kindern mit vegetativer Diathese jederzeit experimentell durch den *Bulbusdruck-* und den *Carotissinusdruck-*Versuch hervorrufen. Von ernster Bedeutung sind die Bradykardien bei der Diphtherie, dem Coma diabeticum, schweren Fällen von Acetonämie (s. S. 116) und schließlich bei der Tetanie, wo man vermutlich uach eine unmittelbare Herzmuskelschädigung vor sich hat.

3. Eine ebenfalls normalerweise im Kindesalter vorkommende, die sog. *juvenile Arhythmie* ist die **respiratorische Arhythmie.** Während der Inspiration wird der Puls beschleunigt, die Amplitude kleiner, während der Exspiration langsamer und größer. Sie ist am häufigsten in der zweiten Kindheit vom 8. bis 15. Lebensjahr zu beobachten bei schmächtigen, muskelschwachen, asthenischen Kindern, Orthotikern, Anämischen, solchen, die sich in der geschlechtlichen Entwicklung befinden und bei schlechthin „nervösen" Kindern, welche die Schwankungen der Schlagfolge als „Herzklopfen" empfinden; andererseits wird die respiratorische Arhythmie in der Rekonvaleszenz nach den verschiedensten Infektionskrankheiten beobachtet. In letzterem Fall wird oft zu Unrecht eine ernste Myokardschädigung angenommen. Das Elektrokardiogramm ist vollkommen normal. Es handelt sich um eine belanglose Pulsunregelmäßigkeit, wahrscheinlich eine Vagusübererregbarkeit; die durch Atropininjektionen, da wo eine „Behandlung" notwendig erscheint, jederzeit leicht zu beseitigen ist.

4. Die **extrasystolische Arhythmie,** das sog. *Herzstolpern* ist im Kindesalter nicht sehr häufig. Hier wird der regelmäßige vom Sinus geführte Herzrhythmus durch Reize gestört, die von einer anderen Stelle ausgehen und eine Extrasystole erzwingen (sog. heterotope Reizbildung). Man stellt dabei fest, daß sich zwei Herzschläge rasch nacheinander folgen, an welche sich eine längere (kompensatorische) Pause anschließt. Dies gilt für die ventrikuläre extrasystolische Arhythmie; bei der aurikulären folgt auf die Extrakontraktion der fast normale Systolenabstand. Manchmal ist diese Extrasystole am Radialpuls gar nicht wahrnehmbar, wodurch eine Bradykardie vorgetäuscht wird. Die Ursachen der Arhythmie durch Extrasystolen können mannigfaltige, und zwar solche harmloser und ernsterer Art sein. Sie wird vorübergehend bei manchen Neugeborenen beobachtet in Form der sog. interpolierten Kammerextrasystolen. Diese sind ohne jegliche pathologische Bedeutung. Die nervösen Extrasystolien betreffen Kinder oder Jugendliche, die sonst organisch gesund sind, bei denen man aber starke Masturbation oder frühen Nicotinabusus erwägen muß. Im Verlauf von Infektionskrankheiten ohne Herzkomplikation ereignen sich häufig beim Einsetzen des Fieberstoßes oder umgekehrt bei der Entfieberung Extrasystolen, die nichts Ernsteres zu bedeuten haben. Nur im Verlauf der Diphtherie, der Polyarthritis und der Chorea muß man ihnen sorgfältige Beachtung schenken. Dies gilt selbstverständlich auch da, wo organische Herzerkrankungen oder überhaupt Kreislaufstörungen nachgewiesen sind. Die Extrasystolie ist ihrer Art und Häufung nach zuverlässig im Elektrokardiogramm zu erkennen. Dabei zeigt sich auch, ob die beim Kind seltenen ventrikulären Extrasystolen vorliegen. Alle auf organischer Schädigung beruhenden Extrasystolien sind beim Kind ernster zu beurteilen, am schlechtesten bei rheumatischer Myokarditis und Diphtherie.

5. **Partieller und totaler Herzblock** kommt bekanntlich dann vor, wenn, bei normaler Reizbildung im Sinusknoten, die Reizüberleitung durch das Hissche Bündel vom Vorhof auf die Kammer erschwert oder aufgehoben, blockiert ist. Im Elektrokardiogramm ist die

Überleitungszeit verlängert oder man findet vereinzelte Ventrikelsystolenausfälle, die sich nach immer zunehmender Verlängerung der Überleitungszeit (sog. WENCKEBACHsche Periode) einstellen und einen Puls mit Gruppenbildung *(Allorhythmie)* ergeben. Wenn in besonderen Fällen das Reizleitungssystem immer schon nach einer einzigen Überleitung ermüdet, dann dauert es längere Zeit, bis der nächste Reiz durchgelassen wird. Infolgedessen können ein, zwei oder noch mehr Sinusreize blockiert werden und es entsteht dann der sog. 2 : 1, 3 : 1 usw. Block. Die Fälle, in denen immer noch eine Überleitung von Reizen vom Vorhof zur Kammer, wenn auch erschwert, erfolgt, nennt man solche von *partiellem Herzblock*. Erst wenn das HISsche Bündel die Sinusreize überhaupt nicht mehr durchleitet und die Vorhöfe und Ventrikel unabhängig voneinander in ihrem eigenen, sehr langsamen Rhythmus schlagen, liegt ein *totaler Herzblock* vor. Beide Formen der Überleitungsstörung kommen schon im Kindesalter, wenn auch selten, vor. Mit Recht wird man dann ein organisches Herzleiden, namentlich die Folge einer Myokarditis diagnostizieren; es sind aber im Kindesalter Fälle beobachtet worden, in denen die sorgfältige Obduktion keine Myokardherde ergab und beweisender, in denen die Blockierung wieder verschwand. Jedenfalls kann eine solche Überleitungsstörung jahrelang, ohne besondere Störungen zu machen, bestehen und wird auch bei Kindern mehr zufällig bei einer elektrokardiographischen Untersuchung entdeckt.

Prognostisch infaust sind die Fälle mit vorübergehendem Herzstillstand und Bewußtseinsverlust (MORGAGNI-ADAMS-STOKESscher *Symptomenkomplex*), in denen die Kinder nach kürzerer oder längerer Zeit zugrunde gehen.

6. Eine **Arhythmia perpetua** (Pulsus irregularis perpetuus) kommt bekanntlich bei Vorhofflimmern oder Vorhofflattern zustande. Sie ist im Kindesalter nur selten, nämlich nach Infektionskrankheiten, bei thyreotoxischen Zuständen und bei schweren organischen Herzerkrankungen beobachtet worden.

7. Der **Pulsus alternans,** bei dem im gleichen Abstand auf eine normal kräftige eine schwache Ventrikelkontraktion folgt, ist als Zeichen einer schweren Kontraktilitätsschädigung des Herzmuskels aufzufassen. Er kommt im Kindesalter nur sehr selten, meist in der Agone vor. Er wird oft fälschlicherweise bei einer auf Extrasystolen beruhenden Bigeminie angenommen.

Die **Behandlung** ist je nach der Ursache der Rhythmusstörungen eine verschiedene. Bei den häufig vorkommenden belanglosen Arhythmien muß sie oft mehr zur Beruhigung der Angehörigen als wegen der geringfügigen oder auch fehlenden subjektiven Beschwerden eingeleitet werden. Regelung der Lebensweise mit genügender Bewegung, Hydrotherapie und leichte Sedativa (Baldrian, Brom) sind zusammen mit Atropingaben ($^1/_4$—$^1/_2$ mg pro dosi) die wichtigsten Maßnahmen. Die zahlreichen nervösen Rhythmusstörungen, die mit Vagusübererregbarkeit einhergehen, verschwinden rasch auf Atropin. Auch bei der paroxysmalen Tachykardie leistet manchmal Atropin Gutes. Neuerdings wendet man bei den schweren Fällen von Herzjagen ebenso wie bei den ADAMS-STOKES-Anfällen Traubenzuckerinjektionen an. Bei Arhythmie mit Extrasystolie erzielt man mit kleinen regelmäßigen Gaben Chinidin. sulf. (0,05—0,1 g pro die) oft ein Verschwinden der Extrasystolen. Da, wo eine Herzschwäche vorliegt, sind vorsichtige Gaben von Digitalis (0,05—0,1 g pro die) angebracht, nicht dagegen bei nervösen Störungen wie bei der Sinustachykardie, weil hier durch Verlängerung der Überleitungszeit die Gefahr der Vorhofpfropfung erhöht wird.

Die Erkrankungen der Herzinnenhaut und der Herzklappen.

Wir unterscheiden im Kindesalter am besten eine akute Endokarditis von einer chronischen oder auch rekurrierenden Endokarditis. Beide können zu bleibenden Veränderungen der Herzklappen, also zu Herzklappenfehlern führen, die wir bei der chronischen Endokarditis als Anhang besprechen.

Die akute Endokarditis entsteht nach den verschiedensten Infektionskrankheiten schon in der Fetalzeit, selten im Kleinkindesalter und am häufigsten vom 5. oder 6. Lebensjahr an. In dieser Altersstufe wird sie gewöhnlich verursacht durch die akute Polyarthritis rheumatica, die im Gegensatz zum Erwachsenenalter beim Kind das Herz fast immer schädigt. Auch die nicht mit hohem Fieber und beträchtlichen Gelenkentzündungen einhergehenden Formen können beim Kind zur Endokarditis führen. Zusammen mit der Polyarthritis muß die Chorea minor genannt werden, die etwa in der Hälfte der Fälle mit Herzinnenhautschädigungen einhergeht. Von den übrigen Infektionskrankheiten sind in ungefährer Reihenfolge ihres häufigsten Vorkommens bei der Endokarditis zu nennen die Anginen, die septischen Erkrankungen mit verschiedenen Erregern (Pneumokokken, Gonokokken, Meningokokken, Streptokokken), dann erst Scharlach, Masern, Diphtherie, Typhus, Pneumonie, Erysipel. Im Säuglingsalter haben banale Hauteiterungen, infizierte Ekzeme und Osteomyelitis oft ohne sonstige klinische Zeichen einer allgemeinen septischen Erkrankung eine bösartige Endokarditis zur Folge.

Die *pathologisch-anatomischen Veränderungen* sind dieselben wie beim Erwachsenen. Das toxisch-infektiös geschädigte Endothel zeigt namentlich an den Herzklappen knopf- und warzenartige Auflagerungen. Auch die Sehnenfäden und verschiedene Stellen der Endokardwand sind oft betroffen. Wir unterscheiden eine leichtere Form, die Endokarditis verrucosa von der schwereren Form der ulcerosa, bei welcher häufig Embolien vorkommen. Bei der Endokarditis verrucosa finden wir nie Bakterien, dagegen wohl bei der ulcerosa besonders oft Streptokokken. In vielen Fällen sind neben dem Endokard auch Myo- und Perikard ergriffen. Im Fetalleben ist das rechte, nach der Geburt das linke Herz Sitz der Schädigung.

Klinik. Wir unterscheiden eine leichte gutartige und eine bösartige Endokarditis. Manchmal treten im Verlauf oder im Gefolge einer der genannten Infektionskrankheiten zunächst nicht immer gleich deutbare, leichte Fieberbewegungen mit etwas Herzklopfen auf, die auch zu geringer Atemnot führen können. Man hört dann, oft erst über der Herzbasis, dann über der Spitze, ein weiches, systolisches, fauchendes Geräusch, das allmählich rauher wird. Der zweite Pulmonalton ist meist dabei nicht oder noch nicht betont. Mehr und mehr lokalisiert sich das Geräusch über der Mitral- oder der Aortenklappe. Im Anfang ist es leicht zu verwechseln mit einem anämischen Geräusch und oft ist es so geringfügig, daß es überhört und daß ihm keine Bedeutung zugemessen wird. Bei der kindlichen Polyarthritis geht diese Endokarditis oft den Gelenkerscheinungen voraus! In anderen Fällen tritt das Geräusch sehr früh und von vornherein sehr ausgesprochen auf. Schon nach Tagen, meist aber nach Wochen verschwindet erst das leichte Fieber und dann auch das Geräusch über dem Herzen, ohne zu sonstigen Krankheitserscheinungen zu führen. Auch solche leichten, flüchtigen Endokarditiden können nach Wochen oder Jahren rezidivieren (s. rekurrierende Endokarditis), sie können sofort oder nach einer gewissen Latenzzeit einen Herzklappenfehler verursachen und schließlich können sie völlig ausheilen.

Bei der **malignen Endokarditis** (Endocarditis ulcerosa) haben wir es meist mit einem in Verlauf von wenigen Stunden oder Tagen immer schwerer werdenden Krankheitsbild zu tun. Das Fieber steigt, nimmt septischen Charakter an und die Kinder werden blaß und verfallen zusehends. Die rasche Verschlechterung des Kreislaufs und manchmal eine Embolie klärt den Befund. In anderen Fällen gehen die Kinder an einer unklaren Sepsis zugrunde, bei der erst durch den pathologisch-anatomischen Befund einer Endokarditis ulcerosa die während des Lebens beobachteten Krankheitszeichen eine Erklärung finden.

Die **Diagnose** der Endokarditis ist im Kindesalter keineswegs leicht. Schwierigkeiten kann die Deutung eines Herzgeräusches machen, namentlich dann, wenn nicht bekannt ist, ob vor der Erkrankung schon etwas ähnliches bestanden hat. Wichtige Hinweissymptome sind außer ihm die Tachykardie, das Fieber und eine leichte Atemnot. Alle Kinder mit Infektionskrankheiten müssen deshalb sorgfältig und wiederholt auf das Vorhandensein einer Endokarditis hin untersucht werden, namentlich solche mit unklarem Fieber, mit Gelenkschmerzen oder gar choreatischen Zeichen.

Die **Prognose** ist nur nach längerer Beobachtung (Monaten!) günstig zu zu stellen möglich. In den meisten Fällen wird man, namentlich anfangs, mit der Gefahr einer akuten Verschlechterung, eines Rezidivs, einer Pankarditis und schließlich eines Herzklappenfehlers rechnen müssen.

Die **Behandlung** erfordert unbedingte Ruhigstellung, sorgfältigste Pflege und Ernährung und bei den Polyarthritikern Salicylate. Zwar gelingt es keineswegs durch noch so hohe Salicyldosen die schon gesetzte Endokardschädigung zu beseitigen, aber man kann häufig dadurch neue Fieberstöße verhüten. Vom 6.—7. Lebensjahr an bekommt ein Kind schon täglich 4—5 g Salicylsäure. Bei Kindern wird Diplosal und Melubrin, das letztere zu gleichen Teilen mit Atophan (das keine Nierenreizung macht) bevorzugt. Mit Vorteil kann man das Natrium salicylicum als Klysma verabreichen. Intravenös gibt man es mit Coffein zusammen als Attritin; das Atophan intravenös als Atophanyl. Die meisten Autoren raten, auch nach abklingender Endokarditis noch längere Zeit mit Salicylgaben fortzufahren. Bei Einsetzen einer Kreislaufschwäche sind Cardiaca am Platze (s. oben). Handelt es sich um eine septische Infektion, so kann, allerdings mit wenig Aussicht auf Erfolg, eine Therapia magna sterilisans versucht werden (Argochrom, Trypaflavin, Streptokokkenseren, Proteinkörper und anderes mehr).

Die chronische oder rekurrierende Endokarditis entsteht aus denselben Ursachen wie die akute; zwei Infektionen spielen dabei noch eine besondere Rolle, nämlich die mit dem Streptococcus viridans (SCHOTTMÜLLER) und die Tuberkulose.

Die pathologisch-anatomischen Veränderungen bei der chronischen Endokarditis bestehen in einer fibrösen Umwandlung des Endokards, namentlich der Klappen mit mannigfaltigen Verunstaltungen. Charakteristisch sind hier auch die zum Ausgleich der Strömungsänderungen sich bildenden Herzmuskelhypertrophien. In schweren, oft rezidivierenden oder länger bestehenden Fällen finden sich hier meist auch krankhafte Veränderungen des Myokards und des Perikards (Pankarditis).

Klinik. Im Vordergrund der Krankheitserscheinung steht hier das intermittierende Fieber. Man beobachtet einzelne Fieberstöße oder die typische Wellenform des rheumatischen Fiebers oder auch den septischen Fiebertypus. Bei den schweren Formen der Endokarditis lenta, die durch den Streptococcus viridans hervorgerufen wird, entwickelt sich neben dem septischen Fieber sehr rasch eine fahle Blässe, manchmal eine echte Anämie und ein Milztumor! Das schwere toxische Bild wird kompliziert durch Nephritis (Embolien!) und gelegentlich durch eine Hemiplegie!

Der von Fall zu Fall wechselnde Befund am Herzen ist allgemein gekennzeichnet durch eine Herzvergrößerung, vorwiegend nach links, durch einen verbreiterten Spitzenstoß, Herzbuckelbildung und immer mehr hervortretende Zeichen einer Kreislaufschwäche. Die gutartigen Fälle, in welchen das Myokard wenig geschädigt wird, lassen zwar die kompensatorisch auftretende Herzhypertrophie erkennen, dagegen nichts von Stauungserscheinungen, kein Ödem und keine Dekompensationserscheinungen. In jedem Fall indessen besteht bei der chronischen Endokarditis eine ausgesprochene Neigung zu Rezidiven. Es ist zwar jederzeit möglich, daß der Prozeß zum Stillstand kommt und mit oder ohne bleibenden Defekt ausheilt, andererseits kann nach einem Intervall von Tagen, Wochen, Monaten und Jahren die Endokarditis wieder aufflammen und das ganze Herz ergreifen. Deshalb ist es außerordentlich schwierig, eine *Prognose* zu stellen. Trotzdem kann die Regel gelten, daß die von vornherein wenig schweren Attacken von ebensolchen gefolgt sind oder zur Ausheilung kommen, während die anfänglich schweren toxischen Bilder meist von tödlichen Rezidiven gefolgt werden, auch wenn die erste Attacke kurz und scheinbar günstig verlief und das Kind im Intervall fast beschwerdefrei war.

Die besondere Diagnose der erworbenen kindlichen Herzklappenfehler. Die Symptome der als Folgezustände einer Endokarditis zu betrachtenden *Herzklappenfehler* stimmen im wesentlichen mit denen des Erwachsenen überein; einige Besonderheiten im Kindesalter sollen hier hervorgehoben werden.

Die *Mitralinsuffizienz*, der häufigste Herzklappenfehler im Schulalter, kommt bei Kindern öfter als beim Erwachsenen in reiner Form vor, zeigt dann nur geringere Dilatation und Hypertrophie erst des linken, dann des rechten Herzens, bleibt manchmal lange ohne Stauungserscheinungen und ohne Beschwerden und wird oft nur gelegentlich entdeckt (Schuluntersuchung!). Neben dem klassischen Befund (lautes systolisches Geräusch, Verstärkung des 2. Pulmonaltons, Verbreiterung der relativen Herzdämpfung) hat im Kindesalter die Röntgenuntersuchung zur Entscheidung, ob ein unklares systolisches Geräusch als ein „akzidentelles“ oder „organisches“ anzusehen ist, Bedeutung. Man findet dann eine Verbreiterung des Herzschattens mit Vorwölbung des linken (meist auch des rechten) Vorhofs und des Ventrikelbogens, die sog. Mitralform.

Eine *Mitralinsuffizienz mit Stenose*, gekennzeichnet durch das diastolischpräsystolische Geräusch neben dem systolischen an der Herzspitze, starke Dilatation des linken Vorhofs und die meist starke gesamte Herzhypertrophie ist im Kindesalter nicht selten.

Eine reine *Mitralstenose* ist vor der Pubertät eine Seltenheit. Dasselbe gilt von der *Aortenstenose*, während die *Aorteninsuffizienz* meist gleichzeitig mit einer relativen *Stenose* vom 10. Lebensjahre an schon öfter beobachtet wird. Dieser Klappenfehler wird mit weniger Sicherheit an den Geräuschen über der Aortenwurzel als vielmehr den Arterienphänomenen (hüpfende Carotiden, Pulsus celer, Capillarpuls, verdoppeltes Cruralgeräusch) und durch die Röntgenuntersuchung erkannt. Neben der pulsatorischen Dilatation der Aorta ist die starke Verbreiterung des Herzens nach links unten, die sog. Sockenform des Herzschattens, für einen Aortenfehler kennzeichnend. Eine *relative Aorteninsuffizienz* ohne Aortenklappenläsion kommt übrigens bei Perikarditis und Concretio cordis nicht allzu selten vor. Die Aortenfehler des Kindes bieten im Falle von rekurrierenden Endokarditiserscheinungen eine sehr schlechte Prognose.

Eine *Aorten- und Mitralinsuffizienz*, meist mit Überwiegen der letzteren, führt zu beträchtlichen Erweiterungen des linken Ventrikels, zugleich des Vorhofes und der rechten Kammer (Röntgenuntersuchung).

Die nach Endokarditis eintretende *Trikuspidalinsuffizienz* ist eine Folge der Überdehnung des rechten Herzens durch Rückstauung meist bei dekompensierten Klappenfehlern des linken Herzens. Kennzeichnend neben dem systolischen Tricuspidalgeräusch ist der positive Venenpuls und die rasch sich entwickelnde Verbreiterung des Herzens nach rechts (Galopprhythmus!).

Bei allen erworbenen Herzklappenfehlern des Kindes kann die Unterscheidung von den durch angeborene Fehler (siehe diese) und akzidentellen Geräuschen große Schwierigkeiten machen.

Man merke sich folgendes: die akzidentellen Geräusche sind — bei normaler Herzfigur — meist über dem linken Herzrand oder der Pulmonalis mit der Systole zu hören und haben einen weichen Klangcharakter. Kardiopulmonale und überhaupt alle extrakardialen Geräusche wechseln häufig (im Liegen stärker als im Stehen!) und klingen schabend oder gurrend, die Herztöne sind nur verdeckt. Die organisch bedingten Geräusche sind — bei veränderter Herzfigur! — schärfer, ausgeprägter; die Mitralinsuffizienzgeräusche sind fauchend oder blasend, die der Aorteninsuffizienz gießend und die der Aortenstenose sind rauh und sägend zu nennen.

Die Behandlung von Kindern mit Herzklappenfehlern mit beginnenden oder ausgeprägten Erscheinungen der Kreislaufschwäche ist nach dem oben gegebenen

Gesichtspunkten (s. S. 450) durchzuführen. Nach Wiederherstellung der Kompensation muß die Lebensweise der verminderten Leistungsfähigkeit des Kreislaufapparates angepaßt werden. Hierher gehören Vermeidung großer Körperanstrengung, Ausübung von Sport, ja gegebenenfalls weiter Schulwege; andererseits ist sorgfältige Hautpflege (Freiluftbehandlung!) und dosierte Muskelarbeit in Form von anfänglich Massage, dann Gymnastik (Gesundheitsturnen!) unter Aufsicht sehr empfehlenswert. Bei guter Kompensation leichter Klappenfehler braucht die Bewegungstätigkeit nicht besonders eingeschränkt zu werden; Herz- und Gefäßmittel sind gänzlich überflüssig.

Zur Vorbeugung von Rezidiven der Endokarditis ist bei den rheumatischen Kindern der Mund-Nasen-Rachenraum zu sanieren (Entfernung cariöser Zähne, putrider Mandeln und anderer Foci) und durch allgemein hygienische Maßnahmen die Anfälligkeit gegenüber Infekten zu bekämpfen.

Ein Hauptaugenmerk muß darauf gerichtet werden, daß die Kinder, soweit es ohne Schaden für sie möglich ist, an Spiel und Unterricht ihrer Altersgenossen teilnehmen; unnötig lange im Bett und Liegestuhl gehaltene herzkranke Kinder werden hypochondrisch und besonders bei falscher Ernährung fett und muskelschwach, ihr Kreislaufapparat wird dadurch mehr geschädigt, als gebessert. Landaufenthalt und in besonderen Fällen Badekuren (kohlensaure Bäder) dienen der allgemeinen Erholung und Kräftigung.

Die Erkrankungen des Herzmuskels

treten als Folgeerscheinungen bei den verschiedenen Infektionskrankheiten im Kindesalter, die wir schon als Ursachen der Endokarditis genannt haben, auf, allerdings im ganzen seltener und nicht der Häufigkeit nach geordnet in derselben Reihenfolge. In erster Linie kommen als solche auslösenden Infektionen in Betracht Diphtherie, Scharlach, Typhus und die septischen Erkrankungen, erst in zweiter Linie die Anginen und die Polyarthritis und schließlich der Keuchhusten, die Pneumonie und die Lues. Eine primäre Erkrankung des Myokards (unerkannte Infektion?) und eine solche nach Vergiftungen ist sehr selten.

Die *pathologisch-anatomischen Veränderungen,* einer teils parenchymatösen, teils interstitiellen Entzündung, der Myolyse und fettigen Degeneration sind im wesentlichen dieselben, wie beim Erwachsenen, nur überwiegen im Kindesalter die akut entzündlichen die mehr degenerativen Formen. Typisch für das Kindesalter ist die toxische Myolyse mit Ödem- und Vakuolenbildung im Herzmuskel bei der schweren toxischen Diphtherie und beim Neugeborenen und jungen Säugling die Myokarditis auf Grund multipler embolischer Abscesse.

Klinik. *Die akute Myokarditis* macht sich bei den schweren toxischen Infektionskrankheiten oft schon gleich im Beginn bemerkbar durch starke Beschleunigung und zugleich Verschlechterung des Pulses, Blässe, Verfall, Cyanose und Kühlwerden der Extremitäten. Der erste Herzton wird namentlich bei jungen Kindern leise und verschwindet schließlich ganz, während als Zeichen der relativen Insuffizienz der Klappen systolische Geräusche auftreten und der 2. Pulmonalton akzentuiert wird. Die Kinder klagen über Atemnot, Schmerzen in der Herzgegend und sind sehr unruhig. Schon bevor die Volumzunahme des Herzens nachgewiesen wird, können die Kinder an ihrer akuten Herzschwäche zugrunde gehen. In anderen Fällen treten die Erscheinungen der Myokardschädigung gegen Ende der 2. Woche oder noch später, etwa nach 4—6 Wochen (Diphtherie!) hervor. Das Fieber der Infektion ist schon überwunden, trotzdem erholen sich die Kinder nicht, sehen blaß aus, mögen nicht essen, werden unruhig, ängstlich und kurzatmig. Außer der beschriebenen Pulsverschlechterung werden verschiedene Störungen der Herzschlagfolge beobachtet und die Herzdämpfung wird von Tag zu Tag breiter. Von ominöser Vorbedeutung ist eine gleichzeitig sich entwickelnde Leberschwellung. Bei zunehmender Kreislaufschwäche sterben die Kinder oft bei völlig erhaltenem Bewußtsein unter qualvoller Atemnot. In anderen Fällen bleibt, wie es namentlich von der Diphtherie bekannt ist, die schwere Myokardschädigung unbemerkt und ein solches Kind sinkt bei einer kleinen Muskelanstrengung oder einer leichten Erregung plötzlich tot um. Bei manchen im Verlauf anderer Infektionskrankheiten auftretenden Kollapszuständen, die überwunden werden, muß angenommen werden, daß eine Myokarditis vorliegt. Die dabei nachgewiesene Herzdilatation geht zwar zurück, kann sich aber bei neuen Infekten oder Überanstrengungen rasch wiederholen. In einem Teil der Fälle tritt völlige Ausheilung der Myokarditis ein; nur verhältnismäßig selten bleiben Zeichen einer verminderten Leistungsfähigkeit meist zugleich mit einer dauernden Herzvergrößerung zurück.

Diese *chronische Myokarditis* kommt bei den erworbenen Klappenfehlern, so namentlich als Folge der rheumatischen Herzerkrankung zugleich mit Perikardschwielen als Pankarditis vor. Außer der Herzvergrößerung ist meist ein Mitralfehler nachweisbar, und als Zeichen der Myokardschädigung findet man Neigung zu Dyspnoe und Cyanose und Stauungserscheinungen an den verschiedenen Organen.

Die **Behandlung** ist nach den oben für die akute und chronische Kreislaufschwäche gegebenen Richtlinien durchzuführen.

Die Erkrankungen des Herzbeutels. Perikarditis und Concretio cordis.

Auch die *Perikarditis* ist eine Folge oder Begleiterscheinung der akuten Infektionen, besonders der Polyarthritis rheumatica und septischer Erkrankungen junger Kinder. Sie entsteht auch oft durch eine fortgeleitete Entzündung von den Nachbarorganen, so bei Pleuritis, Pleuropneumonie, Wirbelsäulenosteomyelitis, Peritonitis, Nephritis und Lungentuberkulose. Man findet sie verhältnismäßig häufig einerseits im Säuglingsalter und andererseits zwischen dem 5. und 7. Lebensjahr, dem Prädilektionsalter des akuten Gelenkrheumatismus. Die *eitrige Entzündung* des Herzbeutels, bei der als Erreger Streptokokken, Pneumokokken, Staphylokokken, seltener Gonokokken oder Pyocyaneusbakterien gefunden werden, kommt hauptsächlich beim Säugling vor. Die rheumatische Entzündung tritt isoliert, oft aber unter Miterkrankung von Endo- und Myokard als *Pankarditis* auf. In seltenen Fällen erkranken gleichzeitig die Pleura und das Peritoneum und man spricht von einer *Polyserositis*. Stets, auch bei der Pericarditis sicca, handelt es sich anfänglich um *eine serofibrinöse Exsudation* mit entzündlichen Veränderungen beider Perikardblätter, die zur Bildung von Auflagerungen, ja sogar zur Zottenbildung (Cor villosum) führen kann oder zu beträchtlichen Ergüssen. Bei der tuberkulösen Perikarditis ist das Exsudat hämorrhagisch.

Klinik. Der Beginn der Herzbeutelentzündung ist im Kindesalter keineswegs immer, eigentlich nur bei der Polyarthritis rheumatica deutlich wahrnehmbar durch Einsetzen von Fieber, Blässe, Unruhe, Schmerzen in der Herzgegend, Atemnot und Pulsverschlechterung. Die Untersuchung des Herzens läßt dann oft schon das kennzeichnende knarrende, schabende, von Atmung und Herztätigkeit unabhängige Reibegeräusch über der Herzbasis erkennen, dessen Unterscheidung von endokardialen Geräuschen manchmal schwierig sein kann. Steigt die Exsudatmenge, dann verschwindet das Reiben mehr und mehr und die Vergrößerung der Herzdämpfung in der bekannten Dreiecksform (links über den Spitzenstoß hinausreichend, rechts den Herzleberwinkel ausfüllend, an der Herzbasis den schlotförmigen Aufsatz bildend) wird nachweisbar. Der TRAUBE-sche Raum wird verkleinert, der Spitzenstoß verschwindet und die Herztöne werden leiser. In diesem Stadium der Erkrankung liefert die Röntgenuntersuchung wertvolle Hilfe. Der Herzschatten ist vergrößert, die Bogenkonturen sind abgeflacht „zerfließend" und ihre pulsatorischen Schwankungen werden undeutlich. Bei großen Exsudaten kommt es infolge Kompression der linken Lunge zu einer Dämpfung links hinten unten mit Abschwächung des Atemgeräusches, das bronchial klingt und so eine Pneumonie vortäuschen kann. Bei jungen Kindern sieht und fühlt man manchmal eine Undulation der ganzen Herzgegend, und es kann sich verhältnismäßig rasch ein Herzbuckel ausbilden. Übrigens schwinden die Reibegeräusche, die oft zusammen mit den Herztönen das sog. Lokomotivgeräusch entstehen lassen, nur bei großen, rasch ansteigenden Perikardergüssen, während sie, solange der Erguß in Rückenlage nach hinten sinken kann, lange ebenso wie die Herztöne deutlich hörbar bleiben.

Durch den Erguß wird die Herzarbeit stark beeinträchtigt, besonders die diastolische Füllung des Herzens leidet, der Venendruck steigt, sichtbar an dem starken Hervortreten der Halsvenen und der Cyanose. Der Puls wird schlechter, die Leber beginnt anzuschwellen. Nur in seltenen Fällen bildet sich ein rheumatisches oder tuberkulöses Exsudat spontan zurück, ein eitriges fast nie. Wenn durch Entleerung des Ergusses keine Hilfe gebracht wird, sterben die Kinder an Herzschwäche.

Bei zahlreichen, namentlich den septischen Infektionen junger Kinder ist der Beginn der perikarditischen Entzündung nicht mit Sicherheit zu erkennen. Ein Teil der Fälle wird erst bei der Obduktion nachgewiesen, ein anderer Teil erst dann, wenn sich ein größerer Erguß gebildet hat. Auch beim Kleinkind und Schulkind ist die Diagnose nicht immer leicht zu stellen, große Exsudate entgehen aber einer genauen Herzuntersuchung nicht. Manchmal wird der Verdacht, es könne sich um eine Perikarditis handeln, dadurch erweckt, daß Herzmittel ohne Wirkung bleiben! Bringt auch die Röntgenuntersuchung keine eindeutige Klärung, dann soll man sich auch bei jungen Kindern zur diagnostischen Punktion des Herzbeutels entschließen.

Die **Prognose** ist bei der eitrigen Perikarditis junger Kinder infaust, aber auch bei der häufigeren rheumatischen stets ernst. Nur ein Teil der Fälle heilt völlig aus, bei den meisten kommt es durch Verwachsungen der Herzbeutelblätter oft unter rheumatischen Attacken zu schweren chronischen Herzleiden.

Die **Behandlung** deckt sich mit der bei der akuten Endokarditis (s. S. 459). Bei großer Unruhe und Schmerzen muß man auch im Kindesalter in wirksamen Dosen Sedativa, auch Morphin, z. B. als Narkophin (7—8 Teilstriche der 1%igen Lösung beim Schulkind subcutan) anwenden. Bei größeren Exsudaten kann die Herzbeutelpunktion, die auch bei Kindern durchaus nicht besonders schwierig oder gefährlich ist, lebensrettend wirken. Die chirurgische Behandlung eitriger Ergüsse durch Incision und Drainage des Herzbeutels bietet dagegen bei Kindern auch im Schulkindesalter nur geringe Aussicht auf Erfolg.

Die **Concretio cordis** stellt den unglücklichen Folgezustand einer akut verlaufenen oder chronisch rezidivierenden Perikarditis dar, bei welcher der mehr oder weniger selbst schwielig veränderte Herzmuskel mit dem verödeten und verdickten Herzbeutel flächenhaft verwachsen ist. Als Grundkrankheiten kommen wiederum hauptsächlich die Polyarthritis rheumatica und die Tuberkulose in Betracht.

Am leichtesten wird das Leiden da erkannt, wo im Anschluß an eine akute Perikarditis trotz Rückgehens des Fiebers keine Erholung eintritt. Meist können die Kinder das Bett verlassen, ohne daß eine Kreislaufschwäche mit beträchtlicher Atemnot eintritt. In seltenen Fällen sind die Herztöne rein und die Herzdämpfungsfigur ist nur wenig vergrößert, in der Mehrzahl der Fälle aber handelt es sich um Klappenfehler, zum Teil mit beträchtlicher Hypertrophie und Dilatation (Cor bovinum). Das wichtigste Zeichen ist die systolische Einziehung der Brustwand in der Herzspitzengegend. Meist tritt auch eine erhebliche Leberschwellung ein. Ein Kleinerwerden des Pulses bei der Einatmung, sog. pulsus paradoxus, und ein diastolischer Venenkollaps, also ein Zusammenfallen der Halsvenen während der Diastole sind bei Kindern seltene und unzuverlässige Zeichen. Der Zustand verschlimmert sich durch Auftreten von Dyspnoe und Cyanose. Bei Zunahme der Stauungserscheinungen kann sich das Bild der *perikarditischen Pseudolebercirrhose* mit Ascites, Milztumor, Transsudat in den Pleuren und Ödem entwickeln. In anderen Fällen kommt es zu chronisch-entzündlichen plastischen Veränderungen des peritonealen Überzuges der Leber, der sog. *Zuckergußleber*. Durch gleichzeitiges Vorkommen von rheumatisch-entzündlichen Ergüssen, Transsudaten und anderen Stauungsveränderungen (Stauungsleber, Stauungsmilz, Stauungsniere) können sehr verwickelte Krankheitsbilder entstehen, so daß die *Diagnose* den größten Schwierigkeiten begegnet. Manchmal bringt die Röntgenuntersuchung durch den Nachweis von Verwachsungssträngen und der „Unbeweglichkeit" des Herzens Aufklärung. Auch hier liefert oft jegliches Versagen der Herzkräftigung durch die Digitalis Verdachtsmomente.

Die **Prognose** ist bei ausgesprochener Concretio schlecht. Die Kinder gehen meist nach qualvollem Leidenszustand an Herzschwäche im Verlauf von einigen Wochen oder Monaten zugrunde.

Die **Behandlung** vermag gewöhnlich nur vorübergehend durch Beseitigung der Ergüsse oder Behebung anderer Stauungserscheinungen Erleichterung zu verschaffen. Hierzu dienen Cardiaca und Diuretica, gegebenenfalls Punktionen. Die chirurgische Lösung der Verwachsungen, die Cardiolyse, ist beim Kind wegen der Schwere des Eingriffs erst vereinzelt, meist ohne Erfolg, versucht worden.

Anhang.

Das sogenannte Wachstumsherz.

Hierunter werden eine Reihe von sich im Verlauf des Wachstums beim Kind und Jugendlichen zeigenden Größe- und Formänderungen des Herzens mit subjektiven und objektiven Zeichen einer mangelnden Anpassung des Kreislaufes an die Anforderungen des täglichen Lebens verstanden, die wahrscheinlich auf gänzlich verschiedene Weise zustande kommen.

Schon im Kleinkindesalter wird eine Wachstumshypertrophie des Herzens meist nach beiden Seiten ohne Zeichen von Klappenveränderungen beobachtet, bei der der Puls beschleunigt, oft auch klein und unregelmäßig ist und bei welcher nach Bewegung Kurzatmigkeit auftritt. Es handelt sich um schwächliche Kinder mit Zeichen einer heilenden Rachitis, einer Anämie und Neigung zu Lymphdrüsenschwellungen, bei denen weniger das zu schnelle Wachstum als vielmehr eine allgemeine Muskelschwäche, die das Herz mit betrifft, die Vergrößerung und die Leistungsunfähigkeit des Herzens verursachen dürfte.

Im Schulalter und kurz nach der Pubertät bei Jugendlichen werden leichte Herzhypertrophien gefunden, bei denen außer verbreitertem Spitzenstoß und paukenden Tönen, manchmal auch leisen systolischen akzidentellen Geräuschen über der Spitze oder dem Pulmonalostium die geschilderten Zeichen einer mangelnden Anpassung an die dem Alter entsprechenden Anforderungen bei Muskeltätigkeit (Turnen, Wandern, Sport) hervortreten. Eine Reihe von subjektiven Beschwerden wie Herzklopfen, Atemnot, Schwächegefühl wird dabei angegeben. Vermutlich handelt es sich in einem Teil der Fälle um muskuläre Leistungsunfähigkeit des Herzens infolge Zurückbleiben des Herzens in der Entwicklung (andere Zeichen von Entwicklungsverzögerung!), in einem anderen Teil sind Masturbation und Neuropathie oder beide zusammen verantwortlich gemacht worden.

Die Diagnose „Wachstumsherz" kann nur auf Grund einer sorgfältigen Untersuchung des Kindes und nach Ausschluß aller bedeutsamen, zu Kreislaufstörungen führenden Organ- und Allgemeinerkrankungen gestellt werden. Wertvolle Dienste leistet dabei die Elektrokardiographie und die Röntgenuntersuchung.

Die *Behandlung* erstrebt eine allmähliche Kräftigung des Herzens, die nur durch vorsichtige Übung bei entsprechender Schonung erreicht werden kann. Alle übertriebenen Anstrengungen sind zu vermeiden, während durch Massage, Gymnastik und Freiluftspiele die Leistungsfähigkeit unter ärztlicher Überwachung erhöht werden soll. Notwendig oder angebracht sind weiter: Regelung des Tageslaufes, Anordnung einer gemischten Kost, Verbot zu großer Flüssigkeitszufuhr und Kochsalzbelastung, Verordnung harmloser Sedativa und erzieherische Ratschläge bei Neuropathie. Im übrigen müssen alle übertriebenen Besorgnisse des Kindes selbst und seiner Umgebung wegen des „Herzleidens" zerstreut werden, weil sie die Besserung eher hindern als fördern.

Anhangsweise sei kurz noch auf den Begriff des sog. *Sportherzens* eingegangen, der bei der starken Ausbreitung des Kindersportes heute oft gebraucht wird. Eine bei systematischer Muskelanstrengung auftretende, meist geringfügige Herzmuskelhypertrophie, die mit sehr guter Leistungsfähigkeit, also besonders großer Reservekraft verknüpft ist, hat keinerlei krankhafte Bedeutung. Dagegen sind die im Anschluß an Überanstrengungen bei Kindern auftretenden Herzvergrößerungen mit Insuffizienzerscheinungen nicht mit Muskelhypertrophie zu verwechseln, vielmehr als Dilatation zu deuten, zu behandeln und mit allen Mitteln zu verhüten. Solche Schädigungen drohen im Kindesalter häufiger als beim Erwachsenen, weil das Kind seine Leistungsfähigkeit leichter überschätzt. Der Kinderarzt muß deshalb fordern, daß Sportleistungen der Kinder von Sachverständigen überwacht und alle Übertreibungen (Wettspiele, Spitzenleistungen) im Kindesalter als unsinnig und bedenklich unterbunden werden.

Die Krankheiten der Nieren, der Harnwege und der Geschlechtsorgane.

Von

A. ECKSTEIN-Düsseldorf.

Die Erkrankungen der Harnorgane im Kindesalter verlaufen in mancher Hinsicht unter denselben Erscheinungen wie beim Erwachsenen. Bestimmte Krankheitsformen zeigen allerdings eine typische Altersdisposition und treten infolgedessen in den verschiedenen Altersperioden mehr oder weniger häufig auf. Bis zu einem gewissen Grade beruht dies auf den altersbedingten Stoffwechselbesonderheiten des Organismus, auf funktionellen und anatomischen, in der Entwicklung und im Wachstum bedingten Eigenschaften der Harnorgane selbst und außerdem auch in einer vom Alter abhängigen Prädisposition zu manchen Krankheiten. In entsprechender Weise werden sich auch bestimmte Noxen in den verschiedenen Altersperioden in wechselndem Grade in ihren klinischen Erscheinungen auswirken; Diagnose, Verlauf, Behandlung und Prognose einer Reihe von Erkrankungen der Harnorgane zeigen so, je nach dem Alter des Patienten, ihre Besonderheiten und lassen infolgedessen Krankheitsbilder entstehen, die bei gleichen Ursachen im Kindesalter mit anderen Erscheinungen auftreten als beim Erwachsenen. Daneben gibt es auch Krankheitsbilder, die fast ausschließlich im Kindesalter und auch hier nur in bestimmten Altersperioden vorkommen.

Vorbemerkungen über die Besonderheiten der Harnorgane, Harnbereitung und -entleerung im Kindesalter.

Je jünger ein Individuum ist, um so größer ist der flüssige Anteil in der Nahrung. Es ist daher verständlich, daß das harnbereitende Organ, die Niere, bei jungen Kindern verhältnismäßig groß ist. Die Nieren reichen beim Säugling tiefer als beim Erwachsenen. Die linke Niere ist in diesem Alter meist palpabel (etwa bis zum 2. Lebensjahr).

Die *Funktion der Niere* entspricht schon beim Neugeborenen weitgehend den Leistungen der Erwachsenenniere, d. h. man sieht sowohl ausreichende Verdünnung wie Konzentration des Urins. Seine Zusammensetzung wird durch die Nahrung beeinflußt.

Die für die Untersuchung notwendige Menge Harn muß beim Säugling in einem vorgelagerten ERLENMEYER-Kölbchen oder einem Reagensglas aufgefangen werden. Unter Umständen ist man gezwungen, die Kinder zu katheterisieren, was auch bei Säuglingen ohne Schwierigkeiten möglich ist.

Die chemische Zusammensetzung, ebenso der Gehalt an Formbestandteilen entspricht dem Erwachsenenharn (s. S. 11). Veränderungen bei Erkrankung der Harnorgane bzw. des Stoffwechsels werden in entsprechender Weise durch chemische (Eiweiß, Zucker, Aceton, Acetessigsäure usw.) oder bakteriologische bzw. mikroskopische Untersuchungen erfaßt.

Für die Beurteilung der *normalen Harnausscheidung* ist in erster Linie die Menge des in 24 Stunden ausgeschiedenen Urins von Bedeutung, die beim

Säugling und Kleinkind oft nur schätzungsweise nach der Häufigkeit des Einnässens zu erfassen ist. Auch aus der Farbe des Urins können wichtige Schlüsse gezogen werden, beim Säugling entsprechend aus der Farbe der eingenäßten Windel. Die Menge des ausgeschiedenen Urins steht in einem bestimmten Verhältnis zu der aufgenommenen Flüssigkeitsmenge, sie beträgt etwa $^3/_5$—$^4/_5$, wobei auch noch andere Faktoren (Perspiratio insensibilis, Atmung, Verdunstung auf der Körperoberfläche und damit Wärme und Feuchtigkeitsgrad der Luft, Schwitzen) berücksichtigt werden müssen. Bei den organischen Nierenerkrankungen muß daher stets die Ausscheidungsmenge kontrolliert werden.

Für die Beurteilung der *Nierenfunktion* ist, wie beim Erwachsenen, die Funktionsprüfung maßgebend, aus der sich die Möglichkeit der Konzentration, Verdünnung, N- und Salzausscheidung beurteilen läßt. Je jünger ein Individuum ist, um so mehr muß man dabei die allgemeine Stoffwechsellage berücksichtigen, die sich in der Vorniere auswirkt. So sind bei der Besonderheit des Wasser- und Salzhaushaltes im Säuglingsalter alle diese Funktionsprüfungen nur mit Vorsicht zu bewerten, während bei älteren Kindern dieselben Voraussetzungen wie für den Erwachsenen gelten, d. h. es müssen etwaige durch die Diät bedingte und bei der Zulage der zu prüfenden Stoffe durch Speicherung in der Vorniere sich auswirkende Retentionen berücksichtigt werden. Für die Beurteilung schwerer Krankheitsbilder ist auch das Verhalten des Blutchemismus von Bedeutung (in erster Linie des Rest-N bis zu 40 mg-% normal und des Cl bis zu 0,6 % NaCl im Serum). Auch die Bestimmung des Harnstoffs, der Harnsäure und des Kreatinins im Serum kann im Einzelfall von diagnostischer Bedeutung sein.

Technik der Funktionsprüfung. Für den Verdünnungs- und den daran sich anschließenden Konzentrationsversuch gibt man bei Bettruhe und nüchtern 400—1000 ccm Wasser bzw. Fruchtsaft. Der Urin wird in den ersten Stunden stündlich, nach 12 Stunden 6stündlich aufgefangen und seine Menge und das spezifische Gewicht bestimmt. Während der Versuchsperiode darf keine weitere Flüssigkeit verabreicht werden. Nach 2—4 Stunden wird die zugeführte Wassermenge bei niedrigem spezifischem Gewicht ausgeschieden, das dann in den kleinen Urinportionen jenseits dieser Zeit ansteigt. Bei Säuglingen und Kleinkindern muß man häufig auf diese Untersuchungsmethode verzichten, da die Erfassung der gesamten Urinmenge auf Schwierigkeiten stößt. Die Kochsalzbelastung erfolgt in der Weise, daß man 3—5 g NaCl nach entsprechender Vorperiode verabreicht. Die Ausscheidung erfolgt innerhalb 24 Stunden, wobei die Bestimmung im Serum einen Anstieg auf über 1% ergeben soll.

Die Stickstoffbelastung wird mit einer Zulage von 5—10 g Harnstoff in entsprechender Weise durchgeführt.

Symptomatologie der Nierenerkrankungen.

Das Ödem ist unter Ausschluß anderer Ursachen als ein wichtiger Ausdruck der Nierenerkrankungen zu bewerten. Differentialdiagnostisch kommt in Betracht das kardiale Ödem, dessen Lokalisation zunächst an den unteren Extremitäten beginnt, das angiospastische und urticarielle Ödem und, vor allem im Säuglingsalter, das Ödem bei Ernährungsstörungen, wie es in klassischer Weise bei dem Mehlnährschaden der Fall ist. Endlich ist noch das idiopathische Ödem bei Neugeborenen zu erwähnen (s. S. 46). In schweren Fällen von Ödemen kann es auch zu serösen Ergüssen in die Bauch- und Brusthöhle kommen. Hier finden sich Übergänge zum Hirnödem, wie es sich als ein Symptom der Urämie manifestiert.

Jenseits des Säuglings- und Kleinkindesalters ist die Beobachtung des *Blutdruckes* bei allen Formen der Nierenerkrankungen von größter Bedeutung. Wie beim Erwachsenen sind auch hier nur Blutdruckwerte zu verwenden, die bei mehreren und zu verschiedenen Tageszeiten vorgenommenen Messungen gleich sind. Die Werte für den normalen Blutdruck betragen 100—120 mm Hg.

Endlich sei noch auf das Verhalten des Zentralnervensystems hingewiesen, das für die Beurteilung des urämischen Zustandes von größter Bedeutung ist.

Bei der „echten" (eklamptischen) Form der Urämie findet man die Erscheinungen des gesteigerten Hirndrucks (Kopfschmerzen, Erbrechen, Pulsverlangsamung, Reflexsteigerung, Störungen des Sensoriums) bis zu eklamptischen Anfällen. Das Babinskische Zeichen ist häufig positiv. Die „stille" Urämie findet man eigentlich nur bei den Ausgangsformen der chronischen Niereninsuffizienz. Sie wird meistens erst bei beginnender Benommenheit oder im Zusammenhang mit kurz vorhergehenden Aufregungszuständen entdeckt. Bei der Seltenheit der chronischen Niereninsuffizienz im Kindesalter tritt auch die „stille" Urämie verhältnismäßig nur selten auf, zumal auch in solchen Fällen eine „echte" Urämie das Endstadium einleiten kann.

Bei der Beurteilung des Allgemeinzustandes eines nierenkranken Kindes soll daher stets auch der Nervenstatus berücksichtigt werden. Dasselbe gilt auch für den Augenhintergrund, der bei chronischer Niereninsuffizienz das Bild der Retinitis albuminurica zeigt.

Die Nieren.

Akute und chronische Nierenerkrankungen.
Die Nierenentzündungen.

Je nach dem Sitz der Erkrankung unterscheidet man die *Glomerulitis (Glomerulonephritis)*, bei der die Glomeruli gleichmäßig erkrankt sind *(diffuse Glomerulonephritis)* und die *Herdnephritis,* bei der die Entzündung in mehr oder weniger großer Ausdehnung auftritt. Von den glomerulären Erkrankungen trennt man die Erkrankungen des tubulären Apparates *(Nephrosen)* sowie die entzündlichen Veränderungen der interstitiellen Teile ab. Neben diesen reinen Formen finden sich aber Übergänge zu den sog. *Mischformen,* bei denen die glomerulären, tubulären und interstitiellen Partien in wechselndem Grade erkrankt sind. Alle diese Einzelformen können im weiteren Krankheitsverlauf ineinander übergehen. In der Mehrzahl der Nierenerkrankungen, wenigstens bei solchen stärkeren Grades, ist auch die Vorniere erkrankt, wie dieses aus den Schwankungen der Harnausscheidung, den im Blutchemismus sich äußernden Störungen des intermediären Stoffwechsels, der Ödembildung, der Blutdrucksteigerung und endlich der nervösen Ausfallserscheinungen hervorgeht. Neben den primären Nierenerkrankungen, die meist infektiöser Art sind, findet man auch Krankheitsbilder, bei denen der Krankheitsverlauf auf eine sekundäre Erkrankung der Nieren hinweist (z. B. bei der Scharlachnephritis, der Diphtherie- und Lipoidnephrose).

Von den bei Erwachsenen nur ganz vereinzelt beschriebenen Nephritisformen, der *Kapsulitis,* der *Nephritis ohne Harnzeichen* und der *Nephritis hydraemica* fehlen bisher beweiskräftige Krankheitsbilder im Kindesalter.

. **Die Glomerulonephritis.** Die reine Glomerulonephritis (Glomerulitis) äußert sich in den schweren Fällen mit allgemeinem Krankheitsgefühl, nicht selten in Durchfällen mit Erbrechen und Kopfschmerzen, ferner in kolikartigen Leibschmerzen, die zu der Fehldiagnose einer Appendicitis führen können. Die Veränderung der Harnfarbe (Hämaturie, Blutharn), bei Säuglingen die blutige Verfärbung der Windeln, weist häufig auch den Laien schon auf eine Erkrankung der Nieren hin. Im Sediment finden sich zahlreiche Erythrocyten, aber sonst keine Formbestandteile. Der Blutdruck ist fast stets erhöht. Gelegentlich kommt es zu einer starken Herabsetzung der Harnausscheidung, ja sogar zu Anurie, die fast stets mit präurämischen oder urämischen Erscheinungen einhergeht. Die Anurie und die übrigen Erscheinungen können auch vor Beginn der Hämaturie auftreten. Bei herabgesetzter Urinausscheidung findet man oft zunächst nur vereinzelte Erythrocyten oder überhaupt keine formalen Bestandteile im Sediment, bis dann nach Stunden die Hämaturie einsetzt. Dieses verspätete Auftreten der Hämaturie hängt mit der anfänglichen Nierensperre (Spasmus der Nierengefäße VOLHARDs) zusammen, die im weiteren Verlauf durchbrochen wird.

Treten die Erscheinungen nicht stürmisch auf und äußern sie sich nur in einer mehr oder weniger starken Hämaturie, die vielfach nur aus dem mikroskopischen Sedimentbefund erkennbar ist, so ist die Annahme einer auf einzelne Rindenabschnitte beschränkten *Herdnephritis* berechtigt. Der Sedimentbefund wechselt hier sehr stark in den einzelnen Urinportionen.

Die *reine, diffuse Glomerulitis* ist eine Krankheit, die entweder nach wenigen Tagen wieder abklingt oder zum Teil infolge der weiteren Auswirkung der Grundkrankheit (Scharlach und andere) rasch zum Tode führen kann und dann in ihrer Eigenart bei der Autopsie erkannt wird. Die Herdnephritis kann sich über Wochen und Monate hinziehen, ohne irgendwelche andere Erscheinungen als die des typischen Sedimentbefundes zu zeigen. Differentialdiagnostisch kommen dabei in Betracht Steine und entzündliche Veränderungen des Urogenitalsystems (s. dort). Dauert die diffuse Glomerulonephritis längere Zeit an, so kommt es auch zu einer Schädigung des Nierenparenchyms. Im Sediment finden sich dann Erythrocyten, Zylinder und Leukocyten. Je nach dem Grade der Schädigung und ihrer Auswirkung auf den intermediären Stoffwechsel treten Ödeme auf. Die Schädigung der Nierenfunktion zeigt sich ferner in einer Störung der N- und NaCl-Ausfuhr, deren Angebot in der Nahrung mit einer Steigerung der beschriebenen Symptome beantwortet wird.

Die *Mischformen* stellen die häufigste Form der Nierenerkrankungen dar. In den schweren Fällen findet man, wenigstens zu Beginn, fast stets eine Blutdrucksteigerung, nicht selten auch urämische bzw. präurämische Symptome. Die Kinder sind dann sehr unruhig, klagen über starke Kopfschmerzen, Erbrechen, Durchfälle, gelegentlich treten Krämpfe und Bewußtlosigkeit auf. Mit dem Einsetzen der Harnflut klingen die urämischen Erscheinungen ab. Die Ödeme und Blutdrucksteigerung gehen mehr oder weniger rasch zurück. Der Urinbefund wird in der Periode der Ausschwemmung stärker, ohne daß das Allgemeinbefinden dadurch gestört wird.

Als Ursache für die Glomerulonephritis und die Mischformen kommen mit geringen Ausnahmen infektiöse Prozesse in Betracht. Die häufigste Form ist die *Anginanephritis*, die nicht selten noch vor Abklingen der Angina, gelegentlich auch erst einige Tage später, auftritt. Die engen Beziehungen zwischen Angina und Nephritis zeigen sich unter anderem auch darin, daß bei abklingender Nephritis und schon annähernd normalem Sedimentbefund eine interkurrente Angina den Prozeß wieder neu aufflackern läßt. Die Anginanephritis darf als ein Schulbeispiel einer fokalen Infektion betrachtet werden. Eine Sonderform der Anginanephritis ist die Frühform der Scharlachnephritis, die sich von der Scharlachnephritis des 2. Krankseins in mancher Hinsicht unterscheidet (s. dort).

Eine für das Kindesalter charakteristische Form der Nephritis ist die *Impetigonephritis*, wie sie im Zusammenhang mit der Hauterkrankung auftritt.

Die **genuine akute Nephritis** zeichnet sich durch ihre, man möchte beinahe sagen explosionsartige Entstehung aus. Kinder, die noch vor Stunden keinerlei Krankheitserscheinungen zeigten, erkranken aus vollem Wohlbefinden heraus unter präurämischen Erscheinungen, Blutdrucksteigerung, Anurie und vielfach auch unter starker Ödembildung. Das Krankheitsbild macht einen bedrohlichen Eindruck, im Vordergrund steht die Urämiegefahr. Ähnliche Krankheitsbilder sind beim Erwachsenen als Kriegs- bzw. Durchnässungsnephritis bezeichnet worden, doch gibt es eine Reihe von Beobachtungen, bei denen keinerlei Zusammenhang mit einer derartigen Schädigung, so etwa einer Durchnässung, festzustellen ist.

Wie weit die seltene *Nephritis bei Purpura abdominalis* als eine primäre infektiöse bzw. durch andersartige Capillarschädigung hervorgerufene Nierenerkrankung aufzufassen ist, die in ihrem klinischen Verlauf allerdings eine gewisse Ähnlichkeit mit den hier beschriebenen Krankheitsbildern zeigt, läßt sich nicht feststellen. Dasselbe gilt für die *hämorrhagische Nephritis bei Periarteriitis oder Polyarteriitis nodosa.*

Die **Behandlung der Nephritis** erstrebt in erster Linie die Entlastung der Nieren von Stoffwechselschlacken. In den schweren Fällen, die mit einer Blutdrucksteigerung bzw. urämischen Erscheinungen einhergehen, erreicht man diese Entlastung der Nieren und eine Entgiftung des Organismus am raschesten mit einem Aderlaß (Säuglinge 80 ccm, Kleinkinder 120 ccm, Schulkinder 200 bis 300 ccm). Auch eine Steigerung der Schweißsekretion (Lichtbogen) ist zweckmäßig. Stehen, wie etwa bei der Urämie, cerebrale Erscheinungen im Vordergrund, so verspricht die Lumbalpunktion Aussicht auf Erfolg. Gleichzeitig gebe man Cardiaca, während man auf Diuretica in diesem Stadium verzichten kann. Die mangelhafte Urinsekretion kommt bei Anwendung der beschriebenen Mittel meist in wenigen Stunden ingang. Hält die Anurie trotzdem noch längere Zeit an, so behandele man die Nierengegend mit Diathermie. Nur in den seltensten Fällen wird man unter diesen Umständen zu der Dekapsulation der Nieren gezwungen werden, die auch in verzweifelten Fällen noch gelegentlich Erfolg verspricht.

Die Flüssigkeitszufuhr richtet sich nach der Ausscheidung, die daher während des ganzen Verlaufs der Nierenerkrankung beobachtet und mit der Zufuhr verglichen werden muß (s. S. 467). Im akuten Stadium verabreicht man in den ersten Tagen die von Noordensche Zuckerdiät (200—300 g Sirup). Sie hat den Vorteil, bei genügendem Caloriengehalt keine die Niere belastenden Stoffwechselschlacken zu bilden. In den folgenden Tagen gehe man auf Obsttage über (Äpfel, vor allem Bananen, gegebenenfalls als Brei oder Kompott). Bei zunehmender Besserung soll die Ernährung auch weiterhin noch eiweißarm und kochsalzfrei bleiben, was am leichtesten durch eine vegetabile Kost (Kartoffelpüree als Unterlage) gewährleistet wird. Nach Abklingen der klinischen Erscheinungen und bei einigermaßen normalem Sedimentbefund, bei dem das manchmal noch wochenlang anhaltende Auftreten von vereinzelten Erythrocyten nicht übermäßig bewertet werden darf, überzeuge man sich durch die Funktionsprüfung von der Leistungsfähigkeit der Niere. Erst dann soll der Patient auf die normale Kost umgestellt werden. Während der ganzen Erkrankungsdauer muß der Patient im Bette liegen, auch wenn die Erscheinungen schon weitgehend abgeklungen sind.

Der **Verlauf der Nierenerkrankung** im Kindesalter ist meist günstig. Der Ausgang in eine chronische Nierenerkrankung wird nur selten beobachtet. Es kann allerdings vorkommen, daß die Patienten noch über Jahre hinaus vereinzelte Erythrocyten im Sediment aufweisen. Für diese Form wurde der Begriff der *Pädonephritis* (Heubner) geprägt, worunter man eine Herdnephritis mit kleinsten Nierenherden versteht. Die Funktionsprüfung ergibt einen nach jeder Richtung hin normalen Verlauf, wobei allerdings im Anschluß an den Wasserstoß manchmal eine vermehrte Erythrocytenausschwemmung auftritt. Bei manchen Patienten findet man nach Entfernung der zerklüfteten Tonsillen ein rasches Zurückgehen aller Erscheinungen, was die Beziehungen zu einem fokalen Infekt aufdeckt. Nur ganz selten sieht man bei solchen Patienten vorübergehend eine, in wiederholten Untersuchungen sich bestätigende Erhöhung des Blutdrucks; dasselbe gilt für die gelegentliche Cylindrurie. Die Frage, wie weit sich hier Übergänge zu der eigentlichen chronischen Nierenerkrankung, der Schrumpfniere, finden und wie weit auch solche Fälle wieder restitutionsfähig sind, ist nur von Fall zu Fall zu beurteilen.

Die **Schrumpfniere** verläuft unter denselben Erscheinungen wie beim Erwachsenen. Charakteristisch ist der sich über Jahre hinstreckende Verlauf, die Isosthenurie, der hohe Blutdruck, der wechselnde Urinbefund und schließlich die Retinitis albuminurica. Das Endstadium führt auch hier zu den Erscheinungen einer Urämie. Die jüngsten von uns beobachteten Patienten befanden sich im Kleinkindesalter. Jede Therapie ist bisher erfolglos. Eine strenge Nierendiät, ferner Renotrat können eine vorübergehende Besserung ermöglichen.

Eine *Sonderform der unter den Erscheinungen der Nephritis verlaufenden Krankheitsbilder* findet man bei *Säuglingen.* So sieht man z. B. bei Ernährungsstörungen, auch bei Infekten, nicht selten das Auftreten von Erythrocyten im Urin. Auch bei einem während der klinischen Beobachtung feststellbaren stärkeren Sedimentbefund konnten wir bei der Autopsie niemals irgendwelche Veränderungen beobachten, abgesehen von den Fällen, bei denen eine typische Nephritis bestand. Bekannt ist in dieser Altersperiode auch die Neigung zur Cylindrurie, die geradezu experimentell durch Verabreichungen saurer Nahrungsmischungen (z. B. Salzsäuremilch) ausgelöst werden kann, andererseits bei Umstellung auf eine andere Nahrung aber wieder verschwindet. Man ist daher nicht berechtigt, für diese in einem bestimmten Lebensalter charakteristische rein funktionelle Nierenstörung, die wahrscheinlich auf einer Steigerung der Capillärdurchlässigkeit beruht, eine besondere Form der Nierenerkrankung (infantile Nephropathie) anzunehmen. Daß daneben auch die anderen beschriebenen Erkrankungsformen der Nephritis bei Säuglingen vorkommen können, bedarf keiner weiteren Erwähnung.

Die **interstitielle Nephritis** läßt sich klinisch nicht mit Sicherheit diagnostizieren, da der Urinbefund völlig uncharakteristisch ist. So erkennt man sie letzten Endes nur auf dem Sektionstisch. Man unterscheidet eine *exsudativ lymphatische* und eine *purulente interstitielle Nephritis,* die aber ineinander übergehen können. Als Ursache kommen stets Allgemeininfektionen in Betracht, die entweder auf dem Blutwege absteigend oder von infiziertem Urin aus aufsteigend zur Infektion des Zwischenbindegewebes der Niere führen. So finden sich auch Übergänge zu der Absceßniere, bei der miliare bis bohnengroße Abscesse auftreten können. *Bis zu einem gewissen Grade ist auch die Tuberkulose und die Miliartuberkulose der Niere in diese Sonderform der Nierenerkrankungen einzureihen.* Die bei der interstitiellen Scharlachnephritis der 3. Krankheitswoche zu beobachtende lymphocytäre Infiltration wird als ein allergisches Syndrom aufgefaßt.

Von der reinen interstitiellen Nephritis zu der glomerulointerstitiellen Nephritis, bei der klinisch das Bild der Glomerulitis überwiegt, finden sich Übergänge. Da in vivo, wie schon erwähnt, die Erscheinungen uncharakteristisch sind, so ist eine besondere Therapie nicht möglich. Die Prognose ist aus denselben Gründen schwer zu beurteilen.

Die **Nephrosen** *(tubuläre oder epitheliale Nephrosen).* Das charakteristische Zeichen der Erkrankung des Nierenparenchyms ist der Urinbefund (Fehlen von Erythrocyten, dagegen Vorhandensein von Zylindern [hyaline, granulierte, wächserne]). Daneben finden sich auch Epithelien, Leukocyten und unter Umständen Fetttröpfchen im Sediment. Die Funktionsstörung zeigt sich in erster Linie in dem Auftreten von Ödemen, denen Präödeme vorhergehen können. Bei regelmäßiger Wägung deutet ein abnorm starker Gewichtsanstieg bei einer Reihe von Krankheiten (z. B. bei Diphtherie) auf die Präödeme hin. Die Urinausscheidung ist im akuten Stadium herabgesetzt, die Eiweißausscheidung kann dabei erhebliche Grade annehmen. Der Blutdruck bleibt normal, eine Herzhypertrophie tritt nicht auf.

Die *Diphtherienephrose* klingt meist rasch ab und bietet eine gute Prognose. Die Ödembildung ist leichteren Grades und beschränkt sich häufig auf das Gesicht. Bei Fällen von septischer Diphtherie kommt es gelegentlich zu Mischnephritiden. Die diätetische Behandlung der Diphtherienephrose erstreckt sich auf eine eiweißarme und salzfreie Kost. Auch dabei erzielt man mit der von Noordenschen Zuckerdiät, ebenso mit Obsttagen gute Erfolge. Bei stärkeren Ödemen bewähren sich Diuretica. Die Flüssigkeitszufuhr richtet sich auch hier nach der Flüssigkeitsausfuhr, wobei es im Stadium des Abklingens und beim Zurückgehen der Ödeme zu einer überschießenden Flüssigkeitsausfuhr kommt. Als Ursache für die reine Diphtherienephrose wird eine Schädigung des Nierenparenchyms durch das Diphtherietoxin angenommen.

Die *Nephrose bei Lues congenita*. Sie ist stets ein Symptom einer visceralen Lues. Die gelegentlich recht beträchtlichen Ödeme der unteren Extremitäten sind nur zum Teil durch die Nephrose bedingt, zum Teil wohl auch durch Stauung infolge der vergrößerten Leber und Milz. Die diätetische Behandlung dieser im Säuglingsalter auftretenden Nephrose ist erfolglos. Bei schweren Fällen wird man allerdings zum Teil auch mit Rücksicht auf den Salzgehalt, an Stelle von Kuhmilch die salzärmere Frauenmilch bevorzugen. Wichtiger ist die spezifische Behandlung mit Salvarsan- und Wismutpräparaten, gegen deren Anwendung die Nephrose keinerlei Gegenindikation bietet. Mit dem Abklingen der spezifischen Erscheinungen geht auch die Nephrose zurück.

Die *Lipoidnephrose (Diabetes albuminuricus)*. Dieses eigenartige Krankheitsbild zeichnet sich zunächst durch seine Neigung zu enormer Ödembildung aus, ferner durch den vielfach sehr hohen Eiweißgehalt des Urins und das Vorkommen von Lipoiden daselbst sowie durch die periodischen Schwankungen der klinischen Erscheinungen. In den ausgeprägten Fällen findet man einen beträchtlichen Ascites, der durch einen milchigen Erguß bedingt ist. Er enthält doppelbrechende Fette in feinster Emulsion, etwas Cholesterin und verhältnismäßig wenig Eiweiß. Nicht selten findet man in der Ascitesflüssigkeit Pneumokokken, was auf die Natur der Erkrankung als die einer besonderen Form der Pneumokokkensepsis hinweist. Im Gesicht, Rumpf und an den Extremitäten ist die ödematöse Schwellung besonders stark; häufig können die Augen infolge der Lidödeme nicht geöffnet werden. Je nach der Körperlage wechselt das Ödem in seiner Lokalisation. Das Zwerchfell ist infolge des Ascites hochgedrängt, auch im Brustraum kann es zum Erguß kommen. Das ödematöse Stadium zieht sich meist über Monate hin, worauf wieder Perioden scheinbarer Gesundheit folgen, bis ein neues Rezidiv auftritt. Im Urin findet man Zylinder, Leukocyten und vor allem Lipoide. Der Eiweißgehalt kann über $30^0/_{00}$ ansteigen und zeigt im übrigen große Schwankungen. Da man bei der Sektion derartiger Fälle eine große, weiße Niere findet, deren Parenchym viel lipoide Substanz enthält, wird die Lipoidnephrose von mancher Seite als eine Nierenerkrankung aufgefaßt. Andererseits findet man aber auch bei Patienten, die infolge der Ödeme bis zur Unkenntlichkeit entstellt sind und bei denen man literweise lipoidhaltigen Ascites ablassen kann, in diesem Stadium vorübergehend einen eiweißfreien und auch sonst völlig normalen Harn, der manchmal erst nach Wochen die beschriebene starke Albuminurie und Lipoidausschwemmung aufweist. Dieser Zustand erinnert an das Verhalten beim Diabetes mellitus, bei dem einerseits Störungen des Kohlehydrathaushaltes (erhöhter Blutzucker) nicht immer mit dem Auftreten von Zucker im Urin zusammenfällt, andererseits in den schweren Fällen eine Glykogenspeicherung in der Niere und damit eine sekundäre Veränderung dieses Organs stattfindet, ohne daß man hier von einer primären Nierenerkrankung spricht. So ist es wahrscheinlich auch richtiger, die Lipoidnephrose trotz der bei der Sektion gefundenen, großen weißen Niere nicht als eine primäre Nierenerkrankung aufzufassen, sondern als eine Lipoidspeicherkrankheit, die meist wohl durch eine chronische Pneumokokkenerkrankung bedingt ist.

Die Behandlung richtet sich ebenfalls nach der Möglichkeit der Flüssigkeitsausscheidung, die durch Diuretica, am besten durch Harnstoff günstig beeinflußt wird (30—40 g pro die). Auch Thyreoidin hat häufig einen guten diuretischen Effekt. Es empfiehlt sich, die Nahrung nicht vollkommen eiweißfrei, immer aber salzfrei zu gestalten.

Die Prognose ist im allgemeinen ungünstig, doch kann der Verlauf sich über Jahre hinziehen. Bisher sind nur vereinzelte Fälle von Heilung bekannt.

Entsprechend der Lipoidniere finden wir bei anderen Stoffwechselkrankheiten Veränderungen der Niere, die eine ursächliche Beziehung zu dem Grundleiden aufweisen. Es sind hier zu erwähnen die *Amyloidniere,* die *Diabetesniere* und die *Gichtniere,* die an sich keinerlei klinische Bedeutung besitzen und häufig erst bei der Autopsie erfaßt werden.

Funktionelle Störungen der Niere.

Den **Albuminurien** kommt im Kindesalter insofern eine gewisse Bedeutung zu, als sie unter Umständen als eine Nierenerkrankung (am häufigsten als Nephrose) aufgefaßt werden. Dabei sind die Albuminurien, soweit man sich aus den mangelnden Sektionsbefunden bzw. dem häufig rasch abklingenden Urinbefund und ihrem gutartigen Verlauf ein Urteil bilden kann, nur als eine funktionelle Schwäche im Sinne einer stärkeren Eiweißdurchlässigkeit des Nierenfilters zu betrachten, also nicht als eine eigentliche Nephropathie. Wie beim Erwachsenen findet man auch hier die *febrile Albuminurie,* die ohne Sedimentbefund (gelegentlich vereinzelte Zylinder oder Erythrocyten) mit dem Zurückgehen des Fiebers abklingt. Bei einer Reihe von Stoffwechselstörungen (z. B. beim Ikterus, bei Dyspepsien) kommt es ebenfalls gelegentlich zur Albuminurie. Rein alimentär läßt sich die Albuminurie, ja sogar eine stärkere Cylindrurie durch saure Nahrungsgemische beim Säugling auslösen. Die *Albuminurie des Neugeborenen,* die nicht selten auftritt, dürfte ebenfalls eine Stoffwechselalbuminurie darstellen, die mit der Umstellung des Stoffwechsels zusammenhängt. Irgendwelche pathologische Bedeutung besitzt keine dieser Formen der Albuminurie.

Die **orthotische Albuminurie** (HEUBNER). Jenseits des Kleinkindes- und bis zum Abschluß des Pubertätsalters findet man nicht selten Kinder, bei denen die Untersuchung des Urins eine stärkere Albuminurie aufweist. Im Sediment kommen gelegentlich vereinzelte Zylinder und Erythrocyten vor, meist aber findet man keine formalen Bestandteile. Charakteristisch für die Eiweißausscheidung ist das wechselnde Verhalten. Man findet in den Morgenpartien reichlich Eiweiß im Urin, das im Laufe des Tages wieder abnimmt und in den späteren Portionen völlig verschwinden kann. Bei starker Erregung (z. B. in der Sprechstunde) kann die Albuminurie erhebliche Grade annehmen, was auf eine Mitbeteiligung des Nervensystems hinweist (vgl. die Examensalbuminurie bei Erwachsenen sowie S. 552). Weiterhin ist charakteristisch, daß diese Eiweißausscheidung bis zu einem gewissen Grade an die Körperhaltung gebunden ist. Bei Bettruhe fehlt sie, bei künstlich verstärkter Lordose ist sie gesteigert, während sie vielfach bei natürlicher Lordose fehlen kann. Man hat sie daher auch als orthostatische Albuminurie bezeichnet (JEHLE) und ihre Entstehung in einer mechanischen Behinderung der Blutversorgung der Nieren gesucht. Diese Annahme gilt aber nur für einen verhältnismäßig kleinen Teil der jugendlichen Patienten. Da diese auch sonst Zeichen einer vermehrten Gefäßlabilität aufweisen (s. S. 552), so ist es naheliegend, als Ursache für die orthotische Albuminurie ebenfalls funktionelle Gefäßstörungen, in erster

Linie Spasmen, und damit eine rasch wieder abklingende anoxybiotische Parenchymschädigung anzunehmen.

Der Nachweis der Albuminurie ist fast stets ein zufälliger, da sonst keinerlei Anzeichen für eine Nierenerkrankung vorhanden sind. Die Beschwerden derartiger Kinder sind mehr allgemeiner Natur. Klagen über Übelkeit und Erbrechen vor und nach dem Frühstück, Neigungen zu Kopfschmerzen und Ohnmachten, sowie sonstige nervöse Störungen weisen den erfahrenen Arzt auf die Möglichkeit einer orthotischen Albuminurie hin.

Die **Diagnose** ist verhältnismäßig einfach zu stellen. Der nach Bettruhe gesammelte Urin (die Blase muß vor dem Schlafengehen entleert werden!) ist eiweißfrei. In den ersten Stunden nach dem Aufstehen kommt es dann zu einer stärkeren Eiweißausscheidung, die im Laufe des Tages wieder zurückgeht. Das Sediment ist im allgemeinen frei von formalen Bestandteilen, in vereinzelten Fällen findet man auch geringe Mengen von Erythrocyten und Zylindern, die aber bei wiederholten Untersuchungen des Urins wieder fehlen.

Charakteristisch ist ferner die Langsteinsche Probe des Nachweises des Essigsäurekörpers. Harn auf das 3—4fache mit destilliertem Wasser verdünnt. Dazu einige Tropfen 10%ige Essigsäure ergibt eine Eiweißfällung. Die Chondroitinschwefelsäureprobe (Essigsäurezusatz und 1 ccm einer 1%igen Serumalbuminlösung) ergibt ebenfalls eine starke Ausfällung (Moerner).

Der Blutdruck ist im allgemeinen nicht gesteigert, doch gibt es auch Fälle, die mit einer essentiellen Hypertonie einhergehen. Die Funktionsprüfung der Nieren zeigt einen normalen Verlauf.

Differentialdiagnostisch kommt eigentlich nur bei etwaigem Sedimentbefund die Pädonephritis in Betracht. Bei dieser bleibt aber bei Bettruhe im Gegensatz zur orthotischen Albuminurie der Urinbefund unverändert oder zeigt nur geringe Schwankungen. Mit Hilfe des Verdünnungsversuches (Wasserstoß) kann man durch Ausschwemmung der Erythrocyten die Diagnose der Pädonephritis gegenüber der orthotischen Albuminurie abgrenzen.

Es handelt sich bei der orthotischen Albuminurie um keine eigentliche Nierenkrankheit. Jede *Therapie* ist daher nicht nur überflüssig, sondern sogar schädlich. Man beschränke sich darauf, die allgemeinen nervösen Störungen der Kinder durch geeignete Maßnahmen günstig zu beeinflussen und die Eltern über die Harmlosigkeit des scheinbaren Leidens aufzuklären.

Weitere Erkrankungen der Nieren und ihrer Umgebung.

Es handelt sich hier zunächst um die Auswirkung von Stoffwechselerkrankungen, die zu einer Schädigung des Nierenparenchyms bzw. der Gefäße führen. So findet man bei der *Intoxikation* der Säuglinge alle Grade der Albuminurie bis zur der Ausschüttung von Zylindern und sonstigen formalen Bestandteilen. Alle diese Erscheinungen klingen mit der Besserung des Allgemeinzustandes wieder ab.

Bei der Möller-Barlowschen *Krankheit* findet man meist schon als Frühsymptom eine Erythrocyturie als Ausdruck der avitaminotischen Gefäßstörungen.

Der *Harnsäureinfarkt des Neugeborenen,* der ja in seiner Ausdehnung erst bei der Autopsie entdeckt wird und sich klinisch günstigstenfalls durch eine besonders starke Ausscheidung von Harnsäuregrieß in den ersten Lebenstagen manifestiert, gehört ebenfalls zu den sekundären Nierenschädigungen. Dasselbe gilt für die *Gichtniere* und die *Glykogenspeicherung* der Niere *bei Diabetes mellitus.*

Der *Niereninfarkt* und die *Thrombose der Nierenvenen* sind Krankheitsbilder, die fast stets auch immer erst bei der Sektion entdeckt werden. Sie gehen einher mit einer stärkeren peritonitischen Reizung, die aber durch das schwere Krankheitsbild verdeckt wird.

Die *Stauungsniere* bei dekompensiertem Herzfehler ist verhältnismäßig selten. Sie fehlt sogar gelegentlich, wenn infolge der Stauung Ödeme und Ascites auftreten. Etwaigenfalls kommt es zur Ausscheidung von Erythrocyten, Leukocyten und Zylindern. Im Gegensatz zu diesem geringfügigen klinischen Befunde ist der Sektionsbefund häufig viel stärker.

Unter den *Mißbildungen der Niere* ist zunächst die *Cystenniere* zu erwähnen, die je nach der Größe schon beim Neugeborenen Störungen auslösen kann. Sie kann sogar unter Umständen ein Geburtshindernis werden. Je nach dem Grade ihrer Ausdehnung bzw. der noch erhaltenen Funktionsfähigkeit des Nierenparenchyms kommt es zu den Erscheinungen der Niereninsuffizienz. Die Untersuchung des Bauches läßt von einer bestimmten Größe der Cystenniere an den Tumor durch Palpation erkennen. Dabei fällt meist die höckrige Beschaffenheit der Geschwulstoberfläche auf. Die Pyelographie erleichtert die Diagnose. Kleine (submiliare, disseminierte) Cysten machen keine klinischen Erscheinungen.

Eine weitere Mißbildung ist die *angeborene Hydronephrose*, die im allgemeinen erst vom Kleinkindesalter ab ihre Erscheinungen macht. Die regelmäßige Harnentleerung ist, wie beim Erwachsenen, gestört. Nicht selten kommt es zu Kolikanfällen und vor allem, infolge sekundärer Infektion, zur *Pyonephrose*. Der Palpationsbefund ist nicht eindeutig. Dagegen gelingt es mit Hilfe des Ureterenkatheterismus sowie der Pyelographie ohne Schwierigkeiten die Diagnose zu stellen. Die Behandlung muß eine chirurgische sein.

Als weitere Mißbildung sei noch die *Hufeisenniere* erwähnt, deren Diagnose nur für die Frage einer etwaigen Resektion einer erkrankten Niere (z. B. bei Tuberkulose) von Bedeutung ist.

Die *Dystopie der Niere* (Wanderniere) kommt gelegentlich bei asthenischen Kindern (STILLERscher Typus) zur Beobachtung. Neben der Palpation kann die Pyelographie die Diagnose sichern. Da die Beschwerden meist allgemeiner Art sind und es oft auf Schwierigkeiten stößt, aus ihnen direkte Beziehungen zu der Dystopie der Niere zu finden, so beschränke man sich auf die allgemeine roborierende Therapie, wie sie bei der Asthenie üblich ist. Auf eine chirurgische Fixation der Niere wird man fast stets verzichten können, wenn sich nicht als Folgezustand der Nierenverlagerung eine chronische Entzündung (z. B. Pyelocystitis infolge Stauung) entwickelt hat.

Unter den *Nierentumoren* sind die kongenitalen Mischgeschwülste sowie das GRAWITZsche Hypernephrom zu erwähnen. In beiden Fällen stützt sich die Diagnose auf den Nachweis eines Tumors im Bauche, meist auch auf Metastasen in anderen Körperteilen. Nur in seltenen Fällen kann ein chirurgischer Eingriff einen Erfolg bringen.

Die *Peri-*, *Epi-* und *Paranephritis*. Im Anschluß an Allgemeininfektionen kann es schon im Säuglingsalter zur Abszedierung des Nierenlagers kommen. Charakteristisch ist der septische Verlauf der Fieberkurve, für den sich auch bei sorgfältiger Untersuchung keine sicheren sonstige Ursachen feststellen lassen und der so vielfach als ein Zeichen kryptogenetischer Sepsis gewertet wird. In der weiteren Entwicklung kommt es paravertebral in der Höhe des Nierenlagers zu einer Rötung und Ödembildung. Größere Kinder klagen nicht selten über starke Schmerzen in dieser Gegend. Bei der Röntgendurchleuchtung fällt die mangelhafte Bewegung der betreffenden Zwerchfellhälfte bzw. ihr völliges Fehlen auf. Nicht selten findet man über dem Zwerchfell einen Erguß (Reizpleuritis). Der Urin ist entweder ohne jeglichen formalen Befund oder er enthält geringe Mengen von Erythrocyten. Die Probepunktion, an die sich die sofortige Eröffnung des Abscesses anschließen soll, klärt die Diagnose. In seltenen Fällen, namentlich bei Erkrankungen am unteren Nierenpol kann es auch zu Senkungsabscessen kommen, nach deren Eröffnung die Krankheit abklingt. Bei allen

Fällen mit septischem Fiebertypus und nicht eindeutigem Organbefund denke man an die Möglichkeit eines Abscesses des Nierenlagers, namentlich wenn der Zustand sich über Wochen hinzieht.

Renaler Zwergwuchs (renale Rachitis). Bei diesem seltenen Krankheitsbild findet man neben dem Zwergwuchs auch Veränderungen des Skeletsystems von der Form der osteomalacischen Rachitis, ferner in mehr oder weniger starkem Grade die Erscheinungen einer chronischen Niereninsuffizienz wie bei der Schrumpfniere mit ihrer Auswirkung auf den Stoffwechsel und auf das Herzgefäßsystem. Eine Therapie verspricht keine Aussicht auf Erfolg.

Störungen der Harnausscheidung.

Bei einer Reihe von Stoffwechselerkrankungen kommt es zu einer Ausscheidung bestimmter Stoffwechselschlacken, die normalerweise nur in geringen Mengen oder gar nicht im Urin vorkommen. Es handelt sich also um Störungen, die sich zwar im Harnsystem äußern, deren Ursprung aber in Veränderungen des Stoffwechsels zu suchen sind. So wird die *Phosphaturie* als Ausdruck einer Neurose betrachtet. Neben einer Reihe von Symptomen, die mit der ursprünglichen Krankheit verbunden sind, findet man eine vermehrte Ausscheidung von Phosphaten. In den leichteren Fällen bleibt der Urin klar, man findet aber dann ein schillerndes Oberflächenhäutchen. Bei den schweren Formen ist der Harn stark getrübt, das Sediment zeigt hauptsächlich Salze von saurem phosphorsaurem Kalk, daneben auch oxalsauren Kalk sowie Magnesium-Ammoniumsulfat. Das an sich belanglose Leiden kann gelegentlich zur Steinbildung führen. Die Behandlung richtet sich nach dem Grundleiden.

Die *Oxalurie.* Die in geringem Umfang bei der Ernährung mit oxalsäurehaltigen Gemüsen (z. B. Spinat) auftretende Oxalurie kann auch bei oxalsäurearmer Kost vorkommen. Nur diese Fälle, bei denen die im Urin ausgeschiedene Oxalsäure auf eine endogene Entstehung zurückzuführen ist, werden als Oxalurie bezeichnet. In dem Sediment des klaren Harns findet man hauptsächlich die Kalk- und Magnesiumsalze der Oxalsäure. Die Behandlung ist eine diätetische, wobei eine möglichst oxalsäurefreie Kost angezeigt ist. Kalkdarreichung wirkt in manchen Fällen günstig.

Die *Cystinurie* ist der Ausdruck einer Störung des Aminosäurestoffwechsels. In seltenen Fällen führt sie zu Steinbildung.

Eine Sonderform bildet die *Ausscheidung organischer Farbstoffe.* Die *Hämoglobinurie,* bei der gelöstes Hämoglobin bzw. Methämoglobin im Urin auftritt und diesem die typische rote Farbe verleiht, weist stets auf eine schwere Vergiftung hin. Derartige Blutgifte sind Chlorsäuresalze, Schwefelwasserstoff, Schlangengift, Chinin, fernerhin Bakteriotoxine (Scharlach und andere Infektionskrankheiten).

Die *paroxysmale Hämoglobinurie,* die im Anschluß an eine Abkühlung auftritt, ist konstitutionell bedingt. Der Blutzerfall hängt hier mit dem besonderen Verhalten des Amboceptors und des Komplements des Blutserums gegenüber Kälte zusammen. Neben der Veränderung des Harns sind die schweren Allgemeinerscheinungen im Anfallstadium charakteristisch. In einzelnen Fällen wird eine Beziehung zu einer etwaigen Lues angenommen, doch ist dies nicht immer die Regel.

Bei der *Porphyrinurie* wird ein dunkelbrauner bis schwarzer Harn entleert, der sich beim Stehen aufhellt. Sie ist ein ebenso seltenes Krankheitsbild wie die im Zusammenhang mit Melanosarkom auftretende *Melanurie,* bei der sich der Harn meist erst bei längerem Stehen schwarz färbt (differentialdiagnostisch ist die Schwarzfärbung des Urins gegenüber Carbol- und Kresolausscheidung zu beachten!). Dasselbe gilt auch für die *Alkaptonurie,* bei der sich der Harn ebenfalls beim Stehen braun färbt.

Zu den *Störungen der Harnausscheidung,* die nicht durch eine Erkrankung des Harnsystems bedingt sind, ist auch die vermehrte Harnausscheidung beim *Diabetes insipidus,* ebenso bis zu einem gewissen Grade auch die *Polyurie* beim *Diabetes mellitus* zu rechnen (s. S. 112). Auch der unfreiwillige Abgang von Urin, der zu dem Krankheitsbild der *Enuresis* führt (s. S. 551), soll hier erwähnt werden.

Weitere Erkrankungen der Niere und der abführenden Harnwege.

Bei der Untersuchung des Urins erhält man bei Kindern verhältnismäßig häufig einen Sedimentbefund, der Mikroorganismen und Blutbestandteile, vor allem Leukocyten, aufweist. Nur in denjenigen Fällen, bei denen eine größere Menge von Blutbestandteilen im Urin vorhanden sind, wird die Eiweißprobe positiv. Man begnüge sich daher grundsätzlich nicht damit, bei der Urinuntersuchung nur eine chemische Eiweißprobe anzustellen, sondern untersuche in jedem Falle auch das Sediment. Der Urin soll möglichst frisch für die Untersuchung benutzt werden, da er sonst infolge der sekundären Verunreinigung (vor allem mit Colibacillen!), bei längerem Stehenbleiben zu Irrtümern führen kann. Unter Umständen muß man sich damit begnügen, den Urin in der Kälte aufzubewahren oder durch Zusatz von Thymol die weitere Keimentwicklung zu verhüten.

Bei einem etwaigen positiven Sedimentbefund, in dem man Bakterien und Blutbestandteile nachweisen kann, ist stets daran zu denken, daß eine Verunreinigung bei der Miktion möglich war. Man muß daher bei unklaren Fällen katheterisieren, was auch schon bei jungen Säuglingen auf keine Schwierigkeiten stößt.

Je nach dem Sedimentbefund unterscheidet man die *Bakteriurie,* bei der nur Bakterien ohne sonstige formale Elemente vorhanden sind, die *Pyurie,* bei der nur formale Elemente (Leukocyten) aber keine Bakterien sich zeigen und die *Cystitis* bzw. *Pyelocystitis,* bei der sowohl Bakterien wie Leukocyten sich im Sediment finden.

Die *Bakteriurie* kann bedingt sein durch eine harmlose Bakterienbesiedlung der Harnwege, am häufigsten der Urethra. So findet man auch bei ganz gesunden Kindern, namentlich bei Säuglingen, in der Kultur gelegentlich Bakterien (meist Bacterium coli). Nicht selten sieht man bei infektiösen Erkrankungen, die mit einer Bakteriämie einhergehen, die entsprechenden Erreger im Urinsediment (Pneumokokken, Staphylokokken u. a.), die ohne nachweisbare Schädigung der Harnorgane das Nierenfilter durchwandern. Mit dem Abklingen der Infektion verschwindet auch die Bakteriurie, die nur als ein Symptom einer Bakteriämie zu bewerten ist und keiner besonderen Behandlung bedarf.

Die *Pyurie,* bei der man im Sediment reichlich Leukocyten findet, zeigt nur insofern Beziehungen zu der infektiösen Erkrankung der Harnorgane, als sie erfahrungsgemäß der Ausdruck einer *tuberkulösen Erkrankung der Niere* sein kann. Der Nachweis der Tuberkelbacillen im Urin ist oft mit Schwierigkeiten verbunden und nur durch den Tierversuch möglich. Man muß daher in jedem Fall von Pyurie an die Möglichkeit einer tuberkulösen Nierenerkrankung denken. Im übrigen kann die Pyurie bei Kindern mit besonderer Konstitution (vor allem bei exsudativer Diathese) auch durch einen nicht infektiösen Katarrh der Blasenschleimhaut bedingt sein.

Die *Cystitis* und *Pyelocystitis,* in der Mehrzahl der Fälle durch Colibacillen bedingt, ist eine der häufigsten Säuglingskrankheiten. Abgesehen von dem Sedimentbefund, der gelegentlich bei unklaren fieberhaften Erkrankungen rasch die Diagnose klärt, sind auch die weiteren klinischen Erscheinungen bei den typischen Fällen außerordentlich charakteristisch. Im Säuglingsalter setzen die Beschwerden meist stürmisch ein. Die Säuglinge erkranken aus bestem Wohlbefinden heraus mit hohem Fieber, gelegentlich mit Durchfällen und Erbrechen sowie mit Krämpfen. Es gibt geradezu einen meningealen Typus, bei dem neben den Krämpfen auch eine gewisse Nackensteifigkeit besteht und der bei der Lumbalpunktion den Nebenbefund einer Meningitis serosa zeigt (s. S. 513). Erst die Untersuchung des Urins läßt als Grundleiden eine Cystitis erkennen, die sekundär die cerebralen Erscheinungen ausgelöst hat. Fast stets wird anamnestisch angegeben, daß die Säuglinge häufiger einnässen und dabei heftig schreien, als ob sie Bauchschmerzen hätten. · Auffallend ist auch die Blässe der Kinder, die ihnen ein eigenartiges wächsernes Aussehen („Alabasterblässe") verleiht und durch die Schmerzhaftigkeit des Ausdrucks auf die Schwere der Krankheit hinweist. In frischen Fällen entsteht diese Blässe durch Gefäßspasmen, bei chronischen Fällen tritt aber eine echte sekundäre Anämie auf, wie bei jeder länger anhaltenden Infektionskrankheit im Säuglingsalter. Neben hohem kontinuierlichem oder intermittierendem Fieberverlauf gibt es alle Übergänge bis zu der afebrilen Form. Die schweren Fälle machen von vornherein einen bedrohlichen Eindruck, sie verlaufen bei jeder Art der Behandlung mit intermittierendem Fiebertypus unter den Erscheinungen einer Sepsis. Bei ihnen gelingt es meist, eine Colibakteriämie festzustellen. Die leichten Fälle verlaufen symptomenarm, nicht selten nur unter den Erscheinungen eines mangelhaften Gewichtsansatzes und einer zunehmenden Anämie. Dabei kann eine Temperaturerhöhung auch bei wochenlanger Beobachtung völlig fehlen. Am häufigsten sind die mittelschweren Fälle, die plötzlich unter unklaren fieberhaften Erscheinungen erkranken und auch bei genauer klinischer Untersuchung außer dem charakteristischen Sedimentbefund keinerlei Organbefunde ergeben. Man denke daher bei allen fieberhaften Erkrankungen unklarer Ätiologie im Säuglingsalter an die drei häufigsten Ursachen, nämlich an die Nasopharyngitis, die Otitis media und vor allem an die Cystitis bzw. Pyelocystitis. Für das Kleinkindesalter gelten im wesentlichen dieselben diagnostischen Voraussetzungen wie für den Säugling, doch weisen hier Angaben über Schmerzen beim Wasserlassen nicht selten auf die Krankheit hin. Bei größeren Kindern fehlen diese Angaben über Brennen beim Wasserlassen fast nie. Außerdem hört man aber häufig Klagen über Bauchschmerzen, die, wenn sie in die rechte untere Bauchgegend lokalisiert werden, zu der Fehldiagnose einer Appendicitis führen können. Man versäume daher nie, in entsprechenden Fällen die Diagnose einer Cystitis auszuschließen oder zu sichern, bevor man sich zu einem operativen Eingriff entschließt. Auch über Schmerzen in der Nierengegend, die kolikartig verlaufen können, wird öfters geklagt. In solchen Fällen handelt es sich fast stets um eine Pyelocystitis. Die cerebralen und intestinalen Erscheinungen, wie sie beim Säugling beschrieben wurden, fehlen bei älteren Kindern meist. Dagegen fällt auch hier die starke Blässe und ein gewisser leidender Ausdruck im Gesicht auf.

Die Cystitis bzw. Pyelocystitis befällt alle *Altersklassen,* vorzugsweise aber das Säuglingsalter. Mädchen werden häufiger befallen als Knaben, namentlich im späteren Alter, während im Säuglingsalter auch die Erkrankung von Knaben nicht zu selten ist.

Die Ansichten über die **Entstehung** der Cystitis sind geteilt. In der Mehrzahl der Fälle dürfte es sich wohl um eine hämatogene Infektion handeln, wofür auch das Vorhandensein von Nierenabscessen spricht. In anderen Fällen mag, wenn auch seltener, die Infektion ascendieren. Mißbildungen im Urogenitalsystem können zu Stauungen und so ebenfalls zu einer Cystitis führen.

In der **Therapie** der Cystitis haben sich schon seit langem das Urotropin (Hexametylentetramin) und seine Derivate bewährt, ebenso die Salolpräparate

(Phenylum salicylicum). Es empfiehlt sich, diese Medikamente nach Möglichkeit intramuskulär bzw. intravenös anzuwenden ($2^1/_2$ ccm einer 40%igen Urotropinlösung intravenös bzw. intramuskulär, jeden 2. Tag eine Injektion bzw. entsprechend als Salolpräparat Kamillosan $^1/_2$—1 ccm intramuskulär). Gegenüber der peroralen Medikation ($4 \times 0,5$ g Urotropin oder $2 \times 0,2$—0,5 g Salol pro die) fallen die Störungen im Magendarmkanal weg und es kommt so weniger häufig zu der Appetitlosigkeit, deren Bekämpfung nicht selten auf große Schwierigkeiten stößt. Weitere Derivate des Urotropins mit guter therapeutischer Wirkung sind: Helmitol, Cystopurin, Neohexal, Borovertin und Amphotropin. Bei Anwendung von Urotropin muß der Urin eine sauere Reaktion zeigen, da nur so die wirksame Komponente, das Formaldehyd, abgespalten wird. Unter Umständen gebe man Acid. phosph. oder Hydrochloricum dilut. 5×10 Tropfen täglich.

Auch von der Alkalisierung des Urins mit Kalium citricum in Dosen von 3—5 g sieht man manchmal gute Erfolge. Bei kleinen Kindern kommt es dabei allerdings häufig zu Durchfällen. Bei den medikamentös schwer beeinflußbaren Fällen empfiehlt es sich, die Blase mit einer $1^0/_{00}$igen Argentum nitricum-Lösung (Nachspülen mit physiologischer NaCl-Lösung!) oder einem Silbereiweißpräparat (1% Collargol u. a.) zu spülen. In den schwersten Fällen, die fast stets mit einer Colisepsis einhergehen, hat man gute Erfolge bei gleichzeitiger Blutinjektion. Es werden jeden 2.—3. Tag 5—10 ccm Erwachsenenblut intramuskulär verabreicht. Man darf sich nicht entmutigen lassen, wenn nach der ersten Injektion der Erfolg nicht sofort sichtbar ist. Wir haben vielfach in Fällen, die schon seit Monaten unter septischen Erscheinungen erkrankt waren und bei denen wir aus dem Blute Coli gezüchtet hatten, die Kinder durch eine systematische Blutinjektion gerettet, auch wenn sich die Patienten in einem außerordentlich bedrohlichen Zustand befanden.

Von der **Behandlung** mit Vaccine haben wir nie einen überzeugenden Erfolg gesehen und wenden sie daher nicht mehr an.

Es gibt auch Fälle, die mit einer außerordentlichen Hartnäckigkeit jeder Behandlung trotzen. Man kann dabei nicht selten feststellen, daß es sich um einen abortiven Typhus handelt. Da die Gefahr der Infektion der Umgebung solcher Kinder nicht unterschätzt werden darf, empfiehlt es sich, bei entsprechenden Fällen stets an diese Möglichkeit zu denken und die erforderlichen Untersuchungen anzustellen.

Andererseits gibt es auch hartnäckige Fälle, die auf einer echten Colicystitis beruhen. Dabei sollte man stets die Blase und Harnwege mit der Endoskopie untersuchen bzw. nach Verabreichung von Kontrastmitteln (Abrodil, Uroselectan) die Harnwege röntgenologisch darstellen. Man findet dann, wie schon erwähnt, nicht selten Mißbildungen in der Blase bzw. in den Ureteren- und Nierenbeckengebieten, auch gelegentlich in der Urethra.

Seit der Einführung des Abrodils und des Uroselectan B., das in einer Menge von 5—10 g intravenös verabreicht wird, ist die Darstellung der Harnwege auch im Säuglings- und Kleinkindesalter verhältnismäßig leicht geworden. Es empfiehlt sich, die Röntgenaufnahmen etwa nach 15 Min. anfertigen zu lassen. Auch die Füllung der Harnwege von der Blase aus mit anderen Kontrastmitteln (z. B. Thorotrast) hat sich diagnostisch bewährt.

Gegebenenfalls soll der Versuch einer operativen Behandlung des zu einer Stauung führenden Abflußhindernisses gemacht werden, nach dessen Beseitigung die Pyelocystitis abklingt.

Harnsteine. Die Mehrzahl der Harnsteine finden sich im Kindesalter in der Niere. Ihr Vorkommen hängt von regionären Bedingungen ab. In Deutschland sind sie verhältnismäßig selten. Eine Altersdisposition besteht nicht, doch finden sich die Steine verhältnismäßig häufig auch schon bei Säuglingen und Kleinkindern (vgl. Rominger, Lithiasis!). Als Ursache der Harnsteine wird meist eine Verschlußbildung bzw. Infektion der Harnwege angenommen. Unter den charakteristischen Symptomen ist vor allem die Hämaturie und der kolikartige Schmerz zu erwähnen, nicht selten auch Übelkeit und Erbrechen. Außer in der Niere finden sich die Steine auch in den Harnleitern, der Blase und der Harnröhre. Die Diagnose wird durch die Röntgenuntersuchung geklärt, die auch die Lokalisation des Steines ermöglicht. Wird der Stein nicht spontan ausgestoßen, etwa im Anschluß an eine Trinkkur, so muß eine chirurgische Behandlung erfolgen.

Die Krankheiten der Geschlechtsorgane.

Die angeborenen Erkrankungen beschränken sich im wesentlichen auf *Mißbildungen* (vgl. S. 39). Unter ihnen soll hier nur die *Phimose* ausführlicher erwähnt werden, da sie unter Umständen Anlaß zur Behandlung gibt. Dieses ist der Fall, wenn die Urinentleerung gestört ist. Es wird dann der Urin nicht im Strahle gelassen, sondern nur mit Unterbrechungen. Im Säuglingsalter kann die Phimose stets stumpf gelöst werden. Später ist ein operativer Eingriff notwendig.

Unter den Erkrankungen auf traumatischer oder infektiöser Basis sind die Entzündungen des weiblichen Genitale die häufigsten. Die *Vulvovaginitis* ist charakterisiert durch Ausfluß, der durch Flecken in der Wäsche die Aufmerksamkeit auf die Erkrankung lenkt, ferner, je nach dem Grade der Entzündung, durch Rötung und Schwellung der Schamlippen, die bei stärkerem Ausfluß verklebt sein können. Die regionären Drüsen in den Leistenbeugen sind nicht selten im akuten Stadium geschwollen und schmerzhaft. Für die Beurteilung der Stärke der Entzündung ist es notwendig, die Untersuchung nicht unmittelbar nach dem Urinieren anzustellen, da im Anschluß daran der Ausfluß vorübergehend verschwinden kann. Allerdings läßt sich auch in solchen Fällen durch Druck vom Damm her eine gewisse Menge Sekret sichtbar machen.

Da jeder Ausfluß auf eine Entzündung bzw. Reizung der Schleimhaut zurückzuführen ist, so kann nur die mikroskopische Untersuchung des Ausflusses, die über das Vorhandensein bzw. Fehlen von Bakterien Aufschluß gibt, die Diagnose klären.

Die nicht infektiöse Vulvovaginitis wird, wenn man von dem Desquamativkatarrh der Neugeborenen (s. S. 50) und dem nicht sehr häufigen Schleimhautkatarrh exsudativer Säuglinge ebenso dem bis zu einem gewissen Grade damit verwandten Desquamativkatarrh von Mädchen im Vorstadium der Pubertät absieht, am häufigsten durch Masturbation oder durch Fremdkörper bedingt. Unter diesen letzteren ist auch die Reizung durch Oxyuren einzureihen. Die Diagnose wird bei Berücksichtigung der in Betracht kommenden Ursachen auf keine Schwierigkeiten stoßen.

Die Erkrankungen auf infektiöser Basis sind viel häufiger, in erster Linie die *Vulvovaginitis gonorrhoica*. Der Nachweis der gramnegativen, intracellulär gelegenen Gonokokken gibt, wie beim Erwachsenen, auch hier den Ausschlag. Die Erkrankung kommt in jedem Lebensalter vor, verhältnismäßig selten bei Neugeborenen, bei denen die Gonorrhöe sich in erster Linie als Blennorrhöe, seltener in der Nase, dem Mund, dem Ohr bzw. als Allgemeininfektion mit Lokalisation in den Gelenken manifestiert (s. S. 51).

Die Infektion erfolgt meist extragenital, nur ganz vereinzelt durch Stuprum. Mangelhafte Hygiene (Ansteckung bei Erwachsenen, mit denen das Kind zusammenschläft, durch Berührung, im Bade usw.) stellt die Hauptursache der Infektion dar.

Die *Gonokokkeninfektion* beschränkt sich selten nur auf die Vulva und Vagina, sondern befällt häufig auch die Urethra und das Rectum. Das beim Erwachsenen gefürchtete Aufwärtskriechen der Infektion, das mit der Genitalfunktion (Menses!) zusammenhängt, wird bei Kindern nur vereinzelt beobachtet, doch kommt es auch hier gelegentlich zu Adnexerkrankungen, die eine Appendicitis vortäuschen können. Im übrigen unterscheidet sich der Verlauf der Infektion bei Kindern nicht wesentlich von dem bei Erwachsenen. Das akute Stadium zeigt auch hier eine sehr starke Reaktion, die allmählich abklingt. Im chronischen Stadium, und das bedeutet für die Weiterverbreitung der Krankheit eine gewisse Gefahr, fehlen die subjektiven Beschwerden, der Ausfluß kann vorübergehend verschwinden oder nur in ganz geringem Grade bestehen bleiben.

Die **Behandlung** richtet sich nach denselben Grundsätzen wie beim Erwachsenen. Im akuten Stadium beschränkt man sich auf Bettruhe und Reinigungsbäder (Seifenbäder, verdünnte Calium hypermanganicum-Lösung). Um die Übertragung auf die Augen bzw. die Umgebung zu verhüten, legt man mit einer T-Binde Mull vor und läßt eine Schlupfhose anziehen. Die Bäder müssen selbstverständlich in besonderen Badewannen ausgeführt werden. Nach Abklingen der akuten Erscheinungen wird die Behandlung mit Spülungen fortgesetzt ($^1/_4$%ige Protargol- oder Collargollösung, Spülungen mit Argentum nitricum-Lösung 1: 1000 und Nachspülen mit physiologischer Kochsalzlösung). Am besten spült man vor Anwendung der Silberpräparate jedesmal die Vagina mit einer stark verdünnten Calium permanganicum-Lösung. Die Ansichten darüber, ob die Spülung milde oder intensiv erfolgen soll, sind geteilt. Wir empfehlen die intensive Behandlung nach der modifizierten Methode von HÜBNER-STOLTZENBERG, bei der der Introitus vulvae durch einen Glasansatz verschlossen und damit der Rücklauf der Spülflüssigkeit erst nach einer Aufblähung der Vagina ermöglicht wird. Auf diese Weise werden auch die Falten der Vagina der Behandlung zugänglich. Von größter Wichtigkeit ist auch in diesem Stadium noch die strenge Bettruhe. Außerdem muß in jedem Falle die Urethra und das Rectum durch Einträufelung von einer 1%igen Protargol- oder Collargollösung behandelt werden. Die Erfolge der Behandlung sind aber auch hier nur teilweise befriedigend, da Rezidive auftreten können. Bei der Hartnäckigkeit des Leidens wurde von mancher Seite bezweifelt, ob überhaupt eine Heilung der Gonorrhöe bei Kindern stattfinden kann. Beobachtungen über lange Zeit beweisen aber die Möglichkeit einer völligen Heilung.

Differentialdiagnostisch kommt in erster Linie in Betracht die Infektion mit grampositiven Paragonokokken, die im Methylenblaupräparat eine weitgehende Ähnlichkeit mit Gonokokken besitzen. Auch Streptokokken, Staphylokokken, Pneumokokken und Micrococcus catarrhalis führen manchmal zu heftigen Entzündungen der Vulva und Vagina. Die Abgrenzung dieser Krankheitsformen gegenüber der Gonorrhöe stößt auf keine Schwierigkeiten, ebensowenig wie bei den im Zusammenhang mit Masern, Scharlach, Varicellen und Vaccination auftretenden Vaginitiden. Maßgebend ist in all diesen Fällen das Fehlen der gramnegativen intracellulären Diplokokken. Die Behandlung der nicht gonorrhoischen Vulvovaginitiden erfolgt nach derselben Regel wie bei der Gonorrhöe.

Ulceröse Erkrankungen der Vulva sind im Kindesalter selten. Am häufigsten kommt das *Vaccineulcus* bei ungeimpften Kleinkindern vor, das durch Kontaktübertragung von Impflingen entsteht. Die Diagnose dieser unbeabsichtigten Impfpustel wird bei Berücksichtigung der besonderen Situation auf keine Schwierigkeiten stoßen. Ebenfalls durch Kontaktinfektion kann es zu einer *Vulvadiphtherie* kommen, bei der schleierförmige bis derbe Membranen vorhanden sind. Der *syphilitische Primäraffekt,* der wohl stets durch ein Stuprum bedingt ist, wird nur selten beobachtet, ebenso die *Ulcera mollia*. Ein weiter seltenes Krankheitsbild ist das *Ulcus acutum vulvae* (Liebschütz), das mit starkem Gewebszerfall einhergeht. Man findet dabei die grampositiven Döderleinschen Scheidenbacillen. Der Prozeß heilt bei neutraler Behandlung (Dermatol) ab.

Unter den infektiösen *Erkrankungen des männlichen Genitale* ist die *Balanitis* (Balanopostitis) die häufigste. Da meist gleichzeitig eine Phimose besteht und diese eine Sekretstauung begünstigt, so empfiehlt es sich, zunächst die Phimose zu behandeln. Bei starker Schwellung erreicht man mit feuchten Umschlägen (essigsaure Tonerde) ein rasches Zurückgehen. Nach Reinigung des Präputialsackes behandle man mit Dermatolpuder.

Verhältnismäßig selten ist die *Urethritis gonorrhoica* bei Knaben. Ihre Behandlung richtet sich nach den (S. 481) aufgeführten Grundsätzen. Von den ulcerösen Erkrankungen des männlichen Genitale ist das *tuberkulöse Geschwür* zu erwähnen, das bei unhygienischer Vornahme der Beschneidung entstehen kann. Endlich sei noch auf die verhältnismäßig seltene Diphtherie des Penis hingewiesen, die mit einer entzündlichen Schwellung des Gliedes und unter Membranbildung verläuft.

Von den weiteren Erkrankungen der männlichen Genitalorgane sind noch zu erwähnen traumatische Blutungen am *Scrotum*, wie sie nicht selten im Anschluß an die Geburt auftreten. Im allgemeinen gehen die Schwellungen im Verlauf der ersten Wochen ohne weitere Behandlung zurück. Unter den infektiösen Erkrankungen des Scrotums ist das Erysipel im Säuglingsalter nicht selten. Es kann dabei zu schweren Zerstörungen und einer ausgedehnten Gangrän des Hodensackes kommen. Auch hier ist die intensive Bestrahlung mit Höhensonne (im Abstand von $^1/_2$ m, 8 Minuten täglich) günstig für die Heilung. Im Klein-kindesalter findet man entsprechend dem Vaccinegeschwür der Vulva auch Vaccinepusteln des Scrotums in mehr oder weniger ausgedehntem Grade. Sie gehen im allgemeinen nach einigen Tagen zurück und heilen unter Narben-bildung.

Die *Hydrocele* entsteht durch einen serösen Erguß zwischen den Blättern der Tunica vaginalis propria testis oder des Processus vaginalis. Je nach ihrer Lokalisation unterscheidet man die Hydrocele testis, die Hydrocele funiculi spermatici und die Hydrocele testis et funiculi spermatici. Besteht bei einer Hydrocele funiculi spermatici gleichzeitig ein Leistenbruch, so wird dieses als Hydrocele hernialis bezeichnet. Die Hydrocelen kommen besonders häufig im Säuglingsalter vor, in erster Linie bei Neugeborenen. Differentialdiagnostisch gegen Hernien ist vor allem das Symptom der Transparenz sowie die Abgrenzung bei der Palpation. Eine Therapie ist aber nur erforderlich, wenn die Hydrocele einen erheblichen Umfang angenommen hat. Im allgemeinen genügt dann die Punktion der Flüssigkeit, die unter Umständen wiederholt werden muß. Nur in seltenen Fällen ist ein operativer Eingriff nötig.

Die *Epididymitis* kommt, wenn auch selten, im Anschluß an eine Reihe von Infektionskrankheiten (Typhus, Varicellen, Lues, besonders häufig Mumps) vor. Im Schulalter findet man, wenn auch viel seltener als beim Erwachsenen, eine tuberkulöse Epididymitis und dementsprechend auch eine Orchitis tuberculosa.

Literatur.

Noeggerath u. Eckstein im Handbuch der Kinderheilkunde, 3. Aufl., Bd. IV. Heraus-geg. von M. v. Pfaundler u. A. Schlossmann. Leipzig: F. C. W. Vogel 1924. — Noegge-rath u. Nitschke im Handbuch der Kinderheilkunde, 4. Aufl., Bd. IV. Herausgeg. von M. v. Pfaundler u. A. Schlossmann. Berlin: F. C. W. Vogel 1931.

Pathologie des Wachstums und der Entwicklung.

Von

E. FREUDENBERG-Marburg.

Störungen von Wachstum und Entwicklung können auf sehr verschiedenartigen Ursachen beruhen. Wir stellen die beiden großen Gruppen *sekundärer Hemmungen,* die durch Krankheiten, Organschäden oder Organmißbildungen verursacht sind, und die *primären Abweichungen,* die durch angeborene Abartungen oder angeborene komplexe Mißbildungen bedingt sind, einander gegenüber. Diese Begriffe decken sich nicht völlig mit dem, was unter exogener (umweltbedingter) und endogener (hereditär bedingter) Entstehung verstanden wird, etwa, indem man für sekundär exogen, für primär endogen setzt. Sekundär soll nur die Abhängigkeit der Entwicklungsstörung von einem anderen Organ oder Gewebsschaden bedeuten, gleichgültig, ob dieser exogen oder endogen entstanden ist. Bei den primären Störungen spielt das endogene Moment eine beherrschende Rolle, jedoch sind die näheren Kenntnisse in dieser Hinsicht bisher noch sehr unvollständig.

Störungen des Massenwachstums werden durch Wägungen und Vergleich mit dem Gewicht, welches ein normales Kind gleicher Länge haben sollte, also ohne Rücksicht auf das Alter vorgenommen. Die Sollgewichte werden aus einer Tabelle entnommen (vgl. S. 3). Die Wägungen sind morgens am nüchternen Patienten vorzunehmen, da sie sonst mit großen Fehlern behaftet sind. Da der Wasserbestand des Körpers erheblichen Schwankungen unterliegen kann, so sind Vergleiche von Gewichten, die zu verschiedenen Zeiten ermittelt sind, nur unter gleichmäßigen Bedingungen der Ernährung und der Lebensführung und nur bei Abwesenheit pathologischer Prozesse zulässig, falls man das ermittelte Gewicht zu Schlüssen über das Wachstum verwerten will. Nie zu vergessen bei der Auswertung ist die ganz erhebliche Variationsbreite gerade des Körpergewichtes. Minusabweichungen mittleren Grades sind bedeutungslos und sollten zur Vermeidung von Beunruhigungen überbesorgter Eltern solchen verschwiegen werden. Das Längenwachstum wird beim Säugling mittels der Schubleere, später an der Meßstange ermittelt. Auch die Körperlänge macht eine Tagesschwankung durch, weshalb es zweckmäßig ist, auch die Länge morgens zu messen.

Feinere klinische Beobachtungen erfordern zur Feststellung der Proportionen das Nehmen zahlreicher anderer Maße mit Tasterzirkel und Bandmaß. Zeitlich zurückliegende Wachstumsstillstände deckt das Röntgenverfahren in Gestalt von Querbändern proximal der Epiphysenzone der Röhrenknochen auf. Das Röntgenverfahren liefert ferner im Bild der Handwurzelknochen und durch den Vergleich der vorhandenen Kerne mit dem Alter sehr wichtige Hinweise über den Entwicklungszustand des Skelets (vgl. Tabelle S. 5). Auch eine Rückständigkeit in der Dentition, ganz besonders ein Ausbleiben oder eine Verzögerung der 2. Dentition, ergibt Anhaltspunkte für die Bewertung des Entwicklungsstandes. Die Beurteilung von Statik und Motorik durch

Anamnese und Status praesens, des morphologischen Gesamthabitus, der seelischen Entwicklung, die Feststellung des Intelligenzalters nach Simon-Binet vervollständigen die Untersuchung. Im Pubertätsalter ist das Auftreten oder Fehlen sekundärer Geschlechtsmerkmale sehr wichtig.

Bevor die einzelnen Ursachen von Störungen des Wachstums besprochen werden, ist die Frage zu stellen, ob Wachstum und Entwicklung als solche unmittelbar zu Krankheitserscheinungen führen können. Der Volksglaube bejaht dies, indem er Fieberzustände beim Zahndurchbruch als Zahnfieber und Beinschmerzen häufig als „Wachsschmerzen" deutet. Die ärztliche Betrachtung lehnt diese Einstellung fast durchweg ab, indem sie das zeitliche Zusammentreffen der genannten Erscheinungen als zufällig, nicht als kausal veranlaßt ansieht.

Jedoch gibt es andere Beziehungen des Wachstums zu Krankheitserscheinungen. Sicher können bestehende pathologische Prozesse durch das Wachstum in ihrem Verlauf modifiziert werden. Rachitis und Wachstum hängen so zusammen, daß rasches Wachstum zurückgebliebener Kinder zu einer Manifestierung einer zuvor latenten Rachitis führt. Auf die große Wachstumsleistung der Frühgeburten ist deren Disposition zu Rachitis und Anämie zurückzuführen. Das Wachstum macht in bestimmtem Alter mit der größeren Masse und den im Laufe der Entwicklung des Körpers erhöhten funktionellen Bedürfnissen Schäden offenbar, die vorher noch ausgleichbar waren. So kommt es zur Manifestierung des Diabetes in charakteristischem Alter, von relativ späten Kreislaufstörungen bei kongenitalen Vitien, Entwicklung der Pubertätsphthise, Manifestierung heredo-degenerativer Erkrankungen in typischen Altersstufen.

Weiterhin muß zugegeben werden, daß es sowohl morphologische wie funktionelle Abweichungen und Störungen gibt, die bei intensiver Wachstumsleistung auf den Normalzustand einwirken. Die morphologischen Abweichungen machen sich dann in Störungen der Proportionen wie Funktionen bemerkbar. Sie erscheinen gerade in den Phasen, in denen Wachstum und Entwicklung höchste Leistungen zu vollbringen haben, so bei Frühgeburten und in der Pubertät. Als Beispiel sei auf den Megacephalus der Frühgeburten verwiesen und auf die endokrin bestimmten Abweichungen und Disharmonien in den genannten Altersstufen. Bei Adoleszenten führt das Vorauseilen des Längenwachstums vor der Breitenentwicklung zu den bekannten hochaufgeschossenen Typen mit schlechter Körperhaltung, wie man ihnen immer noch ganz besonders in den Oberklassen höherer Schulen begegnet. Bei diesen findet man weiterhin das durch abnorme Blutverteilung bei aufrechter Körperhaltung aber nicht durch Wachstumsvorgänge am Herzen selbst zustande kommende „Tropfenherz" in Verbindung mit einer Reihe abnormer vasomotorischer Reaktionen, wie der Wachstumsblässe, halonierten Augen, Neigung zu Ohnmachten. Oft bestehen funktionelle Herzgeräusche, Müdigkeit und Unfähigkeit zu geistiger Konzentration. Diese Störungen gleichen sich synchron mit dem Einsetzen der Breitenentwicklung aus und sind durch Maßnahmen, die diese befördern, zu beinflussen, ganz besonders durch geeignete Gymnastik.

Sekundäre Störungen von Wachstum und Entwicklung.

Von diesen Störungen trennen wir die durch Anomalien der inneren Sekretion bedingten ab. Bei ihnen erfolgen die Einwirkungen auf Wachstum und Entwicklung durch die spezifischen Hormone, während im übrigen die Beeinträchtigung der Gewebsernährung durch die obwaltende Schädigung des Stoffwechsels der Angriffspunkt der Hemmung ist.

Das geläufigste Beispiel hierfür stellen die *Ernährungsstörungen des Säuglings* dar, die bei schwerer Ausprägung stets das Massenwachstum und bei chronischem

Verlauf auch das Längenwachstum hemmen. Das Massenwachstum wird also leichter gestört. Der Wachstumstrieb ist so stark, daß das Längenwachstum trotz quantitativer oder qualitativer Unterernährung eine gewisse Zeit in allerdings herabgesetztem Maße weitergeht. Erst schwere Grade von Dystrophie bringen das Längenwachstum ganz zum Erlöschen. Die Wirkung der Nährschäden auf das Wachstum ist um so schwerer, je jünger die davon betroffenen Säuglinge sind. Die gleiche Rolle wie Ernährungsstörungen spielen Infektionskrankheiten chronischer Art. Besonders im Säuglingsalter, in dem die Wachstumsgeschwindigkeit relativ am größten ist, sieht man nicht selten erhebliches Zurückbleiben von Gewicht und Länge bei Syphilitikern und bei schweren Tuberkuloseformen oder anderen chronischen Erkrankungen. Im späteren Kindesalter sind solche Einwirkungen weit seltener zu beobachten. Mit Dystrophie verbunden sieht man auch nur im Säuglingsalter anämische Zustände. In diesem Falle muß es aber offenbleiben, ob die Dystrophie Folge der Anämie ist, und nicht vielmehr durch die gleiche Fehlernährung bedingt, die die Blutarmut herbeiführt. Für die Einwirkung *eines* Faktors auf getrennte Funktionen spricht der Umstand, daß häufig Dystrophie ohne Anämie und seltener Anämie ohne Dystrophie bei Säuglingen festzustellen ist. Wohlbekannt sind auch die durch Rachitis herbeigeführten Wachstumshemmungen von Säuglingen und Kleinkindern, die in schweren Fällen bis zum rachitischen Zwergwuchs gehen. Durch exakte Ausmessung von Röntgenbildern ist es sicher erwiesen, daß die Rachitis Wachstumshemmungen macht. Die Vorstellung, daß der rachitische Zwergwuchs nur auf den Verkrümmungen beruhe, die man sich gestreckt denken müsse, um ein normal großes Individuum zu bekommen, ist durchaus falsch. Damit die rachitische Wachstumshemmung bis zum Zwergwuchs führt, ist es erforderlich, daß sie jahrelang einwirkt. Die Anlage der Knochenkerne wird durch Rachitis nicht verzögert, nur deren Verkalkung. Eine Störung der Skeletentwicklung ist gewöhnlich nicht nachweisbar. Das Massenwachstum wird durch Rachitis im allgemeinen ebenfalls nicht betroffen. Nur dann, wenn eine Rachitis gravissima vorliegt, besteht klinisch stets eine erhebliche Dystrophie.

Noch weitere Störungen führen sekundär zu Hemmungen von Wachstum und Entwicklung. Allgemein bekannt ist dies von der *Cöliakie* (s. S. 388). Bei ihr hängt die Wachstumshemmung von der Resorptionsverschlechterung der Nahrungsstoffe bei der chronischen Verdauungsstörung ab, worauf die Bezeichnung „intestinaler Infantilismus" abzielt. Bei den ausgesprochenen Fällen sind sowohl das Längen- wie das Massenwachstum betroffen.

Renaler Zwergwuchs, neuerdings renale Rachitis werden Fälle von Klein- bis Zwergwuchs genannt, bei denen eine chronische interstitielle Nephritis zu Knochenveränderungen führt, die morphologisch der Rachitis entsprechen. Kinder, die mit diesem Leiden behaftet das entsprechende Alter erreichen, treten nicht in die Pubertät ein. Die Entwicklung ist also auch gestört.

Auch Kinder mit schweren *kongenitalen Herzfehlern* sind in Wachstum und Entwicklung gestört. Man kann von kardialem Infantilismus sprechen. Schon im Säuglingsalter sind sie bisweilen ausgesprochen dystrophisch und bleiben je länger je deutlicher im Längenwachstum zurück. Selbstverständlich lassen leichtere Formen ohne gröbere Beeinträchtigung des Kreislaufs Wachstumshemmungen vermissen.

Auch *Defektzustände im Zentralnervensystem* wirken verzögernd auf Wachstum und Entwicklung. Der Zustand solcher verkümmerter Nervenkranker oder Schwachsinniger wird als cerebraler Infantilismus bezeichnet. Angeborene wie erworbene Schäden des Nervensystems kommen in Frage wie LITTLEsche Krankheit, Porencephalie, Mikrocephalie, Hydrocephalie usw.

Unter *hepatischem Infantilismus* werden Fälle verstanden, bei denen das Wachstum und das Auftreten der Knochenkerne, die Altersveränderung der

Körperproportionen, sowie die sexuelle und psychische Entwicklung verzögert sind bei gleichzeitig vorhandener Lebererkrankung. Neuerdings wurden auch rachitisartige Skeletveränderungen beschrieben. Es handelt sich um Cirrhosen von verschiedenartiger Ätiologie und Form. Das Leiden kann familiär und geschlechtsgebunden (vorwiegend Mädchen) in der Pubertät oder Präpubertät auftreten, jedoch gibt es auch Fälle bei Knaben. Schließlich sei erwähnt, daß Kleinwüchsigkeit auch bei Ausfall der äußeren Sekretion des Pankreas gesehen wurde, so daß man hierbei von pankreatisch bedingter Wachstumsstörung sprechen könnte.

Während bisher immer nur von Hemmungen des Wachstums die Rede war, muß die Frage gestellt werden, ob es nicht auch *Beschleunigungen* desselben im Kindesalter gibt. Wenn hierbei wiederum die inkretorisch beeinflußten Zustände ausgeschieden werden, so gibt es zunächst lokalen Riesenwuchs meist einer Extremität oder eines Teiles einer solchen. In diesen Fällen liegt Mißbildung vor, die sich unter Umständen auch durch den abwegigen Bau des betreffenden Gliedes verrät. Durch Überfütterung ein mehr als optimales allgemeines Wachstum zu erzeugen, ist wohl nicht möglich. Ob es andere Faktoren, etwa klimatischer, sozialer oder seelischer Art gibt, die das Wachstum beschleunigen, hat man wegen der Tatsache der bedeutenderen Körpergröße der Schüler höherer Schulen gegenüber gleichaltrigen Volksschülern vielfach diskutiert. Die Möglichkeit von Umwelteinflüssen ist hier immerhin vorhanden. Für solche spricht auch die statistisch nachgewiesene, ganz erhebliche Größenzunahme von Rekruten wie Schulanfängern, die innerhalb der letzten Dezennien — unter Ausschluß der Kriegsjahre — an vielen Orten festgestellt wurde. Es ist nicht denkbar, daß die Erbmasse als solche sich innerhalb einer Bevölkerung in einem Menschenalter verändert, und die Menschen hierdurch größer werden. Die Ausmaße der gefundenen Mehrwerte sind ganz erheblich und erreichen die Größe von Jahreszunahmen.

Therapie. Es ist selbstverständlich, daß die auf schweren Organschäden beruhenden Wachstumserscheinungen des hepatischen, renalen und cerebralen Infantilismus unbeeinflußbar sind. Die Prognose dieser Leiden ist auch recht infaust. Die Behandlung des kardialen Infantilismus ist die der Herz- und Kreislaufstörungen, von der sie abhängt (s. S. 452). In analoger Weise wird der Wachstumsrückstand bei Cöliakie nur dann zu beheben sein, wenn durch entsprechende Ernährungstherapie das Kind zum Gedeihen gebracht wird. Das Gleiche gilt von den bei Ernährungsstörungen und chronischen Infektionen des Säuglingsalters vorkommenden Wachstumshemmungen. Der Rückstand des Wachstums bei sehr schwerer Rachitis ist nach jahrelangem Bestehen trotz Ausheilens der Rachitis unter Umständen nicht mehr voll ausgleichbar.

Primäre Störungen von Wachstum und Entwicklung.

Allgemeine Abartungen.

Nanosomia vera. Hierunter wird ein Zurückbleiben von Wachstum und Entwicklung in der Weise verstanden, daß zwar alle Stadien durchlaufen werden, die Gesamtleistung des Wachstums aber so stark herabgemindert ist, daß Zwergwuchs entsteht. Solche Zwerge sind geistig normal, richtig proportioniert und zeigen geschlechtliche Entwicklung, sind also am Ende der Entwicklung Miniaturen normaler Menschen. Bekanntlich gibt es Zwergrassen, Pygmäenvölker, in Zentralafrika, die in ihrem Habitus diesem Begriff entsprechen. Der Zustand, der auf erblicher Grundlage beruht, ist äußerst selten und hat kaum praktisch-klinische Bedeutung.

Mongolismus, mongoloider Schwachsinn. Symptome. Im Gegensatz zur Nanosomie ist der Mongolismus ein häufiges Vorkommnis. Der Zustand hat seinen Namen von einer gewissen Ähnlichkeit mit der mongolischen Rasse, deren Hauptmerkmale, schrägstehende Augen (Innenwinkel tiefer stehend), kurze plumpe Nase mit niedrigem Rücken und Brachycephalie, er in allen ausgeprägten Fällen aufweist. Hierzu kommen eine Reihe weiterer als Abartungen zu deutender Züge, die nicht alle obligat sind: locker angeheftete Nackenhaut, die sich in weiten Falten abheben läßt, schlecht entwickeltes Relief der Ohrmuschel, oft Spitzohr oder abstehendes oder verkümmertes Ohr, exzentrische Stellung der Pupillen in der Iris, affenähnliche, runde Form der Augenspalte, Epikanthus, lange, dünne, spitze Zunge, offengehaltener Mund, rote, scharf begrenzte Wangenflecke, walzenförmiger Rumpf, stark herabgesetzter Muskeltonus, einwärts verkrümmter 5. Finger, dessen Mittelphalanx in einzelnen Fällen fehlt, Adenoide, Weichheit des Thorax und chronische Bronchitis. Dagegen hat der „Mongolenfleck" der Haut der Kreuzbeingegend nichts mit dem Mongolismus zu tun, er ist ein Rassemerkmal. Es besteht eine besondere Häufung des Vorkommens von Mißbildungen wechselnder Art bei diesen Kindern. Man sieht angeborene Herzfehler, Hasenscharte, Trichterbrust, urogenitale Mißbildungen, Duodenalstenose, Klumpfüße, schließlich Aplasie der Schilddrüse. Die letztgenannte Mißbildung gibt dem Krankheitsbild in den Fällen, in welchen sie sich bei Mongolismus vorfindet, eine besondere Note, indem sie die Züge des Myxödems über den Mongolismus lagert. Es finden sich in solchen Fällen Nabelbruch, dicker Leib, starres Haar, das verquollene Aussehen des Myxödems und seine vegetativen Zeichen, wie Obstipation, Untertemperatur und Bradykardie. Diese Kombination gibt zu Fehldiagnosen Anlaß, wird aber vom Erfahrenen ohne weiteres erkannt. Die myxödematösen Symptome schwinden auf Schilddrüsenbehandlung, der Mongolismus aber bleibt und wird um so deutlicher erkennbar. Stets finden sich die Züge eines geistigen Defekts beim Mongolismus, der gewöhnlich recht erheblich ist und Unfähigkeit zur Einschulung bewirkt. Ein Teil der Fälle kann wenigstens die Hilfsschule besuchen. Viele Mongoloide erreichen das Schulalter gar nicht, sondern fallen infolge einer besonderen Widerstandslosigkeit dem Tod anheim. Nur ganz wenige gelangen bis ins dritte Lebensjahrzehnt. In ihrem Gebaren sind die Mongoloiden im Säuglingsalter träge, reaktionsarm (torpider Schwachsinn), später aber werden sie unruhig und ohne Sinn und Plan so hyperagil, daß sie ihrer Umgebung zur Qual werden (erethischer Schwachsinn). Oft haben sie eine primitive Freude an Musik. Das Wachstum ergibt einen mäßigen aber deutlichen Rückstand gegenüber der Altersnorm, nicht aber die Skeletentwicklung (Auftreten der Knochenkerne, Zahnung).

Ätiologie. Der Mongolismus kommt besonders häufig dann bei der Nachkommenschaft vor, wenn Frauen am Ende ihrer Generationsperiode noch konzipieren. Das Alter des Vaters spielt dagegen keine Rolle. Die Regel, daß Mongoloide Kinder alter Mütter (nahe oder über 40 Jahre) sind, hat jedoch nicht seltene Ausnahmen. Auch junge Frauen können solche Kinder gebären. Soweit Zwillinge beobachtet werden konnten, ergab sich folgendes: von zweieiigen Zwillingen hat nur einer, von eineiigen haben beide Mongolismus. Nach der Meinung zahlreicher Autoren spricht dies für Schädigung des Keimplasmas, jedoch ist nicht sichergestellt, ob eine Beeinträchtigung der Eizelle vor oder nach der Konzeption in Frage kommt. Für den letzteren Fall hat man an Veränderungen der Uterusschleimhaut gedacht, die die Einbettung und Entwicklung des Eies beeinträchtigen. Für postkonzeptionelle Ätiologie spricht der Umstand, daß Mongolismus nach intrauteriner Fruchtbestrahlung beobachtet wurde. Es kommt sehr selten vor, daß mehr als ein Geschwister einer Familie an

Mongolismus leidet. Die endokrinen Drüsen spielen in der Genese des Mongolismus keine Rolle. Ob Heredität mitwirkt, steht nicht fest.

Pathologische Anatomie. Wesentlich sind die Befunde am Gehirn, an dem zahlreiche Abweichungen gerade der feineren Strukturen des Gehirnaufbaues nachgewiesen wurden.

Diagnose. Für jeden, der das Bild des Mongolismus gesehen hat, und der ärztlichen Blick besitzt, ist die Diagnose leicht. Hinsichtlich der Verwechslung mit Myxödem sei auf die oben gemachten Ausführungen verwiesen. Unbestreitbar gibt es im Gebiet des Mongolismus Grenzfälle: Imbecille, die nicht den klassischen Symptomenkomplex, aber das oder jenes Zeichen des Mongolismus haben, so daß eine nahe Verwandtschaft dieser Fälle mit dem typischen Bild anzunehmen ist. Dagegen sind von diesem zu trennen vollsinnige Typen, die irgendwelche Einzelsymptome aufweisen, etwa nur schräge Augen oder Nasen- oder Fingerbildung des Mongolismus, sonst aber in ihrem Habitus normal sind. Diese dürfen keinesfalls dem Mongolismus zugerechnet werden.

Therapie. Die Behandlung mit Hormonen oder Inkreten ist machtlos. Thyreoidin versagt völlig. Neuerdings wurden Röntgenbestrahlungen der Hirnbasis empfohlen. Weitere Nachprüfungen bleiben abzuwarten, vorläufig hatten die Nachuntersuchungen schlechte Ergebnisse. Die beschriebenen Erfolge halten kritischer Einstellung nicht stand.

Arachnodaktylie. Diese Abartung äußert sich ebenfalls in Abwegigkeiten des Habitus, die man in diesem Fall als extreme Form der Asthenie kennzeichnen kann. Das Längenwachstum ist im allgemeinen nicht beeinträchtigt, sogar meist gesteigert, vereinzelt aber auch herabgesetzt. Das Gewicht bleibt regelmäßig weit hinter dem auf die Körpergröße bezogenen infolge hochgradiger Magerkeit zurück. Der erste Eindruck, den die Kinder erwecken, ist der ungewöhnlicher Hagerkeit. Die Haltung ist schlaff, die Muskulatur sehr wenig entwickelt und leistungsfähig, das Gesicht ist merkwürdig geformt und wirkt eigentümlich alt. Die Augen liegen tief in den Höhlen, so daß das Oberlid voll entfaltet ist und der Eindruck der Hohläugigkeit entsteht. Die Lidachsen stehen schräg (Außenwinkel tiefer). An den Augen kommen Mißbildungen vor, so daß der Visus herabgesetzt ist. Auch Schwerhörigkeit findet sich. Die Kiefer sind hypoplastisch, das Gaumendach spitzbogig. Der Brustkorb ist flach, verkümmert, oft besteht Trichterbrust. Die Muskelschlaffheit führt zu Verbiegungen der Wirbelsäule (Rund- oder Hohlrücken), Abstehen der Schulterblätter (Scapulae alatae) und Subluxationsstellungen an den Gelenken. Die Glieder sind grazil, dünn und lang. An dieser Bauart sind Hart- und Weichteile beteiligt. Besonders merkwürdig sind die Hände, die schmal und lang sind und eigentümlich dünne, oft verbogene Finger tragen, woher der Ausdruck Arachnodaktylie = Spinnenfingrigkeit rührt. Durch eine Dupuytrensche Kontraktur sind die Finger nicht voll streckbar. Sie haben nicht nur dünne, knöcherne Teile, sondern auch reduzierte Weichteile, sind bläulich verfärbt und naßkalt. An den unteren Extremitäten kommen eine Reihe von Deformitäten vor, die mit Gelenkschlaffheit und Muskelschwäche zusammenhängen, wie X-Beine, Knickfüße, Plattfüße, Hammerzehen usw. Die Intelligenz ist nur in einem Teil der Fälle herabgesetzt. Eine besondere Häufung des Vorkommens von Mißbildungen trifft man bei diesen Kindern ebenso wie beim Mongolismus. Selbst neurologische Syndrome (Friedreich) wurden gesehen.

Die Ätiologie ist unbekannt. Die Inkretdrüsen, von denen die Hypophyse früher beschuldigt wurde, spielen wahrscheinlich keine Rolle. Das Leiden tritt nicht familiär gehäuft auf. Genotypische Bedingtheit ist durchaus im Bereich des Möglichen. Der Zustand ist therapeutisch unbeeinflußbar.

Die Chondrodystrophie. Sie kommt häufiger als die letztbeschriebene Störung vor. Es handelt sich um eine ganz ausgesprochen familiäre Erkrankung. Wo dies nicht der Fall zu sein scheint, können Täuschungen dadurch entstanden sein, daß es abortive Formen des Leidens gibt, die unerkannt bleiben, andererseits auch häufig ein frühes Absterben von Feten und Neugeborenen eintritt. Die Krankheit besteht in einer Störung des Längenwachstums der Skeletteile mit enchondraler Verknöcherung, beruhend auf der Ausbildung eines vom Periost her einwachsenden Bindegewebsstreifens. Die bindegewebliche Knochenbildung durch das Periost und am Schädeldach ist ungestört. Der Effekt ist ein kurzer, plumper, massiv wirkender Röhrenknochen, das Gegenstück zu diesem bei der Arachnodaktylie. Sonst längliche Knochen wie die Grund- und Mittelphalangen haben kubische Form. Besonders Oberarm- und Oberschenkelknochen erscheinen stark verkürzt, so daß die infantilen Querfalten der proximalen Extremitätenanteile lange, unter Umständen dauernd, bestehen bleiben. Durch die kurzen Beine ist die Länge bis zum Zwergwuchs vermindert. Unterarm und Unterschenkel sind weniger stark betroffen als Oberarm und Oberschenkel. Häufig liegen Genua valga vor. Die Arme erreichen infolge ihrer Kürze im Herabhängen eben den Trochanter major. Sie können nicht voll gestreckt werden. Die mittleren 3 Finger divergieren in ausgestreckter Haltung, wovon der Name „Dreizackhand" herrührt. Der Mittelfinger hat mit Zeige- und Ringfinger gleiche Länge. Im Gegensatz zu den kurzen Extremitäten wirken Kopf und Rumpf groß. Letzterer zeigt eine ausgeprägte Lumbolordose. Der große Kopf trägt unter meist gutentwickelter, gewölbter Stirn eine breite, kurze Nase mit flacher Wurzel. Die Fontanelle schließt sich spät. Seelisch sind die Chondrodystrophiker oft von lebhaftem Temperament, zu Witzen geneigt und euphorisch, was ehemals zu ihrer Verwendung als Hofnarren führte. Ihre Muskulatur ist gut entwickelt und leistungsfähig. Die erwachsenen Chondrodystrophiker sollen sexuell besonders aktiv sein, die Geschlechtsteile übernormal entwickelt (Hypergenitalismus).

Je nachdem, ob eine Einschränkung der Knorpelproliferation vorliegt, oder eine Steigerung bei ungeordnetem Ablauf, wird anatomisch eine hypoplastische (häufigere) und eine hyperplastische (seltenere) Form getrennt. Letztere kann durch Epiphysenauftreibungen und Rosenkranz zur Verwechslung mit Rachitis führen, wozu auch die Deformitäten der Röhrenknochen verleiten können.

Bei den oben erwähnten abortiven Formen handelt es sich um isoliertes symmetrisches Auftreten einer geringeren chondrodystrophischen Wachstumsstörung nur an den humeri oder nur an den femora, während sonstige Anzeichen der Erkrankung höchstens angedeutet sind. Auch halbseitige Chondrodystrophie kommt vor, schließlich isoliertes Befallensein nur eines Knochens.

All das macht eine endokrine Genese äußerst unwahrscheinlich. Die Theorie besonderer uteriner Druckwirkungen auf den Fetus vereinigt sich ebenfalls schlecht mit diesen Vorkommnissen. Wahrscheinlich liegt ein Vitium primae formationis vor, eine genotypisch bestimmte Störung der Körperanlage. Sie äußert sich bei diesen Kindern fernerhin in besonderer Belastung mit anderweitigen Mißbildungen.

Was die Diagnose anlangt, so ist der Zustand so charakteristisch, daß er schon im Säuglingsalter die Blickdiagnose erlaubt. Die Verkürzung der Extremitäten allein (Mikromelie) genügt aber zur Diagnose nicht, da sie auch bei schwerster Rachitis, als Ausgang syphilitischer Osteochondritis, sowie bei Osteogenesis imperfecta vorkommt. Hier liefert das Röntgenbild die Entscheidung. Es zeigt einen kurzen, massiv gebauten, plumpen Knochen. An den langen Röhrenknochen quillt die Epiphysengegend förmlich über die Diaphyse über, so daß ein pilz- oder hammerförmiges Aussehen entsteht. Oft tritt dieses Überragen nur einseitig ein, und es zeigt sich ein langer, spitzer Sporn. Die Knochen können bei asymmetrischer Hemmung des Knochenwachstums an einer Epiphyse — etwa so, daß median noch ein gewisses Wachstum erfolgt, lateral aber nicht — nicht gerade bleiben. Es treten dann Verkrümmungen und Knickungen oft hohen Grades ein. Das röntgenologisch entscheidende Trennungsmerkmal gegenüber rachitischen Deformitäten ist, daß bei Chondrodystrophie *niemals Zeichen gestörter Verkalkung* gefunden werden. Die seitliche Schädelaufnahme zeigt eine auf der Wachstumshemmung der Schädelbasis beruhende Verkürzung derselben in sagittaler Richtung.

Der Zustand ist therapeutisch unbeeinflußbar. In manchen Fällen kommen orthopädische Stellungskorrekturen in Frage, auch Operationen bestehend in der Entfernung hyperplastischer Auswüchse, die die Bewegung beschränken.

Osteogenesis imperfecta oder Osteopsathyrosis idiopathica. Hier ist im Gegensatz zu Chondrodystrophie bei ungestörter enchondraler Ossifikation die Bildung der Knochengrundsubstanz infolge Versagens der Osteoblastentätigkeit ungenügend. Gerade die bindegeweblich präformierten Skeletteile sind infolgedessen schwer mitbetroffen, das Schädeldach ist abnorm dünn und kann Lücken aufweisen, die Röhrenknochen sind zart gebaut und mangels kalkaufnehmender Grundsubstanz kalkarm. Die Corticalis ist kaum ausgeprägt, die Knochenbälkchen sind spärlich und dünn. All dies tritt röntgenologisch sehr deutlich hervor. Ein solcher Bau des Knochens muß zu einem Versagen bei starker mechanischer Beanspruchung führen, es kommt zu Frakturen, ohne daß eine entsprechende Gewalteinwirkung erfolgte.

Zwei Formen werden unterschieden eine fetale, die Osteogenesis imperfecta, und eine Spätform, die Osteopsathyrosis idiopathica. Jene führt schon in utero zu multiplen Frakturen der Röhrenknochen, so daß die Extremitäten verkürzt erscheinen und eine „Mikromelie" entsteht. Die Spätform kann im Säuglingsalter oder erst in der späteren Kindheit hervortreten und äußert sich in einer enormen Knochenbrüchigkeit. Ohne erkennbaren Anlaß treten immer und immer wieder Frakturen auf. Bemerkenswerterweise finden sich bei solchen Individuen noch weitere Abnormitäten. Blaue Skleren und Otosklerose werden in manchen Familien mit Osteogenesis imperfecta zusammen vererbt oder auch so, daß nur eines dieser Merkmale auftritt. Man führte das Gesamtsyndrom auf eine Bindegewebsschwäche zurück, die auf genotypischer Grundlage beruht. Außer den genannten werden noch weitere Mißbildungen bei diesem Zustand gefunden, wie angeborene Herzfehler, Gaumen- und Lippenspalte, Hämophilie usw.

Eine wirksame Behandlung ist unbekannt. Berechtigt sind Versuche mit Phosphorlebertran und Vigantol, obwohl das Leiden mit der bei Rachitis gravis vorkommenden Knochenbrüchigkeit nichts zu tun hat.

Osteosclerosis congenita. Dies ist eine äußerst seltene Skeletmißbildung, bei welcher die Knochen infolge eines besonders dichten Baues eine marmorartige strukturlose Beschaffenheit gewinnen. Im Röntgenbild ist die Spongiosastruktur nicht mehr erkennbar. Solcher Knochen ist abnorm brüchig. Durch mehr minder weitgehende Verödung der Markhöhlen kommt es zu fortschreitender Anämie. Als leichtere Variante wird die Albers-Schönbergsche Krankheit mit fleckweise zerstreuten, kleineren Verdichtungsherden im Knochen angesehen.

Status asthenicus und Status hypoplasticus. Diese Zustände sind praktischärztlich ungleich wichtiger als die bisher besprochenen Entwicklungsstörungen. Der Status asthenicus reiht sich diesen insofern an, als er Merkmale von morphologischer Abweichung wie funktioneller Minderwertigkeit darbietet. Zu ersteren zählen der schmale, flache, an der oberen Apertur enge Thorax mit steil abfallenden Rippen und engem epigastrischem Winkel, abstehende Schulterblätter, die bisweilen an der der Wirbelsäule zugerichteten Seite eine bogenförmige Einbiegung tragen (Scapulae scaphoideae), abfallende Schultern, ein Rundrücken, der mit Lumbolordose kombiniert ist, langer dünner Hals, dünne Extremitäten mit hypotonischer Muskulatur, tiefstehendes Zwerchfell, Tropfenherz, Senkung der Baucheingeweide, mangelhaftes Fettpolster und ein recht charakteristischer Gesichtstypus. Das Wachstum ist in den Längendimensionen nicht herabgesetzt, dagegen ist typisch die ungenügende Breitenentwicklung. Der Status asthenicus ist die übersteigerte, ins Bereich der Abnormität fallende Ausprägung des leptosomen Körperbautyps. Funktionell ist mit diesem Habitus ungemein häufig „vegetative Labilität" verbunden, eine Disposition zu besonderer Reizbarkeit des Vagus und Sympathicus. Diese äußert sich in positivem ASCHNER-Reflex, d. h. Pulsverlangsamung bei Druck auf die geschlossenen Augen, ausgeprägter respiratorischer Arythmie und Labilität der Pulsfrequenz, Neigung zu Spasmen an den Eingeweiden, Glanzaugen, Dermographismus, orthostatischer Albuminurie, ungenügender Regulation der Körpertemperatur (Hyperthermie, nicht durch Infektionen bedingte Erhebungen der Körpertemperatur bis über 38°) und schließlich in unmotivierten vasomotorischen Reaktionen. Oft auch finden sich gesteigerte Sehnenreflexe, Lidflattern bei Augenschluß, Zungenwogen bei Vorstrecken der Zunge, Facialisphänomen, kurz, Zeichen gesteigerter nervöser Erregbarkeit. Die Meinungen gehen darüber auseinander, in welcher Lebenszeit diese Abwegigkeit in morphologischer Hinsicht in Erscheinung tritt. Es gibt Autoren, welche schon in Säuglingen diesen Typus erkannt haben wollen. Andere aber vertreten die Meinung, daß er erst mit dem 10. Lebensjahr deutlich werde. Diese Divergenz erklärt sich aus mehreren Gründen. Erstens wird der geschilderte Habitus erst ganz allmählich mit dem Fortschreiten des Wachstums wirklich auffallend. Zweitens bringen es die Phasen der beiden Streckungen und der Perioden der Fülle im Wachstum mit sich, daß der Typus des Kindes sich gewissermaßen physiologisch verändert. Diese Schwankungen machen es unter Umständen schwer, beginnende Abweichungen zu erkennen. Endlich ist der Habitus in ausgesprochenem Maße, obwohl primär genotypisch bestimmt, durch äußere Einwirkungen beeinflußbar. Manche Autoren gehen so weit, daß sie glauben, jede Asthenie könne durch geeignete Gymnastik und Aufgeben der einseitig auf geistige Arbeit eingestellten Lebensführung in Eusthenie verwandelt werden. Daß es grundsätzlich möglich ist, die Wachstumsvorgänge hierdurch zu beeinflussen, steht über jeden Zweifel fest. Daß es aber andererseits Einzelfälle gibt, in denen das endogene Moment so sehr überwiegt, daß sich der abnorme Habitus trotz zweckmäßiger äußerer Umstände durchsetzt, scheint ebenso sicher zu sein. Ärztliche Aufgabe ist es, in jedem Falle vegetativer Labilität bei Asthenikern seelische Entspannung und Entlastung herbeizuführen und gleichzeitig in geeigneter Weise für körperliche Ertüchtigung zu sorgen. Oft wird dies nur durch einen Milieuwechsel möglich sein, dessen Durchführung sich den sozialen Bedingungen des Falles anpassen muß. Wertlos sind halbe Maßnahmen, bei denen die Herauslösung aus den Konfliktsituationen nicht erreicht wird. Solche Fälle sind also keineswegs rein somatisch fundiert, vielmehr ist es Pflicht des Arztes, bei diesen Kindern die seelische Situation zu erforschen und hieraus seine Maßnahmen abzuleiten. Wertlos in therapeutischer Hinsicht sind die viel verschriebenen Nährmittel, mit denen sich der Medikus in billiger Weise aus der Affäre zu ziehen sucht, Hormonpräparate und Arzneibehandlung, sofern sie nicht suggestiv verwertet wird.

Unter *Hypoplasie* versteht man eine nicht nur die Breiten-, sondern auch die Längenentwicklung betreffende Wachstumsstörung auf genotypischer Grundlage.

Die Individuen sind klein bis zur Zwergwüchsigkeit und zeigen außerdem die
Zeichen der Asthenie, aber nicht die der Dysplasien. Es treten Rückständigkeiten des Entwicklungstempos auf. Schon Säuglinge können die Merkmale der
Hypoplasie in ausgeprägter Weise darbieten, jedoch ist in jedem Falle zu erwägen,
ob nicht eine sekundäre Störung des Wachstums mit den oben besprochenen
Ursachen oder eine endokrin bedingte vorliegt. Nur wenn solche Zustände
ausgeschlossen werden können, liegt Hypoplasie vor. Diese Bezeichnung sagt
nichts darüber aus, wie die Reifungserscheinungen und die geistige Entwicklung
verlaufen. Sie läßt es mithin offen, ob eine Störung vorliegt, die als Vorstufe
in den Bereich der Nanosomia vera gehört, oder in den der Nanosomia infantilis,
worunter der Internist Zwerg- oder hochgradige Kleinwüchsigkeit versteht mit
somatischem Stehenbleiben auf frühkindlicher Stufe, fehlender Reifung und
entsprechender geistiger Entwicklung. Der Ausdruck Hypoplasie ist also vorläufig und in gewissem Sinne nichtssagend. Weil aber in den früheren Abschnitten des Kindesalters nicht beurteilt werden kann, ob später einmal Reifungserscheinungen eintreten werden, ist ein solcher indifferenter Ausdruck für
den kinderärztlichen Sprachgebrauch unentbehrlich. Nur muß man sich bewußt
bleiben, daß Hypoplasie nicht eine Diagnose ist.

Komplexe Mißbildungen.

Diese Gruppe bildet den Übergang zwischen den allgemeinen Abartungen, die
den ganzen Organismus oder ganze Gewebsgruppen umfassen, und den isolierten
Mißbildungen wie Hasenscharte, Syndaktilie usw. Es handelt sich um regelhafte
Kombinationen mehrerer Mißbildungen, wozu allerdings noch weitere Abwegig-
keiten nicht regelhafter Art treten können. Familiäres Auftreten liegt vor.
Schwachsinn kann gelegentlich mit diesen Störungen kombiniert sein. Da eine
ärztliche Beeinflussung unmöglich ist, und die Fälle Seltenheiten sind, ist die
Bedeutung der Gruppe durchaus untergeordnet. Deshalb soll nur eine kurze
Aufzählung erfolgen:

Kongenitale Halswirbelsynostose (Klippel-Feil). Verschmelzung des 2.—6.
Halswirbels führt zu abnormer Kurzhalsigkeit mit behinderter Beweglichkeit
zur Seite, meist verbunden mit Schulterblatthochstand.

Dysostosis cleidocranialis (Scheuthauer-P. Marie). Beiderseitiger Schlüssel-
beindefekt, verkümmerte Schulterblätter, hypoplastischer Gesichtsschädel und
verkürzte Schädelbasis, Offenbleiben von Nähten und Fontanellen am Hirn-
schädel, abnorme Ossifikationszentren, Kleinwüchsigkeit.

Dysostosis craniofacialis (Crouzon). Vorwölbung der Stirngegend, Strabismus divergens, Exophthalmus, Hakennase, Prognathie des Unterkiefers.

Akrocephalosyndaktylie (Apert). Dreieckiger Schädel mit dem Hinterkopf
als Basis, der stark vorspringenden Stirnmitte als Spitze. Syndaktylie der
4 Extremitäten. Extrem verengter Gaumen.

Laurence-Biedl-Bardetsche Mißbildung. Turmschädel, Poly- oder Syndaktylie, Fettsucht mit Hypogenitalismus, Retinitis pigmentosa, Schwachsinn.

Turmschädel. Erbliche Mißbildung, in prämaturen Verknöcherungen der
Schädelnähte bestehend, mit Ausbildung von Wabenschädel durch den Druck
des beengten wachsenden Hirns. Unter Wabenschädel wird der Zustand des
Hirnschädels verstanden, bei welchem eine Usurierung und Verdünnung der
Schädelkapsel in der Gegend der Gyri stattfindet, während über den Sulci
Leisten stehenbleiben, wodurch ein wabenartiges Bild entsteht. Beim Turm-
schädel ist ein hoher First zwischen den beiden Scheitelbeinen auf der Höhe

des Schädels vorhanden. Es besteht Exophthalmus und allmählich entwickelt sich Neuritis optica mit Atrophie. Der Zustand ist bisweilen familiär kombiniert mit hämolytischem Ikterus. Auch Adenoide finden sich häufig.

Literatur.

ASCHNER u. ENGELMANN: Konstitutionspathologie in der Orthopädie. Berlin: Julius Springer 1928.

BAUER, J.: Konstitutionelle Disposition zu inneren Krankheiten, 3. Aufl. Berlin: Julius Springer 1924. — BROCK, J.: Biologische Daten für den Kinderarzt. Berlin: Julius Springer 1932.

FRIEDENTHAL: Allgemeine und spezielle Physiologie des Menschenwachstums. Berlin: Julius Springer 1914.

HUSLER: „Multiple Abartungen" in Handbuch der Kinderheilkunde, 4. Aufl., Bd. 1. Herausgeg. von M. v. PFAUNDLER und A. SCHLOSSMANN. Berlin: F. C. W. Vogel 1931.

PFAUNDLER, M.: Konstitution und Konstitutionsanomalien im Handbuch der Kinderheilkunde, 4. Aufl., Bd. 1. Herausgeg. von M. v. PFAUNDLER und A. SCHLOSSMANN. Berlin: F. C. W. Vogel 1931.

SIEGERT: Erg. inn. Med. 6. — STRATZ: Der Körper des Kindes. 9. Aufl. 1922.

Erkrankungen des Bewegungsapparates.

Von

E. FREUDENBERG-Marburg.

Erkrankungen der Muskeln.

Polymyositis und Dermatomyositis.

Symptome. Unter Fieberbewegungen leichteren Grades entwickelt sich entweder akut oder schleichend ein Zustand von Verhärtung und Steifheit der Muskulatur. Schmerzhaftigkeit wird in manchen Fällen angegeben, kann aber auch völlig fehlen. Die Veränderung der Muskeln erstreckt sich — oft im Gesicht und an den Schultern beginnend — über den Rumpf und auf die Extremitäten. Auch die Kaumuskulatur wird befallen. Der Verlauf ist chronisch. Die Verhärtungen sind nicht dauernd überall in gleicher Stärke vorhanden, können z. B. bei Zunahme an den Beinen an den Schultern rückgängig sein. Oft ist die Haut über den erkrankten Muskeln auch verändert, fühlt sich warm an, ist leicht gerötet, etwas starr und ödematös. Die Augengegend kann ausgesprochen verschwollen sein. Die Verschieblichkeit der Haut auf der Unterlage ist an den betroffenen Stellen herabgesetzt. Bisweilen bleibt der Prozeß nicht auf Haut und Muskeln beschränkt, sondern ergreift auch die Schleimhäute des Mundes und Rachens als Mucoso-Dermatomyositis. Die Zunge ist dann glatt und düsterrot, auch die Rachenschleimhaut injiziert und geschwollen.

Prognose. Die bei Kindern sehr seltene Erkrankung ist prognostisch ernst. Rund die Hälfte der Fälle stirbt, manche schon nach wenigen Wochen, jedoch kann noch nach einem Jahr volle Erholung eintreten. Bisweilen wurde Funktionsbehinderung infolge bindegewebiger Muskelschrumpfungen als Endausgang beobachtet.

Diagnose. Die Unterscheidung gegenüber akuter Trichinose, die ein klinisch völlig gleiches Bild hervorruft, ist schwierig. Unbrauchbar zur Unterscheidung ist die Eosinophilie, die angeblich nur bei Trichinose auftritt. Auch bei Dermatomyositis kann Eosinophilie erheblichen Grades bestehen. Es ist der Versuch zu machen, im gefärbten Sedimentausstrich des durch Essigsäure hämolysierten Blutes Trichinenembryonen mikroskopisch nachzuweisen. Trichinose tritt nicht isoliert auf, sondern bildet kleine Endemien, wenn irgendwo trichinöses Fleisch verzehrt wird. Polymyositis betrifft singuläre Fälle.

Ätiologie. Unbekannt.

Therapie. Eine wirksame Behandlung ist unbekannt. Salvarsan und Salicylate sind ohne Einfluß, ebenso warme protrahierte Packungen. Wenn Schmerzen bestehen, sind Sedativa und abends Schlafmittel zu geben.

Myositis ossificans progressiva und Myositis fibrosa.

Symptome. Ganz unmerklich treten da und dort in der Skeletmuskulatur zuerst mehr weiche, teigig-derbe, später hart werdende Anschwellungen auf, welche die Beweglichkeit je nach Lage und Größe mehr oder minder einschränken.

Anfangs sind Nacken-, Schulter- und Rückengegend bevorzugt, später kann sozusagen jeder Muskel befallen werden, außer den im folgenden aufgezählten, die frei zu bleiben pflegen: Gesichtsmuskulatur, Zunge, Rachenmuskulatur, Kehlkopfmuskulatur, Herz, Zwerchfell, äußere Augenmuskeln, Damm- und Schließmuskeln. Da das Leiden fortzuschreiten pflegt, werden die unglücklichen Träger desselben oft unter Schmerzen immer mehr immobilisiert, bis sie durch eine zufällige Komplikation meist in der Kindheit sterben. Fast immer finden sich bei ihnen Zeichen von Dysplasie: Mißbildungen, Defektbildungen, Rückständigkeiten der Entwicklung. Besonders häufig wird abnorme Kleinheit der großen Zehen angegeben. Diese Umstände rücken das hier besprochene Leiden in unmittelbare Nähe der multiplen Abartungen.

Ätiologie und Pathogenese. Die früher geäußerte Ansicht einer trophoneurotischen Störung ist unhaltbar. Es gibt zwar Fälle, in denen durch die Kalkmassen Nervenstämme gedrückt und neurologische Syndrome unterhalten werden. Das ist aber eine sekundäre Erscheinung, die durch operative Entfernung solcher Knoten beseitigt wird. Auch auf Entzündung beruht die Erkrankung nicht. Wo klinisch leichte Entzündungserscheinungen in Gestalt von Wärme, Schwellung, Schmerzhaftigkeit und Fieber vorhanden sind, handelt es sich um aseptische Pseudoentzündungen durch Gewebszerfall, Blutungen und Resorption von Zerfallsprodukten.

Das Leiden wird *pathologisch-anatomisch* als Abartung des Bindegewebes der Muskelhüllen aufgefaßt. Die Muskelfasern gehen sekundär zugrunde, wenn die Bindegewebsmassen einwachsen. Diese bilden zuerst ein fibröses Gewebe, und in manchen Fällen bleibt die Erkrankung als *Myositis fibrosa* auf dieser Stufe stehen. In anderen Fällen aber entstehen Knorpel und spongiosaähnliche Gewebe, die sowohl enchondral wie periostal verknöchern. Sehr häufig sind Sehnen und Bänder mitbefallen. So findet man Verknöcherung des Nackenbandes oder der Bicepssehne. Wesentlich ist hierbei die Abartung der Gewebe. Eine Stoffwechselstörung liegt nicht vor. Die Blutkalkzahlen sind normal, ebenso der anorganische Serumphosphor.

Therapie. Während man bisher nur durch chirurgische Eingriffe von bloß lokaler Wirkung Linderung für manche Krankheitsbeschwerden bringen konnte, durch die jedoch die Progredienz nicht aufgehalten wurde, konnte gelegentlich gezeigt werden, daß das Fortschreiten zum Stillstand und gebildete Verkalkungen zur Auflösung gebracht werden können, wenn eine saure Diät gegeben wird. Als solche bewährt sich die ketogene Diät mit Reduktion der Kohlehydrate und starker Vermehrung des Fettes bei mittlerem Eiweißgehalt. Ein Schulkind würde etwa 30—40 g Eiweiß, 40 g Kohlehydrate und bis zu 150 g Fett erhalten. Eine solche Diät setzt Krankenhausbehandlung voraus. Sie muß Monate oder Jahre lang gegeben und unter Umständen nach Pausen wiederholt werden, wenn neue Verhärtungen sich zeigen. Versager bei dieser Behandlung sowie bei Verabreichung von Phosphat wurden auch schon mitgeteilt.

Diagnose. Diese ist sehr leicht zu stellen. Abzutrennen von der eigentlichen Erkrankung, der progressiven Form, ist die circumscripte Myositis ossificans, die in zugrunde gehenden oder chronisch gereizten Geweben nach Trauma, Bluterguß oder Infektion eintreten kann und stationär bleibt. Am bekanntesten sind die Reit- und Exerzierknochen.

Zu unterscheiden von Myositis ossificans ist ferner die *Calcinosis,* bei welcher im subcutanen Gewebe und in der Haut sog. Kalkmetastasen auftreten, was manchmal bei Knochencaries geschieht, in anderen Fällen aber ohne solche als primäre Erkrankung. Die Haut ist hierbei eigentümlich rauh, derb und zeigt warzenartige Erhebungen, aus denen nach Abstoßung von Kalkkörnern Narben, aber unter Umständen auch schwer heilende Geschwüre entstehen. Auch in noch kernfreien Epiphysenknorpeln eines jungen Säuglings wurden in einem Fall Kalkniederschläge nachgewiesen. Solche Fälle stellen Parallelen zur „Kalkgicht" des Erwachsenen dar, bei der in Sehnen, Schleimbeuteln, Gelenkkapseln, Fascien und Subcutis Kalkniederschläge erscheinen. Als einzig dastehend kann ein gelegentlich beschriebener Verlauf gelten, bei welchem infolge einer sekundären Staphylokokkeninfektion sich jedes einzelne Kalklager entzündet und unter Eiterung ausgestoßen wird, so daß nach langwieriger Krankheit der Körper schließlich von den Kalkniederschlägen befreit ist. Die Calcinosis beruht nicht auf einer Kalkstoffwechselstörung, sondern auf unbekannten Bindegewebsschädigungen.

Muskelrheumatismus.

Dieser spielt im Kindesalter eine recht untergeordnete Rolle, kommt aber gelegentlich im Schulalter zur Beobachtung. Am ersten noch kann er in Gestalt des Torticollis rheumaticus nachgewiesen werden, eines akut entstandenen schmerzhaften Schiefhalses, der eine grippeartige Infektion begleitet oder ohne solche auftritt. Hierbei springt der erkrankte Kopfnickermuskel strangartig vor, die Schläfe ist der Schulter genähert, das Kinn zur Gegenseite gedreht. In jedem solchen Falle ist zu prüfen, ob nicht ein entzündlicher Prozeß an den Drüsen, ein Absceß oder eine Halswirbelcaries sich hinter dem Schiefhals verbergen. Ist dieser wirklich rheumatisch bedingt, so pflegt er sich unter Wärmebehandlung (heiße Packungen, Thermophor, Diathermie, Solluxlampenbestrahlung), unterstützt durch einige Aspiringaben, schnell zurückzubilden. Chronischer Schiefhals beruht auf Geburtstrauma (Zerreißungen oder Blutergüsse im Muskel mit narbiger Schrumpfung) oder auf Mißbildung. Auch Verkalkung einer Zwischenwirbelscheibe wurde als Ursache festgestellt. Im Falle von Mißbildung verbindet sich mit ihm einseitiger Schulterblatthochstand als sog. Sprengelsche Deformität. Der chronische Schiefhals wird orthopädisch-chirurgisch behandelt.

Mißbildungen.

Es kommen Defektbildungen vor, von denen das Fehlen des Pectoralis die bekannteste und häufigste ist. Die betroffene Brustseite sieht eigentümlich flach aus. Passive Abduktion gegen den Widerstand des an den Rumpf aktiv gepreßten Armes läßt das Hervortreten der Muskelbündel im Kontrast zum entsprechenden Versuch auf der Gegenseite vermissen. Gelegentlich kommen auch partielle oder völlige Defekte in anderen Muskeln vor, und zwar sowohl an den Extremitäten wie am Stamm (Bauchwand, Zwerchfell).

Erkrankungen der Gelenke.

Polyarthritis rheumatica. Akuter Gelenkrheumatismus.

Der kindliche akute Gelenkrheumatismus besitzt deshalb besondere ärztliche Bedeutung, weil er noch weit mehr als der Rheumatismus im Erwachsenenalter zu Endo-, Peri- und Myokarditis führt. Eine Herzbeteiligung bei $^2/_3$ aller Fälle ist eher eine niedrige als eine hohe Schätzung. Nach einem Zitat von Lasègue beleckt der akute Gelenkrheumatismus Gelenke, Pleura, Meningen, aber er beißt ins Herz. Schließlich steht die Chorea minor, die fast ausschließlich auf das Kindesalter beschränkt ist, in engen nosologischen Beziehungen zum akuten Gelenkrheumatismus und zur rheumatischen Endo-Perikarditis, indem sie auf eine dieser oder auf beide Erkrankungen folgt oder ihnen vorhergeht, oder mit ihnen koinzidiert.

Bedingungen des Auftretens: Der akute Gelenkrheumatismus kommt schon im Kindesalter recht häufig vor. 14% der Gesamterkrankungen beginnen im ersten Dezennium, jedoch erst mit dem 5. Lebensjahr zeigt sich der akute Gelenkrheumatismus häufiger, Vorkommen im 3. und 4. Lebensjahr sind große Seltenheiten. Die Diagnose Gelenkrheumatismus bei Säuglingen berechtigt in jedem Falle zu Zweifeln, da auch unter großem Material keine Säuglingsrheumatismen sich finden. Wohl meist handelt es sich in diesen Fällen um Verwechslungen mit septischer Arthritis, also metastatischen Gelenkinfektionen, oder mit allergischen Rheumatoiden, wie solche schon im 2. Lebensjahr beobachtet wurden. Die meisten kindlichen Rheumatismen treten im Beginn des zweiten Dezenniums auf.

Die Bedeutung konstitutioneller Faktoren für den akuten Gelenkrheumatismus wird von den meisten Autoren anerkannt. Daß es Familien mit Häufung des akuten Gelenkrheumatismus in mehreren Generationen gibt, ist unbestreitbar. Daß relativ selten Geschwistererkrankungen vorkommen, widerlegt die Mitwirkung eines Konstitutionsfaktors nicht. Neben der spezifischen familiären Anlage zum akuten Gelenkrheumatismus spielt eine besondere individuelle Disposition zu Katarrhen im Sinne der exsudativen Diathese insofern eine Rolle, als sie Bedingungen verwirklicht, die den akuten Gelenkrheumatismus auslösen können, nämlich die Racheninfektionen. Eine Abhängigkeit von der Wohnungshygiene ist umstritten. Klimatische Faktoren wirken in der Weise mit, daß während der Hochsommermonate neue Erkrankungen seltener sind. Die rauhe Jahreszeit wirkt nicht als solche, sondern weil sie Racheninfektionen begünstigt. Hiermit eröffnet sich die Frage der Abhängigkeit des akuten Gelenkrheumatismus von Tonsillarerkrankungen, von welchen sowohl das erste Auftreten wie die Rezidive des akuten Gelenkrheumatismus in Abhängigkeit gebracht werden. Es muß hierzu bemerkt werden, daß es sich dabei keineswegs vorwiegend um eitrige Mandelprozesse handelt, sondern daß im Kindesalter besonders häufig ganz einfache Schleimhautkatarrhe des Rachenrings den akuten Gelenkrheumatismus auslösen. Wenn hinsichtlich des Wertes der Entfernung der Mandeln zur Verhütung des akuten Gelenkrheumatismus Einhelligkeit der Meinungen nicht erreicht ist, so rührt dies daher, daß die Statistik je nach der Art des gewonnenen Belegmaterials und der Methoden etwas schwankende Ergebnisse gezeitigt hat. Andererseits gibt es sehr eindrucksvolle Einzelbeobachtungen, bei denen die Tonsillektomie weitere Rezidive abschnitt. Es muß zur Frage des prophylaktischen Werts der Tonsillektomie betont werden, daß nur dann, wenn der Eingriff vor dem Rheumatismusalter, also innerhalb der ersten 5 Lebensjahre, vollzogen wurde, sichere Schlüsse möglich sind. Was die Bedeutung von Zahnerkrankungen, Wurzelgranulomen im bleibenden Gebiß, cariösen vereiterten Milchzahnwurzeln, Nebenhöhleninfektionen und sonstigen chronischen Entzündungsherden angeht, die unter dem Namen ,,Focal infection'' im Schrifttum eine wachsende Rolle spielen, so hängt die Anerkennung dieser Faktoren für die Pathogenese des akuten Gelenkrheumatismus auf das engste mit der Frage der Abtrennung des akuten Gelenkrheumatismus von der chronischen Sepsis durch den Streptococcus viridans oder ähnliche wenig virulente Streptokokkentypen zusammen. Während im amerikanischen medizinischen Schrifttum in wachsendem Maße die Tendenz besteht, diese Grenze einzureißen, soll hier an der üblichen Abtrennung des akuten Gelenkrheumatismus von der Viridanssepsis und der STILLschen Krankheit (s. S. 501) festgehalten werden, obwohl es Fälle gibt, deren Zuteilung zu einer von beiden Krankheiten Schwierigkeiten macht.

Ätiologie: Die Untersuchung des Blutes wie des Gelenkpunktats frisch Erkrankter mit den üblichen bakteriologischen Methoden ergibt ganz überwiegend negative Resultate.

Im Gegensatz hierzu nehmen einzelne Autoren auf Grund zahlreicher positiver Befunde mittels einer speziellen Technik an, daß der akute Gelenkrheumatismus durch spezifische Streptokokken hervorgerufen wird. Anerkennung der fokalen Infektion und Streptokokkentheorie des akuten Gelenkrheumatismus setzen einander voraus. Die wenig virulenten Stämme, die aus chronischen Infektionsherden zu züchten sind, sollen durch Anpassung an niedere Sauerstoffspannungen ihre Fähigkeit, Gelenke zu befallen, gewinnen. Neuerdings wurden aus dem Blut und dem Gelenkpunktate von Erwachsenen mit akutem Gelenkrheumatismus Tuberkelbacillen gezüchtet.

Die Häufigkeit negativer Tuberkulinreaktionen beim kindlichen akuten Gelenkrheumatismus schließt für das Kindesalter eine tuberkulöse Ätiologie von vornherein aus. Neuerdings wird auch ein allergisches Moment vielfach als wesentlich für die Gelenk- und Herzsymptome angesehen. Eiweißabbauprodukte aus Geweben oder Bakterien, die sich an den Synovien oder Herzhäuten ablagern, sensibilisieren dort das Bindegewebe. Als histologisches Reaktionsprodukt der durch den wiederholten Kontakt ausgelösten hyperergischen Entzündung erscheint das von Aschoff-Tawara zuerst am Herzen nachgewiesene rheumatische Knötchen, das auch in der Synovia gefunden wurde. Durch subcutane Vorbehandlung von Kaninchen mit Pferdeserum und Reinjektion ins Gelenk gelingt es dort Entzündung auszulösen. Hierbei treten im Bindegewebe Knötchen auf, die zwar nicht identisch mit dem rheumatischen Granulom Aschoffs sind, jedoch im histologischen Aufbau eine gewisse Verwandtschaft zeigen.

Symptome. Während beim älteren Kind der Rheumatismus häufig nach vorangegangener Angina wie beim Erwachsenen unter erheblichen Schmerzen, druck- und bewegungsempfindlichen, sich warm anfühlenden Gelenkschwellungen und rasch bis über 39^0 ansteigendem Fieber beginnt, sind die Erscheinungen bei jüngeren Kindern meist milder. Sie bestehen in mäßigen Schmerzen, Temperaturbewegungen, aber recht unbedeutenden Gelenkveränderungen, die nur eben als leichte Gedunsenheit zu sehen und grade zu palpieren sind. Daß die Patienten von Schmerzen gepeinigt, jede Bewegung der erkrankten Gelenke ängstlich vermeidend, daliegen, beobachtet man nicht. Trotzdem ist die Gefährdung, an einer Herzbeteiligung zu erkranken, bei diesen abortiven Formen um nichts geringer oder die Prognose günstiger. Größere Gelenke (Fuß, Knie, Hüfte, Hand, Ellbogen, Schulter), werden bevorzugt, kleine Gelenke etwas seltener, die untere Extremität etwas häufiger als die obere befallen. Der Verlauf ist sprunghaft. Nach einem halben Tag kann ein Gelenk wieder weniger schmerzhaft sein und ein neues befallen werden. Allerdings sind bei solchem Weiterschreiten objektive Veränderungen am alten Ort über mehrere Tage festzustellen. Den Verlauf des remittierenden Fiebers begleitet eine ausgesprochene Neigung zu Schweißausbrüchen. Ohne Antipyrese kann sich das Fieber in Wellenform lange hinziehen. Jederzeit kann sich aus einem fieberfreien Intervall die Temperatur unter erneuten Gelenksymptomen wieder jäh erheben. Das Blutbild zeigt beim akuten Gelenkrheumatismus eine mittlere Leukocytose, die aber auch fehlen kann. Der Harn bietet Zeichen einer leichten Nierenreizung in geringer Albuminurie, einzelnen weißen und roten Blutkörperchen. Sehr charakteristisch und nur bei kardialem Hydrops vermißt, ist eine hochgradige Beschleunigung der Senkungsgeschwindigkeit der roten Blutkörperchen, die mit dem Decursus morbi verläuft, nach erreichter Entfieberung langsam zurückgeht, beim Rezidiv wiederkehrt. Sie hat hohe diagnostische Bedeutung, da sie die Unterscheidung gegenüber der primär chronischen Arthritis des Kindesalters gestattet, und ist auch prognostisch wertvoll, indem fehlender oder geringer Rückgang auf Fortdauer des Prozesses weist.

An Komplikationen des akuten Gelenkrheumatismus kommen Pneumonien nur selten vor. Die sog. rheumatische Pleuritis setzt im Kindesalter eine

Perikarditis voraus, von der sie sich durch Übergreifen der serösen Entzündung auf die Pleura ableitet. Selten kommt bei akutem Gelenkrheumatismus auch seröse Meningitis vor. Betreffs Chorea siehe oben und S. 539.

Besondere Verläufe: Als prognostisch ernste Verlaufsform gilt der Rheumatismus nodosus, bei dem stecknadelkopf- bis erbsengroße Knötchen im subcutanen Gewebe auftreten. Sie liegen nahe den Fingergelenken, an den Streckseiten der Arme, entlang der Wirbelsäule, an der Innenseite der Schenkel, in der Kopfhaut. Die Knötchen, welche histologisch rheumatische Granulome sind, können sich rasch zurückbilden, aber auch monatelang persistieren. Sie treten nicht mit der Ersterkrankung auf, sondern erscheinen bei den Rückfällen des akuten Gelenkrheumatismus. In solchen Fällen ist stets das Herz beteiligt. Die Mortalität ist hoch. Auch Chorea kann bei Rheumatismus nodosus auftreten. Es konnten in 2 Fällen Viridansstreptokokken in den Knoten des Rheumatismus nodosus nachgewiesen werden. Ob diese Erkrankung als das Bindeglied zwischen der chronischen Viridanssepsis und dem akuten Gelenkrheumatismus gelten darf, bleibt trotzdem zweifelhaft.

Das Erythema annulare rheumaticum ist ein aus blaßroten, ringförmigen, bisweilen zusammenfließenden, vorzugsweise am Stamm lokalisierten Efflorescenzen bestehendes, mehr oder minder chronisch auftretendes Exanthem bei Rheumatikern mit Herzkomplikationen. Es kommt auch bei Rheumatismus nodosus vor. Ob dieses Exanthem mit dem Erythema exsudativum multiforme wesensverwandt ist, bleibe dahingestellt.

Abzutrennende Syndrome: das Erythema nodosum, blaurote, hauptsächlich an der Streckseite der Unterschenkel lokalisierte, derbe, bisweilen etwas schmerzhafte Knoten, hat entgegen der in der internistischen Literatur immer noch verbreiteten Auffassung nichts mit dem akuten Gelenkrheumatismus zu tun, sondern ist eine tuberkulöse Manifestation. Epidemieartiges Auftreten in Schulen weist auf tuberkulöse Lehrpersonen oder Schüler als Infektionsverbreiter hin Die Tuberkulinreaktion ist fast ausnahmslos positiv oder wird es nach vorhergehender anergischer Phase. Die Purpura oder Peliosis rheumatica et abdominalis mit punktförmigen, oberflächlich gelegenen, diffus verbreiteten, kleinen Hautblutungen, mit mehr paraartikulären Gelenkschwellungen, Koliken, Eruptionen von Strophulus (SCHÖNLEIN-HENOCHsche Purpura) hat ebenfalls nichts mit dem akuten Gelenkrheumatismus zu tun. Der irreführende Name wird am besten durch die Autorennamen oder die Bezeichnung „vasogene Purpura" ersetzt.

Differentialdiagnose. Sie hat sich vor allem mit der primär-chronischen Arthritis auseinanderzusetzen (s. S. 501), sowie den im folgenden abzuhandelnden metastatischen und septischen Gelenkentzündungen. Endlich sei auf allergische passagere Gelenkschwellungen (Rheumatoide) verwiesen, die als relativ gutartige Affektionen bei Serumkrankheit und als Hydrops articulorum intermittens selbständig, im letzten Falle bisweilen mit QUINCKEschem Ödem kombiniert, auftreten. Im frühen Säuglingsalter dürfen die syphilitische Osteochondritis und die skorbutischen Gelenkschwellungen nicht mit akutem Gelenkrheumatismus verwechselt werden.

Therapie. Die Verabreichung von Natrium salicylicum in großen Dosen ist die Methode der Wahl. Kleinkinder erhalten 2—3 g, Schulkinder 4—6 g täglich, auf mehrere Einzeldosen verteilt. Auch rectal kann das Mittel gegeben werden, indem es in Schleim gelöst als Mikroklysma verabreicht wird. Zeichen der Vergiftung, wie verlangsamte, vertiefte Atmung, Bradykardie, Nierenreizung, Benommenheit, nötigen zum Absetzen, Ohrensausen allein nicht. Die Acidosesymptome werden durch Natrium bicarbonicum rasch beseitigt. Nach einigen Tagen wird die Dosis vermindert, eventuell auch statt Natrium salicylicum Aspirin weitergegeben. Die Salicylmedikation wird fortgesetzt, solange der

Temperaturverlauf, die Gelenkprozesse und die Blutsenkung dies angezeigt
erscheinen lassen. An Stelle von Salicyl werden auch Pyramidon und Atophan
gegeben. Die Gelenke werden in Watte eingepackt und mit Hilfe von Kissen
und Sandsäcken sorglich gelagert, wenn größere Schmerzhaftigkeit besteht.
Sehr wohltätig wird an den Gelenken Wärmeapplikation empfunden (Thermophore, Lichtbügel, heiße Packungen). Die Pflege hat besonders sorglich die
Neigung zum Schwitzen zu beachten und durch häufigen Wäschewechsel mit
trockener, vorgewärmter Wäsche Abkühlungen infolge Durchnässung zu verhüten. Nach dem Abklingen des akuten Gelenkrheumatismus hat eine sorgfältige Abhärtungskur (Luftbäder, Ultraviolettbestrahlungskur) einzusetzen.
Serumbehandlung, Vaccinetherapie (Arthigon) und unspezifische Reizkörperbehandlung sind nicht genügend erprobt, um allgemein empfohlen werden zu
können. Beim Versagen der Salicylbehandlung wurden intravenöse Injektionen
von Trypaflavin zu 5—10 ccm in $^1/_2$%iger Lösung zuweilen mit Erfolg versucht.
Sind zerklüftete, chronisch entzündete Tonsillen vorhanden, so ist die Tonsillektomie angezeigt. Eine Sanierung des Gebisses sollte in allen Fällen — unbe-
schadet der Stellungnahme zur fokalen Infektion — durchgeführt werden.

Die metastatischen Gelenkinfektionen (septische und infektiöse Arthritiden).

Diese Affektionen werden vom akuten Gelenkrheumatismus getrennt, weil
bei ihnen der Erregernachweis im Gelenkpunktat und im Blut in der Regel
gelingt. Sie unterscheiden sich auch klinisch vom akuten Gelenkrheumatismus,
weil sie häufiger mono- als polyarthritisch auftreten, mehr stationär verlaufen,
die ausgesprochene Flüchtigkeit der Gelenkprozesse bei akutem Gelenkrheumatismus also vermissen lassen und bei manchen Formen unter septischen Allgemeinerscheinungen zur Vereiterung des Gelenks führen können.

Als Typus solcher Arthritiden seien die Formen genannt, die in jeder Stufe
des Kindesalters bei beliebigen pyogenen Infektionen oder infizierten Wunden
vorkommen können, besonders oft bei Sepsis, oder auch nach akuten Infektionskrankheiten, an deren Spitze der Scharlach rangiert (s. S. 270 u. 272 betreffs
Unterscheidung dieser Form vom Scharlachrheumatoid). Im besonderen soll auf
einige im Kindesalter praktisch bedeutungsvolle metastatische Arthritiden hingewiesen werden:

Die Pneumokokkenarthritis und Periarthritis kommt ziemlich selten mit
oder nach Pneumonie, Pleuritis, Otitis oder Polyserositis zur Beobachtung als
schmerzhafte, ödematöse, entzündliche Anschwellung der das Gelenk umgebenden Weichteile. Die paraartikuläre Schwellung kann in Absceßbildung
übergehen. Das Gelenkpunktat ist trüb serös bis eitrig. Die Prognose ist günstig,
sofern die Erkrankung nicht als Symptom genereller Pneumokokkensepsis
erscheint. Gelenkpunktionen und Spülungen mit halbprozentigem Optochinum
hydrochloricum werden empfohlen. Bei ungenügendem Erfolg chirurgische
Gelenkeröffnung und Drainage.

Die Gonokokkenarthritis wurde wiederholt nach gonorrhoischer Vulvovaginitis kleiner Mädchen gesehen. Die Gelenke ergeben ein trübes, gonokokken-
haltiges Punktat. Der Prozeß kann ebensowohl mono- wie polyarthritisch verlaufen. Salicyl versagt. Ruhigstellung, Wärme, intramuskuläre Arthigon-
einspritzungen sind die Behandlungsmethoden.

Luische Arthritis kommt als blande, d. h. wenig entzündliche und schmerzhafte Gonitis bei der Spätlues des Schulalters vor. Therapie: antiluische Allgemeinbehandlung.

Tuberkulöse Arthritis (Poncet): ohne Beteiligung des Knochens, also ohne
Fungus, entwickeln sich in subakutem oder subchronischem Verlauf multiple
Gelenkschwellungen ähnlich dem akuten Gelenkrheumatismus, im allgemeinen

jedoch weniger schmerzhaft, chronisch verlaufend und von geringeren Fieberbewegungen begleitet. Salicylbehandlung versagt. Es handelt sich um sehr
seltene Vorkommnisse.

STILLsche Krankheit: die Erkrankung stellt einen chronisch-septischen
Prozeß dar, der unter unregelmäßigen Fieberbewegungen, Lymphdrüsenschwellungen, Milztumor, Leukopenie und Anämisierung eine immer größere Anzahl
von Gelenken befällt, ohne daß eine Tendenz zur Vereiterung bestände. Dagegen
wird der Gelenkapparat durch paraartikuläre Bindegewebswucherung bei intak-
tem Gelenk versteift, die zugehörige Muskulatur durch Inaktivität zur Atrophie
gebracht. Die knöchernen Teile werden osteoporotisch. Fast gesetzmäßig wird
die Wirbelsäule befallen. Auch an den Fingern kommt es zu periartikulären
Anschwellungen. Endokarditis ist selten, dagegen kommt Perikarditis vor.
Der Nachweis von Streptococcus viridans aus dem Blute gelingt bei geeigneter
Technik sogar im fieberfreien Intervall, wodurch Beziehungen zur Endokarditis
lenta gegeben sind. Durch das Vorkommen der rheumatischen Granulome wird
eine Brücke zum akuten Gelenkrheumatismus geschlagen. Auch das Fehlen
der Tendenz zur Gelenkeiterung spricht in diesem Sinne. Konstant ist aber
weder der Erregerbefund noch der der Knötchen. Die Erklärung für das Verhalten der Gelenke ergibt sich aus der abgeschwächten Virulenz des Erregers.
Die Therapie ist wenig aussichtsreich. Unspezifische Reizkörperbehandlung,
Viridansvaccine, Bluttransfusionen, physikalische Behandlung in Gestalt von
Wärme, Stauung und Massage sind zu versuchen. Tonsillektomie und Sanierung
des Gebisses kommen gegebenenfalls in Frage.

Die primär-chronische Arthritis des Kindesalters.

Diese Erkrankung stellt eine auf konstitutioneller Grundlage beruhende,
ohne Fieber verlaufende, genuine Erkrankung dar, Sie geht *nicht* aus dem akuten
Gelenkrheumatismus hervor. Einen chronischen Gelenkrheumatismus des Kindesalters gibt es nicht. Bei den einschlägigen Fällen handelt es sich um STILLsche
Krankheit oder das hier besprochene Leiden. Das Herz ist bei der primär-
chronischen Arthritis unbeteiligt, Chorea kommt nicht vor. Die Senkung der
Blutkörperchen ist nicht beschleunigt. Der Verlauf ist einförmig, chronisch. Das
Weiterschreiten auf andere Gelenke vollzieht sich wie der Beginn schleichend,
nur selten sprunghaft. Die Gelenke werden hierbei in symmetrischer Anordnung,
also rechts und links gleich, betroffen. Die Erkrankung beginnt schon im Kleinkindesalter, zuerst peripher an den Fingergelenken und dehnt sich von Gelenk
zu Gelenk proximalwärts bis zur Wirbelsäule und zum Kopf aus. Auch die
Beine werden betroffen. Die mehr und mehr versteifenden Gelenke schmerzen
bei passiven Bewegungen, während Spontanschmerzen, Wärme und Rötung
gegenüber dem akuten Gelenkrheumatismus ganz zurücktreten. Inaktivitätsatrophie der Muskeln und Deformation treten bei älteren Fällen immer stärker
hervor. Zuletzt drohen Synostosen, die den Kranken unbeweglich machen.

Therapie: Salicylbehandlung ist außer in den Anfangsstadien, die ärztlicher
Behandlung wohl nur selten zugeführt werden, aussichtslos. Jod kann versucht
werden. Viel geübt wird die Reizkörpertherapie, zu welcher Yatren-Casein
(0,2 ccm 1—2 mal wöchentlich), colloidaler Schwefel (Sufrogel), Sanarthrit, auch
das Bienengift Apikosan (WOLFF) verwendet werden können. Erfolge und
Versager halten sich die Waage. Wichtiger ist eine energische physikalische
Heilbehandlung (heiße Bäder, Fangopackung, Moorbäder, Lichtbogen, Diathermie, ferner Massage, aktive und passive Übungsbehandlung). Selbstverständlich muß die Übungstherapie über Jahr und Tag fortgesetzt werden, wobei die
Erfolge besser sind, als es der nach allgemeiner Vorstellung schlechten Prognose
der Erkrankung entspricht.

Erkrankungen der Knochen[1].

Osteomyelitis.

Sie ist eine ausgesprochene Kinderkrankheit, die mit dem Abschluß der Wachstumsphase rasch an Häufigkeit abnimmt. Sie setzt eine Eintrittspforte für den als Erreger fungierenden Staphylococcus voraus. Als solche kommen infizierte Verletzungen und Wunden, Pyodermien und phlegmonöse Gewebsentzündungen, weniger Racheninfektionen, Pleuraempyem, Lungenabsceß, infizierte Windpockenpusteln in Frage, ohne daß es in jedem Falle gelingt, einen primären Herd nachzuweisen. Bekanntlich macht auch der Typhusbacillus gelegentlich eine metastatische Osteomyelitis, auch Streptokokken und Colibacillen. Leichte Traumen wirken als Unterstützungsfaktor für die Ansiedlung der Erreger an bestimmter Stelle. Als solche ist der Femur bevorzugt, aber auch beliebige andere Röhrenknochen können befallen werden. Die Metaphysenzone ist wieder der Vorzugssitz der Erkrankung im Röhrenknochen. Der Beginn derselben ist meist akut, mit hohem remittierendem Fieber, Schmerzen, septischem Blutbild, Nierenreizung, gelegentlich skarlatiniformem Rash verbunden. Diffuse Ausbreitung der Infektion in der Markhöhle, Nekrose von Mark und Spongiosa sind die nächsten Stadien. Der Eiter bricht entlang den Gefäßen unter das Periost durch die Knochenrinde durch und bildet ausgedehnte subperiostale Abscesse. Zu dieser Zeit ist das betroffene Glied äußerst schmerzempfindlich, wird in einer Schonungshaltung fixiert und bietet Ödem der umgebenden Weichteile dar. Sekundäre Frakturen und Epiphysenlösung können nun eintreten, denn unter dem abgehobenen Periost stirbt die Knochenrinde ab. Wird das Periost durchbohrt, so breitet sich der Eiter auch in den Weichteilen aus und bricht schließlich, wenn nicht eingegriffen wird, unter Fistelbildung durch die Haut durch. Auf diesem Wege kann dann auch nekrotisches Knochengewebe abgestoßen werden. Wo größere Sequester entstehen, werden diese von „Totenladen" umhüllt und können, wenn nicht operativ entfernt, noch nach 2 Jahren abgestoßen werden, nachdem sie von Granulationen zerstört sind. Solange Sequester vorhanden sind, besteht Eiterung. Erst nach ihrer Ausstoßung füllen sich die Räume mit Granulationen, die aber nur schlecht verknöchern. Außer der hier beschriebenen diffusen Entzündung gibt es auch lokalisierte Prozesse, die zu *circumscripten Knochenabscessen* führen. Solche Herde können sich auch metastatisch von einer primär diffusen Osteomyelitis aus an neuer Stelle entwickeln, ebenso auch Gelenkmetastasen. Häufiger jedoch werden benachbarte Gelenke von osteomyelitischen Prozessen direkt erreicht, etwa indem eine eitrige Coxitis von einer Osteomyelitis des Schenkelhalses aus entsteht. Wachstumsstörungen sind als Spätfolge auch dann noch zu befürchten, wenn alle sekundären septischen Komplikationen überwunden werden.

Die Behandlung gehört in die Hände des Chirurgen.

Die Diagnosenstellung dagegen ist für den Kinderarzt sehr wichtig, weil sie gegenüber syphilitischer Osteochondritis, Skorbut (Möller-Barlow), unter Umständen auch gegenüber Frakturen bei Rachitis gravis in Frage kommt. Betreffs der Röntgenbefunde dieser Zustände und der klinischen Symptome siehe die betreffenden Kapitel. Es sei nachdrücklich betont, daß die frische Osteomyelitis keinen Röntgenbefund bietet. Dieser ergibt sich erst mit der Knochengewebsnekrose und den plastischen Reaktionen auf diese, also nicht früher als etwa eine Woche nach Einsetzen der Infektion in Gestalt von diffuser Aufhellung der befallenen Knochenregion. Neue Knochenbildung durch Periost und Endost wird noch etwas später sichtbar.

---

[1] Osteochondritis luica und Periostitis luica s. S. 345; Knochentuberkulose s. S. 322; Chlorom und Myelom s. S. 187.

Nichtentzündliche Trophopathien.

Diese Prozesse beruhen auf Nekrosen im Knorpel- und Knochengewebe, die auf einen isolierten Skeletteil beschränkt sind. Die Ätiologie ist unbekannt. Die Kenntnis dieser Krankheiten ist deshalb wichtig, weil sie früher mit Tuberkulose verwechselt wurden. Ihre Prognose ist günstig, völlige Wiederherstellung möglich, doch kann eine Funktionsschwäche zurückbleiben.

a) PERTHESsche Krankheit. Malacie des Schenkelkopfes des Femur, der eigentümlich abgeplattet, zusammengedrückt wird. Auch der Schenkelhals erkrankt, wird verdickt und verkürzt. Die Pfanne kann ebenfalls von dem Prozeß ergriffen werden. Es bildet sich eine Coxa vara-Stellung aus. Die Patienten hinken, sind aber schmerzfrei. Flexion frei, Rotation und Adduktion leicht, Abduktion stark behindert. Betroffen Schulkinder.

b) SCHLATTERsche Krankheit. Malacie der Tibiaepiphyse. Nach anderer Auffassung soll eine Abrißfraktur der tuberositas tibiae vorliegen.

c) KÖHLERsche Krankheit. Das Naviculare eines Fußes wird in der Längsrichtung des Fußes zusammengepreßt. Symptome: Gehstörungen, Schwellung, Schmerzhaftigkeit. Betroffen Kinder von 5—10 Jahren.

d) KIENBÖCKsche Krankheit. Nekrose des Lunatum.

Multiple kartilaginäre Exostosen.

Auf hereditärer Grundlage entwickeln sich an den langen Röhrenknochen vorzugsweise in Epiphysennähe einzelne oder zahlreiche rundliche Auswüchse in meist symmetrischer Anordnung. Diese Auswüchse bilden sich in zunehmender Zahl im Laufe der Kindheit. Sie verursachen keine Schmerzen, wenn sie nicht zufällig in der Nähe eines Nervenstamms entstehen. Die Tumoren sind nicht maligne, ihr Bau aus Spongiosa mit Markhöhle, Corticalis, Knorpelüberzug und Periost entspricht normalem Knochen. Auftreten in der Nähe von Gelenken kann zu Bewegungsbeschränkungen führen und ebenso wie eine Beeinträchtigung von Nervensträngen zu chirurgischem Eingreifen zwingen. Im übrigen erfordert die Erkrankung keine Behandlung. Exostosenbildung kommt in manchen Fällen von Chondrodystrophie zur Beobachtung.

Multiple Enchondrome.

Das Leiden, welches mit dem soeben beschriebenen eng verwandt ist, äußert sich in rundlichen, festen, nicht schmerzhaften Knollenbildungen mit mäßiger oder lebhafter Wachstumstendenz, welche *in das Skelet eingelagert* sind und aus Knorpelinseln bestehen. Das Leiden ist angeboren oder tritt erst im Laufe der Kindheit in Erscheinung. Es ist konstitutionell bedingt. Es lokalisiert sich besonders an Händen und Füßen, aber auch an den Rippen. Bisweilen eintretende Neigung des Knorpelgewebes zu Erweichung und schleimiger Umwandlung bringt Cysten hervor. Maligne Entartung kommt vor, auch sekundäre Verkalkung. Die Differentialdiagnose hat sich mit den im folgenden zu besprechenden Leiden zu beschäftigen. Röntgenologisch zeigen sich blasige Vakuolenbildungen, die den Anschein von Cysten erwecken, im Knochen. Zur Enchondromkrankheit steht die von OLLIER beschriebene Deformität in engen Beziehungen. Sie ist vorwiegend halbseitig lokalisiert und äußert sich in Verkrümmungen, die durch abnorme Verkürzung von Radius und Fibula entstehen. Der Radius ist nach lateral gekrümmt. Die Hand steht ulnarwärts luxiert, der Fuß in Valgusstellung. Die Deformierung entsteht durch subepiphysär gelegene Knorpelmassen. Exostosen können gleichzeitig bestehen. Auch die lokalisierten Trophopathien nach KÖHLER und nach PERTHES wurden in Kombination mit dieser Deformität gefunden.

Osteodystrophia fibrosa cystica.

Klinisch wird eine lokalisierte Form mit singulären Cysten und eine generalisierte Form mit zahlreichen Cysten beschrieben. Diese Formen gehen ineinander über und sind wesensgleich. Auf den mit serösem, braunen Inhalt erfüllten Cystenbildungen beruht nicht das Wesen des Prozesses. Die Cysten entstehen vielmehr sekundär in dem durch fibrösen Markumbau *stets diffus erkrankten Knochen* dadurch, daß Erweichungen eintreten, die sekundär zu den Höhlenbildungen (Cysten) führen. Der Prozeß kann sowohl die Röhren- wie die platten Knochen ergreifen. Klinisch macht er unter Umständen wenig Symptome, bis infolge Schwächung des Knochens Schmerzen oder Frakturen, die oft gehäuft auftreten, das Bild beherrschen. Das Röntgenbild zeigt an der Stelle der Cysten scharf begrenzte rundliche Aufhellungen im Knochen, oft in großer Zahl. In manchen Fällen führt das Leiden zu einer diffusen sekundären Kalkverarmung, so daß Bilder, welche der Osteomalacie oder der Rachitis gravis ähneln, entstehen. Außer dem Röntgenbild ist der enorm erhöhte Serumkalkspiegel zur Diagnose heranzuziehen, der Werte von 18, ja 20 mg-% Ca erreichen kann, wie sie bei keiner anderen Erkrankung vorkommen. Sind die Erhöhungen nur leicht (12—14 mg-%), so sind sie nicht beweisend, weil andere diffuse skeletzerstörende Prozesse (Myelom, Sarkomatose) in Ausnahmefällen auch den Kalkspiegel in gewissem Grade erhöhen, wie auch das Röntgenbild mit dem der Osteodystrophie sich weitgehend deckt. Als weiteres Symptom hilft in solchen Fällen als beweisend für Osteodystrophia fibrosa cystica ein im Trigonum thyreoideum fühlbarer Tumor, welcher von den Nebenschilddrüsen ausgeht und die Ursache der Blutkalkerhöhung, wahrscheinlich auch der Knochenveränderung darstellt. Experimentell ist es gelungen, durch Einspritzung von Hormon der Parathyreoidea bei Tieren Ostitis fibrosa zu erzeugen. Die Erkrankung ist mit einer besonderen Gefahrenquote dadurch behaftet, daß sarkomatöse Entartung des Cystengewebes wiederholt festgestellt wurde.

Die Therapie hat in der Aufsuchung und Entfernung des Epithelkörperchentumors zu bestehen, worauf schon in einer großen Zahl von Fällen Heilung erzielt wurde. Wenn der Tumor nicht palpabel ist, so ist bei der Schwere der Erkrankung die Operation zur Aufsuchung eines eventuell vorhandenen Tumors durchaus berechtigt.

Im Kindesalter ist die Erkrankung erst in wenigen Fällen beobachtet worden.

Knochensarkom.

Diese Erkrankung wurde in einzelnen Fällen in der Kindheit beobachtet. Sie kann sich zentral im Knochen entwickeln oder mehr im Bereich der Corticalis, was dann zu verschiedenen Symptomen führen muß, indem im ersten Fall allmählich mehr eine diffuse Auftreibung erfolgt, im letzteren eine asymmetrische Anschwellung. Es ist die Regel, daß die Erkrankung unter erheblichen Schmerzen verläuft. Röntgenologisch treten auch hier Aufhellungen des Knochengewebes im Bereich der wachsenden Geschwulst ein, während sich in der Peripherie auch Reizwirkungen auf die Knochenbildung entfalten können. Metastasenbildung gefährdet auch bei Amputationen und Resektionen des befallenen Skeletteils das Leben des Patienten und macht die Prognose dieser Erkrankung sehr ernst.

Literatur.

Gralka: Röntgendiagnostik im Kindesalter. 1927.

Husler: „Erkrankungen des Bewegungsapparates." In Handbuch der Kinderheilkunde, 4. Aufl., Bd. 4. Herausgeg. von M. v. Pfaundler und A. Schlossmann. Berlin: F. C. W. Vogel 1931.

Leichtentritt: „Die rheumatische Infektion im Kindesalter." Erg. inn. Med. 37 (1930).

Rhonheimer: Erg. inn. Med. 18 (1920).

Siegert: Erg. inn. Med. 8 (1912).

Weintraud: „Der akute Gelenkrheumatismus". In Kraus-Brugsch, Bd. 2. 1919.

Krankheiten des Nervensystems einschließlich funktioneller Neurosen.

Von

A. ECKSTEIN-Düsseldorf.

Die organischen und funktionellen Erkrankungen des Zentralnervensystems.

Unter den Erkrankungen des Gehirns und Rückenmarks nehmen die angeborenen Erkrankungen einen verhältnismäßig großen Raum gegenüber den Erkrankungen des Zentralnervensystems im späteren Lebensalter ein. Dies hängt damit zusammen, daß bestimmte Erkrankungen, vor allem die Mißbildungen und Entwicklungshemmungen mit dem weiteren Leben nicht vereinbar sind und die Kinder infolgedessen vielfach schon in den ersten Lebensmonaten zugrunde gehen. Die als die heredodegenerativen Erkrankungen zusammengefaßten Krankheitsbilder werden allerdings gelegentlich erst nach Ablauf von Jahren und Monaten der Diagnostik zugänglich; auch sie führen in einem großen Teil der Fälle verhältnismäßig rasch zum Tode. Was die infektiösen Erkrankungen des Zentralnervensystems anbelangt, so besteht hier eine vermehrte Disposition, die zum Teil in der Entwicklung des Nervensystems, zum Teil in der vermehrten Exposition gegenüber den im allgemeinen als „Kinderkrankheiten" bezeichneten Infektionskrankheiten begründet sind. Die besondere Immunitätslage des jungen Kindes, die je nach dem Ablauf der Infektion sich auswirkende Allergie, die manchen Infektionskrankheiten, z. B. der Tuberkulose, ihr besonderes Gepräge gibt, schaffen für gewisse Perioden des Kindesalters eine vermehrte Disposition für bestimmte infektiöse Erkrankungen des Zentralnervensystems. Auch die funktionellen Erkrankungen des Nervensystems, die in Besonderheiten in der geistigen und psychischen Entwicklung begründet sind, wirken sich in ihren Erscheinungen vielfach anders aus als beim Erwachsenen. Andererseits finden wir im Kindesalter bestimmte Erkrankungen des Nervensystems weniger häufig, z. B. Tumoren, ebenso sekundäre Veränderungen im Zusammenhang mit dem Kreislauf, die mehr die sog. Alterserkrankungen darstellen. Auch traumatische Erkrankungen des Zentralnervensystems sind verhältnismäßig selten bei Kindern zu beobachten.

Die organischen Erkrankungen des Zentralnervensystems zeigen in ihrer **Symptomatologie** je nach Art und Sitz des Leidens eine außerordentliche Vielgestaltigkeit. Bei einer Reihe von Erkrankungen finden wir gewissermaßen als Prodromalstadium Veränderungen des Charakters, der Psyche, der Intelligenz oder auch nur eine gewisse allgemeine Mattigkeit, Kopfschmerzen, Erbrechen, Störungen der Stuhlentleerung, meist Verstopfung. Diese häufig in ihrer Bedeutung nicht erfaßten Symptome führen über zu den ausgeprägteren Erscheinungen. Störungen der Motorik, Lähmungen und endlich Krämpfe weisen auch den Unerfahrenen auf den Sitz der Erkrankung hin. In anderen Fällen treten schon in den ersten Stunden der Erkrankung die sehr eindrucksvollen

Symptome, wie Bewußtlosigkeit, Krämpfe, Lähmungen usw. auf. Veränderungen der Reflexe der verschiedensten Art, die manchmal als einzige Manifestation einer nervösen Erkrankung festzustellen sind, führen ebenfalls zur Klärung der Diagnose. Bei einer Reihe von Erkrankungen besteht eine typische *Alters- und jahreszeitliche Disposition.* Bestimmte Krankheitsformen treten epidemisch auf, dann wieder in jahrelangen Intervallen nur sporadisch.

Die **Untersuchung** der Patienten mit einer Erkrankung des Zentralnervensystems erfordert eine Technik, die mit den üblichen Untersuchungsmethoden des Kindes aufs engste vertraut sein muß. Eine sorgfältige Anamnese, die vor allem auch das Verhalten des Kindes in der Zeit vor der eigentlichen Erkrankung berücksichtigt sowie die etwaige familiäre Belastung erfaßt, ist eine unbedingt notwendige Forderung. Bei manchen Erkrankungen, vor allem bei denen funktioneller Art, empfiehlt es sich, die Anamnese nicht in Gegenwart des Patienten aufzunehmen. Beobachtungen von dritter Seite (Lehrer usw.) können dabei besonders wertvoll sein. Bevor man mit der körperlichen Untersuchung des Kindes beginnt, versuche man, sich einen Eindruck von dem Benehmen und Verhalten des Kindes zu verschaffen. Die weitere Untersuchung berücksichtige stets den Allgemeinzustand des Patienten (Krämpfe bei Cystitis usw.!), sie richtet sich im übrigen in ihrer besonderen Technik in jeder Hinsicht nach dem bei dem Erwachsenen üblichen Verfahren. Die Lumbalpunktion (cytologische, chemische und bakteriologische Untersuchung des Liquors) führt in vielen Fällen rasch zu der Diagnose (vgl. Abschnitt: Anatomische und physiologische Besonderheiten des Kindesalters). In besonderen Fällen ist die Suboccipitalpunktion oder die während des Säuglingsalters ohne Schwierigkeiten durchzuführende Ventrikelpunktion vorzuziehen. In anderen Fällen kann auch eine Encephalographie notwendig werden, doch muß diese stets in einer Klinik erfolgen. Ganz besonders wichtig ist die Untersuchung des Augenhintergrundes sowie die Prüfung der Labyrinthfunktion.

Auch das Verhalten der *Reflexe* zeigt weitgehende Beziehungen zu der altersbedingten Entwicklung des Zentralnervensystems (vgl. Abschnitt: Anatomische und physiologische Besonderheiten des Kindesalters). Eine Reihe von Phänomen, wie z. B. das Babinskische Phänomen, dürfen beim jungen Kinde nicht als pathologisch gedeutet werden.

Bestimmte Untersuchungsmethoden, wie etwa die Prüfung der Berührungsempfindung, Lageempfindung und des Kälte-Wärmereizes, sind erst im späteren Kindesalter aussichtsreich und erfordern hier, namentlich bei rasch ermüdbaren Patienten, eine besondere Geduld. Die Untersuchung eines Patienten mit Erscheinungen von seiten des Zentralnervensystems muß sich aber stets auch auf den Allgemeinzustand erstrecken, da die nervösen Ausfallserscheinungen auch sekundär bedingt sein können. Es sei hier beispielsweise an die „alimentäre Intoxikation" der Säuglinge, das Coma diabeticum und uraemicum, den Typhus, an die sog. initialen Krämpfe bei einer Reihe von Infektionskrankheiten, an das Bild des Meningismus bei den verschiedenartigsten Krankheiten (Cystitis, Oberlappenpneumonie u. a.) erinnert.

Für die Beurteilung einer ungenügenden oder krankhaften Entwicklung der Intelligenz und des Charakters sind die Untersuchungsmethoden von Binet-Simon-Bobertag[1] sowie von Bühler-Hetzer[2] wertvoll (vgl. Abschnitt: Anatomische und physiologische Besonderheiten des Kindesalters). Allerdings muß man sich bei allen derartigen Testprüfungen darüber klar sein, daß die

---

[1] Bobertag: Über Intelligenzprüfungen nach der Methode Binet-Simon, 3. Aufl. Leipzig: J. A. Barth 1927.
[2] Bühler-Hetzer: Kleinkinder-Tests. Leipzig: J. A. Barth 1933.

normale geistige und psychische Entwicklung nicht immer geradlinig verläuft
und daß alle Tests gewissermaßen nur einen Querschnitt darstellen.

Die **Behandlung** *der Erkrankungen* des Zentralnervensystems richtet sich
nach ihren Ursachen. Bei allen entwicklungsbedingten (heredodegenerativen,
degenerativen, durch Mißbildungen bedingten), ebenso bei den traumatischen
Erkrankungen sind unsere therapeutischen Erfolge vielfach nur auf die Beseitigung bestimmter Symptome beschränkt. Bei den infektiösen Erkrankungen
des Nervensystems kann eine rechtzeitige und energisch durchgeführte Therapie
(z. B. bei der epidemischen Meningitis und Poliomyelitis) erfolgreich sein, in
anderen Fällen, wie z. B. bei der tuberkulösen Meningitis sind die Aussichten
eines therapeutischen Erfolges auch heute noch sehr gering. So wenig ermuti-
gend diese demnach in vielen Fällen sein können, so darf man andererseits
auch den rein diagnostischen Wert der Erkennung bestimmter Krankheiten,
namentlich der degenerativen Erkrankungen, nicht unterschätzen, da hier vielfach der Arzt als Berater der Familie einen außerordentlich wichtigen Einfluß
gewinnt und im gegebenen Falle die richtige Versorgung des Kindes ermöglicht.
Zu erwähnen sind endlich noch die Fälle, bei denen scheinbare Erkrankungen
des Zentralnervensystems richtig erkannt werden und damit die Behandlung
des andersartigen Grundleidens möglich wird. Die funktionellen Erkrankungen
des Nervensystems sind ebenfalls ein dankbares Betätigungsfeld, da die richtige
Erkenntnis dieser Leiden meist schon der Beginn der Besserung ist und sich
auch hier Wege finden lassen, die einmal eine völlige Heilung gewährleisten und
außerdem eine Prophylaxe vor späteren Auswirkungen ermöglichen.

Die Erkrankungen der Hirn- und Rückenmarkshäute.

Bei den Erkrankungen der Hirnhäute hängen die klinischen Erscheinungen
von dem Grade und dem Sitze der Erkrankung ab mit ihrer Auswirkung auf
die umgebenden Nerven- bzw. Gehirnteile, ferner von der Menge und der Veränderung des von den erkrankten Meningen gelieferten Liquors. Dieser kann
zu Veränderungen des „Hirndrucks" führen sowie Störungen der Liquorzirkulation durch Verklebungen auslösen. So ist es verständlich, daß *Lokalerscheinungen* und *Fernsymptome* weitgehende Schwankungen bei ein und
demselben Krankheitsbilde auslösen. Berücksichtigt man ferner, daß manche
Erkrankungen der Hirnhäute nur als eine Metastase der Erkrankungen des
gesamten Körpers bzw. bestimmter Organe aufgefaßt werden müssen, daß
ferner die je nach dem Alter verschiedene Entwicklung des Zentralnervensystems
und endlich der mehr oder weniger stürmische oder schleichende Verlauf der
Erkrankung dem Krankheitsgeschehen seinen Stempel aufdrücken wird, so be-
greifen wir die Vielseitigkeit der klinischen Symptome.

Für die Diagnostik der Meningitiden ist die genaue Kenntnis aller pathologischen Ausfallserscheinungen des Zentralnervensystems notwendig. Die endgültige Diagnose ergibt sich aber stets erst nach der *Untersuchung des Liquors*.

Die Liquorentnahme erfolgt wie beim Erwachsenen mit der QUINCKESchen Lumbalpunktion, die in dem Zwischenraum zwischen dem 3. und 4. Lendenwirbel ausgeführt wird
(JAKOBYsche Linie). Die Lumbalpunktion erfolgt am besten in horizontaler Seitenlage.
Bei Patienten, bei denen eine Störung der Liquorzirkulation angenommen werden muß,
ist die Suboccipitalpunktion zu empfehlen, die bei stark nach vorne gebeugtem Kopf und
guter Fixierung der Wirbelsäule in Seitenlage auch bei jungen Kindern ohne Gefahr möglich
ist. Im Säuglingsalter läßt sich auch die Fontanellenpunktion, die meist mit der Ventrikelpunktion verbunden wird, ohne Schwierigkeiten durchführen. Um Blutungen aus dem
Sinus zu vermeiden, gehe man in der Mitte zwischen den Incisuren und seitlich dem Knochen-
rande ein.

Für die Beurteilung der normalen Beschaffenheit der Liquorräume bzw. ihrer Veränderungen bei Erkrankungen der Hirnhäute ist die *Encephalographie* ein wertvolles Hilfsmittel.

Tabelle der Veränderungen des Liquors cerebrospinalis
(In Anlehnung und Erweiterung der Tabelle von v. Pfaundler.) (Nach Eckstein: Erkran-
A. Erkrankungen der

	Normaler Befund	Meningitis					
		trauma-tische M.	M. transsuda-tiva	M. bei Hypo-sekretion	M. bei Hypo-resorption	M. e vacuo	Toxische M.
Druck	10—25 mm Hg = 136—350 mm H$_2$O Liquor „tropft"	stark er-höht	mittel bis stark erhöht	erhöht, vor allem in den Ven-trikeln	in den Par-tien oberhalb des Verschlus-ses erhöht, im Lumbalkanal erniedrigt (Occlusions-hydrocepha-lus)	gering bis mittelstark erhöht	stark erhöht
Aussehen	wasser-klar farblos	wasserklar farblos	wasserklar farblos	wasserklar farblos	wasserklar farblos	wasserklar farblos	wasserklar farblos
Veränderungen beim Stehen	keine	keine	keine	keine	keine	keine	meist keine, gelegentlich Fibrin-gerinnsel
Zellen im cbmm Liquor	Lympho-cyten 5/3	wie normal	wie normal	wie normal, gelegentlich sogar weni-ger	wie normal	wie normal	Lympho-cyten ge-legentlich vermehrt
Eiweiß nachge-wiesen durch die Pandysche Re-aktion bzw. nach Nonne-Apelt (Phase I) bzw. nach Nissel. Ebenso nach Ross-Jones, Noguchi, Weich-brodt	—	—	—	—	—	—	+
Goldsol bzw. Ma-stix-Reaktion	normal	normal	normal	normal	normal	normal	normal
Zucker bzw. re-duzierende Sub-stanz	40—80 mg-%	wie normal	wie normal	wie normal	wie normal	wie normal	wie normal
Chloride	0,6 mg-%	wie normal	wie normal	wie normal	wie normal	wie normal	wie normal
Fermente und biologische Sub-stanzen	—	—	—	—	—	—	—
Bakterien	—	—	—	—	—	—	—
Anmerkung: Be-sondere Organ-befunde	—	Gegebenen-falls Schä-deltrauma	Pneumonie des rechten Oberlappens. Drüsentumo-ren im Media-stinum	Hydro-cephalus	Hydro-cephalus	Gegebenen-falls neuro-logischer Restbefund	Askaridias-sis. Bleiver-giftung usw.

ei den verschiedenen Erkrankungen der Meningen.

ngen der Hirn- und Rückenmarkshäute im Handbuch von PFAUNDLER-SCHLOSSMANN 1931.)

eichen Hirnhäute.

e r o s a

M. commitans	Initiale M.	Infektiöse M.	M. syphilitica	Meningitis tuberculosa	Meningitis intracellularis (epidemica)	Meningitis purulenta
deutlich erhöht	erhöht	erhöht	erhöht	stark bis mittelstark erhöht	erhöht	erhöht
wasserklar farblos	wasserklar farblos	wasserklar farblos	wasserklar farblos	wasserklar „Stäubchen", im späteren Stadium grauweiße Trübung	in ganz frischen Fällen wasserklar, später getrübt	getrübt bis eitrig
meist keine, gelegentlich Fibringerinnsel	meist keine, gelegentlich Fibringerinnsel	meist keine, gelegentlich Fibringerinnsel	nicht selten Fibringerinnsel	„spinnwebartiges" Fibringerinnsel	meist gröberes Fibrinnetz	Fibrinnetz, eitriger Bodensatz
Lymphocyten gelegentlich vermehrt. Vereinzelt Leukocyten	Lymphocyten mäßig erhöht (20/3 — 50/3)	Lymphocyten mäßig erhöht (bis 100/3) vereinzelt Leukocyten	Lymphocyten meist etwas erhöht (bis 100/3)	reichlich Lymphocyten. Im Anfangs- und Endstadium vorübergehend auch Leukocyten	vor allem Leukocyten, vereinzelt Lymphocyten	fast ausschließlich Leukocyten (bei Mumpsmeningitis Lymphocyten?)
$\frac{+}{-}$	$\frac{+}{-}$	+ bis ±	WEICHBRODTsche Reaktion +++	+ bis +++	+ bis +++	++
normal	normal	normal	Verschiebung nach links	Verschiebung nach rechts	Verschiebung nach rechts	Verschiebung nach rechts
wie normal	wie normal	wie normal	wie normal, gelegentlich aber vermindert	stark herabgesetzt (5 — 10 mg-%)	nicht herabgesetzt	meist stark herabgesetzt
wie normal	wie normal	wie normal	wie normal, gelegentlich aber herabgesetzt	herabgesetzt	herabgesetzt	herabgesetzt
—	—	—	Wa.R. +	Katalase +	Katalase +	Katalase +
—	kulturell nachweisbar Tbc.-Bacillen, Meningo-, Pneumo-, Strepto- und Staphylokokken	bisher noch nicht nachgewiesen	vereinzelt Spirochaeta pallida nachgewiesen	Tuberkelbacillen	Meningokokken	Pneumo-, Strepto-, Staphylokokken, Influenzabacillen, Kolibacillen, Typhus- und Paratyphusbacillen, Proteus, Pyoceaneus, r Gonokokken, Milzbrandbacillen, KOCH-WEEKsche Bacillen, Vaccinevirus. Bisher noch nicht nachgewiesen: Mumps- und Varizellenerreger
Eitrige Erkrankung des Schädels, besonders des Mittelohrs	—	—	Andere Erscheinungen einer Lues	Generalisierte Tuberkulose, vor allem Hauttuberkulide, Miliartuberkul. der Lungen	Zu Beginn katarrhalische Erscheinungen der oberen Luftwege, ferner Exantheme	Gelegentlich weitere Manifestationen der Grundkrankheit

B. Erkrankungen der harten Hirnhaut.

	Pachymeningitis externa	Pachylepto-meningitis	Pachymeningitis haemorrhagica		Sinusthrombose
			im Lumbalkanal	im Subduralraum (Fontanellenpunktion)	
Druck	normal, gelegentlich erhöht	erhöht	normal bis leicht erhöht	leichte bis starke Erhöhung	erhöht
Aussehen	wasserklar	trüb	klar, im Anfangsstadium hellgelb-rosa	rosa bis hellgelb bis dunkelbraun	klar
Veränderung beim Stehen	keine	Eiterkuppe, Fibrinnetz	gelegentlich Fibrinnetz	Bodensatz von Erythrocyten, Fibrinnetz	keine
Zellen im cbmm Liquor	normal	vermehrt, Leukocyten	gelegentlich vermehrte Lympho- und Leukocyten	Leukocyten, Erythrocyten verschiedener Altersstufen	normal bis leichte Lymphocytenvermehrung
Eiweiß (s. A.)	—	+	+ −	+ +	+ −
Goldsol- bzw. Mastix-Reaktion	normal	Rechtsverschiebung	normal	mittlere Kurve	normal
Zucker bzw. reduzierende Substanzen	normal	herabgesetzt	normal	gelegentlich vermehrt (Blutbeimengung)	normal
Chloride	normal	herabgesetzt	normal	schwankend	normal
Fermente	—	Katalyse +	—	Katalyse +	—
Bakterien	—	Eitererreger (s. A.)	—	keine, nur wenn gleichzeitig eine sekundäre Meningitis purulenta (s. A.)	—
Anmerkung: Besondere Organbefunde	meist gleichzeitig eine Erkrankung des knöchernen Schädels, vor allem Mastoiditis	meist gleichzeitig eine eitrige Erkrankung des Schädels	langsames Entstehen eines Hydrocephalus. Vorwölbung der Fontanelle		meist gleichzeitig Mittelohrentzündung bzw. Pneumonie. Halbseitiges Lid- bzw. Gesichtsödem

C. Tumoren und Geschwülste.

	Tumoren				Mißbildungen (Meningo- Encephalo-, Myelomeningo- und Meningocystocelen)
	Psammome, Sarkome, Carcinome, Plexustumoren	Gumma	Solitärtuberkel	Cysticerkenmeningitis	
Druck	meist erhöht	erhöht	erhöht	erhöht	erhöht
Aussehen	klar	klar	klar	flockig getrübt	klar
Veränderung beim Stehen	keine	keine, gelegentlich feine Fibrinfäden	keine, gelegentlich Fibrinnetz	eitriger Bodensatz	keine
Zellen in cbmm Liquor	normal, gelegentlich Tumorzellen und Erythrocyten	normal bis geringe Lymphocytenerhöhung	normal bis mittlere Lymphocytensteigerung	reichlich Lymphocyten und Leukocyten, deutliche Eosinophilie	normal
Eiweiß (s. A.)	— bis +++	-+-	+	++	—
Zucker und reduzierende Substanzen	gelegentlich vermehrt	normal	gelegentlich herabgesetzt	?	normal
Fermente und biologische Substanzen	keine	Wa.R. +	gelegentlich Katalase +	Katalase +	keine
Bakterien	—	—	sehr selten Tuberkelbacillen	sehr selten Reste einer Cysticerkusblase	—
Anmerkung: Besondere Organbefunde	gelegentlich Hydrocephalie	sonstige Erscheinungen einer Lues	sonstige Erscheinungen einer Tuberkulose	Komplementablenkung im Blut	—

Im Anschluß an die Lumbalpunktion wird dabei eine der abgelassenen Liquormenge entsprechende Menge Luft in den Lumbalkanal eingeführt. Dabei werden die Liquorräume einschließlich des Ventrikelsystems im Röntgenbilde sichtbar.

Je nach der Beschaffenheit des Liquors lassen sich die Erkrankungen der Hirnhäute in *drei Hauptgruppen* einteilen, nämlich die *Meningitis serosa, Meningitis purulenta* und *Meningitis haemorrhagica.* Die Einteilung der Meningitiden nach der Beschaffenheit des Liquors muß aber ergänzt werden durch die bakteriologische Untersuchung, zumal auch rein seröse Meningitiden (z. B. bei einer Meningitis tuberculosa) im weiteren Verlaufe eitrig werden können. Weiter unterscheidet man die *Pachymeningitiden* von den *Leptomeningitiden,* außerdem *akute* und *chronische Meningitiden, infektiöse* und *nicht infektiöse Meningitiden* und endlich *allgemeine* und *lokalisierte Meningitiden.* Wir teilen die Erkrankungen der Hirnhäute nach folgendem *Schema* ein:

A. Erkrankungen der weichen Hirnhäute.

1. Meningitis serosa,
    a) traumatische Meningitis serosa,
    b) Meningitis serosa bei Stauung (Meningitis transsudativa),
    c) Meningitis serosa infolge Hypersekretion (Ependymitis),
    d) Meningitis serosa infolge Hyporesorption,
    e) Meningitis serosa e vacuo (Hydrocephalus e vacuo),
    f) toxische Meningitis serosa,
    g) Meningitis serosa concomitans,
        Anhang: h) initiale Meningitis serosa,
                 i) infektiöse Meningitis serosa,
                 k) Meningitis syphilitica.
2. Meningitis tuberculosa,
3. Meningitis intracellularis (epidemica) (Weichselbaum),
4. Meningitis purulenta (Pneumokokkenmeningitis, Influenzameningitis, Staphylokokkenmengingitis, Streptokokkenmeningitis, Mumpsmeningitis, Typhusmeningitis, Paratyphusmeningitis, Proteusmeningitis, Gonokokkenmeningitis, Pyoceaneusmeningitis, Milzbrandmeningitis, Streptotrixmeningitis, Koch-Weeksche Bacillenmeningitis, Vaccinationsmeningitis, Varicellenmeningitis).

B. Erkrankungen der harten Hirnhäute.

1. Pachymeningitis externa,
2. Pachyleptomeningitis,
3. Pachymeningitis haemorrhagica,
4. Sinusthrombose (Thrombophlebitis).

C. Geschwülste und Mißbildungen.

1. Psammome,
2. Sarkome, Carcinome,
3. Plexustumoren,
4. Gumma, Solitärtuberkel,
5. Cysticerkenmeningitis,
6. Meningo-, Encephalo-, Myelomeningo- und Meningocystocelen.

Die **Symptome der Meningitiden** sind bis zu einem gewissen Grade einheitlich, doch läßt sich nicht selten schon aus dem zeitlichen Verlauf ihrer Erscheinungen ein Anhaltspunkt für bestimmte Formen gewinnen.

Kopfschmerzen, die häufig von älteren Kindern angegeben werden, beruhen möglicherweise auf früh entzündlichen Veränderungen der mit Nerven reichlich versorgten Meningen. Auch Veränderungen des Liquordruckes mit ihrer Auswirkung auf die Liquorräume, besonders auf die Ventrikel, können Kopfschmerzen auslösen. Die intrakraniellen Drucksteigerungen führen zu einer Reihe von weiteren Fernsymptomen, z. B. zu cerebralem Erbrechen, zu vasomotorischen Störungen in Form flüchtiger Rötung oder scharf abgegrenzter Blässe, zu diätetisch und medikamentös schwer beeinflußbarer Obstipation, zu Überempfindlichkeit gegenüber sensorischen und sensiblen Reizen, zu Veränderungen des Pulses, die sich zunächst in einer Steigerung (Reizpuls), dann in einem Sinken der Frequenz (Druckpuls) äußert und endlich — was diagnostisch von großer Bedeutung ist — zu Charakterveränderungen, die häufig nicht früh genug in ihrem Zusammenhang mit der Erkrankung des Zentralnervensystems erkannt werden.

Schlagartig geklärt wird die Diagnose durch die vermehrte Klopf- und Druckempfindlichkeit des Schädels, der Halswirbelsäule, oder der ganzen Wirbelsäule, die zu einer fixierten Lordose (Opisthotonus) führt. Wenn die Kinder mit angezogenen Beinen und in die Kissen gebohrtem Kopfe im Bette liegen und auf jede aktive und passive Bewegung mit einer Schmerzäußerung antworten, so dürfte die Diagnose einer Meningitis keine Schwierigkeiten mehr bereiten. In den weniger ausgesprochenen Fällen genügt der Nachweis des positiven KERNIG- bzw. BRUDZINSKIschen Phänomens.

Das KERNIGsche Symptom besteht darin, daß der Patient, wenn er sitzt, bei dem Versuch, das gestreckte Bein im Hüftgelenk passiv zu heben, blitzartig das Knie beugt. Das *Brudzinski*sche Phänomen wird beim liegenden Kind ausgelöst, indem man den Kopf nach vorne beugt. Dabei werden ebenfalls die Beine im Knie- und Hüftgelenk gebeugt.

Die Reflexe sind in diesem Stadium stets gesteigert, vor allem die Patellarreflexe. Später können sie, zuerst meist die Bauchdeckenreflexe, gelähmt sein. Die Pupillen zeigen manchmal eine Anisokorie oder Entrundung, reagieren zunächst auf Licht, im späten Stadium dagegen häufig nicht mehr. Der Augenhintergrund kann normal oder verändert sein (Stauungspapille, Blutungen, Tuberkulide).

Im letzten Stadium, das in stürmisch verlaufenden Fällen auch aus scheinbar vollem Wohlbefinden heraus auftreten kann, findet man klonisch-tonische Krämpfe, die auf einzelne Muskelgruppen beschränkt bleiben können oder sich über den ganzen Körper erstrecken. Je nach der Art der Erkrankung ist aber auch hier noch eine Restitutio ad integrum möglich. Seltener ist dies der Fall, wenn im Anschluß an die Krämpfe Lähmungserscheinungen auftreten, die meistens durch eine Störung des normalen Atmungstypus (BIOT- und CHEYNE-STOKESsche Atmung) eingeleitet werden. Auf die Bedeutung der Untersuchung des Liquors für die Diagnostik ist schon hingewiesen worden. In den Tabellen A—C sind die Veränderungen bei den einzelnen Erkrankungen der Gehirnhäute zusammengestellt.

Erkrankungen der weichen Hirnhäute.

Die Meningitis serosa (sog. Meningismus).

Man versteht darunter eine Reihe von Meningitisformen, die in ihren Ursachen durchaus verschieden sind, aber gemeinsam folgende Symptome aufweisen: sog. meningeale Reizsymptome (vor allem Erbrechen, Kopfschmerzen, Nackensteifigkeit) erhöhter Lumbaldruck, keine oder mäßige bis mittlere Zellvermehrung, die meistens durch Lymphocyten bedingt ist (also keine eitrige Meningitis). Nach der Zusammenstellung auf S. 508 ist der Liquor bei der eigentlichen Form von Meningitis serosa kulturell steril. Bei den anhangsweise der Meningitis serosa zugeteilten 3 Sonderformen, der initialen, infektiösen und encephalitischen Meningitis serosa enthält der Liquor das infektiöse Agens.

Die *traumatische Meningitis serosa* tritt im Anschluß an mehr oder weniger leichte Kopfverletzungen auf. Nur bei einem Teil der Fälle sind Veränderungen am knöchernen Schädel (Schädelbruch, Impressionen) festzustellen. Charakteristisch ist das oft erst nach Stunden bzw. Tagen einsetzende Erbrechen, ferner Kopfschmerzen und Nackensteifigkeit. Bei der Lumbalpunktion ist der Druck erhöht, der Liquor klar und ohne pathologische Veränderungen. Häufig gehen die Reizerscheinungen nach Lumbalpunktion, die gelegentlich wiederholt werden muß, zurück. Die *traumatische Meningitis* hat eine gewisse Bedeutung für die Frage der Entstehung der sekundären infektiösen Meningitiden im Anschluß an ein Trauma (z. B. auch für die tuberkulöse Meningitis).

Die *Meningitis transsudativa* beruht darauf, daß bei Stauung im venösen Kreislauf der Kopfpartie eine Drucksteigerung im Liquorgebiet stattfindet. (Das entsprechende sog. Queckenstädtsche Phänomen, bei dem durch Kompression der Venae jugulares eine Erhöhung des Liquordruckes erzielt wird, benutzt man ja bekanntlich für diagnostische Zwecke.) Die Meningitis transsudativa tritt bei Kindern vor allem bei der Pneumonie des rechten Oberlappens auf, in deren Verlauf es zu einer Stauung der Vena cava superior bzw. der abführenden Lymphwege kommt. Auch durch eine ausgedehnte Lymphadenitis colli kann das Bild einer Meningitis transsudativa ausgelöst werden. Die Lumbalpunktion ist auch hier die Therapie der Wahl.

Die *Meningitis serosa infolge Hypersekretion* (Hydrocephalus acutus). Bei einer Hypersekretion der liquorbildenden Organe, in erster Linie der Plexus chorioidei und bei ungenügendem Liquorabfluß bzw. -resorption entsteht infolge Liquorstauung ein Hydrocephalus. Die primäre Hydrocephalie erstreckt sich fast immer auf das Ventrikelsystem (Hydrocephalus internus), während der Hydrocephalus externus sich, wie noch zu erwähnen sein wird, vor allem bei Substanzdefekten entwickelt.

Meningitis serosa infolge Hyporesorption (Occlusionshydrocephalus). Die Liquorstauung entsteht infolge Verlegung der unter sich kommunizierenden Liquorräume (z. B. durch Tumoren, Mißbildungen oder durch Verklebungen im Anschluß an entzündliche Prozesse). Auch hier handelt es sich fast stets um einen Hydrocephalus internus.

Die Meningitis serosa e vacuo (Hydrocephalus e vacuo) entwickelt sich als Folge gröberer Substanzdefekte des Gehirns. Sie findet sich häufig bei angeborenen Mißbildungen des Gehirns, so z. B. bei der Mikrocephalie. Neben dem Hydrocephalus internus besteht in entsprechenden Fällen auch ein Hydrocephalus externus.

Die Hydrocephalie kann akut oder chronisch auftreten (Hydrocephalus acutus bzw. chronicus). Die drei zuletzt beschriebenen Formen der Meningitis serosa, nämlich diejenigen, die infolge Hypersekretion, Hyporesorption oder e vacuo entstehen, stellen die Hauptursachen der Hydrocephalie dar, die in der Mehrzahl der Fälle chronisch verläuft. Das klinische Bild ist außerordentlich charakteristisch, da der Gehirnschädel nach Größe und Umfang gegenüber dem Normalschädel auffällt. Bei ausgeprägter Hydrocephalie übersteigt der Kopfumfang den Brustumfang. Der Gesichtsschädel zeigt ein charakteristisches Bild, das durch die eingesunkene Nasenwurzel und durch die infolge der schrägen Stellung des oberen Augenbogens bedingten Verdrängung der Augen charakterisiert ist. Die unteren Augenlider verdecken die Iris und einen Teil der Pupille, die Sklera wird nach unten gedrängt und führt zu dem Symptom der „untergehenden Sonne". Der Gehirnschädel zeigt ein langes Offenbleiben der Fontanellen, ein Klaffen der Nähte, die Schädelknochen selbst fühlen sich pergamentdünn an, die Venen sind, namentlich beim Schreien, gestaut. Das Röntgenbild des Schädels zeigt Impressionen und eine Abflachung der Schädelbasis, besonders der Sella turcica, die in die Länge gezogen erscheint. Infolge der Dehnung der Kopfhaut ist der Haarboden nur dünn. Der übrige Körper entspricht im allgemeinen dem Alter, wirkt aber im Vergleich zu dem vergrößerten Schädel nur kümmerlich, so, als ob „das ganze Kind aus einem Kopf besteht, an dem auch etwas Rumpf und Extremitäten hängen". Infolge des Gewichts des Schädels kommen derartige Kinder oft erst sehr spät zum Heben des Kopfes bzw. zum Sitzen. Bei Anwendung der Encephalographie ist es möglich, sich in vivo einen genauen Überblick über Form und Ausdehnung des Hydrocephalus zu verschaffen.

Entsprechend der Entwicklung des Hydrocephalus internus erweitern sich die Ventrikelräume und verschmälert sich die Gehirnmasse. Aber selbst bei einer Verschmälerung der Gehirnmasse bis auf Zentimeterdicke kommt es bei dem idiopathischen Hydrocephalus nicht zu einer wesentlichen Einschmelzung der Gehirnmasse, sondern nur zu einer „Auswalzung", bei der die verschmälerte Rinde und die Faserbahnen im Mark erhalten bleiben. Infolgedessen kann auch bei ausgedehntem Hydrocephalus internus die Intelligenz gut entwickelt sein. Bei den extremen Formen, bei denen die Hemisphären zu einer papierdünnen Blase umgewandelt sind, kommt es natürlich auch zu einer Einschmelzung der Gehirnsubstanz und entsprechenden geistigen Defekten.

Der Liquor unterscheidet sich bei der akuten und chronischen Hydrocephalie auch in seiner chemischen Zusammensetzung nicht von dem normalen Liquor.

Die Therapie der Hydrocephalie muß sich nach ihren Ursachen richten. Bei einer Hyperproduktion von Liquor gelingt es durch eine manchmal über Monate sich erstreckende Behandlung, mit wiederholter Lumbal- bzw. Ventrikelpunktion, die Sekretion einzudämmen, so daß schließlich ein Gleichgewicht entsteht. Da der hydrocephale Schädel im späteren Wachstum im Gegensatz zum Gesichtsschädel und dem übrigen Körper nicht mehr wächst, so ist auch der kosmetische Erfolg in den späteren Jahren nicht ungünstig. Weiter günstige Erfolge wurden bei Röntgenbestrahlungen des Plexus choriodeus beobachtet, die ein rasches Versiegen der Hypersekretion verursachen. Endlich ist noch die Schmierkur mit Unguentum cinereum (auch bei nicht spezifischer Erkrankung) von gutem Erfolg.

Bei dem *Okklusionshydrocephalus* sind die therapeutischen Aussichten erheblich ungünstiger. Dies liegt zum Teil daran, daß hier der Hydrocephalus, z. B. bei Tumoren, nur eine sekundäre Bedeutung hat, wenngleich die durch ihn ausgelösten Fernsymptome für die Symptomatologie und den Verlauf der Erkrankung von größter Bedeutung sein können. Ist die Hydrocephalie im Anschluß an entzündliche Verklebungen entstanden, so sind fast stets auch schwerere Störungen des Nervensystems, zum Teil ganz unabhängig von der Hydrocephalie, vorhanden. Eine derartige nicht seltene Komplikation ist die Stauungspapille und die sekundäre Opticusatrophie. Eine Entlastung des Okklusionshydrocephalus, die eine dauernde Kommunikation herstellt, ist nur durch einen chirurgischen Eingriff möglich. Die üblichen operativen Verfahren einschließlich des verhältnismäßig häufig ausgeübten Balkenstiches geben aber nur unbefriedigende Ergebnisse.

Bei dem Hydrocephalus e vacuo dürfte jede Therapie aussichtslos sein.

Toxische Meningitis serosa.

Bei einer Reihe von Infektionskrankheiten, z. B. bei der Colicystitis, beim Typhus u. a., kommt es zu Erscheinungen von seiten des Zentralnervensystems, die unter dem Bilde einer Meningitis verlaufen. Bei der Lumbalpunktion erhält man unter erhöhtem Drucke einen normalen Liquor, der auch kulturell steril bleibt. Man nimmt an, daß es sich um eine meningeale Reizung infolge von Toxinen handelt, die im Zusammenhang mit der primären Infektionskrankheit gebildet werden (Bakterientoxine, Organtoxine ?). Daß auch reine Stoffwechselstörungen eine derartige Meningitis serosa auslösen können, sehen wir bei der Urämie. Eine besondere Form ist die Meningitis serosa im Verlaufe einer ausgedehnten Ascaridenverwurmung, bei der offenbar ebenfalls Toxine gebildet und in den Meningen resorbiert werden.

Die *Meningitis serosa concommitans.* Entsprechend den zu einer Pleuritis führenden Erkrankungen, die nicht in der Pleura selbst, sondern in ihrer Nähe lokalisiert sind, kommt es auch zu serösen Meningitiden, wenn Organe in der Nähe der Meningen erkranken. Am häufigsten ist dies der Fall bei der Otitis media, die geradezu durch den Symptomenkomplex der Meningitis verdeckt werden kann. Nach Abklingen der primären Erkrankung gehen auch die meningealen Erscheinungen zurück.

Anhangsweise seien noch drei Formen von Meningitis serosa erwähnt, bei denen aber im Gegensatz zu den bisher beschriebenen Formen mit Sicherheit eine infektiöse Noxe als direkte Ursache angenommen werden darf.

Die *initiale Meningitis serosa,* bei der die klinischen Erscheinungen und der Liquorbefund durchaus den eben beschriebenen Formen entspricht, kann das Anfangsstadium der verschiedenartigsten, infektiösen Meningitiden darstellen, in deren weiterem Verlauf der Liquor eitrig wird.

Die *akute infektiöse Meningitis serosa* (,,epidemische Meningitis serosa''). Das gehäufte, manchmal epidemische Auftreten weist schon auf ihren infektiösen Charakter hin. Das Krankheitsbild kann außerordentlich stürmisch verlaufen. Krämpfe, Bewußtlosigkeit, Erbrechen, Nackensteifigkeit, erhöhte Temperaturen, gelegentlich auch Störungen der Pupillenreaktion, Strabismus und Lähmungen, lassen zunächst differentialdiagnostisch die Frage einer Encephalitis, Poliomyelitis oder Meningitis tuberculosa in Erwägung ziehen. Die Lumbalpunktion ergibt einen erhöhten Druck, einen fast stets klaren oder nur wenig getrübten Liquor, eine mehr oder weniger starke Zellvermehrung (Lymphocyten vereinzelt, auch Leukocyten) und — was besonders wichtig ist — einen Liquor, der kulturell steril bleibt. Man hat daher diese Form der Meningitis auch als ,,aseptische Meningitis'' bezeichnet. Das epidemische Auftreten einerseits sowie die erfolgreiche Übertragung des Liquors auf Affen zeigt aber, daß es sich dabei nicht um eine ,,aseptische'' Meningitis, sondern um ein invisibles Virus handelt, das kulturell noch nicht faßbar ist. Da die ,,epidemische'' Meningitis serosa im Zusammenhang mit Fällen von Encephalitis bzw. Poliomyelitis beobachtet wird, so handelt es sich bei ihr wahrscheinlich nicht um eine Krankheit sui generis, sondern um eine menigeale Form einer abortiv verlaufenden Encephalitis bzw. Poliomyelitis.

Therapeutisch ist die Lumbalpunktion die Methode der Wahl. Schon nach Stunden sieht man eine auffallende Besserung und ein Zurückgehen der stürmischen Erscheinungen. In einzelnen Fällen muß die Lumbalpunktion täglich bzw. jeden zweiten Tag wiederholt werden. Die Prognose ist auch bei schweren Fällen durchaus günstig.

Die Meningitis syphilitica. Im Stadium der Eruption der kongenitalen Lues kann eine Meningitis serosa auftreten, die unter ähnlichen Erscheinungen wie die epidemische Meningitis serosa verläuft. Differentialdiagnostisch ist der positive Ausfall der Wa.R. bzw. der Nachweis von Spirochäten im Liquor von größter Bedeutung.

Meningitis tuberculosa (Leptomeningitis tuberculosa).

Die tuberkulöse Meningitis ist insofern eine typische ,,Kinderkrankheit'', als eine ausgesprochene Altersdisposition besteht. In der 2. Hälfte des 1. Lebensjahres steigt die Erkrankungsziffer steil an, um im 2. Lebensjahre ihren Höhepunkt zu erreichen und im Schulalter wieder steil abzufallen. Da die Meningitis tuberculosa nur ein Glied der an Formen reichen generalisierten Tuberkulose, in erster Linie der Miliartuberkulose des Kindesalters darstellt, so finden wir hier auch eine Erklärung für die Altersdisposition bei der Meningitis tuberculosa. Dabei mag eine gewisse, für jene Altersperiode charakteristische Sonderform des frischen Primärkomplexes mit einer großknotigen Lymphdrüsentuberkulose eine gewisse Bedeutung besitzen. Zu ähnlichen Erwägungen führt auch die für diese Krankheit charakteristische jahreszeitliche Disposition, deren Gipfel im Frühjahr liegt. Eine konstitutionelle bzw. eine geschlechtsgebundene Disposition besteht nicht.

Die klinischen Erscheinungen der tuberkulösen Meningitis sind bei dem ausgeprägten Krankheitsbilde sehr charakteristisch, im Anfangsstadium aber vielfach recht verschiedenartig. Neben dem „klassischen" bzw. „lehrbuchmäßigen" Bilde finden sich Verlaufsformen, die sich in den ersten Stadien unter Erscheinungen entwickeln, wie man sie bei der tuberkulösen Meningitis nicht erwartet.

Bei dem „klassischen" Verlauf kann man eine Einteilung der Krankheit in ein Prodromalstadium, in ein Stadium der Reizung und in ein solches der Lähmung vornehmen, wobei zu beachten ist, daß diese Stadien fließende Übergänge zeigen und sich auch überkreuzen können. Mit ROMINGER kann man ferner folgende drei Stadien unterscheiden:

Stadium I der sensiblen und sensorischen Reizung (Prodromalstadium),

Stadium II der sensiblen und sensorischen Lähmung und der motorischen Reizung (gelegentlich schon Zeichen motorischer Lähmung),

Stadium III der sensiblen und sensorischen und der motorischen Lähmung.

Das Prodromalstadium wird nur von dem erfahrenen Arzt erkannt, von Eltern und Erziehern nicht selten als Unart usw. aufgefaßt. Eine gewisse Wesensveränderung, die sich in einer vermehrten Reizbarkeit, Teilnahmslosigkeit, raschen Ermüdbarkeit in geistiger und körperlicher Hinsicht äußert, eine den Eltern manchmal unerklärbare Abneigung gegen bestimmte Gerichte, eine Überempfindlichkeit gegen Gesichts-, Gehörs- und Geruchseindrücke kann wochenlang bestehen, bis die Weiterentwicklung des Leidens die Sachlage klärt. Klagen über Bauchschmerzen, die zu der Fehldiagnose einer Appendicitis führen können, Erbrechen, das unabhängig von der Nahrungsaufnahme, nicht selten „schwallartig" erfolgt, eine Obstipation, die diätetisch und therapeutisch kaum beeinflußbar ist, führen manchmal nach kurzem Intervall von Wohlergehen in das zweite Stadium über, bei dem die motorische Reizung im Vordergrunde steht. Klonisch-tonische Krämpfe heftigster Art mit rasch abklingender Bewußtseinstrübung, eine Überempfindlichkeit auf Berührung, schnell wechselnde Gefäßspasmen und Dilatationen, die zu scharf abgegrenzten Rötungen (Mund-Nasendreieck) und flüchtigen Exanthemen (Stellulae palmares) führen, eine ausgeprägte Dermographie und die in diesem Stadium vor allem stark ausgeprägte Nackensteifigkeit führt meist schon vor der den Ausschlag gebenden Untersuchung des Liquors zu der Diagnose einer Meningitis tuberculosa. In den folgenden Tagen treten die Erscheinungen immer deutlicher hervor. Die Patienten liegen meist in Seitenlage, das Gesicht nach dem Dunkeln des Zimmers zugewandt, die Beine sind an den Leib gezogen, der Bauch ist kahnförmig eingezogen, der Kopf nach hinten in die Kissen gebohrt („Jagdhundstellung"), das Gesicht schmerzhaft verzerrt, vor jeder Berührung und Bewegung ängstlich, bis bei zunehmender Somnolenz die wohltätige Benommenheit die Schmerzempfindung lindert. Der Puls ist verlangsamt und gespannt und weist so auf den „Hirndruck" hin, ebenso das von der Nahrungsaufnahme unabhängige Erbrechen. Fieber ist häufig vorhanden, meist von intermittierendem Typus, kann aber auch völlig fehlen.

Das dritte Stadium der Lähmung beginnt mit einer Lähmung einzelner Glieder oder einer Seite. Meist kommt es schon früh infolge Lähmung der Augenmuskeln zu einem Strabismus. Das Bewußtsein ist jetzt völlig erloschen, es besteht ein tiefer Sopor, der von Zeit zu Zeit durch eigenartige, gellende

Schreie (Cris encéphalitiques) unterbrochen wird. Die Pupillen sind ungleich, reagieren nur unvollkommen oder gar nicht auf Licht und Konvergenz. Sie erweitern sich synchron mit der Atmung (Pupillenatmung Thiemich). Die Atmung verändert sich über das Stadium vermehrten Gähnens und Seufzens in eine „Jagdhundatmung", die „eine pausenlose, große Atmung" darstellt. Periodische tonische Schwankungen des Zwerchfells lassen das Bild der „wogenden Atmung" entstehen. Im weiteren Verlaufe kommt es zu der Biotschen bzw. Cheyne-Stokesschen Atmung, die ineinander übergehen können und ebenso wie eine Reihe der schon erwähnten Symptome reversibel sind. Gegen Ende der im allgemeinen sich über 3 Wochen erstreckenden klinischen Erscheinungen der Meningitis tuberculosa geht der Puls unabhängig von der Temperatur steil in die Höhe (Vaguslähmung). Bei der üblichen Darstellung der Temperatur- und Pulskurven kommt es hier zu einer Überkreuzung, dem sog. „Totenkreuz", das ein baldiger Vorbote des Todes ist. Die Temperatur steigt sub finem nicht selten über 40⁰ an, die Lähmungen nehmen zu, bis der Tod als Folge einer Atmungslähmung eintritt.

Die Diagnose der Meningitis tuberculosa beruht auf der Untersuchung des Liquors. Neben einem gesteigerten Lumbaldruck findet man einen zunächst klaren Liquor, bei dem man bei der Betrachtung gegen das Licht „Sonnenstäubchen" sehen kann. Die Eiweißreaktion ist deutlich positiv, der Zuckergehalt des Liquors herabgesetzt. Die Zellzahl ist gesteigert, im Anfangsstadium findet man neben Lymphocyten auch Leukocyten, im späteren Stadium fast ausschließlich Lymphocyten. Beim Stehenlassen bildet sich ein zartes Spinnwebgerinnsel, dessen mikroskopische Untersuchung fast stets den Nachweis der Tuberkelbacillen ergibt. Der weitere Nachweis einer miliaren Tuberkulose (in vielen Fällen Miliartuberkulose der Lunge, Hauttuberkulide!), ebenso der Nachweis der Tuberkelbacillen im Liquor ist für die Diagnosestellung der Meningitis tuberculosa, von größter Bedeutung.

Dieses „lehrbuchmäßige Bild" der Meningitis tuberculosa findet man aber bei jüngeren Kindern, namentlich bei Säuglingen, außerordentlich selten. Je jünger ein Patient ist, um so uncharakteristischer verlaufen die Erscheinungen des Prodromalstadiums. So können Säuglinge ohne jede Temperaturerhöhung unter dem Bilde einer „Ernährungsstörung" erkranken. Nur die genaue Inspektion des vielfach blühend aussehenden Kindes, das eine leichte Nackensteifigkeit und eine gespannte Fontanelle aufweist, kann vor verhängnisvollen diagnostischen Irrtümern schützen. Das Stadium der Krämpfe und der Lähmungen kann bei diesen Kindern blitzartig verlaufen und in wenigen Tagen zum Tode führen. Je nach dem Hervortreten bestimmter Symptome bei diesen „atypischen" Fällen unterscheidet man mit Engel einen „Schlafsuchttypus", einen „abdominellen Typus", einen „eklamptischen Typus" und einen „Bewußtseinstypus". Bei dem letzteren sind die Erscheinungen insofern eigenartig, als die Kinder bis kurz ante exitum klar bleiben.

Der anatomische Befund bestätigt die mit der Encephalographie in vivo festgestellte interessante Tatsache, daß die Erweiterung der Ventrikel schon frühzeitig und dementsprechend stark einsetzt. Damit werden uns eine Reihe der im Prodromalstadium und später auftretenden und durch ihre Reversibilität ausgezeichneten klinischen Symptome verständlich, die offenbar durch intraventrikuläre Druckschwankungen mit ihrer Auswirkung auf die Nervenzentren und Nervenbahnen bedingt sind. Die Hirnhäute zeigen ein starkes Ödem, das in ein Gehirnödem übergeht und die Gehirnwindungen verstreichen läßt. Die stärksten Veränderungen finden sich an der Gehirnbasis, an der man ein sulziges Exsudat von graugelblich bis grünlich opalescierender Beschaffenheit sieht. Auch die Fissura Sylvii zeigt entsprechende Veränderungen. Das Ventrikelependym der erweiterten Ventrikel ist granuliert, die Plexus choreoidales sind stark sulzig und gelegentlich mit eitrig-fibrinösen Massen durchsetzt. Wahrscheinlich sind sie als die ältesten Erkrankungsherde und damit als Ausgangspunkt für die Meningitis tuberculosa aufzufassen (HUEBSCHMANN). Die vielfach als charakteristisch beschriebenen Knötchen im Verlauf der Meningealgefäße, die durch eine spindelförmige Verdickung der Arterienwand bedingt sind, finden sich nur bei einem Teil der Fälle. Sie enthalten keine Tuberkelbacillen.

Die Prognose der Meningitis tuberculosa ist außerordentlich schlecht. Wohl werden gelegentlich Einzelbeobachtungen über Heilungen mit den verschiedensten Methoden (intralumbale Tuberkulinbehandlung, Röntgentiefenbestrahlung u. a.) veröffentlicht, doch haben sich diese Erfolge niemals in größerem Umfange bestätigen lassen. Die Tätigkeit des Arztes muß sich auf die Euthanasie beschränken, zu deren Erzielung man mit Narkoticis nicht sparen sollte. Daneben muß die vielfach recht schwierige Pflege gesichert sein. Eine sichere Prophylaxe gegen die Meningitis tuberculosa bei Kindern, die an einer Tuberkulose erkrankt sind, ist nicht möglich, es sei denn, daß man als Aufgabe der Prophylaxe sich das wünschenswerte Ziel setzt, die Kinder in den ersten Lebensjahren vor einer tuberkulösen Infektion überhaupt zu schützen. Bei frischen tuberkulösen Erkrankungen kann die Gefahr einer Aktivierung durch eine starke Inanspruchnahme der immunisierenden Kräfte des Organismus (z. B. bei Masern, Keuchhusten) nicht abgelehnt werden, eine allgemeine Gefahr der Aktivierung der Tuberkulose durch diese Infektionskrankheiten und damit die Provokation einer Meningitis tuberculosa besteht aber nicht.

Meningitis cerebrospinalis intracellularis (epidemica).
(Meningokokkenmeningitis), (WEICHSELBAUM).

Die Meningokokkenmeningitis beruht auf einer allgemeinen (hämatogenen) Infektion. Sie tritt sporadisch und epidemisch auf und wird wahrscheinlich durch Kontaktinfektion wie durch Tröpfcheninfektion übertragen. Dabei spielen nicht erkrankte Kokkenträger eine wichtige Rolle.

Die epidemische Meningitis intracellularis zeigt einen ähnlichen Jahresgipfel wie die tuberkulöse Meningitis; auch hier fällt der Gipfel der Erkrankungskurve in die Monate April und Mai. Bei den sporadischen Fällen fällt die jahreszeitliche Disposition weg; sie sind ziemlich gleichmäßig über das ganze Jahr hindurch verteilt. Die Altersdisposition ist bei der Meningokokkenmeningitis ebenfalls deutlich, die Mehrzahl der Fälle betreffen das Säuglings- und Kleinkindesalter.

Der Verlauf der Meningokokkenmeningitis kann sehr verschieden sein. Man unterscheidet mit *Jochmann* 4 Gruppen, nämlich:

I. Gruppe: Die akut verlaufenden Fälle,
a) Meningitis siderans,
b) die in 4—6 Tagen ablaufenden Fälle.
II. Gruppe: Protrahierte Fälle,
a) mit fortbestehender Eiterung und meist intermittierendem Verlauf,
b) mit Ausbildung eines Hydrocephalus internus.
III. Gruppe: Meningitis im Säuglingsalter.
IV. Gruppe: Fälle von Meningitis levissima bzw. abortiva.

Bei den akut verlaufenden Fällen der Gruppe I erkranken die Patienten aus voller Gesundheit heraus unter sehr schweren Erscheinungen (Schüttelfrost, hohes Fieber, starke Kopfschmerzen und Erbrechen). Charakteristisch ist neben einer außerordentlichen Hyperästhesie eine deutliche Gliederstarre und Nackensteifigkeit, die der Krankheit ja auch die Bezeichnung „Genickstarre" aufgeprägt hat. In diesem schweren Stadium ist das Bewußtsein häufig noch erhalten, um bei weiterem Fortschreiten der Krankheit zu erlöschen. Bei der Lumbalpunktion entleert sich der Liquor unter hohem Druck; er ist klar oder leicht getrübt („Sonnenstäubchen") oder leicht eitrig. Die Eiweißreaktion ist im Liquor positiv, der Zucker normal oder herabgesetzt, die Zellen sind vermehrt. Beim Stehen bildet sich häufig ein Fibringerinnsel. Im Sediment findet man Leukocyten und meist auch schon die intracellulär gelegenen Meningokokken. In foudroyant verlaufenden Fällen kann die Krankheit in Stunden zum Tode führen. Die Fieberkurve zeigt im allgemeinen einen intermittierenden Typus. Gelegentlich findet man ein petechiales Exanthem, das im Sinne eines septischen Exanthems zu bewerten ist und im Zusammenhang mit den cerebralen Erscheinungen die Diagnose erleichtert. Bei älteren Kindern tritt im Facialisgebiet auch ab und zu Herpes auf, in dessen Blasen aber keine Meningokokken nachweisbar sind.

Die protrahiert verlaufenden Fälle der Gruppe II erstrecken sich meist auf eine Krankheitsdauer von 6—8 Wochen. Der Beginn kann zwar auch hier stürmisch einsetzen, doch zieht sich der Verlauf unter weniger charakteristischen Erscheinungen hin, bis eines Tages die Nackensteifigkeit auf das Leiden hinweist. Es kommt dann zu Bewußtseinstrübung, die durch einen im Zusammenhang mit den entzündlichen Verklebungen der Meningen entstehenden Okklusionshydrocephalus bedingt sind. Die Hydrocephalie wird immer stärker, was sich auch durch die Vergrößerung des Kopfumfanges feststellen läßt. In diesem Zustand magern die Kranken außerordentlich ab (hydrocephale Kachexie). Fast stets bleiben bei den Patienten, die die Krankheit überleben, Resterscheinungen zurück: Lähmungen, Erblindung und Ertaubung, Störungen der Psyche und Intelligenz.

Eine Sonderform ist die Meningokokkenmennigitis des Säuglings, die im ersten Stadium meist durch eine Bronchitis oder Pneumonie verdeckt wird. Abgesehen von einer vermehrten Schmerzempfindlichkeit, die sich schon bei jeder Berührung äußert, ist es nicht selten erst die stärkere Entwicklung eines Hydrocephalus, die zu einer Vergrößerung des Schädels, Klaffen der Nähte usw. führt, und so die Eltern zum Arzte bringt („Die Mütze paßt nicht mehr!") Erst im späteren Stadium wird die Nackensteifigkeit deutlich, unter Umständen das Sensorium benommen. Die Prognose ist in diesem Alter außerordentlich schlecht.

Die abortive Meningitis, die nur zu Zeiten von Epidemien einigermaßen mit Sicherheit diagnostiziert werden kann, zeichnet sich auch bei positivem Liquorbefund durch geringe klinische Erscheinungen (Kopfschmerzen und Erbrechen) aus, die außerdem meist wieder abklingen.

Die **pathologische Anatomie** ergibt eine eitrige Entzündung der Pia und Arachnoidea des Gehirns und Rückenmarks und zwar am stärksten in den Subarachnoidalräumen der Basis, von wo aus der Prozeß auf die vordere obere Hälfte der Konvexität weiterkriecht. Die Ventrikel sind in verschiedenem Grade erweitert. An sonstigen Organbefunden sei auf bronchopneumonische Herde hingewiesen, aus denen, wie aus dem Rachenabstrich, häufig Meningokokken gezüchtet werden können.

Als Therapie der Wahl kommt die Lumbalpunktion sowie die intralumbale Injektion von Meningokokkenheilserum in Betracht. Man läßt dabei eine möglichst große Menge Liquor ab und ersetzt diese durch Serum (wenigstens 10 bis 20 ccm täglich). Daneben gibt man eine entsprechend große Dosis intravenös und intramuskulär. Ein therapeutischer Erfolg ist nur zu erwarten, wenn man häufig und möglichst große Mengen Serum verabreicht und die Behandlung so lange durchführt, bis die akuten Erscheinungen abklingen. Man verabreiche daher mindestens jeden zweiten Tag Serum, wobei auch das Auftreten eines Serumexanthems kein Grund für eine Unterbrechung der Behandlung ist.

Die Meningitis purulenta (eitrige Gehirnhautentzündung).

Sie tritt fast stets metastatisch und im Zusammenhang mit Erkrankungen anderer Organe auf. Dabei kann es zur Ansiedlung der verschiedenartigsten Keime kommen, darunter auch invisibler Vira. Die häufigste Form ist die Pneumokokkenmeningitis, die ebenfalls eine besondere Altersdisposition im Sinne der Erkrankung jüngerer Kinder aufweist. Weiter wurden beobachtet eitrige Meningitiden durch die Erreger der Influenza, durch Staphylokokken, Mumps, Typhus, Paratyphus, Proteus, Gonokokken, Pyoceaneus, Milzbrand, Streptotrix, KOCH-WEEKSche Bacillen, Vaccine und Varicellenvirus.

Im Gegensatz zu den bisher beschriebenen Formen der Meningitis findet man bei der eitrigen Meningitis die Hirnhäute an der Schädelkalotte, weniger häufig auch an der Basis, mit einer dicken eitrigen Masse bedeckt. Da die Erreger in den Lymphscheidengefäßen vorkommen, während das Gefäßlumen selbst frei- bleibt, so spricht dies für den lymphogenen Weg der Infektion. Die Prognose der Pneumokokken-, Staphylo- und Streptokokkenmeningitis sowie der Influenza- meningitis ist außerordentlich schlecht. Bei den andren verhältnismäßig sel- teneren Formen ist sie besser. Als Therapie wird auch hier die Lumbalpunktion empfohlen, die in besonderem Falle durch spezielle intralumbale Injektionen ergänzt wird (so z. B. Optochin bei Pneumokokkenmeningitis, Urotropin bei Colimeningitis, Typhusserum bei Typhusmeningitis).

Die Erkrankungen der harten Hirnhäute.

Die Pachymeningitis hämorrhagica interna mit ihren Veränderungen an der Durainnenfläche ist die häufigste Form der Erkrankung im Säuglings- und Kindesalter. Man befindet dabei bindegewebige, gefäßreiche von Blutungen durchsetzte Neomembranen sowie flächenhafte, schwartige Hämatome an der Durainnenfläche, in den leichteren Fällen nur einen rostbraunen Belag als Rest- zustand einer früheren Blutung. Ja nach ihrer Entstehung unterscheidet man 2 Formen, die traumatische und die idiopathische Form. Die erstere findet man haupsächlich bei Neugeborenen. Es handelt sich dabei um subossale Hämatome, die fast stets in der hinteren Schädelgruppe lokalisiert sind und entweder noch flüssige Blutmengen oder bereits organisierte Pseudomembranen und Fibrin- massen aufweisen. Da bei derartigen Patienten nicht selten auch noch sonstige Geburtsschädigungen bestehen, die das klinische Bild überdecken, so wird die Diagnose des subossalen Hämatoms meist erst port portem gestellt. Die idio- pathische Form tritt nur im Säuglingsalter auf, vor allem bei Kindern zwischen dem 4. und 8. Monat. Es handelt sich dabei um eine primäre Wucherung des subendothelialen Gewebes der Dura, zu denen fibrinöse, seröse Exsudatione bzw. Blutungen als Begleiterscheinungen auftreten (vasculäre Form) oder rein fibrinöse Exsudationen und infiltrative Prozesse zeigen (exsudative Form). Die Membranen können Millimeter bis Zentimeter dick sein und umhüllen dann die vielkammerigen cystenartigen Hohlräume. In seltenen Fällen entstehen ein- kammerige Cysten (Hygroma durae matris). Diese Cysten treten in der vorderen und mittleren Schädelgrube auf, sind meistens doppelseitig und symmetrisch und lassen die hintere Schädelgrube frei. Infolge Sekundärinfektion können die Cysten auch vereitern. Die Ätiologie der Pachymeningitis ist unklar. Das klinische Bild läßt dagegen 3 Verlaufstypen erkennen, die ein charakteristisches Verhalten zeigen. Die akut meningitische Form setzt unter Fieber, Krämpfen, Nackenstarre und anderen Erscheinungen vonseiten des Zentralnervensystems ein. Führt sie nicht in wenigen Tagen zum Tode, so kann sie abklingen, um aber unter Umständen erneut zu rezidivieren. Bei der chronischen Form erkranken die Kinder unter den Erscheinungen einer Hydrocephalie, nämlich mit Spannung und Vorwölbung der Fontanelle, Größerwerden des Schädels, Krämpfen und gelegentlich Kontrakturen. Hirndrucksysmptome (Puls, Erbrechen, Benommenheit) können bestehen oder fehlen. Die Temperatur ist meist nicht erhöht. Der Augenhintergrund zeigt Netzhautblutungen, gelegentlich auch eine Stauungspapille. Endlich gibt es als 3. Form eine Übergangsform, die ganz akut und stürmisch einsetzt und dann aber rasch in das chronische Stadium übergeht.

Die Diagnose beruht auf der gleichzeitigen Fontanellen- und Lumbalpunktion. Das Lumbalpunktat ist dabei meist völlig normal, während das Fontanellenpunktat eine blutige bzw. infolge einer alten Blutung bräunliche fibrinhaltige Flüssigkeit darstellt. Die Farbe kann einen dunkel- bis bernsteingelben Ton zeigen. Die Behandlung beschränkt sich auf die Punktion, die immer wieder vorgenommen werden muß, sowie auf die intramuskuläre Injektion von Erwachsenenblut. Die Prognose ist nicht übermäßig günstig.

Als seltene Krankheitsbilder seien erwähnt die *Pachymeningitis externa* (extraduraler Abszeß), die wie beim Erwachsenen im Anschluß an eine Mastoiditis bzw. ein Schädeltrauma entsteht, mit starken Kopfschmerzen einhergeht und meist in der mittleren und hinteren Schädelgrube lokalisiert ist. Ferner die umschriebene eitrige Pachyleptomeningitis (Subduralabsceß), die im Anschluß an eine Mittelohrerkrankung auftreten kann.

Die *Sinusthrombose* (Thrombophlebitis). Die im Säuglingsalter im Endstadium schwerer Pneumonien auftretende und meist erst post mortem festgestellte Thrombose des Sinus longitudinalis beruht wahrscheinlich auf einer Kreislaufschwäche. Wichtiger ist otogene Thrombophlebitis, die im Anschluß an Erkrankungen des Mittelohres unter meningitischen Symptomen auftritt. Charakteristisch ist die Schwellung der Orbita in der Umgebung des Ohres sowie der septische Verlauf der Fieberkurve. Die Behandlung ist eine operative und kann, wenn sie rechtzeitig erfolgt, einen günstigen Verlauf erzielen.

Geschwülste und Mißbildungen.

Geschwülste der Hirnhäute sind eine außerordentlich seltene Erkrankung des Kindesalters. Es wurden bisher beobachtet: Psammome, Sarkome, Carcinome und Plexustumoren. Eine Sonderstellung nehmen die Gumma und Solitärtuberkel ein, die unter den Erscheinungen von Gehirntumoren auftreten (s. dort)!. In manchen Ländern spielt die Cysticercenmeningitis eine Rolle. Man findet dabei im Liquor auffallend viel eosinophile Zellen. Die positive Komplementbindungsreaktion des Blutes mit Hydatidenflüssigkeit sichert die Diagnose.

Die Mißbildungen wurden an anderer Stelle beschrieben (s. S. 37).

Die Erkrankungen des Gehirns und Rückenmarks.

Die Symptomatologie dieser Erkrankungen zeigt in vieler Hinsicht eine gewisse Ähnlichkeit mit den bei der Erkrankung der Hirnhäute besprochenen Erscheinungen. Dies ist besonders der Fall wenn, wie z. B. bei den infektiösen Erkrankungen, gleichzeitig auch die Meningen befallen sind, so daß neben den anderen Symptomen auch ein Meningitismus vorhanden ist. Bei einer Reihe der degenerativen Erkrankungen und angeborenen Mißbildungen ist, wie schon beschrieben, gleichzeitig eine Hydrocephalie möglich. Bei manchen Erkrankungsformen tritt ebenfalls eine Alters- bzw. jahreszeitliche Disposition auf. Das klinische Bild wird in vielen Fällen beeinträchtigt durch Fernsymptome, die mit den etwaigen Veränderungen des Liquorsystems im Zusammenhang stehen können. Die allgemeinen Erscheinungen wie Erbrechen, Kopfschmerzen, Lähmungen, Veränderungen der Reflexe, der Psyche und des Charakters sind auch hier vieldeutig. Daneben bestehen für eine Reihe von Erkrankungen des Gehirns und Rückenmarks ganz bestimmte und in ihrer Art charakteristische Symptome und Ausfallserscheinungen, die im einzelnen näher besprochen werden und die von vornherein die Wahrscheinlichkeitsdiagnose einer Erkrankung des Gehirns und Rückenmarks erlauben. Dies ist vor allem der Fall, wenn die Symptome scharf abgegrenzt sind und so eine genauere Lokalisation ermöglichen. In solchen Fällen findet man bei der pathologisch-anatomischen Untersuchung entsprechende Veränderungen im Gehirn und Rückenmark. Die klinische Untersuchungsmethode entspricht den für die Erkrankungen der Hirnhäute geltenden Grundsätzen. Daneben gewinnt für bestimmte Fragen auch die elektrische Untersuchung der Nerven und Muskeln eine besondere Bedeutung.

a) Mißbildungen und Entwicklungshemmungen.

Die Mißbildungen und Entwicklungshemmungen des Zentralnervensystems lassen sich häufig schon in den ersten Lebenstagen erkennen. Dies gilt namentlich für die gröberen Hirnmißbildungen wie die *Cyklopie,* die *Anencephalie,* die *Hydrocephalie* und *Mikrocephalie,* die ja stets mit einem Hydrocephalus verbunden ist, ferner für die *Spalt- und Lückenbildungen* im Bereich des Schädels und der Wirbelsäule, die mit einer Beteiligung des Zentralnervensystems einhergehen. Die *Cephalocele,* die *Meningocele,* die *Encephalomeningocele,* die *Myelocele* und die *Meningomyelocele* sind Erscheinungen, die schon bei der Geburt auffallen. Feinere Mißbildungen wie *Balkenmangel, corticale Aplasie* und *Displasie, Kernaplasie,* die *Spina bifida occulta* werden erst im weiteren Verlauf der Entwicklung des Kindes diagnostisch erfaßbar. Die Mehrzahl dieser Mißbildungen und Entwicklungsbedingungen ist keimbedingt. In einzelnen Fällen wird auch eine mechanische Beeinflussung (Amnionstränge, Oligohydramnie) als Ursache angenommen, doch ist es durchaus wahrscheinlich, daß es sich in solchen Fällen um gleichgerichtete Mißbildungen handelt, die letzten Endes keimbedingt sind. Neuerdings wird auch mit der Möglichkeit gerechnet, daß eine Schädigung der Entwicklung durch eine Röntgenbestrahlung der Frucht in den ersten Lebenswochen und -monaten zu derartigen Schädigungen des Zentralnervensystems führen kann (so z. B. bei der mongoloiden Idiotie). Auch der Einfluß antikonzeptioneller Mittel wird für die Entstehung der Mißbildungen des Zentralnervensystems in Erwägung gezogen.

Die **Porencephalie,** die mit einer allgemeinen Störung der geistigen und körperlichen Funktion einhergeht, gelegentlich auch Krämpfe zeigt, ist charakterisiert durch gröbere Defekte des Zentralnervensystems, die zu trichterförmigen Einziehungen und einer Verschmälerung der Hirnwindungen führt. Sie ist stets mit einem Hydrocephalus externus verbunden. Vielfach findet man eine auffallende Hypertonie und Rigidität. Ein wichtiges diagnostisches Hilfsmittel ist die Encephalographie, die in vivo die genaue Diagnose ermöglicht. Die Anschauungen über die Entstehungen der Porencephalie sind geteilt. Bei einem Teil der Fälle dürften infektiöse Prozesse im Sinne einer fetalen Encephalitis als Ursache angenommen werden.

Die **tuberkulöse Sklerose** (BOURNEVILLEsche Krankheit). Das klinische Bild ist ausgezeichnet durch eine Neigung zu Krämpfen, die ohne erkennbare Ursachen in Intervallen auftreten, sowie durch eine Idiotie. Infolgedessen stößt die Diagnose in den ersten Lebensmonaten auf sehr erhebliche Schwierigkeiten. Sie kann letzten Endes in vivo überhaupt nur dadurch gestellt werden, daß man gleichzeitig auch Hauttumoren (Adenome), Naevi, Fibrome, zum Teil ähnlich wie bei der RECKLINGHAUSENschen Krankheit oder wie bei einem Falle unserer Beobachtung, ausgedehnte flächenhafte Angiome findet. Bei der Sektion sieht man in einzelnen Fällen auch Rhabdomyome des Herzens, Hypernephrome und Mischgeschwülste der Nieren, die aber keine klinischen Erscheinungen machen. Das Gehirn selbst zeigt eine Verkleinerung. Bei der Palpation fühlt man kleinere Geschwülste in den Hemisphären, die histologisch Gliawucherungen entsprechen.

Die **Syringomyelie,** die auf einer zu Höhlen führenden Mißbildung des Rückenmarks beruht, ist bisher im Kindesalter nur in ganz vereinzelten Fällen beobachtet worden. Die im Gegensatz zum Erwachsenen weniger leicht feststellbare Störung der Sensibilität, des Schmerz- und Temperatursinns werden häufig erst erfaßt, wenn sich schwerere trophische Störungen bemerkbar machen.

Die **Behandlung der Mißbildungen und Entwicklungsstörungen des Zentralnervensystems** muß sich auf die operative Behandlung der Spaltmißbildungen (Encephalocele usw.) beschränken. Die Operation bietet aber nur Aussicht auf Erfolg, wenn nicht größere Partien des Zentralnervensystems in dem Bruchsacke enthalten sind. Meist kommt es zu einem sekundären Hydrocephalus, da die Liquorräume an der Mißbildung mitbeteiligt sind. Finden sich sichere Zeichen einer Mitbeteiligung des Zentralnervensystems, wie z. B. bei einer Meningomyelocele das durch eine Lähmung bedingte Klaffen des Afters, Blaseninkontinenz bzw. Ischuria paradoxa, Lähmung der Extremitäten, so ist auch die operative Behandlung aussichtslos. Will man operieren, so versuche man den Eingriff möglichst in den ersten Lebenstagen, da es bei der dünnen Wand des Bruchsackes leicht zu einem Decubitus, einer spontanen Perforation und damit zu einer sekundären Meningitis kommt. Eine Behandlung der übrigen Mißbildungen ist von vornherein ohne Aussicht auf Erfolg.

b) Die heredodegenerativen Erkrankungen.

Die familiäre amaurotische Idiotie. (Infantile amaurotische Idiotie (Tay-Sachssche Idiotie]). Nach einer zunächst völlig normalen Entwicklung fällt der Umgebung auf, daß die Kinder, etwa in der zweiten Hälfte des ersten Lebensjahres, immer weniger Interesse an ihrer Umwelt zeigen, daß sie vor allem auch auf Lichteindrücke nur schlecht reagieren und immer mehr abstumpfen. Dabei ist die übrige körperliche Entwicklung in keiner Weise gestört. Untersucht man derartige Kinder, so findet man einen charakteristischen Befund am Augenhintergrund und zwar eine umschriebene, verhältnismäßig große grauweiße Verfärbung der Macula lutea sowie in der Mitte der Fovea centralis einen kirschroten Fleck. Im weiteren Verlauf tritt eine Atrophie des Opticus hinzu, ferner eine Pupillendifferenz und -areflexie, sowie Nystagmus. Der Rückgang aller geistigen Funktionen nimmt rapide zu, die Bewegungsarmut wird immer deutlicher. Sie ist teilweise bedingt durch eine progressive Muskelschwäche. In einzelnen Fällen kommt es auch noch zu tonisch-klonischen Streckkrämpfen der Extremitäten, zu einer übermäßigen Empfindlichkeit auf akustische Reize und einer vermehrten Schreckhaftigkeit. Die Krankheit tritt fast ausschließlich bei Kindern jüdischer Abstammung auf, nicht selten in Verwandtenehen, außerdem auch bei Geschwistern.

Pathologisch-anatomisch findet man degenerative Veränderungen in den Ganglienzellen der grauen Substanz des Zentralnervensystems, sowie weitere, durch den Abbau von Gehirnsubstanz bedingte Veränderungen.

Die Krankheit führt regelmäßig innerhalb der ersten Lebensjahre unter den Erscheinungen einer zunehmenden Hinfälligkeit zum Tode.

Die juvenile Form der familiären amaurotischen Idiotie (Spielmeyer-Stocksche Krankheit). Die Kinder erkranken unter ähnlichen Erscheinungen wie bei der Tay-Sachsschen Idiotie, aber erst jenseits des Kleinkindesalters (zwischen dem 6. und 10. Jahr). Auch hier steht die zunehmende Verblödung und Muskelschwäche im Vordergrund der klinischen Erscheinungen, doch findet man, namentlich im Frühstadium, auch epileptiforme Krämpfe. Der Augenhintergrund unterscheidet sich insofern gegenüber dem Befunde bei der Tay-Sachsschen Idiotie, als die grauweiße Verfärbung der Macula lutea fehlt, doch kommt es auch hier zu einer Atrophie des Opticus sowie häufig auch zu einer Retinitis pigmentosa. Der Verlauf der Krankheit ist weniger rapide, so daß die Patienten manchmal erst jenseits des 20. Lebensjahres sterben. Außerdem findet man bei der juvenilen Form keine besondere Disposition der jüdischen Rasse. Der pathologisch-anatomische Befund entspricht weitgehend den Beobachtungen bei der Tay-Sachsschen Idiotie.

Im Zusammenhang mit diesen beiden Erkrankungsformen sind noch zu erwähnen die seltenen Erkrankungen der familiären Degeneration der Maculagegend sowie die hereditäre Sehnervenatrophie, die erst im späteren Kindesalter auftreten und entweder lokal verlaufen können oder ebenfalls unter weiterer Mitbeteiligung des Gehirns zu einer fortschreitenden Verblödung führen.

Die spastischen cerebrospinalen Symptomenkomplexe mit Beteiligung der Pyramidenbahnen (familiäre progressive cerebrale Diplegien, Leucodystrophia cerebri hereditaria progressiva). Dieses verhältnismäßig seltene Krankheitsbild ist, je nach dem Sitz der Erkrankung, mehr oder weniger wechselnd in seinen klinischen Symptomen. Es tritt sowohl im früheren wie späteren Kindesalter auf und ist charakterisiert durch die zunehmende spastische Starre und Lähmung der Beine, später auch der Arme. Wechselnd beteiligt sind die Hirnnerven und übrigen Gehirnpartien. So gibt es Fälle mit und ohne Beeinträchtigung der Intelligenz, mit Nystagmus, Tremor, Ataxie, Sehnervenatrophie, Bulbärerscheinungen, Muskelatrophien und Sprachstörungen.

Als Sonderformen dieses Krankheitsbildes ist zu erwähnen die *familiäre diffuse Sklerose* (Schildersche Krankheit) sowie die Merzbachsche Krankheit mit charakteristischen

Veränderungen in den Markscheiden und Achsenzylindern, ferner die *akute infantile Form,* die schon im ersten Lebenshalbjahr beginnt und rasch unter tonischen Krämpfen zum Tode führt, ferner die *subakute juvenile Form,* deren Krankheitsdauer sich auf 1—3 Jahre erstreckt sowie die *chronische Form,* die ebenfalls schon in den ersten Lebensmonaten beginnt, aber außerordentlich langsam verläuft und bei der die Patienten ein hohes Alter erreichen können. Bei dieser letzteren Form werden fast nur die männlichen Familienmitglieder befallen.

Spastische spinale heredo-familiäre Erkrankungen.

Die hereditäre spastische Spinalparalyse, die mit langsam zunehmenden Gehstörungen und mit einer Schwäche in den Beinen einhergeht, ist ein seltenes Krankheitsbild, bei dem eine familiäre Disposition vorhanden ist. Die Versteifung der Beine kann zu schweren Beugekontrakturen führen. Gelegentlich zeigen auch die oberen Extremitäten ähnliche Erscheinungen, immer aber erst, nachdem die unteren Extremitäten befallen sind.

Die **amyotrophische Lateralsklerose** ist nur in vereinzelten Fällen im Kindesalter beschrieben. Das Krankheitsbild entspricht dem des Erwachsenen und zeigt einerseits spastische Symptome in den Extremitäten, außerdem aber Atrophie der Muskeln, besonders der kleinen Fingermuskeln. Die Atrophie kann sich auch auf die Hirnnervenkerne erstrecken und dann zu einer Bulbärparalyse führen. Pathologisch-anatomisch findet man eine Degeneration der Pyramidenbahn sowie Zerstörungen der Vorderhornzellen des Rückenmarks. Auch die Kleinhirnseitenstrangbahnen sowie Herde in der vorderen Zentralwindung zeigen degenerative Veränderungen.

Die hereditäre Ataxie (FRIEDREICHsche Krankheit). Die Krankheit entwickelt sich außerordentlich langsam. Ihr Beginn ist nicht immer leicht festzustellen, er wurde bis in das 4. Lebensjahr zurück verfolgt. Die Erkrankung läßt sich über Generationen nachweisen und kann auch bei Geschwistern vorkommen, doch gibt es auch scheinbar sporadische Fälle. Die klinischen Erscheinungen, die in einer auffallend statischen und lokomotorischen Ataxie bestehen, zeigen außerdem eine charakteristische Hohlfußbildung mit Retraktion der großen Zehe (FRIEDREICHsche Fußdeformität). Häufig besteht Nystagmus, gelegentlich auch Sprachstörung und herabgesetzte Intelligenz. Die Patellarreflexe sind abgeschwächt oder nicht vorhanden. Spastische Erscheinungen fehlen stets. Pathologisch-anatomisch findet man eine Degeneration der Hinterstränge und Kleinhirnseitenstrangbahnen sowie degenerative Ausfälle im Bereich der Pyramidenseitenstränge.

Die Pierre-Mariesche Heredoataxie cerebellaris ist eine Sonderform der FRIEDREICHschen Krankheit. Im Vordergrund stehen hier die starken Gleichgewichtsstörungen, die in einer Hypoplasie des Kleinhirns ihre Ursache finden. Störungen von seiten der Augen (Strabismus, Opticusatrophie, Retinitis pigmentosa) sind häufig vorhanden. Die Patellarreflexe sind normal bzw. gesteigert, ebenso beobachtet man häufig Spasmen. Die Erkrankung tritt im allgemeinen erst während oder nach der Pubertät auf.

Differentialdiagnostisch kommt Tabes bzw. Kleinhirntumor in Betracht. Eine erfolgreiche Behandlung ist bisher nicht bekannt.

c) Degenerative Erkrankungen.

Die fortschreitende Kerndegeneration. Noch vor der endgültigen Ausbildung der zentralen Kerne können degenerative Veränderungen auftreten, vor allem im Bereich der Augenmuskelnerven, der Brücke und des verlängerten Markes (infantiler Kernschwund). Im Zusammenhang damit sei die *progressive Bulbärparalyse* (LANDRY) erwähnt, bei der mehr oder weniger rasch die Kerne im verlängerten Mark erkranken. Als Ursache kommen hier in erster Linie Infektionskrankheiten der verschiedensten Genese in Betracht, ferner Vergiftungen. Klinisch sind die auffallendsten Erscheinungen die Sprach-, Schluck- und Atemstörungen. Die LANDRYsche Bulbärparalyse ist nur ein Symptom, das bei verschiedenen Krankheiten auftreten kann. Infolgedessen ist die Prognose in jedem Falle verschieden, bei leichten Graden der Bulbärparalyse, z. B. gelegentlich bei Diphtherie, kann sie auch günstig gestellt werden, im allgemeinen ist sie doch wohl meist als ungünstig aufzufassen.

Myasthenia gravis pseudoparalytica (myasthenische Paralyse, asthenische Bulbärparalyse, Erb-Goldflamsche Krankheit). Bei diesem Krankheitsbild fällt die zunehmende Ermüdbarkeit der befallenen Muskelgruppen auf. Bewegungen, ebenso Sprechen kann zunächst nach Ruhe völlig normal verlaufen. Bei mehrfachen Wiederholungen werden diese Bewegungen aber immer langsamer, mühevoller und schließlich nicht mehr möglich. Charakteristisch ist die sog. myasthenische Reaktion die darin besteht, daß auch auf elektrische (faradische) Reize hin, die Reaktionen allmählich erlöschen, um nach einer Ruhepause wieder von neuem ausgelöst werden zu können. Der Tod erfolgt, sobald die bulbären Kerne befallen werden, was sich in den entsprechenden Reaktionen der Kau-, Schling-, Sprech- und Atemmuskulatur äußert. Die pathologischen anatomischen Befunde, die allerdings auf einem kleinen Material beruhen, sind nicht eindeutig. In einem von uns beobachteten Fall fanden wir den Befund einer chronischen Encephalitis.

Die **progressiven Muskelatrophien** verdanken ihre Entstehung teils Erkrankungen des Rückenmarks und der peripheren Nerven, teils einer primären Muskelerkrankung. Je nachdem unterscheidet man eine spinale, neurale und myopathische Muskelatrophie. Im einzelnen werden folgende Typen unterschieden: *Die frühinfantile spinale progressive Muskelatrophie (Typus* Werdnig-Hoffmann*)*. Rascher Beginn schon im ersten Lebensjahr, dabei auch rasches Fortschreiten der Erkrankung, die meist in den unteren Extremitäten beginnt und sich dann kranial auf die Muskeln des Rumpfes und der oberen Extremitäten und schließlich auf die Muskeln des Gesichtes erstreckt. Die Muskulatur wird dabei rasch atrophisch, zeigen eine verringerte Erregbarkeit sowie eine partielle Entartungsreaktion. Gelegentlich sieht man fibriläre Zuckungen. Pathologisch-anatomisch sieht man eine weitgehende Degeneration der Vorderhörner, der vorderen Wurzeln und der entsprechenden Nerven. *Die progressive neurale oder neurotische Muskelatrophie (Peronealtypus der progressiven Muskelatrophie [Typus* Hoffmann-Charcot-Tooth*])*. Das Leiden setzt mit einer symmetrischen Parese der Peronealmuskeln und im weiteren Verlaufe der übrigen Muskeln der Unterschenkel ein. Auch diese werden immer symmetrisch befallen. Die mit der Krankheit verbundene Neuritis äußert sich in Störungen der Sensibilität. Die Reflexe sind im fortgeschrittenen Stadium nicht auslösbar. Auf den ersten Blick erinnert das Bild an eine Poliomyelitis, doch ist der chronische Verlauf und der normale Liquorbefund bei solchen Fällen für die Abgrenzung dieses Krankheitsbildes eindeutig verwendbar. Erst jenseits des Kindesalters schreitet das Leiden auch gelegentlich auf die Oberschenkel und oberen Extremitäten fort. Pathologisch-anatomisch findet man eine Degeneration der Nerven und der entsprechenden Spinalganglien, fast stets auch eine solche der Hinter- und Seitenstränge des Rückenmarks, die man als sekundär betrachtet.

Die progressive Muskeldystrophie (Erb). In den frühen Stadien dieses nicht allzu seltenen Krankheitsbildes findet man gelegentlich eine vorübergehende Muskelatrophie und vor allem eine Pseudohypertrophie, die durch Fett- und Bindegewebe bedingt ist. Die Muskelpartien selbst sind dabei schlaff, sie zeigen im Querschnitt eine eigenartige blaßrosa Farbe. Histologisch findet man eine weitgehende Degeneration der einzelnen Muskelfasern. Derartige Pseudohypertrophien führen zu charakteristischen Krankheitsbildern, so z. B. „zu den Gnomenwaden" und der „Tapirschnauze". Das wesentliche Symptom dieses Krankheitsbildes ist aber die symmetrische Atrophie bestimmter Muskelgruppen, nach deren Lokalisation man gewisse Gruppen eingeteilt hat. Dabei ist allerdings zu beachten, daß man neben einer scharfen Abgrenzung dieser einzelnen Formen auch fließende Übergänge findet. Die Atrophie schreitet langsam, über Jahre und Jahrzehnte fort, der Tod tritt häufig, so z. B. wenn die Atmungsmuskulatur befallen ist, infolge einer interkurrenten Pneumonie ein. Fast stets handelt es sich um männliche Individuen, wobei innerhalb der Familie eine Generation durch eine nicht erkrankte Tochter, ähnlich wie bei der Hämophilie, übersprungen werden kann. So gehört auch dieses Leiden in das Gebiet der degenerativen Erkrankungen. Infolge der mangelhaften Aktivität der befallenen Extremitäten kommt es sekundär auch zu einer Atrophie der Knochen.

Die häufigste Form ist die *juvenile (scapulohumerale)* vom Typus Erb. Nach einer zunächst völlig normalen Entwicklung sehen wir in der Pubertät eine zunächst oft mit einer Pseudohypertrophie einhergehenden Muskelatrophie der Schulter- und Oberarmmuskeln, die in den folgenden Jahren auch auf die Muskulatur des Rückens, der Oberschenkel und des Beckens übergreift. Auffallend ist hier das Symptom der „losen Schultern", das allmählich immer mehr

sich auch in der Haltung ausprägt und schließlich zu einem Abstehen der
Schulterblätter führt. Die Körperhaltung zeigt mit dem Fortschreiten der
Atrophie auf die Rücken- und Bauchmuskulatur eine starke Lordose, die auch
den Gang beeinträchtigt und, wenn auch inzwischen die Beckenmuskulatur
befallen wird, einen watschelnden Gang auslöst. Sieht man derartige Kinder
angezogen, so ist die Verwechslung mit einer „losen Hüfte" (Hüftgelenks-
luxation usw.) möglich. Die genaue Untersuchung aber weist schon durch die
starke Atrophie der Muskulatur auf die wirklichen Ursachen dieses Leidens
hin. Wertvoll für die Diagnose ist ferner der Umstand, daß diese Kinder sich
nur mit Schwierigkeiten aus der Rückenlage aufrichten können, wobei sie
sich zunächst in Bauchlage umdrehen und dann in typischer Weise mit ihren
Händen an ihren Oberschenkeln heraufklettern. Dieses Bild ist so eindrucksvoll,
daß es eine Diagnose auf den ersten Blick ermöglicht. Dasselbe gilt auch für
die Aufgabe, etwa auf einen Stuhl zu steigen. Es wird uns dabei verständlich,
daß die Klagen dieser Patienten fast stets darin bestehen, daß sie nicht mehr
so gut wie früher Treppen steigen können. Eine beinahe ebenso häufige Form
ist die *Pseudohypertrophie vom Typus* Duchenne-Griesinger. Hier finden wir
die ersten Erscheinungen am Rücken und dem Beckengürtel, im weiteren Verlauf auch im Schultergürtel und den oberen Extremitäten. Fast stets findet
man, wenigstens in bestimmten Stadien, die Pseudohypertrophie an der Wade
(„Gnomenwaden"). Diese Form tritt schon in der frühen Kindheit auf, vereinzelt sogar schon im Säuglingsalter. Eine weitere Form ist die *infantile
(facie-scapulo-humerale) vom Typus* Landouzy-Déjérine. Sie ist aber verhältnismäßig selten und zeichnet sich dadurch aus, daß sie zunächst im Gesicht
beginnt, um sich allmählich auf den Schultergürtel auszubreiten.

In den späteren Kinderjahren finden wir die beiden verhältnismäßig seltenen Formen,
die *hereditäre vom Typus* Leyden-Möbius, die sich in erster Linie an der Oberschenkel-
und Beckenmuskulatur zeigt und ferner den *Typus* Zimmerlin, der an den Brustmuskeln
und Unterarmen sich auswirkt. Ob eine weitere Form, die mit einer Pseudokontraktur
und Pseudoankylose (Jendrassik) einhergeht, in das Gebiet der echten Muskeldystrophie
eingereiht werden darf, ist noch nicht geklärt.

Die Ursache dieser primären Muskeldystrophien ist noch immer unerkannt
Man nimmt an, daß es sich dabei um eine Trophoneurose handelt, zumal in
einigen wenigen lange dauernden Fällen auch Veränderungen in den Vorderhornzellen des Rückenmarks nachgewiesen wurden Möglicherweise werden
die Fortschritte auf dem Gebiete der Histologie des Zentralnervensystems
auch hier eine Klärung schaffen. Man hätte also auch bei der primären Muskeldystrophie letzten Endes eine Erkrankung des Zentralnervensystems anzunehmen und müßte dann die Muskeldystrophie selbst als eine sekundäre Folge
auffassen Bei der elektrischen Reizung mit faradischen und galvanischen
Strömen besteht keine Entartungsreaktion, sondern nur eine herabgesetzte
Erregbarkeit, was bis zu einem gewissen Grade gegen eine primäre Erkrankung
des Zentralnervensystems spricht. So besteht auch die Möglichkeit, daß die
wenigen Befunde am Zentralnervensystem als sekundäre Veränderungen aufzufassen sind.

Die Behandlung dieses außerordentlich chronischen Leidens hat bisher
wenig Erfolg gebracht. Weder Organpräparate (vor allem Hoden- und Ovarial-
präparate), noch über längere Zeit fortgesetzte Strychninbehandlung konnten
eine wesentliche Besserung bringen. Nach Engel-Goralewski hat sich eine
Behandlung bewährt, bei der täglich abwechselnd 0,1 Suprarenin (1 : 1000)
und 0,1 Pilocarpin (0,5 : 100) verabreicht wurde. Ebenso wird neuerdings über
eine erfolgreiche Behandlung mit peroralen Glykokollgaben von Thomas berichtet. Dieser Behandlung, deren Erfolge auch von anderer Seite bestätigt
werden, liegt die Beobachtung zugrunde, daß Patienten mit einer progressiven

Muskeldystrophie in besonderem Maße Kreatin ausscheiden („Extrakreatin"). Gibt man nun längere Zeit Glykokoll (3mal 5 g täglich), so sinkt die Kreatinurie bis zur Norm. Gleichzeitig gehen die klinischen Erscheinungen der Muskeldystrophie zurück.

Myotonia congenita.

Diese Krankheitsbezeichnung umfaßt 2 völlig verschiedene Krankheitsbilder, nämlich die Oppenheimsche Krankheit (*Amyotonia congenita, kongenitale Muskelatonie*) und die Thomsensche Krankheit.

Die Oppenheimsche Krankheit äußert sich in einer mangelhaften Beweglichkeit sowie in einer eigentümlichen Muskelflachheit des jungen Säuglings. Besonders deutlich wird sie, wenn nach Ablauf der ersten Lebensmonate die Kinder immer noch keine Versuche machen, sich freier zu bewegen oder zu sitzen. Man findet bei diesen Kindern bei Lageveränderungen eine merkwürdige symmetrische Armhaltung (Henkelarme, Flossenhandstellung), gelegentlich auch eine entsprechende Haltung der Beine. Familiäres Vorkommen wurde nur ganz vereinzelt beobachtet. Die elektrische Erregbarkeit auf faradischen und galvanischen Strom ist deutlich herabgesetzt, dagegen fehlt die Entartungsreaktion. Im Gegensatz zu der spinalen Atrophie bessert sich dieser Zustand im Laufe der ersten Jahre und kann sogar zu einer vollen Leistungsfähigkeit führen. Als Ursache wird eine Entwicklungshemmung der Vorderhornzellen sowie der Muskelendplatten angenommen. Als Therapie kommt Massage und Übungsbehandlung in Frage.

Die **Thomsensche Krankheit** zeigt insofern gewissermaßen das Spiegelbild der Oppenheimschen Krankheit, als hier eine gewisse Übererregbarkeit bestimmter Muskeln besteht, außerdem eine entsprechende Muskelhypertrophie. Charakteristisch ist die myotonische Reaktion, die darin besteht, daß auf mechanischen Reiz (Beklopfen) sowie auf elektrischen Reiz eine zu einem Muskelwulst führende Kontraktion auftritt, die mehrere Sekunden anhält. Auch bei Spontanbewegung findet man ein charakteristisches Verhalten. Infolge der Muskelspannung kommt die Bewegung zunächst nur langsam in Gang, um dann allerdings ungehindert über längere Zeit ausgeführt werden zu können. Diese merkwürdige Reaktion bestimmter Muskelgruppen, die schon beim jungen Kinde auftreten kann, erstreckt sich über das ganze Leben. Wahrscheinlich handelt es sich hier um einen Regulierungsmangel in dem die einzelnen Muskelpartien versorgenden Sympaticusgebiete. Anatomisch findet man degenerative Veränderungen in den Muskelfibrillen.

Die **Kältelähmungen** treten in zwei verschiedenen Krankheitsbildern auf, die aber beide familiär vorkommen. *Die Paramyotonia congenita* (Eulenburg) zeigt bei Einwirkung von Kälte eine bis zur Bewegungslosigkeit führende Steifheit, die durch Wärmeeinwirkung wieder aufgehoben werden kann. Die *erbliche Kältelähmung* (Lewandowsky) führt im Anschluß an die durch die Kälte ausgelöste Steifheit zu ebenfalls wieder abklingenden schlaffen Lähmungen.

Die **periodische Lähmung** (paroxysmale Lähmung, Myoplegia periodica). Über Tage sich hinziehende Anfälle, bei denen die Muskelgruppen verschiedener Ausdehnung Lähmungserscheinungen zeigen, haben allerdings nur insofern Beziehungen zur Kältelähmung, als sie vor allem in der kalten Jahreszeit aufzutreten pflegen. Sie kommen aber auch in verschieden langen Intervallen zu anderen Jahreszeiten vor. Bei diesen schweren Lähmungen fehlt jede mechanische und elektrische Erregbarkeit. Der Tod kann im Anfall auftreten. Als Ursache nimmt man eine letzten Endes noch nicht geklärte Stoffwechselstörung an.

Extrapyramidale endogene Erkrankungen des Zentralnervensystems.

Die hepatolentikuläre Degeneration. Unter diesen Krankheitsbegriff faßt man drei Krankheitsbilder zusammen, die Wilsonsche *Krankheit,* die *Pseudosklerose* und die *Torsionsdystonie,* die in ihren klinischen Erscheinungen und in der Lokalisation der pathologisch-anatomischen Befunde sich unterscheiden, in der Art der Befunde aber eine weitgehende Übereinstimmung zeigen und deshalb als eine einheitliche Krankheit aufgefaßt werden. Man findet nämlich stets gleichzeitig eine grobknotige Lebercirrhose sowie einen eigenartigen grünen Hornhautsaum (Kayser-Fleischerscher Cornealring). Die Entstehung der Erkrankung hängt wahrscheinlich mit einer primären Lebererkrankung zusammen.

Die **Wilsonsche Krankheit** (progressive lentikuläre Degeneration). Das Krankheitsbild erinnert auf den ersten Blick an einen Parkinsonismus. Es besteht eine mimische Starre und Hypertonie der Gesichtsmuskulatur, ferner eine ausgesprochene Hypertonie der Glieder sowie eine starke Bewegungsarmut, grob- oder mittelschlägiger Tremor und psychische Veränderungen. Bei den ausgeprägten Fällen ist die Bewegungsarmut das auffallendste Symptom. Die Erkrankung kommt familiär vor. Pathologisch-anatomisch besteht eine beiderseitige Degeneration des Linsenkerns, besonders des Putamens. Histologisch fällt der Schwund der Ganglienzellen und das Auftreten besonders großkerniger Gliazellen auf (Alzheimer Zellen). Die Sektion der Leber ergibt eine Cirrhose. Die Patienten kommen innerhalb weniger Jahre ad exitum.

Die **Pseudosklerose** (WESTPHAL-STRÜMPELLsche Krankheit). Neben dem Parkinsonistischen Symptomenkomplex findet man hier epileptiforme Anfälle, Psychosen und Verblödung. Pathologisch-anatomisch ist der Befund ähnlich wie bei der WILSONschen Krankheit, doch sind die Veränderungen auch im Corpus striatum, in den Sehhügeln, der der Regio subthalamica, der Brücke und im Nucleus dentatus vorhanden.

Der **progressive Torsionsspasmus** (Torsionsdystonie, Torsionsneurose, Dystonia musculorum deformans, Dysbasia lortotica progressiva, Crampussyndrom). Bei dieser sich allmählich entwickelnden eigenartigen Bewegungsstörung, die mit ruckartigen Muskelspasmen der Glieder, des Rumpfes, des Beckens, in seltenen Fällen auch des Gesichtes einhergehen, findet man ebenfalls eine Bevorzugung der jüdischen Rasse. Auf den ersten Blick wird man an triebhafte bzw. zwangsläufige Bewegungen chronischer Encephalitiker erinnert, die allerdings, was differentialdiagnostisch wichtig ist, in dieser Form erst im Erwachsenenalter auftreten, während diese Krankheit sich schon im Kindesalter entwickelt. Wahrscheinlich bestehen Veränderungen im Corpus striatum. Ausführliche anatomisch-pathologische Befunde fehlen aber bisher.

Die progressive bilaterale Athetose (Athetose double). Wir sehen hier eine doppelseitige Athetose, die sich im weiteren Verlauf verstärkt. Die Prognose quoad vitam ist günstig. Pathologisch-anatomisch bestehen Veränderungen des Pallidums (Status dysmyelinisatus).

Die HALLERVORDERN-SPATZsche Krankheit. Die Diagnose dieser Krankheit kann wohl stets erst pathologisch-anatomisch mit Sicherheit gestellt werden. Charakteristisch ist eine eigenartige dunkelbraune Verfärbung des Pallidum und der Substantia nigra. Klinisch findet man eine allmählich einsetzende zunehmende Verblödung, ferner eine Kontraktur der Arme und Beine sowie athetotisch-choreatische Bewegungen. Die Krankheit kommt ebenfalls familiär vor.

Die Chorea chronica progressiva familiaris (HUNTINGTONsche Chorea). Entsprechend der Bezeichnung findet man, meist erst gegen Ende der Kindheit, ein mit athetotisch-choreatischen Bewegungen einhergehendes Krankheitsbild, das ebenfalls familiär auftritt. Auch hier finden sich pathologisch-anatomisch schwere Veränderungen in dem striären Anteil des Gehirns.

Die Paralysis agitans juvenilis familiaris (Schüttellähmung, PARKINSONsche Krankheit). Unter dieser Bezeichnung versteht man die familiär auftretenden Erkrankungen, die mit Tremor, Bewegungshemmungen (Propulsion, Retropulsion und Lateropulsion) einhergehen, ferner eine ausgeprägte mimische Starre aufweisen und meist Speichelfluß haben. Die Intelligenz kann dabei gut entwickelt sein. Dieses als „Parkinsonismus" bezeichnete Krankheitsbild war bis vor wenigen Jahren so gut wie unbekannt im Kindesalter. Es wurden nur ganz vereinzelte Beobachtungen in dieser Lebensperiode mitgeteilt. Seit dem Auftreten der Encephalitis kennt man aber den Parkinsonismus, der meist gleichzeitig noch mit einer cerebralen Fettsucht einhergeht, als ein nicht allzu seltenes Krankheitsbild der chronischen Encephalitis auch bei Kindern. Wir selbst konnten dieses Krankheitsbild schon bei Säuglingen beschreiben. Pathologisch-anatomisch finden sich die Veränderungen hauptsächlich im Corpus striatum (vgl. den Abschnitt über chronische Encephalitis).

Die familiäre Myoklonie (Myoklonusepilepsie). Man sieht unwillkürliche, rasch ablaufende Zuckungen einzelner Muskelbündel in verschieden starker Ausdehnung. Bei einem Teil der Fälle treten einige Jahre vor dem Beginn der Muskelzuckungen epileptische Anfälle auf. Pathologisch-anatomisch sind die Veränderungen im Nucleus dentatus am stärksten ausgeprägt. Auch hier finden sich Beziehungen zur Encephalitis, da dieselben Erscheinungen im chronischen Stadium erwachsener Encephalitiker beobachtet werden.

Hereditärer essentieller Tremor und hereditärer Nystagmus. Die Ursache dieser beiden Leiden ist noch wenig geklärt.

d) Infektiöse Erkrankungen des Gehirns und Rückenmarks.

Die nichteitrige Encephalitis (Gehirnentzündung).

Seit einiger Reihe von Jahren ist eine Zunahme der Erkrankungen des Zentralnervensystems im Kindesalter zu beobachten, die durch eigenartige Erkrankungsformen mit einem klinisch und pathologisch-anatomisch gut differenzierbaren Krankheitsbilde einhergehen und als „infektiöse nicht eitrige Encephalitiden" zusammengefaßt werden. Diese Encephalitiden, deren Vorkommen auch beim Erwachsenen bekannt ist, unterscheiden sich in mancher Hinsicht von dem Krankheitsbilde des Erwachsenen. Dies hängt wohl damit zusammen, daß ein so hoch differenziertes Organ wie das Zentralnervensystem sich je nach dem Grade seiner Reife bestimmten Virusarten gegenüber verschieden verhält. Eine Reihe der in diese Gruppe fallenden Encephalitisformen werden außerdem durch Erkrankungen bedingt, die fast stets im Kindesalter durchgemacht werden (Masern, Varizellen, Vaccination). Es ist daher verständlich, daß gerade diese Formen in erster Linie bei Kindern beobachtet wurden.

Die epidemische Encephalitis.

Das gehäufte Auftreten infektiöser Encephalitiden im Kindesalter trifft zeitlich und örtlich mit den entsprechenden Erkrankungen der Erwachsenen zusammen. Jene eigentümliche „Schlafkrankheit", die Economo 1916 als erster in größerem Umfange beobachtete und der er nach einem ihrer wesentlichen Symptome die Bezeichnung „Encephalitis lethargica" gab, wurde auch in entpsrechender Weise bei Kindern beschrieben.

Man teilt die epidemische Encephalitis nach ihren Verlaufsformen ein in:
a) die hypersomnisch-ophthalmophlegische Form,
b) die irritative-hyperkinetische Form und
c) die atypische Form.

Das Prodromalstadium ist namentlich im frühen Kindesalter uncharakteristisch. Die Kinder erkranken aus voller Gesundheit heraus an einer auffallenden Schlafsucht, der meistens Krämpfe folgen. Bei älteren Kindern wird die vermehrte Schlafsucht leichter erkannt, namentlich, wenn die Kinder während irgendeiner Beschäftigung, z. B. beim Essen usw., einschlafen. Nicht selten hört man Angaben über Kopfschmerzen, Leibschmerzen und in die Beine ausstrahlende Schmerzen. In anderen Fällen erkranken die Kinder unter meningitischen Erscheinungen, die rasch abklingen oder sich über Tage erstrecken können. Bei den hypersomnisch-ophthalmoplegischen Formen findet man alle Abstufungen von der Schläfrigkeit über den Schlaf, den Sopor bis zum Koma. In den schlaffreien Intervallen zeigt sich eine stärkere Müdigkeit, die sich in gehäuftem Gähnen äußert, doch wird dieser Zustand auch gelegentlich von Aufregungszuständen bzw. Delirien unterbrochen. Auch Angstzustände und symptomatische Psychosen, die sich in Depressionen und manischen Erregungszuständen äußern können, werden beobachtet. Schon früh fällt eine gewisse mangelhafte Mimik auf, die dem Patienten ein „maskenhaftes" Aussehen verleiht. Diese Starre des Gesichtes hält auch noch im hyperkinetischen Stadium an, bei dem eine lebhafte motorische Unruhe vorhanden ist. Eine für das Kindesalter besondere Form ist die Agrypnie (v. Pfaundler, Hofstadt), die mit einer äußerst hartnäckigen, über Monate sich hinziehenden und mit den übrigen Schlafmitteln kaum zu beeinflussenden Schlafstörung einhergeht. Man findet dabei eine Verzögerung des Einschlafens, ferner eine Verkürzung der 24stündigen Gesamtschlafdauer sowie eine hochgradige nächtliche Unruhe. Diese Schlafstörung kann sich über Monate hin erstrecken. Wahrscheinlich handelt es sich dabei um Störungen eines Hemmungsvorganges oder um eine besondere Empfindlichkeit gegenüber rezeptiven oder motorischen Reizen im Sinne einer „Irradiation".

Bei der lethargischen Form sieht man häufig Lähmungen des Augenmuskelapparates, die zu Strabismus oder Ptosis führen. Daneben finden sich Akkomodationsstörungen sowie Veränderung der Pupillenreaktion mit Anisokorie und Entrundung. Bei Störungen des Vestibulärapparates läßt sich ein Spontannystagmus beobachten. Auch Facialislähmungen treten häufig auf, ferner vermehrter Speichelfluß sowie Neigung zu Schweißausbrüchen und spastischen und dilatatorischen Gefäßveränderungen in der Haut. Auffallend ist vielfach eine gewisse Ataxie sowie eine mehr oder weniger ausgesprochene Asthenie bzw. Adynamie, die zu Paresen führen kann. Endlich sieht man nicht selten einen grob- bis feinschlägigen Tremor. Andererseits gibt es auch wieder Fälle, bei denen die Muskelrigidität sich über den ganzen Körper erstrecken kann und so sehr im Vordergrunde der klinischen Erscheinungen steht, daß derartige Patienten unter der Fehldiagnose eines Tetanus in die Klinik eingeliefert werden. Allen diesen Erscheinungen ist gemeinsam, daß sie sich im Verlaufe von Tagen und Wochen wieder weitgehend zurückbilden können.

Bei der irritativen-hyperkinetischen Form treten klonische Krämpfe in den Extremitäten, am Rumpf und in der Gesichtsmuskulatur auf. Diese Krämpfe können sich auf bestimmte Muskelgruppen beschränken oder über den ganzen Körper erstrecken. Gelegentlich findet man eigenartige myoklonische Zuckungen, die mit einer gewissen Regelmäßigkeit ablaufen, im Gegensatz zu den choreatischen Zuckungen aber im Schlafe nicht aufhören. Eine Sonderform dieser Zuckungen sind die Salaamkrämpfe bei Säuglingen, bei denen die Kinder in rhythmischen blitzartigen Zuckungen ihren Oberkörper nach vorne werfen. Ferner sind hier zu erwähnen Zwerchfellkrämpfe, die zu Singultus führen. Differentialdiagnostische Schwierigkeiten bereiten vor allem die choreatiformen Krämpfe, die im Gegensatz zur Chorea minor auch schon bei sehr jungen Kindern auftreten.

Nicht selten findet man auch Sensibilitätsstörungen und außerordentlich schmerzhafte Neuralgien. Diese führen zu der besonderen Form der *neuritischen oder peripheren Encephalitis* über.

Unter den *atypischen Formen* ist in erster Linie die *Meningitis serosa* (s. S. 513) zu erwähnen, die als eine Abortivform der Encephalitis aufgefaßt werden kann.

Die Diagnose der Encephalitis stützt sich neben der Anamnese und dem klinischen Befund auf den Liquorbefund. Der Liquor ist klar, Eiweiß ist mäßig oder gar nicht vermehrt, die Zellzahl ist nicht oder nur wenig vermehrt. Der Liquorzucker ist nicht herabgesetzt, sondern meist erhöht, vor allem bei denjenigen Formen, die mit Krämpfen einhergehen. In solchen Fällen ist aber auch der Blutzucker häufig erhöht, so daß das Verhältnis Blutzucker : Liquorzucker einen normalen Wert ergibt.

Pathologisch-anatomisch findet man ein Ödem und eine sehr starke Hyperämie des Gehirns. Im Schnitte sieht man häufig ein punktförmiges, flohstichartiges Hervortreten der stark gefüllten Blutgefäße in der Hirnrinde sowie in der grauen Substanz der Stammganglien, der Vierhügelgegend, der Pons, der Medulla oblongata und des Rückenmarks. Mikroskopisch findet man in den Meningen regelmäßig krankhafte Veränderungen leichteren Grades, vor allem an der Basis. Sie bestehen aus fleckweise angeordneten Rundzelleninfiltraten, die zwischen den etwas aufgelockerten Blättern der Arachnoidea liegen, während die Pia selbst nicht verändert erscheint. *Charakteristisch sind die perivasculären Infiltrate in der Gehirnsubstanz.* Sie finden sich vor allem in der grauen Substanz der Hirnrinde, den Stammganglien, dem zentralen Höhlengrau, dem Grau der Vierhügel, der Haube, der Substantia reticularis der Brücke und der Oblongata. Die graue Substanz des Großhirns ist mit einer gewissen Elektivität erkrankt, während die Marksubstanz so gut wie intakt bleibt. Aber auch die graue Substanz selbst scheint gewisse Unterschiede in der Affinität zum Erkrankungsgifte aufzuweisen, und zwar derart, daß die Substanz des zentralen Höhlengraus, die hintere Infundibularwand, die Regio subthalamica, das Grau zwischen den großen Kernen, die sich in die Substantia nigra fortsetzt, die Substantia reticularis tegmenti, der Boden der Rautengrube und die darin liegenden dorsalen Kerne leichter erkranken als die übrigen Teile der grauen Substanz. Das Kleinhirn nimmt teil an der allgemeinen Hyperämie, doch sind für gewöhnlich seine Gefäße und sein Parenchym nicht sonderlich infiltriert.

An den Gefäßen der grauen Substanz findet man die auffallendsten Veränderungen in Form von Infiltrationen. Die Gefäße sind stark hyperämisch und zeigen vielfach eine kleinzellige Infiltration, die besonders die adventitielle Gefäßscheide betrifft. Diese erscheint aufgeblättert, in ihren Maschen werden die Zellen wie in einem Netze gefangen gehalten. Die Infiltration erfolgt durch kleine Rundzellen, die größere Gefäße manschettenartig umgeben können, meist aber nur einen kurzen Abschnitt der Gefäße befallen. Überschreitet ein infiltriertes Gefäß die Grenze zwischen grauer und weißer Substanz, so kann man oft beobachten, wie die Manschette des Infiltrats an der Grenze unvermittelt absetzend auf den Gefäßteil in der weißen Substanz nicht übergreift. Die inneren Partien der Gefäßwand sind meist ganz frei von Infiltraten.

Die Zellen des Infiltrates bestehen größtenteils aus Lymphocyten sowie aus jungen und älteren Plasmazellen, ferner aus Polyblasten und weniger häufig aus polynucleären Leukocyten, letztere besonders in den Gefäßwänden der Hirnrinde. Vereinzelt findet man auch Gitterzellen und Körnchenzellen, sowie Adventitialzellen, die mit Fettkörnchen angefüllt sind. Perivasculäre Blutungen findet man ebenfalls regelmäßig, vor allem in den Stammganglien, in der hinteren Infundibularwand und am Boden der Rautengrube.

Die Veränderungen des Nervenparenchyms bestehen in einer herdweisen Infiltration des Parenchyms, sowie in einer Zerstörung der Ganglienzellen, und zwar sowohl durch Neuronophagie wie durch andere Zelldegeneration. Diese Veränderungen betreffen nur die graue Nervensubstanz, sie sind meistens verbunden mit Gefäßinfiltrationen, können aber auch isoliert auftreten. Die Herde im Rindengrau reichen niemals bis an die Oberfläche, die Veränderungen sind graduell sehr stark verschieden. Das Infiltrat besteht auch hier aus lymphoiden Elementen, doch findet man gelegentlich auch mononucleäre Zellen und polynucleäre Leukocyten. Vereinzelt sieht man auch Plasmazellen. In der Nähe der Blutgefäße sind die Gliazellen mehr oder weniger reichlich vermehrt. In den akuten Fällen sieht man ziemlich scharf abgegrenzte Herde von Leukocyten mit Polyblasten mitten im gesunden Gewebe liegend, die wie ein mikroskopisch kleiner Absceß aussehen, ohne aber einzuschmelzen.

Neuronophagie ist ebenfalls ein charakteristischer Befund und durch das Zugrundegehen von Ganglienzellen durch Phagocytose bedingt. Derartige kleine Herde findet man nicht selten auch in sonst völlig normalem Gewebe. Dieses Bild ist so typisch, daß man daraus allein die Diagnose der Encephalitis stellen kann. An den Stellen, wo durch starke Neuronophagie oder durch sonstige Zellzerstörung das rein nervöse Parenchym zugrunde gegangen ist, beobachtet man eine außerordentliche Zunahme der Gliazellen unter Umständen mit reichlicher Gliafaserbildung.

So schwierig im Einzelfall die klinische Diagnose der Encephalitis sein kann, so eindeutig ist der Sektionsbefund.

Therapie. Eine spezifische Therapie der Encephalitis wird mit Rekonvalescentenserum angestrebt. Bei der Schwierigkeit der Beschaffung dieses Serums verwendet man größere Mengen Erwachsenenblut (30—40 ccm intramuskulär). Die Lumbalpunktion ist trotz geringen Liquordruckes von Nutzen, da das Zurückgehen des Gehirnödems dadurch bewirkt werden kann. Dieses kann auch durch langsame intravenöse Injektion hypertonischer Lösungen versucht werden. Symptomatisch werden zur Bekämpfung der Krämpfe und Aufregungszustände die üblichen Narkotica mit wechselndem Erfolg angewandt. Am wirksamsten ist Chloralhydrat (0,5—1,0 als Klysma). Besonders günstig ist die Anwendung von Scopolamin in hohen Dosen (0,00025—0,0005!).

Die chronische Encephalitis (Postencephalitis).

Ein verhältnismäßig großer Teil der Patienten mit akuter Encephalitis geht mehr oder weniger rasch in das Stadium der chronischen Encephalitis über. Da man bei der Autopsie derartiger Patienten noch Jahre nach dem Ablauf der akuten Erkrankung frische entzündliche Veränderungen im Gehirn findet, so ist es richtiger, das Krankheitsbild nicht als Postencephalitis zu bezeichnen. Neben den frischen Prozessen finden sich aber auch Narbenbildungen, die für den weiteren Verlauf der Erkrankungen von Bedeutung sind. Das chronische Stadium der Encephalitis wird nach Stern entsprechend ihren neurologischen Symptomen eingeteilt in 3 Formen:

1. akinetisch-hypertonisches Stadium (häufig kombiniert mit Tremor),
2. spastisch-athetotisches Stadium,
3. choreatisches Syndrom.

Der amyostatische Symptomenkomplex *(Parkinsonismus)*, der beim Erwachsenen in bis zu 50% der Fälle auftreten kann, findet sich im Kindesalter seltener, doch kommt er auch schon bei jungen Kindern, ja selbst bei Säuglingen vor. Er kann sich unmittelbar an die akute Erkrankung anschließen oder erst nach einer Zeit scheinbaren Wohlbefindens auftreten. Bei den Kindern finden sich dieselben klinischen Erscheinungen wie beim Erwachsenen, nämlich eine auffallende cerebrale Fettsucht, ferner eine eigenartige Rigidität und mangelnde Mimik, die dem Gesichte etwas maskenhaftes verleiht, ferner eine Bewegungsarmut, die teilweise durch die Rigidität, teilweise durch den „Mangel an Antrieb" (Hauptmann) bedingt ist. Außerdem besteht eine gewisse Enthemmung in der Bewegung, die zur Propulsion, Latero- und Retropulsion führt, sowie Speichelfluß und vielfach eine Verminderung der Intelligenz.

Therapeutisch ist Harmin, Banisterin, ferner Atropin in hohen Dosen zu empfehlen, doch sind auch hier die Erfolge auf die Dauer wenig befriedigend.

Eine für den Kinderarzt besonders wichtige Form der chronischen Encephalitis ist die mit psychischen Veränderungen einhergehende larvierte und meist als Psychopathie bzw. „moral insanity" aufgefaßte Wesensveränderung. Derartige Patienten zeigen psychische Ausfallserscheinungen, die sie zu asozialen Individuen stempeln. Die Kinder unterliegen Zwangshandlungen, die zu Diebstählen, sexuellen Verfehlungen, eigenartigen psychischen Reaktionen und zu einer auffallenden Haltlosigkeit führen und so nicht selten die Kinder in Konflikt mit dem Strafgesetzbuch bringen. Dabei ist die Intelligenz häufig in keiner Weise gestört, so daß hier ein grundsätzlicher Gegensatz zum Schwachsinn besteht. Andererseits gibt es auch hier fließende Übergänge zum Schwachsinn. Erst die genauere neurologische Untersuchung (Pupillenveränderung usw.) und eine zielbewußte Anamnese läßt diese Charakterveränderung als eine Sonderform der Encephalitis erkennen. Da derartige Kinder in besonderem Maße gefährdet sind und eine medikamentöse Therapie keinerlei Aussicht auf Erfolg verspricht, so muß mit Erziehungsmaßnahmen (evtl. in geschlossenen Anstalten) und Heilpädagogik vorgegangen werden.

Die sporadische Encephalitis verläuft unter denselben klinischen Erscheinungen und dem entsprechenden pathologisch-anatomischen Befund wie die epidemische Encephalitis. Wie die Poliomyelitis tritt auch Encephalitis sowohl epidemisch und sporadisch auf. In vereinzelten Fällen finden sich auch hier Beziehungen zu der Meningitis serosa, die, wie schon beschrieben, eine larvierte Form der Encephalitis darstellen kann. Eine Sonderform finden wir bei Säuglingen, die unter den Erscheinungen einer „Intoxikation" erkranken und bei denen die Sektion eine Encephalitis ergibt. Die Behandlung und der Verlauf der Erkrankung entspricht in jeder Beziehung demjenigen der epidemischen Encephalitis.

Die parainfektiösen Encephalitiden. Im Anschluß und im Zusammenhang mit einer Reihe von Infektionskrankheiten treten Encephalitiden auf, die sich in ihrem klinischen Bild nicht von der epidemischen Encephalitis unterscheiden. Der histologische Befund zeigt aber doch Besonderheiten, die eine mehr oder weniger genaue Abgrenzung erlauben. Es ist daher auch wahrscheinlich, daß es sich bei den parainfektiösen Encephalitiden nicht um eine „Aktivierung" einer latenten Encephalitis durch die betreffende Infektionskrankheit handelt, sondern daß das Virus selbst neurotrope Eigenschaften entwickelt und so neben den bekannten klinischen Allgemeinerscheinungen der Infektionskrankheit unter besonderen Umständen eine Encephalitis auslöst.

Die Masernencephalitis tritt im allgemeinen kurz nach der Eruption des Exanthems, in vereinzelten Fällen auch schon im Prodromalstadium, meist unter stürmischen Erscheinungen auf. Dabei stehen Krämpfe und Benommenheit im Vordergrund. Die Lumbalpunktion ergibt außer einem häufig gesteigerten Liquordruck einen normalen Liquorbefund. Kommen die Patienten nicht im akuten Anfall ad exitum, so klingen die Erscheinungen in verhältnismäßig kurzer Zeit wieder ab. Späterscheinungen wie bei der chronischen Encephalitis wurden bisher nicht beobachtet. Der Sektionsbefund ist nicht einheitlich. Charakteristisch ist aber auch hier die perivasculäre Infiltration, die sich ziemlich gleichmäßig auf Mark und Rinde erstreckt, sowie eine von den Gefäßen unabhängige Gliawucherung.

Die Grippeencephalitis, die im Zusammenhang mit meist sehr schweren und durch Pneumonien komplizierte Grippen auftritt, ist verhältnismäßig selten. Die ursprüngliche Annahme, daß die epidemische Encephalitis durch die Grippe bedingt sei („Kopfgrippe") ließ sich nicht bestätigen, obgleich gelegentlich Grippeepidemien und das Auftreten der epidemischen Encephalitis gleichzeitig beobachtet werden.

Bei der sog. **Pertussisencephalitis,** die klinisch unter dem Bilde einer Encephalitis verlaufen kann, handelt es sich nach dem histologischen Befunde nicht um eine echte Encephalitis.

Man findet vielmehr hier die schwersten Veränderungen an den weichen Hirnhäuten, die Zellinfiltrationen in der Arachnoidea und Pia sowie Ödem und Hyperämie aufweisen. In der Gehirnsubstanz sieht man starke Hyperämie sowie kleinste Blutungen und perivasculäre Rundzellenanhäufung. Bei anderen Fällen fehlen die Blutungen, dagegen findet man charakteristische schwere Veränderungen im Hirngewebe, die nicht entzündlicher Art sind. Nach Spielmeyer zeigt ein Teil der Nervenzellen eine typische, regressive Umwandlung („homogenisierende" Umwandlung), wie sie auch u. a. bei Typhus beobachtet werden, außerdem eine Nekrobiose einzelner Hirnteile. Die Gehirngefäße sind stark gefüllt und erweitert und zeigen leichte Proliferationserscheinungen an den Wandelementen. Die stärksten Veränderungen zeigt das Ammonshorn und die Stammganglien, ferner die Streifenhügel sowie Einzelpartien der Großhirnrinde. Als Ursache für diese Veränderungen nicht entzündlicher Art wird eine direkte Einwirkung von Bakterien abgelehnt und eine Schädigung durch Bakterientoxine angenommen. Es ist daher richtiger, dieses Krankheitsbild nicht als Encephalitis, sondern als *Encephalopathie* zu bezeichnen.

Die **Vaccinationsencephalitis.** Neben dem Auftreten der epidemischen Encephalitis hat wohl kaum eine cerebrale Erkrankung der letzten Jahre so sehr die allgemeine Aufmerksamkeit erregt wie die im Anschluß an die „künstliche Infektion" mit der Pockenlymphe aufgetretene sog. Vaccinationsencephalitis. Charakteristisch dafür ist, daß bisher gesunde Kinder in unmittelbarem Anschluß an die Pockenschutzimpfung unter meningealen bzw. encephalitischen Erscheinungen erkranken. Da das Bild der Vaccinationsencephalitis ein sehr wechselndes sein kann, und sowohl die meningealen wie die cerebralen Erscheinungen bei den einzelnen Fällen jeweils im Vordergrunde stehen, so ist es richtiger, an Stelle der Bezeichnung „Vaccinationsencephalitis" von „*nervösen Komplikationen im Anschluß an die Impfung*" zu sprechen.

Die Krankheit setzt fast stets aus vollem Wohlbefinden heraus unter stürmischen Krankheitserscheinungen ein. Kopfschmerzen, Erbrechen, gelegentlich auch Durchfälle führen bald zu dem Bilde der unter den verschiedensten Symptomen verlaufenden nervösen Erscheinungen über. Krämpfe, Spasmen, Lähmungen, leichte Benommenheit, Sopor geben dem weiteren Verlauf ihr Gepräge. Nur bei einem verhältnismäßig kleinen Teil findet sich eine Nackensteifigkeit und dementsprechend das Kernigsche Symptom; bei der Mehrzahl der Patienten ist der Körper erschlafft. Die Temperatur kann über 40^0 ansteigen, so daß man, namentlich bei jungen Kindern, an initiale Fieberkrämpfe denken könnte, doch haben wir wiederholt bei schwersten Fällen nur eine geringe oder keine Temperatursteigerung beobachtet. Die Lumbalpunktion ergibt nur gelegentlich, vor allem bei den meningealen Formen einen erhöhten Druck. Der Liquor ist klar, keine bis leichte Zellvermehrung, die Eiweißreaktionen sind negativ bis schwach positiv, vereinzelt findet sich ein Fibringerinnsel bei längerem Stehenlassen des Liquors. Der Liquorzucker ist normal oder erhöht, namentlich bei den mit Krämpfen einhergehenden Formen.

Die Inkubation beträgt im allgemeinen 5—14 Tage (nach der Impfung), doch sind auch Fälle beobachtet und durch Sektion bestätigt, die früher oder später erkranken. Es besteht eine *relative Altersdisposition* in der Weise, daß Erstimpflinge häufiger erkranken, wenn die Impfung erst im späteren Lebensalter vorgenommen wird. Andererseits blieben auch Säuglinge in den ersten Lebensmonaten nicht verschont. Im allgemeinen handelt es sich um eine

Erkrankung des Erstimpflings, doch erkranken gelegentlich auch Revaccinierte jeden Lebensalters. Das Auftreten der nervösen Impfschädigungen ist unabhängig von der Impftechnik und von der Art der Lymphe. Die Prognose ist nicht günstig. Die Letalität beträgt etwa 33%, ebenso groß ist der Prozentsatz derjenigen Fälle, die mit Resterscheinungen mehr oder weniger schwerer Art (Lähmungen, Intelligenzdefekten usw.) ausheilen. Für die Therapie ist die intralumbale Injektion von Rekonvaleszentenserum (8—10 ccm täglich) zu empfehlen, ferner Lumbalpunktion zur Entlastung, sowie die symptomatische Behandlung der Krämpfe mit Narcoticis. Differentialdiagnostisch wichtig ist die Abgrenzung gegen Meningitis tuberculosa (evtl. Bakterienkultur!).

Der pathologisch-anatomische Befund zeigt ein einheitliches Bild, das eine weitgehende Ähnlichkeit mit dem Befunde bei der Masernencephalitis aufweist. Das Gehirn ist ödematös und zeigt auf der Schnittfläche punktförmige Blutungen. Histologisch findet man eine diffuse Encephalitis mit vorwiegend perivasculären Infiltraten, die sich über die graue und weiße Substanz erstrecken. Die Infiltrate bestehen hauptsächlich aus Lymphocyten und größeren Zellen endothelialer Herkunft. Ganz vereinzelt findet man auch Leukocyten und Plasmazellen. Capillare Blutungen und hyaline Thromben kommen ebenfalls gelegentlich vor.

Als Ursache der Vaccinationsencephalitis muß nach unseren neueren Kenntnissen des Impfvorgangs das Vaccinevirus angenommen werden. Der Nachweis des Vaccinevirus im Blut bei jeder normalen Impfung zeigt, daß es sich dabei, entgegen den früheren Anschauungen, um eine Allgemeininfektion mit Vaccinevirus handelt. Bei einer Reihe von Patienten mit nervösen Impfschädigungen gelang im Gegensatz zu normalen Impflingen der Nachweis des Vaccinevirus im Liquor, was für einen Zusammenhang mit der Erkrankung des Nervensystems spricht. Im Gehirn von Patienten, die an dieser Erkrankung gestorben sind, findet man allerdings nur ganz selten das Vaccinevirus, doch wird dies dadurch erklärt, daß in der Zwischenzeit eine Autosterilisation des Gehirnes stattgefunden hat, die den Nachweis des Erregers verhindert. In experimentellen Untersuchungen am Affen konnte das typische Bild der Vaccinationsencephalitis mit reiner Vaccine unter den verschiedenartigsten Bedingungen ausgelöst werden. Die nervösen Schädigungen durch die Impfung entstehen wahrscheinlich dadurch, daß bei einer Reihe von Individuen eine vermehrte Durchgängigkeit der Blut-Liquor- bzw. Blut-Gehirnschranke besteht, die so einen Übertritt des Vaccinevirus aus der Blutbahn in die Nervensubstanz bzw. Gehirnhäute ermöglicht.

Die **Pockenencephalitis** entspricht, sowohl in ihrem klinischen Verlauf, wie in dem pathologisch-anatomischen Bild in jeder Beziehung der Vaccinationsencephalitis. Bei der Identität des Pockenerregers mit dem modifizierten Erreger der Vaccine bestätigen diese Beobachtungen die Anschauungen über die Entstehung der Vaccinationsencephalitis.

Die **Varicellenencephalitis.** Auch bei den Varicellen kommt es, allerdings nur in ganz vereinzelten Fällen, zu einer Erkrankung des Zentralnervensystems, und zwar sowohl zu einer Encephalitis wie zu einer Meningitis. Das Krankheitsbild kann je nach der Lokalisation der Erkrankung außerordentlich verschieden sein. So wurden Fälle beschrieben, die unter den Erscheinungen einer Encephalitis wie einer Meningitis auftraten, bei anderen kam es zu einer Ophthalmoplegie externa, Chorea, einem akuten cerebralen Tremor, cerebellarer Ataxie, bzw. einer Myelitis. Die wenigen bisher vorliegenden Sektionsbefunde zeigen aber, daß es sich bei dieser Krankheit nicht um eine echte Encephalitis, sondern ebenfalls um eine *Encephalopathie* handelt. Neben vereinzelten Gliazellinfiltraten sind es vor allem Entmarkungsherde, in denen die Achsenzylinder selbst erhalten bleiben, ein Bild, das eine gewisse Ähnlichkeit mit den Erscheinungen der multiplen Sklerose zeigt.

Encephalitis purulenta.

Im Verlaufe einer durch Eitererreger hervorgerufenen Allgemeininfektion kommt es auch zu metastatischen Herden im Gehirn. Ebenso wie die Menge dieser Herde schwankt auch ihre Größe (unter Umständen bis zu einem *Hirnabsceß*). Da im allgemeinen gleichzeitig eine Meningitis purulenta besteht, so tritt das Bild der Encephalitis gegenüber den meningitischen Erscheinungen zurück. Eine Sonderform des Gehirnabscesses ist der Schläfenlappen- bzw. Stirnhirnabsceß, der meist vom Mittelohr ausgeht und in seinen Erscheinungen, abgesehen von dem fast stets vorhandenen Fieber, die Differentialdiagnose gegen Hirntumor sehr schwierig machen kann.

Die **tuberkulöse Encephalitis** tritt im Zusammenhang mit der Meningitis tuberculosa auf. Dabei können die encephalitischen Erscheinungen so sehr im Vordergrund stehen, daß die Diagnose einer Meningitis tuberculosa erst im weiteren Verlauf geklärt wird. Derartige Patienten erkranken ebenfalls aus vollem Wohlbefinden heraus mit Kopfschmerzen und Aufregungszuständen, die sich bis zur Psychose steigern können. Allmählich tritt ein somnolentes Stadium ein, bei dem auch Nackensteifigkeit vorhanden ist. Die Lumbalpunktion läßt die Diagnose ohne weitere Schwierigkeiten erkennen. Bei der Sektion derartiger Fälle findet man neben den Veränderungen in den Meningen in der Gehirnsubstanz selbst Infiltrate von polymorphkernigen Leukocyten, vor allem im perivasculären Lymphraum der intracerebralen arteriellen Gefäße der Großhirnrinde, aber auch im Mark und in den Stammganglien. Außerdem findet man in der Konvexität des Großhirns Epitheloidzelltuberkel mit Riesenzellen und stellenweise zentraler Verkäsung. Diese Befunde lassen sich bei Meningitis tuberculosa häufiger autoptisch feststellen, sie treten jedoch klinisch nur selten in Erscheinung, da sie durch die meningealen Symptome überlagert werden.

Anhang.

Die toxische Encephalitis. Bei einigen Vergiftungen lassen sich Erscheinungen von seiten des Zentralnervensystems beobachten, die post mortem durch encephalitische Veränderungen geklärt werden. So wurden einzelne Fälle von Fleisch- und Wurstvergiftungen beobachtet, bei denen die Bulbärerscheinungen im Vordergrunde standen. Nach Salvarsaninjektion kann es zu dem Bilde der Encephalitis hämorrhagica kommen, ebenso nach Bleivergiftung. Ferner wurde bei Säuglingen eine Bleiencephalitis beobachtet, nachdem bleihaltiger Kinderpuder benutzt worden war. Auch die nach Verbrennung in seltenen Fällen auftretenden Symptome einer Encephalitis müssen wohl unter die toxischen Encephalitiden eingereiht werden, da bei der Sektion sich entsprechende Befunde ergeben haben. Dasselbe gilt auch für gewisse Fälle von Kohlenoxydvergiftungen, doch bestehen hier stets auch Erweichungsherde, so daß das Gesamtbild sich doch wesentlich von demjenigen der echten Encephalitis unterscheidet.

Encephalitis interstitialis congenita (Virchow). Diese Krankheit hat bisher im wesentlichen nur das Interesse des pathologischen Anatomen erregt. Im Gehirn Neugeborener und junger Säuglinge, vor allem in der Markstrahlung finden sich Fettkörnchenzellen in größeren Mengen, ferner kleinere Zellinfiltrate. Wie weit es sich hier um Reste kleinster Gehirnblutungen im Zusammenhang mit der Geburt oder sogar um physiologische Zustände, die allerdings gegenüber der Norm im vermehrten Maße vorhanden sein müßten, handelt, ist augenblicklich noch nicht entschieden. Bei einem Teil der Kinder waren auch klinische Erscheinungen, wie man sie bei Geburtsschädigungen beobachten kann, vorhanden, so vor allem tonische Krampfzustände, Atmungsstörungen und mehr oder weniger ausgeprägte Benommenheit.

Die spinale Kinderlähmung. (Akute epidemische Kinderlähmung. Poliomyelitis anterior acuta. Heine-Medinsche Krankheit.) Die Kinder erkranken unter uncharakteristischen, meist mit Fieber einhergehenden Symptomen (vor allem Kopfschmerzen, gesteigerter Empfindlichkeit, Schweißausbrüchen und Meningismus). Im weiteren Verlauf kommt es zu einer schlaffen Lähmung, die sich am häufigsten auf die Extremitäten und den Rumpf erstreckt. In den leichten Fällen werden nur einzelne Muskeln bzw. Muskelgruppen von der Lähmung befallen, in den schwereren dagegen sieht man eine ausgedehnte Lähmung der quergestreiften Muskulatur (z. B. gleichzeitig sämtlicher Extremitäten, der Nacken- und Rumpfmuskulatur usw.). Werden die von den Hirnnerven versorgten Muskeln (Zungen- und Schlundmuskulatur, Zwerchfell) gelähmt, so wird dieses Krankheitsbild als *bulbäre bzw. pontine Form (Landrysche Paralyse)* bezeichnet.

Die LANDRYsche Paralyse ist aber, wie schon erwähnt, nur eine symptomatische Bezeichnung; sie kann auch bei anderen Erkrankungen des Zentralnervensystems (z. B. bei der Diphtherie u. a.) in Erscheinung treten.

In der Mehrzahl der Fälle bleibt die Lähmung auf die zuerst befallenen Muskelgruppen beschränkt, doch findet man bei der aufsteigenden Form einen schubweisen Verlauf, der sich über Tage und Wochen erstrecken kann. Je nach der Häufigkeit der Erkrankungen unterscheidet man sporadische Fälle und mehr oder weniger ausgedehnte Epidemien, bei denen die Erkrankungsfälle in einem nachweisbaren Zusammenhang stehen.

Über die Epidemiologie der Poliomyelitis siehe S. 280.

Als Infektionsmodus wird die Tröpfcheninfektion angenommen. Die Verbreitung des Virus im Organismus geschieht, soweit die Tierversuche einen Rückschluß erlauben, über die Luftwege und den Verdauungskanal. Von hier aus erfolgt die weitere Verbreitung wahrscheinlich auf dem Lymphwege, wofür auch die Bevorzugung der vorderen Spinalganglien und -wurzeln spricht, die eine besonders starke Lymph- und Blutgefäßversorgung aufweisen.

Pathologisch-anatomisch findet man die schwersten Veränderungen in Form einer den Blutgefäßen folgenden interstitiellen Entzündung und einer Neurophagie der Ganglienzellen in den vorderen Wurzeln und in den Vorderhörnern. Aber auch in den Hinterhörnern sowie in der weißen Substanz sieht man entsprechende, wenn auch meist weniger starke Veränderungen. Charakteristisch und für die Beurteilung des Krankheitsverlaufes und die Therapie gleich wichtig ist das stets vorhandene starke Ödem der weichen Gehirnhäute und des Gehirns und Rückenmarks, das in den schweren Fällen eine beinahe sulzige Beschaffenheit annehmen kann. Nach dem Abklingen der Infektion und der akuten Erscheinungen findet man in der nervösen Substanz Ausfallsherde mit Gliawucherungen und Verdickung der Gefäßwände. Bei jahrelang bestehenden Lähmungen zeigen die atrophisch gewordenen Muskelpartien neben einer Reduktion der Muskelsubstanz die charakteristischen Erscheinungen der Muskeldegeneration.

Das **Krankheitsbild** der spinalen Kinderlähmung ist außerordentlich charakteristisch. Bei den sporadischen Fällen ist eine Diagnose des *präparalytischen Stadiums* bei der Vieldeutigkeit der Symptome praktisch nicht möglich. Im Verlaufe von Epidemien dagegen wird man die unter den Erscheinungen einer sensiblen Reizung (Überempfindlichkeit, Meningismus bei gleichzeitiger Bronchitis) einhergehenden Symptome leichter erfassen können, namentlich wenn Fieber, Erbrechen und Muskelzittern noch hinzukommen. Die akut auftretende schlaffe Lähmung und die im ersten Stadium fast stets vorhandene gesteigerte Schmerzempfindlichkeit, das Fehlen der Reflexe an den erkrankten Extremitäten, sowie die Steigerung der Reflexe an den noch nicht befallenen Gliedern, der allgemeine schwere Krankheitseindruck der Patienten läßt die Diagnose ohne Schwierigkeit erkennen. Nicht selten findet man eine Angina oder eine Bronchitis, gelegentlich auch ein uncharakteristisches, rasch abklingendes Exanthem oder einen Herpes zoster. Häufig klagen die Patienten über Kopfschmerzen. Bei Kindern in den ersten Lebensjahren beginnt die Poliomyelitis häufig mit Krämpfen. Bei anderen Patienten tritt die Lähmung völlig unerwartet aus vollem Wohlbefinden heraus auf („Paralysis of the morning"). Akute Störungen der Blasen- und Mastdarmfunktion, die meist in den ersten Tagen wieder abklingen, finden sich bei Lähmungen der unteren Extremitäten und der Bauchmuskeln. Am häufigsten befallen werden die Extremitäten, und zwar sowohl einseitig wie doppelseitig. Dann folgt, der Häufigkeit nach geordnet, die Lähmung des Rumpfes, des Nackens und der Bauchmuskulatur. Die Lähmungen sind meist nicht symmetrisch. Eine seltene Komplikation ist die *Myelitis transversa* mit Totalanästhesie und spastischer Parese der Beine.

Die Lumbalpunktion ergibt fast stets einen erhöhten Druck, sehr häufig ist die Eiweißreaktion positiv, ferner besteht eine leichte Zellvermehrung. Der Liquorzucker kann normal bis leicht erhöht sein.

Als **atypische Formen** sind zu erwähnen die abortiven Erkrankungen, die unter den Erscheinungen einer *Meningitis serosa* verlaufen. Der Zusammenhang dieser Fälle mit den typischen Formen der Poliomyelitis wurde durch Wickmann nachgewiesen. Eine weitere Sonderform ist die sog. „*rheumatische*" *Facialislähmung*, deren Zusammenhang mit der Poliomyelitis allerdings bei sporadischen Fällen häufig nicht erkannt wird. Auch eine *polyneuritisähnliche Form* wurde von Medin und Wickmann im Verlauf von Epidemien beobachtet. Von besonderer Bedeutung ist die *cerebrale, encephalitische Form (Polioencephalitis* Strümpell), die unter den Erscheinungen einer spastischen Hemiplegie verläuft und deren Zusammenhang mit der Poliomyelitis durch den Tierversuch bewiesen ist. Da die mit dieser Sonderform verknüpften Symptome nur bei einer bestimmten Größe des Herdes klinisch in Erscheinung treten, so muß, namentlich nach den neueren histologischen Untersuchungen von Spielmeyer, damit gerechnet werden, daß die Polioencephalitis im Zusammenhang mit der Poliomyelitis viel häufiger vorhanden ist, als man bisher annahm. Die entzündlichen Veränderungen finden sich nämlich regelmäßig in der motorischen Region des Großhirns. In engem Zusammenhang damit steht die von Medin beschriebene *ataktische Form der Poliomyelitis*, bei der es u. a. auch zu Aphasie kommen kann. Eine weitere wichtige Sonderform ist die Bulbärparalyse (Landrysche *Paralyse*), die unter den Erscheinungen der aufsteigenden Rückenmarkslähmung zu schweren Sprach-, Schling- und Atmungsstörungen führt (s. S. 525). Bei Lähmungen von nur einer Zwerchfellhälfte kann eine genügende, wenn auch erschwerte Atmung möglich sein.

Die frühzeitige **Behandlung der Poliomyelitis** ist von größter Bedeutung für die Heilungsaussichten. Bei leichten und mittelschweren Fällen kommt es zwar auch ohne besondere Behandlung gelegentlich zu einer weitgehenden Rückbildung der Lähmungen, doch läßt sich dies durch eine energische Behandlung beschleunigen. In den schwereren Fällen hängt die Heilung ausschließlich von dem raschen Einsetzen und der Intensität der Behandlung ab. Eine spezifische Serumbehandlung (Petit Pferdeserum oder menschliches Rekonvaleszentenserum i. m. und i. v. oder i. l.) wirkt übrigens auch im Tierversuch nur im präparalytischen Stadium. Berücksichtigt man das Krankheitsgeschehen bei der Poliomyelitis, so sind es vor allem 2 Gesichtspunkte, die für die Frage der Behandlung maßgebend sind. Entsprechend den Erfahrungen bei den Erkrankungen des Zentralnervensystems ist ein Erfolg nicht zu erwarten, sobald gröbere Zerstörungen der nervösen Substanz eingetreten sind. Andererseits spricht das rasche und spontane Zurückgehen mancher Lähmungen dafür, daß nur eine vorübergehende Schädigung bestimmter Partien des Zentralnervensystems bestand, und so ist es naheliegend, das sulzige Ödem der weichen Hirnhäute und der nervösen Substanz mit den Schädigungen in Zusammenhang zu bringen. Die Behandlung muß sich daher danach richten, das Ödem zur Rückbildung zu bringen. Diese Entlastung ist möglich durch Lumbalpunktionen, die in kurzen Abständen über Tage oder die ersten Wochen hindurch wiederholt werden müssen. In derselben Richtung erwarten wir von der Diathermie und der Röntgentiefenbestrahlung einen therapeutischen Erfolg, ebenso von der intravenösen Injektion hypertonischer Lösungen (s. S. 532).

Für die Behandlung der Lähmungen ist weiterhin maßgebend die sekundäre Veränderung der Muskulatur, die schon sehr rasch einer Inaktivitätsatrophie anheim fällt. Sobald daher die Überempfindlichkeit gesunken ist, muß für eine passive Übung der Muskeln gesorgt werden (Massage, Elektrotherapie). Auch hier hängt der Erfolg davon ab, daß man systematisch und über längere Zeit hindurch (unter Umständen bis zu 2 Jahren) diese Behandlung durchführt. Die richtige Lagerung des Patienten (z. B. Verhütung des Druckes der

Bettdecke bei Peroneuslähmung, Vermeidung von Kontrakturen), sowie eine orthopädische Nachbehandlung wird weiterhin zum Erfolge der Behandlung beitragen. Unter diesen Umständen sind auch schwere Lähmungen in weitem Maße rückbildungsfähig. Wird keine völlige Heilung erreicht, so muß der Patient der Krüppelfürsorge überwiesen werden (s. S. 25).

Differentialdiagnostisch kommt in Betracht die postdiphtherische Lähmung sowie die Pseudoparese bei Lues, Neuritis, Arthritis, Lymphadenitis, Thrombosen usw.

Chorea minor.

Das von SYDENHAM zuerst beschriebene Krankheitsbild ist das cerebrale Äquivalent des Gelenkrheumatismus. Zu Beginn der Erkrankung fallen die Kinder durch eine vielfach als schlechte Gewohnheit oder Unart aufgefaßte eigenartige Unruhe auf, so vor allem in der Schule oder beim Essen. Die Kinder grimassieren, machen ausfahrende unwillkürliche Bewegungen, die allmählich immer stärker werden können und so die normale Bewegungsfähigkeit des Kindes weitgehend beeinträchtigen. Bei Zweckhandlungen oder aufgeforderten Handlungen treten diese „choreatischen" oder „choreiformen" athetotischen Bewegungen besonders lebhaft auf, ebenso im Affekt. Besonders auffallend sind die konkommittierenden Bewegungen, so z. B. sieht man athetotische Bewegungen der Beine, wenn man das Kind auffordert, einem die Hand zu geben. Irgendwelche feinere Handlungen, z. B. das Aufknöpfen von Kleidern oder das Schreiben werden durch die ausfahrenden Bewegungen vereitelt. Die Unruhe kann so lebhaft werden, daß die Kinder aus dem Bette fallen. Da auch die Muskulatur des Mundes und der Zunge gelegentlich beteiligt ist, so kommt es zu Störungen bei der Nahrungsaufnahme und beim Sprechen, ja sogar unter Umständen zu einem Mutismus. Dabei ist weder die Intelligenz noch das Bewußtsein irgendwie gestört, während die Stimmung unter diesen quälenden Umständen meist eine sehr schlechte ist. Die unwillkürlichen und zwangsmäßigen Bewegungen der Skeletmuskulatur erstrecken sich auch auf die Atmungsmuskulatur. In Rückenlage wird im Inspirium der Bauch im Gegensatz zu der normalen Atmung eingezogen (CZERNYscher Atmungstypus). Vor dem Röntgenschirm sieht man gelegentlich auch Unregelmäßigkeiten der Zwerchfellatmung. Die gesamte Körpermuskulatur zeigt eine ausgesprochene Hypotonie, die zu einer Hyperflexibilität führt und ein weiteres charakteristisches Symptom, die „losen Schultern" entstehen läßt. Das Verhalten der Reflexe ergibt insofern eine Besonderheit, als bei dem Auslösen des Patellarreflexes der Unterschenkel nur langsam wieder in seine Ruhelage zurückkehrt, bzw. kurze Zeit gestreckt bleibt (GORDONscher Reflex).

Die Krankheit zeigt enge Beziehungen zum Gelenkrheumatismus. Die Mehrzahl der Patienten gibt in der Anamnese an, daß sie vor längerer oder kürzerer Zeit rheumatisch erkrankt war. Bei anderen Kindern tritt die Chorea zusammen oder unmittelbar mit dem Gelenkrheumatismus auf. Es ist daher verständlich, daß man nicht selten auch bei der Chorea die Erscheinungen eines frischen oder erworbenen Herzfehlers (meist Endokarditis) findet. Gelegentlich ist auch die Chorea das erste Symptom der rheumatischen Erkrankung, an die sich im späteren Verlauf, oft noch nach Monaten und Jahren, ein Gelenkrheumatismus anschließt. Die Erkrankung bevorzugt das Schulalter (vor allem Kinder zwischen 7 und 13 Jahren), doch kommt sie auch, wenn auch weniger häufig, schon in der zweiten Hälfte des Kleinkindesalters vor. Im allgemeinen werden Mädchen häufiger befallen als Knaben. Die jahreszeitliche Verteilung ergibt eine unbedeutende Bevorzugung der Wintermonate. Während ein Teil der Choreafälle nach ihrem Abklingen rezidivfrei bleibt, kommt es bei anderen in verschieden langem Abstande zu Rezidiven, an deren Stelle auch, wie schon erwähnt, ein Gelenkrheumatismus auftreten kann. Die regionäre Verbreitung der Chorea entspricht auch in ihrer Häufigkeit dem Verhalten des Gelenkrheumatismus. Eine Bevorzugung bestimmter sozialer Schichten besteht nicht. Ebenso spielt eine etwaige nervöse Belastung keine sichere Rolle.

Der Verlauf der Chorea ist insofern günstig, als er, falls nicht sonstige Komplikationen hinzutreten, stets nach verschieden langer Zeit zur Heilung führt. Die Erkrankung zieht sich aber immer über Wochen, meistens sogar über Monate hin.

Die Behandlung der Chorea verlangt in erster Linie eine Isolierung des kranken Kindes und·strenge Bettruhe. Therapeutisch hat sich schon seit langem Arsen bewährt und zwar am besten in Form der Bingschen Pillen (Acid. arsenicos. 0,03—0,06 Extr. cann. Ind., 0,3 Chinin sulf., 1,0 Extr. Valer., 1,0 pil Nr. XXX dreimal täglich 1 Pille). In neuerer Zeit hatten wir gute Erfolge mit hohen Pyramidondosen (1,2—1,5 g Pyramidon als einmalige tägliche Dosis per Klysma, unter Umständen 3—4 Wochen lang). Auch von der Anwendung von Nirvanol (Phenylethylhydantoin, 3mal 0,075—0,15 g täglich), das bis zum Auftreten eines masernähnlichen Exanthems gegeben wird, werden gute Erfolge berichtet, doch ist dieses Mittel wegen der Möglichkeit von unangenehmen Zwischenfällen in der Praxis nicht empfehlenswert. Bei starker Unruhe sind laue Ganzpackungen (Dauer etwa 2 Stunden täglich) empfehlenswert. Die Pflege ist bei den sehr unruhigen Kindern manchmal recht schwierig (Polstern der Bettwände!). Auch die Ernährung erfordert manchmal besondere Pflegebedingungen (Sondenernährung!), sie muß über lange Zeit breiig oder flüssig sein. Die Differentialdiagnose ist bei der Berücksichtigung des zeitlichen Beginns der Erkrankung gegenüber anderen mit Athetosen einhergehenden angeborenen Leiden leicht abzugrenzen. Etwas größere Schwierigkeiten finden wir in der Abgrenzung gegenüber der choreatiformen Encephalitis. Bei dieser letzteren treten aber die Erscheinungen auch während des Schlafes auf, während sie bei der Chorea minor in tiefem Schlafe fehlen. Die imitatorische Chorea (s. unten) zeigt weder einen Czernyschen Atmungstypus noch einen Gordonschen Reflex. Die besonderen Bedingungen ihrer Entstehung erleichtern ebenfalls ihre Abgrenzung gegenüber der Chorea minor.

Chorea maior (Veitstanz). Dieses funktionelle Leiden, das in seinen klinischen Erscheinungen eine weitgehende Ähnlichkeit mit der Chorea minor aufweisen kann, ist rein imitatorischen Ursprungs. Das Beispiel der echten Chorea kann in Schulen, nicht selten auch in Krankensälen, eine psychische Ansteckung bewirken. Die Bezeichnung Veitstanz, nach der bei Epidemien des Mittelalters eine Heilung der „Tanzwut" durch die Reliquien des heiligen Veit möglich waren, weist auf die psychogene Komponente dieser Erkrankung hin, die Prophylaxe verlangt daher die möglichst rasche Entfernung eines an Chorea minor erkrankten Patienten aus dem gefährdeten Milieu; die Behandlung selbst muß unter Berücksichtigung ihres funktionellen Charakters psychotherapeutisch erfolgen.

Die Syphilis des Zentralnervensystems.

Die **Hirnsyphilis** ist im Säuglingsalter im wesentlichen eine Syphilis der Meningen. Sie kann sich sowohl an der Basis wie an der Konvexität entwickeln, am häufigsten tritt sie unter den Erscheinungen eines Hydrocephalus externus und internus auf. Im ganzen betrachtet, ist sie im Vergleich zu der übrigen Manifestation der Lues congenita verhältnismäßig selten und fast stets noch mit anderen Erscheinungen verbunden. Bei älteren Kindern verläuft sie mehr unter dem Bilde einer Encephalitis und kann dann alle für diese Krankheit typischen Erscheinungen aufweisen. Ein Sonderfall ist das Gumma, das unter den Erscheinungen eines Hirntumors verläuft.

Bei der im Kindesalter außerordentlich selten auftretenden **Tabes** sind es vor allem die occulo-pupillaren Erscheinungen (Pupillenstarre, Sehnervenschwund), zu denen erst viel später die Ataxie, die paradoxen Patellarreflexe und schließlich ihr Verschwinden hinzukommen. Tabische Krisen bei Kindern gehören zu den größten Seltenheiten.

Die **Paralyse** ist ebenfalls selten, doch häufiger als die Tabes. Ihr Auftreten wurde schon, ebenso wie die Tabes, gegen Ende des Kleinkindesalters beobachtet. Die Paralyse verläuft im allgemeinen unter den Erscheinungen eines langsam zunehmenden Schwachsinns.

Die Diagnose der Syphilis des Zentralnervensystems wird aus den Ausfallserscheinungen der Liquoruntersuchungen gestellt. Dabei ist zu beachten, daß die Reaktionen im Liquor auch positiv sein können, wenn die entsprechenden Untersuchungen im Blut negativ verlaufen. Die Untersuchung des Liquors mit der Wa.R. muß abgestuft erfolgen. Diagnostisch wichtig ist ferner die Untersuchung des Liquors mit einer Flockungsreaktion und vor allem der Goldsolreaktion.

Die Therapie richtet sich nach den Grundsätzen der spezifischen Behandlung der Syphilis. Ihr Erfolg hängt davon ab, daß die Behandlung möglichst frühzeitig begonnen wird, doch sind die Aussichten auf Erfolg bei der Tabes und der Paralyse auch dann nicht sehr groß.

e) Traumatische und posttraumatische Erkrankungen des Gehirns und Rückenmarks.

Die **Hirn- und Rückenmarksblutungen** traumatischer Art finden sich verhältnismäßig häufig als Ausdruck eines Geburtstraumas bei Frühgeborenen und Neugeborenen (vgl. Krankheiten des Neugeborenen sowie Encephalitis interstitialis congenita [s. S. 536]). Ihre Erscheinungen hängen von dem Sitz und der Ausdehnung der Blutungen ab. So können sie innerhalb kurzer Zeit zum Tode führen oder auch, namentlich wenn sie in den stummen Regionen vorhanden sind, erst mit der weiteren Entwicklung des Nervensystems sich manifestieren. Sie bilden den Hauptteil einer Krankheitsgruppe, der **cerebralen Kinderlähmung.**

Wenngleich auch ganz verschiedene Ursachen zu der Symptomatologie der *cerebralen Kinderlähmung (LITTLEschen Krankheit)* führen können, so ist doch der prozentuelle Anteil der durch Blutungen und ihre Folgen entstandenen Erkrankungen ein so großer, daß man bei Berücksichtigung dieser Einschränkung dieses Krankheitsbild als den Typus der di- bzw. hemiplegischen Gehirnerkrankungen im Kindesalter betrachten darf.

Man unterscheidet in erster Linie dabei 2 Krankheitsbilder, die unter Beteiligung der Pyramidenbahn ihr besonderes Gepräge zeigen. Zu der ersteren Gruppe gehört die *Hemiplegia spastica infantilis* (halbseitige Cerebrallähmung der Kinder), ferner die *Diplegia spastica infantilis* (cerebrale Diplegien der Kinder).

Die halbseitige Cerebrallähmung der Kinder *(Hemiplegia spastica infantilis)* entsteht fast stets unmittelbar im Anschluß an die Geburt. Zunächst besteht eine schlaffe Lähmung, vor allem im Bereich des Armes und der Hand, weniger ausgesprochen an der unteren Extremität, die im weiteren Verlaufe einer spastischen Kontraktur weicht. Wie bei allen Dauerlähmungen im frühen Kindesalter finden wir später auch hier fast stets ein Zurückbleiben der gelähmten Partien im Wachstum. Fehlen die Blutungen im Bereiche des Stirnhirns und der Hirnnervenkerne, so kann die Intelligenz eine völlige normale Entwicklung aufweisen, ebenso wie umgekehrt die Intelligenz und die Funktion der Hirnnerven je nach dem Sitze der weiteren Blutungen beeinträchtigt sein kann. Entsprechend dem spatischen Charakter der Lähmungen findet man die spastischen Reflexe (BABINSKI, MENDEL-BECHTEREW und ROSSOLIMO) an den erkrankten Gliedern, ebenso auch gelegentlich gekreuzte Reflexe. In entsprechender Weise ist auch der Intentionstremor und die Ataxie zu bewerten. Auffallend sind die Mitbewegungen der erkrankten Extremität bei Bewegungen der gesunden Seite, ebenso auch das umgekehrte Verhalten. So kann ein choreatiformes Krankheitsbild entstehen. Daß im weiteren Verlaufe auch epileptiforme Anfälle auftreten können, ist aus der Art des Leidens verständlich.

Die **cerebralen Diplegien** zeigen das entsprechende Verhalten beider Körperhälften also ebenfalls spastische Kontrakturen. Es kann dabei zu einer allgemeinen Starre des ganzen Körpers kommen, gelegentlich aber auch gleichzeitig zu einer paraplegischen Lähmung der Beine. Auch hier findet man die ersten Krankheitserscheinungen schon kurz nach der Geburt. Die Hirnnerven sind vielfach mitbeteiligt; Strabismus, Sprachstörungen, Intelligenzstörungen sind dementsprechend nicht selten.

Bei Beteiligung der extrapyramidalen Bahn ist die hemiplegische Form, die *choreatische Parese* (primäre Hemiathetose) die häufigste. Hier ist vor allem das Corpus striatum verändert. Blutungen sind hier seltener als Ursache nachzuweisen als Infektionskrankheiten (s. Encephalitis). Dasselbe gilt für die diplegische Form, die unter den Erscheinungen einer allgemeinen Rigidität und Hypertonie auftritt und enge Beziehungen zum Parkinsonismus aufweist (s. Encephalitis). Auch bei der in diese Krankheitsgruppe einzureihenden *bilateralen Athetose,* die durch eine athetotische Hyperkinesie sich auszeichnet, fehlen die Beziehungen zu den Blutungen. Bei der Mehrzahl der Fälle findet man degenerative Prozesse m Striatum (Status marmoratus), die man als Mißbildungen auffaßt (s. dort S. 523).

Die Behandlung der Littleschen Krankheit erscheint nur bei der halbseitigen Cerebrallähmung einigermaßen aussichtsreich und auch nur dann, wenn keine Intelligenzdefekte bestehen. Bei der doppelseitigen Cerebrallähmung ist die Prognose im allgemeinen weniger günstig, da hier die Zerstörungen der Nervensubstanz noch stärker sind. Eine orthopädische Behandlung (Massage, Übungstherapie, Korrekturen durch Operationen oder Bandagen) können den Zustand unter Umständen günstig beeinflussen.

Blutungen bei älteren Kindern, die mit Ausfallserscheinungen wie bei der Apoplexie des Erwachsenen verbunden sein können, sind verhältnismäßig selten. Entsprechend der Zunahme der Verkehrsunfälle findet man neuerdings auch bei Kindern derartige Blutungen etwas häufiger im Zusammenhang mit Schädelbrüchen. Auch bei Infektionskrankheiten, vor allem bei Encephalitis, kann es zu größeren Blutungen kommen, die, wenn es sich um Ventrikelblutungen handelt, unter den Erscheinungen eines Komas rasch zum Tode führen. Auch idiopathische Blutungen dieser Art, deren Ursache auch post mortem nicht festzustellen waren, konnten wir mehrfach beobachten.

Die **Commotio cerebri.** Bewußtseinstrübung bzw. Bewußtlosigkeit, die im Zusammenhang mit einem Trauma entstehen, werden auch bei Kindern beobachtet. Nach Abklingen dieses Zustandes sieht man nicht selten Verwirrungszustände, Halluzinationen und Delirien. Erbrechen, ebenso eine etwa vorhandene Stauungspapille weisen auf eine intrakranielle Drucksteigerung hin. Blutungen aus Ohr und Nase, Schwellungen in der Gegend der Augenlider, Ausfallserscheinungen vonseiten der Hirnnerven sprechen für einen gleichzeitig bestehenden Schädelbruch, der in einzelnen Fällen auch röntgenologisch nachweisbar ist. Bei Säuglingen findet man nicht selten Hämatome und Impressionen des Schädeldaches. Die Behandlung der Commotio cerebri besteht vor allem in strenger Bettruhe von mindestens vierwöchiger Dauer; daneben sind intravenöse Injektionen hypertonischer Lösungen zu empfehlen, unter Umständen ist ein operativer Eingriff (Entlastungstrepanation) nötig. Nach Abklingen der akuten Erscheinungen, ja manchmal noch nach Jahren, können Spätschädigungen auftreten, die in ihrem Verlaufe dem Bilde der chronischen Encephalitis entsprechen.

Rückenmarksblutungen (Hämatomyelie) im Anschluß an Traumen entsprechen in ihren klinischen Erscheinungen dem Sitze und der Ausdehnung der Blutung. So finden wir neben anderen Ausfallserscheinungen auch das Bild der Querschnitts- und Halbseitenläsion. Dieselben Voraussetzungen gelten für die durch eine Fraktur oder Luxation der Wirbelsäule bzw. durch eine tuberkulöse Wirbelcaries bedingten Kompressionserscheinungen.

f) Erkrankungen des Gehirns, deren morphologische Grundlagen noch nicht oder nur teilweise geklärt sind.

Die Epilepsie.

In der Epilepsie sehen wir nicht ein scharf abgeschlossenes Krankheitsbild, sondern eine Krankheitsgruppe, deren wesentliche Eigenschaften plötzlich einsetzende Krampfanfälle mit mehr oder weniger starker Trübung des Bewußtseins bilden. Die *echte genuine Epilepsie*, von der die epileptiformen Zustandsbilder bei einer Reihe von organischen Gehirnerkrankungen (Hirntumoren, Encephalitiden, Vergiftungen, Stoffwechselstörungen) scharf abzutrennen sind, ist in ihren Anfängen häufig nur schwer zu diagnostizieren, namentlich wenn es sich um Kinder jüngeren Alters handelt. Das ausgeprägte Bild der genuinen Epilepsie zeigt plötzlich einsetzende Krämpfe und Zuckungen tonisch-klonischer Art, Bewußtseinsstörung, Pupillenstarre, positives BABINSKI-Phänomen, Fehlen der Patellarreflexe, sehr häufig Speichelfluß und Zungenbisse, unwillkürlichen Abgang von Stuhl und Urin und eine Amnesie des Anfalls. Die Anfälle selbst können verschieden lang dauern und sich wiederholen, so daß ein Status eclampticus entstehen kann, der unter Umständen im Anfall zum Tode führt. Die Intervalle zwischen den Anfällen können sehr kurz oder auch sehr lange andauern. Typisch für das Wesen der Epilepsie ist die Progressivität und damit die Zunahme der Anfälle, ferner die Herabsetzung der Intelligenz und die Charakterveränderung, die allmählich zum Schwachsinn führt (epileptische Demenz und Charakterdegeneration). Im Gegensatz zu den epileptiformen Krankheitszuständen (symptomatischen Epilepsien) sind die Unterlagen pathologisch-anatomischer Art bei der echten genuinen Epilepsie noch wenig erforscht.

Bei Patienten, die im Status epilepticus zugrunde gingen, fanden sich degenerative Veränderungen an den Ganglienzellen und Achsenzylindern und eigenartige große amöboide Gliazellen (ALZHEIMERsche Aufräumzellen). Bei länger dauernden Krankheitszuständen wurden Gliawucherungen in der Hirnrinde beobachtet, die ebenfalls als ein Ausdruck degenerativer Prozesse aufzufassen sind. Häufig findet man auch sklerotische Veränderungen im Ammonshorn und einzelnen Partien des Kleinhirns mit weiteren degenerativen Veränderungen der Ganglienzellen und Achsenzylinder (SPIELMEYER). Diese wenigen Unterlagen geben immerhin einen Hinweis dafür, daß Gefäßspasmen im Krankheitsbilde der genuinen Epilepsie eine gewisse Rolle spielen, doch erscheint es fraglich, ob damit allein dieses Krankheitsbild erklärt werden könnte. Auch die frühere Theorie der Autointoxikation konnte bisher noch nicht bewiesen werden, ebensowenig wie die etwas umfassendere Theorie der Stoffwechselstörung, die insofern bei einigen Fällen eine gewisse Berechtigung erhält, als diese durch eine bestimmte Diät (Ketondiät) günstig beeinflußt werden, oder ebenfalls bei einer Reihe von Fällen durch eine Hyperventilation ausgelöst werden können (tetanigene Form).

Bei der genuinen Epilepsie findet man oft eine rezessive Heredität, was für den degenerativen Charakter der Erkrankung spricht.

Als Abortivform betrachtet man solche Krankheitsbilder, bei denen umschriebene blitzartig ablaufende Krampfbewegungen ohne Bewußtseinsstörungen auftreten [*symptomatische Myoklonie bei Epilepsie* (ZIEHEN)]. Eine ebenfalls hierher gehörende Gruppe bilden diejenigen Fälle, bei denen die Krampfkomponente fehlt, andererseits aber eine rasch wieder abklingende Bewußtlosigkeit vorhanden ist. Beide Krankheitsbilder nennt man auch „petit mal", im Gegensatz zu dem „grand mal" der genuinen Epilepsie. Wie bei der letzteren findet man auch hier häufig gewissermaßen als Prodromalstadium eine visuelle, auditive oder sensorische Aura, die mit Ohrensausen, Augenflimmern, Gefäßstörungen der Haut, Übelkeitsgefühlen sowie mit Parästhesien einhergeht. Die „petit mal"-Anfälle können so rasch abklingen, daß die Kinder in ihrer Beschäftigung oder Bewegung kaum gestört werden. Bei schärferer Beobachtung lassen sich aber doch Bewußtseinslücken feststellen. Hier finden wir auch enge Beziehungen zu den postepileptischen Dämmerzuständen, die mit Störungen der Schmerzempfindung und Halluzinationen einhergehen und sich über längere Zeit hin erstrecken können. Entsprechende psychische Äquivalente äußern sich in sinnlosen Handlungen, über die ebenfalls eine Amnesie besteht. Schließlich ist noch das nächtliche Einnässen im Schlafe, bei dem etwaige rasch abklingende Krampfanfälle leicht übersehen werden, als *monosymptomatische Epilepsie* zu erwähnen. Erst die weitere Entwicklung des „petit mal" zur genuinen Epilepsie mit ihren charakteristischen Erscheinungen führt nachträglich auf die Spur des Leidens. Die Ursachen, die letzten Endes den epileptischen Anfall auslösen („epileptogene, irritative Noxen") sind noch nicht geklärt. In einzelnen Fällen mögen psychische Erregungen oder Diätfehler eine gewisse Rolle spielen. Bei anderen spricht die Prädisposition des Pubertätsalters für einen Zusammenhang mit den Drüsen der inneren Sekretion, doch gibt es auch viele Fälle, die schon in den ersten Lebensjahren an einer genuinen Epilepsie erkranken. Infolgedessen muß sich die Therapie bisher damit begnügen, durch Herabsetzung einer gewissen Reizbereitschaft das Krankheitsbild zu beeinflussen. Hier ist vor allem die Bromtherapie zu erwähnen, bei der über längere Zeit regelmäßig Brom verabreicht wird (z. B. Calcium bromatum 1 g täglich oder Sedobrol). Während dieser Behandlung muß die Kost kochsalzfrei bleiben, damit Brom an Stelle von Chlor eingelagert werden kann. Vielfach wird Brom bei längerer Verabreichung schlecht vertragen, außerdem versagt es bei den Fällen mit „petit mal". Man gibt daher besser Luminal in kleinen Dosen (Luminaletten von 0,1 g), aus dessen guter Wirkung man geradezu diagnostische Schlüsse für das Bestehen einer Epilepsie ziehen kann. Die Luminaltherapie kann in diesen Dosen über lange Zeit ohne Nebenerscheinungen angewandt werden. Die allgemeine Lebensweise muß auf die Gefährdung des Epileptikers durch unvorhergesehene Anfälle Rücksicht nehmen, damit (wie etwa beim Schwimmen, über die Straße gehen) Unglücksfälle vermieden werden können. Eine im allgemeinen reizlose Kost ist wünschenswert. Im übrigen wirkt schon der Kochsalzentzug allein bei manchen Patienten günstig. Neuerdings wurde über gute Erfolge mit einer ketogenen Kost berichtet, die, kohlehydratarm und fettreich, zu einer Ketonurie führt. Nach unseren Erfahrungen sind die Erfolge aber nur vereinzelt, außerdem stößt die längere Durchführung dieser Diät vielfach auf Schwierigkeiten. Bei zunehmender Demenz müssen die Patienten in eine Anstaltsbehandlung überführt werden.

Eine Sonderform der Epilepsie ist die *Rindenepilepsie* (Jacksonsche Epilepsie). Man findet hier die Krampfanfälle in betsimmten Muskelgebieten, häufig in bestimmten Abschnitten einer Extremität. Der Anfall breitet sich dann mit zunehmender Stärke über die Extremität, dann die gleichseitige Körperhälfte und schließlich auch auf die andere Körperseite aus. Im Anschluß an den Krampfanfall findet man nicht selten Paresen. Das Bewußtsein ist auch hier, wie bei der genuinen Epilepsie, im Anfall getrübt, manchmal allerdings auch völlig erhalten oder nur wenig beeinträchtigt. Bei einer Reihe von Fällen gelingt die Lokalisation der den Krampfanfall auslösenden Reize. Man findet hier narbige Veränderungen an der Hirnrinde, die durch ein Trauma oder eine überstandene Entzündung bedingt sind. Bei frühzeitiger Operation (Excision der Narbe) kann eine günstige Beeinflussung bzw. Heilung erfolgen.

Ein von der genuinen Epilepsie abzugrenzendes Krankheitsbild sind die von
FRIEDMANN (1906) beschriebenen kurzen *kleinen Anfälle* („nicht epileptische
Absencen" oder kurze narkoleptische Anfälle). Mitten im Spiel oder in der Be-
wegung „erstarren" die Kinder, sie taumeln, knicken in die Knie, verdrehen die
Augen, um nach wenigen Sekunden (bis zu einer halben Minute) wieder ihrer
Beschäftigung nachzugehen. Es besteht keine Bewußtseinstrübung, da die
Kinder sich an den Anfall erinnern, doch sind sie im Anfall selbst nicht ansprech-
bar. Derartige Anfälle können außerordentlich zahlreich an einem Tage auftreten. Es handelt sich stets um neuropathische Kinder, denen in irgendeiner
Weise eine zu große geistige oder seelische Belastung zugemutet wurde und die
sich meistens im Alter von 4—10 Jahren befinden. Dieser Zustand kann unter
Umständen Jahre andauern, er ist aber durch Milieuveränderung und durch
eine vernünftige seelische Hygiene günstig zu beeinflussen. Die Prognose ist
absolut gut. Auch bei jahrzehntelanger Beobachtung zeigen sich keine körperlichen und geistigen Entwicklungsstörungen.

Die Differentialdiagnose der Epilepsie stößt bei der „physiologischen Krampfbereitschaft" des Kindes häufig auf große Schwierigkeiten. Zunächst müssen
alle Krankheiten ausgeschaltet werden, bei denen es zu organisch bedingten
Krämpfen kommt. Es sei hier an die verschiedenen Formen der Encephalitis
und Meningitis erinnert, nach deren Abklingen epileptiforme Krämpfe in späteren
Stadien auftreten. Dasselbe gilt für die an anderer Stelle dieses Abschnittes
behandelten organischen Nervenerkrankungen, unter denen besonders die Differentialdiagnose mit Lues cerebri zu erwähnen ist. Unter den im Zusammenhang mit Encephalitis stehenden eigenartigen und in ihrer Form charakteristischen Krämpfen sind die „Nickkrämpfe, Salaamkrämpfe und Blitzkrämpfe",
deren genaue Abgrenzung seit der besseren Erfassung der Encephalitis im
Kindesalter möglich wurde, hervorzuheben. Alle die mit epileptiformen Krämpfen einhergehenden Krankheitsbilder dürfen nur als *„symptomatische Epilepsie"* bewertet werden.

Die Untersuchung des Liquors ergibt bei der genuinen Epilepsie einen normalen Befund. Im Anschluß an Krämpfe findet man allerdings gelegentlich
eine Erhöhung des Liquorzuckers, die aber immer mit einer Erhöhung des
Blutzuckers einhergeht und so nicht ohne weiteres als eine Störung der Permeabilität der Meningen aufgefaßt werden darf. Diagnostisch wichtig ist,
daß man bei der Epilepsie durch eine Lumbalpunktion häufig einen epileptischen
Anfall auslösen kann.

Weiter sind für die Abgrenzung der Epilepsie von Bedeutung die Krampfzustände im Kindesalter, die zum Teil im Zusammenhang mit anderen Krankheiten (Cystitis, rechte Oberlappenpneumonie) als Meningitis serosa, in anderen
Fällen wieder als sog. funktionelle Krampfzustände (Fieberkrämpfe, Initialkrämpfe
bei einer Reihe von Infektionskrankheiten, terminale Krämpfe [z. B. bei der
Intoxikation]) zu betrachten sind. Bei Berücksichtigung des Grundleidens
dürfte die Diagnose auf keine Schwierigkeiten stoßen. Dasselbe gilt für die
Spasmophilie (Tetanie), bei der wir als Folge einer Stoffwechselstörung eine
spasmophile Diathese finden, die unter anderem zu dem Bilde der Eklampsie
führen kann. Auch für die Spättetanie gelten dieselben Voraussetzungen der
mechanischen und elektrischen Übererregbarkeit, die eine Klärung der Diagnose
erlaubt. Endlich sind noch die psychogen bedingten Krämpfe der Neuropathen
(Affektkrämpfe, Wutkrämpfe, „Wegbleiben") zu erwähnen.

Die Psychosen treten mit ganz vereinzelten Ausnahmen erst im späteren
Kindesalter auf. Gelegentlich kann man sie bei Erkrankung Jugendlicher
anamnestisch bis in jene Altersperiode zurück verfolgen. Sowohl *das manisch-
depressive Irresein* wie die *Schizophrenie (Dementia praecox)* verlaufen unter

denselben Erscheinungen wie im späteren Alter. Wir finden das eine Mal manische Erregungszustände und Depressionen, das andere Mal Negativismus, Mutismus, Aufregungszustände, Katatonie, Halluzinationen, Stupor und schließlich Verblödung. Eine besondere Bedeutung besitzen aber die *transitorischen Psychosen*, die mit Negativismus, Stupor, Katatonie usw. einhergehen und die man besonders häufig in der Rekonvaleszenz nach schwerer Pneumonie auch bei jungen Kindern beobachten kann. Ihre Prognose ist absolut günstig, die Erscheinungen gehen ohne weitere Behandlung meist schon innerhalb weniger Tage zurück. Auch die *symptomatischen Psychosen* kommen in jedem Lebensalter vor. Sie sind verhältnismäßig häufig bei der akuten Encephalitis, wo wir halluzinatorische Verwirrungszustände und Manie finden (vgl. S. 530). Auch die Encephalo-Meningitis tuberculosa kann unter ähnlichen Erscheinungen verlaufen. Auffallend selten finden wir Psychosen beim Typhus im Kindesalter.

Der **Schwachsinn (Oligophrenie)** umfaßt die große Gruppe der Kinder, Jugendlichen und Erwachsenen mit einer leichten Intelligenzschwäche bis zur völligen Verblödung. Dementsprechend sind auch die Krankheitsbilder außerordentlich verschieden. Sie können für den Erfahrenen eben faßbar sein oder wiederum so charakteristisch, daß auch der Laie sie ohne Schwierigkeiten erkennt. Bei den leichteren Fällen sieht man nicht selten, daß auch die geschulte Umgebung, die ständig mit dem Kinde zusammen ist, den Zustand weniger rasch erfaßt oder erfassen will, wie der neutrale Beobachter. Man unterscheidet zwischen den angeborenen bzw. in den ersten Lebensjahren erworbenen Formen, die man auch als *Imbecillität im engeren Sinne* bezeichnet, und den später erworbenen, der *Demenz*. Je nach dem Grade des Schwachsinns unterscheidet man die *Debilität*, die eine gewisse Bildungsfähigkeit ermöglicht, die *Imbecillität im engeren Sinne*, bei der die Ansprüche auf Bildungsfähigkeit schon sehr herabgesetzt sind und schließlich die *Idiotie*, die günstigenfalls eine gewisse Dressur, aber keine eigentliche Bildungsfähigkeit ermöglicht. Die Ursachen des Schwachsinns sind vielgestaltig.

Bei den angeborenen Formen findet man die verschiedenartigsten morphologischen Störungen des Gehirns (Mißbildungen, Hydrocephalie, Störungen im Aufbau der Rindenschicht, Prozesse, die auf eine abgelaufene Encephalitis hinweisen, Blutungsreste infolge Geburtstraumen), daneben aber auch Fälle, bei denen die pathologisch-anatomische Untersuchung des Gehirns bisher noch keine Klärung schaffen konnte. Neben der Vererbung, die gerade beim Schwachsinn in vielen Fällen sehr eindrucksvoll nachzuweisen ist, können auch andersartige Keimschädigungen (Alkohol usw.) als Ursache aufgefaßt werden. Bei den Kindern, bei denen sich der Schwachsinn erst später manifestiert, muß man ihn wohl häufig als das Endstadium infektiöser Prozesse des Nervensystems, vor allem der Encephalitis, betrachten.

Die Diagnose des Schwachsinns bei jungen Kindern, in erster Linie bei Säuglingen, ebenso bei den leichteren Formen, stößt manchmal auf erhebliche Schwierigkeiten. Beim Säugling fällt die langsame geistige und körperliche Entwicklung auf, die sich in einer mangelhaften Reaktion zur Umwelt, in der langsamen Entwicklung der Statik, für den Erfahrenen auch im Gesichtsausdruck äußert. Nicht selten beobachtet man eine auffallend große und plumpe Nase bei einem sonst grazilen Gesichte, eine dickere Zunge, übermäßigen Speichelfluß und Offenstehen des Mundes. Finden sich sonstige neurologische Symptome oder eine gewisse Muskelrigidität, so ist die Diagnose verhältnismäßig einfach. Im Kleinkindesalter sieht man eine stumpfe Form, die teilnahmslos an ihrer Umgebung ist und ihre Lust- und Unlustgefühle nur im Zusammenhang mit der Nahrungsaufnahme äußert, andererseits aber auch eine versatile Form, bei der eine Steigerung der im Kleinkindesalter natürlichen Hemmungslosigkeit besteht. Die Entwicklung der Sprache ist verzögert, die Stimme ist häufig merkwürdig laut und besonders im Schreien außerordentlich ungehemmt. Die Entwicklung des Handwurzelskelets ist nicht selten überstürzt, so daß die Röntgenuntersuchung ein wertvoller diagnostischer Behelf sein kann. So gering die Schwierigkeiten der Erfassung des ausgeprägten Schwachsinns bzw. der Idiotie sind, so schwierig kann sich die Erfassung der leichteren Form des Schwachsinns bei den älteren Kindern gestalten. Abgesehen von einer vielfach zu beobachtenden guten „Dressurfähigkeit", die sich natürlich in erster Linie bei Kindern wohlhabender Kreise auswirken wird, findet man bei Schwachsinnigen nicht selten ein gutes Gedächtnis, besonders gegenüber Rechnen und auch gelegentlich eine besondere Befähigung zur Musik, so daß eine oberflächliche Untersuchung zu Täuschungen führen kann. Prüft man die Kinder aber in der Weise, daß man ihre Fähigkeit zu kombinieren und assoziieren (Assoziationsversuch) berücksichtigt, so zeigen sich die Intelligenzlücken. Für diese Prüfungen sind bestimmte Entwicklungsschemas, die an Normalen gewonnen sind, notwendig (Prüfungen nach BINET-SIMON-BOBERTAG, oder nach BÜHLER-HETZER [s. S. 506]). Man berücksichtige aber stets bei derartigen Prüfungen, daß die Entwicklung der Intelligenz durchaus nicht immer geradlinig verläuft, daß sie vielmehr auch bei Normalen anfänglich verlangsamt sein kann, um später dennoch die normalen oder sogar übernormale Werte zu erreichen. Derartige „Tests" dürfen daher nur im Zusammenhang mit den übrigen Beobachtungen verwertet werden.

Über einige *Sonderformen der Idiotie* siehe die heredodegenerativen Erkrankungen (s. S. 524).

Die mongoloide Idiotie (Mongolismus).

Die für dieses Krankheitsbild charakteristische Physiognomie (Schrägstellung der Lidachse, Schlitzform der Lidöffnung und sichelförmiger Epicantus am medialen Augenwinkel) wird durch weitere Besonderheiten des Körperbaues ergänzt. So findet man häufig eine Brachycephalie mit einer fast geradlinigen Fortsetzung des Schädels in den Nacken, eine eingesattelte Nasenwurzel, eine dicke und plumpe Zunge, die beim Säugling meist zum Munde heraushängt, Speichelfluß, degenerative Symptome an den Ohren, einen schütteren Haarwuchs, Nabelbruch, sowie eine auffallende Überdehnbarkeit aller Gelenke. Die Mehrzahl der an Mongolismus erkrankten Kinder haben eine pastöse Körperbeschaffenheit, der magere Typus ist seltener. Endlich findet man eine eigenartige Einwärtskrümmung des Kleinfingers („Mongolenfinger"), die durch eine Verkürzung und Verbiegung der zweiten Phalange des 5. Fingers entsteht und außerdem eine röntgenologisch erfaßbare Abschnürung an den proximalen Enden der Gelenkknorpel (Pseudoepiphysen) zeigt. Auf den Wangen sieht man abgegrenzte rote Flecken („Clowngesicht"). Es besteht ferner häufig eine Neigung zu chronischer Obstipation. Die geistige Entwicklung bleibt von Anfang an hinter der Norm zurück, ebenso die statische. Im späteren Leben findet man sowohl stumpfe wie versatile Mongolen, letztere vor allem bei den mageren Typen. Auffallend häufig findet man als ein weiteres Degenerationszeichen einen angeborenen Herzfehler. Die Bezeichnung „Idiotie" trifft nur für einen Teil der Kinder zu. Bei den meisten besteht nur ein mehr oder weniger ausgeprägter Schwachsinn. Die Grundstimmnng der mongoloiden Idioten ist eine freundliche; besonders auffallend ist ein gewisses Interesse für Musik. In manchen Fällen ist eine gewisse Bildungsfähigkeit vorhanden.

Eine Behandlung, etwa mit Organpräparaten, führt zu keinem Erfolge. Infolge einer gewissen äußeren Ähnlichkeit mit dem Myxödem wird vielfach Thyreoidin verabreicht. Man erreicht damit aber günstigenfalls nur eine größere

Lebhaftigkeit, die sich aber durchaus nicht immer vorteilhaft auswirkt, ferner eine Besserung der Stuhlträgheit. Auch die Röntgenbestrahlung des Gehirns, die neuerdings empfohlen wurde, führt zu keiner wirklichen Besserung. Für die Entstehung der mongoloiden Idiotie nimmt man eine degenerative Keimschädigung an, die in einzelnen Fällen möglicherweise auch exogen bedingt ist. Auffallend häufig handelt es sich um Kinder alter Eltern, wobei man ebenfalls an degenerative Keimschädigungen denken kann. Familiäres Vorkommen ist außerordentlich selten. Die Mehrzahl der mongoloiden Idioten stirbt im Kindesalter an interkurrenten Erkrankungen.

Der pathologisch-anatomische Befund im Gehirn ist nicht eindeutig. Meistens sieht man eine Verminderung des Hirngewichtes, gelegentlich eine mangelhafte Entwicklung einzelner Gehirnteile, mangelhafte Differenzierung der Rinde und degenerative Veränderungen an den Ganglien.

Differentialdiagnostisch ist zu betonen, daß auch bei Normalen schlitzförmige Augen mit Epikanthus oder der sog. „Mongolenfinger" vorkommt, so daß man auch aus diesen beiden Symptomen nicht ohne weiteres auf Mongolismus schließen darf. Ferner ist der Schwachsinn bei Myxödem und Kretinismus unter Berücksichtigung der sonstigen Körperbeschaffenheit von dem scharf abgerundeten Krankheitsbild des Mongolismus zu differenzieren.

g) Funktionelle Erkrankungen des Nervensystems.

Das nervöse Kind. Bezeichnend für das nervöse Kind ist die von der Norm abwegige Reaktionslage und -form, infolge deren alltägliche oder besondere Reize bestimmte Gefühlsäußerungen und -handlungen auslösen, die wir bei normalen Kindern vermissen. Eine Vererbung dieser „nervösen" Eigenschaften im strengeren Sinne finden wir nur außerordentlich selten, obgleich zugegeben werden muß, daß psychopathisch und nervös stigmatisierte Familien häufiger „affektlabile" Defektmenschen in den späteren Generationen aufweisen. Im Kindesalter, besonders aber in den frühen Altersperioden, sind die Erscheinungen der Nervosität vielfach nur durch die Umwelt bedingt und insofern ist es ja verständlich, daß die Nervosität des Kindes häufig mit der Nervosität der Eltern oder der Familie zusammenhängt. Die günstige Einwirkung einer anderen ruhigen Umgebung läßt aber häufig die Nervosität des Kindes schlagartig verschwinden und enthüllt so den Einfluß des Milieus. Das Problem des „schwierigen Kindes" ist daher nicht selten ein Problem der „schwierigen Eltern", was für die Beurteilung und Behandlung des nervösen Kindes von größter Bedeutung ist. Die auch unter normalen Bedingungen sich überstürzende geistige und psychische Entwicklung in der frühen Altersperiode macht es verständlich, daß eine weitere unzweckmäßige Belastung zu Reaktionsformen führt und diese über längere Zeit fixiert, die das wechselnde Bild der kindlichen Neurose entstehen läßt.

Schon der junge Säugling kann bei ungeeigneter Pflege sich in eine Nervosität hineinsteigern, die sich durch übermäßiges Schreien, Unruhe sowie in Störungen der Nahrungsaufnahme und -verarbeitung auszeichnet. Der Reiz der nassen Windel verlangt eine Gewöhnung an diesen Zustand, ebenso die Einteilung der Nahrungsaufnahme und -pause, namentlich das lange Intervall während der Nacht. Ein Übereifer an Pflege, der meist durch Unsicherheit bedingt ist, kann aus diesem unter normalen Bedingungen in wenigen Tagen abklingenden Zustand einen Dauerzustand auslösen, der nicht nur die „Nervosität" des Säuglings, sondern auch die seiner Umgebung steigern muß. Bei dem leider recht gut entwickelten Instinkt des jungen Säuglings auf die Reaktion seiner Umgebung kommt es so zum Circulus vitiosus. Trinkschwierigkeiten an der Brust können das Kind brustscheu machen und führen so zu dem verfrühten Abstillen. Auch hier finden wir eine gegenseitige Beeinflussung von Mutter und Kind. Gieriges Trinken führt bei unzweckmäßiger Fütterungstechnik zum Luftschlucken und damit zum Erbrechen, das wochenlang anhalten kann und damit die Ernährungslage ungünstig beeinflußt. Es ist verständlich, daß sich auch hierbei das mangelhafte Gedeihen auf die Umgebung und damit indirekt wieder auf den Säugling ungünstig auswirkt. In besonderem Maße gilt dies für die ersten und einzigen Kinder einer Familie, auf die sich zu viel Sorge und Liebe konzentriert, ebenso auch für sog. „Nachkömmlinge". Das „einzige Kind" leidet unter Umständen während seiner ganzen Entwicklung unter dieser Belastung und stellt infolgedessen einen verhältnismäßig hohen Anteil unter den nervösen Kindern dar.

Ob bestimmte Formen sog. nervöser Funktionsstörungen im Säuglingsalter, wie z. B. der Kardiospasmus, ebenso der Ösophagospasmus in diese Krankheitsgruppe einzureihen sind, erscheint mir zweifelhaft. Sicherlich ist dies nicht der Fall für den Pylorospasmus, der außerordentlich häufig bei Kindern auftritt, die auch in ihrer späteren Entwicklung keinerlei nervöse Erscheinungen zeigen.

Wieweit die Umwelt für die Entwicklung eines Säuglings von Bedeutung sein kann, sehen wir umgekehrt bei dem „stumpfen" Kinde, das mehr oder weniger automatisch in schlecht geleiteten Heimen aufgezogen wird und das ein Krankheitsbild liefert, das man als „Hospitalismus" bezeichnet. Zwischen diesen „hospitalisierten Kindern" und den zu viel umsorgten Kindern liegt die normale Entwicklung des Säuglings.

Gegen Ende des ersten Lebensjahres und mit der fortschreitenden Entwicklung zur Selbständigkeit entstehen neue Konfliktmöglichkeiten, die ebenfalls durch die Umwelt im günstigen oder ungünstigen Sinne beeinflußt werden. So z. B. gewöhnen sich manche Kinder an, daß sie nur bei Licht oder in Gegenwart der Pflegerin einschlafen. Mit einer liebevollen Energie lassen sich diese Schwierigkeiten in wenigen Tagen beseitigen. Die Umstellung der Nahrung auf feste Kost erregt ebenfalls bei manchen Kindern einen gewissen Widerstand, der entsprechend bekämpft werden kann oder, falls dies nicht möglich ist. über lange Zeit andauern wird. Auch bei normalen Kindern können durch ungeeignete Pflegemaßnahmen solche Zustände ausgelöst werden. Schon im Säuglingsalter, noch mehr aber im Kleinkindesalter wird ein Zuviel an Reizen irgendwelcher Art sich ungünstig auswirken können. Ein vernünftiges Maß, das jede Dressur vermeidet, wird auch hier die normale Einstellung des Kindes zu seiner Umgebung erleichtern. Das Spiel des Kindes muß sich seinen altersbedingten Bedürfnissen anpassen. Der Umgang mit anderen Kindern, unter Umständen im Kindergarten, ist von größter Bedeutung für die Entwicklung des Charakters. Die normale „Trotzperiode" des Kleinkindes, die wir als eine entwicklungsbedingte Anpassung an die Umwelt auffassen, darf in falschem Erziehungseifer nicht überwertet werden. Die natürliche lebhafte Phantasie des jungen Kindes bringt es mit sich, daß Eindrücke und Erlebnisse anders verarbeitet werden, als der Erwachsene es sich vorstellt. So kommt es zu scheinbaren Lügen (Pseudologia phantastica) und damit nicht selten zu Konflikten mit den Eltern. Andererseits können Erzählungen, Märchen, wie auch sonstige Eindrücke das Kind so belasten, daß es unruhig schläft (Pavor nocturnus). Die Ungehemmtheit des Gefühlslebens, die nicht selten ihr Vorbild in der Umgebung findet, führt zu Reaktionen, wie Wutkrämpfen, Wegbleiben und ähnlichen Explosivreaktionen. Die Erkenntnis dieses Zustandes führt bei geeigneter Behandlung rasch zur Besserung. Ähnlich müssen wir manche Reaktionen bewerten, die man als „Tiks" bezeichnet. Es sind dies meist Bewegungen, die mehr oder weniger zufällig ausgelöst wurden und dann später unfreiwillig erfolgen, sobald ihr Ablauf gebahnt ist. Es sei hier an das Augenzwinkern erinnert, das häufig durch eine inzwischen abgeklungene Conjunctivitis ausgelöst wird, an anfallsweises Husten, wie man es noch monatelang nach der völligen Ausheilung eines Keuchhustens beobachten kann und das durch jeden, auch den kleinsten Hustenreiz in Gang kommt, an Kratz- und Juckbewegungen usw.

Die Schule ist für viele Kinder eine weitere starke körperliche, gelegentlich auch geistige Belastung. Es treten infolgedessen hier Erscheinungen auf, wie man sie ähnlich bei der Neurasthenie der Erwachsenen findet: Appetitlosigkeit, vermehrtes Schlafbedürfnis oder Störungen des Schlafes mit oder ohne Pavor nocturnus, ja sogar vereinzelt Somnambulismus. Im Pubertätsalter bedeutet die Umstellung des Organismus eine weitere Belastung, die zu einer Dissonanz führen kann. Die in der Entwicklung des Charakters bedingte mehr oder weniger große Selbständigkeit mancher Kinder, die sich gegen ihre Umgebung verschließen, das schärfere Erfassen der allgemeinen Nöte (so z. B. augenblicklich der Arbeitslosigkeit), die Resonnanz eines allgemeinen Pessimismus, Unstimmigkeiten in der Ehe der Eltern, die sich vor den Augen des Kindes abspielen u. a. trägt auch hier zu einer Verwirrung des Gefühlslebens bei. Bestimmte Krankheitsbilder, z. B. die Enuresis, die Masturbation, die Schulanämie, die Neigung zu Spasmen in den Gefäßen und anderen Organen treten als Organneurosen auf, und vertiefen so die allgemeine Neurose. In vereinzelten Fällen kommt es zu einer echten Hysterie, die in ihren Grundzügen keinerlei Unterschiede gegenüber dem Erwachsenen aufweist.

Die schärfere Abgrenzung der Neurosen im Kindesalter gegenüber den organischen Erkrankungen des Zentralnervensystems ist eng verbunden mit den Fortschritten der Psychoanalyse. Wenn auch die Folgerungen, die aus den Theorien von Freud und Adler vielfach gezogen werden, für die Neurosen des Kindesalters nicht immer zutreffen mögen, so haben ihre Lehren doch wesentlich dazu beigetragen, die funktionellen Erkrankungen auch in dieser Altersperiode schärfer zu erfassen.

Die Freudsche Schule geht von der Voraussetzung aus, daß es keine angeborene Vorbedingung für die Nervosität gibt, daß diese, die sog. Psychoneurose, vielmehr dadurch entsteht, daß ein augenblicklicher seelischer Konflikt, vor allem auch im späteren Lebensalter, in einem sexuellen Konflikt der frühesten Kindheit seine Ursache hat und daß die damals verdrängten und in das Unterbewußtsein verstoßenen psychischen Energien neu belebt die augenblickliche Neurose bedingen. Die „Erotik" des Säuglings und jungen Kindes, die im Zusammenhang mit dieser Lehre häufig zur Erklärung späterer Neurosen herangezogen wird, ist nach der Ansicht der meisten Kinderärzte nicht, oder günstigstenfalls nur in vereinzelten Beispielen in diesem Sinne zu bewerten.

Die Adlersche Theorie führt zur Klärung der Neurose eine angeborene Organminderwertigkeit an, die gewissermaßen dadurch kompensiert wird, daß dieser „Minderwertigkeitskomplex" zu einer krankhaften Übertreibung mancher Handlungen führt. Das Zurückweichen vor Schwierigkeiten des Lebens soll auf diese Weise herabgemindert werden, ohne das Persönlichkeitsbewußtsein zu schwächen. Auch diese Theorie läßt sich für die Neurosen im Kindesalter nicht verallgemeinern, wenngleich auch hier im Einzelfalle die Möglichkeit einer derartigen Erklärung bestehen mag.

Die Neurosen zeigen fließende Übergänge zu der *Psychopathie,* bei der die mangelhafte Hemmung des Gemüts- und Affektlebens im Vordergrunde steht. In stärkerem Maße als bei den Neurosen finden wir hier eine vererbte Veranlagung. Bei den stärkeren Graden der Psychopathen muß stets an die Möglichkeit eines Schwachsinns gedacht werden. Bei den Psychopathen sieht man nicht selten eine einseitige auffallende Begabung, die im Gegensatz zu den sonstigen Leistungen steht. Die für das frühe Kindesalter physiologische „Trotzperiode" ist auch bei den älteren Psychopathen häufig noch nicht abgeklungen, ebensowenig die Ungehemmtheit der Gefühle. Nicht selten begegnet man einer Pseudologia phantastica, die in schweren Fällen zu Zwangsvorstellungen führt. So kommt es, daß die Kinder sich zu asozialen Elementen entwickeln können, deren Erziehung außerordentlich schwierig wird. Differentialdiagnostisch von größter Bedeutung ist die Abgrenzung gegen die chronische Encephalitis (s. dort).

Die *Masturbation* wird meist durch irgendeinen zufälligen Reiz (Oxyuren!) ausgelöst. So kommt es unter Umständen schon bei Säuglingen und Kleinkindern zu Manipulationen am Genitale, die dann mit einer gewissen Lustbetonung wiederholt werden. Im Gegensatz zu der Onanie darf hier wohl aber eine sexuelle Vorstellung nicht angenommen werden, wenngleich in einzelnen Fällen ein Orgasmus ausgelöst werden kann. Dies trifft auch noch vielfach für die Masturbation im späteren Schulalter zu.

Die Annahme eines „Autoerotismus" (FREUD) beim Säugling und Kleinkind, bei dem von den verschiedensten Körperstellen aus Lustempfindungen sexuellen Charakters ausgelöst werden sollen, wird nur von wenigen Kinderärzten geteilt. Die Masturbation der älteren Kinder, vor allem Knaben, wird vielfach durch Verführung durch Kameraden ausgelöst; sie kommt außerordentlich häufig vor. Je nach dem Charakter des Kindes wird sie mehr oder weniger rasch überwunden. Bei Mädchen findet man dabei nicht selten eine Vaginitis traumatischer Art, die erst auf das Leiden hinweist. Während ein Teil der Kinder ohne irgendwelche stärkere Beeinträchtigung des Wohlbefindens von dieser „Unart" befallen ist, findet man bei anderen Kindern gewisse neurasthenische Erscheinungen (Reizbarkeit, Kopfschmerzen, stärkere Ermüdbarkeit, Blässe des Gesichts und hallonierte Augen). Daß es aber dabei sogar zu einer Herzhypertrophie kommen soll („Masturbantenherz"), können wir nicht bestätigen. Bei den sensiblen Kindern ist weniger der Akt der Masturbation als die Scham vor dem Verbotenen, das Gefühl der Sünde usw., der Konflikt zwischen dem Trieb und dem Verbot die Ursache einer gewissen seelischen Depression. Dazu kommt eine Überschätzung der körperlichen Gefährdung. Die Tatsache, daß man bei Schwachsinnigen und Geisteskranken u. a. auch Masturbation sieht, hat zu der falschen Ansicht geführt, daß hier irgendwelche ursächlichen Zusammenhänge bestehen könnten, eine Meinung, die auch heute noch in Laienkreisen verbreitet ist.

Die Behandlung der Masturbation besteht in einer rechtzeitigen und richtigen Aufklärung. Sie soll nicht mit den Waffen der Autorität, sondern der Kameradschaft geführt werden. Bei der Masturbation der Säuglinge und Kleinkinder, die einer Belehrung noch nicht zugänglich sind, kommt man mit der Fixation der Extremitäten rasch zum Ziele. Bei weiblichen Säuglingen und Kleinkindern ist Pudern mit Anästhesin vorteilhaft.

Die Enuresis nocturna ist charakterisiert durch den unwillkürlichen Abgang von Urin während des Schlafes. Es handelt sich also gewissermaßen um eine Wiederholung einer Miktionsphase des Säuglingsalters, in der die Blaseninnervation noch nicht beherrscht wird. Andererseits sind die vielgestaltigen Ursachen dieses Leidens völlig andere. Bei einem Teil der Enuretiker besteht eine derartige Schlaftiefe, daß der unter normalen Umständen zum Erwachen führende Blasendrang nicht mehr im Unterbewußtsein empfunden wird. Es fehlt hier die Zunahme des Sphinctertonus, wie er unter normalen Bedingungen reflektorisch bei stärkerer Blasenfüllung während der Nacht auftritt. Die unwillkürliche Harnentleerung ist dementsprechend auch unabhängig von dem

Füllungszustand der Blase. Bei anderen Kindern, bei denen auch sonstige neurasthenische Anlagen unverkennbar sind, sind es psychische Momente, die das Einnässen begünstigen, so etwa in vereinzelten Fällen eine Ausgleichreaktion primitiver Art gegenüber Unlustgefühlen. In allen Fällen handelt es sich um eine rein funktionelle Erkrankung. Irgendwelche Beziehungen zu einer schärfer erfaßbaren Krankheit bestimmter anderer Organe (z. B. Spaltbildung in der Lendenwirbelsäule, Myelodysplasien u. a.) bestehen nicht. In verstärktem Maße äußert sich dieses Leiden als Neurose bei der Enuresis diurna, die zum Einnässen in der Schule oder bei sonstigen, mit Aufregungszuständen verknüpften Gelegenheiten führt.

Differentialdiagnostisch müssen Erkrankungen von seiten der Blase (Cystitis, Mißbildungen), der Niere und des Stoffwechsels (Diabetes mellitus und insipidus) ausgeschlossen werden. Dasselbe gilt für bestimmte Erkrankungen des Zentralnervensystems (Epilepsie, Schwachsinn). Das Leiden kann in jedem Lebensalter beginnen; man findet aber fast stets ein freies Intervall jenseits des Säuglingsbzw. Kleinkindesalter. Je nach den besonderen Bedingungen kommt es mehr oder weniger rasch zur Heilung. Besteht das Leiden auch noch im späteren Kindesalter oder setzt es sich sogar in das Erwachsenenalter fort, so bedeutet dies eine außerordentlich schwere Beeinträchtigung, vor allem in wirtschaftlicher und sozialer Beziehung.

Die Behandlung muß in erster Linie die neurotische Grundlage des Leidens berücksichtigen. Es ist so verständlich, daß man letzten Endes mit jeder Therapie erfolgreich sein kann, wenn man sie mit der nötigen Suggestionskraft anwendet. Elektrisieren, Diathermiebehandlung, ja sogar Heftpflasterstreifen führen zu demselben Erfolge wie die interne Verabreichung aller möglichen Tonica. Es ist dabei zweckmäßig, durch eine flüssigkeitsarme Diät (cave-Breie!), vor allem in den späten Nachmittagsstunden, eine übermäßige Füllung der Blase zu vermeiden, wobei man natürlich auch hier die suggestive Kraft dieser diätetischen Therapie nicht unterschätzen darf. Von der sehr lästigen Übungstherapie, bei der die Blase durch einen Katheter gefüllt und durch das „Dehnungsgefühl" geübt werden soll, sahen wir keine besonderen Vorteile, ebensowenig von der Wecktherapie, bei der die Kinder zu bestimmten Stunden geweckt werden, um ihre Blase zu entleeren. Alle derartigen eingreifenden Maßnahmen verstärken unter Umständen die neurotische Grundlage des Leidens und sind deshalb besser zu vermeiden.

Die wesentlich seltenere unfreiwillige Mastdarmentleerung (Incontinentia alvi et ani) ist, soweit sie nicht organisch bedingt ist, von denselben Gesichtspunkten aus wie die Enuresis zu bewerten und zu behandeln.

Die spastische Diathese. Im Gegensatz zu der Spasmophilie (Tetanie) des Säuglingsalters, deren nervöse Erscheinungen der Ausdruck einer Mineralstoffwechselstörung sind (vgl. S. 129), verstehen wir unter der spastischen Diathese die Neigung mancher Kinder, auf irgendwelche exogenen und endogenen Reize mit Gefäß- und Darmspasmen zu reagieren. Es handelt sich dabei meistens um Schulkinder bzw. Kinder im Pubertätsalter. In diese Krankheitsgruppe rechnen wir die „*Schulanämie*", die infolge Gefäßspasmen in der Haut eine Anämie vortäuschen kann und deren Klärung die Blutuntersuchung (normale Hämoglobin- und Erythrocytenwerte!) ermöglicht. Ferner rechnen wir hierher die *orthotische Albuminurie* (s. S. 473), als deren Ursache wir vorübergehende Gefäßspasmen in den Nieren annehmen. Treten die Gefäßspasmen — nicht selten bei Kindern, die schon die erwähnten Typen zeigen — im Zentralnervensystem auf, so kann das Bild eine vielseitige Gestalt annehmen. Wir finden dann meist in den frühen Morgenstunden, in denen an sich schon bei manchen Menschen eine gesteigerte Erregbarkeit besteht, Angaben über Kopfschmerzen,

Schwindelgefühle, ja sogar Ohnmachtsanfälle. Einen Sonderfall stellt die *Migräne* dar, die mit schweren Kopfschmerzen, Lichtscheu, Teilnahmslosigkeit und Erbrechen einhergeht. Gelegentlich ist auch bei Kindern der Blutdruck im Migräneanfall erhöht. Wir sahen derartige Migräneanfälle schon bei jungen Kleinkindern; sie sind aber häufiger im Schulalter und unterscheiden sich dann in keiner Weise von der Migräne des Erwachsenen. In schweren Fällen, in denen die Kinder mit eingezogenem Bauch, dem Licht abgewendet und in Jagdhundstellung liegen, liegt eine Verwechslung mit einer Meningitis nahe. Andererseits sind es zwei Punkte, die differentialdiagnostisch von größter Bedeutung sind: das Fehlen jeder Nackensteifigkeit und fast stets der Nachweis, daß in der Ascendenz Migräne vorkommt. Differentialdiagnostisch ist noch das acetonämische Erbrechen zu erwähnen, das zwar letzten Endes stoffwechselbedingt ist, trotzdem aber ebenfalls gewisse Beziehungen zur Neuropathie aufweist.

Die Behandlung dieser Gefäßspasmen ist verschieden. Bei der Schulanämie und der orthotischen Albuminurie dürfte es wichtig sein, möglichst wenig zu behandeln und sich auf eine allgemeine Kräftigung des Körpers zu beschränken. Vor allem muß man aber die Angehörigen über die Harmlosigkeit dieses Zustandes aufklären. Bei der Migräne sahen wir gute Erfolge bei Anwendung der bekannten Mischpulver (0,25 Phenacetin mit 0,15 Coffein bzw. 0,3 Theobromin, ferner mit Adalin, Antipyrin āā 0,25, Diuretin 0,5 m. f. pulv. tal. dos. 10, bei Bedarf 1 Pulver). Zur Verhütung des Anfalls sollte man für eine möglichst kochsalzarme Diät und für regelmäßigen Stuhlgang (Trinkkur mit Karlsbader Mühlbrunnen) sorgen. In schweren Fällen hat sich mir eine über mehrere Wochen durchgeführte Rohkostbehandlung besonders gut bewährt.

Ein weiteres, in diese Krankheitsgruppe gehörendes Krankheitsbild sind die *Darmspasmen* (Nabelkoliken), die ebenfalls das Schul- und Pubertätsalter bevorzugen. Die Kinder klagen über Leibschmerzen, die nach der Nabelgegend lokalisiert werden. Differentialdiagnostisch müssen Hernien, vor allem aber die akute und chronische Appendicitis zunächst einmal ausgeschlossen werden, bevor man die Diagnose einer Nabelkolik in Erwägung zieht. Auch eine Verwurmung kann zu ähnlichen Bauchschmerzen führen; sie ist ebenfalls durch eine Stuhluntersuchung auszuschließen. Bei der Mehrzahl der Fälle mit Nabelkolik findet man nach Verabreichung von Kontrastbrei bei der Röntgendurchleuchtung Spasmen des Quercolons, die nach Verabreichung von Atropin nach wenigen Minuten verschwinden. Die Behandlung besteht dementsprechend in der Verabreichung von Atropin ($^1/_2$—1 Komprette 0,0005), ferner in einer Trinkkur mit Karlsbader Mühlbrunnen. In manchen Fällen kann man auch durch Suggestivmaßnahmen (Heftpflasterstreifen!) die Beschwerden beseitigen, was für den funktionellen Charakter dieses Leidens spricht. In engem Zusammenhang damit steht die *chronische Obstipation,* bei der allerdings die Schmerzen meist nur bei der Defäkation angegeben werden. Sehen wir von den Formen ab, die durch eine einseitige und unzweckmäßige Ernährung bedingt sind, so finden wir dieses Leiden, namentlich bei den älteren Kindern, vielfach mit sonstigen Zeichen der Neuropathie verknüpft. Röntgenologisch sieht man sowohl Darmspasmen des ganzen Colon, die ebenfalls durch Atropin gut beeinflußbar sind, wie in seltenen Fällen auch eine gewisse Atonie des Darmes. Bei einem Teil der Kinder liegen der Obstipation auch nur Erziehungsfehler zugrunde, so z. B., wenn die Kinder sich nicht die Zeit zur Defäkation nehmen. Bestehen gleichzeitig Rhagaden am After, so treten infolge der Schmerzen bei der Defäkation weitere Hemmungen hinzu. Bei der Behandlung achte man auf eine die Peristaltik anregende Diät, die durch Präparate, die den Stuhl voluminöser und gleitsamer machen (Paraffinöl, Cristolax), in ihrer Wirkung verstärkt werden. Etwaige Rhagaden sind mit Argentum nitricum und Anästhesinsalbe bzw. mit Anusolzäpfchen zu behandeln. Auch die *Colitis mucosa*, bei der wurstförmige Membranen und Schleim mit und ohne Kot ausgestoßen werden, muß als eine Darmneurose aufgefaßt werden. Sie ist häufig mit einer Obstipation verbunden. Die Behandlung entspricht den dort angeführten Grundsätzen.

h) Organische Erkrankungen des vegetativen Nervensystems.

Die **Feersche Neurose** (Akrodynie, vegetative Neurose des Kleinkindes, Selter-Swift-Feersche Krankheit). Diese zuerst von Selter (1903) als Trophodermatoneurose, von Feer (1923) als vegetative Neurose des Kleinkindes beschriebene Erkrankung, über deren gehäuftes Auftreten in den letzten Jahren von den verschiedensten Seiten berichtet wurde, zeigt folgende Erscheinungen: Störung des Allgemeinbefindens (verdrießliche Stimmung, unruhiger Schlaf, schlechter Appetit), Abmagerung, anhaltende Schweiße mit Hauterythemen, quälender Juckreiz, Cyanose der feuchtkalten Hände und Füße mit Desquamation, verminderte Motilität, Tremor, Pulsbeschleunigung, erhöhter Blutdruck und trophische Störungen. Neben einer allgemeinen Asthenie ist vor allem die sich über den ganzen Körper erstreckende Schweißbildung charakteristisch, die zu einem Schweißfriesel bzw. Maceration führt. Daneben besteht auch meistens ein fleckiges Erythem der Haut (Miliaria rubra). Auffallend ist ferner eine symmetrische Rötung der Haut an Händen und Füßen, die in Cyanose übergehen kann. Neben einer Überempfindlichkeit, andererseits auch gelegentlich einer Unterempfindlichkeit gegenüber Schmerzen sieht man eine auffallende Lichtscheu. In seltenen Fällen kommt es zu epileptiformen Krämpfen. Die Erhöhung des Blutdrucks und der Pulsfrequenz sind regelmäßig vorhanden. An trophischen Störungen wird Haarausfall (meist an umschriebenen Stellen), ja sogar das Ausfallen gesunder Zähne beschrieben. Der Stoffwechsel zeigt einen erhöhten Grundumsatz, ferner einen Anstieg der Blutzuckerkurve, vereinzelt auch Glykosurie. Die Krankheit dauert durchschnittlich 4—6 Monate; sie kann sich auch über kürzere oder längere Zeit hinziehen. Die Prognose ist günstig, die wenigen Todesfälle erfolgten fast stets durch interkurrente Erkrankungen.

Die Entstehung dieses Leidens ist in seinen Einzelheiten noch nicht geklärt. Die örtliche Häufung derartiger Fälle spricht für eine infektiöse Ursache. Die klinischen Erscheinungen weisen darauf hin, daß es sich dabei um eine Störung in der Regulation des sympathischen und parasympathischen Systems handelt. Der pathologisch-anatomische Befund ist nicht eindeutig. In der Mehrzahl der bisher untersuchten, allerdings nicht sehr zahlreichen Fälle fand man degenerative Prozesse in der Gegend des Infundibulums, des Tuber cinereum und des Hypothalamus, ferner in den sympathischen Cervicalganglien. Etwa gleichzeitig bestehende und nur vereinzelt beschriebene Veränderungen an Drüsen mit innerer Sekretion, hauptsächlich an der Nebenniere, können ebenso koordiniert wie sekundär sein. Feer weist auf Beziehungen zu den verschiedenen Formen der Encephalitis hin. Eine eigene Beobachtung, bei der sich im Anschluß an einen typischen Fall von Feerscher Neurose das klassische Bild des Parkinsonismus entwickelte, läßt diese Annahme richtig erscheinen.

i) Erkrankungen des peripheren Nervensystems.

Die Polyneuritis. Die häufigste Lokalisation der Nervenentzündungen sehen wir an den unteren Extremitäten. Sie äußert sich in Druckempfindlichkeit, gelegentlich stärkeren Schmerzen, einer gewissen Schwäche, die bis zur Parese führen kann, sowie in einer Herabsetzung der Patellar- und Achillessehnen-reflexe bis zu ihrem völligen Verschwinden. Infolgedessen ist der Ausdruck „Pseudotabes" vielfach berechtigt. Verhältnismäßig rasch kommt es auch zu einer Atrophie der Muskulatur, gelegentlich auch zu sonstigen trophischen Störungen in der Haut. Die häufigste Ursache für die Neuritis ist die Diph-therie, bei der man einen Zusammenhang mit dem Diphtherietoxin annimmt. Die Erscheinungen treten hier, manchmal unabhängig von der Schwere des lokalen Rachenbefundes, schon verhältnismäßig früh oder erst nach Wochen auf. Manche scheinbare Angina kann so nachträglich im Zusammenhang mit der Neuritis als Diphtherie diagnostiziert werden. Am häufigsten befallen werden dabei das Gaumensegel, so daß es zu Schluck- und Sprachstörungen kommt, ferner die Augenmuskeln, verhältnismäßig weniger häufig die Extremi-täten. Lähmungen der Atmungsmuskulatur, vor allem des Zwerchfells, be-deuten eine ernste Komplikation. Es kann so auch der Symptomenkomplex der Landryschen Bulbärparalyse entstehen. Bei der Behandlung versagt das Diphtherieserum meistens; günstigere Erfolge sieht man bei täglicher Anwen-dung von Strychnin ($^2/_{10}$—1 mg mehrmals täglich oder 3—10 Tropfen der Tinc-tura Strychni). Bei Atmungslähmungen ist künstliche Atmung erforderlich.

Weitere *toxische Neuritiden* findet man bei *chronischer Blei- und Arsen-vergiftung.* Die letztere ist meist medikamentös bedingt. Der Verlauf ist hier ein schleichender; die Krankheit kann sich über Monate hinziehen. Neuritiden auf infektiöser Basis finden wir bei Poliomyelitis und Encephalitis, ferner bei Lues (s. dort) und bei Pertussis. Sie verlaufen dann vielfach unter den Er-scheinungen einer Neuralgie.

Herpes zoster (Zona, Gürtelrose). Entsprechend den Headschen Zonen sieht sieht man meist nach vorhergehenden neuralgischen Schmerzen eine halbseitige Eruption von Papeln, die sich in kurzer Zeit in seröse Bläschen umwandeln. Nicht selten besteht Fieber. Es handelt sich hier um eine infektiöse Erkrankung der Spinalganglien bzw. Rückenmarkswurzeln. Der Inhalt der Herpesbläschen ergibt im Gegensatz zum Herpes febrilis keine Reaktion auf der Kaninchen-hornhaut. Auffallenderweise bestehen bei einem Teil dieser Fälle Beziehungen zu Varicellen.

So sieht man nach Auftreten eines Falles von Herpes zoster in einem Krankensaal nach der üblichen Inkubationszeit von 18 Tagen einen Ausbruch von Varizellen. Das Überstehen von Herpes zoster bedingt aber keine absolute Immunität gegen Varizellen. Möglicherweise bestehen auch Beziehungen zwischen Herpes zoster und der Varizellen-encephalopathie (s. dort).

Eine Sonderform ist der *Herpes zoster ophthalmicus,* ebenso der *Herpes zoster oticus,* wobei auch ernstere Komplikationen und Dauerschädigungen beobachtet wurden.

Der Herpes zoster kann auch auf einer nicht infektiösen Grundlage ent-stehen, so z. B. bei Arsenvergiftung. Wir selbst sahen mehrfach Herpes zoster im Anschluß an eine Lumbalpunktion, die bei nicht infektiösen Erkrankungen des Zentralnervensystems (z. B. Epilepsie) zu diagnostischen Zwecken vor-genommen wurde, ebenso nach Röntgenbestrahlung von Halsdrüsen.

Die angeborenen peripheren Lähmungen (s. Krankheiten des Neugeborenen S. 37), ebenso die *Entbindungslähmung.*

Differentialdiagnostisch kommen in Betracht die sog. Schmerzlähmungen, in erster Linie die Parrotsche Pseudoparese bei Lues congenita. Ferner Paresen bei sonstigen Erkrankungen des Knochens (Frakturen, entzündliche Prozesse) und endlich bei älteren Kindern die sog. Zerrungsparesen, die mit und ohne Luxation bei brüsken Bewegungen auftreten, um meist nach Stunden wieder abzuklingen.

k) Tumoren des Gehirns und Rückenmarks.

Tumoren des Gehirns und Rückenmarks kommen in jedem Lebensalter vor. Bei Säuglingen handelt es sich dabei meist um diffuse Tumoren im Sinne einer Gliomatosis. Die klinischen Erscheinungen sind völlig uncharakteristisch. Im Vordergrunde stehen epileptiforme Krämpfe, die von den entsprechenden Erscheinungen einer Encephalitis usw. nicht zu unterscheiden sind, so daß häufig erst die Sektion die Diagnose klärt. Unter den Tumoren der älteren Kinder findet man häufig Cysten, die meist ein- oder beiderseitig im Kleinhirn lokalisiert sind. Charakteristisch sind die Gleichgewichtsstörungen (cerebellare Ataxie), Halsstellreflexe, Vorbeizeigen, eine Asthenie des Schultergürtels, eine Adiadochokinese sowie Intentionstremor, ferner Nystagmus und Schwindel, außerdem als Fernsymptom des gesteigerten Liquordruckes eine ein- oder beiderseitige Stauungspapille.

Mehr oder weniger scharf abgegrenzte Tumoren anderen Ursprungs, auch hier in erster Linie wieder Gliome, können an beliebigen Stellen des Gehirns und Rückenmarks sich entwickeln. Ihre genaue Lokalisation ist insofern häufig schwierig, als hier, besonders bei gleichzeitigem Hydrocephalus internus, die Fernsymptome das Bild verwischen.

Eine Sonderform ist das Gumma und der verhältnismäßig häufige Kleinhirntuberkel. Das Vorhandensein der etwaigen Grundkrankheit erleichtert die Diagnostik.

Die Behandlung der Gehirntumoren entspricht dem beim Erwachsenen üblichen Verfahren. Bei der chirurgischen Behandlung bieten die Kleinhirncysten eine gute Prognose. Sie hängt letzten Endes, auch bei den übrigen Tumoren, von ihrer scharfen Abgrenzung und der richtigen Lokalisation ab. Bei nicht operablen Tumoren bleibt nur die Röntgenbestrahlung übrig, deren Erfolge allerdings zweifelhafter Art sind. Behelfsweise muß eine Entlastungstrepanation vorgenommen werden, um die Opticusatrophie, Kopfschmerzen, Erbrechen usw. wenigstens vorübergehend günstig zu beeinflussen. Auch die Behandlung mit Jodkalium per os und einer Schmierkur mit grauer Salbe wirkt in einzelnen Fällen günstig.

Unter den Geschwulstbildungen der Nervenstämme ist zu erwähnen die *allgemeine Neurofibromatosis* (Recklinghausensche Krankheit). Wir finden hier in mehr oder weniger großer Ausbreitung linsen- bis wallnußgroße und sogar noch größere Tumoren in der Haut, die mit den Hautnerven zusammenhängen. Außerdem sieht man stets Pigmentierungen von der Art der Epheliden in verschieden großer Ausdehnung auf dem Rumpfe und im Gesicht. Entsprechende Tumoren wurden auch im Bereich der Gehirn- und peripheren Nerven beobachtet. Da sehr häufig gleichzeitig auch schwere, zur Atrophie führende Erkrankungen des Skeletsystems, vor allem der Halswirbelsäule vorhanden sind, so handelt es sich hier um eine Systemerkrankung degenerativer Art.

Isolierte Neurofibrome findet sich an den größeren Nervensträngen. Im Gegensatz zu der allgemeinen Neurofibromatose ist hier eine operative Behandlung aussichtsreich.

Literatur.

Eckstein: (a) Encephalitis im Kindesalter. Erg. inn. Med. **1929**, 36. (b) Erkrankungen der Hirn- und Rückenmarkshäute. Handbuch der Kinderheilkunde, 4. Aufl., Bd. 4. Herausgeg. von M. v. Pfaundler und A. Schlossmann. Berlin: F. C. W. Vogel 1931.

Feer: Die Feersche Krankheit. Handbuch der Kinderheilkunde, 4. Aufl., Bd. 2. Herausgeg. von M. v. Pfaundler und A. Schlossmann. Berlin: F. C. W. Vogel 1931.

Goebel: Die akute epidemische Kinderlähmung. Handbuch der Kinderheilkunde, 4. Aufl., Bd. 2. Herausgeg. von M. v. Pfaundler und A. Schlossmann. Berlin: F. C. W. Vogel 1931.

Gött: Funktionelle Nervenkrankheiten, Psychopathie und Psychosen. Handbuch der Kinderkrankheiten, 4. Aufl., Bd. 4. Herausgeg. von A. v. Pfaundler und M. Schlossmann. Berlin: F. C. W. Vogel 1931.

Ibrahim: Organische Erkrankungen des Zentralnervensystems. Handbuch der Kinderheilkunde, 4. Aufl., Bd. 4. Berlin: F. C. W. Vogel 1931.

Strohmayer: Die Psychopathologie des Kindesalters. München: J. F. Bergmann 1923.

Zappert: Die Gehirnentzündung. Handbuch der Kinderheilkunde, 4. Aufl., Bd. 4. Herausgeg. von M. v. Pfaundler und A. Schlossmann. Leipzig: F. C. W. Vogel 1931.

Krankheiten der Haut.

Von

P. GYÖRGY-Heidelberg.

Die Besprechung der Hautkrankheiten im Rahmen eines Lehrbuches der Kinderheilkunde bedeutet keine willkürliche Kompetenzüberschreitung. Sie erhält ihre Berechtigung vornehmlich aus zwei Gründen: Einerseits zeigen die auf dem Boden der in ihrem anatomischen und physiologischen Verhalten besonders, eben altersbedingt gearteten Kinderhaut entstandenen Erkrankungen vielfach eine eigentümliche Erscheinungsform und einen von den Verhältnissen bei Erwachsenen gleicher Weise abweichenden Verlauf. Andererseits dürften die für das Verständnis der Hautkrankheiten so entscheidenden Wechselbeziehungen zwischen Haut und Gesamtorganismus vom Standpunkt der Pädiatrie, die diesen Zusammenhängen stets mit besonderem Eifer nachzuspüren bestrebt war, in mancher Hinsicht in einem anderen Aspekt erscheinen als durch den Gesichtswinkel des engeren Spezialfaches.

Unter Voranstellung dieser grundsätzlichen Überlegungen wollen wir uns im folgenden hauptsächlich auf die Besprechung der häufigsten und wichtigsten kindlichen Dermatosen beschränken und in zweiter Linie für die selteneren Erkrankungen — abgesehen auch hier von der Eigenart des Kindesalters — nur die Forderungen der täglichen Praxis gelten lassen.

Ein unangreifbares einheitliches Einteilungsschema stößt heute bei den Hauterkrankungen des Kindesalters angesichts der überaus weitgehenden Differenzen in den Anschauungen über die Klinik und die Genese gerade bei den bekanntesten Untergruppen auf fast unüberwindliche Schwierigkeiten. Im Hinblick auf gewisse, freilich noch keineswegs völlig gesicherte, da noch nicht endgültig abgeschlossene, jedoch in ihren Grundzügen sicher stichhaltige neuzeitliche Forschungsergebnisse erscheint es uns gerechtfertigt, die Besprechung der kindlichen Dermatosen mit den seborrhoid-desquamativen Erkrankungen zu beginnen.

Die seborrhoid-desquamativen Erkrankungen.

Diese umfassen scheinbar durchaus heterogene pathologische Reaktionsformen der kindlichen Haut, die früher — größtenteils — zu den Manifestationen des kindlichen Ekzems gerechnet wurden. Für ihre selbständige nosologische Stellung lassen sich verschiedene Anhaltspunkte anführen, so außer ihrer eigenartigen klinischen Morphe ihre tierexperimentell reproduzierbare spezifische Genese und ihr frühzeitiges Auftreten. Während das Ekzem sensu strictiori kaum vor dem Ende des 3. Lebensmonates zur Beobachtung gelangt und vorzugsweise Säuglinge im 2. Lebenshalbjahr und Kleinkinder zu befallen pflegt, kann für die seborrhoid-desquamativen Erkrankungen das erste Trimenon (die 3 ersten Lebensmonate) als das Prädilektionsalter angesprochen werden. Bei älteren Säuglingen und auch noch später begegnen uns mehr Mischformen, allerdings oft auch hier unter Vorherrschen der seborrhoid-desquamativen Komponente.

In ihrer reinen Form, etwa bei einem jungen Säugling im ersten Trimenon, beginnt die Erkrankung meist mit einer entzündlichen Rötung bestimmter Hautpartien und zwar solcher, die durch direktes gegenseitiges Berühren einer ständigen Reibung ausgesetzt sind wie die Gegend ad nates, im einzelnen die Analfurche, sowie die Gesäßoberschenkelfalten, weiterhin die Falten am Hals und die verschiedenen Beugen (Leiste, Kniekehle, seltener Ellbogen, Achselhöhle). Dieser bevorzugten Lokalisation verdankt die Affektion auch ihre herkömmliche Bezeichnung: *Intertrigo* oder richtiger gesagt *Dermatitis intertriginosa*. Die diffus geröteten, oft nässenden, leicht infiltrierten Hautstellen, die durch das Konfluieren von ihrer Epidermisdecken bald nach dem Aufschießen beraubten Papelchen und Bläschen zustande kommen, können allmählich, nicht selten sogar in raschem Vorwärtsschreiten, auch auf die Nachbarschaft übergreifen, und es erscheinen dann entzündete, hochrote, nässende Hautflächen. Diese Tendenz zur Generalisierung geht meist von der Analgegend aus. Die Gesäßbacken und ihre nähere Umgebung, so zunächst besonders die Beugeseiten der Oberschenkel bis in die Kniekehlen hinein, sind dann befallen. Man spricht von einer *Dermatitis glutaealis*, die sich in weiterer Folge, im Zusammenhang mit der gleichzeitig bestehenden inguinalen Intertrigo, auch auf die Innenflächen der Oberschenkel sowie auf den Unterbauch und von hier bzw. von der Glutaealgegend aus auch auf die Rückenhaut ausdehnen kann. In diesem Stadium schießen an den Übergangsstellen in die gesunde Haut, vorzugsweise am Rücken und am Bauch, teilweise noch in Verbindung mit den entzündeten Hautflächen als ihre Begrenzung, teilweise aber auch schon selbständig in den benachbarten noch gesunden Hautpartien pfennig- bis zweimarkstückgroße, meist kreisrunde, durch Konfluieren mehrerer benachbarter Efflorescenzen gelegentlich auch unregelmäßig begrenzte rote, mit rein weißen, silbrig glänzenden Schuppen bedeckte Scheiben auf. Der Charakter dieser Eruptionen erinnert nicht nur klinisch, sondern weitgehend auch histologisch (Akanthose, Parakeratose, d. h. Verlängerung der Reteleisten bzw. Anomalien im Verhornungsprozeß) an die typischen Manifestationen bei Psoriasis. In ihrem Verlauf und ihrer therapeutischen Beeinflußbarkeit bestehen jedoch erhebliche Unterschiede, so daß es durchaus berechtigt ist, nur von einem *Psoriasoid* oder — auch schon mit Rücksicht auf die erythematöse· Entzündung — von einer *Dermatitis psoriasoides* zu sprechen.

Diese psoriasiforme Ausbreitung der ursprünglich auf die Glutaealgegend und die Leistenbeugen beschränkten frühinfantilen Dermatose geht in der überwiegenden Mehrzahl der Fälle — man kann wohl sagen regelmäßig — mit im Prinzip ähnlich gearteten Manifestationen an anderen Körperstellen, vornehmlich am behaarten Kopf, im Nacken, an den Schläfen und·Augenbrauen einher. Schon zu Beginn der Erkrankung, so beim ersten Auftreten einer Dermatitis intertriginosa, mitunter aber auch unabhängig von dieser können am behaarten Kopf, etwas später auch an den Augenbrauen feine, graugelbliche, oft im Anfang mehr punktförmige, dunkelbraune, wie pigmentierte oder wie gewöhnlicher Schmutz erscheinende, fest an der Haut haftende Schuppen erscheinen, die bei mangelhafter Reinigung und fortgesetzter Bildung allmählich ein dichtes Gefüge bilden und gelblichweiße, zuweilen noch durch frühere Salbenbeimengungen besonders dick gewordene Auflagerungen, ja einen förmlichen Schuppenpanzer bilden können (,,Gneis"). Die Schuppen gehen genetisch auf eine verstärkte Abschilferung der oberflächlichen, fettig imbibierten Hornhautschichten zurück und bestehen nur zum sehr geringen Teil aus Sebum, dem Produkt der Talgdrüsen, die in diesem Alter noch wenig entwickelt sind. Die in der Dermatologie übliche Bezeichnung ,,Seborrhoea sicca" trifft demnach gerade aus diesem letzteren Grunde nicht ganz zu; es dürfte richtiger sein von einer seborrhoid-desquamativen Erkrankung zu sprechen. Ebenso wie beim echten Status seborrhoicus

der Adoleszenten und Erwachsenen ist auch dieser Prozeß schon recht frühzeitig
mit Haarausfall verbunden. Andererseits begünstigen aber die Haare das Haften-
bleiben der Schuppen. Entfernt man die zusammenhängenden Schuppenlager,
die sich — und zwar zusammen mit den noch nicht ausgefallenen Haaren — meist
leicht in toto abheben lassen, so kommt darunter regelmäßig eine entzündliche
gerötete Grundlage zum Vorschein. In den gegen die Umgebung meist nicht
mit scharfem Rand begrenzten Randgebieten, ebenso auch an den benachbarten
gesunden Hautpartien wie an der Stirne, den Augenbrauen, den Schläfen und
in der Nacken-, sowie Schultergegend machen sich oft die gleichen psoriatiformen Efflorescenzen bemerkbar, die auch der Dermatitis glutaealis bei ihrem
Übergreifen auf den Rumpf ein eigenartiges Gepräge verleihen. Wenn sich dem
Beobachter bei den Efflorescenzen am Rumpf der seborrhoische Charakter
weniger stark aufdrängt als bei den am behaarten Kopf und im Gesicht lokalisierten, so liegt dies nur daran, daß sich die seborrhoiden Schuppen am Rumpf
infolge des ständigen Reibens, der Nässe, Maceration (Urin, Stuhl), der regelmäßiger vorgenommenen Reinigung und des Fehlens der Haare nicht anhäufen
können. Statt Dermatitis psoriasoides könnte man somit all diese genetisch
identischen Eruptionen auch unter der Bezeichnung *Dermatitis seborrhoides*
(capitis, glutaealis usw.) zusammenfassen.

Bei manchen dystrophischen Säuglingen tritt die Dermatitis glutaealis, das gewöhnliche
„Wundsein“, oft völlig unabhängig von anderen seborrhoiden Manifestationen, nicht in
Form einer flächenhaften, sondern einer mehr fleckigen Rötung in Erscheinung. Die Flecken
bestehen entweder aus kleinen, gelegentlich zentral gedellten und dementsprechend an
Vaccinepusteln erinnernden Bläschen (Dermatitis vacciniformis) oder — und zwar häufiger —
aus rundlichen, auch ovalen, meist nicht über linsengroßen, oberflächlich leicht arodierten
roten oder blauroten Papeln. Gegenüber ähnlich erscheinenden syphilitischen Eruptionen
verdient es außer dem Fehlen anderweitiger für die Lues charakteristischer Merkmale
hervorgehoben zu werden, daß bei der Lues die Papeln und die Kondylome immer in der
Tiefe der Falten, circumanal, bei der unspezifischen *Dermatitis pseudosyphilitica* (auch
Syphiloid oder Erythème syphiloide postérosive genannt) auf der Höhe der Falten sitzen,
mitunter aber auch noch an der Genitalgegend (Scrotum, Labien, Penis) oder an der Beugeseite der Ober- und Unterschenkel zu finden sind.

Bei jungen Säuglingen in den ersten 8 Lebenswochen kann die Dermatitis seborrhoides
im Gesicht in Form einer follikulären, lichenoiden Eruption beginnen. Die kleinen steck-
nadelkopf- bis hirsekorngroßen leicht erhabenen, dicht gesäten Knötchen schießen meist
ganz unvermittelt auf, zeigen schon nach wenigen Tagen eine leichte flüchtige Schuppung
und lassen sich unter Puderbehandlung rasch beseitigen. In anderen Fällen wird diese
Dermatitis lichenoides oder *follicularis* in die auf das Gesicht übergreifende Dermatitis
seborrhoides der Kopfhaut einbezogen.

Die Dermatitis seborrhoides bleibt nicht nur auf die Glutaealgegend und
ihre nächste Umgebung oder auf die Kopf- und Gesichtshaut beschränkt. Sie
kann flächenhaft oder in Gestalt kleiner isoliert aufschießender Inseln auch die
bisher von der Affektion verschont gebliebenen Gebiete des Rückens, der Brust
und der Extremitäten, zunächst mit deutlich abgehobener Begrenzung, ergreifen.
Durch Konfluieren entstehen dann breite, gerötete, stark schuppende Flächen.
Wir stehen einem Krankheitsbilde gegenüber, das in seinem Charakter den
exfolierenden Erythrodermien der Erwachsenen (nicht zu verwechseln mit der
RITTERschen Dermatitis exfoliativa) entspricht und ebenso wie diese (z. B. die
Erythrodermie bei Lichen ruber planus) lediglich den Höhentypus der primären
Dermatose, in unserem Falle also den der Dermatitis seborrhoides, darstellt.
Es erscheint nicht berechtigt, die *totale* Erythrodermie als eine von der inkomplett
generalisierten, sog. *partiellen* Form qualitativ, in ihrer ganzen Genese verschie-
dene Erkrankung darzustellen. Es handelt sich vielmehr nur um graduelle
Unterschiede, wobei zu Anfang der Intensitätsskala letzten Endes die Dermatitis
intertriginosa und die seborrhoiden Kopfschuppen stehen. Allein die totale
Erythrodermie — nach ihrem ersten Beschreiber LEINERsche *Krankheit* oder
Erythrodermia desquamativa genannt — zieht den Gesamtorganismus stärker in

Mitleidenschaft und geht demzufolge viel ausgeprägter mit Allgemeinerscheinungen einher als die lokalisierte seborrhoide, psoriatiforme Dermatitis oder
auch die partielle Erythrodermie. Überdies dürfte schon ihr Zustandekommen,
d. h. die Generalisierung der Dermatitis seborrhoides durch gewisse Voraussetzungen besonders stark gefördert werden, ein Umstand, dem auch die
klinische Erscheinungsform ihre vielfach eigenartigen Züge verdankt. Aus all
diesen Gründen ist es doch erlaubt, der Leinerschen Krankheit ungeachtet
ihrer Deutung als Höhentypus der Dermatitis seborrhoides eine Sonderstellung
einzuräumen.

Die Erythrodermia desquamativa entsteht in manchen Fällen außerordentlich
rasch, sozusagen von einem Tag auf den anderen, oder sie kommt durch Konfluieren der partiellen seborrhoiden Eruptionen mehr allmählich zustande. Ihrem
explosiven Auftreten geht neben den meist schon länger bestehenden intertriginösen und seborrhoiden Herden oft ein akutes, follikuläres, lichenoides
Exanthem (an Schweißfrieseln erinnernd) voraus, das alle bisher gesund gebliebenen Hautstellen bedeckt und dann plötzlich, nicht selten schon in einigen
Stunden, in die flächenhaft schuppende Rötung übergeht. Die Bezeichnung
Trimenondermatose trifft für die Leinersche Krankheit noch viel eher zu als
für die verschiedenen lokalisierten Formen der Dermatitis seborrhoides, die —
wenn auch vielleicht unter abweichenden genetischen Bedingungen und unter
teilweise verändertem klinischem Bilde — auch bei älteren Säuglingen und sogar
später zur Beobachtung gelangen können. Zu den häufig wiederkehrenden,
jedoch nicht *obligaten* Voraussetzungen für die Entstehung der Erythrodermie
gehören die Brusternährung und Durchfälle, meist in Kombination miteinander.
Bei ausschließlich künstlich ernährten Säuglingen wird die Leinersche Krankheit nur sehr selten angetroffen. Entspricht schon bei der lokalisierten Dermatitis seborrhoides, vornehmlich bei starker Progredienz, die allgemeine Entwicklung der Säuglinge, insbesondere die Gewichtszunahme oft nicht völlig der Norm,
so gehört dieser Befund bei der Erythrodermie fast schon zur Regel. Bei längerer
Dauer der Erkrankung verstärkt sich die Dystrophie, zumal wenn die Durchfälle
bestehen bleiben. Die Erythrodermie äußert sich in einer groß- oder klein-
lamellosen trockenen Schuppung der sehr stark geröteten Hautdecke; am Kopf,
an der Stirn, den Augenbrauen und an den seitlichen Gesichtspartien pflegen
die zusammenhängenden, nur streckenweise durch unregelmäßige Risse unterbrochenen Schuppen — falls sie nicht künstlich entfernt werden — die Gestalt
einer dicken graugelben Haube anzunehmen. Anämie, Leukocytose, Ödem- und
Blutungsbereitschaft, Neigung zu Kollaps, zu Gewichtsstürzen und toxischen
Zügen, sowie bei besonders schwerer Dystrophie auch Keratomalacie und eine
auffallend starke Hypertonie können in Begleitung der Erythrodermie gleichsam
als Zeichen einer ausgedehnten *allgemeinen* Stoffwechselstörung angetroffen
werden. Je stärker diese Allgemeinsymptome, um so schlechter die Prognose.
Die Kinder sterben entweder an der Ernährungsstörung (Kachexie) oder an
sekundären Infektionen (Pneumonie, Sepsis).

In gewissem Gegensatz zum ersten Trimenon, in welchem die klinische
Morphe der Dermatitis seborrhoides sowohl die Diagnose als auch den Verlauf
und die Behandlung eindeutig bestimmt, erweist sich die gleiche Betrachtungsweise bei den seborrhoid-desquamativen Erkrankungen der älteren Säuglinge
und Kinder weder in bezug auf die nosologische Stellung noch auf die therapeutische Beeinflußbarkeit als unter allen Umständen eindeutig richtunggebend.
Hinter mehr oder minder identischen Krankheitsbildern können sich differente,
allerdings mehr zusätzlich wirkende auslösende Faktoren und somit auch differente Genese verbergen. Dies erklärt sich dadurch, daß bei einer stark seborrhoiden Reaktionslage das Ekzem mit seinen morphologischen Besonderheiten nicht

oder nicht ausreichend zum Durchbruch gelangen kann, sondern sich mehr unter der unspezifischen Maske der seborrhoiden Dermatitis manifestiert. Für diese recht häufigen Vorkommnisse dürfte sich die Bezeichnung *Eczema seborrhoicorum* am besten eignen. Ihre Besprechung erfolgt zweckmäßigerweise erst nach der des echten Ekzems.

Die Abtrennung des Eczema seborrhoicorum von der auch bei älteren Säuglingen und Kindern vorkommenden unkomplizierten Dermatitis seborrhoides kann klinisch-morphologisch nur dann mit genügender Sicherheit erfolgen, wenn sich zu den seborrhoiden Manifestationen auch solche des echten Ekzems hinzugesellen. Fehlen die letzteren, so wird man sich nur auf den Verlauf, auf die therapeutische Beeinflußbarkeit der Dermatitis und auf den Ausfall der sog. Ekzemproben (s. unten) stützen können. Kürzere Dauer, rasche und nachhaltige Wirkung therapeutischer Eingriffe und das negative Ergebnis der Ekzemproben sprechen eher zugunsten einer unkomplizierten Dermatitis seborrhoides. Klinisch äußert sich diese durch stärkere Schuppung und durch geringere entzündliche Veränderungen als bei jungen Säuglingen. Die Eruptionen zeigen mehr eine herdförmige, lokalisierte Verteilung, nur sehr selten eine Tendenz zur Generalisierung und fast nie Ausgang in Erythrodermie. Stark ausgeprägt zu sein pflegen der Kopfgneis mit Übergreifen auf die Augenbrauen, auf die Lidränder (Blepharitis) mit Haarausfall, sowie Intertrigo hinter den Ohren, in den Leistenbeugen, in den Achselhöhlen und im Nacken. Der Rumpf und die Extremitäten zeigen nur vereinzelte, meist kreisförmige, stark schuppende, noch deutlicher als bei der einschlägigen Trimenondermatose psoriatiforme Efflorescenzen, die mit ihren zuweilen silberweiß glänzenden (allerdings öfter gelblich gefärbten) feinen Schuppenauflagerungen die Differentialdiagnose gegenüber der echten Psoriasis sehr erschweren können.

Bei im Schulalter stehenden Kindern beschränkt sich die seborrhoid-desquamative Erkrankung nicht selten auf das Gesicht und zwar vornehmlich auf die Kinn- und Wangenpartien, die unscharf begrenzte kleinere und größere leicht schuppende Flächen tragen: *Pityriasis simplex.* Die Haut ist sehr trocken. Gegenüber der seborrhoiden Komponente tritt hier die Abschilferung stärker in den Vordergrund. Eine ähnliche trockene Schuppung (mit feinen grauweißen Schüppchen) auf der behaarten Kopfhaut trifft man nur bei älteren Kindern an: *Pityriasis sicca capitis,* die mit lästigem Jucken und Haarausfall einhergehen kann. Sie leitet schon zu den echten seborrhoischen Erkrankungen der beginnenden Geschlechtsreife (Seborrhoea oleosa capitis, Comedonen, Acne juvenilis), die für das eigentliche Kindesalter keine Bedeutung mehr haben.

Sowohl dieser echte Status seborrhoicus wie auch seine dem Kindesalter eigene Vorstufe, die Gruppe der seborrhoid-desquamativen Erkrankungen neigen zu pyogenen cutanen Infektionen. Allem Anschein nach stellt die Haut bei seborrhoisch-seborrhoider Reaktionslage, und zwar fast mehr in den von den seborrhoisch-seborrhoiden Eruptionen verschonten Bezirken, einen besonders günstigen Nährboden für das Haften und die reaktive Wucherung der Eitererreger dar. Bei der Erythrodermie werden solche eitrige Superinfektionen häufiger vor der völligen Generalisierung oder zu Beginn der sich eben anbahnenden Heilung als auf der Höhe der Erkrankung beobachtet.

Mit den schon seit langem bekannten Beziehungen zwischen den echten seborrhoischen Erkrankungen und der erhöhten Tätigkeit des gesamten endokrinen Sexualapparates erfährt das Wesen der infantilen seborrhoid-desquamativen Dermatose keine ausreichende Aufklärung. Hier scheinen erst neuere tierexperimentelle Forschungsergebnisse den richtigen Weg zu weisen, dies um so mehr, als die aus ihnen gezogenen praktisch-therapeutischen Schlußfolgerungen auch auf die menschlichen Verhältnisse übertragen werden können. Nach diesen freilich noch nicht völlig abgeschlossenen Untersuchungen gelingt es bei Tieren, so bei der weißen Ratte, durch eine bestimmte Diät die gleiche Stufenleiter der seborrhoiddesquamativen Eruption zu erzeugen, die die einschlägige Erkrankung im Säuglings- und Kindesalter kennzeichnet. So beginnt auch bei Tieren die Dermatose mit erythematösen Veränderungen an Körperstellen, die Reibung, Beschmutzung besonders stark ausgesetzt sind. Später kommt es dann zu mehr oder minder starken seborrhoiden Auflagerungen mit oft sehr erheblicher Schuppenbildung, gelegentlich aber auch mit feinen, punktförmigen Vergilbungen. Die Erythrodermie ist auch bei Tieren der Höhentypus der Erkrankung. Fortschreitende Kachexie, Blutungsbereitschaft, Hypertonie der gesamten Muskulatur und Keratomalacie, Durchfälle und sekundäre Pyodermie sind die gleichen Komplikationen, die uns schon von der kindlichen Erythrodermie her bekannt sind. Diese experimentell erzeugbare Erkrankung der Ratte läßt sich durch einen besonderen alimentären *Hautfaktor, das H-Vitamin* in kurzer Zeit restlos beheben. Unter anderen Versuchsbedingungen kann auch Mangel an dem sog. Pellagravitamin (Vitamin B_2 oder G genannt) zu entzündlich desquamativen, weniger zu seborrhoiden Veränderungen bei der Ratte führen, die dann durch das nämliche Vitamin zum Verschwinden gebracht werden. Wie dem aber auch sei, fest steht soviel, daß die desquamativ seborrhoiden Dermatosen auf alimentären Grundlagen entstehen und durch alimentäre Faktoren geheilt werden können. Sowohl das H- als auch das B_2-Vitamin sind besonders reichlich in der Leber, in der Hefe, in den Nieren, weniger in der Milch, und zwar mehr in der Kuh-'als in der Frauenmilch enthalten. Chemisch sind beide Vitamine voneinander völlig verschieden. Das H-Vitamin, dessen Bedeutung für die Praxis vermutlich viel höher zu veranschlagen ist als die des B_2-Vitamins, ist in den Nahrungsmitteln fest an die Eiweißbestandteile gebunden und kann aus diesen nur durch proteolytische Fermente in Freiheit gesetzt werden. Ihre Wirkung setzt also einen normalen Ablauf der Verdauungsvorgänge voraus. Mit Rücksicht auf diese experimentellen Befunde wird es auch verständlich, warum einerseits Frauenmilchernährung sowie hartnäckige Durchfälle die Entstehung der Erythrodermie begünstigen, warum andererseits H-vitaminhaltige Zusätze (Kuhmilch, Kalkcaseinpräparate, Leber usw.) sowie Besserung der Verdauungsstörung eine Heilwirkung auszuüben vermögen. Indes harren weitere wichtige Fragen, so die nach den *konstitutionellen* Grundlagen der seborrhoid-desquamativen Erkrankungen und hiermit in Verbindung die Altersbedingtheit der Erythrodermie noch der Lösung. Mit der Betonung der alimentären Komponente bei der Entstehung der Dermatitis seborrhoides ist nur der äußere Rahmen abgesteckt, den erst zukünftige Forschung mit weiterem Inhalt ausfüllen können wird.

Die **Behandlung** der seborrhoid-desquamativen Erkrankung stützt sich auf *äußere* und *innere* Maßnahmen.

Bei jungen Säuglingen mit lokalisierten intertriginösen, psoriatiformen Eruptionen und mit Kopfschuppen oder auch mit ausgedehntem Gneis führt meist die örtliche Therapie in kurzer Zeit zum gewünschten Ziel. In leichteren Fällen von Dermatitis intertriginosa der Leisten-, Glutealgegend oder der Halsfalten genügt oft ausschließlich reichliches Pudern nach jedem Trockenlegen (mit Zinktalk, Fissanpuder, Vasenol usw.). Besteht bereits eine ausgedehnte Dermatitis glutaealis, vielleicht sogar mit psoriatiformen Efflorescenzen in der gesunden Nachbarschaft oder weist die Intertrigo eine stärkere Entzündung und Nässen auf, so wird man die Behandlung intensiver gestalten müssen. Das tägliche Bad und überhaupt das Abwaschen mit Wasser unterbleibt am besten; die Reinigung erfolgt mit Öl. Kleie-, Eichenrinde- oder Tanninbäder sind erlaubt. Auf häufiges Trockenlegen und auf weiche Wäsche muß besonders geachtet werden. (Cave Gummiwindel!) Leicht nässende und auch trockene Flächen können mit Zinköl, auch mit Zinktrockenpinselung (Zinc. oxyd., Talc. venet., Glycerin, Wasser āā) oder wie gewöhnlich mit einer milden Paste (Zinkpaste, Penatencreme, Fissanpaste, Desitinsalbe) behandelt werden. Bei heftiger Entzündung: feuchtkühle Umschläge mit essigsaurer Tonerde; bei Nässen: Betupfen mit 5—10% $AgNO_3$-Lösung oder mit Spiritus argent. nitr. (Ag. nitr. 5,0, Aqu. dest. 10,0, Spirit. aeth. nitros ad 100,0). Feine Kopfschuppen können oft allein schon durch Waschen mit Seife (Schwefel-, Resorcin-, Kaliseife) oder mit 1%igem Salicylalkohol entfernt werden. Dicke Auflagerungen müssen zuerst mit 1—3% Salicylsalbe oder mit 2—5% Salicylöl (Acid. salicyl. 2,0—5,0, Ol. Ricini, Ol. Olivar. āā ad 100) aufgeweicht werden, wobei man zweckmäßigerweise Öl- bzw. Salbenhauben anlegt. Man taucht einen Wattebausch oder ein Stück Flanell oder Borlint in Öl, bzw. man streicht die Salbe auf ganz weiche Leinwandstücke und bedeckt damit die zu erweichende Fläche. Eine dünne Schicht trockene Watte, darauf eine leinene Kinderhaube oder Zellstoff und Gaze schließen den Verband ab, der täglich 2mal erneuert werden muß, bis die aufgeweichten Borken mit Spatel, Kamm oder Pinzette leicht entfernt werden können. Auf die freigelegte, meist entzündlich gerötete Hautfläche kommt 2—5% Schwefelsalbe oder 50% Naphthalanzinksalbe. Stärkeres Nässen erfordert auch hier Lapisieren und evtl. noch vor der anschließenden Salbenbehandlung 1—2 Tage lang Umschläge mit essigsaurer Tonerde oder $^1/_2$%igem Resorcinwasser.

Die äußere Behandlung der Erythrodermie erfolgt nach den gleichen Prinzipien wie bei den lokalisierten Eruptionen: Die Schuppen werden — bei der oft stürmischen Neubildung oft sogar täglich 2mal — mit Öl (Ol. oliv., Lebertran) oder mit Vaseline entfernt. Nässende Stellen werden mit Ag. NO_3 geätzt. Eichenrinde- und Tanninbäder (jeden 2. Tag) sollen günstig wirken.

Bei den seborrhoiden Manifestationen älterer Kinder steht meist die Schuppung im Vordergrund. Dementsprechend wird man sich bei den örtlichen therapeutischen Maßnahmen zunächst vornehmlich keratolytischer Mittel (Salicylvaseline, Salicylöl) bedienen müssen ähnlich wie beim Kopfgneis junger Säuglinge. Eine Nachbehandlung erübrigt sich oft völlig, erforderlichenfalls können Schwefel- oder Naphthalansalbe versucht werden. Gegen reichliche Kopfschuppen ist regelmäßiges Waschen mit Teer-, Schwefel- oder Kaliseife und die Verwendung von Haarwasser angezeigt. Zu Beginn der Behandlung von Schuppenlagern auf der Kopfhaut müssen die Haare oft kurz geschnitten werden.

Gegen die oft recht hartnäckige Pityriasis simplex faciei können neben milden Salben wie Fissansalbe, Penatencreme, Ungt. Obermeyer usw. auch Schwefelsalben und Pinselung mit Steinkohlenteer verwendet werden.

Bei chronischen, oft jedem anderen Mittel trotzenden psoriatiformen Eruptionen älterer Kinder wird man gelegentlich zu den gleichen Mitteln greifen müssen, die bei der echten Psoriasis im Gebrauch stehen (0,1—1,0% Cignolin, Chrysarobin, Anthrarobin).

Eine *innere* Behandlung der desquamativ-seborrhoiden Erkrankung wurde schon früher für das Säuglingsalter in Betracht gezogen. Sie besteht in einer unspezifischen Regelung der Diät mit dem Ziele gute Gewichtszunahme zu erwirken und eine etwa vorhandene Dyspepsie zu beheben. Bei den in dieser Hinsicht besonders gefährdeten Brustkindern mit der LEINERschen Krankheit wird dies oft schon durch Zulegen von Eiweißpräparaten (Plasmon, Larosan) oder von Buttermilch (Eiweißmilch) erreicht. Bei schwerer fortschreitender Dystrophie wird ein allgemein belebender, tonisierender Effekt auch von intramuskulären Blutinjektionen (5—10 ccm jeden 2. bis 3. Tag) hervorgebracht. Bei starker Anämie sind intravenöse Bluttransfusionen angezeigt.

Mit der Zufuhr von H- (und B_2-) vitaminhaltigen Nahrungsmitteln, so in erster Linie Kalbs- oder Rindsleber (bei Säuglingen täglich 50—100 g, bei älteren Kindern 250 bis 500 g täglich, entweder roh durch ein Haarsieb getrieben und der Milch zugesetzt oder aber gekocht, auch gebraten) kann jetzt auch eine spezifische, ja kausale innere Behandlung ausgeführt werden. Die Kombination dieser alimentären Therapie mit den entsprechenden örtlichen Maßnahmen verbürgt den besten Erfolg.

Anhang.

Psoriasis (Schuppenflechte).

Viel deutlicher als bei der Psoriasis der Erwachsenen drängt sich bei der Psoriasis der Kinder die Ähnlichkeit mit den seborrhoid-desquamativen Erkrankungen auf. Die Differentialdiagnose ist oft nur aus dem Verlauf und bezüglich der psoriatiformen Efflorescenzen bei jungen Säuglingen nur aus dem Umstand zu stellen, daß die echte Psoriasis nicht vor dem 6. Lebensjahr aufzutreten pflegt. Chronischer rezidivierender Verlauf sowie hartnäckiges Verhalten therapeutischen Einflüssen gegenüber sprechen zugunsten einer echten Psoriasis.

Klinisch bietet das Aussehen der Einzelefflorescenzen differentialdiagnostisch nicht immer eindeutige Anhaltspunkte. Die Eruption beginnt mit der Psoriasispapel, mit einem kaum erhabenen, nicht stark gerötetem Fleck, der mit silberweißen, feinen Schuppen bedeckt ist. Ritzen mit dem Nagel verstärkt zunächst die Silberfärbung („Kerzenfleckphänomen") infolge Lufteintrittes zwischen die Lamellen. Entfernung der letzten Schüppchen (etwa mit Hilfe eines Taschenmessers oder Skalpells) führt durch das Aufreißen der Papillargefäße zu punktförmiger Blutung. Nach längerem Bestand der Einzelefflorescenzen nehmen die jetzt vielfach geschichteten Schuppen einen gelblichen Farbton an. Dieser seborrhoide Charakter kommt besonders stark auf der behaarten Kopfhaut, vornehmlich bei dem häufigen flächenhaften Konfluieren der Einzelefflorescenzen zum Vorschein. Eindeutig für eine echte Psoriasis zeugt nur die, allerdings im frühen Kindesalter seltene spezifische Nagelaffektion. Diese äußert sich in leichten Fällen in Form von kleinen Grübchen (Tüpfelnägel), in schweren Fällen in unebenen, mit Längs- und Querstreifen versehenen, abgeflachten, sogar kahnförmigen, verfärbten, brüchigen Nägeln.

Die *Genese* der Erkrankung ist unbekannt. Die das klinische Bild beherrschenden seborrhoid-desquamativen Züge legen es nahe in Analogie zu der Dermatitis seborrhoides auch für die Psoriasis alimentären Faktoren eine wichtige ätiologische Bedeutung beizumessen. So wird man bei der *Behandlung* der Psoriasis auch die Regelung der Ernährung nicht vernachlässigen dürfen, die dann in der gleichen Weise erfolgt, wie bei der Dermatitis seborrhoides. Auch in den örtlichen Maßnahmen besteht zunächst eine völlige Übereinstimmung (vgl. dort). Allein die milder wirkenden Mittel, wie z. B. Salicylvaseline, Schwefelsalbe, zeitigen bei der echten Psoriasis oft nicht den gewünschten Erfolg. In diesen Fällen werden die psoriatischen Stellen am Rumpf (nach Entfernung der Schuppen mittels Salicylvaseline, Seifenbäder) täglich einmal in steigender Konzentration mit Chrysarobin, oder noch besser mit dem weniger reizenden Cignolin behandelt (zuerst 0,1, später 1,0—3,0% als Lösung oder als Salbe aufgetragen). Stellt sich stärkere Rötung und reaktive Entzündung ein, so ist die Behandlung zu unterbrechen. Wegen der Verfärbung der Haare (Achtung auch auf die Wäsche!) darf das Chrysarobin (Cignolin) auf den Kopf nicht angewendet werden. Statt dessen nimmt man hier neben Salicylvaseline eine 10%ige weiße Präcipitatsalbe, der man 5% Acid. salicyl. oder Teer (Liqu. carb. deterg. bis zu 10%) zusetzen kann.

Erforderlich ist auch eine Nachbehandlung mit Schmier-, Schwefelteerseifenbädern. Als Kopfwasser: Teerspiritus (Pix. liquid. 5—10, Ol. Ricini 1,0, Spirit. rectif. ad 100,0). Bei besonders refraktärem Verhalten sind Röntgenbestrahlungen (z. B. 3mal $^1/_4$—$^1/_3$ HED. in etwa 8wöchigen Intervallen) angezeigt.

Erkrankungen der Haut auf allergischer Grundlage.

Krankhafte Erscheinungen auf allergischer Grundlage trifft man im Kindesalter noch häufiger als bei Erwachsenen im Bereiche des Hautorgans an. Ihre genauere Genese ist noch in Dunkel gehüllt. Nur soviel dürfte feststehen, daß für ihr Zustandekommen Sensibilisierungsvorgänge mannigfachster Art eine entscheidende Rolle spielen müssen (vgl. auch den Abschnitt über Diathesen, S. 151).

Die allergischen Hautkrankheiten können in zwei große Gruppen eingeteilt werden: 1. *Eczema verum* und seine Mischformen (Neurodermitis, Eczema seborrhoicorum), alle mit vornehmlich epidermidaler Lokalisation. 2. Die *urtikariellen Erkrankungen* mit den Untergruppen a) gemeine *Urticaria,* b) flüchtiges umschriebenes Ödem (QUINCKE), c) *Strofulus,* d) *Prurigo.* Hier geht die Störung von der Cutis aus und dürfte wohl in erster Linie auf einer erhöhten Durchlässigkeit der Gefäßwände beruhen. Eine scharfe Trennung zwischen den urtikariellen und rein ekzematösen Reaktionen ist im Kindesalter noch weniger möglich als bei Erwachsenen, denn bei den kindlichen Ekzemen vermißt man nur selten die Beimischung urtikarieller Komponenten.

Eczema verum. Das kindliche Ekzem ist klinisch gekennzeichnet durch akute, subakute, chronische, oft schubweise rezidivierende, peripher fortschreitende, meist unregelmäßig begrenzte, juckende Flächen, die sich aus entzündlichen, geröteten, papulo-vesiculösen Elementarefflorescenzen zusammensetzen. Zu Beginn herrschen kleinste, meist dicht gruppierte und leicht nässende Poren (Status punctosus), später Papeln (Stadium papulosum), Bläschen (Stadium vesiculosum) vor. Abstoßung der Blasendecken kann zu stärkerem Nässen (Stadium madidans), mit Borken- (Stadium crustosum), schließlich mit Schuppenbildung (Stadium squamosum) führen.

Das **unkomplizierte Ekzem** beginnt wohl kaum vor dem 3. Lebensmonat, meist aber dann innerhalb des 1. Lebensjahres und zwar in der Regel an den Wangen, präaurikulär (Wangenschorf, „Milchschorf", Crusta lactea). Der Juckreiz ist oft so quälend, daß sich die geplagten Kinder nach Möglichkeit fast ununterbrochen kratzen, scheuern und auch in ihrem Schlaf erheblich gestört sind. Kratzeffekte, Nässen, reaktive Entzündung, starke Borken- und Krustenbildung, eventuell sekundäre pyogene Infektionen sind die Folgen. Nach den Wangen können noch die Stirngegend, dann auch die Extremitäten — an den oberen Extremitäten mit der Prädilektionsstelle an der Dorsalseite der Handgelenke — aber auch andere Körpergegenden der Sitz zerstreuter kleinerer oder mehr konfluierender Ekzemherde sein. Nicht gar selten kann praktisch die gesamte Hautoberfläche befallen sein.

In der Mehrzahl der Fälle ist das Ekzem mit seborrhoid-desquamativen Eruptionen, so zumindest mit einer starken Schuppenhaube vergesellschaftet. Das mit Borkenmassen bedeckte Gesicht in Verbindung mit dem zusammenhängenden Kopfgneis gibt dem Säuglingsekzem ein klinisch besonders auffälliges Gepräge.

Diagnostische Schwierigkeiten kann zu Beginn der Erkrankung ein in seinem Charakter rein seborrhoider Wangenschorf bereiten, dem man bei jungen Säuglingen gar nicht selten begegnet. Die aus der Morphe geschlossene Annahme einer harmlosen seborrhoiden Eruption wird nun oft durch Verlauf und durch die Erfolglosigkeit der gewöhnlichen therapeutischen Maßnahmen lügen gestraft: Der Milchschorf verschwindet nicht, es schießen vielmehr im Bereiche der erkrankten Hautfläche, meist in ihren Randpartien typische Ekzemefflorescenzen auf. Man spricht von einer sekundären *Ekzematisation*. In anderen Fällen werden aber solche für das echte Ekzem pathognomonischen Begleitveränderungen während der ganzen Dauer der Erkrankung, oder zumindest längere Zeit — eventuell durch Intervalle mit Ekzematisation unterbrochen — vermißt. Dies gilt nicht nur für den Milchschorf, sondern ebenso für gewisse seborrhoiddesquamative Manifestationen älterer Kinder. Das klinische Bild läßt zunächst keine Besonderheiten erkennen. Auch hier herrschen neben Milchschorf intertriginöse Veränderungen, Kopfgneis und kleinere oder größere, oft miteinander konfluierende seborrhoide Eruptionen am Rumpf, vorzugsweise in der Nacken-Schulter-, Brustgegend, vor. Dafür, daß es sich hier um „pervertierte", in Gestalt seborrhoider Reaktionen erscheinende Ekzemreaktionen handeln muß, liefern die Schwierigkeiten ihrer therapeutischen Bekämpfung und der Nachweis der gleichen begleitenden allergischen Grundlage, die auch dem echten Ekzem eigen ist, die besten, wenn auch nur Indizienbeweise: Wir sprechen von einem *Eczema seborrhoicorum*, das besonders bei älteren, aber auch bei jungen Kindern mit seborrhoiden Hauterscheinungen differentialdiagnostisch stets in Erwägung gezogen werden muß.

Mehr hyperplastische, hyperkeratotische und lichenoide als seborrhoide, sowie gleichzeitig auch mit pruriginös-neurogenen Komponenten (unstillbarer Juckreiz) vermengte Eruptionen zeichnen eine weitere Mischform des kindlichen Ekzems, die sog. *Neurodermitis* aus. Nur in den seltensten Fällen tritt sie als primäre Erkrankung auf; in der Regel stellt sie nur den Ausgang, das chronische Bild des echten Ekzems dar. Dementsprechend trifft man sie nur ausnahmsweise bei jungen Säuglingen, sondern häufiger erst um die Jahreswende herum. Das Ekzem der älteren Kinder trägt fast ausnahmslos neurodermitische Züge. Die Einzelefflorescenzen sind hirsekorngroße, polygonale, follikuläre, lichenoide, oft zerkratzte Knötchen, die von vornherein in Gruppen auftreten und später in unscharf begrenzte, plattenartige, verdickte, oft rissige, mehr trockene oder nur selten zum Nässen neigende Felder konfluieren. Bei der sog. *Neurodermitis disseminata* bleiben die Herde kleiner, sie sind unregelmäßig über den ganzen Körper verteilt und stets auch im Gesicht, bei älteren Kindern charakteristischerweise in der Umgebung des Mundes nachweisbar. Bei der lokalisierten Form (*Neurodermitis circumscripta*, auch *Lichen chronicus Vidal* genannt) sind vornehmlich gewisse Prädilektionsstellen befallen: Gelenkbeugen, Nacken, Schultern, Hals, Innenseiten der Oberschenkel. Bei längerem Bestand der Einzelplaques kommt es in ihrem Bereich zu starker Infiltration und grober Felderung der Cutis (Pachydermie, z. B. in den Kniebeugen, an den Handrücken, im Nacken usw.). Der Juckreiz steht meist ununterbrochen im Vordergrund des klinischen Bildes. Schuppenbildung und Rötung bleiben gering.

Zwischen Ekzem und allgemeiner Körperbeschaffenheit bestehen, wenn auch nicht obligate, so doch häufig wiederkehrende Wechselbeziehungen in der Art, daß bei jungen wohlgenährten, zuweilen auch überernährten Säuglingen mehr das nässende, krustöse Gesichts- und Kopfekzem, bei mageren, welken Säuglingen, und ebenso ganz allgemein bei älteren Kindern mehr die trockene disseminierte Form bzw. die Neurodermitis vorzuliegen pflegen. Plötzlicher steiler Gewichtsanstieg geht meist mit einer deutlichen Verschlimmerung, Gewichtsabnahme, insonderheit rapider Gewichtssturz mit einer vorübergehenden Besserung des Ekzems einher. Auch bei fieberhaften Infekten, sehr deutlich z. B. bei Masern, aber auch etwa bei einer beginnenden Pneumonie usw. kann das Ekzem von einem Tag auf den anderen verschwinden („es schlägt nach innen" — sagt das Volk). Dies erfolgt nicht selten unter bedrohlichen Allgemeinerscheinungen (Kollaps, Hyperpyrexie, Krämpfe, Cyanose usw.) und somit auch unter Erschwerung der Prognose. Bilden sich die sekundären Infektionen zurück, so tritt dann das Ekzem erneut in Erscheinung. In anderen

Fällen kann es zu einem plötzlichen Tode kommen. Man spricht von einem *Ekzemtod:* Ein Vorkommnis, an dem außer Begleitinfektionen auch noch — oft sogar überwiegend — die besondere Labilität des vegetativen Systems und häufiger als vermutet auch eine bisher latent gebliebene Tetanie ursächlich beteiligt sein dürften. Die Saisonbedingtheit des Ekzemtodes mit einem starken Frühlingsgipfel ist ein wichtiger Beleg dafür, daß diese Zusammenhänge auch tatsächlich zutreffen müssen.

Eitrige Superinfektionen gehören, besonders bei der nässenden Form des Ekzems zu den häufigen Komplikationen. Sie äußern sich entweder in einer flächenhaften impetiginösen Entzündung *(Eczema impetiginosum)* oder im Aufschießen von zahlreichen oberflächlichen Bläschen *(Vesiculosis)* und Knötchen, die sich bald in Pusteln *(Pustulosis)*, selten in solche von vaccineähnlichem Charakter *(Pustulosis vacciniformis)* umwandeln. All diese Pyodermien gehen mit regionären, oft ausgedehnten Drüsenschwellungen einher, zu denen sich gelegentlich Fieber, Drüseneiterung und allgemeine septische Symptome hinzugesellen können. Unter *Eczema vaccinatum* versteht man die Übertragung der Vaccine, sei es von der Impfpustel des Kindes selbst, sei es durch Übertragung von anderen Personen mittelbar und unmittelbar (s. auch S. 233).

Am Zustandekommen des Ekzems sind vornehmlich zwei genetische Faktoren maßgebend beteiligt: a) Sensibilisierungsvorgänge, b) eine besondere Reaktionslage der Haut. Auf eine kurze Formel gebracht würde demnach das Ekzem eine primär auf allergischer Grundlage entstandene Erkrankung einer „konstitutionell" veränderten Haut darstellen.

Für die allergische Komponente besitzen wir exakte Beweise. Indirekt zeugen schon das bunte Durcheinander von verschiedenen, schon seit langem in ihrer Genese als allergisch anerkannten Krankheiten (Asthma, Heuschnupfen, Urticaria) mit Ekzem bei verschiedenen Mitgliedern einer Familie, und noch mehr die häufige Syntropie von Ekzem mit Asthma oder Heuschnupfen auch beim gleichen Individuum — besonders auffällig ist die oft wiederkehrende Koinzidenz von Neurodermitis mit Asthma — für gewisse verwandtschaftliche Zusammenhänge bei diesen klinisch scheinbar differenten Krankheiten. Die sie fast regelmäßig begleitende Eosinophilie (auch beim Ekzem) ist in gleichem Sinne zu verwerten. Ausschlaggebend kann jedoch nur das Ergebnis der direkten Prüfung auf eine stattgefundene Sensibilisierung erachtet werden. Tatsächlich fallen die in dieser Richtung angestellten Proben bei bestehendem Ekzem im Gegensatz zum negativen Verhalten gesunder Kinder überaus häufig positiv aus. In etwa $^2/_3$ der Fälle von echtem Säuglingsekzem läßt sich allein schon mit nativem Eiklar eine cutane Überempfindlichkeit nachweisen, die sich in raschem Aufschießen (10—20 Minuten nach Aufbringen des Eiklars auf die mittels eines Pirquetbohrers gesetzten Bohrstellen) einer mehr oder minder ausgedehnten, mit Pseudopodienähnlichen Fortsätzen und mit einem roten, diffus begrenzten Hof versehenen Quaddeleruption kundgibt. Neben dem Eiklar kommen als Antigene, allerdings in einem weitaus geringeren Prozentsatz der Fälle — gelegentlich sogar nur bei intracutaner Prüfung (Vorsicht, Shockgefahr!) —, noch Milch, Mehle, seltener auch Gemüse-, Obstarten in Betracht. Bei Säuglingen beschränkt sich also die Sensibilisierung auf Nahrungsmittel, sie kann also nur von innen aus erfolgt sein *(Trophallergie)*. Bei älteren Kindern mit disseminiertem Ekzem und Neurodermitis mischen sich auch schon exogene Allergene (Wolle, Gänsefedern, Seegras, sog. Stauballergene) hinzu, die dann allmählich, in Anpassung an die Verhältnisse beim Ekzem der Erwachsenen, die Führung übernehmen. Daß diesen Cutanproben nicht nur ein besonderer Überempfindlichkeitszustand der Haut, sondern auch spezifische humorale Veränderungen zugrunde liegen, geht eindeutig aus dem positiven Ausfall der sog. Prausnitz-Küstnerschen Reaktion (PKR.) [1] und aus dem Nachweis von komplementbindenden Antikörpern im Serum der Ekzemkinder hervor.

Die das Ekzem begleitende Allergie ist sehr oft nicht mono-, sondern polyvalent: Sie richtet sich also gegen mehrere Antigene. Dieser Umstand ist besonders dann zu berücksichtigen, wenn man die kausalen Beziehungen zwischen Allergie und Ekzemreaktion einer Analyse unterziehen will. Entfernt man bei bestehender polyvalenter Allergie nur ein einziges Antigen (etwa das Eiklar) aus der Nahrung oder aus der Umgebung des Kindes so kann eine Besserung ausbleiben, vorausgesetzt, daß andere Antigene ihre allergisierende Wirkung immer noch entfalten. Es ist aber schon vielfach über Fälle berichtet worden, die durch eine strikte Eliminationsdiät (bei Brustkindern durch Regelung der Ernährung bei der Mutter bzw. Amme) geheilt werden konnten, und bei denen durch Zufuhr des betreffenden Antigens das Ekzem erneut zum Aufflammen gebracht werden konnte. Mit

---

[1] Unter PKR. versteht man die passive Übertragung der Überempfindlichkeit auf die Haut gesunder Versuchspersonen. Zu diesem Zwecke wird zunächst 0,1 ccm Patientenserum intracutan einer gesunden Versuchsperson injiziert. 12—24 Stunden später erfolgt dann die Auslösung der Reaktion in der Regel mittels intracutaner Injektion des betreffenden Antigens in die vorpräparierte Hautstelle.

diesen Beobachtungen ist die genetische Rolle der „Allergie" beim Ekzem in ihren Grundzügen erhärtet, jedoch noch nicht in ihrem Mechanismus aufgeklärt.

Um unmittelbare kausale Beziehungen zwischen Ekzem und Sensibilisierungsvorgängen kann es sich bei der Entstehung der ekzematösen Eruptionen nicht handeln. Man muß vielmehr auch die Reaktionslage der Haut, die „Terrainbeschaffenheit" in den Kreis der genetischen Zusammenhänge einschalten. An klinischen Anhaltspunkten für die Richtigkeit dieser Forderung mangelt es nicht. Schon allein die Verschlimmerung des Ekzems bei Gewichtszunahme, die Besserung bei Gewichtsabnahme oder bei fieberhaften Infektionen sprechen zugunsten dieser Annahme. Auch die Tatsache, daß bei seborrhoider Reaktionslage der Haut, insbesondere bei älteren Kindern — wie bereits erwähnt — das Ekzem ungeachtet der exakt nachweisbaren allergischen Grundlage unter dem Bilde einer scheinbar echten seborrhoiden Dermatitis auftreten kann, deutet in die gleiche Richtung. Ohne die Berücksichtigung der Terrainbeschaffenheit bleiben schließlich auch die gar nicht so seltenen Beobachtungen unverständlich, nach denen das Ekzem einerseits auf die Zufuhr eines Nahrungsallergens trotz der gleichzeitig positiven Cutanproben auf die gleiche Substanz keine Aktivierung oder Verschlimmerung erfährt, andererseits es auch bei strikter Eliminierung sämtlicher möglicher Antigene bestehen bleiben kann. Im ersten Falle befindet sich die Haut gleichsam in einem Refraktärstadium, im zweiten Falle hat sich das Ekzem, ebenso wie es auch beim Asthma beobachtet werden kann, von der primär allergischen Grundlage emanzipiert und eine gewisse, allerdings meist nur vorübergehende Selbständigkeit erhalten. Zusammenfassend besteht indessen die Formel zu recht: *Allergische Grundlage und entsprechende „Terrainbeschaffenheit" bestimmen die Entstehung des Ekzems.* Im Gegensatz zur allergischen Komponente des Ekzems besitzen wir über die Reaktionslage der Haut keine exakten Kenntnisse und können nur mutmaßen, daß es sich dabei um ein spezifisches Problem des Hautstoffwechsels handeln dürfte.

Der Verlauf des kindlichen Ekzems ist ein eminent chronischer. Mit Schwankungen kann es nicht nur Monate, sondern Jahre anhalten. Die stärksten Exacerbationen fallen im allgemeinen in die Frühjahrsmonate. Nach Abschluß des 2. Lebensjahres erfolgt in der Mehrzahl der Fälle spontan eine weitgehende Besserung, oft sogar Heilung, vielleicht infolge verstärkter Abdichtung der Dünndarmschleimhaut, die die Resorption von nicht völlig abgebauten Nahrungsbestandteilen, den „Trophallergenen" erschwert. Nur in einem verhältnismäßig geringen Prozentsatz setzt sich das Leiden auch in das Spiel- und Schulalter fort, hier dann meist in Form der Neurodermitis, gelegentlich mit Asthma kombiniert.

Therapie. Die kausale *Behandlung* des kindlichen Ekzems kann nach dem heutigen Stand unseres Wissens nur in der Bekämpfung der allergischen Grundlage, der Trophallergie bestehen.

Zu diesem Zwecke können theoretisch 2 Wege eingeschlagen werden: a) Desensibilisierung, etwa in der Art des beim Heuschnupfen üblichen Verfahrens; b) Fernhaltung der Allergene. Für die Praxis eignet sich nur dieses Eliminationsprinzip, während die Desensibilisierung nicht nur wegen ihrer Umständlichkeit, sondern auch wegen ihrer überaus unzuverlässigen Wirkung ausscheidet. Angesichts des Überwiegens von Nahrungsmittelallergien bei den das kindliche Ekzem begleitenden Sensibilisierungsvorgängen bedeutet die Erfüllung des Eliminationsprinzips im einzelnen meist nur eine entsprechende Regelung der Diät. Man geht entweder induktiv-analytisch vor, d. h. man stellt im jeweils vorliegenden Falle mit Hilfe der cutanen Überempfindlichkeitsproben und der PKR. die Trophallergene fest, die dann aus der Nahrung entfernt werden müssen, oder aber man gibt sofort eine sog. Eliminationsdiät, d. h. eine Kost aus Nahrungsmitteln, die nur außerordentlich selten, wenn überhaupt als Allergene zu fungieren pflegen. Für die Allgemeinpraxis dürfte die Verwendung einer solchen Eliminationskost das einfachere und bequemere Verfahren darstellen. Säuglinge erhalten als Grundnahrung Sojabohnenmilch, etwa in der Form einer fertigen, calorisch hochwertigen Konserve (im Handel unter der Bezeichnung „Lactopriv" erhältlich) oder Mandelmilch + Sojabohnenmehlbrei mit Olivenöl angemacht, hierzu nach einigen Tagen Fruchtsäfte, Kartoffelbrei, Gemüse. Plötzliche Verschlimmerung des Ekzems mahnt zur Vorsicht betr. des zuletzt zugesetzten Nahrungsmittels. Bei leichten Ekzemfällen genügt oft schon die Einschränkung der Milch und Mehlzufuhr, bei gleichzeitig völliger Eliminierung des Eiklars aus der Diät. An Stelle der Frischmilch kann in solchen Fällen oft mit gutem Erfolg Buttermilch, besonders in Form der pulverisierten Konserve (Edelweißbuttermilch, Eledon) verwendet werden. Das chronische Ekzem, insbesondere die Neurodermitis älterer Kinder reagieren besonders gut auf reine vegetarische Rohkost.

Diese diätetische Behandlung muß einige Wochen lang, mindestens während der Dauer der örtlichen Therapie durchgeführt werden. Wird dann die Umsetzung auf gemischte

Kost, die am zweckmäßigsten in Etappen geschieht, mit einer Aktivierung des Ekzems beantwortet, so kehrt man erneut zu der Eliminationsdiät zurück, die bei ausreichender Calorien-, Eiweiß- und Vitaminzufuhr monatelang ohne Schaden vertragen wird.

Da eine Überempfindlichkeit gegenüber Kuhmilch sich meist auch auf Rinds- oder Kalbsleber erstreckt, kann in einschlägigen Fällen von Eczema seborrhoicorum die Lebertherapie im Gegensatz zu der gewöhnlichen nicht allergischen Dermatitis seborrhoides versagen.

Die *diätetische* Behandlung macht die *örtliche* Therapie nicht entbehrlich, sie unterstützt vielmehr nur die dermatologischen Eingriffe.

Für die äußere Behandlung des Ekzems gibt es keine uniformierte Vorschrift, sondern nur allgemeine Wegweiser, Richtlinien. Die Einzelheiten richten sich nach den Fällen und nach den praktischen Erfahrungen der behandelnden Ärzte. Jede örtliche Therapie beginnt zunächst mit Maßnahmen, die zur Verhinderung des Kratzens, Scheuerns dienen sollen: Hände anbinden (mittels Mullstreifen an den Gittern des Bettes, oder die Ärmel des Jäckchens mit Sicherheitsnadeln am Überzug des Bettes befestigen, evtl. Hemdärmel und Brusthemd aneinanderheften, Nägel abschneiden), Armmanschetten anlegen (aus Pappe, Celluloid, Blech), die von der Mitte der Oberarme bis etwa zu den Handgelenken reichen. Sie werden durch Bändchen gehalten, die vom oberen Ende jeder Manschette ausgehen und mit denen der anderen Seite im Nacken geknüpft werden.

Bei unstillbarem Jucken müssen gelegentlich neben kühlenden Salben, Einreibungen innerlich Narkotica verabreicht werden (Urethan, Adalin, Bromural usw.).

Reines Wasser übt auf die ekzematöse Haut oft einen Reiz aus. Erlaubt, ja empfehlenswert sind, besonders bei den disseminierten Ekzemformen, Kleie-, Eichenrinden-, Kamillenbäder und bei Gesichts- und Kopfekzem Abwaschen mit Öl.

Feuchte, nässende, ebenso auch sekundär eitrig infizierte Ekzemflächen behandelt man vorerst mit feuchten Umschlägen (Borwasser, essigsaure Tonerde, $^{1}/_{2}\%$ Resorcin) einen Tag oder länger bis zum Nachlassen der akuten Entzündung. Bei starkem Nässen ist Pinseln, Betupfen mit 2—10%iger Arg. nitr.-Lösung angezeigt. Bei squamösem und krustösem Ekzem wird man, in Analogie zur Behandlung der Dermatitis seborrhoides, zwecks Entfernung der Borken und Schuppen Öl- oder Salicylsalbeverbände, evtl. Salicylseifenpflaster verwenden. Die freigelegten, nicht stark entzündeten, aber noch etwas nässenden Ekzemflächen werden mit Salben wie Zinkpaste (evtl. mit Tumenol 1—5%, oder Lenigallol 1—3%) oder noch besser mit Naphthansalbe (Naphthalani, Adip. lanae anhydr. aa 50,0, Acid. boric. 10,0, Zinci oxyd. 20,0, bei stärkerem Juckreiz mit Tumenol 5,0) bedeckt. Bei fortgesetzt starkem Jucken kann auch Calmitolsalbe aufgetragen oder mit flüssigem Calmitol gepinselt werden. Gehen die Entzündung und Exsudation bei dieser Behandlung allmählich stets zurück und bleiben nur Infiltrierung mit leichter Schuppen- und Knötchenbildung zurück, so wird man in diesem Stadium den besten therapeutischen Erfolg mit Einpinseln von Steinkohlenteer (Pix lithantracis) erzielen, wobei der Teer in dünner Schicht aufgetragen und darauf Zinktalkpuder in dicker Schicht aufgestreut wird. Die eingetrocknete Teerschicht kann während der nächsten 3—4 Tage täglich erneuert werden. Sie blättert dann allmählich ab und unter ihr tritt dann die gesunde Haut hervor. Bei disseminiertem Ekzem, insonderheit bei der Neurodermitis ist ebenfalls Steinkohlenteer das gegebene Mittel, das eigentlich nur bei nässendem und eitrig infiziertem Ekzem kontraindiziert ist. Bei stark ausgedehnten pruriginösen Infiltraten bewährt sich die alte WILKINSONsche Schwefelsalbe (evtl. mit Teerbädern kombiniert) ebenfalls ausgezeichnet. Besonders hartnäckige neurodermitische Eruptionen können mit Chrysarobin oder Cignolin, sowie mit Röntgenbestrahlung behandelt werden.

Urticaria. Unter den urtikariellen allergischen Erkrankungen ist an erster Stelle die gemeine Urticaria (Nesselausschlag) zu nennen. Sie ist gekennzeichnet durch flüchtige, multiple, unscharf begrenzte, kleinere und größere, erhabene, rötliche oder mehr weißliche stark juckende *Quaddeln.* Die Efflorescenzen erscheinen meist völlig unvermutet aus völliger Gesundheit. Sie treten in mehreren Schüben auf und verteilen sich auf alle Körperteile unter Bevorzugung des Rumpfes und des Gesichtes. Die Dauer der Schübe ist verschieden und kann mehrere Tage betragen. Zuweilen bestehen auch Fieber, Beeinträchtigung des Allgemeinbefindens und Störungen von seiten des Magendarmtraktes. Der Juckreiz kann besonders quälend sein und raubt den Kindern Schlaf und Ruhe.

Nicht nur an der äußeren Haut sondern auch an der Schleimhaut innerer Organe, insbesondere im Rachen, Kehlkopf, in den Bronchien und im Darm können solche urticariellen Veränderungen entstehen, die bei einer Lokalisation im Kehlkopf und in den Bronchien oft zu schweren, akuten, ja lebensbedrohlichen Anfällen von Lufthunger (Kehlkopfstenose, Asthma) führen können.

Das akute umschriebene Hautödem (Quincke) stellt nur eine besondere Form der gemeinen Urticaria dar, das dann recht häufig als ein selbständiges Leiden auftritt. Es ist charakterisiert durch pralle ödematöse rasch vorübergehende Schwellungen. Ihr Lieblingssitz ist das Gesicht (Augenlider, Lippen), meist in unsymmetrischer Ausbreitung. Bei starkem Lidödem kann das Auge nicht aufgemacht werden. Lippenödeme und noch mehr konkurrierende Zungen-, Pharynx- und Kehlkopfödeme können bedenkliche Schluck- und Atembeschwerden verursachen.

Vor dem Schulalter, beim Säugling und Kleinkind tritt die Urticaria weniger in Gestalt von Quaddeln als in solcher von papulösen Efflorescenzen auf:

Strophulus. (Lichen urticatus, Urticaria papulosa). Primär beginnt die Eruption auch hier mit Quaddeln, in deren Mitte aber bald ein kugeliges hartes Knötchen, gleichsam ein aufgesetzter entzündlicher Conus aufschießt. Nach 1—2 Tagen verschwinden die Rötung und urtikarielle Quaddel, die in diesem Stadium oft schon zerkratzten mit kleinen Borken bedeckten Knötchen können aber noch längere Zeit bestehen bleiben. Zuweilen tragen sie auf ihrer Kuppe ein kleines Bläschen (Strophulus vesiculosus) — seltener mit einer zentralen Delle (Strophulus varicellosus) — das dann auch vereitern kann (Strophulus impetiginosus). Im Gegensatz zum echten Varicellenausschlag kommt Strofulus auf der behaarten Kopfhaut und an der Munschleimhaut nicht vor. Bevorzugt sind der Rumpf, hier die Gürtel-, weiterhin die Gesäßgegend sowie die oberen Teile der Gliedmaßen. Die stark juckenden Einzelefflorescenzen stehen oft in gruppierter Anordnung, nicht selten sogar entsprechend dem Verlauf der Nerven, so z. B. der Intercostalnerven. Ebenso wie bei den echten Nesseln erscheinen auch sie in Schüben, so daß neben zerkratzten Knötchen meist immer noch frische Quaddeln nachgewiesen werden können: ein gegenüber der Prurigo differentialdiagnostisch oft entscheidender Befund.

Die **Prurigo**, der letzte Vertreter der im Papillarkörper und Corium lokalisierten allergischen Hauterkrankungen geht meist aus dem Lichen urticatus hervor und tritt wie dieser vornehmlich bei Kindern vor dem Schulalter, außerdem aber auch bei älteren Kindern auf. Die charakteristischen Grundefflorescenzen entsprechen kleinen stecknadel- bis hanfkorngroßen stark juckenden Erhebungen, die blaßrot und weißlich aussehen, oft aber dem Auge gar nicht erkennbar sind, sondern nur durch das Tastgefühl als in der Cutis sitzende derbe Knötchen festgestellt werden können (*Prurigoknötchen*). Im Gegensatz zu den Strophuluseruptionen, die nach dem ersten papulösen Stadium später ebenfalls einen knötchenartigen Charakter zeigen, bedecken die Prurigoknötchen dicht besät ganze Flächen, so die Streckseiten der oberen, seltener auch der unteren Extremitäten und gelegentlich auch das Gesicht.

In manchen Fällen beschränkt sich der Ausschlag auf die dem Licht und den Sonnenstrahlen ausgesetzten Hautpartien (Gesicht, Handrücken und die dem Kleiderausschnitt entsprechenden Bezirke, so die Streckseiten der oberen Extremitäten, der Hals, die Kniegegend usw.) und zeigt eine deutliche Verschlimmerung mit dem Beginn der sonnenreichen Jahreszeit (Spätfrühling, Sommer). Man spricht von einer *Sommerprurigo,* die stets ohne Blasenbildung verläuft und schon aus diesem Grunde von der sehr seltenen, mit Hämatophyrinurie einhergehenden *Hydroa vacciniformis* (aestivalis) leicht abgetrennt werden kann.

Das Krankheitsbild der Prurigo wird — vielleicht noch mehr als die übrigen allergischen Hautkrankheiten — durch das subjektive Symptom des quälenden Juckreizes beherrscht. Die Folgen sind Kratzstriemen, Erosionen, Blutspuren, Borken, infiltrative Verdickungen und bei längerem Bestand strich- und fleckförmige Pigmentierung. Auch die regionären Lymphdrüsen können stark anschwellen. Diese sog. Prurigobubonen sind besonders in der Leistenbeuge deutlich tast- und sichtbar, jedoch in der Regel indolent und neigen nicht zu eitriger Einschmelzung.

Im Kindesalter ist die Prurigo äußerer und innerer Behandlung meist verhältnismäßig gut zugänglich (Prurigo mitis). Selbst durch die häufigen Rezidive gestaltet sich die Prognose nicht ungünstig. Es gibt aber auch noch eine andere, außerordentlich schwere, praktisch fast unheilbare, überaus qualvolle, den Allgemeinzustand und die Entwicklung stark beeinträchtigende Form der Prurigo: *Prurigo ferox* (HEBRA). Hier folgt Rezidiv auf Rezidiv und allmählich wird außer den üblichen Prädilektionsstellen die gesamte Hautdecke von der Krankheit ergriffen. Im Kindesalter kommt dieser Höhentypus der Prurigo nur ganz ausnahmsweise vor, man begegnet ihm häufiger bei Adoleszenten und Erwachsenen.

All den bisher besprochenen urticariellen Erkrankungen (Urticaria, QUINCKESches Ödem, Strophulus, Prurigo) liegen genetisch allergische Vorgänge, im besonderen die Wirkung von Giften, die beim Zusammentreffen von Antikörper und zugehörigem Antigen (Allergen) im Körper (aber nicht im Reagensglas) entstehen, zugrunde. Mit dieser übergeordneten Bedingung müssen sich indessen noch andere ursächliche, freilich noch nicht näher definierbare Faktoren kombinieren, denn nur diese ergänzende Annahme kann uns die Verschiedenheit der klinischen Bilder, nicht nur innerhalb der urtikariellen Gruppe, sondern auch gegenüber der ebenfalls allergischen ekzematösen Erkrankung verständlich machen. Dies um so mehr, als nach ausgedehnten klinischen Erfahrungen, ebenso wie beim kindlichen Ekzem auch bei den urtikariellen Eruptionen Trophallergene die Führung innehaben, allerdings mit dem Unterschied, daß hier die cutanen Proben, wie überhaupt die experimentelle Prüfung des Überempfindlichkeitszustandes eher zu versagen pflegt als beim Ekzem. Man ist mehr auf den direkten Ernährungsversuch angewiesen, der dann oft mit Eindeutigkeit die Unverträglichkeit eines oder mehrerer Nahrungsmittel beweist (Eier, Milch, Fische, Blumenkohl, Hülsenfrüchte, Erdbeeren, Obstarten usw.). Exogene Allergene (Stauballergene, die Lagerstatt, Schimmelpilze usw.) kommen erst in späteren Jahren und dann hauptsächlich bei der Prurigo in Betracht, die aber wohlgemerkt auch mit endogenen Sensibilisierungsvorgängen einhergehen kann. Bei der Prurigo kehren demnach die gleichen ätiologischen Verhältnisse wieder, die auch der Neurodermitis eine besondere Note verleihen. Überempfindlichkeit gegen Darmparasiten (meist Ascariden) bzw. gegen ihre Toxine als mittelbar exogene Allergene spielt bei der Entstehung der urtikariellen Eruptionen eine weitere nicht zu vernachlässigende Rolle. Die Nesseln bei der Serumkrankheit und die unter dem Bilde des Strophulus auftretenden postvaccinalen Exantheme („Impfpocken") sind gleichsam künstlich, experimentell gesetzte allergische Reaktionen.

Kältereiz, ebenso auch fieberhafte Infektionen begünstigen das Aufschießen urtikarieller Reaktionen.

Die beste *Behandlung* der urtikariellen Erkrankungen ist ihre Prophylaxe, die sinngemäß, ebenso wie beim Ekzem, nur in der Ausschaltung der ursächlichen Antigene bestehen kann. Genaue anamnestische Angaben, fortlaufende Beobachtung, Unterstützung des Arztes von seiten der Angehörigen und — allerdings wie bereits erwähnt, nur in seltenen Fällen — der Ausfall der spezifischen Cutanproben müssen zur Erreichung dieses Zieles herangezogen werden. Versagen diese Wegweiser, so wird man zweckmäßig mit einer ähnlichen Eliminationsdiät versuchen, die wir auch schon für die diätetische Behandlung ekzematöser Zustände empfohlen haben (völlige Eikarenz, laktovegetabile oder ausschließlich vegetabile Diät, evtl. strenge Rohkost). Bei häufigen Rezidiven ist die Kost zunächst völlig einseitig zu gestalten (Sojabohnenmilch, etwa in der Form der Konserve „Lactopiro", oder Mandelmilch + Bananen) und mit den Zusätzen nur allmählich und unter dauernder Kontrolle der Haut zu beginnen. Bei akuter Aussaat wird die Behandlung mit gründlichem Abführen eingeleitet (Ricinusöl), dem sich dann die besondere Regelung der Ernährung anschließt.

Die *örtliche* Therapie vermag bei den urtikariellen Erkrankungen nur wenig zu leisten. Bei der Urticaria und Strophulus können gegen den quälenden Juckreiz Waschungen mit Essigwasser oder 1%igem Thymol- bzw. Mentholspiritus, Auftragen von 10—20%iger Bromokoll- oder einer Kühlsalbe (mit Zusatz von 1%igem Menthol oder von 2%igem Anästhesin), bei Prurigo Betupfen mit Calmitol versucht werden; danach Einpudern. Das QUINCKESche Ödem bedarf bei seiner Flüchtigkeit keiner besonderen örtlichen Behandlung. Von guter lokaler Wirkung bei der Urticaria, dem Strophulus und der Prurigo sind auch Schwefelbäder (30—60 g Kalii sulfurati auf ein Bad) von 15—20 Minuten Dauer, zunächst täglich, später seltener. Bei der Urticaria und dem Strophulus empfehlen sich auch Pinselungen mit Ichthyol, bei der Prurigo Aufstreichen von Teerschwefelsalbe und noch besser von Ungt. Wilkinsoni. Bei der Prurigo sollen gelegentlich auch Schwitzpackungen von guter Wirkung sein. (Die Kinder werden in nasse Tücher gepackt, die mit Salicylsäurewasser — 20 g Acid. salicyl. auf 1 l Wasser — getränkt sind; darüber ein dickes Wolltuch).

Die örtlichen Maßnahmen können durch symptomatisch wirkende innere Mittel unterstützt werden. Gegen den Juckreiz: Antipyrin oder ein Brompräparat, bei Nesseln (so auch bei der Serumkrankheit) subcutan 0,5 ccm 1%ige Suprareninlösung. Zur „Abdichtung" der Gefäße, d. h. gegen die eigentliche urtikarielle Komponente: Kalksalze (z. B. Calcium lact. oder Calcium Sandoz 5—10 g pro die, oder Calcium gluconat „Sandoz" subcutan 1 Ampulle), Erfolg aber unsicher.

Toxische Dermatitis.

Gewisse Arzneien, Pflanzen, kosmetische oder Kleidungsgegenstände, ebenso auch manche Bakteriengifte und Stoffwechselprodukte können *primär toxisch*, ohne die obligate Grundlage einer „*allergischen Diathese*", polymorphe, meist erythematöse Hautausschläge erzeugen. Freilich ihre genetische Abtrennung von den eigentlichen allergischen Erkrankungen (Ekzem, Urticaria usw.) ist nicht in jedem Fall ohne weiteres zulässig, denn Sensibilisierungsvorgänge — wenn auch vielleicht nicht im Sinne einer spezifischen Antigen-Antikörperreaktion — können auch bei der Entstehung einer toxischen Dermatitis mitwirken. Man kann sogar mit gutem Recht annehmen, daß wirklich primär toxisch wirkende Gifte gegenüber solchen, die erst durch Sensibilisierung der Körper — sekundär — toxisch geworden sind, zu den seltenen ätiologischen Faktoren einer toxischen Dermatitis gehören. Nichtsdestoweniger wäre es verfehlt, die Grenzen zwischen den beiden Gruppen vollkommen verwischen zu lassen. Allein schon die Erscheinungsform, der morphologische Charakter der toxischen Dermatitis unterscheidet sie von den ekzematösen und urtikariellen Erkrankungen. Im klinischen Bilde herrscht die Entzündung vor. Das Exanthem ist oft scarlatiniform, d. h. kleinfleckig, leicht papulös und meist perifollikulär angeordnet, in anderen Fällen wiederum mehr masernähnlich, grobfleckig. Es werden auch flüchtige oder länger dauernde münzen- bis plattenartig gestaltete erythematöse Infiltrate, gelegentlich Blasen-, Schuppenbildung, Excoriationen beobachtet. Durch flächenhaftes Konfluieren der Einzelherde können schließlich auch erythrodermieähnliche Bilder entstehen, im Kindesalter seltener als bei Erwachsenen.

Unter den ätiologischen Faktoren der toxischen Dermatitis sind in erster Linie verschiedene Arzneimittel (Luminal, Nirvanol, Antipyrin, Pyramidon, Salvarsan, Quecksilberpräparate usw.) Pflanzen („Wiesendermatitis": in Gestalt von blasigen, entzündeten, oft sogar leicht hämorrhagischen, später pigmentierten Striemen an den Beinen oder auch an großen Hautbezirken, die z. B. beim Liegen dem Kontakt mit den toxisch wirkenden Pflanzen ausgesetzt waren), weiterhin Seifen, Kleidungsgegenstände (z. B. wollenes Hemd) zu nennen. In erweitertem Sinne in die gleiche Gruppe gehören auch die akuten Exanthemkrankheiten (Scarlatina, Morbilli usw. Vgl. den entsprechenden Abschnitt S. 263 u. 201), gewisse septische Exantheme, sowie die Erytheme im Verlaufe einer aktiven Tuberkulose (ausgelöst oft durch eine Tuberkulinprobe) und nach der Vaccination. Für die klinische Unterscheidung der bakteriell infektiösen und der durch wohl definierte äußere Toxine bedingten entzündlichen Erytheme bieten in der Regel der fieberhafte Verlauf, die pathognomonische Morphe und die begleitenden charakteristischen Nebenerscheinungen bei der ersten Gruppe und die entsprechenden anamnestischen Angaben betreffend die „rein toxischen" Dermatitiden meist genügend sichere Handhaben. Hierbei muß jedoch ausdrücklich betont werden, daß gerade Arzneimittelexantheme auch oft mit Fieber einhergehen können.

Eine erfolgreiche *Behandlung* der toxischen Dermatitis sensu strictiori kann nur in der Eliminierung des ursächlichen Faktors bestehen; sie setzt also eine richtige Diagnose voraus. Cessante causa cessat effectus. Bei den infektiös-bakteriellen Erythemen ist jedoch diese Aufgabe nicht ohne weiteres zu erfüllen. Hier wird man therapeutisch gegen die primäre Erkrankung (z. B. bei Scharlach) nach den für diese gültigen Regeln vorgehen.

Innerhalb der großen Gruppe der toxischen Dermatitis durch eine besondere klinische Morphe zeichnet sich das

Erythema exsudativum multiforme

aus, das nach der allgemein herrschenden Ansicht eine besondere Manifestation des Rheumatismus darstellt[1]. Bei meist nur wenig gestörtem Allgemeinbefinden

---

[1] Das im Prinzip vielleicht ebenfalls hierher gehörige *Erythema nodosum* weist so enge Beziehungen zur tuberkulösen Allergie auf, daß es zweckmäßiger Weise gemeinsam mit der Klinik der Tuberkulose besprochen werden soll (s. S. 324).

treten, oft gleichzeitig mit Gelenk- und Muskelschmerzen, sowie unter leichtem Fieberanstieg zuerst am Hand- und Fußrücken, dann am Unterarm und Unterschenkel linsen- bis pfennigstückgroße erhabene, zuerst meist zinnoberrot gefärbte Flecke auf, die an Größe allmählich zunehmen. Nicht selten besteht starkes Jucken und Brennen. Nach dem ersten Schub treten bisweilen auch an anderen Körperstellen, so besonders im Gesicht und an der Mundschleimhaut (bis in den Kehlkopf hinein) seltener am Rumpf Efflorescenzen auf. Regelmäßig und in besonders dichter Anordnung trifft man sie aber nur an den distalen Teilen der Extremitäten und zwar an der Streckseite an. Im Verlauf von 24 bis 36 Stunden gewinnen die Flecke durch konzentrische Ausbreitung eine kreisrunde Form, die jetzt mehr bläulich verfärbten zentralen Teile erscheinen ein wenig eingesunken, während die Peripherie gleichsam in Gestalt einer Kokarde wallartig erhaben ist und ihre ursprüngliche hellrote Farbe auch weiterhin beibehält. Durch vermehrte seröse Exsudation in die Epidermis kann es zu Bläschen- und Blasenbildung kommen. Die Efflorescenzen können auch hämorrhagisch werden. Der Ablauf ist stets gutartig, allerdings oft durch Nachschübe und Rezidive unterbrochen. Die Eruptionen blassen nach einigen Tagen ab und verschwinden spurlos von der Haut.

Für die *Behandlung* werden *örtlich* Abwaschungen (Mentholspiritus + 10% Glycerin) und Kühlsalben, *innerlich* wie bei jeder rheumatischen Erkrankung Salicylpräparate in hohen Dosen empfohlen.

Parasitäre Hautkrankheiten.

Pyogene Infektionen.

Viel stärker als bei Erwachsenen neigt die Haut im Kindesalter zu pyogenen Infektionen. Man geht mit der Annahme wohl kaum fehl, wenn man das häufige Haften der Staphylo- und Streptokokken auf der vulnerablen kindlichen Haut letzten Endes mit anatomischen, physiologischen und chemischen Eigentümlichkeiten der kindlichen Haut, mit ihrer „konstitutionellen" Beschaffenheit in Beziehung bringt. Ebenso dürften auch die *qualitativ*-morphologischen Besonderheiten in der klinischen Erscheinungsform der kindlichen Pyodermien mit den gleichen genetischen Faktoren in engem kausalen Zusammenhang stehen.

Der besondere Saft-, Lymphreichtum und das weniger dichte Gefüge innerhalb der einzelnen Schichten in der Epidermis bei Neugeborenen liefern die anatomische Grundlage für den *Pemphigus neonatorum* (s. unter Krankheiten der Neugeborenen, S. 48). Dieser Schälblasenausschlag — von den Dermatologen zum Unterschied von der echten Pemphigusgruppe auch Pemphigoid genannt — kommt im späteren Alter, mit der fortschreitenden anatomischen Reifung der Haut nur sehr selten vor. Seine Stelle nimmt die *Impetigo contagiosa* ein. Beim Pemphigus bleiben die haselnuß- bis walnußgroßen, kreisrunden oder ovalen Bläschen (auf kaum entzündeter Basis) längere Zeit prall gefüllt oder mehr schlaff, aber intakt, mit allmählich trüb, eitrig werdendem Inhalt bestehen. Nach ihrem Platzen hat man den feuchten oder bereits etwas eingetrockneten, geröteten, mit den zarten, weißlichen Fetzen der aufgerollten Blasendecke umrandeten oder teilweise bedeckten Papillarkörper vor sich. Demgegenüber reißen die von einem schmalen Entzündungshof umgebenen Eiterbläschen der impetiginösen Grundefflorescenz sehr bald nach ihrem Auftreten ein und erscheinen dann mit einer bernstein- oder honiggelben, durch Blutaustritt bräunlich oder schwärzlich verfärbten Borke bedeckt: Entfernt man die Borken, so erscheint auch hier die gerötete, glatte Fläche der Epidermis, die aber im Gegensatz zu Pemphigoid erneut rasch zu Borken eintrocknendes Serum absondert.

Der Hauptsitz der Impetigo ist das Gesicht. Die kleineren oder größeren unregelmäßig und nicht wie beim Pemphigoid kreisrund oder oval begrenzten

Efflorescenzen stehen meist dicht benachbart, konfluieren aber recht häufig miteinander und bedecken dann große Flächen, so kranzförmig um den Mund und die Nase herum. Am behaarten Kopf bilden sie oft einen mit den Haaren fest verbackenen Krustenpanzer. Durch Aufkratzen der primären Eruptionen und nachfolgende Verschleppung der Eitererreger können Impetigopusteln disseminiert am ganzen Körper, so an der Hand, an den Beinen, am Rumpf und zwar in der Regel zuerst an den unbedeckten Körperteilen auftreten. Die Abheilung erfolgt ohne Narben, nicht selten aber unter Pigmentierung, die die vorausgegangene Pyodermie noch längere Zeit, oft Monate lang erkennen läßt.

Die Impetigo als pyogene Infektion beschränkt sich im allgemeinen auf die Haut. Als beinahe einzige innere Komplikation ist die *hämorrhagische Nephritis* zu erwähnen, die oft so schleichend beginnt, daß sie erst durch die Urinuntersuchung, die gerade aus diesem Grunde bei Impetigo nie versäumt werden darf, entdeckt wird. Freilich in anderen Fällen kann sie auch recht stürmisch verlaufen und sofort das ganze Krankheitsbild beherrschen (Ödeme!).

Während das Pemphigoid fast gesetzmäßig durch Staphylokokken erzeugt wird, geht die Impetigo meist auf eine Infektion mit Streptokokken zurück, entsprechend der bekannten Regel nach der die Staphylokokken mehr leukocyto- und die Streptokokken eher serotaktisch sind. Daher auch die synonyme Bezeichnung für die Impetigo: Streptodermia superficialis. Im Kindesalter kommen jedoch von der obigen Regel Ausnahmen vor: Staphylokokkeninfektionen unter dem Bilde der Impetigo.

Die Impetigo ist eine außerordentlich kontagiöse Erkrankung. Hierfür sprechen nicht nur die rasche Ausbreitung einer Primärefflorescenz am ganzen Körper, sondern ihr oft eruptives, „epidemieartiges" Auftreten in Schulen, Kinderheimen und innerhalb der Familie.

Gegenüber der stark verbreiteten Impetigo contagiosa ist ihre tiefe, cutane Form, das *Ekthyma* eine verhältnismäßig seltene pyogene Manifestation. Man begegnet ihm vornehmlich bei schwer ernährungsgestörten dystrophischen Säuglingen, bei kachektischen Kindern im Verlaufe einer chronischen Erkrankung (z. B. bei Tuberkulose, chronischer epidemischer Meningitis usw.) und nur ausnahmsweise bei noch gutem Allgemeinbefinden, hier dann oft im Anschluß an eine andere, primär ebenfalls cutan lokalisierte Dermatose (z. B. bei zerkratzter Scabies).

Bei Ekthyma kommt es außer dem primären Bläschen zu einer Infiltration der Cutis mit nachfolgender Nekrose oder zumindest mit Substanzverlust, die oft ziemlich oberflächlich bleibt und von einer schmalen geröteten Zone begrenzt ist. Zuweilen imponiert das meist etwa markstückgroße Geschwür wie mit Locheisen ausgestanzt. Sekundäre Lymphgefäß- und Lymphdrüsenentzündungen sind selten, häufiger werden begleitende regionäre indolente Lymphdrüsenschwellungen beobachtet.

Vermutlich pyogenen Ursprunges und zwar impetiginösen Charakters sind die sog. Faulecken (perlèche): Schlecht heilende Rhagaden mit borkigen Auflagerungen in beiden Mundwinkeln bei älteren Kindern.

Gegenüber dem Pemphigoid, der Impetigo und dem Ekthyma mit ihrer primären Lokalisation in den oberflächlichen Epidermisschichten, geht eine weitere große Gruppe von Pyodermien aus der Ansiedlung und Vermehrung der Eitererreger in den Haarfollikeln, in den Talg- oder in den Schweißdrüsen hervor. Während bei Erwachsenen innerhalb dieser Gruppe die Infektionen der Haarfollikel und der Talgdrüsen vorherrschen, trifft man beim Säugling und Kleinkind, aber auch noch in den späteren Jahren Schweißdrüseneiterungen häufiger an. Die geringere Beteiligung der Talgdrüsen an den pyogenen Hautprozessen erklärt sich aus ihrer endokrin bedingten Afunktion und ihrer damit verbundenen anatomischen Unterentwicklung in diesem Alter. Unter den an die Talgdrüsen bzw. an die Haarfollikel gebundenen Pyodermien wird im Säuglings- und frühen Kindesalter praktisch nur die sog. *Impetigo* BOCKHART — oder *Staphylodermia follicularis superficialis* genannt — beobachtet. Der nekrotisierenden

Form, dem echten *Furunkel*, begegnet man erst im Schulalter, häufiger dann kurz vor der Pubertät.

Die *Impetigo Bockhart*, mit der Prädilektionsstelle am behaarten Kopf, entsteht meist infolge unzureichender Behandlung eines Kopfekzems (z. B. nach Pinselung von noch nassen Ekzemflächen mit Steinkohlenteer). Sie äußert sich in Gestalt von massenhaft vorhandenen tautropfartigen gelben, von einem Haar durchbohrten Bläschen.

Der *Furunkel*, die perifollikuläre nekrotisierende Entzündung mit eitriger Einschmelzung und zentralem, aus nekrotischen Zell- und Gewebsmassen bestehenden Pfropf, deckt sich in seiner Erscheinungsform völlig mit dem gleichnamigen Prozeß bei Erwachsenen.

Der Impetigo Bockhart entspricht bei der pyogenen Infektion der Schweißdrüsen das Aufschießen von intraepidermidalen Eiterbläschen an der Ausmündungsstelle des Schweißdrüsenausführungsganges. Auch die entsprechend lokalisierte Miliaria (Schweißfrieseln) mit ihrer blasigen Morphe ist in diesem Zusammenhang zu erwähnen. Häufiger als die oberflächliche Form ist beim Säugling und Kleinkind die infolge Einwanderung der Eitererreger (Staphylokokken) in die Tiefe entstandene Abscedierung der Talgdrüsen und ihrer nächsten Umgebung. Auf diese Weise entstehen meist *multiple „Pseudofurunkel", Haut-abscesse*. Die ersten Abscesse treten in der Regel an Körperteilen auf, die leicht aufgescheuert und gleichzeitig der Macerationswirkung des reichlich abgesonderten Schweißes in erheblichem Maße ausgesetzt sind: am Hinterhaupt, Rücken, Nacken, in der Nähe der Leistenbeuge. Sie erscheinen zunächst in Gestalt von prallelastischen, cutan bis subcutan gelegenen, erbsen- bis pflaumengroßen Knoten von satt- bis bläulichroter Farbe, die gegenüber der Nachbarschaft ohne größere reaktive Randzone gut abgegrenzt sind. Infolge eitriger Einschmelzung bilden sich diese Infiltrate recht bald, innerhalb von 1—2 Tagen in die eigentlichen Abscesse um. Der Absceßeiter ist dünnflüssig und enthält im Gegensatz zum Furunkel keinen nekrotischen Pfropf. Bei schwer ernährungsgestörten Säuglingen kann die Zahl der Hautabscesse enorm groß sein: der ganze Körper, so außer den erwähnten Prädilektionsstellen auch die Brust, die Gesäßgegend und die Extremitäten sind förmlich übersät mit beginnenden oder schon völlig gereiften und auch bereits in Abheilung befindlichen Infiltraten. In diesem Stadium dauert die Erkrankung — fälschlich oft Furunkulose genannt — in zahlreichen Schüben viele Wochen, ja Monate an.

Für die Genese der multiplen Hautabscesse, ebenso wie für fast alle pyogenen Dermatosen, ist die natürliche Resistenz der Haut der entscheidende und bestimmende Faktor. Dementsprechend kann es uns auch nicht wundernehmen, daß gerade im Säuglingsalter, in welchem bei quantitativ und qualitativ unzureichender Ernährung oder unter dem Einfluß von rezidivierenden und chronischen Erkrankungen dystrophische Zustände sich besonders leicht und oft ausbilden, auch pyogene Hautinfektionen einen häufigen Befund darstellen. Bei Erwachsenen liefert der Status seborrhoicus die häufigste Grundlage für das Haften von Eiterregern in der Haut. Bei der überaus starken Verbreitung seborrhoider Manifestationen bei Säuglingen und Kleinkindern darf diese Bedingung auch für diese Altersklasse eine erhöhte Bedeutung für sich in Anspruch nehmen.

Der durch klinische Beobachtungen sichergestellte Zusammenhang zwischen pyogenen Hautinfektionen und allgemeinem Ernährungszustand muß auch für unsere therapeutischen und prophylaktischen Maßnahmen Berücksichtigung finden. Bei dystrophischen Säuglingen und Kleinkindern und bei Kachexie wird allein schon eine Gewichtszunahme und somit letzten Endes eine reichliche, gemischte Ernährung und die Behebung etwa vorhandener Verdauungsstörungen gute Dienste leisten. Bei rezidivierenden Pyodermien, so z. B. bei multiplen Hautabscessen und später bei echter Furunkulose, mit klinisch nachweisbarer oder auch bei latenter seborrhoider Reaktionslage ist die Zufuhr vom alimentären Hautfaktor (H-Vitamin), etwa in Form einer intensiv durchgeführten Leberkur (je nach dem Alter der Kinder täglich 75—100—250 g Leber) ähnlich wie bei den desquamativ-seborrhoiden Hauterkrankungen dringend anzuraten.

Örtliche Behandlung der Pyodermien.

Beim *Pemphigoid* wird nach Eröffnen der einzelnen Blasen der Blasengrund sorgfältig mit 5%iger Ag. nitr. betupft, mit Dermatol oder Xeroform bestreut und verbunden. Empfohlen wird auch die Pinselung mit Schüttelmixtur, etwa nach folgendem Rezept: Sulfur praecip. 10,0, Zinci oxyd., Calc. carb. āā 20, Mucil. gummi arab. 10, Glycerini, Acid. bor. solut. āā ad 100.

Bei der *Impetigo* werden zunächst mit erweichenden Öl-, am behaarten Kopf mit Salben-umschlägen die Borken entfernt. Nachfolgendes Auflegen von Ungt. praecip. alb. oder von Pasta zinci sulfurata (evtl. mit 1%igem Zinnober als Pasta zinci sulfurata rubra) bewirkt dann rasche Heilung. Die Pasten werden dünn auf Leinwand aufgetragen, die Befestigung der Lappen erfolgt entweder mit Zellstoff und Binden oder mit einem Leukoplast- (Triko-plast-, Elastoplast-) Gitter. Überklebung der Efflorescenzen mit Präcipitatpflaster oder Pinselung mit Ichthyolum purum können ebenfalls versucht werden. Bei starkem Nässen muß der Salben- oder Pastenbehandlung Ätzen mit 5%iger AgNO$_3$-Lösung vorausgeschickt werden.

„*Faule Ecken*" werden ebenfalls mit AgNO$_3$ geätzt oder mit Methylenblau, evtl. mit Jodtinktur, betupft.

Für das *Ekthyma* eignen sich außer den bei der oberflächlichen Impetigo üblichen Verfahren granulationsfördernde Salben wie die schwarze Salbe (Argent. nitr. 0,2, Balsam Peruv. 2,0, Lanolin, Vaselin āā 10,0) oder 2%ige Pellidolsalbe.

Bei der *Impetigo Bockhart* reibt man die Blasendecken mit Benzintupfer ab, danach tägliches Aufpinseln der sog. ARNINGschen Tinktur (Anthrarobin 2,0, Tumenol 8,0, Tinct. benzoes 30,0, Äther 20,0).

Die *multiplen Hautabscesse* müssen einzeln, entweder mit einem spitzen, am besten zweischneidigen Skalpell (nicht schneiden, sondern stechen!) oder noch zweckmäßiger mittels eines spitzen Thermokauters geöffnet werden. Der herausquellende Eiter wird sofort mit einem Sublimattupfer aufgesaugt und entfernt. Beliebt sind noch Permanganat- oder Sublimatbäder, die die Verbreitung der Pyodermie verhindern sollen. In der Entwicklung befindliche Abscesse werden mit Jodtinktur oder mit Ichthyolum purum bestrichen.

Zur Vermeidung einer Autoinfektion sind bei den pyogenen Dermatosen ganz allgemein die Nägel kurz zu schneiden und rein zu halten (bei Säuglingen Armmanschetten!).

Mykosen.

Die Fadenpilzerkrankungen der Haut treten meist in lokalisierten Herden auf und sind in der Regel auf die Hornschicht und ihre Anhangsgebilde (Haare, Nägel) beschränkt. Nur ausnahmsweise wird die Cutis oder durch Eindringen der Pilze und ihrer Stoffwechsel-produkte in die Blutbahn der Gesamtorganismus bzw. entfernt gelegene Hautbezirke in Mitleidenschaft gezogen.

Der mikroskopische Nachweis der Pilzelemente geschieht am leichtesten in Hautschuppen Haaren, Nägeln, in ungefärbten, auf Objektträger aufgebrachten Zupfpräparaten, denen zur Aufhellung bzw. zur Auflösung der Hornhautsubstanz 10—20%ige Kalilauge zugesetzt wird. Nach Erwärmen über der Flamme bis zu leichter Dampfbildung erfolgt die mikro-skopische Untersuchung mit starkem Trockensystem und enger Blende, ohne Kondensator.

Die *Mikrosporie* (Erreger: Microsporon Audouini) wird nur bei Kindern im Spiel- und Schulalter beobachtet, mit der Pubertät verschwindet sie und kommt bei Erwachsenen nie vor. Klinisch äußert sie sich in kreisrunden, oder ovalen, wechselnd großen tonsur-ähnlichen Flecken auf der behaarten Kopfhaut. Die Haare sind kurz oberhalb der Follikel-mündung abgebrochen und präsentieren sich als kurze, wie mit grauweißem Puder bestreute Stümpfe, die sich schmerzlos ausziehen lassen. Die Haut zwischen den einzelnen Haaren weist eine feine Schuppung auf. Zeichen einer reaktiven Entzündung fehlen. Das Wesen der Erkrankung besteht in der Pilzinfektion der Haare, die in ihrem Innern vom Mycel durchwuchert werden. Einzelne Fäden gelangen nach außen und bilden hier auf den Haaren reichlich Sporen. Überdies treten sie in Gestalt eines dichten Maschenwerkes mit den Nachbarmycelen in Verbindung. Bei der mikroskopischen Untersuchung der Haare, die ihr grauweißes und staubiges Aussehen dem dicken Sporen- und Mycelbelag verdanken, gewinnt man den Eindruck „eines mit einer klebenden Masse bestrichenen und in feinen Sand gerollten Glasstabes".

Durch Eindringen der Pilze in tiefere Schichten können auch auf der unbehaarten Haut (am Nacken, Rücken, oder sonst am Körper) Tochterherde mit leicht erhabenen, rosaroten girlandenartigen Figuren auftreten. Bei der Verschleppung auf dem Blutwege bildet sich in seltenen Fällen ein lichenoider Ausschlag, besonders am Rumpf, aus: Mikro-sporie.

Die Behandlung beginnt mit der Entfernung der kranken Haare (Pinzetten-, oder noch besser Röntgenepilation), danach Bepinselung mit Jodtinktur täglich (4—5 Tage lang) oder Auflegen von Chrysarobin.

Die *Trichophytie,* hervorgerufen durch Trichophytonpilze (mit zahlreichen Varietäten einer großen Gruppe) befällt häufiger als die Mikrosporie auch unbehaarte Hautstellen. Auch in ihrer Tendenz zur Ausbreitung in die Tiefe, in die Cutis und Subcutis unterscheidet sie sich — neben anderen klinischen Merkmalen — von der Mikrosporie. Trichophytieinfektionen der Haut bewirken eine temporäre spezifische Umstimmung des Körpers, eine Allergie, die in ihrem Mechanismus völlig der bei Tuberkulose entspricht und in prinzipieller Übereinstimmung mit den Tuberkulinreaktionen mit Hilfe von Pilzextrakten (Trichophytin) — durch percutane oder intracutane Proben — nachgewiesen werden kann.

Die oberflächliche epidermidale Form ist charakterisiert durch unregelmäßig gestaltete, ziemlich scharf begrenzte Flecke, die mit weißlichen Schuppen bedeckt sind und reichlich Pilze enthalten. Auf der behaarten Kopfhaut der Kinder treten die Herde in Gestalt haarloser, mit feinen Schuppen bedeckter runder oder ovaler Scheiben in Erscheinung, die meist kleiner sind als bei Mikrosporie und in weiterem Gegensatz zu dieser zwischen den Stümpfen erkrankter Haare auch völlig gesunde Haarbüschel aufweisen. Bei einer stärkeren Mitbeteiligung der Cutis heben sich die stärker geröteten Krankheitsherde leicht aus der gesunden Umgebung hervor und zeigen an ihrem Rande einen Bläschensaum, während die Mitte zunächst auch weiter noch einen feinen Schuppenbelag trägt. Im weiteren Verlaufe zeigt die Mitte Neigung zur Abheilung, während der girlandenförmige Rand sich stärker in die gesunde Umgebung vorschiebt. Nicht selten kann aber die Erkrankung auch in der bereits abgeheilten Mitte erneut rezidivieren, wodurch dann — oft sogar mehrere — ineinandergeschichtete, konzentrische, ringförmige Efflorescenzen entstehen. Auf dem behaarten Kopf wird diese Form der Trichophytie *Herpes tonsurans,* auf der „freien" Haut *Herpes circinatus* genannt. Gelangen die Pilze in das perifolikuläre Gewebe, so erzeugen sie hier eine starke Reaktion mit reichlicher Eiterbildung, mit Hyperämie, Ödem und Granulationsbildung. Bei Kindern wird dieser schwerste Grad *(Kerion Celsi)* der lokalisierten Trichophytie vorzugsweise auf dem behaarten Kopf im Anschluß an den Herpes tonsurans beobachtet: plateauartige, runde oder ovale, wiederum ziemlich scharf gegen die Umgebung abgesetzte, mit Borken bedeckte, gerötete Erhebungen mit zahlreichen, den Follikelnmündungen entsprechenden Eiterpunkten, aus denen auf Druck reichlich Eiter hervorquillt. Keine regionären Drüsenschwellungen.

Bei der seltenen *Nageltrichophytie* ist die Nageloberfläche uneben, rissig, etwas verdickt, von weißlichgrauer Farbe.

In Analogie zur Mikrosporie (übrigens auch zur Tuberkulose, vgl. Lichen scrofulosorum) kommt es in seltenen Fällen auch bei der Trichophytie zu einem lichenartigen allgemeinen Ausschlag: Lichen trichophyticus.

Bei der Behandlung der Trichophytie kommt man mit den gleichen Maßnahmen wie bei der Mikrosporie rasch zum Ziel. Die Herde auf unbehaarten Hautstellen werden ohne weitere Vorbehandlung mit verdünnter Jodtinktur bepinselt.

Beim *Favus* (Erbgrind) finden sich auf dem behaarten Kopf teils einzeln, teils in zusammenhängenden Komplexen gelblich gefärbte Scheibchen (Scutula) an den Follikelmündungen um die Haare herum, bestehend aus stark gewucherten Pilzelementen (Achorion Schoenleini). Die gelbliche Farbe verliert sich allmählich, kann aber durch Betupfen mit Alkohol oder Chloroform wieder leicht hervorgerufen werden. Kennzeichnend ist der unangenehme „Mäusegeruch". Im weiteren Verlaufe kommt es zu einer völligen Verödung der Haarpapillen und der Follikelumgebung. Solche kranken, haarlosen, eigentümlich glatten, weißen und glänzenden Bezirke wechseln mit gesunden, behaarten Stellen ab und verleihen der Kopfhaut ein eigentümliches Aussehen.

Behandlung wie bei der Mikrosporie.

Zoonosen.

Unter den *Ektoparasiten,* die durch ihr Vegetieren auf und in der Haut im Kindesalter mehr oder minder charakteristische Dermatosen erzeugen können, sind nur die Kopflaus (Pediculus captis) und die Krätzemilbe (Sarcoptes hominis s. Acarus scabiei) zu nennen.

Als *Pediculosis* wird die Gesamtheit der impetiginösen und ekzemartigen Veränderungen bezeichnet, die — maßgeblich unterstützt durch mangelhafte Haarpflege — letzten Endes durch den Biß des nahrungsuchenden Parasiten bzw. das darauffolgende Kratzen hervorgerufen werden. Im einzelnen äußert sie sich durch blutige Erosionen, Excorationen und durch mehr oder minder ausgedehnte entzündete, oft impetiginöse, borkig belegte Flächen, mit dem Lieblingssitz unterhalb des Zopfansatzes, im Nacken. Oft setzt sich diese fälschlich Läuseekzem (auch Kratzekzem) genannte Dermatose in Form eines schmalen

Streifens zwischen den Schulterblättern nach abwärts fort. Die Haare sind nicht selten büschelförmig aneinander und zum Teil auch mit den krustösen Hautauflagerungen verklebt (Weichselzopf s. Plica polonica). Bei der genauen Untersuchung wird man wohl ausnahmslos entweder die lebenden Parasiten oder zumindest die Gegenwart zahlreicher an den Haaren festhaftender Nisse aufdecken und auch die richtige Diagnose stellen.

Die Behandlung richtet sich in erster Linie gegen die lebenden Parasiten und die Nisse. Mit der Behebung der Infektion heilen die Folgezustände meist spontan in kurzer Zeit aus. Zur Abtötung der Läuse bedient man sich heute wegen der damit verbundenen Feuersgefahr nur noch selten des alten Volksmittels, des Petroleums, dafür stehen jetzt neuere zuverlässig wirkende Mittel wie Kuprex oder Lausofan im Gebrauch. Der lang bekannte Sabadillessig empfiehlt sich ebenfalls weniger, da er bei etwa vorhandenen Erosionen starkes Brennen verursacht. All diese Mittel werden in Form von Waschungen bzw. Kopfverbänden, die mit einer dicht ansitzenden Kappe aus wasserdichtem Stoff fest gemacht werden, verwendet. Danach Reinigung der Haare mit Wasser und Seife oder Seifenspiritus. Starke unentwirrbar verfilzte Haare müssen noch vor der Behandlung abgeschnitten und impetiginöse Stellen ausrasiert werden. Völlige Entfernung der Haare erübrigt sich meist. Die etwa noch vorhandenen Nisse können durch häufiges Waschen mit Essigwasser und sorgfältiges, regelmäßiges Durchkämmen mit einem Staubkamm entfernt werden. Hartnäckige Impetigostellen heilen nach Salicylverbänden und nach Auflegen von weißer Präcipitalsalbe.

Die *Krätze* wird durch die Krätzmilbe verursacht, die in die Haut horizontal zur Oberfläche, dicht unterhalb der Hornschicht verlaufende Gänge bohrt, in die sie dann auch die Eier ablegt. Die Übertragung erfolgt durch Berührung, aber auch durch Bettzeug, Wäsche, Kleider. Angesichts all dieser Infektionsmöglichkeiten ist es nicht überraschend, daß oft sämtliche Mitglieder einer Familie von der Krätze erfaßt werden. Das hervorstechendste Symptom der Erkrankung sind das Jucken und die sekundären, oft mit blutigen Borken bedeckten Kratzeffekte. Meist — freilich nicht ausnahmsweise — gelingt es auch, die pathognomonischen Milbengänge mit einem schwarzen, der Milbe entsprechenden Pünktchen am Kopf-, und mit einem Bläschen am Schwanzende nachzuweisen und dadurch, insbesondere nach Herausholen und mikroskopischer Identifizierung der Milbe die Diagnose sicherzustellen. Am ehesten findet man die Milbengänge an Händen und Füßen, und zwar auf der Innenfläche der Handwurzel, an den Seitenflächen der Finger und am Fußrücken, nicht selten aber auch an anderen Körperteilen. Durch pyogene Superinfektionen der Gänge und der Erosionen treten oft vielfache Pyodermien (Eiterpustel, Eiterblasen, Ekthyma) auf, die dann das ursprüngliche Krankheitsbild erheblich verwischen können. Auch die Bildung von kleinen Papelchen, die an zerkratzte Prurigoknötchen erinnern, wird bei Scabies zuweilen beobachtet.

Für die *Behandlung* des Scabies eignet sich die alte WILKINSONsche Salbe wegen ihrer raschen und zuverlässigen Wirkung am besten, etwa nach folgender Anordnung:
Vorabend: Warmes Reinigungsbad (5—10 Minuten) mit Schmierseife, mit der der Körper noch trocken eingeschmiert wird. Danach mit Ungt. Wilkinsoni den ganzen Körper besonders die Prädilektionsstellen der Milbengänge, wie Hände und Füße, fest einreiben (Achtung auf die Wäsche, die Salbe schmutzt sehr!). Am 1. Tag wird diese Salbenbehandlung morgens und abends wiederholt. Am 2. Tag erfolgt dann die Entfernung der Salbenreste mit Öl und Watte; Einpudern. Abends warmes Bad; frische Leib- und Bettwäsche.
Milder wirkende Antiscabiesmittel sind das Mitigal, Ristin (sehr teuer), Catamin und der ebenfalls teure Perubalsam (20 auf 100 Ol. oliv.), deren Anwendung — so bei Säuglingen oder bei leichteren Fällen — in der gleichen Weise erfolgt, wie mit dem Ungt. Wilkinsoni.
Die Sanierung der Umgebung ist die wichtigste Voraussetzung einer endgültigen Heilung.

Zu den *infektiösen Dermatosen mit unbekannten Erregern* gehören das *Molluscum* contagiosum und vermutlich auch die *Warzen* (Verrucae).

Das *Molluscum* contagiosum ist vornehmlich im Gesicht lokalisiert und zwar in Gestalt von stecknadelkopf- bis hanfkorngroßen, weißlichen, wachsartig glänzenden, mäßig derben Knötchen mit leicht gedellter Mitte. Drückt man stark an beiden Seiten der Knötchen, so springt ein weißlicher Pfropf heraus, welcher aus den sog. Molluskenkörperchen, dem Reaktionsprodukt des Erregers besteht.

Therapie: Exprimieren und nachträgliche Bepinselung mit Jodtinktur.

Bei den *Warzen,* diesen gutartigen circumscripten Keratosen, unterscheidet man zwei Formen:.a) *Verruca vulgaris:* Flache oder mehr erhabene, dicke, harte, einzeln oder multipel erscheinende Erhebungen auf der Haut mit glatter, oft auch mit zerklüfteter oder rauher Oberfläche. Behandlung: Ätzen mit Trichloressigsäure, 10% Sublimatkollodium. Neuerdings werden auch einfache Suggestionsmaßnahmen (Betupfen mit Methylenblau, Galvanisieren usw. zur Unterstützung der psychischen Beeinflussung) empfohlen.

b) *Verrucae planae juveniles* sind stecknadelkopf- bis linsengroße, rundliche oder vieleckige, stets flache, gelbliche bis bräunliche. leicht abkratzbare, meist in dichter Anordnung, oft zu Hunderten, vorzugsweise im Gesicht und an den Händen vorkommende Erhebungen. *Behandlung:* Innerlich Pillen von Hydrargyrum jodatum flavum (Protojoduret 0,03—0,05 g) oder von Arsen (Liqu. Fowleri).

Unter den

Dermatodysplasien

besitzen im Kindesalter nur die Naevi (Hautmäler), die nicht immer schon bei der Geburt vorhanden sein müssen, sondern mitunter erst später erkennbar werden, und noch mehr die *capillären Ektasien,* sowie die *Hämangiome* eine praktische Bedeutung. Infolge ihres oft stark fortschreitenden Wachstums bedürfen die kavernösen Angiome (Blutschwämmchen) besonderer therapeutischer Eingriffe. Bei der Geburt treten sie meist nur als kleine blaue Flecke, häufig im Gesicht oder auf der behaarten Kopfhaut, aber auch an anderen Körperstellen in Erscheinung. Allmählich vergrößern sie sich, zeigen eine geschwulstartige Vorwölbung und ein infiltrierendes Wachstum in die Tiefe. Sekundäre Vereiterungen kommen vor. Therapie: Vereisung mit Kohlensäureschnee; bei großen Kavernomen Röntgen-Radiumbehandlung, freilich oft mit einem kosmetisch unbefriedigenden Ergebnis, oder Excision.

Literatur.

Finkelstein, H.: Lehrbuch der Säuglingskrankheiten, 3. Aufl. Berlin: Julius Springer 1924. — Finkelstein-Galewsky-Halberstädter: Hautkrankheiten und Syphilis im Säuglings- und Kindesalter, 2. Aufl. Berlin: Julius Springer 1924.

Kreibich, C.: Ekzeme und Dermatitiden. Handbuch der Haut- und Geschlechtskrankheiten, Bd. VI. Herausgeg. von J. Jadassohn. Berlin: Julius Springer 1927.

Moro, E.: Eccema infantum und Dermatitis seborrhoides. Berlin: Julius Springer 1932.

Rost, G. A.: Hautkrankheiten. Berlin: Julius Springer 1926.

Urbach, E.: Hautkrankheiten und Ernährung. Wien: Maudrich 1932.

Allgemeine Therapie.

Von

E. Rominger-Kiel.

Die Behandlung des kranken Kindes unterscheidet sich in mannigfacher Hinsicht von der des erwachsenen Kranken. Der junge wachsende Organismus zeigt schon in gesunden Tagen eine viel größere Abhängigkeit von der ihm zuteil werdenden Körperpflege, der Ernährung, dem Genuß von Licht, Luft und freier Bewegung als der Erwachsene und ist in allen Entwicklungsstufen als unvernünftiges oder doch noch unselbständiges Wesen erziehungsbedürftig. Beim kranken Kind tritt diese Abhängigkeit besonders hervor. Neben besonderen symptomatischen therapeutischen Maßnahmen kommt es darauf an, mit den allgemeinen hygienischen, pflegerischen und pädagogischen Hilfsmitteln das Gedeihen des Kindes in jeder Weise zu fördern, um so die Überwindung der Krankheit zu erreichen. Jede Heilbehandlung beginnt deshalb beim Kind mit einer bis ins Einzelne gehenden Prüfung und Sicherstellung der bestmöglichen hygienischen Versorgung, Wartung, Pflege und Ernährung. Zur Anwendung symptomatischer therapeutischer Maßnahmen sind Kenntnisse besonderer Techniken notwendig, die sich der Arzt, die Kinderkrankenpflegerin und schließlich, soweit es sich um einfache Handhabungen handelt, die Mutter erwerben muß.

Den physikalischen Heilmethoden (s. folgenden Abschnitt: Therapeutische Technik) wurde von jeher in der Kinderheilkunde wegen ihrer ausgezeichneten Wirksamkeit eine besondere Bedeutung zugebilligt. Erst in zweiter Linie kommt die Anwendung von Arzneimitteln (s. folgenden Abschnitt: Arzneimitteltherapie) in Betracht, deren besondere Wirkungs- und Dosierungsweise im frühen Kindesalter sorgfältige Beachtung verlangt.

Therapeutische Technik.

Hydrotherapie.

Bäder. Die täglichen Reinigungsbäder der Säuglinge sollen nicht über 5 Minuten Dauer ausgedehnt werden. Die Temperatur soll 35—37⁰ C betragen. Heiße Bäder zur Einleitung von Schwitzprozeduren beginnt man mit 37⁰ C und erhöht die Temperatur durch Zufließenlassen von heißem Wasser allmählich auf 40—41⁰ C. Dasselbe gilt für Bäder mit kalter Übergießung. Abkühlende Bäder zur Herabsetzung der erhöhten Körpertemperatur oder zur Beruhigung erregter fieberkranker Kinder beginnt man z. B. mit 35⁰ C und läßt durch langsames Zufließen von kaltem Wasser unter fortgesetzter leichter Frottierung der Haut das Bad bis auf 32 ja 30⁰ C abkühlen. Solbäder werden stets mit niedrigerer Temperatur, nämlich 32—35⁰ C verabreicht. Von großer Bedeutung ist bei den Reinigungsbädern die Beschaffenheit der verwandten Seife. Diese soll stark überfettet und niemals scharf alkalisch sein. Abzulehnen sind bei jungen Kindern die gewöhnlichen Haushaltseifen. Nach allen Badeprozeduren ist beim Kind auf peinlichstes Austrocknen aller Hautfalten zu achten, da diese sonst den Ausgangspunkt für Wundsein bilden können. Das Abtrocknen des kranken Kindes nach dem Bad muß auch im warmen Zimmer rasch erfolgen, damit eine zu starke Abkühlung vermieden wird.

Arzneiheilbäder läßt man, je nach der beabsichtigten Wirkung, länger dauern, durchschnittlich 10—15 Minuten. Zu ihrer Herrichtung muß man wissen, daß ein Säuglingsbad etwa 16—20 Liter faßt, ein Bad für ältere Kinder 50—80 Liter. Die wichtigsten

Arzneibäder sind das Sublimatbad (2—3 Sublimatpastillen zu 1 g auf 30 Liter), das Tannin-
bad (2 gehäufte Eßlöffel Tannin auf ein Säuglingsbad), das Kaliumpermanganatbad von
einer konzentrierten wäßrigen Lösung von Kalium permanganicum (soviel Zusatz, bis wein-
rote Farbe entsteht), das Schwefelbad (15 ccm Solutio Vlemingkx auf je 30 Liter oder
60—80 g Schwefelleber) und das Salzbad. Die Solbäder verabreicht man auch im Hause
in steigenden Konzentrationen von 1—1$^1/_2$—3 kg Badesalz (= Salzgehalt 1—2%) auf das
Bad. An Stelle des verhältnismäßig kostspieligen Tanninbades kann man auch Eichen-
rindebäder verordnen. Für ein Säuglingsbad nimmt man 2 Hände voll Eichenrinde, läßt
sie in 1 Liter Wasser kalt 6 Stunden ziehen, kocht sie noch gründlich aus und setzt den
durchseihten Extrakt einem Säuglingsbad zu.

Kohlensäurebäder als kräftiges Hautreizmittel werden aus natürlichen Mineralquellen
bereitet oder aus Säure durch Neutralisation mittels eines Karbonats, am einfachsten unter
Verwendung von roher Salzsäure mit Sodazusatz. Am zweckmäßigsten ist es, die handels-
fertigen Packungen zu verwenden.

Moorbäder als schwächere Hautreizbäder zugleich mit noch unklaren, die Resorption
von Exsudaten fördernder Wirkung können ebenfalls aus käuflichem Moorextrakt oder
Moorsalz im Hause verabreicht werden. Die Temperatur wird von 32 bis auf 42⁰ C und mehr
heraufgesetzt und die Dauer des Bades bis über $^1/_2$ Stunde ausgedehnt.

Wickel und Packungen. Feuchte warme Wickel werden in Form der Rumpfwickel
angewandt. Man braucht dazu ein dickes Flanelltuch, das 1$^1/_2$mal um die Brust und von
der Achselhöhle bis zur halben Schenkelhöhe reicht. Darauf legt man ein gut ausgewundenes
feuchtes Handtuch oder Laken, das zuvor in Wasser zu 40—45⁰ C getaucht wurde. Die
beiden Wickeltücher werden am zweckmäßigsten im Bett vorher ausgebreitet und das
entkleidete Kind auf das feuchte Laken gelegt. Dieses wird dann rasch um den Rumpf
geschlagen und das Flanelltuch so übereinander gelegt und befestigt, daß das feuchte Tuch
nirgends über den trockenen Flanell herausragt. Zur Herabsetzung der Körpertemperatur
verwendet man statt des warmen Wassers nur solches von Zimmertemperatur (24⁰ C) oder
bei älteren Kindern sogar von 16—20⁰ C. Die erwärmenden Wickel bleiben 1—2 Stunden
liegen, die abkühlenden werden zweckmäßig schon nach $^1/_2$ Stunde erneuert. Bei jungen
Kindern empfiehlt es sich, vor der Anlegung der Wickel die Haut vorher etwas einzufetten.
Bei der Abnahme des Wickels muß die Haut gut abfrottiert werden.

Zum *Brustwickel* verwendet man am besten zwei nach Art von Hosenträgern zuge-
schnittene Wickeltücher, sog. Kreuzwickel, die den Vorteil haben, daß sie nicht nach dem
Bauch zu abrutschen.

Besonders starke Wirkung erreicht man mit den sog. feuchten *Ganzpackungen*. Hier
wird ein so großes Wolltuch und ein so großes feuchtes Laken verwandt, daß das Kind mit
an den Körper angelegten Armen vom Hals bis zu den Füßen völlig eingeschlagen werden
kann. Diese Ganzpackung wird entweder zur Abkühlung namentlich hoch fiebernder
Kleinkinder und älterer Kinder verwandt unter Anwendung von lauwarmem (24—27⁰ C)
oder kaltem (16—20⁰ C) Wasser.

Bei der Schwitzpackung wird, wie bei der eben beschriebenen Ganzpackung, das Kind
in ein feuchtes, aber heißes feuchtes Laken eingepackt und außerdem noch mit Bettdecken,
Kissen und unter Umständen Wärmeflaschen an beiden Seiten immer mehr erwärmt.
Zweckmäßigerweise schickt man dieser Schwitzpackung ein heißes Bad, das man von 37⁰
bis auf 40 und 41⁰ C erhöht, voraus. Die Schwitzpackung selbst bleibt dann $^1/_2$—$^3/_4$ Stunden
liegen. Nach Ausbruch des Schweißes läßt man das Kind einige Minuten kräftig schwitzen,
packt es rasch aus und kühlt es langsam und vorsichtig im warmen Bade wieder ab. Die
starke Erwärmung ist bei schwächlichen und auch bei nervösen Kindern nicht ohne Kollapsgefahr und muß vorsichtig dosiert und überwacht werden. Bei eintretender Blässe oder zu
rascher Erhitzung (blaurotes Gesicht!) muß die Prozedur sofort unterbrochen werden.
Vor und während der Schwitzpackung gibt man den Kindern reichlich heißen Tee oder
Limonade zu trinken, um das Ingangkommen des Schweißausbruchs zu befördern. Von der
bei Erwachsenen beliebten Verabreichung von schweißtreibenden Medikamenten, z. B.
Aspirin, nimmt man wegen der möglichen Kollapsgefahr besser Abstand.

Zur Erzielung länger dauernder Durchwärmungen, namentlich bei Halsentzündungen
wird bei Kindern häufig der *Priesnitzsche Umschlag* angewandt. Bei ihm wird zwischen ein
nasses warmes und ein trockenes Flanell- oder wollenes Tuch eine Lage von undurchlässigem
Stoff (Billroth-, Mosetigbatist oder Guttapercha), der überall das nasse Tuch überragt,
eingelegt. Ein solcher Umschlag bleibt 2—3 Stunden liegen.

Bei der *Senfpackung* breitet man auf einem Wickeltuch, das auf einer Flanellunterlage
liegt, einen dünnen Bolus alba-Teig aus, dem als starkes Rubefacienz Senföl zugesetzt ist.
Man benötigt für ein größeres Kind etwa 400 g Bolus alba und ebenso viel heißes Wasser,
für einen kleineren Säugling nur 200 g Bolus alba und die gleiche Menge Wasser. Auf je
100 g Bolus alba werden 3 bis höchstens 6 Tropfen Senföl zugesetzt und zu einem gut durch-
mischten dünnen Teig angerührt. Das Kind wird nach Abdeckung der Genitalien und aller
besonders empfindlichen Hautstellen trocken in die Senföl-Bolus alba-Mischung hineingelegt

nach Art der Ganzpackung vom Hals bis zu den Füßen. Dann wird das Flanelltuch überall gut umgeschlagen und das Kind wird auf dem Arm der Pflegerin herumgetragen oder ins Bettchen gelegt. Am Hals wird dem Kind ein Tuch umgeschlungen, damit es die reizenden Senföldämpfe nicht einzuatmen braucht. Nach 5 bis längstens 10 Minuten ist die Haut am ganzen Körper des Kindes krebsrot geworden (das Blaßbleiben ist ein Zeichen mangelnder Reaktion) und das Kind wird rasch aus der Senfpackung herausgenommen und im schon hergerichteten warmen Bad von den Resten des Senfölteiges befreit. Bei sehr kräftigen Kindern kann man nach der ursprünglichen Vorschrift von HEUBNER einen gewöhnlichen feuchten Brustwickel, den man 2—3 Stunden liegen läßt, anschließen. Unter keinen Umständen angewandt werden darf die Senfpackung bei Kindern mit Spasmophilie, Ekzemen oder bei schwächlichen, zum Kollaps neigenden Säuglingen.

Der *Terpentinwickel* stellt als schwächer hautreizend wirkende Packung in manchen Fällen, namentlich bei Bronchopneumonie einen zweckmäßigen Ersatz der Senfpackung dar. Bei ihm verwendet man statt der Senföl-Bolusmischung einfach eine wäßrige Verdünnung von Terpentin. Das Wickeltuch wird in einer Schüssel Wasser von 40—50° C eingeweicht, die auf 3—4 Liter Wasser einen flachen Eßlöffel gewöhnliches Terpentinöl enthält. Das Tuch wird dann heiß ausgewrungen und als feuchter Wickel umgeschlagen. Auch diese Wickel läßt man nur 5—10 Minuten liegen.

Feuchte Überschläge auf verschiedenen Stellen des Körpers, namentlich bei Entzündung werden im Gegensatz zu den Packungen nur wenige Minuten liegen gelassen und immer wieder erneuert. Es empfiehlt sich, wegen der macerierenden Wirkung von solchen Überschlägen die Haut der Kinder vorher einzufetten.

Zur Erzielung starker und langdauernder feuchter Hitzewirkung verwendet man *Breiumschläge* oder *Cataplasmen*. Entsprechend der Körperstelle hergerichtete Leinensäckchen werden mit zu Brei gekochter Hafergrütze oder Leinsamenmehl gefüllt und auf die vorher eingefettete Haut aufgelegt. Die breigefüllten Säckchen werden im Wasserbad immer wieder heiß gemacht und etwa alle 2 Stunden ausgewechselt. Zur Verhütung von Hautverbrennung ist die sorgfältige Prüfung der Hitze an der Innenfläche des eigenen Unterarms geboten. Praktisch bewährt hat sich das in Büchsen erhältliche Antiphlogistine-Kataplasma (teuer!).

Etwas umständlicher ist die Anwendung des deutschen Präparates *Turbatherm* (billig!). 200 g Turbatherm werden mit 4 Liter 55° warmen Wasser übergossen, heftig umgerührt und gut zugedeckt, 12 Stunden in die Nähe eines warmen Ofens gestellt. Man benutzt dazu ein Holzgefäß in Höhe von 60—80 cm, in das man das Turbatherm in eine Schütthöhe von 40 cm bringt.

Abreibungen. An Stelle von Wickeln und Bädern bewähren sich bei schwächlichen Kindern auch, je nach der Lage des Falles, abkühlende oder erwärmende Abreibungen. Diese werden mit einem je nachdem in kaltes oder heißes Wasser eingetauchten und ausgewundenen Frottiertuch alle Viertelstunde vorgenommen.

Als Ersatz für Solbäder werden in dieser Form auch sog. *Solabreibungen* angewandt mit 5—10%iger Sole.

Spülungen und Auswaschungen. *Magenspülung.* Beim Säugling verwendet man hierzu einen NÉLATON-Katheter von 6—8 mm Stärke (Nr. 18—20), beim älteren Kind eine halbweiche Gummisonde von 8—10 mm Stärke. Nach Einführung der Sonde wird diese durch ein kurzes Glaszwischenstück mit einem Gummischlauch von $^1/_2$—$^3/_4$ m Länge verbunden, der auf einen größeren Glastrichter von ungefähr 100—300 ccm Inhalt aufgesetzt ist. Als Spülflüssigkeit verwendet man Tee, physiologische Kochsalzlösung oder einen Mineralbrunnen in körperwarmer Temperatur. Zur Einführung der Sonde wird das Kind am besten in Seitenlage gebracht. Die Sonde wird angefeuchtet und dann schreibfederartig mit der rechten Hand erfaßt, über die Zunge in den Schlund geführt und unter Benutzung der ausgelösten Schluckbewegung meist mühelos in die Speiseröhre herunter und in den Magen eingeschoben. Der Abstand vom Kiefer bis zum Magen beträgt bei jungen Säuglingen 17—20 cm, im 2. Lebensjahr ungefähr 25, im 4. ungefähr 30 cm. Nachdem es gelungen ist, die Sonde mühelos in der entsprechenden Länge durch den Schlund vorzuschieben, überzeugt man sich, daß die Atmung völlig frei bleibt, um sie dann mit dem Trichter zu verbinden. Man läßt etwas Spülflüssigkeit in den Magen einlaufen und senkt dann rasch den Trichter so tief, daß der Mageninhalt angehebert wird. Wenn nichts mehr aus dem Magen ausfließt, füllt man den Trichter, der tief gehalten wird, mit der Spülflüssigkeit neu an und hebt ihn jetzt so hoch, als es der Schlauch erlaubt. Durch solches Heben und Senken des Trichters gelingt es, den Magen rein zu spülen und gegebenenfalls zum Schluß noch 150—200 ccm Flüssigkeit in den Magen zu füllen. Erbricht das Kind während der Magenspülung, dann wendet man den Kopf scharf zur Seite und kann die Spülung fortsetzen, wenn der Schlauch nicht dabei aus seiner Lage gebracht wird oder Zeichen von Atembehinderung auftreten. Nach Beendigung der Spülung klemmt man die Sonde mit zwei Fingern zu und zieht sie ziemlich rasch heraus.

Darmspülung. Ein Oesophagusschlauch, wie er für den Erwachsenen gebraucht wird, von 8—10 mm Stärke, wird, gut eingefettet, bei dem auf der Seite oder auf dem Rücken mit angezogenen Beinen liegenden Kind mit langsam stopfender Bewegung etwa 20—30 cm tief eingeführt und dann mit einem Glastrichter oder einem Irrigator mittels Glaszwischenstück und einem etwa 1 m langen Gummischlauch verbunden. Als Spülflüssigkeit hält man 3—4 Liter Tee, Kochsalzlösung oder andere medikamentöse Zusätze bereit, die auf 38—40° erwärmt werden. Durch langsames Vorschieben und leichtes Vorziehen des Gummirohres hält man die Spülung in Fluß und kann gewöhnlich $^1/_2$—1 Liter Flüssigkeit in den Darm einlaufen lassen. Allerdings preßt das Kind meist neben der Sonde, namentlich im Beginn einen beträchtlichen Teil der Spülflüssigkeit wieder aus, mit der auch schon Stuhl entleert wird. Aus diesem Grunde muß die ganze Prozedur auf einem Gummituch vorgenommen werden, das man über die Wickelkommode oder das Bett herunter in einen Eimer hinein hängen läßt. Durch Senken des Trichters kann man bei zu starker Aufblähung des Bauches vorübergehend den Einlaufdruck vermindern. Nachdem es gelungen ist, eine entsprechende Menge Spülflüssigkeit einzufüllen, zieht man den Schlauch rasch heraus und preßt den After mit dem Daumen in der Richtung nach der Symphyse zu einige Minuten nach vorn, um das sofortige Herausstoßen der Flüssigkeit aus dem Dickdarm zu verhindern. Alle Anwendung von Gewalt ist bei der Darmspülung zu vermeiden.

Blasenspülung. Ein mit einem kurzen Gummistück erweiterter Spezialkatheter aus Glas oder Metall, der sorgfältig sterilisiert wurde, wird nach vorherigem Betupfen der Harnröhrenmündung und deren Umgebung mit einer Desinfektionsflüssigkeit (Sublimat- oder Oxycyanatlösung) in der auch für den Erwachsenen typischen Weise eingeführt. Daraufhin wird das auf den Katheter aufgeschobene dünne Gummischlauchende mittels Glaszwischenstück und einem weiteren Gummischlauch mit einem graduierten Glascylinder, der 200 bis 250 ccm Flüssigkeit hält, verbunden. Als Spülflüssigkeit dienen Borwasser, physiologische Kochsalzlösung, Argolaval oder andere medikamentöse Lösungen, die zuvor auf Körpertemperatur gebracht wurden. Nachdem man den aus dem Katheter ausfließenden Harn zur Untersuchung in einem sterilen Reagensglas aufgefangen hat, stellt man die Verbindung mit dem aufgefüllten Spültrichter her und läßt die Spülflüssigkeit langsam unter Hochheben des Trichters einfließen. Ältere Kinder geben den Zeitpunkt der Blasenfüllung durch Äußerung starken Druckgefühls deutlich an, währenddem man bei Säuglingen den Augenblick der erreichten Blasenfüllung nur abschätzen kann. Besondere Vorsicht, Übung und Geschicklichkeit erfordert die Einführung des Katheters bei männlichen Säuglingen oder Kleinkindern. Auch hier gilt, wie beim Erwachsenen, die Regel, den eben möglichen dicksten Katheter zu wählen, um falsche Wege zu vermeiden.

Anwendung trockener Wärme.

Die einfachste, in jedem Hausstand leicht zu beschaffende Wärmeeinrichtung stellen die alten Wärmkrüge in Form der Tonkruken dar, die mit 60° C warmen Wasser gefüllt werden und in ein Flanelltuch sorgfältig eingeschlagen werden. Mit besonderer Vorsicht ist der Verschluß dieser Wärmflaschen zu prüfen, damit sie nicht unbemerkt auslaufen und das Kind verbrühen. Wärmewannen werden in Kinderkrankenhäusern bei der Pflege Frühgeborener oder schwerkranker Säuglinge häufig verwandt. Sie bestehen aus doppelwandigen, wassergefüllten Wannen, deren Temperatur durch eine in das Wasser eintauchende Heizspirale mittels eines elektrischen Reglers auf konstanter Temperatur gehalten wird. Nicht nur die Temperatur des Wassers der Wärmewanne, sondern auch die unterhalb der Bettdecke und die des Kindes selbst muß dabei sorgfältig kontrolliert werden.

Elektrische Heizkissen, Thermophore, die an jede Lichtleitung angeschlossen werden können, finden neuerdings auch in der Kinderheilkunde mehr und mehr Verwendung. Diese Heizkissen müssen so gelagert und eingeschlagen werden, daß sie nicht unbemerkt naß werden können (Urin!), weil sonst unter Umständen Schädigung durch den elektrischen Schwachstromschlag eintreten können.

Heißluftapparate in den verschiedensten Formen werden auch beim Kind wie beim Erwachsenen neuerdings hauptsächlich in Form von *Schwitzkästen,* die mit elektrischen Glühbirnen beheizt werden, angewandt. Älteren Kindern kann man auch Glühlichtbäder des ganzen Körpers verabreichen wie beim Erwachsenen. Bei allen diesen Wärmeanwendungen muß auch beim älteren Kind ein Erwachsener die Wärmeapplikation dauernd überwachen.

Inunktionskuren.

Krätzekur. Man verwendet gewöhnlich eine 15—30%ige Schwefelsalbe (billig)! oder eines der neueren Krätzemittel (Catamin, Mitigal, Antiscapin u. a.) zur Inunktionskur. Nach sorgfältigem Reinigungsbad wird die Salbe bei Säuglingen einmal täglich, bei älteren Kindern morgens und abends 2—3 Tage lang hintereinander sehr sorgfältig in die Haut des ganzen Körpers eingerieben. Die Einreibung soll etwa 20 Minuten dauern! (Vorsicht vor den Augenbindehäuten). Außer dem üblichen Windelwechsel wird die Bettwäsche nicht erneuert und das Kind wird während dieser 3 Tage nicht gebadet. Am 3. Tag verabreicht man ein

Schwefelbad in der üblichen Weise mit Nachdünsten. Darauf Wechsel der Bettwäsche und reine Leibwäsche und Nachbehandlung mit einer milden indifferenten Salbe.

Läusekur. Zur Läusebehandlung eignet sich der Sabadillessig oder Lysollösung oder das billige Petroleum mit Olivenöl vermischt (empfohlen werden auch Aulin, Cuprex u. a. m.). Eine dieser Lösungen wird in die Kopfhaut fest eingerieben und die Haare werden damit kräftig durchtränkt. Das bei dieser Prozedur benutzte Tuch wird über Nacht über den Kopf geschlagen und ein trockenes Tuch darüber mit einer Binde befestigt, nachdem man zwischen beide Tücher einen undurchlässigen Stoff (Billrothbatist, Mosetig od. dgl.) gelegt hat. Am folgenden Morgen werden Haar und Kopf mit gewöhnlicher Seife kräftig durchgewaschen. Die noch vorhandenen Nisse werden durch kräftiges Bürsten und Kämmen der Haare entfernt nach vorherigem Durchfeuchten der Haare mit warmen, verdünntem Essig. Bei Anwendung von Petroleum in Verdünnung mit Olivenöl ist Vorsicht bei offenem Licht geboten! Bei stark ausgesprochenem Läuseekzem wird vor der Anwendung des eigentlichen Läusemittels zuerst eine Ölkappe mit 2%igem Salicylöl angelegt. Zur Nachbehandlung des Ekzems dient eine der üblichen milden Salben, z. B. 2—5%ige weiße Präcipitatsalbe.

Quecksilberschmierkur. Sie wird mit der bekannten grauen Salbe bei Säuglingen im allgemeinen mit etwa 1 g, bei älteren Kindern mit 1½—2 g und mehr pro Tag durchgeführt. Die Einreibung erfolgt am besten gegen Abend und dauert mindestens 10 Minuten lang. Während dieser Zeit wird die angegebene Menge Salbe entweder unter Benutzung eines mit Billrothbatist überzogenen Wattebausches oder eines undurchlässigen Handschuhs sorgfältig mit sanften Streichungen in die Haut des Kindes eingerieben. Jeden Tag wird ein anderer Körperteil zur Behandlung herangezogen, etwa 1. Brust und Bauch, 2. Rücken, 3. rechter Arm, 4. linker Arm, 5. rechtes Bein, 6. linkes Bein. Während der Einreibungstage wird das Kind nicht gebadet. Am 7. Tag erfolgt ein Reinigungsbad. Bei älteren Kindern ist während der Schmierkur auf sorgfältigste Mundpflege Wert zu legen und der Stuhlgang zu überprüfen.

Inhalation.

Feuchte Dämpfe finden von jeher bei den verschiedenen Erkrankungen des Kehlkopfes und der Lunge bei Kindern Anwendung. Am einfachsten ist es, hierzu einen elektrischen Kocher oder Teekessel zu verwenden, der mit Wasser und einigen Tropfen Eukalyptusöl oder Salzzusätzen gefüllt ist. Den sich entwickelnden Dampf leitet man in geeigneter Weise in das Bett des Kindes, das mit einem Laken zeltartig überbaut wird. Praktischer und zuverlässiger sind die elektrisch heizbaren *Bronchitiskessel*. Bei Anwendung solcher Dämpfe ist dafür Sorge zu tragen, daß das Kind nicht mit ausspritzendem heißen Wasser verbrüht werden kann und daß es sich nicht durch Anfassen des Kochers oder der Leitung direkt oder durch das ausfließende kochende Wasser verbrennt.

Zur besonderen *Inhalation* verwendet man die üblichen Inhalationsapparate, die mit Spiritus oder dem elektrischen Strom beheizt sind und bei deren Verwendung ständig ein Erwachsener Aufsicht üben muß.

Künstliche Atmung — Atmungserleichterung.

Schon *beim Säugling* übt man mit den beim liegenden Kind seitlich an den Brustkorb flach angelegten Händen einen kräftigen Druck als künstliche Exspirationsphase aus, um dann bei Nachlassen des Druckes eine Inspiration durch das Zurückfedern des Brustkorbes zu erzielen. Diese Bewegung wechselt man ab mit dem typischen SILVESTERschen Verfahren. Emporziehen der Arme über den Kopf, darauf Abwärtsführen derselben und festes Anpressen an den Thorax. Dabei liegt das Kind auf dem Rücken, die Schultern etwas höher gelagert. Die Zunge muß gegebenenfalls nach vorn gezogen werden, um der Luft freien Eintritt zu ermöglichen. *Bei Neugeborenen* werden vielfach noch die SCHULTZEschen Schwingungen angewandt (s. die Lehrbücher der Geburtshilfe).

Statt dieser Verfahren kann man beim Säugling, den man mit der rechten Hand unter dem Hinterkopf und mit der linken unter den gebeugten Knien hält, durch übertriebenes Ausstrecken und Kopfsenken des Kindes eine Inspiration und durch Zusammenpressen des Körpers, so daß der gebeugte Kopf den gebeugten Knieen zugewandt wird, eine Exspiration künstlich herbeiführen. Man legt die Kinder hierzu am besten quer über einen Tisch.

Sauerstoffinhalationen erfolgen entweder mit reinem Sauerstoff aus Sauerstoffbomben oder aus kombinierten Sauerstoff-Kohlensäureinhalationsapparaten (ROTH-DRÄGER-Apparatur). Die Inhalation von reinem Sauerstoff darf nur immer wenige Minuten lang durchgeführt werden, weil eine länger dauernde Sauerstoffinhalation die Schleimhäute stark reizt. Bei Erstickungsgefahr wird gelegentlich auch Sauerstoff in den Magen eingeführt, auf Grund der Feststellung, daß die Magenschleimhaut Sauerstoff aufzunehmen imstande ist. Neuerdings hat sich als zuverlässigeres und wirksameres Verfahren die *Inhalation von Kohlensäuregasgemischen* in der Kinderheilkunde eingeführt. Die Inhalation dieser Gemische muß unbedingt aus einem gut regulierbaren Gerät (z. B. Roth-Dräger-Apparatur nach Fsicher-Wasels) erfolgen. Eine deutliche Vertiefung der Atmung wird bei Kohlensäurezusätzen von 2—4—6% erreicht. Bei höherprozentigen Gemischen (Vorsicht!) bis zu 10% wird auch eine erhebliche Zunahme der Zahl der Atemzüge erzielt.

Die Intubation nach O'Dywer dient zur Beseitigung einer hochgradigen diphtherischen oder grippalen Larynxstenose. Sie stellt ein unblutiges Verfahren dar, eine bedrohliche Erstickungsgefahr durch Einführung einer Metalltube in den zuschwellenden Larynx rasch zu beseitigen. Zur Vornahme der Intubation wird das Kind in ein Laken fest eingerollt und von der Pflegerin, die dem Arzt gegenüber sitzt, auf dem Schoß aufrecht sitzend festgehalten. Der Arzt tastet nach Einführung einer Mundsperre mit dem linken Zeigefinger den Kehlkopfeingang ab, geht damit hinter die Epiglottis und drückt diese nach vorn gegen den Zungenrand. Mit der rechten Hand führt er den auf den Introduktor aufgesetzten Tubus bis zum Kehlkopfeingang, hebt dann den Introduktor hoch, damit der Tubus nicht in die Speiseröhre abgleitet und schiebt hierauf mit dem linken Zeigefinger den Tubus von dem Einführungsinstrument ab und drückt ihn sachte in den Larynx hinein. Der Tubus wird an dem an ihm vor der Einführung befestigten doppelten Seidenfaden, der nun aus dem Munde heraushängt, an der Wange mit Heftpflaster fixiert, damit er bei plötzlicher Verlegung oder nach Abschwellung der Schleimhaut daran herausgezogen werden kann. Durch Anlegen von Armmanschetten wird das Kind daran gehindert, den Faden abzureißen.

Die Extubation erfolgt normalerweise dann, wenn der bedrohliche Zustand beseitigt ist und man Gewähr dafür hat, daß die Schleimhaut abzuschwellen begonnen hat (nach etwa 3—4 Tagen). Man kann zunächst versuchen, an dem heraushängenden Seidenfaden mit leichtem Zug die Tube einfach herauszuziehen oder sie mit dem Extubator, der wie der Introduktor in den Tubenkopf eingeführt wird, die Tube zu entfernen. Manchmal gelingt es leicht, in Bauchlage des Kindes durch Druck mit der rechten Hand auf das untere Ende der Tube am Kehlkopfrand und rasches Beugen des Kopfes nach vorn, den Tubus in den Larynx herauf zu befördern und von dort mit der Hand zu entfernen. Intubierte Kinder bedürfen einer besonders sorgfältigen und mit allen möglichen Gefahren vertrauten Pflege. Es kann jeden Augenblick die Entfernung der Tube und danach die Wiedereinführung durch den Arzt notwendig werden oder auch die Tracheotomie, zu der schon alles bereit liegen muß. Die meisten Kinder können flüssige und halbfeste Nahrung gut zu sich nehmen, ohne sich zu verschlucken. In den ersten 12—24 Stunden muß man die Kinder meist durch ein Sedativum ruhig stellen. Das Verfahren hat den Nachteil, daß es fast in jedem Fall zu flachen Decubitalgeschwüren im Kehlkopf kommt, die meist glatt ausheilen, weiterhin aber auch den, daß es nur da angewandt werden kann, wo die Stenose nicht zu tief sitzt. In allen Fällen, in denen die richtig ausgeführte Intubation nicht eine offensichtliche Besserung der Atmung herbeiführt, ist unverzüglich die Tracheotomie anzuschließen.

Die Tracheotomie. Man unterscheidet die oberhalb des Isthmus der Schilddrüse angelegte Tracheotomia superior, die in jedem Fall auch bei Schilddrüsenvergrößerung anwendbar ist und die Tracheotomia inferior, die bei Kehlkopfdiphtherie oft vorzuziehen ist, weil die Wunde entfernt von dem Krankheitsherde liegt und weil die Kanüle besser sitzt. Der Kehlkopfschnitt muß in bedrohlichen Fällen von jedem Arzt zur Not ausgeführt werden können. Als Richtpunkt dient an dem stark hinten übergebeugten Kopf zunächst der Ringknorpel, der meist gut zu palpieren ist. Fingerbreit über ihm beginnt man den Einschnitt und hält sich genau in der Mittellinie des Halses. Die bei der Stenose prall gefüllten subcutanen Venen werden umstochen und durchschnitten und das streng in der vertikalen Linie gehaltene Messer dringt schichtweise vor. Wichtig ist die Erkennung der Linie alba zwischen den vorderen Muskeln, weil man, wenn man durch diese vordringt, viel weniger blutig auf die den Kehlkopf deckende Fascie gelangt. Man sieht dann im unteren Wundwinkel die dem Drüsenisthmus aufliegende Schilddrüsenvenen, die man samt den manchmal ziemlich weit hervortretenden Schilddrüsenausläufern stumpf nach unten schiebt. Der Ringknorpel wird mit einem scharfen Wundhaken angehakt und die Trachea durch ein zweites Häkchen fixiert. Man sticht dann mit dem Messer oberhalb des breiten Hakens, der die Schilddrüse nach unten zurückdrängt, ein und schneidet mit kurzen sägenden Zügen nach oben gewöhnlich 3—4 Trachealringe durch. Die Trachealwunde wird mittels der beiden spitzen Haken auseinander gehalten, bis Blut, Schleim und Membranfetzen ausgehustet wurden und die Atmung frei geworden ist. Dann wird die bereit gehaltene Trachealkanüle eingeführt und sofort durch ein Band um den Hals befestigt. In höchster Gefahr geht man unmittelbar auf das leicht zu findende Ligamentum conicum ein und schafft durch sofortigen Einschnitt desselben oder sogar des Ringknorpels dem Kinde Luft.

Injektionen und Punktionen.

Die gewöhnlichen *subcutanen Injektionen* werden an der Außenseite des Oberschenkels oder am Rücken zwischen den Schulterblättern vorgenommen. Das Kind ist vorher auf den Stich kurz vorzubereiten, da sonst die Gefahr einer Schrecklähmung besteht. *Intramuskuläre Injektionen* werden am besten im äußeren oberen Quadranten der Glutaealmuskulatur vorgenommen. Man sticht die Nadel mit einem kurzen Ruck etwa $1^{1}/_{2}$ cm tief in die Muskulatur ein, nimmt für einen Augenblick die Spritze ab, um sich zu überzeugen, daß man sich nicht in einem Gefäß befindet und legt dann durch langsames Einspritzen das Arzneimitteldepot an. Das schnelle Einspritzen ist außerordentlich schmerzhaft! In zweiter Linie kommt für die intramuskuläre Injektion auch der Rectus femoris in Betracht. *Intravenöse Injektionen* sind beim Säugling, besonders aber beim Kleinkind oft schwierig, ja undurchführbar. Beim Säugling eignen sich die gestauten Temporalvenen am Schädel oder die zutage tretenden gestauten Venen in der Knöchelgegend oder auch des Handrückens zur intravenösen Injektion. Am hängenden Kopf in die Vena jugularis externa Medikamente zu injizieren, ist wegen der Herznähe und der Gefahr einer Luftembolie nicht unbedenklich. In den Sinus longitudinalis superior sollten Medikamente nicht eingespritzt werden. Bei älteren Kindern verwendet man, wie beim Erwachsenen zur intravenösen Injektion die Cubitalvene der Ellbeuge.

Punktionen der Körperhöhle unterscheiden sich im allgemeinen nicht von denen des Erwachsenen. Besonderheiten bietet nur die *Punktion* des Sinus longitudinalis superior (s. Untersuchung des kranken Kindes, S. 33). Die Ausführung der *Lumbalpunktion* und der *Zisternenpunktion* ist auf S. 32 beschrieben.

Aderlaß und Arteriotomie.

Der *Aderlaß* wird beim älteren Kind wie beim Erwachsenen an der Cubitalvene in der Weise vorgenommen, daß eine dicke Kanüle in die gestaute Vene eingestoßen wird. Eine schnelle und ausgiebigere Wirkung erreicht man durch einen Schnitt der frei gelegten Vene bei jüngeren Kindern und auch im Kollapszustand ist statt einer Venaesectio eine *Arteriotomie* angezeigt. Man wählt zu diesem Zwecke am besten die radiale Arterie, die in der bekannten typischen Weise freigelegt und mit einem kurzen spitzen Skalpell eingeschnitten wird. An Stelle der Radialis eine der temporalen Arterien zu nehmen, wie vorgeschlagen wurde, empfiehlt sich nicht, weil diese Gefäße einen viel zu kleinen Querschnitt besitzen, um eine rasche ausgiebige Blutung zu ermöglichen. Zweckmäßigerweise verabreicht man vor der Arteriotomie ein Herzgefäßmittel (z. B. intramuskulär Hexeton).

Massage und Gymnastik.

Mit *Gymnastik* schon im frühen Kindesalter versucht man einerseits eine möglichst harmonische Körperentwicklung durch den Kräften des Kindes angepaßte Körperbewegungen zu erzielen (sog. Gesundheitsturnen). Die Gymnastik übt aber nicht nur die Muskeln, wie man früher annahm, sondern wirkt auch auf die Tätigkeit der Atmungs- und Kreislauforgane und schließlich auf den Gesamtstoffwechsel. Infolgedessen hat auf der anderen Seite *Gymnastik und Massage* auch in weit höherem Maße als früher eine Bedeutung als Behandlungsverfahren bei verschiedenen Krankheiten des Kindes erlangt. Das wichtigste Anwendungsgebiet stellt die Kinderlähmung in allen ihren Formen dar. Nach Abklingen des akuten Stadiums kann man erst mit Massage, später mit Gymnastik die paretischen Muskeln zur Arbeit anregen und bis zu einem gewissen Grade zu einer kompensatorischen Hypertrophie entwickeln. Erst in zweiter Linie wendet man wie beim Erwachsenen die Massage und Gymnastik bei allen möglichen neuromuskulären Bewegungsstörungen an.

Ein besonderes Anwendungsgebiet stellt die Rachitis dar. Durch *Säuglingsgymnastik* und vorsichtige Massage gelingt es, sehr gute Erfolge bei rachitischen Kindern zu erzielen. Man verhilft ihnen zu eigenen Bewegungsimpulsen und behebt die durch die rachitische Allgemeinerkrankung oft schon hochgradig entwickelte Atrophie der Muskeln.

Gymnastik und Massage spielen auch eine Rolle bei der Nachbehandlung der häufigen pleuritischen Exsudate im Kindesalter. Man verwendet in diesen Fällen besonders Brustkorbmassage und *Atemgymnastik,* um einen Reiz auf die Respirationsmuskeln auszuüben, die Atmung zu verbessern, die Schwartenbildung zu verhindern oder schon ausgebildete Schwarten zu lösen. Durch systematische derartige Bewegungsübungen gelingt es meist, einer Skoliose entgegen zu arbeiten.

Auch bei herzkranken Kindern hat sich Massage und Gymnastik in der Kinderheilkunde sehr bewährt. Zur Durchführung systematischer Massage und Gymnastik ist eine besondere Ausbildung nicht nur in allgemeiner, sondern in Kindergymnastik notwendig. Allgemein geschwächte oder nervöse Kinder werden am besten zuerst einzeln von der Gymnastin behandelt, die Übungen werden allmählich schwieriger gestaltet und schließlich wird das Kind, wenn es eine gewisse Fertigkeit erlangt hat, in einem Gymnastikkurs mit anderen Kindern zusammen geübt. Erfahrungsgemäß macht das den Kindern viel mehr Freude und der Erfolg der Gymnastik ist dann ein besserer. Sämtliche Übungen müssen dem geistig-körperlichen Entwicklungszustand der Kinder sorgfältig abwägend angepaßt werden (Bewegungsspiele im Freien u. a. m.).

Elektrotherapie.

Beide Stromarten, sowohl der galvanische wie der faradische können im Kindesalter nur in schwächster Intensität angewandt werden.

Die *Galvanisation* erfolgt namentlich zur Nachbehandlung von schlaffen Lähmungen, um Muskelkontraktionen damit auszulösen.

Die Faradisierung wird neben der Behandlung zu Lähmungen auch zu Suggestivtherapie bei Bettnässen usw. angewandt.

Die Diathermie findet fast ausschließlich bei der Poliomyelitis Anwendung. Die Befestigung der Elektroden muß hier besonders vorsichtig erfolgen, da solche Kinder, die unruhig sind, sich durch das Abschieben der Elektroden schädigen können.

Strahlenbehandlung.

Sonnenbäder werden in der modernen Kinderheilkunde besonders in den Kinderheilstätten des Gebirges und der See in ausgiebigem Maße angewandt. Auch in der Ebene kann zur Sommerszeit in geeigneten Liegehallen, Veranden u. dgl. von der natürlichen Besonnung zu Heilzwecken Gebrauch gemacht werden. Man beginnt mit einer Bestrahlung von 10 Minuten und steigert täglich um 5 Minuten bis auf 1 Stunde und mehr. Die Kinder müssen während der Sonnenbäder durch einen Stoff- oder Strohhut geschützt werden und bei stärkerer Insolationswirkung auch Sonnenbrillen tragen. Besonders vorsichtig muß man die Sonnenbäder beim Säugling beginnen. Zweckmäßigerweise verwendet man in Anstalten ultraviolettdurchlässiges Fensterglas, dem man die Säuglinge der Sonne aussetzt, bis sie sich unter Bildung eines leichten Sonnenerythems an stärkere Besonnung gewöhnt haben. Nach dem Sonnenbad sollen die Kinder mit einem feuchten Frottiertuch abgerieben und abgekühlt werden.

Als Ersatz der natürlichen Sonne hat *die Quarzlampe* Eingang und vielfältige Verwendung in der Kinderheilkunde gefunden. Bei ihrer sachgemäßen Anwendung ist es notwendig, die Strahlenquelle genau zu kennen und zu überwachen. Dies geschieht zur Zeit am besten durch Ausmessen der Stärke des Quarzbrenners mit dem Kellerschen Dosimeter nach Höhensonneneinheiten. Die Messung muß bei neuen Brennern alle 14 Tage, später in Abständen von 4 Wochen nachkontrolliert werden. Einer Einheit entspricht auf diese Weise die Bestrahlungszeit, die nach 6 Stunden auf der Haut eine leichte Rötung (Erythema solare) hervorruft. Man beginnt bei der Allgemeinbestrahlung mit einer Höhensonneneinheit und steigert jedes weitere Mal um eine Einheit bis zu einer Bestrahlungszeit von 15—20 Minuten auf jeder Körperseite. Die Bestrahlungen werden, um die Erythemwirkung abklingen zu lassen, am besten nur jeden 2. Tag ausgeführt. Soll eine Verstärkung der Strahlendosis, nachdem die Höchstzeit von einer halben Stunde Bestrahlung erreicht ist, erzielt werden, dann ist es zweckmäßig, den Abstand des Quarzbrenners vom Körper um so viel Zentimeter zu verringern, als Minuten zu einer Einheit gehören. Eine künstliche Höhensonnenkur besteht aus mindestens 10, durchschnittlich 20 solcher Allgemeinbestrahlungen.

Die Wärmestrahlen spielen in der Therapie der Kinderkrankheiten, seitdem die Technik zuverlässige Wärmestrahler verschiedenster Größe und Bauart in den Handel gebracht hat, keine geringe Rolle. Die Hauptwirkung der strahlenden Wärme ist die Hyperämie und die Schmerzlinderung. Lokale Wärmestrahlungen sind angezeigt bei verschiedenen Hautaffektionen und lokalisierten Schmerzen (z. B. Ohrstrahler). Allgemeine Bestrahlungen dienen zur Unterstützung der künstlichen Höhensonnenwirkung und zur Anregung von Resorption von Ergüssen u. a. m. (Solluxlampe).

Die Anwendung von *Röntgenstrahlen* in der Therapie der Kinderheilkunde hat gegenüber früher an Bedeutung gewonnen. Das Hauptanwendungsgebiet bieten die tuberkulösen Lymphome, die Peritonitis tuberculosa, dann die Hyperplasie der lymphatischen Organe, des Thymus und der Inkretdrüsen. Weiterhin werden Bronchialasthma, Poliomyelitis und neuerdings auch Mongolismus und andere Schwachsinnszustände angeblich mit Erfolg mit Röntgenstrahlen behandelt.

Die Grenzstrahlentherapie ist als Ersatz der Röntgenstrahlentherapie verschiedener Hautaffektionen in die Kinderheilkunde eingeführt worden und hat auch Erfolge bei verschiedenen nervösen Störungen, namentlich des vegetativen Systems gezeigt.

Freiluftbehandlung.

In weit größerem Umfang als beim Erwachsenen wird schon im frühen Kindesalter die Freiluftbehandlung bei den verschiedensten Krankheiten angewandt. Während man früher nur nicht fiebernde und nicht mehr bettlägerige chronisch kranke Kinder durch Luftbäder zu kräftigen suchte (Tuberkulöse!), werden heute auch akut kranke, fiebernde Kinder im Bettchen ins Freie gebracht. Diese Freiluftbehandlung spielt namentlich eine Rolle bei den verschiedenen Erkrankungen des Respirationstraktes. Methodische Luftbäder bei Kleinkindern und Schulkindern beginnt man mit einem kurzen Aufenthalt von

10—15 Minuten bei dem nur mit einem Badehöschen bekleideten Kind an milden, warmen Tagen. Es muß dafür gesorgt werden, daß sich die Kinder während des Luftbades bewegen und daß sie, wenn sie stärker abgekühlt wurden, durch Frottieren nach dem Aufenthalt in der frischen Luft gut erwärmt werden. Allmählich werden die Kinder an einen mehrstündigen Aufenthalt im Freien gewöhnt, wodurch eine deutliche Belebung des Stoffwechsels, Förderung des Appetits, ein verbessertes Aussehen und Wegfall verschiedener nervöser Zeichen erreicht wird. Die Abhärtung durch Luftbäder wird heute fast allgemein derjenigen durch Wasserprozeduren vorgezogen. Bei der Freiluftbehandlung der an Bronchopneumonie leidenden Kinder ist dafür zu sorgen, daß die Kinder warm eingepackt und so versorgt sind, daß sie sich nicht frei strampeln können. Selbstverständlich müssen die Kinder im warmen Zimmer gewickelt und gewaschen werden; draußen sind sie vor Zugwind und Nässe sorgfältig zu schützen.

Künstliche Fütterung und Infusionen.

Zur Vornahme der *Sondenernährung* verfährt man in derselben Weise, wie bei der Magensondenuntersuchung angegeben ist. Bei Säuglingen kann man die Sondenfütterung auch durch die Nase vornehmen. Die Duodenalsondierung kommt zur Durchführung der künstlichen Ernährung zur Anwendung (Pylorospasmus) oder aber zur Einführung von Medikamenten, die leicht erbrochen werden (Bandwurmkur). Eine 30—40 cm lange Duodenalspezialsonde, wie sie auch für den Erwachsenen gebräuchlich ist, wird in derselben Weise wie bei der Sondierung des Magens in diesen eingeführt. Nachdem die Sonde sicher in den Magen gelangt ist, überläßt man es der Magenbewegung selbst, sie bis in den Pylorus vorzutreiben, wobei sie schon nach kurzer Zeit ($^1/_2$—1 Stunde) gewöhnlich von dem Pylorus selbst angesaugt wird und schließlich in das Duodenum eindringt. Durch Aspiration von Magen- bzw. Darmsaft mit einer 10 cm³ Rekordspritze überzeugt man sich, ob das Duodenum erreicht wurde; außerdem kann man vor dem Röntgenschirm die Lage der Sonde kontrollieren.

Infusionen werden beim Kind subcutan, intramuskulär, intravenös, intraperitoneal oder rectal als Dauerinstallationen vorgenommen. Die Infusionsflüssigkeit, die übliche 0,9%ige physiologische Kochsalzlösung oder Ringerlösung (Natr. chlorat 7,0, Cal. chlorat 0,1, Calc. chlorat 0,2, Aquae dest. steril a 1000) oder Normosallösung, wird auf Körperwärme vorgewärmt und in einen graduierten Glastrichter, der mit einem $1^1/_2$ m langen Gummischlauch verbunden ist, eingefüllt. Die Infusionsnadel besteht aus einer mehrere Zentimeter langen Hohlnadel, die einige seitliche Öffnungen besitzt. Zur *subcutanen Infusion* wählt man am besten die Außenseiten der Oberschenkel und kann, um das Verfahren zu beschleunigen, gleichzeitig mit zwei Nadeln an beiden Oberschenkeln ein Flüssigkeitsdepot anlegen.

Zur intraperitonealen Infusion bei schweren Flüssigkeitsverlusten sticht man, nachdem man mit dem FRANKEschen Schnepper die Bauchhaut in der Mitte zwischen Nabel und Darmbeinkamm gespalten hat, eine vorn abgestumpfte kurze Hohlnadel mit seitlicher Öffnung ein, wie sie zur Anlegung eines Pneumothorax Verwendung findet. Nachdem man sich überzeugt hat, daß die Nadel richtig liegt, läßt man unter schwachem Druck die Infusionsflüssigkeit langsam in die Bauchöhle einlaufen unter ständiger Kontrolle der Atmung und des Pulses. Man kann auf diese Weise leicht 3—400 ccm Flüssigkeit, bei größeren Kindern auch mehr, unterbringen.

Zur *rectalen Dauerinstillation* verwendet man einen 5—8 mm dicken NÉLATON-Katheter, den man gut eingefettet mindestens 15—20 cm hoch in den Darm einführt und mit einem Heftpflasterstreifen am After befestigt. Erst wenn das Kind nicht mehr stark preßt, verbindet man diesen NÉLATON-Katheter mit dem beschriebenen Infusionsgerät (graduierter Trichter und Gummischlauch), in das noch ein Tropfzähler eingeschaltet wird. Durch Zuklemmen des Gummischlauchs oberhalb des Tropfzählers stellt man die Zahl der in der Minute sichtbar im Tropfenzähler herunterfallenden Tropfen auf 50—100 ein und bringt den Infusionstrichter in eine Höhe von etwa 70—80 cm über dem Bettchen des Kindes. Da bei der langen Dauer der Instillation die Infusionsflüssigkeit abkühlt, muß durch eine geeignete Vorrichtung (elektrische Heizspirale, Heizplatte) dafür gesorgt werden, daß die Temperatur konstant bleibt. Praktisch bewährt hat sich auch die Verwendung einer Thermosflasche.

Zum *Nährklystier* eignen sich in erster Linie Dextrin- und Dextroselösungen mit einem geringen Kochsalzgehalt und Schleimzusatz, z. B. 50 g Dextrin, 1 g Kochsalz auf 150 ccm Wasser oder 5 g Traubenzucker, 10 g Dextrin in 100 ccm Wasser mit einer Prise Kochsalz. Zum Nährklystier mit Eiweißzusatz nimmt man 10—30 g eines gut wasserlöslichen Albumosepräparates oder auch Witte-Pepton, die man mit 1 g Kochsalz zusammen in 150 g Wasser auflöst. Nach Verabreichung eines solchen Nährklystiers muß der After mit einem Stückchen Watte in der Richtung nach der Symphyse mehrere Minuten lang zugepreßt werden, da sonst das Kind das Klystier sofort wieder ausstößt. Man verbraucht diese Lösung entweder als Dauerinstallation oder in einzelnen Klystieren, die mit einer größeren Spritze langsam körperwarm eingespritzt werden. Man kann bei Säuglingen jedesmal nicht mehr als

50 g, bei größeren Kindern 100—150 g einlaufen lassen; in 24 Stunden höchstens 4—5mal. Der Darm muß dann täglich durch ein Reinigungsklystier entleert werden.

Vorbereitung zu Operationen.

Auch bei den kleinsten Eingriffen wie Injektionen, Punktionen usw. müssen nicht nur sämtliche Instrumente und Verbandstoffe aufs sorgfältigste nach den üblichen Regeln sterilisiert werden, sondern auch der Arzt oder die Pflegerin müssen eine genaue Hautdesinfektion beim Kind und eine solche ihrer eigenen Hände vornehmen! Zur Hautdesinfektion eignet sich Alkohol und Äther bzw. Benzin besser als Jodtinktur, die bei jungen Kindern manchmal zu leichten Hautschädigungen führt. Da bei kleinen Eingriffen, wenn sie in geschickter Weise rasch ausgeführt, auf eine Narkose verzichtet werden kann, ist auf eine bis ins einzelne gehende Vorbereitung des Instrumentariums Bedacht zu nehmen und für genügende Assistenz zu sorgen. Zweckmäßigerweise wird man die Instrumente mit einem sterilen Tuch bis zum Beginn des Eingriffes zudecken, damit das Kind nicht unnötig vorher in Aufregung und Schrecken versetzt wird.

Blutstillung.

Die Blutstillung ist bei den zahlreichen Blutungsübeln im Kindesalter von größerer Bedeutung als beim Erwachsenen, weil plötzlich auftretende Blutungen in kurzer Zeit bedenklichere Folgen haben als beim Erwachsenen. Die sämtlichen Blutstillungsmethoden muß der Kinderarzt beherrschen und die nötigen Hilfsmittel dauernd bereit haben (Koagulen, Clauden u. a. m.). Besonders bedrohlich sind die parenchymatösen Blutungen aus dem Hals-Rachen und der Nase, sowie die Darmblutungen. Zur Tamponade der Nasenhöhle verwendet man an Stelle des BELLOCschen Röhrchens das viel einfachere SEIFFERTsche Instrument. Es besteht aus einem kleinen, dem unteren Nasenmuschelverlauf angepaßten Röhrchen mit Hahn, an welchem ein Gummifingerling befestigt wird. Durch das Röhrchen, das in die blutende Nasenhöhle eingeführt wird, bläst man den übergespannten Fingerling langsam auf und schließt den Hahn. Wenn durch diese schonende, aber feste Tamponade die Blutung zum Stehen gebracht ist, kann man leicht jederzeit durch Öffnen des Hahnes die Tamponade unterbrechen und das Röhrchen herausziehen.

Bluttransfusion.

Neben den üblichen Injektionen blutstillender Mittel hat sich bei bedrohlichen Blutungen besonders die Bluttransfusion in der Kinderheilkunde durchgesetzt. Sie wird auch bei verschiedenen Anämien und Infektionen der Kinder mit bestem Erfolg angewandt. Nach Feststellung der Blutgruppe bei Spender und Empfänger mit der Agglutinationsprobe entnimmt man dem Spender aus der Cubitalvene eine genügend große Menge Blut (150 bis 300 ccm), das schon während der Entnahme durch Zusatz von Natr. citr.-Lösung (5 ccm einer 5%igen Natr. citr.-Lösung auf 100 ccm Blut) an der Gerinnung verhindert wird. Das gut mit der Citratlösung geschüttelte Blut kommt auf mehrere Stunden in den Eisschrank. Selbstverständlich muß bei nicht bekanntem Spender die Wa. R., Sterilitätsprobe und gegebenenfalls eine Untersuchung auf Tuberkulose der Bluttransfusion vorausgeschickt werden. Das mehrere Stunden im Eisschrank aufbewahrte Citratblut des Spenders wird unmittelbar vor der Transfusion durch eine 8—10fache Mullschicht filtriert und langsam auf 37⁰ C erwärmt. Es wird dann in einen mit Gummischlauch armierten graduierten Infusionstrichter eingefüllt und sorgfältig jede Luftblase aus dem Infusionsgerät durch Heben und Senken entfernt. Als Punktionsnadel verwendet man eine kurz abgeschliffene, 4—5 cm lange Hohlnadel, die auf eine mit Natr. citrat-Lösung etwas gefüllte Rekordspritze aufgesetzt wird. Man punktiert nunmehr eine geeignete Vene an, also entweder eine Schädelvene, die Cubitalvene oder eine Vene am Knöchel oder auf dem Handrücken und verbindet, nachdem man sich durch langsames Aufsaugen des Blutes in die Spritze von der richtigen Lage der Nadel im Gefäß überzeugt hat, die Infusionsnadel mit dem Infusionsgerät. Man läßt daraufhin einige Zentimeter des Citratblutes einlaufen und unterbricht dann die Transfusion auf mehrere Minuten, um festzustellen, ob irgendwelche „Transfusionserscheinungen" sich wider Erwarten bemerkbar machen. Ist das nicht der Fall, dann führt man unter Erheben des Transfusionstrichters bis etwa auf 1 m über den Tisch, auf dem das Kind liegt, langsam das Spenderblut in das Gefäß ein unter dauernder Überwachung des Kindes. Ist beim Säugling ein geeignetes Gefäß zur Transfusion nicht aufzufinden, dann ist es auch möglich, den Sinus longitudinalis zur Bluttransfusion zu verwenden (s. Sinuspunktion). Die Vena jugularis ist wegen der Gefahr einer Überdehnung des rechten Vorhofes oder im Unglücksfall wegen des Zustandekommens einer Luftembolie zu widerraten.

Gelingt eine intravasale Transfusion nicht, dann empfiehlt es sich, das Blut nach Art der intraperitonealen Infusion (s. diese oben) langsam in die Bauchhöhle zu injizieren. Die Resorption aus einem solchen Blutdepot ist nicht schlecht, die Wirkung reicht aber natürlich nicht an die der intravenösen heran.

Impfung.

Die typische Stelle zur Vornahme der Kuhpockenschutzimpfung ist die Außenseite des Oberarms im oberen Drittel. Um die am Oberarm oft häßlich wirkenden Narben zu vermeiden, kann man auch an der Außenseite des Oberschenkels impfen. Man reibt die Haut mit Alkohol, Äther oder Benzin mehrmals kräftig ab und läßt sie völlig trocken werden. Die 4 üblichen Impfschnitte werden in einem Abstand von mindestens 2 cm voneinander in Länge von $^1/_2$—1 cm mit einer spitzen Impflanzette, die in den Impfstoff eingetaucht wurde, vorgenommen. Dabei wird die Haut nur geritzt, nicht eingeschnitten. Wir bevorzugen die Bohrung mit dem PIRQUETschen Impfbohrer, mit dem es gelingt, schöne gleichmäßige Pusteln und spätere Narben zu erzielen. Man läßt die aufgetragene Lymphe in die gesetzte oberflächliche Schnittwunde eintrocknen und legt jüngeren Kindern, am besten unter Zuhilfenahme von Mastisol oder einem anderen Klebemittel einen Mullschutzverband an. Bei jeder Impfung ist der Mutter oder Pflegerin des Kindes peinlichste Reinhaltung des Impflings und seine Fernhaltung von allen kranken Hausbewohnern, namentlich von allen, die an Eiterungen, Hautausschlägen und dergleichen leiden, dringend ans Herz zu legen. Der Impfling muß zwischen dem 9. und 11. Tag nachuntersucht werden. Die Impfung ist als erfolgreich zu betrachten, wenn mindestens eine Impfpustel angegangen ist.

Die intracutane Impfung mit 100fach oder sogar 200fach verdünnter Lymphe läßt ein kleines Infiltrat entstehen, das oft mehrere Wochen zu seiner Rückbildung braucht. Diese Art der Impfreaktion ist unübersichtlich und der durch sie erzielte Impfschutz ist unsicher.

Betäubung.

Rauschnarkose. Für kurze Eingriffe genügt beim Kind eine Rauschnarkose mit Chloräthyl oder Äther. Das Kind wird in jedem Fall völlig ausgekleidet, damit die Atmung gut überwacht und bei etwaigen Zwischenfällen rasch eingegriffen werden kann. Über die Augen legt man eine mehrfache Mullschicht, um sie vor dem Eindringen des Chloräthyls zu schützen. Auf eine mit mehrfachen Mullagen bezogene Narkosemaske träufelt man langsam 15—30 Tropfen Chloräthyl auf, indem man das Kind auffordert, ruhig und tief zu atmen. Empfindlichen, narkosescheuen Kindern gibt man erst einige Tropfen Kölnisches Wasser auf die Maske. Die Narkose dauert kurz und darf nicht zu tief werden! Eine völlige Entspannung tritt nicht immer ein; sämtliche Reflexe bleiben erhalten. Bei geschicktem Vorgehen vermeidet man jegliches Exzitationsstadium und erzielt lediglich einen kurzen Rausch mit Schmerzamnesie. Die Kinder sollen zu vollem Wohlbefinden fast sofort erwachen und sollen bei nüchternem Magen nicht würgen und erbrechen. Der Ätherrausch muß in einer mit undurchlässigem Stoff bezogenen großen Maske vorgenommen werden, in die von vornherein 20—50 g Äther eingegossen werden. Der Rausch dauert länger als der nach Chloräthyl, hat aber einen unangenehmen Speichelfluß und Reizung der Respirationsschleimhaut zur Folge.

Inhalationsnarkose. Zu allen länger dauernden Operationen wird bei Kindern heute noch vorwiegend die Äthertropfnarkose verwendet, die es erlaubt, die Narkosentiefe ohne Gefahr soweit zu treiben, daß sämtliche Eingriffe vorgenommen werden können. Neuerdings hat namentlich in Amerika und England die Lachgasnarkose auch bei Kindern Verwendung gefunden. Das Lachgas wird in einem geeigneten Inhalationsgerät mit 20% Sauerstoff vermischt. In Deutschland wird vielfach an dessen Stelle das gereinigte Acethylen oder Narcylen verwendet. Die Technik ist bei Kindern nicht leicht.

Rectalnarkose. Zur rectalen Narkose eignet sich auch schon bei jungen Säuglingen das Hedonal, bei älteren Kindern das Avertin, beides Mittel, die neuerdings von dem Kinderchirurgen angewandt werden.

Intravenöse Kurznarkose und Basisnarkose. Zur ersteren verwendet man das Evipan, zur letzteren das Pernocton. Wegen der verhältnismäßig hohen Dosen, welche Kleinkinder brauchen, sind beide Narkoseverfahren nur in der Hand des Geübten brauchbar.

Arzneimitteltherapie.

In der Kinderheilkunde herrscht von jeher das Bestreben, mit möglichst wenig Arzneimitteln, mit deren Wirkungsbreite und Wirkungsweise der Arzt vertraut ist, auszukommen. Die Anwendung von Medikamenten ist aus mehreren Gründen schwieriger und verantwortungsvoller als beim Erwachsenen. Es gibt keine besonderen Maximaldosen für das Kindesalter und kann sie füglich nicht geben, weil von einer Entwicklungsstufe zur anderen sich die Dosengröße ändert, und zwar durchaus nicht in unbedingter, errechenbarer Abhängigkeit von den entsprechenden Erwachsenendosen. Die Empfindlichkeit der Kinder ist nicht für alle Arzneimittel gleich; so werden verhältnismäßig hohe Mengen von bestimmten Giften, z. B. von Atropin, sehr gut vertragen, während der kindliche Organismus auf andere Gifte, z. B. die Opiate, sehr empfindlich reagiert. Die Prävalenz der vegetativen Zentren gegenüber den Impulsen von der Großhirnrinde, der lebhafte Stoffwechsel, namentlich die rasche Wasserdurchflutung, die Sukkulenz der resorbierenden Schleimhäute und viele andere Besonderheiten des jungen wachsenden Organismus haben zur Folge, daß ein und dasselbe Mittel beim jungen Kind andere Wirkungen entfaltet, als beim Erwachsenen. Infolge dieser Besonderheiten sind auch die bei ausgewachsenen gesunden Tieren mit bestimmten Giften gewonnenen experimentellen Erfahrungen nicht ohne weiteres auf den noch wachsenden kindlichen Organismus zu übertragen. Mehr noch als beim Erwachsenen sind wir beim Kind auf die Empirie angewiesen. Hinzu kommt die Schwierigkeit, dem Kleinkind Arzneimittel, die es bei wiederholtem Angebot aus Unvernunft ablehnt oder ausbricht, zuverlässig beizubringen, und es erscheint oft fraglich, ob die zu erwartende Arzneiwirkung es lohnt, mancherlei das kranke Kind unter Umständen schädigende Zwangsmaßnahmen (Klystiere, Injektionen und dgl.) durchzusetzen. Schließlich begegnet bei den Eltern jegliche Verabreichung von Medikamenten an ihr junges Kind, auch in unserer arzneifreudigen Zeit, besonders dann Schwierigkeiten, wenn das Kind sich dagegen sträubt oder mehrfach „eingespritzt", die Eltern sagen „gepikt" (von Pike = gequält) werden muß.

Schlecht schmeckende Pulver löst man auf und fügt reichlich Korrigentien hinzu oder reicht sie in süßem Obstmus, Honig und dgl. Pillen und Kapseln vermögen die Kinder meist nicht hinunterzuschlucken, so daß die Darreichung in Lösung oder Pulverform vorzuziehen ist. Viele Medikamente werden mit ebenso gutem Erfolg und gegen weit geringeren Widerstand rektal, als parenteral beigebracht (zuvor Reinigungsklysma!). Wir selbst wenden die rektale Applikation heute in steigendem Maße und mit gutem Erfolg da an, wo wir früher glaubten spritzen zu müssen.

Bei längerdauernder Arzneibehandlung kommt man durch individuelles Eingehen auf die kindliche Vorstellungswelt mit suggestivem Zuspruch und kleinen Belohnungen auch da meist zum Ziel, wo man dem Kind unangenehme Eingaben, Einreibungen und Einspritzungen zumuten muß.

Bei der Dosierung bietet die Ermittlung der auf Alter und Körpergewicht des Kindes reduzierten Erwachsenenangabe, wie aus dem bisher Ausgeführten hervorgeht, nur einen groben, allgemeinen Anhaltspunkt. Man muß dabei stets berücksichtigen, ob der Entwicklungszustand dem Altersdurchschnitt entspricht. Im allgemeinen gibt man einem Säugling $1/_{13}$, einem jungen Kleinkind von 2—3 Jahren $1/_8$, einem älteren Kleinkind von 4—5 Jahren $1/_4$, einem jungen Schulkind von 6—8 Jahren $1/_3$—$1/_2$, einem älteren Schulkind von 12—14 Jahren $1/_2$ bis ein Ganzes der Dosis für einen Erwachsenen. Besondere Vorsicht ist bei allen stark wirkenden Heilmitteln, z. B. den giftigen Wurmmitteln (Ol. Chenopodii) geboten. Die Eltern sind schließlich in jedem Fall, in dem differente Substanzen verordnet werden müssen, nachdrücklich auf die Gefahr hinzuweisen, die eine fahrlässige Aufbewahrung aller auch für die Erwachsenen bestimmten Pharmaca überall, wo Kinder sind (Neugierde! Naschsucht!), in sich birgt.

In der folgenden Tabelle wird die Dosierung der wichtigsten Arzneimittel für das Kindesalter angegeben. Alle Einzelheiten müssen in dem Arzneiverordnungsbuch der Deutschen Arzneimittelkommission (Verlag der Buchhandlung des Verbandes der Ärzte Deutschlands) und, was die Auswahl der Mittel angeht, in den einzelnen Abschnitten dieses Lehrbuchs und denen der größeren Handbücher und Lehrbücher nachgeschlagen werden.

Tabelle der wichtigsten Arzneimittel für das Kindesalter in Einzeldosen[1].

	Säuglinge 4—12 Monate	Kleinkinder 2—5 Jahre	Schulkinder 6—12 Jahre	Bemerkungen
Acidum acetylosalicylicum (Aspirin)	0,05—0,1	0,2—0,3	0,3—0,5	schwer löslich. Besser als „Aspirin löslich". S. auch Diplosal
Acidum arsenicosum	$^{1}/_{10}$—$^{2}/_{10}$ mg	$^{1}/_{2}$ mg	1 mg	EMD 0,005! Siehe Liquor Fowleri
Acidum diaethylbarbituricum (Veronal)	0,025—0,05	0,1—0,2	0,3	schwer löslich, s. Medinal EMD 0,75!
Acidum hydrochloricum dilut.	10 gtt	20 gtt	20 gtt	praktisch, aber teuer Acidoltabletten (I.G. Farben)
Acidum lacticum	Zur Herstellung der Milchsäurevollmilch			10%ige Lösung verschreiben
Acidum phenylaethylbarbituricum(Luminal)	0,02	0,05—0,1	0,1—0,2	schwer löslich; besser Luminalnatrium.Dieses prakt. in Trockenampullen zu 0,22 g; teuer!
Acidum salicyl. s. Natr. salicylic.				EMD 0,4!
Adalin (Bromdiäthylacetylharnstoff	0,15—0,25	0,25—0,5	0,5	schwer löslich
Adrenalin s. Suprarenin Äthylhydrocuprein s. Optochin Äthylmorphin s. Dionin				
Allional (Isopropylpropenylbarbitursäure + Pyramidon)	$^{1}/_{4}$ Tablette	$^{1}/_{2}$—1 Tablette	1 Tablette	schwer löslich; bitter!
Ammonii anisati Liquor	2—3 gtt	3—6 gtt	10 gtt	
Amylnitrit	—	1—2 gtt	1—2 gtt	Inhalation; Vorsicht!
Antipyrin (Phenyldimethylpyrazolon)	0,05—0,1	0,15—0,25	0,3—0,5	EMD 2,0!
Apomorphinum hydrochloricum	—	0,0025	0,004	EMD 0,02!
Arsen s. Liquor Fowleri Aspirin s. Acid. acetylosalicylicum				
Atropinum sulfuricum	$^{1}/_{10}$—$^{2}/_{10}$ mg	$^{2}/_{10}$—$^{3}/_{10}$ mg	$^{3}/_{10}$—$^{5}/_{10}$ mg	und höhere Dosen! EMD 0,001!
Belladonnae Extractum	0,002	0,003—0,005	0,01	wasserlöslich; EMD 0,05!
Bismutum subnitricum	0,1	0,15—0,2	0,5	schwer löslich
Bromoformium	1—3 gtt	5—7 gtt	7—10 gtt	unlöslich; Vorsicht!! Maximal 40 gtt pro die EMD 0,5!
Bromural (Bromiso valerianylharnstoff)	$^{1}/_{2}$ Tablette	1 Tablette	1—2 Tabl.	schwer löslich. Tabl. = 0,3 g
Calcium bromatum	0,3	0,5—1,0	1,0—1,5	bitter!
Calcium chloratum crystall.	0,5—1,0	1,0—2,0	1,0—2,0	in 10%iger Lösung; bitter! 3—4 g täglich und mehr
Calcium lacticum	0,5—1,0	1,0—2,0	1,0—2,0	desgleichen
Calomel (Hydrarg. chlorat.)	0,02—0,05	0,05—0,1	0,15—0,2	unlöslich

---

[1] Sämtliche hier angegebenen Einzelgaben sind als Minimaldosis zu verstehen, d. h. sie stellen die geringste, noch eben wirksame Einzeldosis dar, die in den meisten Fällen unbedenklich erhöht, vielfach verdoppelt werden muß. Bei den stark wirksamen Medikamenten ist, um Überdosierungen zu verhüten, die Erwachsenen-Maximal-Dosis (EMD) angeführt.

	Säuglinge 4—12 Monate	Kleinkinder 2—5 Jahre	Schulkinder 6—12 Jahre	Bemerkungen
Camphora als Ol. camphorat. forte	$^1/_2$—1 ccm	1—2 ccm	2—3 ccm	intramuskulär
Cardiazol	0,025—0,05	0,05—0,1	0,1	wasserlöslich
Chenopodii anthelminthici Oleum	Soviel Tropfen als das Kind Jahre zählt			maximal 2 Dosen pro die. 1 Stunde später Ricinusöl. Vorsicht!! Vor 14 Tagen nicht wiederholen
Chininum hydrochloric.	0,03—0,1	0,15—0,3	0,4	maximal 1,0 g pro die, am besten intramuskulär oder rectal (körperwarm, sorgfältig gelöst!)
Chininum tannicum	0,2	0,4	0,6	
Chloralum hydratum	0,3	0,5—1,0	1,0—2,0	per Clysma. Vorsicht!! EMD 3,0!
Codeinum phosphoric.	0,001—0,005	0,003—0,01	0,01—0,02	wasserlöslich. EMD 0,1!
Coffeinum-Natrium-benzoicum	0,03—0,05	0,1	0,15	wasserlöslich. Nicht gern subcutan! EMD 1,0!
Coramin	5 gtt	15 gtt	15—20 gtt	in 25%iger Lösung subcutan (1—2 ccm)
Dicodid (Dihydrocodeinon)	—	0,0005—0,01	0,002—0,003	
Digalen	2—4 gtt	4—8 gtt	8—15 gtt	
Digipuratum	$^1/_4$ Tablette	$^1/_2$ Tablette	$^1/_2$—1 Tablette	Tablette = 0,1
	0,2 ccm	0,3—0,4 ccm	0,5—0,8 ccm	1 ccm = 0,1 Fol. digit. auch rectal
Digitalis Folia (titrata)	0,01	0,03—0,05	0,05—0,1	die übrigen eingestellten Handelspräparate entsprechend
Dimethylaminophenyl-dimethylpyrazolon (s. Pyramidon)				
Diuretin (Theobrominum-Natrium salicylicum)	0,05	0,1—0,25	0,3—0,5	wasserlöslich; EMD 1,0!
Ephetonin	—	$^1/_4$—$^1/_2$ Tablette	$^1/_2$—1 Tablette	wasserlöslich; Tabl. = 0,05 g. Auch Ephetoninperlen zu 0,01
Ferri jodati Sirupus	10 gtt	15—20 gtt	30—40 gtt	1% Fe
Ferri pomati Tinctura	5 gtt	10—15 gtt	20—30 gtt	0,5% Fe
Ferrum carbonic. saccharat.	0,1	0,2	0,5	10% Fe
Ferrum lacticum	0,1	0,2	0,5	19% Fe
Ferrum oxydatum c. Sacch.	Messerspitzenweise			3% Fe
Ferrum reductum	0,05—0,1	0,1—0,2	0,3—0,5	97% Fe
Filicis maris Extractum	—	2,5	4,0	einmal. Vorsicht! Schlechter Geschmack. Am besten per Duodenalsonde. 2 Std. später Ricinus. Vor 14 Tagen nicht wiederholen!
Filmaronöl	—	2—4,0	5—6,0	vor 14 Tagen nicht wiederholen. EMD 20,0!
Folia Digitalis s. Digitalis				
Folia Uvae Ursi (Bärentraubenblätter)	—	$^1/_2$ Teelöffel als Tee		

	Säuglinge 4—12 Monate	Kleinkinder 2—5 Jahre	Schulkinder 6—12 Jahre	Bemerkungen
Hexamethylentetramin (Urotropin)	0,1	0,2—0,4	0,4	wasserlöslich. Nur bei saurem Harn wirksam. EMD 1,0 pro dosi! 3,0 pro die
Hexeton (synthetisches Campherpräparat)	0,2—0,4 ccm	0,4—0,75 ccm	1,0 ccm	intramuskulär
Hydrargyrum bichloratum (Sublimat)	0,002	0,005	0,005—0,01	intramuskulär. EMD 0,02!
Hydrargyrum chloratum s. Calomel				
Hydrargyrum jodatum flavum	0,005—0,01	0,01—0,02	0,03	per oral, wenig löslich
Hypophysin desgl. Pituglandol, Pituitrin	0,2—0,4 ccm	0,4—0,6 ccm	0,7 ccm	
Ipecacuanhae Radix	0,005 bis 0,0075	0,01—0,02	0,03	
Ipecopan (gereinigtes Pulver Doveri)	—	$^{1}/_{4}$—$^{1}/_{2}$ Teelöffel	1 Teelöffel	auch in Tabl. die 0,25 Pulv. Doveri enthalten
Isticin (Dioxyantrachinon)	—	1—2 Tabl.	2 Tabletten	Tabl. = 0,15 g
Kalium bromatum	0,1—0,25	0,3—0,5	1,0	wasserlöslich
Kalium jodatum	0,03—0,05	0,15	0,25	wasserlöslich
Kalium sulfoguajacolicum (Thiocol)	—	0,1—0,2	0,3—0,5	wasserlöslich. Ähnliche Wirkung haben Kresival, Sirolin
Kampfer s. Ol. camphorat und Hexeton, Cardiazol, Coramin				
Lactylphenetidinum (Laktophenin)	0,05—0,1	0,15—0,3	0,3	schwer löslich
Liquor Kalii arsenicosi (Fowlersche Lösung)	1—2 gtt	2—3 gtt	2—5 gtt	dreimal täglich. Vorsichtiger mit Aqu. Menth. pip. āā verschreiben. EMD 0,5!
Lobelinum hydrochloricum	0,003	0,005—0,01	0,01	subcutan. EMD 0,02!
Luminal s. Acid. phenylaethylbarbituricum				
Magnesium sulfuricum (Bittersalz)	—	1 Teelöffel	1 Kinderlöffel	
Dasselbe als Narcoticum	0,2 g pro kg	—	—	in 25%iger Lösung subcutan
Medinal s. a. Acid. diäthylbarbituricum				
Melubrin s. a. Natr. salicylicum	—	0,25—0,3	0,5—1,0	auch in 50%iger Lösung subcutan oder intrav.
Morphinum hydrochloricum	—	0,001 bis 0,003	0,004 bis 0,008	Vorsicht! Opiumderivate sind zu bevorzugen (Pantopon, Laudanon u. a.). EMD 0,03!
Natrium bromatum	0,1—0,25	0,3—0,5	1,0	wasserlöslich (teuere, aber besser einzunehmende Präparate sind Brosedan, Sedobrol u. a.)
Natrium salicylicum	—	0,5—1,5	1,5—3,0	wasserlöslich. Hohe Dosen, auch rectal bei Polyarthrit. rheumatica
Natrium sulfuricum (Glaubersalz)	—	1 Teelöffel	1 Kinderlöffel	

Lehrbuch der Kinderheilkunde. 38

	Säuglinge 4—12 Monate	Kleinkinder 2—5 Jahre	Schulkinder 6—12 Jahre	Bemerkungen
Neosalvarsan	0,015 pro kg höchstens 0,15	0,15	0,15—0,3	einmal innerhalb drei Tagen intravenös
Noctal	¹/₂ Tablette	1 Tablette	1 Tablette	Tabl. = 0,1 g
Novasurol	0,1—0,2 ccm	0,3—0,5 ccm	0,5—1,0 ccm	intramuskulär
Opii Extractum	—	0,002 bis 0,006	0,015	20% Morphin. EMD 0,25!
Opii Tinctura simplex und crocata	—	1—3 gtt	2—6 gtt	1% Morphin, 20 gtt = 0,005 Morphin. hydrochlor. EMD 1,5!
Opii Tinctura benzoica	2—3 gtt	5—10 gtt 3—5 gtt	15—20 gtt 5—8 gtt	0,05% Morphin 2%ige Lösung; auch Tabl. zu 0,01 g P.
Pantopon	—	0,1—0,2	0,3—0,5	Ampull. in 1 ccm = 0,02 g subcutan
Pantoponsirup	—	1 Teelöffel	1—2 Teelöffel	0,05%ige Lösung; 1 Teelöffel = 0,003 g P.
Papaverinum hydrochloricum	0,01—0,02	0,02—0,03	0,04	2%ige Lösung. EMD 0,2!
Paracodin	—	¹/₄—¹/₂ Tablette	¹/₂—1 Tablette	Tabl. = 0,01 g
Paracodinsirup	—	¹/₄—¹/₂ Teelöffel	¹/₂—1 Teelöffel	0,2%ige Lösung
Phenacetin	—	0,01—0,2	0,3	wasserunlöslich. EMD 1,0!
Phenyldimethylpyrazolon (siehe Antipyrin)				
Phenylum salicylicum (Salol)	0,05—0,1	0,2—0,3	0,4	wasserunlöslich
Phosphorus solutus	0,01	0,015—0,02	0,03	0,5%ige Lösung weißen Phosphor in Lebertran. EMD 0,2!
Pilocarpin	0,001	0,002 bis 0,003	0,004 bis 0,005	einmal subcutan. EMD 0,02!
Pituglandol, Pituitrin s. Hypophysin				
Pulv. Doveri s. Ipecopan				
Pulv. Liquirit. composit.	1 Messerspitze	¹/₂ Teelöffel	1 Teelöffel	
Pulv. Magnesiae c. Rheo	1 Messerspitze	¹/₂ Teelöffel	1 Teelöffel	in Wasser angerührt
Pyramidon	0,02—0,05	0,1	0,2	wasserlöslich
Ricini Oleum	5,0—10,0	15,0	15,0	
Salipyrin	0,02—0,05	0,1	0,2	wenig löslich. EMD 2,0!
Salol s. Phenylum salicylicum				
Santonin	—	0,01—0,02	0,03	wasserunlöslich. EMD 0,1!
Scopolaminum hydrobromicum	—	—	0,0001 bis 0,00025	subcutan. EMD 0,0005!
Solvochin	0,5 ccm	1,0 ccm	1,0 ccm	25%ige Lösung in Amp.
Somnifen	2—3 gtt	4—8 gtt	15 gtt	10%ige Lösung in Fläschchen zu 12 ccm
Spirocid oder Stovarsol	0,06—0,25 ¹/₄—¹/₂—1 Tablette	0,25	0,5	Tabl. = 0,25 g und solche zu 0,01 g
Strophantin-Boehringer	0,1 ccm	0,1—0,3 ccm	0,25—0,5 ccm	Amp. = 0,001 g, Vorsicht. Einmal in 24 Stunden
Strophanti Tinctura	—	2—3 gtt	3—5 gtt	5 gtt = 0,1 g Fol. Digitalis. EMD 0,5!
Strychninum nitricum	0,0002 bis 0,0003	0,0005 bis 0,001	1—2 mg	wasserunlöslich. EMD 0,005!

	Säuglinge 4—12 Monate	Kleinkinder 2—5 Jahre	Schulkinder 6—12 Jahre	Bemerkungen
Strychni Tinctura	1—3 gtt	4—6 gtt	6—10 gtt	bitter! EMD 1,0!
Suprareninum hydrochloricum (Adrenalin)	0,2—0,3 ccm	0,3—0,5 ccm	0,5—0,75 ccm	als Solutio Suprarenini hydrochlorici 1: 1000 EMD 0,001!
Sympatol	5—10 gtt	10—20 gtt	10—20 gtt	10%ige Lösung; auch subcutan
Synthalin B	—	$^{1}/_{2}$—1 Tabl.	1 Tablette	1 Tabl. = 0,005
Theobrominum-Natrium salicylicum (s. Diuretin)				
Theophyllinum-Natrium aceticum (Theocin)	—	0,05—0,1	0,1—0,15	Tabl. = 0,15; besser rectal. EMD 0,5!
Thyreoidin sicc. Merck	0,05	0,1	0,1—0,15	als Pulver oder in Tabletten
Thiokol s. Kalium sulfoguajacolicum				
Urea (Harnstoff)	—	5—15 g	20—50 g	schlecht zu nehmen
Urethan	0,5—1 g	1—2 g	2—3 g	wasserlöslich; per os oder rectal
Urotropin s. Hexamethylentetramin				
Valerianae Tinctura	—	5—10 gtt	15 gtt	auch als Tee oder in Form der Baldrian-Dispert-Tabletten zu verschreiben
Veramon	—	0,1—0,3 g	0,2—0,4 g	Tabl. = 0,4 g
Veronal s. Acidum diaethylbarbituricum				
Vigantol zur Prophylaxe	2—3 gtt	2—3 gtt	3—5 gtt	*1mal täglich*
Vigantol zur Therapie	5—10 gtt	5—10 gtt	—	*1mal täglich*, in öliger Lösung, standardisiert, 25 gtt = 1 ccm = 50 klin. Einh.

Sachverzeichnis.

BASEDOWsche Krankheit 160.
— —, forme fruste bei 161.
Bauchfell, Erkrankungen des 413.
Bauchfellentzündung 413.
Bauchorgane, Mißbildungen der 38.
Bauchschmerzen 391.
— bei Diabetes 113.
— bei Diphtherie 251.
BEDNARsche Aphthen 363.
— — beim Neugeborenen 49.
Bellafolin 421.
Beschneidungstuberkulose 321.
Bewegungsapparat, Erkrankungen des 494.
BINET-BOBERTAGscher Test 14.
BIOTsche Atmung bei Meningitis tuberculosa 518.
Bitonaler Husten 314.
Blähungsbronchitis 419.
Blase, Ektopie der 39.
—, Erkrankungen der 477.
—, Funktion der 10.
Blasenspülung, Technik der 582.
Bleivergiftung, Neuritis bei 555.
Blenorrhöe beim Neugeborenen 49.
Blepharospasmus bei Skrofulose 323.
Blut, Besonderheiten des 12.
—, Gallenfarbstoffgehalt des 9.
—, *Krankheiten des* 172.
Blutbild bei JAKSCH-HAYEMscher Anämie 176.
— bei Keuchhusten 240.
— bei Kuhmilchanämie 175.
— bei Leukämie 187.
— bei Pneumonie 435.
— bei Scharlach 271.
— bei Tuberkulose 330.
Blutbildender Apparat 172.
Blutchemismus 13.
— bei Diabetes insipidus 169.
—, veränderter 122.
Blutdruck bei Diphtherie 251.
— beim Kind 7.
— bei Nierenerkrankungen 467.
Blutdruckmessung, Technik der 447.
Blutentnahme, Technik der 33.
Blutgerinnung, Vorgang der 190.
Blutgruppenbestimmung 185.
Blutkörperchensenkungsmethode bei Tuberkulose 330.
Blutstillung, Technik der 588.
Bluttransfusion bei Anämie 185.

Bluttransfusion bei Dystrophie 96.
—, Technik der 588.
Blutumlaufszeit 8.
Blutungsbereitschaft 189.
Blutungsübel, atypische 193.
—, Einteilung der 189.
Blutverschiebungen 449.
Blutzuckergehalt bei Diabetes 114.
Blutzusammensetzung 12.
BOHNsche Knötchen 49.
BORDET-GENGOUscherBacillus 238.
BOURNEVILLEsche Krankheit 523.
Bradykardie bei Typhus 301.
Brechdurchfall 90.
Breiumschläge 581.
Bronchialasthma bei exsudativer Diathese 152.
Bronchialatmen bei Pneumonie 428.
Bronchialdiphtherie 249.
Bronchialdrüsen, Tuberkulose der 314.
Bronchiektasen 421.
— nach Keuchhusten 242.
—, Sputum bei 423.
Bronchiolitis-Bronchitis capillaris 424.
Bronchitis 419.
— acuta 419.
—, asthmatische bei Tetanie 131.
— chronica 420.
— — syphilitica 420.
— bei Masern 205, 208.
—, spastische 419.
—, Therapie bei 420.
Bronchophonie bei Pneumonie 428.
Bronchopneumonie 429.
Bronchotetanie 131, 427.
Bromoform bei Keuchhusten 244.
BRUDZINSKIsches Phänomen 13, 513.
Brust, schlechtes Gedeihen an der 73.
Brustdrüsenschwellung bei Neugeborenen 47.
Brustkind, Erbrechen beim 71.
—, Stuhl beim 72.
Brustkorb, angeborene Mißbildungen des 38.
Brustmilchstuhl, Beschaffenheit des 12.
Brustorgane, angeborene Mißbildungen der 38.
Brustwickel, Technik des 580.
Bulbärparalyse, progressive 525.
Bulbusdruckversuch 456.

Buttermilch, Stuhl bei 62.
B-Vitamin 120.

Calcium im Stoffwechsel 101.
CALMETTEsche Tuberkuloseimmunisierung 332.
Calorienbedarf beim Kind 100.
Calorientabelle 99.
Capillargifte 192.
Capillarisation 449.
Caput medusae bei Pfortaderstauung 411.
— natiforme 349.
— obstipum beim Neugeborenen 37.
— quadratum 123.
— — bei Syphilis 349.
— succedaneum 43.
Cardiaspasmen 391.
Carotinämie 113.
Carotissinusdruckversuch 456.
Cataplasmen 581.
Cephalhämatom 43.
Cephalocele 523.
Cerebraler Infantilismus 485.
CHARCOT-LEYDENsche Krystalle 426.
CHEYNE-STOKESsche Atmung bei Meningitis tuberculosa 518.
Chinin bei Pneumonie 431.
Chlorausscheidung bei Diabetes insipidus 168.
Chlorom 187.
Chlorose 184.
Cholepathien 405.
Chondrodystrophie 489.
—, fetale 41.
Chondroitinschwefelsäure 474.
Chorea chronica progressiva 529.
— major 540.
— minor 539.
— — und Polyarthritis 496.
Chorioiditis bei Syphilis 352.
Chronaxie 129.
CHVOSTEKsches Zeichen 129.
Coeliakie 388.
Coffein bei Pneumonie 432.
Colibakteriämie 478.
Colica mucosa 152, 395.
Colitis membranacea 395.
—, ulceröse 398.
COLLES-BAUMESsches Gesetz 338
COLLES-Mütter 338.
Colliphormon 171.
Coma diabeticum 113.
— uraemicum 468.
— — oder Coma diabeticum 114.
Commotio cerebri 542.
Concretio cordis 463.

39*